U0243830

本书由中央高校基本科研业务费专项资金（项目编号 XDJK2016C188）资助出版

缙云山药用植物

JINYUNSHAN YAOYONG ZHIWU

江广渝　江宁拱　编著

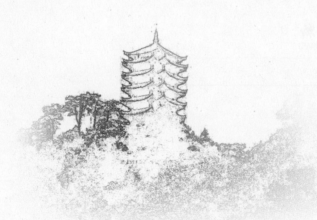

西南师范大学出版社

国家一级出版社　全国百佳图书出版单位

图书在版编目（CIP）数据

缙云山药用植物 / 江广渝，江宁拱编著. — — 重庆：
西南师范大学出版社，2016.8
ISBN 978-7-5621-8066-1

Ⅰ. ①缙… Ⅱ. ①江… ②江… Ⅲ. ①缙云山－药用
植物－介绍 Ⅳ. ①R282.71

中国版本图书馆 CIP 数据核字(2016)第 172757 号

缙云山药用植物
JINYUNSHAN YAOYONG ZHIWU

编著　江广渝　江宁拱

责任编辑：杜珍辉　刘　凯

书籍设计：立翔设计　汤　立

出版发行：西南师范大学出版社
　　　　　地址：重庆市北碚区天生路 2 号
　　　　　网址：http://www.xscbs.com
　　　　　邮编：400715

经　　销：全国新华书店
印　　刷：重庆紫石东南印务有限公司
开　　本：889mm×1194mm　1/16
印　　张：32
字　　数：1108 千字
版　　次：2016 年 9 月　第 1 版
印　　次：2016 年 9 月　第 1 次印刷
书　　号：ISBN 978-7-5621-8066-1

定　　价：128.00 元

前言

 缙云山位于重庆市北碚区境内,坐落在北碚城北,紧靠嘉陵江西岸,东经 106°20′18″～106°24′42″,北纬 29°48′25″～29°51′53″。《缙云山药用植物》是一本记载重庆缙云山地区有药用价值的植物的书。全书共收录药用植物 787 种、亚种和变种,它们隶属 171 科,509 属。每个种记述的内容包括:植物名称、别名、拉丁学名、分类地位、形态特征、分布生境、药用部分、采集期、药性功能、主治病症、用量用法、附图 12 项,部分种还加有附方、附注。由于部分种及变种的药性功能基本相同,所以归并为 767 条。笔者自 2009 年 6 月动笔,至 2013 年 10 月初稿完成,历时 4 年多。笔者根据多年收集的资料,编写中,植物学方面主要参考《重庆缙云山植物志》《四川植物志》《中国植物志》《中国高等植物图鉴》;医药学方面主要参考《全国中草药汇编》《中药大辞典》《四川中药志》《浙江药用植物志》《湖南药物志》等有关著作,并引用其中部分资料。本书所附药方均引自相关医药学著作,使用前请咨询相关医生意见。书中插图主要引自《中国高等植物图鉴》和其他有关文献。书稿由唐常君女士帮助输入电脑。在此对唐常君女士等表示诚恳的感谢。如果本书的出版对本地区的群众,在认识和利用自己家乡的药用植物资源上有所帮助,那将是编者最大的希望。由于编者能力所限,书中不妥和错误在所难免,希望读者指正批评。

江宁拱于北碚天生桥红石村

2015.8.20

目录
CONTENTS

（一）蕨类植物门

（二）裸子植物门

（三）被子植物门

A. 双子叶纲

目录 CONTENTS

B. 单子叶纲

蕨类植物门

JUELEI ZHIWUMEN

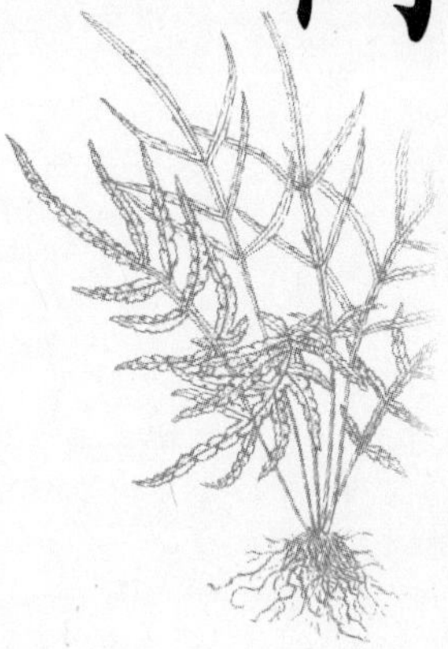

（一）蕨类植物门

—•ᴥ 石杉科（Huperziaceae）ᴥ•—

1.蛇足石杉

【别名】千层塔、蛇足草、狗牙齿。

【拉丁学名】*Huperzia serrata*（Thunb.）Trevis.

【分类地位】石杉科，石杉属。

【形态特征】多年生草本，高 10～30cm，全株灰绿色。枝直立或下部平卧，单一或数回二叉分枝，枝端常具生殖芽，落地即生成新苗。叶互生，螺旋排列，紧密，几无柄，椭圆披针形，长 1～3cm，宽 2～4mm，先端锐尖，基部楔形，边缘具不规则锯齿，中脉明显，孢子叶和营养叶同形。孢子囊肾形，单生叶腋，淡黄色，分布于植株全长或中、上部。根须状。

【分布生境】产于缙云山的黄焰沟、乌龙沟，生于杉木林、竹林或阔叶林下阴湿地上。石柱、武隆、南川、綦江、合川、江津、北碚，海拔 1200m 以下有分布。

【药用部分】全草药用。

【采集期】6～7 月采收，晒干或鲜用。

【药性功能】苦、微甘、平。有小毒。散瘀消肿，解毒止痛。

【主治病症】跌打损伤，瘀血肿痛，内伤吐血。外用治痈疖肿毒，毒蛇咬伤，烧烫伤。

【用量用法】9～15g，水煎服。外用，鲜品适量，捣烂敷患处。

【附方】①治跌打损伤、瘀血肿痛：蛇足草、菊三七各等量，共研末。每日 6g 临睡前温黄酒或温开水送下。另取鲜蛇足草捣烂敷患处。（出自《安徽中草药》）

②治创伤久不愈合：千层塔 2.5kg，煎汁浓缩成膏，约 250g，加硼砂 9g，熬熔外用。（出自《常用中草药配方》）。

【附注】本品有毒，中毒时会出现头昏、恶心、呕吐等症状，内服不能过量。孕妇禁服。

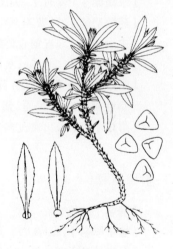

蛇足石杉

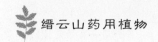

━━━━ ❧• 石松科（Lycopodiaceae）•❧ ━━━━

2.石松

【别名】伸筋草、舒筋草、狮子尾、过山龙。

【拉丁学名】*Lycopodium japonicum* Thunb.ex Murray

【分类地位】石松科,石松属。

【形态特征】多年生草本。主茎匍匐横走,多分枝;直立茎高15～30cm,侧枝常二叉分枝。叶密生,螺旋排列,线状钻形,长3～4mm,先端渐尖,有易落的芒状长尾,全缘。孢子囊穗长2～5cm,单生或2～6个着生于长5～20cm的总梗上;孢子叶黄绿色,卵状三角形,先端有长芒,边缘有不规则锯齿;孢子囊肾形;孢子同型。

【分布生境】产于缙云山黛湖附近,生于阳光充足的林缘土坡上。重庆各区县均有分布。黑龙江、吉林、辽宁、内蒙古、陕西、甘肃、河南、云南、西藏等省区也有分布。

【药用部分】全草药用。

【采集期】全年可采,去泥晒干。

【药性功能】甘、微苦、平。祛风利湿,舒筋活络。

【主治病症】风湿筋骨疼痛,扭伤肿痛,目赤肿痛,急性肝炎。

【用量用法】15～30g,水煎服。

【附方】①治关节酸痛:石松9g,虎杖根15g,大血藤9g。水煎服。(出自《浙江民间常用草药》)
②治肺痨咳嗽:伸筋草、紫金牛、枇杷叶各9g,水煎服。(出自《湖南药物志》)

【附注】孕妇及出血过多者忌服。

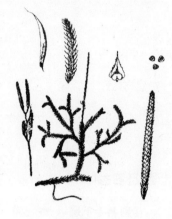

石松

3.垂穗石松

【别名】铺地蜈蚣。

【拉丁学名】*Palhinhaea cernua*(L.)Vasc. et Franco

【分类地位】石松科,垂穗石松属。

【形态特征】多年生草本,主茎匍匐,发出疏生的直立侧枝;侧枝粗壮,高达40cm,直径约2mm,草质,圆柱形,有纵棱,上部多分枝,绿色,侧枝平展,多回不等二叉状分枝,直径1～1.5mm。叶密生,螺旋状排列,条状钻形,长2.5～3.5mm,宽0.2～0.5mm,基部下垂,贴生于小枝上,顶端锐尖,略向上弯,全缘。孢子囊穗短小,无柄,单生末回小枝顶端,卵圆形至长圆形,长5～10mm,成熟时略下垂或外倾。孢子叶卵状菱形,长约1.5mm,先端尾状,边缘具细锯齿。孢子囊生于孢子叶腋,圆肾形,淡黄色。

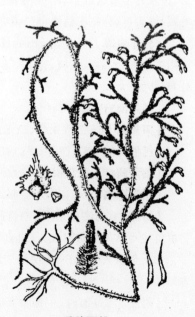

垂穗石松

【分布生境】产于黛湖、缙云寺、黄焰沟、大茶沟等地,湿润酸性土中。重庆各区县均有分布。

【药用部分】全草药用。

【采集期】全年可采,晒干或鲜用。

【药性功能】苦、辛、平。祛风除湿,舒筋活血,止咳、解毒。

【主治病症】主治风寒湿痹,关节酸痛,皮肤麻木,四肢软弱,黄疸咳嗽,跌打损伤,疮疡、疱疹、烫伤。

【用量用法】6～9g,水煎服。外用鲜草捣烂敷患处。

【附注】孕妇及出血多者忌服。

卷柏科（Selaginellaceae）

4.翠云草

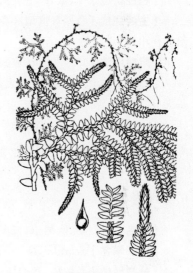

【别名】蓝地柏、地柏叶、烂蛇皮。

【拉丁学名】*Selaginella uncinata*（Desv.）Spring

【分类地位】卷柏科,卷柏属。

【形态特征】多年生常绿草本,植株匍匐蔓生。主茎长 30～60cm 或更长,黄绿色或略带红色,分枝处常生不定根;侧枝疏生,呈互生状,有多回分枝;主茎上叶较大,二列疏生,卵形或卵状椭圆形,长 3～5mm,宽约 2.5mm,先端短尖,基部圆形;侧枝叶密生,平排成 4 列,两侧 2 列叶对称,卵状椭圆形,嫩时上面绿色;中叶 2 列较小,斜卵圆形,顶端长渐尖,基部圆形或近心形,全缘,有白边,孢子囊穗单生于枝顶,四棱形,长 1～1.5cm;孢子叶卵状三角形,先端长渐尖,边缘白色,全缘,4 列,覆瓦状排列。孢子囊卵形。

【分布生境】缙云山广布,生于路边草丛中,或林下、沟边。重庆各区县均有分布。我国中部、南部和西南各地也有分布。

【药用部分】全草入药。

【采集期】全年可采,鲜用或晒干。

【药性功能】甘、淡、凉。清热利湿,止血,止咳。

翠云草

【主治病症】急性黄疸型传染性肝炎、胆囊炎、肠炎、痢疾、肾炎、水肿、泌尿系统感染、风湿关节痛、肺结核咳血。外用治疖肿、烧烫伤、外伤出血、跌打损伤。

【用量用法】15～30g,水煎服。外用鲜全草捣烂敷或全草晒干研粉外敷患处。

【附方】①治烧烫伤:翠云草晒干研粉,加油桐花(或叶),捣烂敷患处。

②治急慢性肾炎:翠云草 30g,加水适量煎至 300mL,每服 150mL,每日服 2 次。

（①②方出自《全国中草药汇编》）

③治黄疸型肝炎:翠云草 30～60g,水煎服。

④治痢疾:鲜根或全草 30～60g,水煎加白糖服。

（③④方出自《浙江药用植物志》）

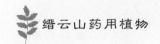

5.江南卷柏

【别名】地柏枝、岩柏草、山柏、岩柏。

【拉丁学名】*Selaginella moellendorffii* Hieron.

【分类地位】卷柏科,卷柏属。

【形态特征】多年生常绿草本,主茎直立,植株长 15~45cm,基部生根,地下茎横走,主茎下部不分枝,主茎上叶螺旋状着生,稀疏,钻状卵圆形,有短芒;主茎上部有三至四回羽状分枝,复叶状;侧叶 2 列,斜展,覆瓦状,叶面平滑,边缘白色,卵状三角形,有齿或下侧全缘;中叶 2 列,疏生,斜卵圆形,锐尖头,有芒,中脉明显,边白色,有微齿。孢子囊穗单生枝顶,四棱形,长约 1cm;孢子叶卵状三角形,有龙骨突起,锐尖头,边缘有齿;孢子囊近圆形。

【分布生境】缙云山广布,生于路旁、岩边石壁上,喜向阳,较耐干燥。重庆各区县,海拔 1400m 以下有分布。我国南方至陕西、甘肃南部均有分布。

【药用部分】全草入药。

【采集期】大暑前后采,全草晒干。

【药性功能】辛、微甘、平。清热利湿、止血。

【主治病症】急性黄疸型肝炎、全身浮肿、肺结核咳血、吐血、痔疮出血。外用治外伤出血,烧烫伤。

【用量用法】15~30g,水煎服。外用适量,研末敷患处。

【附方】①治急性黄疸型、无黄疸型肝炎、迁延性肝炎:岩柏 30g,鸡眼草 15g,马兰 9g,水煎,加白糖适量,每天分 2 次服。

②治浮肿:岩柏 60g,水煎代茶服。

(①②方出自《浙江药用植物志》)

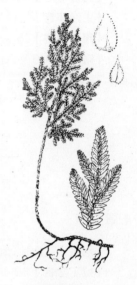

江南卷柏

6.深绿卷柏

【别名】石上柏、地侧柏、梭椤草。

【拉丁学名】*Selaginella doederleinii* Hieron.

【分类地位】卷柏科,卷柏属。

【形态特征】多年生常绿草本,植株高 30~50cm;主茎直立,有棱,常在分枝处着根;侧枝密生,多回分枝。叶上面深绿色,下面灰绿色,二型,密生,侧叶 2 行在枝上向两侧平展,彼此接近,卵状矩圆形,钝头,上侧近基部有细齿,下侧全缘,枝连叶宽 6~8mm;中叶 2 行,长圆形,交互排列,指向枝顶,龙骨状,顶具短尖头,边缘有细齿。孢子囊穗单生或双生于枝顶,四棱形,长 1~2cm;孢子叶卵状三角形,渐尖头,边缘有细齿;孢子囊近球形。

【分布生境】产于黛湖、乌龙沟、黄焰沟、复兴寺等地,生于沟边草丛中或阴湿岩坎下。石柱、南川、荣昌、江津等区县有分布。浙江、福建、台湾、广西、广东、四川、贵州、云南等省区均有分布。

【药用部分】全草入药。

【采集期】全年可采,洗净晒干。

【药性功能】甘、平。消热解毒、抗癌、止血。

【主治病症】癌症、肺炎、急性扁桃体炎、眼结膜炎、乳腺炎。

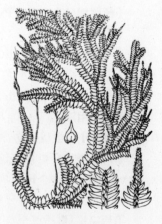

深绿卷柏

【用量用法】9～30g 或鲜品 15～60g,水煎服。

【附方】①治绒毛膜上皮癌、肺癌、咽喉癌、消化道癌症:取全草用水煎浓缩法,制成浸膏片,每片相当于原生药 3g,每次服 7 片,每日 3 次。

②治肺炎、急性扁桃体炎、结膜炎:全草 30g,加瘦猪肉 30g,水煎服。

（①②方出自《浙江药用植物志》）

7.疏叶卷柏

【别名】地柏、小爬岩草、蜂药。

【拉丁学名】*Selaginella remotifolia* Spring

【分类地位】卷柏科,卷柏属。

【形态特征】植株长约 30cm,茎匍匐,多回分枝,排列较稀疏,叶二型,在枝两侧及中间各 2 行;侧叶卵形,长 2～2.5mm,宽 1～1.2mm,基部偏斜心形,先端尖,边缘全缘或有小齿;中叶斜卵状披针形,长 1.5～1.8mm,宽 0.6～0.8mm,边全缘或有小齿。孢子囊穗单生枝顶,或偶有双生,四棱形;能育叶卵状三角形,有龙骨状突起,顶端长渐尖或渐尖,基部近圆形,边缘有细齿。孢子囊圆肾形。

【分布生境】产于复兴寺附近,生于路边草丛中。重庆各区县,海拔400～1200m 有分布。

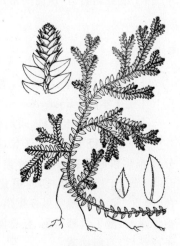

疏叶卷柏

【药用部分】全草入药。

【采集期】全年均可采。

【药性功能】淡、凉。祛痰镇咳,解毒消肿。

【主治病症】主治肺热咳嗽、痔疮、无名肿毒、烧伤、蜂刺伤。

【用量用法】10～30g,水煎服。外用适量捣烂敷患处。

【附方】①治肺热咳嗽:鲜蜂药 30g,棣棠花 9g,鹿衔草 16g,煎水兑蜂蜜服。

②治黄蜂刺伤、红肿辣痛:鲜蜂药一把,拌口涎搓烂,揉擦患处,以消肿为度。

（①②方出自《贵州民间药物》）

❧• 木贼科（Equisetaceae）•❧

8.笔管草

【别名】纤弱木贼、笔筒草、木贼草、节节草。

【拉丁学名】*Hippochaete debilis*（Roxb. ex Vaucher）Ching

【分类地位】木贼科,木贼属。

【形态特征】多年生绿色草本,植株高 1m 以上。主茎粗约 6mm,节上常有 1～3 条分枝,稀 4～5 条,表面有纵棱 6～30 条,棱上有一行瘤状突起;叶退化,下部联合成圆柱形的鞘筒,紧贴茎上,鞘齿膜质、褐色,顶端尾尖,脱落后留下平截或钝形的基部,使鞘筒口部近全缘,并呈现出一黑褐色的圈。孢子囊穗长约 2.5cm,顶端具小尖头。

【分布生境】产于缙云山各向阳沟谷、田边及北温泉水边,生于湿地草丛中。重庆各区县海拔 2000m 以下有分布。我国华南、西南、长江中下游各地也有分布。

【**药用部分**】全草入药。

【**采集期**】9～10月采挖,鲜用或晒干。

【**药性功能**】微苦涩、性凉、无毒。散风,退翳,清热,明目,利湿,止血。

【**主治病症**】目赤肿痛、角膜云翳、肠胃风火。

【**用量用法**】3～9g,水煎服。

【**附方**】①治目赤肿痛:干木贼草30g,干野菊花9g。水煎服。

②治迎风流泪(急慢性泪囊炎):干木贼草15g,木耳30g(烧存性)。共研为细末,每次服3g,每日2次。

(①②方出自《广西民间常用中草药手册》)

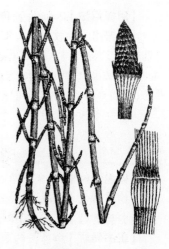

笔管草

9.问荆

【**别名**】节节草、接续草、笔头草。

【**拉丁学名**】*Equisetum arvense* L.

【**分类地位**】木贼科,问荆属。

【**形态特征**】多年生草本,具横走的根状茎和深埋地下的球茎,地上茎分营养茎和孢子囊穗茎两种类型。营养茎夏季生出,高30～60cm,有棱脊6～16条,节上轮生小枝,叶退化,下部联成鞘,鞘齿披针形,黑色,边缘灰白色,膜质。孢子囊穗茎早春生出,不分枝,无叶绿素,棕褐色,顶端生长圆形的孢子囊穗,孢子囊穗黑色,有总梗;孢子叶六角盾形,下生孢子囊6～9个,孢子成熟后,茎即枯萎。

【**分布生境**】产于北温泉江边,生湿地草丛中。重庆各区县,海拔1500m以下有分布。

【**药用部分**】全草药用。

【**采集期**】6～9月采全草,阴干或鲜用。

【**药性功能**】苦、平。利尿、止血、止咳、明目。

【**主治病症**】小便不利,鼻出血,月经过多。

【**用量用法**】6～9g。水煎服。

【**附方**】①治鼻出血:问荆30g,旱莲草30g,水煎服。

②治崩漏:问荆30g,马齿苋30g,水煎服。

(①②方出自《四川中药志》1982年版)

③治火眼生翳:问荆、菊花各15g,蝉衣6g,水煎服。(出自《安徽中草药》)

④治咳嗽气急:问荆6g,地骷髅21g,水煎服。(出自《中医药实验研究》)

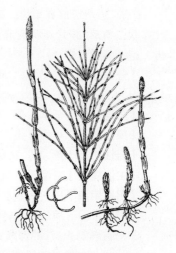

问荆

—————— ☙• 松叶蕨科(Psilotaceae)•❧ ——————

10.松叶蕨

【**别名**】铁刷把、石刷把、石龙须。

【**拉丁学名**】*Psilotum nudum*(L.)Griseb

【**分类地位**】松叶蕨科,松叶蕨属。

【形态特征】附生小草本。植株高 20～30cm，根状茎细长，基部匍匐状，下生少数假根；茎直立，下部不分枝，上部多次二叉分枝，小枝具三棱，绿色，密生极小的椭圆形白色点状气孔。叶小，呈鳞片状，长 2～3mm，宽 2～2.5mm，疏生于枝条棱角上，卵状披针形或卵形，革质，2～3 裂；孢子叶宽卵形，先端 2 裂；孢子囊腋生，2～3 室，熟时纵裂。孢子肾形，多数，同形。

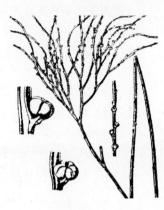

松叶蕨

【分布生境】产于绍隆寺、大茶沟，生于向阳岩石缝隙中。石柱、武隆、涪陵、南川、永川、江津、长寿、合川、北碚等地及我国江苏、浙江、福建、台湾、广东、广西、四川、贵州、云南等省区有分布。

【药用部分】全草入药。

【采集期】全年可采，晒干或鲜用。

【药性功能】甘、辛、微温。祛风湿、利关节、活血通经。

【主治病症】跌打损伤，风湿关节痛，坐骨神经痛、经闭。

【用量用法】9～15g，水煎或浸酒服。

【附方】①治风湿关节痛，坐骨神经痛：松叶蕨 9～15g，水煎或浸酒服。（出自《全国中草药汇编》）

②治风疹瘙痒：石刷把、红活麻各适量，煎水洗。

③治风寒咳嗽、吐血：石刷把 15g，白及 12g，岩白菜 12g，共研细末。每服 6g，加白糖送服。

（②③方出自《四川中药志》1982 年版）

阴地蕨科（Botrychiaceae）

11.阴地蕨

【别名】一朵云、蛇不见、独脚金鸡、蕨叶一枝蒿。

【拉丁学名】*Sceptridium ternatum*（Thunb.）Lyon.

【分类地位】阴地蕨科，阴地蕨属。

【形态特征】多年生草本，植株高 16～22cm；根状茎肉质，总柄短，长 1～4cm。叶二型，营养叶叶柄长 6～10cm，叶片阔三角形，长 8～10cm，宽 10～14cm，二至三回羽状分裂，侧生裂片 2～4 对，基部一对长 5～7cm，宽 4～5cm，有长柄，向上各对渐变短小，柄也渐变短，裂片长卵形或卵形，边缘有不整齐细锯齿，叶面无毛，质厚。孢子叶出自总柄顶端，有长柄，高于营养叶 2～3 倍；孢子囊穗集成圆锥状，长 5～10cm，2～3 回羽状，黄红色。

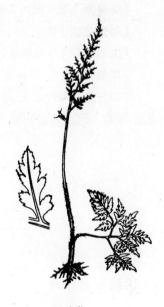

阴地蕨

【分布生境】产于棕顶，生于林下阴湿处。万州、石柱、武隆、彭水、秀山、南川、北碚海拔 500～2000m 处有分布。我国长江流域以南也有分布。

【药用部分】全草药用。

【采集期】小雪至次年清明前，挖取带根全草，晒干。

【药性功能】微苦、凉。清热解毒，止咳化痰，平肝明目。

【主治病症】感冒、小儿高热、百日咳、小儿支气管肺炎、哮喘、肺结核咳血、淋巴结核、角膜云翳、毒蛇咬伤。

【用量用法】3～15g，水煎服。外用适量，鲜全草捣烂敷患处。

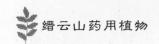

【附方】①治小儿肺炎:阴地蕨3～10g,紫花地丁3～10g,绿珊瑚3～6g。水煎服。每日3次分服。(出自《云南中草药》)

②治肺热咳血:鲜阴地蕨、鲜凤尾草各30g,水煎调冰糖服。(出自《福建中草药》)

—————◈• 瓶尔小草科(Ophioglossaceac)•◈—————

12.瓶尔小草

【别名】一支箭、独叶一支箭、一矛一盾草。

【拉丁学名】*Ophioglossum vulgatum* L.

【分类地位】瓶尔小草科,瓶尔小草属。

【形态特征】多年生草本,植株高10～26cm,直立。根状茎圆柱形,短,生有一簇肉质根。叶通常单生,偶有2～3片者,由根状茎顶端生出,总柄长5～10cm,深埋土中,营养叶出自总柄顶端,卵形或椭圆形,长3～6cm,宽1～2.5cm,先端钝或急尖,基部楔形,无柄,全缘,叶脉网状,中脉不明显,而侧细脉与中脉近于平行。孢子囊穗柄长5～15cm,穗长2.5～3.5cm,窄条形;孢子囊10～50对,排成2列,无柄,横裂;孢子呈球状四面体形。

【分布生境】产于缙云山、石堰沟,生于草丛中。重庆各区县,海拔200～2000m有分布。陕西、贵州、云南、西藏和四川以及长江下游各省也有分布。

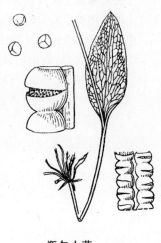

瓶尔小草

【药用部分】全草入药。

【采集期】夏末秋初采集,洗净晒干。

【药性功能】微甘、酸、凉。清热解毒、消肿止痛。

【主治病症】小儿肺炎,脘腹胀痛,毒蛇咬伤,疔疮肿毒。外用治急性结膜炎,角膜云翳,眼睑缘炎。

【用量用法】9～15g,水煎服;外用适量捣烂敷患处。

【附方】治毒蛇咬伤:瓶尔小草15g,水煎服;另取鲜草适量捣烂敷患处。也可用干粉3g,分3次服,以酒送服,另取3g调酒,由上而下擦伤口周围,勿擦伤口上。(出自《全国中草药汇编》)

—————◈• 观音座莲科(Angiopteridaceae)•◈—————

13.福建观音座莲

【别名】马蹄蕨、地莲花、马蹄树。

【拉丁学名】*Angiopteris fokiensis* Hieron.

【分类地位】观音座莲科,观音座莲属。

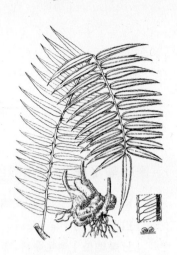

【形态特征】高大蕨类植物,植株高1.5m以上。根状茎块状,直立。叶簇生,二回奇数羽状复叶;叶柄粗壮,肉质多汁,长约50cm;叶片宽卵形,长约60cm,一回羽片5～7对,互生,二回小羽片71～81片,小羽片披针形,先端长渐尖,基部截形或近圆形,中部小羽片长7～9cm,宽1～2cm,边缘有浅钝锯齿;叶脉单一或二叉,稍明显,无倒行假脉;孢子囊群棕色,长圆形,长约1mm,连续排列于距叶缘0.5～1mm处,通常由8～10个孢子囊组成。

【分布生境】产于缙云寺附近,生于阴湿沟谷中。南川、北碚、江津等区有分布。江西、福建、湖北、湖南、广东、广西、四川、贵州、云南等省区也有分布。

【药用部分】根状茎及叶柄基部入药。

【采集期】全年可采,鲜用或切片晒干。

【药性功能】淡、凉。祛瘀,止血,解毒。

【主治病症】跌打损伤、冠心病、功能性子宫出血。外用治蛇咬伤、疔疮、创伤出血。

【用量用法】9～15g,水煎服。或3g研末吞服或磨酒服。外用适量,鲜根、茎捣烂敷。

【附方】治冠心病:福建观音座莲30g,水煎,加糖,每天2次分服。(出自《浙江药用植物志》)

福建观音座莲

❦• 紫萁科（Osmundaceae）•❧

14.紫萁

【别名】紫萁贯众、高脚贯众。

【拉丁学名】*Osmunda japonica* Thunb.

【分类地位】紫萁蕨科,紫萁蕨属。

【形态特征】多年生常绿草本,植株高50～80cm。根状茎短粗,或呈短树干状,略弯曲斜升,常有宿存叶基覆盖;叶二型或羽片二型;叶柄长20～40cm,禾杆色,幼时基部密被褐色绵毛,后脱落;营养叶呈三角状阔卵形,二回羽状,长30～50cm,宽20～35cm,羽片5～7对,对生,长圆形,基部1对最大,向上各对渐小,小羽片长卵形,长4～7cm,宽1.5～2cm,顶端钝,基部近圆形,纸质,幼时被线状绒毛,后脱落无毛;孢子叶早春常先于营养叶出现,羽片狭线形,当孢子成熟散放后,孢子叶即枯萎。

【分布生境】缙云山广布,生于荒坡、灌丛、路边、岩壁或田埂上。重庆各区县海拔2000m以下有分布。我国华北、华东、中南、西南及陕西、甘肃等地均有分布。

【药用部分】带有叶柄残基的根茎药用。

【采集期】全年可采。

【药性功能】苦、微寒。清热解毒,止血。

【主治病症】痢疾、崩漏、白带;幼叶上的绵毛外用治创伤出血。

【用量用法】9～30g,水煎服;绵毛外用适量,研粉敷患处。

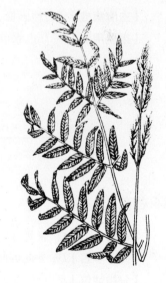

紫萁

┣• 瘤足蕨科（Plagiogyriaceae）•┫

15.镰叶瘤足蕨

【别名】高山瘤足蕨、斗鸡草。

【拉丁学名】*Plagiogyria rankanensis* Hayata

【分类地位】瘤足蕨科,瘤足蕨属。

【形态特征】植株高30～47cm。根茎直立或斜生。叶簇生、二型;叶柄基部有一对瘤状的气囊体,不育叶片呈矩圆披针形,长17～25cm,基部宽7～11cm,顶部浅羽裂,下部羽裂几达叶轴,最下面有几对彼此完全分离的羽片,羽片互生,向上弯弓,纸质,长4～6cm,宽9～13mm,镰状披针形,渐尖头,基部上侧呈锐角上延,达到上一羽片的基部,侧脉单一或二,到达叶边。孢子叶叶柄长30～40cm;叶片一回羽状,长14～22cm,宽4～6cm;羽片15～25对,强度收缩,条形,宽2～3mm,侧脉通常二叉,伸到距叶边1/2处,孢子囊生于小脉顶部,成熟时布满羽片下面。

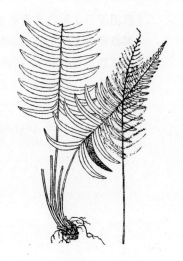

镰叶瘤足蕨

【分布生境】产于缙云寺附近,生于林缘、岩壁。石柱、南川、綦江、江津、北碚有分布,生于海拔1000m以下地区。

【药用部分】全草或根茎药用。

【采集期】夏、秋季采收。

【药性功能】辛、温。清热发表、透疹止痒。

【主治病症】流行性感冒、麻疹、皮肤瘙痒、血崩、扭伤。

【用量用法】9～15g,水煎服。外用,鲜品捣敷或研末调敷。

┣• 里白科（Gleicheniaceae）•┫

16.芒萁

【别名】小里白、蕨萁、狼萁。

【拉丁学名】*Dicranopteris pedata*（Houtt.）Nakaike［*D. dichotoma*（Thunb.）Bernh.］

【分类地位】里白科,芒萁属。

【形态特征】多年生草本,植株高30～60cm。根状茎横走,被棕褐色毛,下生多数细根。叶远生;叶柄褐棕色,光滑无毛,叶轴一至多回分叉,在每分叉处外侧羽片二歧着生,分叉顶端有托叶状小羽一对,羽片披针形,长10～30cm,宽4～7cm,先端渐尖,羽状深裂,裂片窄条形,长2～3cm,宽3～4mm,下面灰白色,裂片中脉和羽轴被棕色鳞片;叶脉羽状,侧脉每组有小脉3～4条。孢子囊群着生于小脉中部,在中脉两侧各排成1行。

【分布生境】缙云山广布，喜生马尾松林下，是酸性土指示植物，荒坡、灌丛中常见。重庆各区县海拔 1500m 以下有分布。我国江苏、浙江、江西、福建、台湾、湖北、湖南、广东、广西、四川、贵州、云南省区等也有分布。

【药用部分】根茎入药。

【采集期】夏秋季采集，鲜用或晒干。

【药性功能】苦、涩、平。清热利尿，化瘀止血。

【主治病症】鼻衄，肺热咳血，尿道炎，膀胱炎，小便不利，水肿，月经过多，血崩，白带。外用治创伤出血，跌打损伤，烧、烫伤，骨折，蜈蚣咬伤。

【用量用法】根状茎或茎心 15～30g 或全草 30～60g，水煎服。外用全草或根状茎、茎心捣烂敷患处。

【附方】治水火烫伤：芒萁茎心烧灰，研末，桐油调敷。（出自《浙江天目山药用植物志》）。

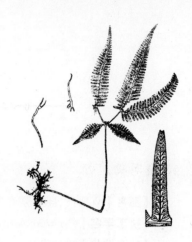

芒萁

╼• 海金沙科（Lygodiaceae）•╾

17.海金沙

【别名】金沙藤、罗网藤、铁线藤。

【拉丁学名】*Lygodium japonicum*（Thunb.）Sweet

【分类地位】海金沙科，海金沙属。

【形态特征】多年生草本。茎粗 2.5～3.5mm，黑褐色，于地下约 5cm 深处沿水平方向生长，叶从茎的上侧长出；叶柄长 8～25cm，埋藏于地下部分为黑褐色，有灰色细毛，露出地面部分为绿色；叶轴细长，顶端能无限生长，长可达 5m 或更高，常缠绕攀缘于其他灌丛上；叶为二回羽状复叶，第一回互生，第二回通常只生出羽片 2 枚，对生，具小羽片 5～11 枚，小羽片常有 3 裂，下部小羽片有柄，上部近于无柄，边缘有不整齐细锯齿；夏末，小羽片下面边缘生流苏状孢子囊穗，穗长 2～5mm，黑褐色；根须状，黑褐色，从茎的下侧生出。

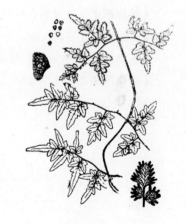

海金沙

【分布生境】产于北温泉和九峰后山等地，生于灌丛中。重庆各区县，海拔 1600m 以下地区有分布。

【药用部分】孢子及全草入药。

【采集期】秋分前采孢子，夏秋季采全草。

【药性功能】甘、寒。清热解毒，利尿。

【主治病症】泌尿结石、肾炎、感冒、气管炎、腮腺炎、流行性乙型脑炎、痢疾、肝炎、乳腺炎。

【用量用法】海金沙（孢子）6～9g；海金沙藤（全草）15～30g，水煎服。

【附方】治尿路结石或感染：鲜海金沙草 30g，捣烂取汁，冲开水 1 碗服；或海金沙草 15g，沙氏鹿茸草 15g，紫花地丁 9g，车前草 15g，水煎服。（出自《浙江民间常用草药》）

————— ᭗• 蚌壳蕨科（Dicksoniaceae） •᭜ —————

18.金毛狗

【别名】金狗脊、金毛狮子、猴毛头、黄狗头。

【拉丁学名】*Cibotium barometz* (L.) J. Smith

【分类地位】蚌壳蕨科，金毛狗属。

【形态特征】多年生树型蕨，植株高 2～3m。根状茎粗大，平卧，木质，连同叶柄基部密被金黄色长柔毛。叶柄粗壮，长 1m 以上，棕褐色。叶片广卵状三角形，长可达 2m，三回羽状裂，各羽片互生，并有长 3～4cm 的柄；小羽片条状披针形，尖端渐尖，稍弯曲，长 10～12cm，宽约 1.5cm，有短柄，羽状深裂可达小羽轴，裂片密接，矩圆形，边缘有疏锯齿；叶近革质，表面有光泽，下面灰白色或灰蓝色，羽轴和小羽轴上有疏毛。孢囊群生于边缘侧脉顶，每裂片上有 2～12 枚，囊群盖 2 瓣，形如蚌壳，棕褐色，成熟时开裂。

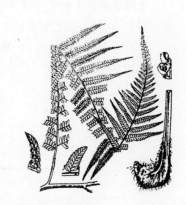

金毛狗

【分布生境】产于黛湖、范家沟、黄焰沟等地，喜湿热荫蔽的酸性土。重庆各区县，海拔 1000m 以下有分布。我国浙江、江西、福建、台湾、广东、广西、四川、贵州、云南等省区也有分布。

【药用部分】根状茎药用。

【采集期】全年可采。

【药性功能】苦、甘、温。补肝肾、强筋骨、壮腰膝、祛风湿。

【主治病症】腰肌劳损，腰腿酸痛，风湿关节痛，半身不遂，遗尿，老人尿频。

【用量用法】根状茎 3～9g，水煎服。外用治外伤出血，取茸毛适量敷伤口处。

————— ᭗• 桫椤科（Cyatheaceae） •᭜ —————

19.桫椤

【别名】凤尾棕、龙骨风、大贯众、树蕨。

【拉丁学名】*Alsophila spinulosa* (Wall. ex Hook.) R. M. Tryon

【分类地位】桫椤科，桫椤属。

【形态特征】树形大蕨类，主干深褐色或浅黑色，高 1～5m，叶顶生；叶柄和叶轴粗壮，深绿色，有密刺；叶片大，纸质，长达 3m，三回羽裂，羽片矩圆形，长 30～50cm，中部宽 13～20cm，羽轴下面无毛，上面疏生棕色、卷曲、有节的毛，小羽轴和主脉下面有略呈泡状的鳞片，沿叶脉下面有疏短毛；小羽片羽裂几达小羽轴；裂片披针形，具短尖头，有疏锯齿；叶脉分叉。孢子囊群圆形，着生于侧脉分叉处，囊群盖膜质，下位生，幼时向上包裹囊群，呈圆球形，开裂后压于囊群之下。

【分布生境】产于乌龙沟、刺竹沟、范家沟,为自然分布。涪陵、长寿、江津、永川、大足、铜梁、璧山等区县也有分布,生于海拔 1000m 以下地区。

【药用部分】主干供药用。

【采集期】全年可采。

【药性功能】微苦、平。祛风利湿,活血祛瘀,益肾止咳,杀虫。

【主治病症】风湿关节痛、跌打损伤、慢性支气管炎、肺热咳嗽、肾炎水肿、哮喘、癣症、蛔虫病、蛲虫病、骨痛、腹痛、风火牙痛。

【用量用法】15～30g,水煎服或炖肉服;外用:煎水洗或取鲜汁涂搽。

【附方】①治骨痛、腹痛、风火牙痛:龙骨风 15g。水煎冲酒服。

②治哮喘咳嗽:龙骨风 15g,陈皮 9g,猪瘦肉适量,煎汤服。

③治内伤吐血:龙骨风 15g,猪瘦肉适量,煎汤服。

（①～③方出自《中国药用孢子植物》）

④治癣:龙骨风鲜汁,搽患部。（出自《广西实用中草药新选》）

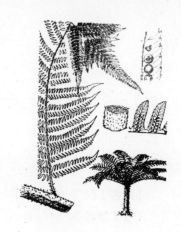

桫椤

·鳞始蕨科（Lindsaeaceae）·

20.乌蕨

【别名】金花草、孔雀尾、小叶野鸡尾。

【拉丁学名】*Sphenomeris chinensis* (L.) Maxon

【分类地位】鳞始蕨科,乌蕨属。

【形态特征】多年生草本,植株高 30～60cm 或更高,根状茎粗短,横走,密生赤褐色钻状鳞片。叶柄自根状茎长出,长 10～20cm,褐棕色,基部被鳞,上部光滑无毛;叶片披针形至卵状披针形,长 20～40cm,宽 5～12cm,3～4回羽状细裂,下部羽片卵圆形至三角状披针形,斜展;小羽片披针形或矩圆形;末回裂片宽楔形,具小脉 1～2 条,宽 1～2mm,先端多少呈截形,有不明显的齿牙。孢子囊群着生于小脉顶端,每裂片 1～2 枚,囊群盖灰棕色,厚纸质,杯形或浅杯形,口部全缘或齿蚀状,向外开裂。

【分布生境】缙云山广布种,生于向阳山坡、路边及稀疏草丛中。重庆各区县海拔 1300m 以下有分布。我国长江流域及以南各省至陕西西南部也有分布。

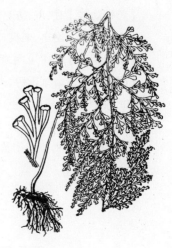

乌蕨

【药用部分】全草入药。

【采集期】全年可采,夏秋较佳,鲜用或洗净晒干。

【药性功能】苦、寒、清热解毒、利湿。

【主治病症】感冒发热、咳嗽、扁桃体炎、腮腺炎、肠炎、痢疾、肝炎、食物中毒、农药中毒。外用治烧烫伤、皮肤湿疹。

【用量用法】15～30g,水煎服;食物中毒用鲜叶绞汁服。

【附方】治烫伤:金花草炒焦,研细粉,食油调搽。（出自《全国中草药汇编》）

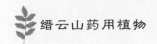

蕨科（Pteridiaceae）

21.蕨

【别名】蕨菜、如意菜、狼萁。

【拉丁学名】*Pteridium aquilinum*（L.）Kuhn var. *latiusculum*（Desv.）Underw. ex Heller

【分类地位】蕨科，蕨属。

【形态特征】多年生草本，高 1m 以上。根状茎横走，被锈色茸毛；叶柄粗壮，长 30～50cm，幼嫩时被灰白色绒毛，后脱落，褐棕色；叶片阔三角形，长 30～60cm，宽 20～45cm，二至三回羽状复叶，下部羽片对生，有柄，二回羽状深裂；上部羽片近互生，羽状全裂或半裂，裂片条状矩圆形，长 1～2cm，宽 3～5mm，斜出，全缘或基部圆齿状分裂。孢子囊群线形，沿小羽片边缘连续着生，囊群二层，外层由羽片边缘反卷而成。

【分布生境】缙云山广布，生于荒坡、林缘、灌丛或道旁。重庆各区县有分布。我国各地均有分布。

【药用部分】根茎、蕨菜、蕨粉入药。

【采集期】蕨菜初夏采收；根茎春至秋季采，鲜用或洗净捣烂提取淀粉。

【药性功能】甘、寒、清热利湿，消肿安神。

【主治病症】发热、痢疾、湿热黄疸、高血压病、头昏失眠、风湿关节炎，白带、痔疮、脱肛。

【用量用法】9～30g，水煎服。（嫩叶可作菜食用。）

【附方】①治高血压病、头昏失眠：蕨菜 15g，水煎服。（出自《宁夏中草药手册》）

②治泻痢腹痛：蕨粉 90～120g，冷开水调匀加红糖，开水冲服。

③治发热不退：鲜根 30～60g，水煎服。

（②③方出自《浙江药用植物志》）

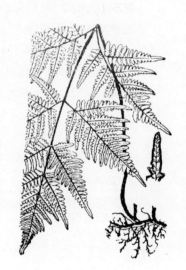

蕨

凤尾蕨科（Pteridaceae）

22.蜈蚣草

【别名】蜈蚣蕨、牛肋巴、舒筋草。

【拉丁学名】*Pteris vittata* L.

【分类地位】凤尾蕨科，凤尾蕨属。

【形态特征】多年生草本，植株高 0.3m 以上，根状茎短柱状，直立或稍斜生，密生黄褐色条状鳞片。叶簇

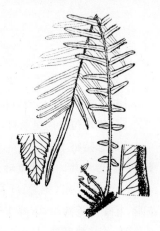

生；叶片羽状，长20～90cm，宽5～25cm，羽片无柄，窄长卵形或条状披针形，中央裂片最长，中部裂片长6～15cm，宽5～10mm，先端钝，基部截形或浅心形，稍膨大，两侧多少呈耳形，上侧常覆盖叶轴；不育羽片的边缘有细密锯齿，侧脉单一或分叉。孢子囊群条形，生于小脉顶端的联结脉上，靠近羽片边缘连续分布；囊群盖同形，膜质。

【分布生境】产于北温泉或建筑物附近。生于石灰岩地段、岩壁、石缝中，是钙质土的指示植物。重庆各区县海拔300～2000m有分布。我国长江以南至陕西、甘肃、河南南部也有分布。

【药性功能】淡、平。祛风活血、解毒杀虫。

【主治病症】防治流行性感冒、痢疾、风湿疼痛、跌打损伤。外用治蜈蚣咬伤、疔疮。

【用量用法】根状茎6～9g，水煎服。外用全草捣烂敷或煎水洗患处。

蜈蚣草

23.凤尾草

【别名】井栏边草、鸡脚草、金鸡尾、凤尾蕨。

【拉丁学名】*Pteris multifida* Poir.

【分类地位】凤尾蕨科，凤尾蕨属。

【形态特征】多年生草本，高30～60cm，根状茎直立，质硬而短，密被披针形、黑褐色鳞片。叶簇生，二型，草质，无毛；叶柄具4棱，长15～25cm，灰棕色或禾秆色；叶片长卵形至长圆形，一回羽状，羽片4～7对，条形，互生，下部1～2对羽片通常二至三叉状分裂，上部羽片单一，除基部一对有柄外，其他各对羽片基部沿叶轴下延，在叶轴两侧形成狭翅，不育羽片比能育羽片较宽，边缘有不整齐锯齿并有软骨质的边，能育羽片狭条形，顶部渐尖，全缘，仅不育的顶部有细齿。孢子囊群线状，沿下面叶缘连续分布。

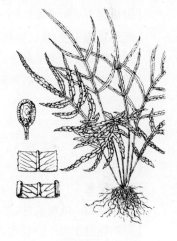

【分布生境】缙云山广布，生于墙缝及路边石缝中。重庆各区县，海拔1500m以下地区有分布。我国河北、陕西、甘肃、山东、江苏、安徽、浙江、江西、福建、台湾、湖北、湖南、广东、广西、四川等省区也有分布。

凤尾草

【药用部分】全草入药。

【采集期】四季可采，鲜用或洗净晒干。

【药性功能】淡、微苦、凉。清热利湿、解毒止痢、凉血止血。

【主治病症】痢疾、肠炎、肝炎、泌尿系统感染、感冒发热、咽喉肿痛、白带、崩漏、农药中毒。外用治外伤出血、烧烫伤。

【用量用法】15～30g，水煎服。外用适量，鲜草捣烂敷患处。

【附方】①治菌痢、肠炎：凤尾草30～60g，水煎服。

②治便血、尿血：凤尾草30g，水煎服，或鲜凤尾草适量，捣烂绞汁，开水冲服。

③治黄疸型肝炎：鲜凤尾草90g，捣烂绞汁服。

（①～③出自《浙江药用植物志》）

④治蛇虫、蜈蚣咬伤：凤尾草叶60g、酢浆草嫩叶30g，共捣烂敷伤处。（出自江西《草药手册》）

24.凤尾蕨

【别名】大叶井口边草、井边草、凤尾草。

【拉丁学名】*Pteris cretica* L. var. *nervosa*（Thunb.）Ching et S. H. Wu

【分类地位】凤尾蕨科，凤尾蕨属。

【形态特征】多年生草本，植株高 50～100cm。根状茎斜生，被深褐色条状披针形鳞片。羽状复叶二型，多数，簇生；叶柄长 20～40cm，禾秆色或深禾秆色，有 4 棱，光滑；叶片长卵形至长圆形，一回羽状，羽片 4～7 对半，条形，互生或近对生，下部 1～2 对羽片常二至三叉状分裂，上部羽片单一，不分裂，条状披针形，长 10～25cm，宽 10～20mm，先端长渐尖，基部楔形，边缘有刺状锯齿；孢子叶与营养叶相似而略窄，全缘，仅先端不着生孢子囊群部分有锯齿；孢子囊群着生于羽片边缘，囊盖窄长，灰色，膜质。

【分布生境】产于缙云山、北温泉、绍隆寺、洛阳桥、杉木园等地，生于墙脚、石缝、路边及林缘草丛中。重庆各区县海拔 2000m 以下有分布。我国陕西、湖北、湖南、四川、云南等省也有分布。

【药用部分】全草入药。

【采集期】全年可采。

【药性功能】淡、凉。清热解毒、利湿、消肿。

【主治病症】黄疸型肝炎、扁桃体炎、支气管炎、痢疾、泌尿系统感染、肾炎水肿。外用治烧烫伤。

【用量用法】15～30g，水煎服。外用鲜品捣烂敷患处。

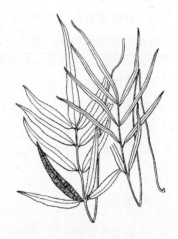

凤尾蕨

25.剑叶凤尾蕨

【别名】井边茜、小凤尾草、三叉草、凤尾草。

【拉丁学名】*Pteris ensiformis* Burm.

【分类地位】凤尾蕨科，凤尾蕨属。

【形态特征】多年生草本，植株高 30～60cm。根状茎细柱形，斜生或横卧，疏被黑褐色条状披针形鳞片。叶簇生。二型；营养叶较矮小，叶柄长 5～20cm，禾秆色，表面光滑，有 4 棱；叶片长圆卵形，长 10～25cm，宽 5～15cm，二回羽状，羽片 3～6 对，互生或对生，下部的有柄，向上渐无柄，二回小羽片 1～3 对，有时仅为二叉，中央小羽片常较长，小羽片条状披针形，宽 1～1.5cm。孢子叶较长大，小羽片窄条形或披针形，宽 2～6mm，全缘，仅先端不育部分有尖锯齿；孢子囊群沿小羽片边缘分布，囊群盖窄条形。

【分布生境】产于北温泉、黛湖附近，生于路旁、林缘的山坡石缝中。酉阳、黔江、南川、江津、北碚海拔 200～2000m 处有分布。我国广东、广西、台湾、福建也有分布。

【药用部分】全草入药。

【采集期】夏至大量拔取全草晒干。

【药性功能】甘、苦、微辛、凉。清热解毒、利尿。

【主治病症】黄疸型肝炎、痢疾、乳腺炎、小便不利。

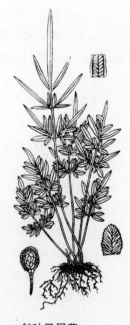

剑叶凤尾蕨

【用量用法】15～30g,水煎服。

【附方】①治急性黄疸型传染性肝炎:凤尾草、酢浆草、连钱草各30g,水煎服。(出自《香港中草药》)

②治痢疾:剑叶凤尾蕨、刺黄柏、刺杨梅各15g,水煎服。(出自《全国中草药汇编》)

26.刺齿凤尾蕨

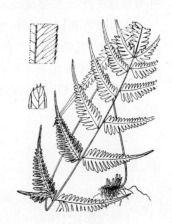

刺齿凤尾蕨

【别名】半边旗。

【拉丁学名】*Pteris dispar* Kze.

【分类地位】凤尾蕨科,凤尾蕨属。

【形态特征】多年生草本,高30～60cm。根状茎斜生,顶端及叶柄基部被钻形鳞片。叶簇生;叶柄与叶轴栗色或淡栗色,叶片二至三回羽裂或半边深羽裂,羽片3～8对,对生或互生,三角状披针形或半边三角形,顶端长尾状渐尖,羽裂几深达羽轴,在羽轴隆起的狭边上有啮齿状小突起,但不具软骨质尖刺,裂片宽约3mm,基部下侧1片裂片较长,在其下缘有时还能再产生裂片,上侧的裂片较下侧的短,有时上侧仅浅裂,稀近全缘,不育叶边缘有尖锯齿,能育叶与不育叶同型而较长,除不育先端有锯齿外其余均全缘。

【分布生境】产于北温泉,生于路边石缝中。武隆、南川、北碚,海拔800m以下地区有分布。

【药用部分】全草入药。

【采集期】全年可采,鲜用或晒干。

【药性功能】苦、涩、凉。清热解毒、止血祛瘀。

【主治病症】治肠炎、痢疾、流行性腮腺炎、疮毒、跌打损伤。

【用量用法】9～18g,水煎服。外用:适量捣烂敷患处。

【附方】治流行性腮腺炎:刺齿凤尾蕨15g,大青叶15g。水煎服。(出自《中国药用孢子植物》)

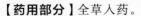 **中国蕨科（Sinopteridaceae）**

27.日本金粉蕨

【别名】金粉蕨、野雉尾、土黄连、孔雀尾、乌蕨。

【拉丁学名】*Onychium japonicum*(Thunb.) Kunze

【分类地位】中国蕨科,金粉蕨属。

【形态特征】多年生草本,植株高40～60cm。根状茎长而横走,横断面黄褐色,质硬,被红棕色鳞片。叶远生,三至五回羽状裂;叶柄基部黑褐色,上部禾秆色,无毛;叶片卵状披针形,具羽片约10对,互生,斜向上,有柄,卵状披针形,基部一对最大,3～4回羽状裂,小羽片8～10对,长圆形至斜卵形;末回小裂片常3裂,裂片近梭形,长5～7mm,宽近2mm,每裂片具小脉一条,顶端有不育尖头。孢子囊群汇生成短线形,沿末回羽片背面边缘着生,浅棕色,囊群盖条形,与中脉平行;孢子四面体形,透明,表面具厚而有棱或具疣状突起的雕纹。

【分布生境】缙云山广布,生于路边及荒坡草丛中。重庆各区县海拔200～1800m有分布。我国长江以南各省至河北西部,河南南部,陕西秦岭南坡都有分布。

【药用部分】全草入药。

【采集期】全年可采。

【药性功能】苦、寒、清热解毒。

【主治病症】感冒高热,肠炎,痢疾,小便不利,解山薯、木薯、砷中毒。外用治烧烫伤,外伤出血。

【用量用法】15～30g,水煎服。外用适量研粉敷患处。

【附方】①治痢疾、便血:全草30～60g,水煎服。(出自《浙江药用植物志》)

②治水火烫伤:乌蕨、地榆各等量,研末,麻油调涂患处。(出自《安徽中草药》)

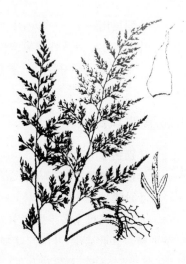

日本金粉蕨

28.银粉背蕨

【别名】通经草、金丝草、铜丝草。

【拉丁学名】*Aleuritopteris argentea*(Gmél.)Fée

【分类地位】中国蕨科,粉背蕨属。

【形态特征】多年生草本,植株高15～40cm。根状茎短,直立或斜升,密被黑褐色毛状鳞片,下生纤细须根。叶簇生,叶柄长7～20cm,紫褐色,有光泽,状似铜丝,故名"铜丝草",除基部被鳞片外,其余光滑无毛。叶片五角形,长7～10cm,宽5～8cm,三回羽状裂,裂片3～5对,对生,下侧裂片比上侧的大;上面暗绿色,下面乳白色,被乳黄色粉粒,中轴褐栗色。孢子囊群生于小脉顶端,沿叶缘连续延伸,棕黄色,囊群盖线形,膜质,内缘近全缘。

【分布生境】产于绍隆寺(也叫绍龙观)、三花石附近,生于墙垣及石缝中。石柱、武隆、南川、江津、北碚海拔300～1500m处有分布。全国各省都有分布。

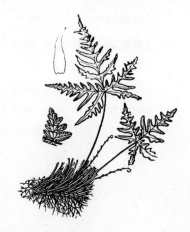

银粉背蕨

【药用部分】全草入药。

【采集期】春、秋季采集,除泥,晒干。

【药性功能】淡、微涩、温。活血调经、补虚止咳。

【主治病症】月经不调、闭经腹痛、肺结核咳嗽、咯血。

【用量用法】9～15g,水煎服。

【附方】①治月经不调、闭经腹痛:通经草、当归各9g,香附6g,水煎服。(出自《新疆中草药》)

②治赤白带下:银粉背蕨30g,白果9g,水煎服。(出自《河北中草药》)

③治咳嗽咯血:银粉背蕨15g,煎汤,打鸡蛋,喝汤吃鸡蛋。(出自《全国中草药汇编》)

---◆❧• 铁线蕨科（Adiantaceae）•❧◆---

29.铁线蕨

【别名】猪鬃草、乌脚芒、铁线草。

【拉丁学名】*Adiantum capillus-veneris* L.

【分类地位】铁线蕨科,铁线蕨属。

【形态特征】多年生草本,植株高 10～40cm,根状茎长而横走,黄褐色,密被条形或披针形棕褐色鳞片。叶柄长而细,栗黑色,有光泽,仅基部被鳞片;叶片卵状三角形,长 10～25cm,宽 8～16cm,二回羽状,羽片 3～5 对,互生,有柄,卵状三角形,基部一对最大,长达 5cm,向上各对渐短;小羽片 3～4 对,互生,有柄,斜扇形,基部宽楔形,上缘有不规则裂缺,叶脉扇状分叉,伸达边缘,叶面光滑无毛,嫩绿色。孢子囊群长圆形或长肾形,横生于裂片顶端;囊群盖由小叶片顶端的叶缘向下面反折而成。

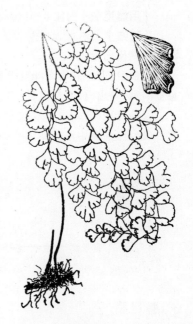

铁线蕨

【分布生境】产于北温泉、缙云寺附近,生于石灰岩壁或建筑物较阴湿的墙基或墙缝上。重庆各区县海拔 200～2000m 有分布。

【药用部分】全草入药。

【采集期】全年可采,鲜用或晒干。

【药性功能】淡、凉。清热解毒,利尿消肿。

【主治病症】感冒发热、咳嗽咯血、肝炎、肠炎、痢疾、尿路感染、急性肾炎、乳腺炎。外用治疗疮、烧烫伤。

【用量用法】15～30g,水煎服。外用适量,捣烂敷患处。

【附方】①治乳腺炎、乳汁不通:全草 9～15g,水煎,冲甜酒服。(出自《浙江药用植物志》)

②治流感发热:铁线蕨 60g,鸭舌草 30g,黄芩 15g,生石膏 15g,水煎,每日 3 次分服。(出自《常用中草药配方》)

---◆❧• 蹄盖蕨科（Athyriaceae）•❧◆---

30.单叶双盖蕨

【别名】剑叶卷莲、篦梳剑。

【拉丁学名】*Diplazium subsinuatum* (Wall. ex Hook. et Grev.) Tagawa

【分类地位】蹄盖蕨科,双盖蕨属。

【形态特征】植株高 15～40cm,根茎细长,横走,被黑褐色披针形鳞片。单叶疏生;叶柄长5～16cm,禾秆色,通常中部以下被鳞片;叶片狭披针形或条状披针形,厚纸质,无毛,长 10～25cm,中部宽 1.5～3cm,先端渐尖,基部楔形,全缘或浅波状,中脉明显,侧脉分叉、斜展,小脉每组 3～4 条,伸达叶边。孢子囊群线形,长

4～8mm,背生于每组侧脉的上侧小脉上,单生或偶有双生,囊群盖线形,褐色厚膜质。

【分布生境】产于黛湖、乌龙沟附近。生于沟旁阴湿处。南川、江津、北碚海拔 200～1600m 处有分布。

【药用部分】全草入药。

【采集期】全年可采,鲜用或晒干。

【药性功能】苦、涩、微寒。止血通淋,清热解毒。

【主治病症】主治咳血,淋证,尿血,目赤肿痛,感冒发热,烧烫伤,蛇、虫咬伤。

【用量用法】内服 9～18g,水煎服。外用,捣烂敷患处。

【附方】①治吐血:单叶双盖蕨 9g,杉木尖 15g,乌泡尖 6g,水煎服。(出自《湖南药物志》)

②治目赤肿痛:鲜单叶双盖蕨 30g 左右,水煎,加糖少许,早晚空腹服。忌食酸辣。(出自《浙江天目山药用植物志》)

③治毒蛇咬伤:单叶双盖蕨鲜叶 30g,地瓜酒适量,煎服。另取适量捣敷。(出自《福建中草药临床手册》)

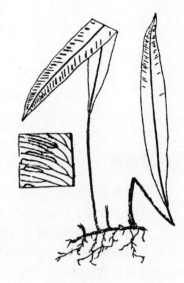

单叶双盖蕨

❧• 肿足蕨科（Hypodematiaceae）•❧

31.肿足蕨

【别名】活血草、金毛狗、黄鼠狼。

【拉丁学名】*Hypodematium crenatum* (Forssk.) Kuhn

【分类地位】肿足蕨科,肿足蕨属。

【形态特征】多年生草本,植株一般高 15～30cm,有时可高达60cm,根状茎粗短,横卧,密生红棕色披针形的大鳞片。叶近生;叶柄长 6～10cm(有时长 20cm 以上),禾秆色,基部膨大成纺锤状,密生红棕色鳞片;叶片革质,卵状五角星形,长 15～20cm,宽约与长相等,三至四回羽状分裂,羽片8～10 对,基部一对最大,有柄;小羽片披针形至矩圆形,顶端钝,基部近圆形,边缘羽状深裂。孢子囊群大,生于侧脉中部,肾形或马蹄形,密被刚毛。

【分布生境】产于三花石、三叉沟,生于堡坎石缝中及石灰岩上。南川、綦江、巴南、北碚海拔 200～1000m 处有分布。广东、广西、云南、四川等省区也有分布。

【药用部分】全草入药。

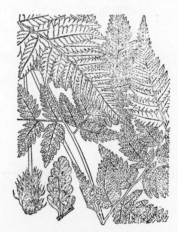

肿足蕨

【采集期】夏、秋季采集。

【药性功能】微苦、涩、平。祛风利湿、止血、解毒。

【主治病症】风湿关节痛。外用治疮毒,外伤出血。

【用量用法】9～15g,水煎服。外用适量,鲜全草捣烂敷或根茎上的绒毛捣烂敷患处。

【附方】①治风湿关节痛:活血草 15g,鲜分经草 30g,水煎服。(出自《河南中草药手册》)

---❥• 金星蕨科（Thelypteridaceae）•❧---

32.渐尖毛蕨

【别名】金星草、小叶凤凰尾巴草、小水花蕨。

【拉丁学名】*Cyclosorus acuminatus*（Houtt.）Nakai

【分类地位】金星蕨科,毛蕨属。

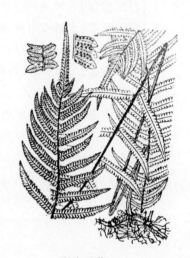

渐尖毛蕨

【形态特征】植株高 60～150cm,根茎长而横走,根茎和叶柄基部疏被棕色、全缘的披针形鳞片。叶远生;叶柄长 25～60cm,深禾秆色,向上略被柔毛或近于无毛;叶片披针形,长 25～100cm,宽 15～30cm,二回羽裂,羽片 12～20 对,互生或下部近对生,近平展,无柄,线状披针形,中部长 8～15cm,宽 1～1.8cm,先端渐尖,基部截形或楔形,羽状浅裂至半裂,下部羽片反折而不缩短或稍缩短;裂片向上,长圆形,顶端锐尖,全缘或有微齿,基部上侧 1 裂片常较长;叶脉羽状,侧脉每裂片 7～8 对。孢子囊群圆形,背生于侧脉中部稍上处;囊群盖大,圆肾形,褐色,上面被柔毛。

【分布生境】缙云山广布。生于路边湿地或沟边、林缘。重庆各区县海拔 150～2000m 处有分布。

【药用部分】全草入药。

【采集期】7～10 月采收,晒干。

【药性功能】微苦、涩、平。清热解毒,祛风除湿,健脾。

【主治病症】治泄泻,痢疾,热淋,咽喉肿痛,风湿痹痛,小儿疳积,狂犬咬伤,烧烫伤。

【用量用法】9～18g,水煎服。

【附方】治狂犬咬伤:渐尖毛蕨 150～180g,用铜器加水煎,每日早晚饭前各服 1 次。忌酸辣,并避嘈杂声。(出自《浙江天目山药用植物志》)

【附注】遗尿、滑精者及孕妇禁服。

---❥• 铁角蕨科（Aspleniaceae）•❧---

33.铁角蕨

【别名】铁角凤尾草、金星草、止血草、鸡毛草、乌骨草、对月草。

【拉丁学名】*Asplenium trichomanes* L.

【分类地位】铁角蕨科,铁角蕨属。

【形态特征】多年生草本,植株 10～20cm,根状茎粗短,直立,密被黑褐色、边缘色较浅的条状披针形鳞片。一回羽状复叶簇生；叶柄长 2～6cm,叶柄与叶轴均为栗褐色,有光泽,上面中间有 1 条纵沟,两侧各 1 条浅棕色膜质狭翅；叶片条状披针形,纸质,无毛,长 8～14cm,宽 8～12mm；羽片在 15 对以上,互生或近对生,平展,椭圆形或斜卵形,圆头,基部为不对称楔形,边缘有圆齿,长 3～6mm,宽 2～4mm,中部羽片较大,两端羽片渐小；叶脉羽状分离,侧脉不明显。孢子囊群生侧脉的上侧小脉；囊群盖半月状条形,全缘。

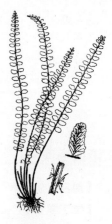

铁角蕨

【分布生境】产于缙云寺、石华寺附近,生于石墙缝中或岩壁上。重庆各区县海拔 350～2000m 处有分布。山西、陕西、河南和新疆等省区也有分布。

【药用部分】全草入药。

【采集期】全年四季可采,鲜用或晒干。

【药性功能】淡、凉。清热解毒,调经止血,收敛止带。

【主治病症】小儿高烧、白带、月经不调。外用治烧烫伤,外伤出血,痔疮肿毒,毒蛇咬伤。

【用量用法】9～30g。水煎服。外用适量鲜品捣烂敷患处。

【附方】①治小儿高热惊风：对月草 30g,钩藤 15g,僵蚕 6g,水煎服。

②治月经不调：对月草 30g,鸡蛋 3 个,煮熟去渣,食蛋。

（①②方出自《湖北中草药志》）

③治烫伤：铁角蕨叶、芭蕉叶适量。捣烂敷患处。（出自《湖南药物志》）

④治小儿疳积：铁角蕨 9g,猪肝适量,水煎服。（出自《福建药物志》）

⋙• 鳞毛蕨科（Dryopteridaceae）•⋘

34.贯众

【别名】小贯众,鸡公头,鸡脑壳。

【拉丁学名】*Cyrtomium fortunei* J. Smith

【分类地位】鳞毛蕨科,贯众属。

【形态特征】多年生草本,植株高 40～80cm。根状茎短,直立或斜升,密被深褐色卵状披针形的大鳞片,鳞片边缘有缘毛。叶簇生；叶柄长 10～25cm,禾秆色,基部密被大鳞片,向上渐疏；叶片长圆状披针形或披针形,长 30～55cm,中部宽 8～12cm,奇数一回羽状,羽片 15～20 对,互生或对生,有短柄,卵状披针形或披针形,中部的较大,长达 6cm,宽约 2cm,顶端渐尖,基部圆形或上侧略呈耳状突起,边缘有疏浅齿,顶生羽片与侧生羽片分离,不分叉或有时二至三叉；叶脉网状,每网眼内有小脉 1～2 条；叶纸质,沿中轴下面疏被纤维状小鳞片。孢子囊群盖圆盾形,质厚,全缘。

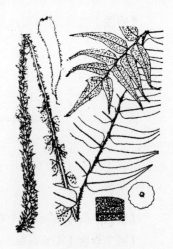

贯众

【分布生境】缙云山广布,生于屋基、路旁、石缝中。重庆各区县均有分布。全国广布。

【药用部分】根茎及叶柄残基入药。

【采集期】全年可采，秋季较好。

【药性功能】苦、凉。有小毒。清热解毒，止血。

【主治病症】流行性感冒、痢疾、子宫出血。

【用量用法】6～15g，水煎服。孕妇慎用。

【附方】①预防流感：贯众15g，野菊花9g，大青叶15g，水煎服。（出自《湖南药物志》）

②治血崩：贯众根3g，醋炒，水煎服。（出自《湖南药物志》）

⊱• 水龙骨科（Polypodiaceae）•⊰

35.水龙骨

【别名】石蚕、石豇豆、青龙骨。

【拉丁学名】*Polypodiodes niponica*（Mett.）Ching

【分类地位】水龙骨科，水龙骨属。

【形态特征】多年生草本，植株高30～50cm。根状茎细长，柱状，横走，黑褐色，顶端疏被鳞片，下部光秃而被有白粉，鳞片基部卵圆形，中上部窄长披针形，先端长渐尖，边缘有细锯齿。叶远生；叶柄长5～25cm，深禾秆色，基部与根状茎相连处有关节并被有鳞片，向上光滑；叶片薄纸质，长圆披针形，长20～30cm，宽6～18cm，两面密生灰白色短柔毛，两侧羽状深裂可达叶轴，裂片10～30对，互生或近对生，平展，线状披针形，长3～5cm，宽约1cm，顶端钝或短尖，全缘，下部2～3对稍下倾斜；叶脉网状，沿主脉两侧各形成一行网眼，网眼内有内藏小脉一条。孢子囊群生于内藏小脉顶端，在主脉两侧各排成整齐的一行，无盖。

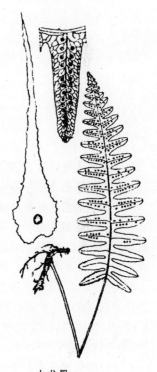

【分布生境】产于铁门坎，生于慈竹林下。南川、北碚，海拔400～700m处有分布。广布于长江以南各省。

【药用部分】根茎药用。

【采集期】全年可采。

【药性功能】甘、苦、凉。解毒退热，祛风利湿，止咳止痛。

【主治病症】小儿高热，咳嗽气喘，急性结膜炎，尿路感染，风湿关节痛，牙痛。外用治荨麻疹、疮疖肿毒、跌打损伤。

【用量用法】15～30g，水煎服。外用适量，捣烂敷或煎水洗患处。

水龙骨

【附方】治尿路感染：（水龙骨）根茎60g，苎麻根30g，水煎服。（出自《浙江民间常用草药》）

36.有柄石韦

【别名】长柄石韦、小石韦、独叶草、石韦。

【拉丁学名】*Pyrrosia petiolosa*（Christ）Ching

【分类地位】水龙骨科，石韦属。

【形态特征】多年生附生草本，植株高5～20cm。根状茎横走，粗2～3mm，密被棕褐色、卵状披针形鳞片。叶远生，厚革质，二型；不育叶较短小，高5～8cm，叶片与叶柄约等长；叶片卵圆形，长3～4cm，宽0.5～2cm，钝头,基部下延至叶柄,边全缘,上面无毛,有排列整齐的小凹点,下面密被灰棕色星状毛,干时常内卷。孢子叶较长,叶片卵圆状矩圆形,一般长 3~12cm,叶柄比叶片略长;孢子囊群深褐色,无盖。成熟时满布于叶背。

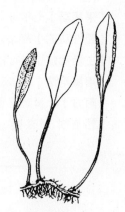

【分布生境】产于绍隆寺、北温泉,附生于墙垣、岩壁或树干上,较阴湿的地方。重庆各区县均有分布。我国西北、华北、东北、西南及长江下流各省均有分布。

【药用部分】全草入药。

【采集期】夏、秋采收,除泥晒干。

【药性功能】苦、甘、寒。消炎利尿,消湿热。

【主治病症】急、慢性肾炎,肾盂肾炎,膀胱炎,尿道炎,泌尿系统结石,支气管哮喘,肺热咳嗽。

有柄石韦

【用量用法】3~9g。水煎服。

【附方】①治急慢性肾炎、肾盂肾炎:有柄石韦叶 20 片,水煎服。

②治泌尿系统结石:有柄石韦、生栀子、车前草各 30g,甘草 9~15g,水煎服。

(①②方出自《全国中草药汇编》)

━━━❖• 槲蕨科（Drynariaceae）•❖━━━

37.槲蕨

【别名】骨碎补、肉碎补、石岩姜、猴姜、爬岩姜等。

【拉丁学名】*Drynaria roosii* Nakaike (*D. fortunei* J. Sm.)

【分类地位】槲蕨科,槲蕨属。

【形态特征】多年生草本,植株高 25~40cm,根状茎肉质粗壮,横走,密被鳞片,鳞片棕黄色,钻状披针形,边缘具睫毛。叶二型:营养叶无柄,淡绿色或灰褐色,近草质,叶片广卵形,长 5~8cm,宽 2~5cm,先端急尖,基部心形,上部羽状浅裂,裂片三角形,下面有疏短毛;孢子叶叶片矩圆形,绿色,长 20~30cm,宽 10~15cm,先端尖,基部狭缩,羽状深裂,裂片互生,披针形,长 2~3cm,叶脉网状,明显;叶柄长 5~10cm,两侧有狭翅。孢子囊群圆形,黄褐色,沿中脉两旁各 2~4 行,无囊群盖。

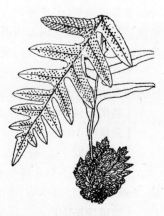

【分布生境】产于北温泉、绍隆寺、缙云寺,附生于屋檐、树干或岩壁上。重庆各区县海拔 200~1800m 处有分布。西南、中南及浙江、江西、福建、台湾等地也有分布。

槲蕨

【药用部分】根状茎入药。

【采集期】全年可采,冬季较佳。

【药性功能】苦、温。补肾、祛风湿、活血止痛。

【主治病症】跌打损伤、骨折、瘀血作痛、风湿性关节炎、肾虚耳鸣及牙痛。

【用量用法】5~9g,水煎服。

【附方】①治跌打损伤:骨碎补 15g,红花、赤芍、土鳖各 9g,水煎服。(出自《全国中草药汇编》)

②治肾虚久泄:骨碎补 15g,补骨脂 9g,山药 15g,五味子 6g,水煎服。(出自《山西中草药》)

✿• 蘋科 Marsileaceae •✿

38.蘋

【**别名**】田字草、四叶草、四叶菜、水铜钱、四瓣草。

【**拉丁学名**】*Marsilea quadrifolia* L.

【**分类地位**】蘋科,蘋属。

【**形态特征**】多年生草本,生稻田或浅水塘中。根状茎细长,横走,常匍匐伏于水底淤泥中,有节和分枝,节部向下长出不定根,向上长出1～4叶。叶柄长5～20cm,顶端有小叶4片,十字形对生,小叶片倒三角形,长宽均1～2cm,全缘,外缘近圆形,幼时有毛,后脱落;叶脉扇形分叉,网状。夏秋间由叶柄基部长出单一或有分叉的短柄,顶部着生孢子果,通常1～3枚簇生。果斜卵形,长3～4mm,坚硬,幼时外被密毛,后脱落。

【**分布生境**】生于缙云山前后水田、浅水沟或水塘中。重庆各区县和华东、中南、西南及辽宁、陕西、河北等省均有分布。

【**药用部分**】全草入药。

【**采集期**】春、夏、秋季采集,鲜用或晒干。

【**药性功能**】甘、寒、清热解毒、利尿消肿、安神、截疟。

【**主治病症**】泌尿系统感染,肾炎水肿,肝炎,神经衰弱,急性结膜炎,月经量过多,崩漏,白带,乳腺炎,疟疾,疮疖,蛇咬伤等。

【**用量用法**】15～30g,水煎服。外用:鲜品适量,捣烂敷患处。

【**附方**】①治疟疾:鲜蘋揉拦如蚕豆大,于疟疾发作前4～5小时,塞入一侧外耳道。(出自《全国中草药汇编》)

②治感冒咳嗽:四瓣草120g,生姜6g,红糖30g,水煎冲红糖服,发汗。(出自《河南中草药手册》)

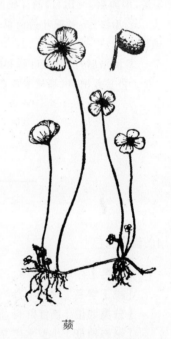

蘋

✿• 槐叶蘋科（Salviniaceae）•✿

39.槐叶蘋

【**别名**】蜈蚣漂、大浮萍、蜈蚣萍。

【**拉丁学名**】*Salvinia natans*（L.）All.

【**分类地位**】槐叶蘋科,槐叶蘋属。

【**形态特征**】多年生漂浮植物,茎细长,横生,被褐色节状短毛,无根。叶二型,三片轮生,上面2片漂浮水面,平展,短矩圆形至长圆形,长8～12mm,宽5～6mm,顶端圆钝,基部圆形或圆心形,全缘,上面绿色,下面灰褐色;叶脉网状,中脉两侧有斜展的侧脉15～20条,每条侧脉上有5～7束短粗毛。另一叶生长成丝状假根,悬浮于水中。孢子果4～8个簇生于假根基部,近球形,表面被疏散成束的短毛;大孢子果较小,内有少数短柄的大孢子囊,每囊内有大孢子1个;小孢子果较大,内有多数具长柄的小孢子囊,每囊中有小孢子64个。

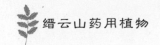

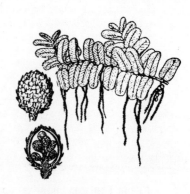

【分布生境】产于缙云山前后水田及水塘中。全国各地均有分布。

【药用部分】全草入药。

【采集期】全年可采。

【药性功能】辛、苦、寒。清热解毒,活血止痛。

【主治病症】主治风热感冒、麻疹、水肿、痈肿疔毒、丹毒、湿疹、痔疮、烧烫伤。

【用量用法】15～30g,水煎服。外用适量捣烂敷患处,或煎水洗。

【附方】①治感冒:槐叶蘋全草3～4条,白茅根30g,枇杷叶(去毛)3张,水煎服。(出自《浙江民间常用草药》)

②治湿疹:鲜槐叶蘋全草30～60g,水煎服。或鲜全草和细叶桉叶,水煎汤洗。

③治口唇疔:鲜槐叶蘋和蟑螂肚2个,食盐少许,捣敷患处。

(②③方出自《福建中草药》)

槐叶蘋

―――― ✧• 满江红科(Azollaceae)•✧ ――――

40.满江红

【别名】红浮萍、紫藻、三角藻、带子藻等。

【拉丁学名】*Azolla imbricata* (Roxb.) Nakai

【分类地位】满江红科,满江红属。

【形态特征】小型水生漂浮植物。植株略呈三角形,宽约1cm,主茎细弱,具羽状分枝,下丛生须根。叶小,肉质,互生,无柄,密集成覆瓦状,双行排列。叶片梨形,斜方形或卵形,长约1mm,宽约0.5mm,顶端圆形有钝尖头,全缘,通常分裂为上下两片,上片肉质,绿色,浮于水面,秋后变成红色,下面裂片膜质,鳞片状,沉没于水中。孢子果成对生于分枝基部的沉水裂片上;大孢子果小,长卵形,内有1个大孢子囊;小孢子果较大,球形,内含多数小孢子囊,每囊内各含64个小孢子。

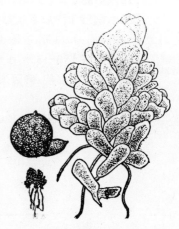

【分布生境】产于缙云山前后水田及水塘中。重庆各区县及华东、中南、西南及河北等省区有分布。

【药用部分】全草入药。

【采集期】夏、秋季采收,鲜用或晒干。

【药性功能】辛、寒。清热解毒,祛风利湿,解表透疹。

【主治病症】麻疹不透,风湿关节痛,荨麻疹,皮肤瘙痒,水肿,小便不利、疮疡、丹毒、烫火伤。

【用量用法】3～9g,煎水服。外用适量,煎水洗患处。

【附方】①治感冒咳嗽、麻疹不透、皮肤瘙痒:全草3～6g,水煎服。(出自《浙江药用植物志》)

②治红崩白带:红浮萍6g,煨甜酒水服。(出自《贵州草药》)

满江红

裸子植物门

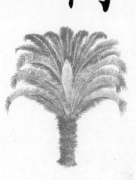

LUOZI ZHIWUMEN

（二）裸子植物门

苏铁科（Cycadaceae）

41.苏铁

【别名】铁树、凤尾棕、铁甲松。

【拉丁学名】*Cycas revoluta* Thunb.

【分类地位】苏铁科，苏铁属。

【形态特征】常绿植物，高 2～3m。树干粗壮，圆柱形，通常直立不分枝。叶丛生于茎的顶端，羽状，长 0.5～2m，基部两侧有锐刺，羽状裂片达 100 片以上，革质，坚硬条形，先端锐尖，边缘背卷，上面深绿色，有光泽，背面淡绿色或淡黄绿色，具黄褐色绒毛；雌雄异株，雄球花圆柱形，长 30～70cm，直径 8～15cm，有短梗；小孢子叶长方状楔形，上端宽平，有急尖头，基部窄，被黄褐色绒毛；大孢子叶长 12～22cm，密被黄褐色长绒毛，上部叶片宽卵形，边缘羽状分裂，基部狭窄成叶柄，胚珠着生于叶柄两侧近叶片处。胚珠近球形，密生短绒毛。种子扁卵形，成熟时红褐色。花期 6～7 月；种子 9～10 月成熟。

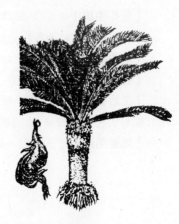

苏铁

【分布生境】缙云寺、北温泉有栽培，属热带亚热带植物。原产于琉球群岛，重庆各区县有栽培，我国南方各地常有栽培。

【药用部分】叶、根、花及种子入药。

【采集期】根、叶全年可采，夏季采花，秋、冬采种子。

【药性功能】甘、平、淡，有小毒。叶：收敛止血，解毒止痛。花：理气止痛，益肾固精。种子：平肝，降血压。根：祛风活络，补肾。

【主治病症】叶：治肝、胃气滞疼痛，闭经，吐血，便血，痢疾，肿毒，跌打损伤，外伤出血，高血压。花：治胃痛、慢性肝炎、风湿疼痛、跌打损伤、咳血、吐血、痛经、遗精、白带。种子：治高血压、慢性肝炎、咳嗽多痰、痢疾、遗精、外伤出血。根：治风湿麻木、筋骨疼痛、跌打损伤、劳伤吐血、腰痛、白带。

【用量用法】叶、花 30～60g；种子、根 9～15g，水煎服。

---••• 银杏科（Ginkgoaceae）•••---

42.银杏

【别名】白果、公孙树、飞蛾叶、鸭掌树等。

【拉丁学名】*Ginkgo biloba* L.

【分类地位】银杏科,银杏属。

【形态特征】落叶乔木,树冠高大,高可达40m,胸径达4m,树干直立,树皮淡灰色,老时黄褐色,深纵裂。雌雄异株,雌株的大枝常较开展,雄株大枝较直立。枝条分长枝和短枝。长枝上叶互生,短枝上叶3～5簇生。叶扇形,叶片宽5～8cm,上缘浅波状,萌枝或幼树的叶片上缘中央常有浅裂或深裂,基部楔形;叶柄长3～10cm,叶脉平行。花单性异株,稀同株,着生于短枝的叶腋或苞腋,雌花有两胚珠着生在长柄上;雄花为荑荑花序,药囊成

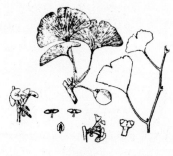

银杏

对,有细柄。种子呈核果状,近球形或椭圆形,长约2.5cm,外种皮肉质,黄色,有臭气;中种皮骨质,白色,具有2～3棱;内种皮膜质,淡红褐色;胚乳肉质,淡绿色,甘甜略带苦味。花期3月下旬至4月中旬,种子成熟期10～11月。

【分布生境】缙云寺、绍隆寺、石华寺和北温泉有栽培,重庆各区县均有栽培。

【药用部分】叶和种仁药用。

【采集期】秋季采叶,秋后采种子。

【药性功能】种子:甘、苦、平;有微毒;润肺、定喘、涩精、止带。叶:微苦、平;活血止痛。

【主治病症】种子:治哮喘、慢性气管炎、肺结核、尿频、遗精、白带;外敷治疔疮。叶:治冠状动脉粥样硬化性心脏病引发的心绞痛,血清胆固醇过高症,痢疾,象皮肿。

【用量用法】种子、叶5～9g,水煎服。

---••• 松科（Pinaceae）•••---

43.马尾松

【别名】松树。

【拉丁学名】*Pinus massoniana* Lamb.

【分类地位】松科,松属。

【形态特征】常绿乔木,树皮灰褐或红褐色,呈不规则块状裂。一年生枝黄褐色,无毛,常呈轮生状。冬芽褐色,卵状圆柱形,先端尖;叶针状,2针一束,稀3针一束,长12～30cm;针叶内有2个维管束;树脂管4～8个,边生;叶鞘宿存。雄球花淡红色,圆柱形,长1～1.5cm,密生于新枝基部,穗状,下垂;雌球花单生或2～4聚生于新枝顶端,淡紫红色。球果卵圆形或圆锥状卵形,长3.5～7cm,直径2.5～4.5cm,成熟后栗褐色。种子长卵形,长

3～5mm,褐色,种翅长约1.5cm,花期3～4月。种子第二年10月成熟。

【分布生境】缙云山各处有生长。重庆各区县海拔1500m以下有分布。江苏、浙江、安徽、福建、江西、河南、湖北、湖南、广东、广西、四川、贵州、云南、台湾等省区均有分布。

【药用部分】花粉、松节、松香、松针、松木皮入药。

【采集期】花粉清明前后可采;松节全年可砍枝取得;松香6～8月采,叶和皮全年可采。

【药性功能】①松叶:苦、涩、温。祛风活血、止痒、安神、解毒、明目。

②松花粉:甘、温。收敛、止血。

③松子仁:甘、温。润肺、滑肠。

④松树皮:苦、涩、温。收敛、生肌。

⑤松节:苦、温。祛风除湿、活络止痛。

⑥松香:苦、甘、温。有小毒。

【主治病症】流行性感冒、风湿关节痛等。

【用量用法】①松叶:治流行性感冒、风湿关节痛、跌打肿痛、夜盲症、高血压病、神经衰弱、风疹瘙痒。用量:鲜品30～60g,水煎服。外用治冻伤,适量煎水洗患处。

②松花粉:治胃、十二指肠溃疡,咳血。用量:3～6g,水煎服。

③松子仁:治肺燥咳嗽、慢性便秘。用量:6～15g,蒸熟,嚼食。

④松树皮:外用治烧烫伤、小儿湿疹:适量焙干研粉和香油,搽患处。

⑤松节:治风湿关节痛、腰腿痛、大骨节病、跌打肿痛。用量:15～30g,水煎服。

⑥松香:外用治痈疖、疮疡、湿疹、外伤出血、烧烫伤。研末敷患处。

【附注】缙云山杉木园、狮子峰等地引种的黑松:其叶功能与马尾松同。

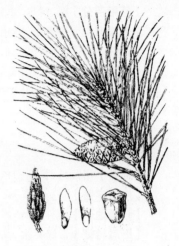

马尾松

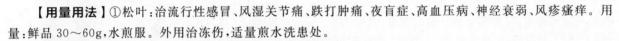

杉科（Taxodiaceae）

44.杉树

【别名】杉、杉木、正杉、刺杉、天蜈蚣、千把刀。

【拉丁学名】*Cunninghamia lanceolata*（Lamb.）Hook.

【分类地位】杉科,杉木属。

【形态特征】常绿乔木,高达30m,树干直立。树皮灰褐色,纵裂,长条片状剥落。枝轮生,嫩枝绿色,老枝黄褐色。叶在侧枝上排成二列,披针形,长3～4cm,坚硬,边缘有细齿,上面绿色、光滑,下面淡绿色,中脉两侧有2条粉白色气孔带。雌雄同株,雄球花40～50个簇生于枝顶,圆柱状,黄绿色;雌球花淡红色或紫红色,球状,1个或3～4个簇生在另一枝的枝顶。球果卵圆形,长2.5～5cm,苞鳞革质,扁平,三角状宽卵形,先端尖,边缘有细齿,宿存。种子扁平、卵状长圆形,深褐色,具窄翅。花期3月;球果10～11月成熟。

【分布生境】缙云山海拔650m以下的山坡都有生长。重庆各区县海拔2100m以下有分布。

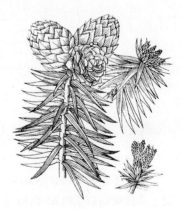

杉树

【药用部分】根、树皮、木材、叶、球果和枝节入药。

【采集期】全年可采,鲜用或晒干。

【药性功能】辛、微温。祛风止痛、活血、解毒、散瘀止血。

【主治病症】慢性气管炎、胃痛、风湿关节痛。外用治跌打损伤、烧烫伤、外伤出血、过敏性皮炎。

【用量用法】根、皮、叶 15～30g,球果 30～90g,水煎服。(不可久服及过量。虚人禁服。)

45.柳杉

【别名】孔雀杉、长叶柳杉、沙罗树、宝树。

【拉丁学名】*Cryptomeria fortunei* Hooibrenk ex Otto et Dietr.

【分类地位】杉科,柳杉属。

【形态特征】常绿乔木,高可达 40m 及以上,树干通直,树皮红棕色,纵裂,长条片状剥落。大枝开张或平展,小枝下垂。叶螺旋排列,钻形,两侧扁平,长 1～1.5cm,先端微弯曲,基部下延。雌雄同株;雄球花长圆形,常在小枝上部,单生于叶腋中;雌球花单生于小枝顶端,近球形,每珠鳞具胚珠两颗,苞鳞与珠鳞合生,仅先端分离。果近球形,直径 1.2～2cm;种鳞约 20 枚,盾状,木质,上部肥厚,先端常具 5～6 裂齿,背面具 1 三角状鳞突,每种鳞有种子 2 粒。种子微扁,周围具窄翅。花期 4 月;球果 11 月成熟。

【分布生境】缙云寺、北温泉等处有栽培。重庆各区县多有栽培。江苏、浙江、江西、湖南、湖北、河南、四川、贵州、云南、福建、广东、广西等省区均有分布。

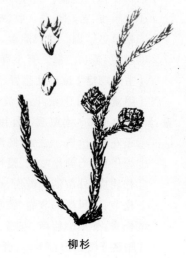

柳杉

【药用部分】根皮、茎皮、枝、叶入药。

【采集期】全年可采,鲜用或晒干。

【药性功能】苦、寒。解毒杀虫。

【主治病症】癣、疮。

【用量用法】柳杉鲜根皮(去栓皮)半斤[1],捣烂,加食盐 1 两,开水冲泡,洗患处。

【附方】①治对口疮:嫩叶适量,捣烂,外敷患处。

②治烫伤:茎皮煅存性,青油调敷。

(①②方出自《浙江药用植物志》)

③治癣疮:柳杉鲜根皮(去栓皮)250g,捣细,加食盐 30g,开水冲泡,洗患处。(③方出自《浙江天目山药用植物志》)

————➳• 柏科 (Cupressaceac) •➳————

46.侧柏

【别名】扁柏、香柏。

【拉丁学名】*Platycladus orientalis* (L.) Franco

【分类地位】柏科,侧柏属。

---

[1] 1斤=500g。其他非国标单位按原文保留。

【形态特征】常绿乔木，高可达 20m。树干直立，树皮浅灰褐色，纵裂，呈条片状剥落。小枝扁平，排成一平面，直展。叶小，鳞片状，长 1～3mm，位于小枝上下两面的叶呈倒卵状菱形或斜方形，两侧的叶折覆于上、下之叶的基部两侧，叶背中部均有腺槽。雌雄同株，雌雄球花均生于小枝顶端，雌球花球形，无柄，淡褐色；雄球花卵圆形，具短柄。球果圆球形，直径 1.5～2cm，熟前肉质，蓝绿色，被白粉，熟后木质，开张，红褐色。种鳞8 片，顶端及基部 2 对无种子，其余每片各具种子 1～2 粒。种子卵状，栗褐色，无翅或有棱脊。花期 3～4 月；球果 9～10 月成熟。

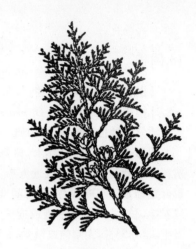

侧柏

【分布生境】缙云寺、北温泉有栽培。重庆各区县多有栽培。为我国特产，除新疆、青海外，各地均产。

【药用部分】带叶枝梢及种仁药用。

【采集期】春、夏季采枝叶；立冬后采果实。

【药性功能】苦、涩、微寒。凉血、止血、清肺止咳。

【主治病症】咯血、衄血、胃肠道出血、尿血、功能性子宫出血、慢性气管炎。

【用量用法】6～12g，水煎服。

【附方】①治功能性子宫出血：侧柏叶 120g，水煎，分 3 次服。（出自《全国中草药汇编》）

②治肠燥便秘：柏子仁、松子仁、黑芝麻各 90g，研粉，每天服 9g，用蜂蜜冲开水送服。（出自《浙江药用植物志》）

47.柏木

【别名】柏、香扁柏。

【拉丁学名】*Cupressus funebris* Endl.

【分类地位】柏科，柏木属。

【形态特征】常绿乔木，高达 35m，胸径达 1m。树皮淡灰褐色，纵裂；大枝开展，小枝细长下垂；一年生枝绿色，扁平，侧生小枝排成一平面；多年生枝圆柱形，暗紫褐色。叶鳞片状，二型，交互对生，先端锐尖，小枝上、下之叶的背面有纵腺体，两侧之叶覆盖着上、下之叶的下部，两面均为绿色。雌雄同株，球花单生于小枝顶端。球果翌年夏季成熟，球形，直径 8～12mm，熟时褐色；种鳞 4 对，木质，盾形，顶部中央有凸尖，能育种鳞，具 5～6 粒种子；种子褐色，长约 3mm，边缘有窄翅。花期 3～5 月；球果第二年 5～6 月成熟。

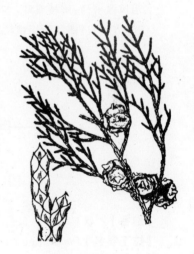

柏木

【分布生境】产于北温泉周围。重庆各区县海拔 1800m 以下均有分布。中南、西南和陕西、甘肃等地也有分布。常生长于向阳山坡的疏林中。

【药用部分】球果、叶、树脂入药。

【采集期】球果秋季采；叶全年可采；树脂可于 7～8 月砍伤树干流出凝结后收集。

【药性功能】种子：甘、辛、平、微苦。祛风清热、安神、止血。叶：苦、辛、温。止血、生肌。树脂：淡、涩、平。解风热、燥湿、镇痛。

【主治病症】种子：治发热烦躁，小儿高热，吐血。叶：外用治外伤出血，黄癣。树脂：风热头痛，白带；外用治外伤出血。

【用量用法】种子、树脂 9～15g，水煎服；叶、树脂：外用适量，捣烂或研粉调麻油涂敷患处。（出自《全国中草药汇编》下卷）

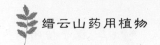

48.圆柏

【别名】桧、刺柏、柏树。

【拉丁学名】*Sabina chinensis* (L.) Ant.（*Juniperus chinensis* L.）

【分类地位】柏科,圆柏属。

【形态特征】常绿乔木,树冠尖塔形,高达 20m。树皮纵裂,长条状剥落。有鳞叶的小枝圆形或近方形。叶在幼树上全为刺形,随着树龄增长,刺形叶逐渐被鳞形叶代替,老树的叶几乎全为鳞形叶;刺形叶三叶轮生、互生或对生,长 6~12mm,斜展或近于开展,上面有两条白色气孔带;鳞形叶交互对生,排列紧密,先端钝或微尖,长约 1.5mm,背面近中部有椭圆形腺体。雌雄异株。球果近圆球,直径 6~8mm,被白粉,熟时褐色,内有种子 1~4 粒。球果第 2 年 4 月成熟。

【分布生境】缙云寺双柏精舍前有栽培。重庆城口、奉节、万县、南川、酉阳、石柱、璧山、北碚等区县有栽培。我国大部分地区有分布或栽培。

【药用部分】枝叶入药。

【采集期】全年可采,晒干。

【药性功能】苦、辛、温,有小毒。祛风散寒,活血消肿,解毒利尿。

【主治病症】风寒感冒,肺结核,尿路感染。外用治荨麻疹,风湿关节痛。

【用量用法】9~15g,水煎服。外用适量煎水洗,或燃烧熏烤患处。

【附方】①治风寒感冒:鲜小枝、叶 15~21g,水煎服。

②治风湿痹痛:鲜枝或叶,水煎服,熏洗痛处。

（①②方出自《浙江药用植物志》）

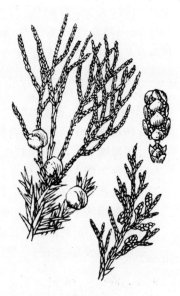

圆柏

罗汉松科（Podocarpaceae）

49.罗汉松

【别名】罗汉杉、土杉、长青

【拉丁学名】*Podocarpusmacrophyllus*（Thunb.）D. Don

【分类地位】罗汉松科,罗汉松属。

【形态特征】常绿乔木,高达 20m。枝叶稠密,树皮淡灰褐色,浅纵裂,薄鳞片状剥落;叶螺旋状排列,条状披针形,长 7~10cm,宽5~8mm,先端渐尖或钝尖,基部楔形,有短柄,中脉在两面均突起,上面深绿色,下面黄绿色。雌雄异株;雄球花穗状,常 3~5 个簇生于叶腋的短总梗上,穗长 3~5cm;雌球花单生于叶腋,有梗。种子卵圆形,长 1~1.2cm,熟时紫红色,被白粉。花期 5 月;种子9~10月成熟。

【分布生境】缙云寺、北温泉有栽培。重庆各区县均有栽培。长江流域以南各省区多有栽培。

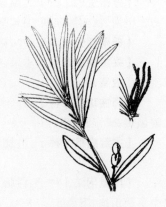

罗汉松

【药用部分】根皮、叶及种子入药。

【采集期】根皮、叶全年可采，种子秋季采。

【药性功能】叶：性平、味淡。止血。种子：甘、微温。益气补中，养血。根皮：甘、微苦、微温。活血，祛风止痛，杀虫

【主治病症】叶：主治吐血、咯血。种子：主治心胃气痛、血虚、面色萎黄。根皮：主治跌打损伤、疥癣。

【用量用法】叶、种子：6～9g，水煎服。根皮：适量捣烂加黄酒敷患处。

【附方】①治胃痛、血虚、面色萎黄：种子9～18g，水煎服。（出自《浙江药用植物志》）

②治吐血、咯血：罗汉松叶30g，加蜜枣2枚，煎服。（出自《中药大辞典》）

⟐• 三尖杉科（Cephalotaxaceae）•⟐

50.三尖杉

【别名】血榧、石榧、桃松、岩杉。

【拉丁学名】*Cephalotaxus fortunei* Hook. f.

【分类地位】红豆杉科，红豆杉属。

【形态特征】常绿乔木，高达20m，树冠广圆形，树皮红褐色或褐色，片状脱落。枝端冬芽（叶芽）常3个排立，故有"三尖杉"之名。枝条细长，稍下垂。叶螺旋状着生，但基部扭曲，呈两列状排列，披针状线形，稍弯曲，长4～13cm，宽3.5～4.5mm；先端长渐尖，基部楔形或宽楔形，上面深绿色；下面中脉两侧各有一白色气孔带。单性花，雌雄异株；雄球花8～14个聚生，呈头状，直径约1cm，单生于叶腋；雌球花多生于小枝基部，由数对交叉对生、各由2胚珠的苞片组成。种子卵状椭圆形，长约2.5cm，成熟时假种皮紫色或红紫色。花期4月，种子成熟期8～10月。

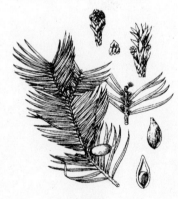

三尖杉

【分布生境】缙云山近年引种，城口、巫溪、巫山、奉节、开县、万州、南川、万盛、綦江、江津，海拔500～1700m处有分布。陕西、甘肃、安徽、浙江、福建、江西、湖北、湖南、广西、广东、四川、云南、贵州等省区也有分布，生于小溪边或山林中。

【药用部分】种子、枝叶和根药用。

【采集期】种子秋季采，枝叶、根、全年可采。

【药性功能】种子：甘、涩、平；驱虫，消积。枝叶：苦、涩、寒；抗癌。根：抗癌，活血，止痛。

【主治病症】种子：蛔虫病、钩虫病、食积。枝叶、根：癌症

【用量用法】种子：15～18g，水煎，早晚饭前各服一次，或炒熟食。枝叶：治恶性肿瘤，一般提取枝叶中的生物碱制成注射剂使用。根：治直肠癌、跌打损伤。内服：30～60g，水煎服。

被子植物门

BEIZI ZHIWUMEN

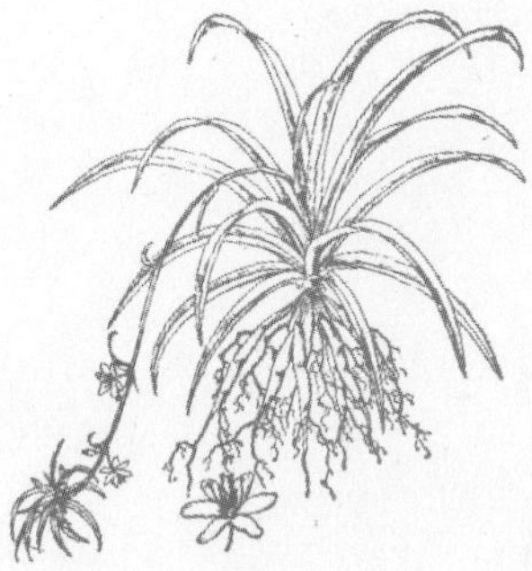

（三）被子植物门

A.双子叶纲

杨梅科（Myricaceae）

51.毛杨梅

【别名】杨梅豆。

【拉丁学名】*Myrica esculenta* Buch.-Ham.

【分类地位】杨梅科,杨梅属。

【形态特征】常绿乔木,高达11m,胸径40cm以上,树皮灰色,幼树密被柔毛。叶革质,叶片披针形、倒披针形或长椭圆倒卵形,长3~18cm,宽1.2~4.5cm,顶端圆钝至急尖,全缘或中部以上有锯齿,基部楔形,叶上面深绿色,下面浅绿色,有稀疏的金黄色腺体;叶柄长2~10mm,密被短柔毛。雌雄异株,花序腋生,雄花序长6~8cm,多分枝,每雄花具3~7枚雄蕊,花药椭圆形,红色;雌花序长2~3.5cm,每花序上有数个雌花发育成果实。核果卵形或椭圆形,成熟时红色,外果皮表面具乳状凸起,长1~2cm,肉质,多汁液及树脂;果核木质,长8~15mm。花期9~10月,果实次年3~4月份成熟。

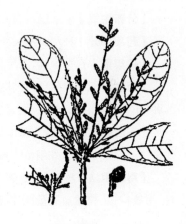

毛杨梅

【分布生境】产于乌龙沟等处,生于海拔700m左右的针阔叶混交林中。重庆的武隆、南川、万盛、綦江、江津、大足、铜梁、合川、北碚有分布。

【药用部分】根、树皮及果实入药。

【采集期】根、树皮全年可采,果实夏季成熟时采。

【药性功能】根、树皮:苦、温;散瘀止血,止痛。果:酸、甘、平;生津止渴。

【主治病症】根、树皮:跌打损伤,骨折,痢疾,胃、十二指肠溃疡,牙痛。外用治创伤出血、烧烫伤。果:口干、食欲不振。

【用量用法】根、树皮、果15~30g,水煎服。根皮,外用适量,研粉调食油敷患处。

———◦◦ 胡桃科（Juglandaceae）◦◦———

52.胡桃

【别名】核桃、羌桃、万岁子。

【拉丁学名】*Juglans regia* L.

【分类地位】胡桃科,胡桃属。

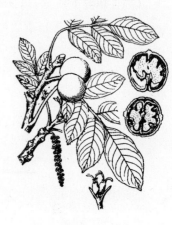

胡桃

【形态特征】落叶乔木,高可达25m,树冠广圆形,树皮幼时灰绿色,老时灰白色,呈不规则纵裂。小枝无毛,具光泽,灰绿色。奇数羽状复叶,小叶片通常5~11片,椭圆状卵形至长椭圆形,顶端急尖或渐尖,基部近圆形,全缘,长6~12cm,上面深绿色,无毛,下面淡绿色;侧脉11~15对,脉腋有少数簇毛,侧生小叶近于无柄,顶生小叶常具3~6cm的小叶柄。单性花,雌雄同株;雄花序为葇荑花序,长5~10cm,雄花的苞片、小苞片及花被片均被腺毛,雄蕊6~30枚,花药黄色;雌花序为穗状花序,极短,通常具雌花1~4朵,柱头浅绿色。果近球形,绿色,无毛,直径4~6cm;核球形或卵球形,顶端尖,表面有皱,黄褐色。花期4月下旬至5月中旬,果实成熟期9~10月。

【分布生境】朱家垭口、杨家店等处有栽培,我国各地都有栽培。重庆各区县广泛栽培。

【药用部分】种仁、种隔、外果皮和叶入药。

【采集期】秋季采收,取种仁、种隔;夏秋果实未成熟时采集外果皮;叶随时可采。

【药性功能】核桃仁:甘、温;补肾固精,敛肺定喘。种隔:苦、涩、平;补肾涩精。外果皮:苦、涩、平、有毒;消肿、止痒。叶:苦、涩、平、有毒;解毒,消肿。

【主治病症】核桃仁:肾虚耳鸣,咳嗽气喘,遗精,阳痿,腰痛,中耳炎,便秘。种隔:肾虚遗精,滑精,遗尿。外果皮:慢性气管炎;外用治头癣、牛皮癣、痈肿疔疮。叶:象皮肿,白带过多,疥癣。

【用量用法】核桃仁、种隔、种皮,均为9~15g,水煎服;外种皮、叶:外用适量,鲜品捣烂敷患处。治中耳炎,用核桃仁,榨油加适量冰片滴耳。

53.枫杨

【别名】麻柳、水麻柳。

【拉丁学名】*Pterocarya stenoptera* C. DC.

【分类地位】胡桃科,枫杨属。

【形态特征】常绿乔木,高可达30m,胸径达1m,树皮灰色,呈不规则纵裂;小枝灰色至暗灰褐色,具灰黄色皮孔;髓部呈薄片状;裸芽,具柄,被褐色腺体。叶多数为偶数羽状复叶,少数为奇数羽状复叶,长8~20cm,叶轴两侧具翅,小叶通常8~16枚,少数可达25枚。小叶对生,无柄,长椭圆状披针形,长8~12cm,宽2~3cm,顶端急尖,叶基歪斜,近宽楔形,叶缘有细锯齿。单性花,雌雄同株,雄性花序为葇荑花序,长6~10cm,单生于上年叶迹上方,花序轴具稀疏的星状毛,每雄花有雄蕊5~12枚。雌花序也为葇荑花序,下垂,长10~15cm,花序轴密被星状毛。果序长20~45cm,下垂;果实长椭圆形,长6~7mm,两侧各具翅状膜片,翅长12~20mm,宽3~6mm。花期4~5月,果实成熟期8~9月。

【分布生境】缙云寺附近等处有生长。重庆各区县海拔200~2000m处广泛分布。

【药用部分】枝、叶、树皮入药。

【采集期】夏秋季采集,鲜用或晒干。

【药性功能】辛、苦、温。有小毒。杀虫止痒,利尿消肿。

【主治病症】血吸虫病。外用治黄癣、脚癣。

【用量用法】6~9g,水煎服。外用适量,鲜叶捣烂敷患处。

【附方】①治体癣:鲜叶捣烂,加盐水适量,取汁外搽患处。(出自《浙江药用植物志》)

②治癫痢头:枫杨鲜树皮120g,皂荚60g(捣碎),水煎,洗患处。(出自《福建中草药》)

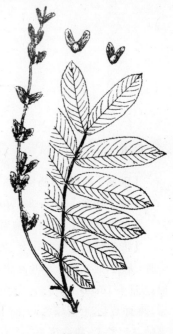

枫杨

54.化香树

【别名】山麻柳。

【拉丁学名】*Platycarya strobilacea* Sieb. et Zucc.

【分类地位】胡桃科,化香树属。

【形态特征】落叶灌木或小乔木,高4~8m,树皮灰色,枝条暗褐色,幼时通常被棕色绒毛,髓部实心。奇数羽状复叶互生,小叶7~23片,对生,无柄。叶片薄革质,卵状披针形或长椭圆状披针形,长4~12cm,宽2~4cm,先端渐尖,基部宽楔形,边缘有重锯齿,上面暗绿色,无毛,下面黄绿色,幼时脉上有褐色柔毛,后脱落。花单性,雌雄同株;穗状花序直立,伞房状排列于小枝顶端;中央顶端的一条常为两性花序,雌花序在下,雄花序在上,开花后,雄花序脱落,仅留下雌花序部分,两性花序四周通常有3~8枚雄性花序。花无被。雄花着生苞腋,苞被片披针形,雄蕊6~8枚;雌花序由密集成覆瓦状排列的苞片组成,每苞片内有一朵雌花,苞片尖锐,与子房贴生,花柱短,柱头2裂。果序卵状椭圆形至长椭圆形;小坚果扁平,有2狭翅。花期5~6月。果期9月。

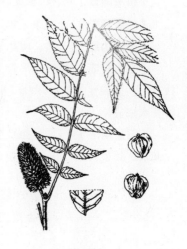

化香树

【分布生境】产于铁门坎沟上林中。城口、巫山、巫溪、开县、酉阳、云阳、黔江、南川、涪陵、万盛、綦江、北碚海拔200~2000m处有分布。

【药用部分】根皮、树皮、叶及果序药用。

【采集期】根皮全年可采,树皮、果序夏秋采集,叶夏季采集,晒干。

【药性功能】苦、寒,有毒。解毒,止痒,杀虫。忌内服。

【主治病症】疮疖肿毒,阴囊湿疹,顽癣。

【用量用法】不能内服。适量煎水洗,或嫩叶擦患处。

【附方】治陈伤作痛:根皮或树皮适量,捣烂外敷。(出自《浙江药用植物志》)

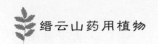

杨柳科（Salicaceae）

55.垂柳

【别名】柳树、吊杨柳。

【拉丁学名】*Salix babylonica* L.

【分类地位】杨柳科，柳属。

【形态特征】落叶乔木，高达 18m。树皮灰黑色，不规则纵裂。枝细长，下垂，无毛，有光泽。单叶互生，叶柄长 6～12mm，有短柔毛；叶片条状披针形，长 9～16cm，宽 10～15mm，先端渐尖或长渐尖，基部楔形，边缘有细锯齿，两面无毛，上面绿色，下面带白色，侧脉 15～30 对。单性花，雌雄异株，花序轴有短柔毛；雄花序长 1.5～2cm，苞片椭圆形，外面无毛，边缘有睫毛，雄蕊 2 枚，离生，基部有长柔毛及 2 枚腺体；雌花序长达 5cm，苞片狭椭圆形，腹面有 1 枚腺体，子房无毛，柱头 2 裂。蒴果长 3～4mm，带黄褐色；种子极小，暗褐色，基部有毛。花期 3～4 月，果实成熟期 4～5 月。

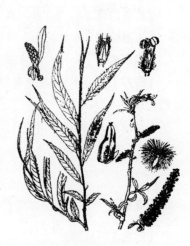

垂柳

【分布生境】原产于我国，重庆各区县均有栽培。

【药用部分】叶、枝、根皮、树皮及须根入药。

【采集期】枝、叶夏季采集，根皮、树皮、须根全年可采。

【药性功能】苦、寒。清热解毒，祛风利湿。

【主治病症】叶：慢性气管炎，尿道炎，膀胱炎，膀胱结石，高血压；外用治关节肿痛，痈疽肿毒，皮肤瘙痒。枝、根皮：风湿性关节炎，白带；外用治烧烫伤。须根：风湿拘挛，筋骨疼痛，湿热带下及牙龈肿痛。树皮：外用治黄水疮。

【用量用法】叶：15～30g，水煎服；外用适量，鲜叶捣烂敷患处。枝、根皮：9～15g，水煎服；外用，研粉，香油调敷。须根：12～24g，水煎服，泡酒服或炖肉服。

桦木科（Betulaceae）

56.亮叶桦

【别名】光叶桦、尖叶桦、狗啃木。

【拉丁学名】*Betula luminifera* H.Winkl.

【分类地位】桦木科，桦木属。

【形态特征】落叶乔木，高达 20m。树皮黄灰色，光滑，片状剥落；枝条红褐色，有蜡质白粉，小枝密生短柔毛。单叶互生，托叶早落；叶片卵形至宽卵圆形，长 4.5～10cm，宽 2.5～6cm，上面无毛，下面沿叶脉有疏毛，边缘具不规则刺毛状重锯齿,先端急尖或尾尖,基部宽楔形、圆形或心形;叶柄长1~2cm,密生短柔毛和腺点。单性花,雌雄同株,菜荑花序,2~4枚簇生于小枝顶端或单个腋生;雄花序开放时下垂,每片苞鳞内通常有花3朵,花被膜质,4深裂;雄蕊2枚,花药2室。雌花序圆柱状至球状,苞鳞瓦状排列,每苞鳞有雌花3朵,无花被,子房2室,每室有胚珠1粒,花柱2个。果序多为单生,长圆柱形,下垂;果苞长2~3mm。翅果倒卵形,长2mm,膜质翅宽为果长的2~3倍。花期4~6月;果期5~8月。

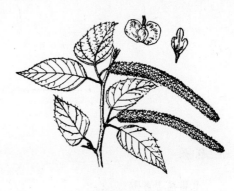

亮叶桦

【分布生境】产于缙云寺、青龙寨等处。城口、巫山、巫溪、奉节、开县、石柱、酉阳、秀山、彭水、万县、云阳、丰都、涪陵、武隆、南川、江津、万盛、綦江、北碚海拔400~2500m处有分布。

【药用部分】叶入药。

【采集期】春、夏季采集,鲜用。

【药性功能】叶:甘、辛、凉。清热利尿。

【主治病症】主治疖毒、水肿。

【用量用法】治水肿:叶15g,水煎服。治疖毒,鲜叶适量捣烂敷患处。

57.桤木

【别名】水青冈、罗拐木、牛屎树。

【拉丁学名】*Alnus cremastogyne* Burkill.

【分类地位】桦木科,桤木属。

【形态特征】落叶乔木,高可达40m。树皮光滑,灰色。小枝有棱,幼时有短柔毛,后脱落;芽卵形,无毛,有柄;单叶互生,叶片倒卵形、倒卵状矩圆形或椭圆形,长4~14cm,宽2.5~8cm,先端急尖,基部楔形,边缘有疏锯齿,上面幼时疏生长柔毛,下面无毛,侧脉8~10对;叶柄长1~2cm,无毛。花单性,雌雄同株;雄花序为菜荑花序,长3~4cm,单生于叶腋,每苞片内有雄花3朵;雌花序球形,单生或多个聚成总状或圆锥状,每苞片有花2朵,无花萼,小苞片附于苞片上。果序单生或多个聚生。下垂,木质,卵形,长1.5~2cm,果序柄细长,柔软,长2~8cm,无毛。翅果卵形,长约3mm,膜质翅约为果宽的一半。花期4~5月,果期8~9月。

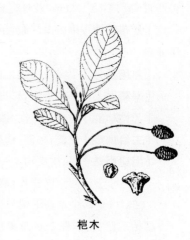

桤木

【分布生境】产于和尚坟等处,生于海拔400m的针阔叶混交林中。巫山、石柱、黔江、彭水、开县、梁平、垫江、万县、涪陵、武隆、南川、江津、万盛、綦江、合川均有分布。

【药用部分】树皮、嫩枝叶入药。

【采集期】嫩枝春季采,树皮全年可采。

【药性功能】苦、涩、凉。清热、凉血。

【主治病症】鼻出血、肠炎、痢疾。

【用量用法】9~15g,水煎服。

【附方】①治鼻出血:桤木枝梢15g,白茅根30g,栀子花9g,水煎服。(出自《秦岭巴山天然药物志》)
②治腹泻:牛屎树皮9g,捣烂兑开水服,每日3次。(出自《贵州民间药物》)

58.麻栎

【别名】青刚。

【拉丁学名】*Quercus acutissima* Carruth.

【分类地位】壳斗科,栎属。

【形态特征】落叶乔木,高达 20m。树皮灰黑色,具不规则深裂。小枝暗灰褐色,无毛,具浅黄色皮孔,嫩枝有黄色绒毛,后脱落。单叶互生,叶片椭圆状披针形,长 9～15cm,宽 3～4.5cm,先端渐尖,基部圆形或宽楔形,边缘具芒状锯齿,幼时有短柔毛,老后仅下面脉腋有毛,叶脉在下面隆起,侧脉 13～18 对,直达齿端,叶柄长 2～3cm。单性花,雌雄同株,雄花序为葇荑花序,数个集生新枝叶腋,长 6～12cm,花被 5 裂,雄蕊 4 枚;雌花 1～3 枚簇生新枝叶腋。子房 3 室,花柱 3 个,壳斗杯形,包被坚果约 1/2,直径 2～3cm,高 1cm;鳞片披针形,覆瓦状排列,反曲,有灰白色绒毛;坚果卵状球形或长卵形,直径 1.5～2cm,果脐突起。花期 4～5 月,果期翌年 10 月。

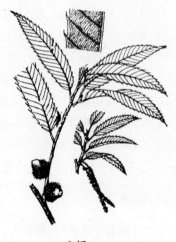

麻栎

【分布生境】缙云山广布,生于海拔 900m 以下疏林中。重庆各区县广泛分布。

【药用部分】果实及树皮入药。

【采集期】秋季采果实,树皮全年可采。

【药性功能】树皮:苦、涩、微温。收敛,止痢。果:解毒消肿。

【主治病症】树皮:久泻,痢疾。果:乳腺炎。

【用量用法】果、树皮均 3～9g,煎水服。

【附方】①治阿米巴痢疾:麻栎树皮 1 斤,加水 3000mL,煎成 1500mL。每服 30～50mL,每日三次,连服 7 天。(出自《全国中草药汇编》)

②治乳腺炎:麻栎 18g,瓜蒌皮 15g,紫花地丁 30g,水煎服。

③治睾丸炎:麻栎焙焦存性研粉。每次 6g,每日 2 次,冲黄酒服。

(②③出自《安徽中草药》)

59.栗

【别名】板栗。

【拉丁学名】*Castanea mollissima* Blume

【分类地位】壳斗科,栗属。

【形态特征】落叶乔木,高达 20m;树皮深灰色,具不规则纵裂;幼枝被黄褐色短绒毛,并有稀疏长柔毛,老枝灰褐色,无毛,皮孔圆形。叶片长椭圆形至长椭圆状披针形,长 9～15cm,宽 4～7cm,先端渐尖或急尖,基部圆形或宽楔形,边缘具粗锯齿,齿端芒状,上面深绿色,有光泽,下面有灰白色短绒毛,侧脉 10～18 对;叶柄长

1～1.5cm，具短柔毛。单性花，雌雄同株，穗状花序生于当年生枝的叶腋；雄花着生于花序轴的上部，占整个花序的绝大部分；雌花着生于花序轴的基部，每总苞内有雌花1～3朵，总苞具针状刺，刺上有紧贴的柔毛，内含坚果2～3枚，成熟后开裂成瓣状。坚果近球形，暗褐色，直径2～3cm。花期5～6月，果实成熟期9～10月。

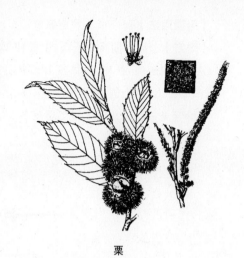

栗

【分布生境】石华寺等处有栽培。重庆各区县有栽培。

【药用部分】果实、花序、叶、壳斗、根皮入药。

【采集期】果实、果壳秋季采集；叶夏季采，多为鲜用。

【药性功能】果：甘、温；滋阴补肾。花序：涩；止泻。叶：微甘，平；清肺、止咳。壳斗：甘、涩、平、无毒；清热散结、止血。根皮：甘、淡、平。

【主治病症】果：主治肾虚腰痛。花序：主治腹泻，红白痢疾，久泻不止，小儿消化不良。叶：主治百日咳，肺结核，咽喉肿痛，肿毒，漆疮。壳斗：主治反胃，哎哕，咳嗽多痰，便血。根皮：主治疝气。

【用量用法】果：60～120g，内服。花序：3～6g，水煎服。叶：3～6g，水煎服；外用，煎汤洗。壳斗：9～15g，水煎服。根皮：9～15g，水煎服。

❧ 杜仲科 Eucommiaceae ❧

60.杜仲

【别名】扯丝皮、丝棉皮。

【拉丁学名】*Eucommia ulmoides* Oliver

【分类地位】杜仲科，杜仲属。

【形态特征】落叶乔木，高10～20m。树皮灰褐色，粗糙，树皮内含杜仲胶，折断拉开时，能形成大量白色细丝。单叶互生；叶片椭圆形或卵状椭圆形，长6～17cm，宽3.5～6.5cm，边缘有锯齿，基部圆形或宽楔形，先端长渐尖；叶柄长1～2cm，具疏生长柔毛；叶片撕裂时有白色细丝相连。花单性，雌雄异株，花生于一年生枝基部苞片的腋内，无花被；雄花有雄蕊6～10枚，花药条形，花丝极短；雌花具短柄，子房狭长，柱头二叉状。翅果长椭圆形，先端2裂，栗褐色；种子1粒，具胚乳。花期4～5月，果期9月。

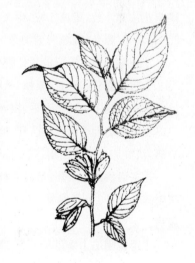

杜仲

【分布生境】靛塘子有栽培，栽于海拔500m左右常绿阔叶林中。重庆各区县广泛栽培。

【药用部分】树皮和叶药用。

【采集期】立秋前后采树皮，霜降前后摘取叶或收集落叶。

【药性功能】甘、微辛、温。补肝肾，强筋骨，安胎。

【主治病症】高血压病，头晕目眩，腰膝酸痛，肾虚尿频，妊娠胎漏，胎动不安。

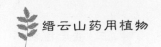

【用量用法】6～15g。水煎服。

【附方】①治早期高血压病:生杜仲12g,桑寄生15g,生牡蛎18g,白菊花、枸杞子各9g,水煎服。

②治腰腿酸痛:杜仲、牛膝各12g,补骨脂、红花各9g,鸡血藤15g,水煎服。

(①②方出自《全国中草药汇编》)

③治肾炎:杜仲、盐肤木根二层皮各30g,加猪肉酌量炖服。(出自《福建药物志》)

⋙• 桑科 Moraceae •⋘

61.桑

【别名】家桑、白桑、桑树。

【拉丁学名】*Morus alba* L.

【分类地位】桑科,桑属。

【形态特征】落叶灌木或乔木,高可在10m以上,树皮灰白色,具不规则浅纵裂,枝条灰黄色,嫩叶绿色,稍具绒毛。叶片卵形或宽卵形,长5～15cm,宽4～12cm,先端急尖或短渐尖,基部圆形或心形,边缘具粗钝锯齿,有时具各种分裂,上面深绿色,光滑无毛,下面淡绿色,沿叶脉有疏毛;叶柄长1～3cm,幼时具柔毛;托叶卵状披针形,黄绿色,膜质,早落。单性花,雌雄同株或异株,雌雄花分别生于各自的穗状花序上,雄花序长约2cm,梗长约1cm;雌花序长0.5～1cm,梗长约0.5cm,雌雄花序都可能从冬芽鳞片腋内或当年生枝的叶腋生出,有时在同一小枝上同时长出雄花序和雌花序。

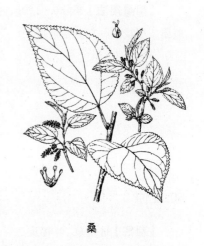

桑

雄花花被片4枚,雄蕊4枚,中央有不育雌蕊;雌花花被片4枚,结果时变肉质,花柱短,柱头2裂。桑葚长1～2.5cm,幼时绿色,成熟时紫黑色。花期3～4月,果期4～5月。

【分布生境】缙云山各处野生或栽培。重庆各区县广泛栽培。

【药用部分】桑葚、桑枝、桑叶、桑白皮药用。

【采集期】小满采青果,蒸熟、晒干;桑枝:秋冬修采;桑叶:霜降后摘取晒干;桑白皮:霜降挖取。

【药性功能】桑葚:甘、酸、凉;滋补肝肾,养血祛风。桑枝:苦、平;祛风清热,通络。桑叶:甘、苦、寒;疏风清热,清肝明目。桑白皮:甘、寒;泻肺平喘,利水消肿。

【主治病症】桑葚:治耳聋目昏,须发早白,神经衰弱,血虚便秘,风湿关节痛。桑枝:治风湿关节炎,治风热臂痛。桑叶:风热感冒、头痛、目赤、咽喉肿痛。桑白皮:治肺热咳嗽、面目浮肿、小便不利、高血压病、糖尿病。

【用量用法】桑葚9～15g、桑枝15～30g、桑叶3～12g、桑白皮6～12g,水煎服。

62.鸡桑

【别名】山桑。

【拉丁学名】*Morus australis* Poiret.

【分类地位】桑科，桑属。

【形态特征】落叶灌木或乔木，高 2～8m。树皮灰褐色，纵裂。冬芽圆锥状卵圆形，暗红色，无毛；小枝幼时有疏毛，以后脱落；叶片卵形，长 6～15cm，宽 4～12cm，先端长渐尖，基部截形或近心形，边缘具粗锯齿，有时有 3～5 裂，上面稍粗糙，下面微被短柔毛或无毛；叶柄长1.5～4cm，无毛；托叶线状披针形，早落。单性花，雌雄异株；雄花序长 1.5～3cm，被柔毛；雄花绿色，有短梗，花被片长卵形，花丝扁，花药黄色；雌花序长0.5～1cm，花序轴密被白色柔毛；雌花花被片长圆形，暗绿色，花柱长约4mm，柱头 2 裂；桑葚果长 1～1.5cm，成熟时红色至紫红色。花期3～4月，果实成熟期 4～5月。

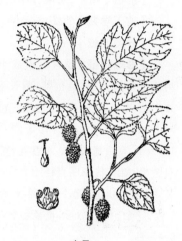

鸡桑

【分布生境】产于接官亭下，沟边。重庆巫山、酉阳、石柱、北碚，海拔 300～2000m 处有分布。

【药性功能】（与桑树同）

【主治病症】（与桑树同）

63.构树

【别名】楮实子、楮树。

【拉丁学名】*Broussonetia papyrifera* (L.) Vent.

【分类地位】桑科，构属。

【形态特征】落叶乔木，高达 16m。树皮灰褐色，幼树光滑，老树有不规则纵裂。小枝密生白色长柔毛，皮孔显著。单叶互生，叶片卵形至阔卵形，长 15～20cm，宽 6～14cm，先端渐尖，基部略偏斜心形，边缘有粗齿，不分裂或不规则 3～5 裂。上面粗糙，下面密被柔毛；叶柄长 3～10cm。花单性，雌雄异株；雄花序为葇荑花序，长 6～8cm，圆柱形，腋生，下垂；雌花序为头状花序，直径 1.2～1.8cm，苞片 4 片，棒状，顶端圆锥形，有毛，花被筒状，膜质，包围子房，花柱侧生，丝状，子房熟时肉质，柄伸长，红色。聚花果球形，直径 1.5～3cm；种子扁圆形。花期 4～5月。果期 8～9月。

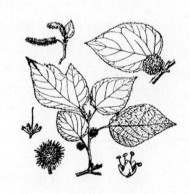

构树

【分布生境】缙云山各地，海拔 300～800m，阴坡林缘有分布。重庆各区县，海拔 150～2300m 有分布。

【药用部分】根皮、树皮、叶、果实、种子均入药。

【采集期】夏秋采叶、果实及种子，冬春采根皮、树皮，鲜用或阴干用。

【药性功能】子：甘、寒；补肾、强筋骨、明目、利尿。叶：甘、凉；清热、凉血、利湿、杀虫。皮：甘、平；利尿消肿、祛风湿。

【主治病症】子：腰膝酸软、肾虚目昏、阳痿、水肿。叶：鼻出血、肠炎、痢疾。树皮、根皮：水肿、筋骨酸痛。

【用量用法】子 6～12g；叶 9～15g；树皮、根皮 9～15g，水煎服。

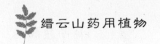

64.柘

【别名】柘木、灰桑、黄桑、奶桑、柘树。

【拉丁学名】*Cudrania tricuspidata* (Carr.)Bur.ex Lavallee.

【分类地位】桑科,柘属。

【形态特征】落叶灌木或小乔木,高达8m。树皮灰褐色,不规则片状剥落。小枝无毛,具枝刺,刺长5~35mm。叶互生,叶片卵形或宽卵形,少数中部以上,有两裂缺,先端钝或渐尖,基部宽楔形或圆形,长5~14cm,宽3~6cm,上面深绿色,背面绿白色,幼时两面均有毛,以后脱落;叶柄长1~2cm,有稀疏柔毛。单性花,雌雄异株,雌雄花序均为头状花序,单生或成对腋生;雄头状花序直径约0.5cm,黄色,每朵花有苞片2枚,花被片4枚,雄蕊4枚和退化雌蕊1枚;雌头状花序直径1~1.5cm,雌花被片4枚,花柱1枚。聚合果近球形,直径约2.5cm,肉质,成熟时红色。花期5~6月,果期6~7月。

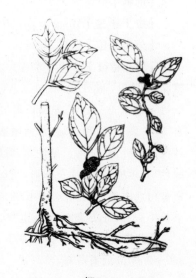

柘

【分布生境】生于缙云山牌坊后林中。巫山、巫溪、奉节、城口、云阳、南川,海拔300~2200m处有分布。

【药用部分】根、枝叶、皮入药。

【采集期】根、皮全年可采,枝叶夏、秋季采集。

【药性功能】味甘、性温。补虚损。

【主治病症】妇女崩中血结及疟疾,白带,虚损。

【用量用法】9~30g,水煎服。

【附方】①白带:根30g,水煎服。(出自《浙江药用植物志》)

②治肾虚耳鸣、遗精、腰膝冷痛:柘树根皮(去粗皮)30g,补骨脂9g,芡实、山药各12g,煎服。(出自《安徽中草药》)

③治腮腺炎、疖肿、关节扭伤:用柘树鲜叶适量,捣烂敷患处。(出自《云南中草药》)

65.构棘

【别名】穿破石、千重皮、山荔枝。

【拉丁学名】*Cudrania cochinchinensis* (Lour.) Kudo et Masam.

【分类地位】桑科,柘属。

【形态特征】落叶灌木,高2~4m。树干直立或攀缘状,小枝无毛,叶腋生有钩状刺,刺长约1cm。叶草质,无毛,叶片倒卵状椭圆形或椭圆形,长3~8cm,宽2~2.5cm,全缘,先端钝或短渐尖,基部楔形;叶柄长0.5~1cm。单性花,雌雄异株,雌雄花序均为头状花序,单独或成对生于叶腋,具生有柔毛的短柄;雄花序直径6~10mm,每花有雄蕊4枚,花被片3~5枚;雌花序开始小,至结果时直径约1.8cm,每花具花被片4枚,顶端增厚,被茸毛。聚合果球形,肉质,直径2~5cm,表面有毛,成熟时橙红色。花期4~5月,果实6~7月成熟。

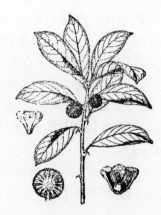

构棘

【分布生境】产于狮子峰与香炉峰之间的沟谷中。奉节、彭水、南川、北碚,海拔650~1150m处有分布。

【药用部分】根药用。

【采集期】秋后挖根,晒干。

【药性功能】微苦、平。止咳化痰,祛风利湿,散瘀止痛。

【主治病症】肺结核,黄疸型肝炎、肝脾肿大,胃十二指肠溃疡,风湿性腰腿痛。外用治骨折、跌打损伤。

【用量用法】15～30g,水煎服。外用适量,根皮捣烂敷患处。

【附方】①治肺热咳血:穿破石 30g,去粗皮,炒焦,水煎,冲糖服,每日 3 次。

②治跌打损伤、疮疖脓肿:穿破石 15～30g,水煎服;另取鲜根皮适量,捣烂敷。

（①②出自《浙江药用植物志》）

③治下肢流火(急性淋巴管炎):穿破石根皮 90g,威灵仙 15g,猪瘦肉 120g,水炖,服汤吃肉。(出自《江西草药》)

【附注】孕妇忌服。

66.珍珠莲

【别名】冰粉树、珍珠榕。

【拉丁学名】*Ficus sarmentosa* Buch.-Ham. ex J. E. Smith var. *henryi* Comer.

【分类地位】桑科,榕属。

【形态特征】常绿攀缘状灌木,幼枝初有褐色柔毛,以后脱落;叶革质,互生;叶片卵状椭圆形,长 7～11cm,宽 2.8～4.5cm,先端渐尖,基部宽楔形至圆形,全缘,上面无毛,下面沿叶脉有黄褐色柔毛;叶柄长 1～2cm。榕果单生或成对腋生,无梗或有短梗,近球形,直径约 1.5cm,表面初被褐色长柔毛,以后脱落,顶部中央有脐状突起,基部有苞片 3 枚,宽三角形;雄花和瘿花着生于同一榕果内壁,雌花生于另一榕果内壁。花期 4～5 月,果实成熟期 6～9 月。

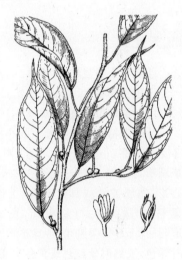

珍珠莲

【分布生境】产于范家沟、石华寺等处沟边岩壁上。巫山、南川、北碚,海拔 750m 以下地区有分布。

【药用部分】根、藤药用。

【采集期】全年可采。

【药性功能】微辛,性平。祛风除湿、消肿解毒、杀虫

【主治病症】治风湿性关节炎、乳腺炎、疮疖、癣。

【用量用法】藤或根 15～30g,水煎服。外用根和米汤磨汁外敷。

【附方】①治乳腺炎:鲜根 30～60g。水煎服。

②治风湿痹痛:藤或根 30～60g,牛膝、丹参各 30g,水煎服。

（①②方出自《浙江药用植物志》）

67.榕树

【别名】老公须、小叶榕。

【拉丁学名】*Ficus microcarpa* L. f.

【分类地位】桑科,榕属。

【形态特征】常绿大乔木,高可达 25m,树干胸径可在 1m 以上,皮层中有白色乳汁。枝上有气根。单叶互生,叶片椭圆形、卵状椭圆形和倒卵形,长 4～10cm,宽 2～4cm,先端急尖或钝尖,基部楔形、宽楔形或圆形,全缘,上面深绿色,下面浅绿色;叶柄长 0.5～1cm;托叶披针形,早落。榕果(隐头状花序)单生或成对腋生,近球形,成熟时黄色或微红色。花期 4～6 月。

【分布生境】中坝附近引种栽培。奉节、万县、忠县、丰都、云阳、涪陵、南川、江津、永川、璧山、铜梁及重庆主城区多栽培。

【药用部分】气生根、树皮、果及叶入药。

【采集期】全年可采。

【药性功能】叶:微苦、涩、凉;清热、解表、化湿。气根:微苦、涩、凉;发汗、清热、透疹。树皮:微苦、微寒;止痒。果:微甘、平;消肿解毒。

【主治病症】叶:流感,疟疾,支气管炎,急性肠炎,细菌性痢疾,百日咳。气根:感冒高热、扁桃体炎、风湿骨痛,跌打损伤。树皮:内服,止痒;外用治疥癣,疮疡,痔疮。果:治疮疖。

【用量用法】叶 9～15g、气根 15～30g、树皮 6～9g、果 15～30g,水煎服。树皮外用,适量煎水洗。

【附方】①治流行性感冒:榕树叶、大叶榕叶各 30g,水煎服。

②治扁桃体炎:鲜榕树须 180g,黑醋 1 碗,煎液,每日含漱数次。

(①②方出自《全国中草药汇编》)

③治湿疹、阴部瘙痒:榕树须根适量,煎水外洗。(出自《浙江药用植物志》)

④治小儿夜啼:榕树鲜叶 2 片,蝉蜕 3 个。水煎,调冰糖于睡前服。(出自《福建中草药》)

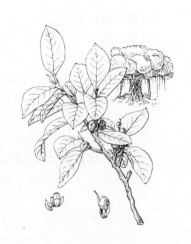

榕树

68.无花果

【别名】奶浆果、树地瓜。

【拉丁学名】*Ficus carica* L.

【分类地位】桑科,榕属。

【形态特征】落叶灌木或小乔木,高 3～12m。树皮灰褐色。冬芽为裸芽,小枝粗壮,无毛。叶互生,叶片厚纸质,宽卵圆形或矩圆形,长 11～24cm,宽 9～22cm,通常有 3～5 裂,先端钝,基部心形,边缘波状或具钝锯齿,上面深绿色,粗糙,背面有灰色短柔毛,叶脉突起;叶柄粗壮,长 3～7cm,托叶淡红色,卵状披针形,长约 1cm。果腋生,近球形或梨形,直径 3～5cm,顶部凹陷,幼时绿色,成熟时紫红色或黄色。果实成熟期 7～10 月。

【分布生境】转龙寺、北温泉有栽培。重庆各区县均有栽培。

【药用部分】果实、根、叶入药。

【采集期】夏,秋季采收。

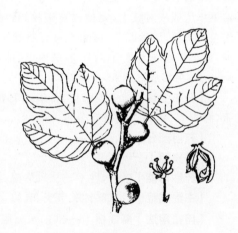

无花果

【药性功能】果:甘、平;润肺止咳,清热润肠。根、叶:淡、涩、平;散瘀消肿、止泻。

【主治病症】果:治咳喘,咽喉肿痛,便秘,痔疮。根叶:治肠炎,腹泻;外用治痈肿。

【用量用法】果 15～30g,水煎服。根、叶,外用适量,煎水洗患处。

【附方】①治肠炎、小儿腹泻:无花果叶 15～18g(干品 9g),水煎加红糖适量服。(出自《全国中草药汇编》)

②治阳痿:无花果鲜果 10 个,猪瘦肉 250g 共煮,吃肉喝汤。(出自《山西中草药》)

③治胃癌、肠癌:每日餐后生食 5 枚生无花果,或干果 20g,水煎服。

④治食管癌:鲜无花果 500g,猪瘦肉 100g,炖 30 分钟,服汤食肉。

(③④方出自《抗癌本草》)

69.薜荔

【别名】凉粉树、木莲、水馒头。

【拉丁学名】*Fisus pumila* L.

【分类地位】桑科，榕属。

【形态特征】藤状攀缘灌木。枝分不结果枝和结果枝两种：不结果枝较纤细，枝上被褐色硬毛，节上生不定根，攀爬于墙壁上或大树上，叶较小，卵状心形，长约 2.5cm，纸质，叶柄极短或近于无柄，基部偏斜；结果枝较粗壮，直立，节上无不定根，叶大而厚，革质，有柄，叶片卵状椭圆形，长 4～10cm，宽 2～3.5cm，先端圆钝或急尖，基部圆形或近心形，全缘；叶柄粗壮，长 0.5～1.2cm；托叶卵状披针形，被黄褐色丝状毛。榕果（花序托）具短柄，单生于叶腋，梨形或倒卵形，长约 5cm，横径约 4cm，成熟时黄绿色或微红色，果实表面多黏液，可制作凉粉。花期 5～7 月，果期 7～12 月。全株药用。

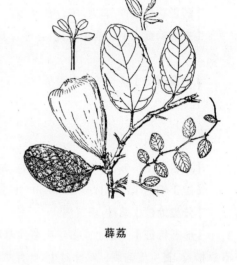

薜荔

【分布生境】产于北温泉石壁上。石柱、南川、重庆主城区，海拔 1000m 以下地区有分布。

【药用部分】果、带叶不育枝及根入药。

【采集期】不育枝全年可采，果大暑前后采。

【药性功能】枝叶：味微酸、凉；祛风除湿，活血通络，解毒消肿。果：甘、平；补肾固精，活血，催乳。根：苦、涩，平；祛风除湿，舒筋活络。

【主治病症】枝叶：治风湿痹痛，坐骨神经痛，泻痢，尿淋，疟疾，闭经，产后瘀血腹痛，咽喉肿痛，睾丸炎，漆疮，痈疮肿毒，跌打损伤。果：治遗精阳痿，乳汁不通，闭经，乳糜尿。根：主治风湿痹痛，坐骨神经痛，腰肌劳损，水肿，疟疾，闭经，产后瘀血腹痛，慢性肾炎，跌打损伤。

【用量用法】枝叶 6～9g；果 9～15g；根 6～9g，水煎服。枝叶外用，适量捣烂敷患处。

【附方】①治乳汁不足：鲜薜荔果 60g，猪蹄 1 只，水酒各半，共煮，服汤食肉，每日 1 只。（出自《全国中草药汇编》）

70.地果

【别名】地枇杷、地石榴、地瓜藤。

【拉丁学名】*Ficus tikoua* Bur.

【分类地位】桑科，榕属。

【形态特征】常绿木质藤本，有乳汁。茎棕褐色，紧贴地面生长，呈匍匐状，节略膨大并长出细长的不定根；小枝红褐色，无毛。叶片卵形至卵状长椭圆形，长 3～8cm，宽 2～4cm，先端钝或急尖，基部圆形或心形，边缘具波状锯齿，上面深绿色，具疏生短刺毛，背面淡黄绿色，沿叶脉有短毛，侧脉 3～4 对；叶柄长 1～3cm，有毛；托叶黄绿色或红褐色，披针形，长约 5mm，被柔毛。榕果（隐头状花序）

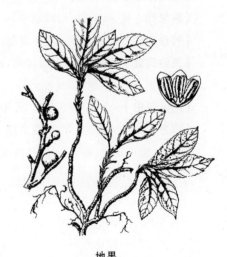

地果

扁球形或球形，生于匍匐枝上，常埋土中，直径 1～2cm，熟时淡红色；雄花生于榕果内壁孔口部，无梗，花被 2～

6,雄蕊 1～3;雌花生于另一植株榕果内壁,有短梗,梗上有 2 片线形苞片,雌蕊扁球形,花柱侧生,柱头 2 裂。花期 4～5 月,果期 7～8 月。

【分布生境】产于缙云寺、泡沫沟、青龙寨等处,海拔 200～800m,林缘草地。重庆各区县均匀分布。

【药用部分】全株入药。

【采集期】全年可采,切细晒干。

【药性功能】苦、微寒、平。清热利湿。

【主治病症】小儿消化不良,急性胃肠炎,痢疾,胃十二指肠溃疡,尿路感染,感冒,白带,咳嗽,风湿筋骨疼痛。

【用量用法】15～30g,水煎服。

71.葎草

【别名】拉拉藤、勒草、大叶五爪龙,割人藤。

【拉丁学名】*Humulus scandens*（Lour.）Merr.

【分类地位】桑科,葎草属。

【形态特征】一年生或多年生蔓性草本,茎长可在 4m 以上,淡绿色,有纵槽棱,密生倒钩刺。单叶对生,叶片掌状 5 深裂(稀 7 深裂),直径 7～10cm,裂片卵形或卵状披针形,先端急尖或渐尖,基部心形,边缘有粗锯齿,叶两面有粗糙刚毛,下面有黄色小油点;叶柄长 5～17cm,密生倒钩刺,稍现 6 棱。花单性,腋生,雌雄异株;雄花集成圆锥状花序,花小,淡黄绿色;花被片 5,有绒毛与腺点;雄蕊 5,与花被对生,花丝短,基着药,花药卵形,纵向开裂;雌花绿色,10 余朵集成短穗状花序,苞片卵状披针形,子房有毛,花柱短,柱头 2 个,红褐色。瘦果淡黄色,扁圆形。花期6～9 月,果期 9～11 月。

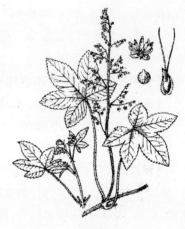

葎草

【分布生境】产于北温泉、中坝、杉木园等处,海拔 200～800m,草坡、林下、宅旁、道边。重庆各区县均有分布。

【药用部分】全草入药。

【采集期】夏、秋采集,切段晒干。

【药性功能】甘、苦、寒。清热解毒,利尿消肿。

【主治病症】肺结核潮热,胃肠炎,痢疾,感冒发热,小便不利,肾盂肾炎,急性肾炎,膀胱炎,泌尿系统结石。外用治痈疖肿毒,湿疹,蛇咬伤。

【用量用法】9～15g,水煎服。外用适量,鲜品捣烂外敷。蛇咬伤敷伤口周围。

【附方】①治肺结核:葎草、夏枯草、百部各 12g,水煎服。(出自《安徽中草药》)

②治急、慢性肠炎:葎草 30g,红糖适量,水煎服。(出自《全国中草药汇编》)

荨麻科（Urticaceae）

72.裂叶荨麻

【别名】白活麻、活麻草、火麻、荨麻。

【拉丁学名】*Urtica fissa* E. Pritz.

【分类地位】荨麻科，荨麻属。

【形态特征】多年生草本。茎直立，通常不分枝，高50～100cm，全株被螫毛和反曲的微柔毛；根状茎横走。叶对生，叶片阔卵形或卵圆形，长5～12cm，宽4～10cm，先端渐尖，基部平截或微心形，边缘5～7对缺刻状裂，裂片三角形，有不规则牙齿，下面生柔毛，沿叶脉生螫毛；叶柄长1～7cm，生于茎下部者较长，向上逐渐变短，托叶2片，长椭圆形。单性花，雌雄同株或异株，花序腋生；雄花序长达10cm，具稀疏分枝，雌雄同株者，雌花序在上，雄花序在下，雄花直径约2.5mm，花被片4枚；雌花序较短，分枝极短，雌花小，长约0.4mm。瘦果近球形，扁平，有细柔毛，花期9月，果期9～10月。

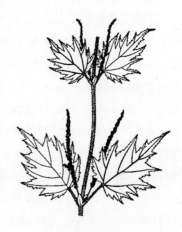

裂叶荨麻

【分布生境】产于杉木园一带。重庆大部分区县，海拔200～2000m处有分布。

【药用部分】全草入药。

【采集期】6～9月采收，切段晒干。

【药性功能】甘、淡、微寒。有小毒。祛风除湿。

【主治病症】风湿骨痛，小儿吐乳，皮肤湿疹，高血压病。

【用量用法】15～30g，水煎服或外洗。

【附方】①治高血压病、手足发麻：荨麻根30g，水煎服。（出自《新疆中草药手册》）

73.毛花点草

【别名】雪药、波丝草。

【拉丁学名】*Nanocnide lobata* Wedd.

【分类地位】荨麻科，花点草属。

【形态特征】多年生丛生草本，高10～25cm。茎多分枝，具弯曲的白色柔毛。单叶互生，叶片卵形、三角状卵形或扇形，先端钝圆，基部宽楔形、截形或浅心形，边缘有粗钝锯齿，两面被白色长柔毛，上面有白色点状突起；叶柄长1～2cm。花单性，白色，雌雄同株；雄花序，从枝梢叶腋生出，雄花花被片5枚，雄蕊5个，与花被片对生；雌花序从上部叶腋生出，具短梗，每朵雌花有花被片4枚，柱头画笔头状，有时雌花序周围有数朵雄花。瘦果卵形，有小点状突起，花期4～5月，果期6～7月。

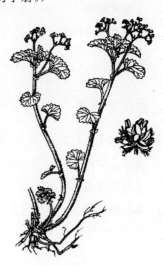

毛花点草

【分布生境】产于缙云寺附近潮湿处。重庆各区县，海拔150～1600m处有分布。

【药用部分】全草入药。

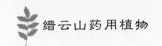

【采集期】5～7月采收,鲜用或晒干。

【药性功能】酸、凉。清热解毒,消肿散结,止血。

【主治病症】烧伤、疮疖、瘰子、跌打损伤、咯血、蛇咬伤。

【用量用法】15～30g,水煎服。外用适量捣烂敷患处。

【附方】治咯血:毛花点草全草30～60g,水煎服。(出自《湖南药物志》)

74.大蝎子草

【别名】大钱麻、大荨麻、大茎麻、蝎子草、红活麻。

【拉丁学名】*Girardinia diversifolia* (link) Friis.

【分类地位】荨麻科,蝎子草属。

【形态特征】多年生直立草本,高0.5～2m,茎有明显的纵条棱,全株密被粗毛和螫毛。单叶互生,叶片宽卵形,长8～18cm,宽8～20cm,掌状3～5深裂,边缘具不规则粗锯齿,基部圆形、截形或心形,上面深绿色,密布点状钟乳体,背面淡绿色,两面均生粗毛和螫毛;叶柄长3～18cm,有细纵条棱,密生细毛,散生粗螫毛。雌雄同株或异株,穗状花序腋生,花淡黄绿色;雄花序长12～20cm,具少分枝,花密集,花被片及雄蕊均4枚;雌花序长13～18cm,有少数分枝,花密集;花被管状,先端2裂,不等大,柱头丝状。瘦果扁圆形,黄褐色,长约2mm,基部有宿存的花被片抱托,顶有宿存的小柱头。花期9～10月,果期10～11月。

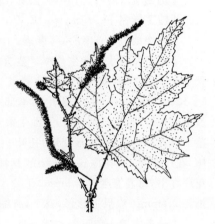

大蝎子草

【分布生境】产于水马门一带潮湿地。重庆东部、南川等区县有分布。

【药用部分】全草入药。

【采集期】全年可采,鲜用或晒干用。

【药性功能】苦、辛、凉、微毒。祛痰、利湿、解毒。

【主治病症】咳嗽多痰,风湿痹痛,水肿,跌打疼痛,皮肤瘙痒,毒蛇咬伤。

【用量用法】15～30g,水煎服。外用适量煎水洗。

【附方】治风湿痹痛:红活麻150g,蜘蛛抱蛋根150g,白酒500g,每服15g,每日2次。(出自《四川中药志》1982年版)

75.齿叶冷水花

【别名】透明草、虎牙草、水石油菜、矮冷水花。

【拉丁学名】*Pilea peploides* (Gaud.) Hook. et Arn. var. *major* Wedd.

【分类地位】荨麻科,冷水花属。

【形态特征】一年生草本,高5～30cm,茎肉质,多分枝,全株无毛。叶对生,叶柄纤细;叶片菱状扁圆形、菱状圆形,有时近圆形或扇形,长10～21mm,宽11～23mm,先端圆形或钝,基部近圆形或宽楔形,边缘中部以上有浅牙齿,上面密生短杆状钟乳体,下面有暗紫色腺点,基出脉3条,网脉不明显。花雌雄同株;二歧聚伞花序或伞房状,近无总花梗;雄花花被片及雄蕊均4枚,雌花花被片2枚。瘦果成熟时深褐色。花期4～5月,果期5～7月。

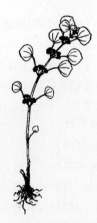

齿叶冷水花

【分布生境】产于杉木园水池边,生于山坡、路旁阴湿处及林下阴湿处。南川、北碚,海拔 150～1300m 处有分布。

【药用部分】全草入药。

【采集期】全年可采。

【药性功能】淡、微辛、微寒。清热解毒、化痰止咳、祛风除湿、祛瘀止痛。

【主治病症】主治咳嗽、哮喘、风湿痹痛、肾炎、水肿、跌打损伤、骨折、痈疖肿毒、瘙痒、毒蛇咬伤。

【用量用法】3～6g,水煎服。(鲜品 18～36g)。外用,鲜品全草捣烂敷患处或浸酒涂。

【附方】①治急性肾炎:矮冷水花 30～60g,水煎服。

②治外伤出血:矮冷水花鲜草嚼敷或捣烂敷。

(①②方出自《湖南药物志》)

③治跌打损伤、骨折:矮冷水花鲜全草捣烂,用酒炒热后,包敷患处。(出自《浙江药用植物志》)

76.冷水花

【别名】土甘草、水麻叶。

【拉丁学名】*Pilea notata* C. H. Wright

【分类地位】荨麻科,冷水花属。

【形态特征】多年生草本,根状茎横走,常丛生。茎肉质,直立,不分枝,高 30～50cm,带红色,干时变褐色,下部常有棱,无毛。叶对生,常集中于茎的上部;叶片椭圆形至椭圆状狭披针形,长 3～13cm,宽 1～4cm,基部圆形或宽楔形,顶端渐尖至尾状渐尖,边缘具锯齿或圆齿状锯齿,上面深绿色,疏生粗毛,下面带紫红色或淡绿色,无毛,钟乳体小,不明显;叶柄长 0.5～5cm;托叶膜质,三角形,宿存。雌雄异株,雄花序具长总梗,长 2～4cm;雌花序具短总梗,长 0.5～1.5cm;雄花直径 1.5～2mm,花被片 4 枚,雄蕊 4 枚;雌花小,长约 0.5mm,花被片 3 枚,不等大。瘦果小,宽卵圆形,长约 0.7mm,熟时有细疣状突起。花期 3～5 月,果期 5～7 月。

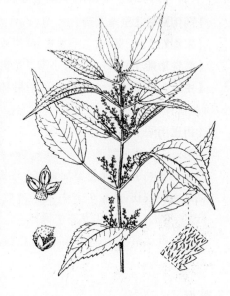

冷水花

【分布生境】产于纸厂湾沟边、竹林中,海拔 400m 左右。城口、巫山、巫溪、奉节、黔江、彭水、涪陵、南川、北碚,海拔 300～1500m 处有分布。

【药用部分】全草入药。

【采集期】7～10 月采收。

【药性功能】淡,微苦,冷凉。健脾利湿,消肿散结,和胃。

【主治病症】主治脾虚水肿、湿热黄疸、赤白带下、消化不良、肺结核。

【用量用法】15～30g,水煎服或浸酒服。

【附方】①治肺痨:水麻叶 30g,泡酒服。(出自《贵州草药》)

②治小儿夏季热、消化不良、神经衰弱:冷水花全草、淮山药各 30g,炖猪瘦肉或鸡蛋吃。(出自《湖南药物志》)

③治跌打损伤:冷水花 30g,酒水各半,炖服。(出自《福建药物志》)

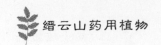

77.赤车

【别名】岩下青、毛骨草、吊血丹、拔血红、风湿草。

【拉丁学名】*Pellionia radicans* (Sieb. et Zucc.) Wedd.

【分类地位】荨麻科,赤车属。

【形态特征】多年生草本。茎肉质;根状茎横走,具分枝,匍匐着地生出不定根;直立茎高25～30cm,无毛或疏生微柔毛。叶具短柄或无柄,不对称,窄卵形或卵形,长1～6cm,宽0.7～2.5cm,先端短渐尖至长渐尖,基部为偏斜的楔形,上面深绿色,被有长硬毛及微小的线状钟乳体,下面淡绿色,脉上被长柔毛,边缘在中部以上疏生浅牙齿。雌雄异株,雄花序的花序梗长0.5～2cm,花被片5片,倒卵形,雄蕊5枚;雌花序无梗或具短梗,具多数密集的花,成球状,直径约7mm;雌花花被片5片,线形,长约1mm。瘦果卵形,长约8mm,有小疣点。花期4～7月,果期7～8月。

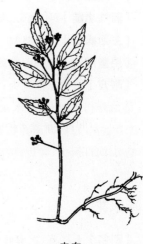

赤车

【分布生境】产于绍隆寺、缙云寺附近,生山谷林下。奉节、南川、永川、北碚、江津,海拔200～1500m处有分布。

【药用部分】全草入药。

【采集期】春、夏、秋三季采集,鲜用或晒干。

【药性功能】辛、苦、温,有小毒。祛瘀、消肿、解毒、止痛。

【主治病症】主治风湿骨痛、跌打肿痛、骨折、疮疖、牙痛、骨髓炎、丝虫病引起的淋巴管炎、肝炎、支气管炎、毒蛇咬伤、烧烫伤。

【用量用法】15～30g,水煎服。

【附方】①治骨髓炎:全草15～30g,水煎服。(出自《浙江药用植物志》)

②治挫伤肿痛:赤车全草加食盐少许捣烂外敷患处。

③治毒蛇咬伤:鲜赤车全草,捣烂外敷。

(②③方出自《全国中草药汇编》)

④治急性关节炎:赤车15g,勾儿茶60g,水煎服。(出自《福建药物志》)

78.苎麻

【别名】白麻、圆麻。

【拉丁学名】*Boehmeria nivea* (L.) Gaud.

【分类地位】荨麻科,苎麻属。

【形态特征】亚灌木或灌木,高1～2m,茎直立,茎上部和叶柄均密被灰白色毛。叶互生,叶片圆卵形或宽卵形,少数为卵形,长7～15cm,宽4～11cm,先端短尾尖,基部宽楔形或圆形,边缘具粗锯齿,上面粗糙,疏被短伏毛,下面密被白色柔毛,基脉3出,侧脉2～3对;背面脉上密生灰褐色硬毛;叶柄长2.5～9.5cm;托叶分离,钻状披针形,长7～11mm,早落。单性花,雌雄同株,圆锥花序腋生,淡绿色;雄花序通常位于雌花序之下;雄花花被片4,卵形,外面密生柔毛,雄蕊4,长约2mm;雌花簇球形,再组成长圆锥花序;雌花花被片管状,有2～4个齿,外面被柔毛,柱头线形,长0.5～0.6mm。瘦果椭圆形,长约1mm。花期9月,果期10月。

【分布生境】产么店子等处,海拔250～800m。重庆各区县均有分布或栽培。

【药用部分】根、叶入药。

【采集期】冬季挖根,秋季采叶。

【药性功能】根:甘、寒;清热利尿、凉血安胎。叶:甘、凉;止血、解毒。

【主治病症】根:治感冒发热,麻疹高烧,尿路感染,肾炎水肿,孕妇腹痛,胎动不安,先兆流产;外用治跌打损伤,骨折,疮疡肿毒。叶:外用治创伤出血,虫、蛇咬伤。

【用量用法】根9～15g,水煎服。根、叶外用,适量鲜品捣烂敷患处,或干品研粉撒患处。

【附方】①治脱肛不收、妇女子宫脱垂:鲜苎麻根一握切碎捣烂,煎水熏洗,一日2～3次。

②治尿血,血淋,妇女赤、白、黄色带下:苎麻根30～60g,水煎去渣,一日分2次服。

（①②方出自《全国中草药汇编》）

③治习惯性流产或早产:鲜苎麻根30g,干莲子(去心)30g,糯米30g,清水煮成粥,去苎根服,每日3次,至足月。(出自《湖南药物志》）

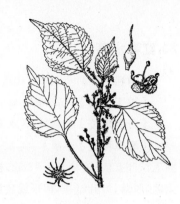

苎麻

79.雾水葛

【别名】脓见消、水麻秧、拔脓膏。

【拉丁学名】*Pouzolzia zeylanica* (L.) Benn.

【分类地位】荨麻科、雾水葛属。

【形态特征】多年生草本。主茎直立,高12～40cm,不分枝或下部有1～3对长分枝,长分枝的长度与主茎相近,被短伏毛,或同时混生疏展毛。叶对生或茎顶部互生;叶片革质,卵形或宽卵形,长1.2～3.8cm,宽0.8～2.6cm,顶端短渐尖或钝,基部圆形,全缘,两面被疏伏毛,侧脉1对;叶柄长0.3～1.6cm。团伞花序腋生,通常两性混生,直径1～2.5mm;苞片三角形,长2～3mm。雄花有短梗,花被片4片,长圆形,长1.5mm,雄蕊4枚;雌花花被壶状,长约0.8mm,顶有2齿,外面密被柔毛,果期呈菱状卵形,长约1.5mm。瘦果卵形,长约1.2mm,淡黄白色,上部褐色,或有时全部黑色,有光泽。花期4～9月,果期5～10月。

【分布生境】产于白纸厂一带。重庆石柱、开县、万县、忠县、南川、万盛、綦江、江津、铜梁、璧山、北碚,海拔200～800m处有分布。

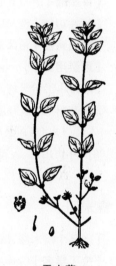

雾水葛

【药用部分】全草入药。

【采集期】全年可采,鲜用或晒干用。

【药性功能】甘、淡、寒。清热解毒,排脓,通淋。

【主治病症】主治疮疡痈疽、乳痈、风火牙痛、痢疾、泄泻、淋证、白浊。

【用量用法】内服9～18g(鲜品加倍)。外用适量捣烂敷患处。

【附方】①治乳痈、疖肿:鲜全草30～60g,水煎服,同时取鲜全草捣烂,外敷患处。

②治牙痛:全草适量,水煎,含漱。

③治尿路感染、痢疾、肠炎:鲜全草30～60g,或全草15～30g,水煎服。

（①～③方出自《浙江药用植物志》）

④治硬皮病:雾水葛叶、葫芦茶叶和食盐捣烂外敷,并用雾水葛茎和葫芦茶煎水洗擦。(出自《中药大辞典》）

80.红雾水葛

【别名】大粘药、玄麻、山毛柳、野麻公。

【拉丁学名】*Pouzolzia sanguinea*（Bl.）Merr.

【分类地位】荨麻科,雾水葛属。

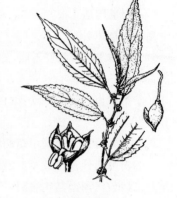

【形态特征】小灌木,高1~2m;多分枝,小枝灰色或灰褐色,幼时密被短糙毛。叶互生;叶柄长1~3cm,被柔毛;托叶卵状披针形,长3~6mm,棕色,近无毛,脱落;叶片纸质,卵形或狭卵形,长3~12cm,宽1.5~4.5cm,先端渐尖或长渐尖,基部圆形或宽楔形,边缘有小牙齿,两面均稍粗糙,均被短糙毛,叶下面带银灰色并有光泽,侧脉2对。通常雌雄同株,花多数,簇生于叶腋,无梗或近无梗;雄花花被片4片,狭倒卵形,长约1mm,合生于中部,雄蕊4枚;雌花被管状,长约1.2mm,顶部2~4齿裂,外面被糙毛,柱头线形,长约1mm,脱落。瘦果卵形,淡黄白色,长约1.6mm。花期4~6月,果期7~9月。

红雾水葛

【分布生境】产于五指峰附近林缘。武隆、南川、綦江、合川、巴南、北碚,海拔250~1500m处有分布。

【药用部分】根、叶药用。

【采集期】5~11月采收,鲜用或晒干。

【药性功能】涩、微辛、温。舒筋活络,拔毒消肿。

【主治病症】治风湿筋骨痛,胃肠炎,跌打瘀肿,骨折,乳腺炎,疮疖,脓肿,外伤出血。

【用量用法】6~9g,煎汤服。外用适量,捣烂敷患处。

【附方】①治乳痈、疮疖:玄麻、田基黄、地龙胆各适量,捣烂外敷。

②治热淋:玄麻15g,金钱草、野菊花各9g,共煎水内服。

（①②方出自《西昌中草药》）

③治外伤出血、刀枪伤:山毛柳根皮适量,研末撒患处。（出自《云南中草药》）

81.糯米团

【别名】糯米藤、糯米草、糯米菜。

【拉丁学名】*Gonostegia hirta*（Bl.）Miq.

【分类地位】荨麻科,糯米团属。

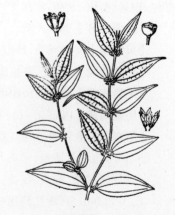

【形态特征】多年生草本。茎蔓生,铺地或渐升,长30~100cm,基部粗1~2.5mm,不分枝或分枝,上部带四棱形,有短柔毛。叶对生;叶片纸质,卵形、狭卵形或披针形,长3~10cm,宽1.2~2.8cm,先端长渐尖至短渐尖,基部圆形或浅心形,全缘,上面深绿色,密被细点状钟乳体和疏生短伏毛或近无毛,下面绿色,沿叶脉有疏毛,基出脉,不分枝,直达叶尖;叶柄长1~4mm;托叶钻形,长约2.5mm,早落。团伞花序腋生;花淡绿色;雄花生枝上部,花被片5片,背面具一横脊,上有柔毛,雄蕊5枚,与花被片对生,雌花被管状,外被白色短毛。柱头钻形,密生短毛。瘦果卵形,先端尖锐,暗绿色或黑色,有纵肋,长约1.5mm。花期7~8月,果期9月。

糯米团

【分布生境】产于杉木园、接官亭、缙云寺等地。重庆各区县广泛分布。生于海拔150~1450m处。

【药用部分】全草入药。

【采集期】夏秋季可采。

【药性功能】淡、微苦、凉。清热解毒，健脾消积，利湿消肿，散瘀止血。

【主治病症】治消化不良，食积胃痛，痢疾，疳积，乳痈肿毒，带下，水肿，痛经，小便不利，跌打损伤，咳血，吐血，外出血。

【用量用法】30～60g，水煎服。外用适量，捣烂敷患处。

【附方】①治血管神经性水肿：糯米团鲜根，加食盐捣烂外敷局部，4～6小时换药1次。（出自《单方验方调查资料选编》）

②治疖、痈、无名肿毒、外伤出血：鲜全草适量，捣烂敷患处。（出自《浙江药用植物志》）

③治咳血：糯米团30～60g，鲜橄榄12粒，猪瘦肉适量，水炖服。（出自《福建药物志》）

82.水麻

【别名】柳梅、水麻柳、柳莓、冬里麻等。

【拉丁学名】*Debregeasia orientalis* C. J. Chen

【分类地位】荨麻科，水麻属。

【形态特征】落叶灌木，高1～3m。小枝纤细，暗红色，密被贴生白色短柔毛。叶互生，纸质；叶片披针形或狭披针形，长4～16cm，宽1～3cm，先端渐尖或短渐尖，基部圆形或宽楔形，边缘有不等的细锯齿，上面暗绿色，疏生短伏毛，钟乳体点状，下面密被白色短绒毛，基出脉3条，侧脉5～6对；叶柄长3～6mm，被白色短柔毛；托叶披针形，长6～8mm。雌雄异株；花序通常生于去年生枝叶痕腋部，具短梗或无梗，常二叉分枝，每分枝顶端各生1球形花簇；雄花花被片4片，长约1.5mm，雄蕊4枚；雌花簇直径约2mm。果序球形，直径达7mm。瘦果小浆果状，倒卵形，长约1mm，橙黄色。花期3～4月，果期5～7月。

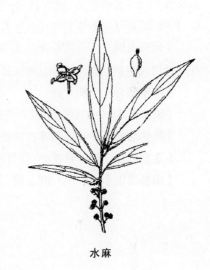

水麻

【分布生境】产于缙云寺、北温泉等地。城口、巫溪、开县、奉节、酉阳、南川、涪陵等区县有分布。

【药用部分】根、叶药用。

【采集期】6～10月采收，鲜用或晒干。

【药性功能】辛、微苦、平。清热利湿，止血解毒，疏风止咳。

【主治病症】主治外感咳嗽，咳血，小儿急惊风，麻疹不透，风湿关节痛，跌打损伤。

【用量用法】9～15g，水煎服。外用适量，捣敷或煎水洗。

【附方】①治咳血：水麻柳嫩尖30g，捶绒取汁，兑白糖服。

②治风湿性关节炎：水麻柳、红火麻各30g，水煎服，并洗患处。

（①②方出自《贵州民间药物》）

83.紫麻

【别名】火水麻、天青地白、野麻、柴苎麻。

【拉丁学名】*Oreocnide frutescens*（Thunb.）Miq

【分类地位】荨麻科，紫麻属。

【形态特征】灌木，高 1～3m；茎多分枝，小枝紫褐色或淡褐色，上部常有短伏毛。单叶互生，叶常生茎或小枝上部；叶片卵形或卵状披针形，长 4～12cm，宽 1.7～5cm，先端渐尖，基部圆形或宽楔形，边缘自下部以上有锯齿或粗牙齿，上面常疏生糙伏毛，下面嫩时被灰白色毡毛，后渐脱落，只有柔毛和短伏毛，基出脉 3 条；叶柄长 1～4cm，被粗毛。雌雄异株；花序几无梗，花小无梗，簇生叶腋；雄花花被片 3 片，卵形，长约 1.5mm，雄蕊 3 枚；雌花长约 1mm，花被管状，柱头盾形，密生一簇长毛。瘦果扁卵球形，长约 1.2mm。花期 4～5 月，果实成熟期 7 月。

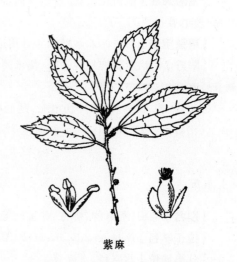

紫麻

【分布生境】产于缙云寺及北温泉等地。城口、巫山、巫溪、酉阳、黔江、南川、北碚，海拔 250～1900m 处有分布。

【药用部分】全株入药。

【采集期】7～9 月采集，鲜用或晒干。

【药性功能】甘、凉、无毒。清热解毒，行气活血，透疹。

【主治病症】治感冒发烧，跌打损伤，牙痛，麻疹不透。

【用量用法】15～45g，煎水服。外用捣烂敷患处。

—— 桑寄生科 Loranthaceae ——

84.枫香槲寄生

【别名】螃蟹脚、枫香寄生、虾蚶草、扁枝槲寄生、螃蟹夹。

【拉丁学名】*Viscum liquidambaricolum* Hayata.

【分类地位】桑寄生科，槲寄生属。

【形态特征】寄生灌木，高 50～70cm。茎基部圆柱形，多分枝，枝和小枝均扁平，绿色，节间长 2～4cm，宽 4～8mm，纵肋 5～7 条，明显。叶退化成鳞片状。聚伞花序，1～3 个腋生；总苞舟形，长 1.5～2mm，具花 1～3 朵，通常仅具 1 朵雌花或雄花，或中央 1 朵为雌花，侧生的为雄花；雄花花蕾近球形，长约 1mm，萼片 4 枚，花药圆形，贴生于萼片下半部；雌花花蕾椭圆形，长 2～2.5mm；花托长卵球形，萼片 4 枚，柱头乳头状。果椭圆状卵球形，长 5～7mm，熟时橙红色或黄色。花果期 4～12 月。

【分布生境】产于缙云寺附近，常寄生于枫香及壳斗科植物短刺米槠的枝上。巫溪、巫山、奉节、石柱、南川、北碚，海拔 200～1800m 处有分布。

【药用部分】全株药用。

【采集期】四季可采。

【药性功能】辛、苦、平。祛风,除湿,活络,止咳,化痰。

【主治病症】主治腰膝酸痛,风湿骨痛,劳伤咳嗽,赤白痢,崩漏带下,产后血气痛,疮疥。

【用量用法】6～9g,水煎服。

【附方】①治跌打疼痛:螃蟹夹、巴岩姜各 30g,煎汤兑酒适量服。（出自《贵州草药》）

②治内伤咳嗽、痰中带血:扁枝槲寄生、松树寄生各 15g,猪肺 150g,加水 500mL,文火煎至 200mL,喝汤吃猪肺,分 3 次服,每次 60mL,每日 1 剂。（出自《药用寄生》）

③治牛皮癣:扁枝槲寄生研末,用鸡蛋清调匀搽患处。（出自《云南中草药》）

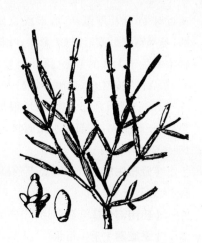

枫香槲寄生

85.鞘花

【别名】寄生果,杉寄生。

【拉丁学名】*Macrosolen cochinchinensis*（Lour.）Van Tiegh［*Elytranthe fordii*（Hance）Merr.］

【分类地位】桑寄生科,鞘花属。

【形态特征】常绿寄生灌木,高 0.5～1m,小枝灰色,具皮孔,全株无毛;叶对生,叶片革质,宽椭圆形、披针形或卵形,长 5～10cm,宽 2.5～6cm,先端急尖或渐尖,基部楔形或宽楔形,全缘,中脉上面扁平,下面突出;叶柄长 0.5～1cm。总状花序腋生,具花 2～5 朵,总花梗长 8～15mm;花梗长 3～5mm;两性花;苞片宽卵形,小苞片三角形;花托长圆形,长 2～2.5mm;副萼环状;花冠筒状,长 1～1.5cm,橙黄色,顶端具红色斑点,6 裂,裂片向外反折,里面被短柔毛;雄蕊 6 枚;花柱与花冠等长。果近球形,熟时橙红色,长约 8mm。花期 2～6 月,果期 5～9 月。

【分布生境】产于缙云寺附近一带,常寄生于壳斗科、山茶科、桑科及枫香和杉木枝上。南川、江津、主城区各区县,海拔 750m 左右有分布。

【药用部分】全株药用。

【采集期】四季可采。

【药性功能】味甘、微苦、性温。强腰膝,补肝肾,活血祛风。,

【主治病症】主治腰膝虚痛,风湿劳伤,头晕目眩,痔疮,发脱落。

【用量用法】9～15g 水煎服;外用嫩枝叶捣烂敷患处。

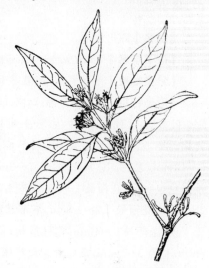

鞘花

86.红花寄生

【别名】桑寄生、柏寄生、桃树寄生。

【拉丁学名】*Scurrula parasitica* L.

【分类地位】桑寄生科,梨果寄生属。

【形态特征】常绿寄生灌木,高 0.5～1m。嫩枝、叶密被锈色星状毛,后脱落,小枝灰褐色,具皮孔。叶对生或近对生;叶片厚纸质,卵形或长卵形,长 5～8cm,宽 2.4cm,先端钝圆,基部宽楔形或近圆形,全缘;叶柄长 5～6mm。总状花序 1～3 个,腋生或生于无叶的节上、原叶腋处,各部分均被褐色毛,每花序具花 3～7 朵;花被红色,筒状,长 2～2.5cm,先端 4 裂,裂片披针形,长 5～8mm,反折;雄蕊 4 枚,花丝很短;雌花花柱线状,柱头头状,浆果梨形,长约 1cm;下部缩小成柄状,成熟时红黄色,果皮光滑。花果期 10 月至翌年 2 月。

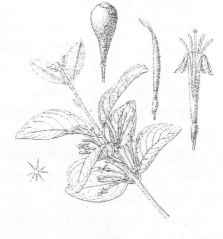

红花寄生

【分布生境】产于缙云寺至杉木园一带,常寄生于蔷薇科、山茶科、大戟科植物枝上。

【药用部分】全株药用。

【采集期】全年可采。

【药性功能】辛、苦、平。祛风湿,强筋骨,活血解毒,补肝肾,降血压,养血安胎。

【主治病症】主治风湿痹痛,腰膝酸痛,高血压病,四肢麻木,胎动不安,少乳,跌打损伤,疮疡肿毒。

【用量用法】9～15g。水煎服。外用,嫩枝叶捣烂敷患处。

87.桑寄生

【别名】四川寄生。

【拉丁学名】*Taxillus sutchuenensis*（Lecomte）Danser

【分类地位】桑寄生科,钝果寄生属。

【形态特征】常绿寄生灌木,高 0.5～1m,嫩枝叶密被褐色或红褐色星状毛。叶革质,近对生或互生,卵形、长卵形或椭圆形,长 5～8cm,宽 3～4.5cm,先端圆钝,基部圆形或宽楔形,上面无毛,背面被星状毛,全缘;叶柄长 6～12mm,无毛。总状花序,长 1～3mm,具花 2～5 朵,排列密集,呈伞形,被褐色星状毛;花梗长 2～3mm,苞片卵状三角形;花红色,花托长圆形,长 2～3mm,花冠长 2.2～2.8cm,下半部膨胀,顶部狭长圆形,裂片披针形;雄蕊 4 枚,花药长 3～4mm;花柱线状,柱头锥状。果长圆形,黄绿色,长 6～7mm,直径 3～4mm,果皮具颗粒状体和疏毛。花期 5～8 月。

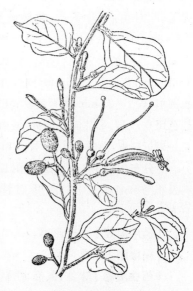

桑寄生

【分布生境】产于缙云山各地阔叶林中,常寄生于壳斗科、蔷薇科、山茶科、桑科等植物上。城口、巫山、石柱、奉节、涪陵、南川、江津,海拔 500～1900m 处有分布。

【药用部分】全株药用。

【采集期】冬季至春季采收。

【药性功能】苦、甘、平。补肝肾,强筋骨,祛风湿,安胎。

【主治病症】主治腰膝酸痛,筋骨萎弱,肢体偏枯,风湿痹痛,头昏目眩,便血,胎动不安,崩漏下血,产后乳汁不下。

【用量用法】6～9g,水煎服。外用,捣烂外敷患处。

88.毛叶钝果寄生

【别名】毛叶桑寄生、桑寄生、寄生泡。

【拉丁学名】*Taxillus nigrans*（Hance）Danser

【分类地位】桑寄生科,钝果寄生属。

【形态特征】常绿寄生灌木,高 0.5～2m;嫩枝、叶、花序和花密被褐色或黄褐色星状毛;小枝灰褐色或灰黑色。单叶对生或互生,厚革质;叶片椭圆形或卵形,长 6～10cm,宽 2～5cm,先端急尖或钝,基部楔形或宽楔形,全缘,下面被毛,叶柄长 5～15mm,被绒毛。总状花序腋生,具花 2～5 朵,通常 2 朵,密集排列,呈伞形;花总梗短;两性花;花萼筒状,长约 2mm,与子房合生;花冠长筒状,长 1.5～2cm,顶端 4 裂,裂片向外反折;雄蕊 4 枚,生于花冠裂片基部;子房下位,1 室。果椭圆形,长 4～5mm,直径 3～3.5mm,淡黄色,果皮粗糙,疏生星状毛。花期 7～10 月,果期翌年 4～5 月。

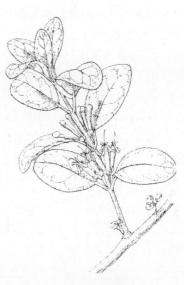

毛叶钝果寄生

【分布生境】产于缙云寺附近及乌龙沟林中,常寄生于白毛新木姜子、桑、白栎树上。南川、江津、北碚,海拔 500～1900m 处有分布。

【药用部分】全株药用。

【采集期】冬、春季采集。

【药性功能】苦、甘、平。补肝肾,强筋骨,祛风湿,安胎下乳。

【主治病症】主治腰膝酸痛,肾气虚弱,风湿痹痛,头昏目眩,胎动不安,崩漏下血,便血,产后乳汁不下。

【用量用法】6～9g,水煎服。外用,适量捣烂敷患处。

◆❖• 蛇菰科 Balanophoraceae •❖◆

89.红冬蛇菰

【别名】葛蕈、葛乳、蛇菰。

【拉丁学名】*Balanophora harlandii* Hook. f.

【分类地位】蛇菰科,蛇菰属。

【形态特征】寄生草本,高 5～13cm。根茎扁球形或近球形,苍褐色,径 2.5～5cm,表面粗糙,密被斑点,呈脑状皱褶。花茎淡红色,长 2～6cm;鳞状苞片 5～10 片,呈总苞状,多少肉质,聚生于花茎基部,红色或紫红色,宽卵形至卵状披针形,长 1.5～2cm,宽 0.5～1cm。花单性,雌雄异序;肉穗状,花序卵圆形或圆球形,长 1.5～4cm,径1.5～2.5cm,紫红色;雄花序轴有凹陷的蜂巢状洼穴,雄花 3 数,聚药雄蕊有 3 枚花药;雌花子房黄色,花柱细丝状,无花被,着生于倒卵形的花序轴上。花期 9～12 月。

【分布生境】产于狮子峰、玉尖峰一带常绿阔叶林中,海拔 750～900m,寄生在山矾属植物的根上。南川、北碚,海拔 600～2100m 处有分布。

【药用部分】全草入药。

【采集期】9～2 月采挖,阴干或鲜用。

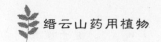

【**药性功能**】苦、涩、寒。归肺、大肠经。凉血止血,清热解毒。

【**主治病症**】主治咳嗽咯血,血崩,便血,痔疮肿痛,梅毒,疔疮,小儿阴茎肿。

【**用量用法**】6～9g,水煎服。外用,捣烂敷患处或研末敷。

【**附方**】①治肺热咳嗽咯血:(红冬蛇菰)全草、肺筋草、鹿含草、白茅根各9～15g,水煎服。

②治肠风下血:全草,老君须,棕树根各9～15g,水煎服。

(①②方出自《浙江药用植物志》)

③治梅毒:葛蕈、冰片(少许)研末,搽患处。

④治蛇头(疔)、小儿阴茎肿:葛蕈捣烂敷患处。

(③④方出自《湖南药物志》)

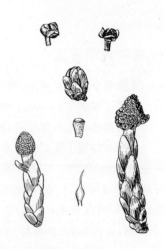

红冬蛇菰

❖ 蓼科 Polygonaceae ❖

90.竹节蓼

【**别名**】观音竹、扁竹蓼、蜈蚣竹。

【**拉丁学名**】*Homalocladium platycladum*（F.Muell.）Bailey

【**分类地位**】蓼科,竹节蓼属。

【**形态特征**】多年生草本,高1～2m,全株无毛。茎基部圆柱形,木质化,上部枝扁平,深绿色,有细条纹,有明显的节与节间,节处收缩,节间长1～2cm。叶互生,无柄,托叶鞘退化成线状;叶片菱状卵形,长4～20mm,宽2～10mm,有时叶极退化,或全株无叶。花小,两性,簇生节上,具纤细的花梗,花被片5片,,绿白色或微红色,椭圆形,长约2mm;雄蕊8枚,花丝扁,花药白色,比花被短;雌蕊1枚,花柱3,极短,柱头分叉。瘦果三棱形,平滑。包于深红色、淡红色或绿白色肉质的花被内,呈浆果状。花期5～6月,果期6～8月。

【**分布生境**】北温泉有栽培。原产于南太平洋、婆罗门群岛。

【**药用部分**】全草药用。

【**采集期**】全年可采。

【**药性功能**】甘、淡、平、无毒。入心、肝经。清热解毒,祛瘀,消肿,止痛。

【**主治病症**】主治痈疮肿毒,跌打损伤,蛇、虫咬伤。

【**用量用法**】9～18g,煎水服。(鲜品30～60g)外用适量,捣烂敷患处。

【**附方**】①治跌打损伤:鲜竹节蓼60g,以酒代水煎服,并以渣敷患处。(出自《泉州草本》)

②治蜈蚣咬伤:竹节蓼捣烂,搽伤口周围。(出自《广西中药志》)

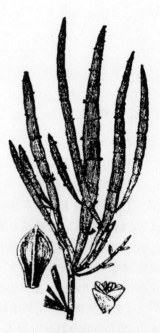

竹节蓼

91.波叶大黄

【别名】山大黄、峪黄、华北大黄、大黄。

【拉丁学名】*Rheum franzenbachii* Munt.

【分类地位】蓼科，大黄属。

【形态特征】多年生草本。根肥大，肉质，圆锥状，表面黄褐色。茎粗壮直立，高可达 2m，有纵沟，中空，通常不分枝。基生叶有长柄，叶片卵形至宽卵形，长 15～25cm，宽 7～18cm，先端钝圆，基部近心形，边缘波状，上面无毛，下面微有短柔毛，叶柄长 10～20cm；上部茎生叶具短柄或无柄，叶片较小；托叶鞘膜质，暗褐色。圆锥花序顶生，花梗较细，中下部有关节；花被 2 轮，每轮 3 片，白色；雄蕊 9 枚；花柱 3 个，子房三角卵形。瘦果具三棱，沿棱生成膜质翅，顶端稍下凹，基部心形，具宿存的花被。花期 4～6 月，果期 6～8 月。

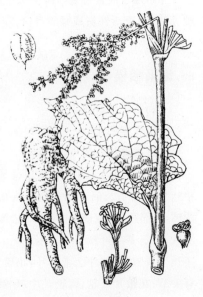

波叶大黄

【分布生境】缙云山有栽培。南川、北碚、南岸等区县有栽培。

【药用部分】根药用。

【采集期】春、秋采挖。

【药性功能】苦、寒。归胃、大肠经。泻热通便，行瘀破滞。

【主治病症】治大便热秘，经闭腹痛，湿热黄疸，痢疾，吐血，流鼻血，跌打瘀痛，痈肿疔毒，口舌糜烂，烧烫伤。

【用量用法】3～6g，水煎服。外用研末调敷。

【附方】①治口疮糜烂：山大黄 3g，枯矾 3g，共研细末，擦患处。（出自《全国中草药汇编》）

②治跌打损伤、瘀血作痛：大黄、当归各等分。研末，每服 12g，每日 2 次，调酒服，并用四黄粉（黄连、黄芩、黄柏、大黄各等分）水调外敷。（出自《中国沙漠地区药用植物》）

92.网果酸模

【别名】血当归、牛西西、乳突叶酸模、羊蹄。

【拉丁学名】*Rumex chalepensis* Mill.

【分类地位】蓼科，酸模属。

【形态特征】多年生草本，根肥大，黄色。茎直立，高可在 1m 以上，表面有明显的纵沟槽。单叶互生，叶片长圆形至长圆状披针形，长 10～25cm，宽 3～8cm，先端圆钝或急尖，边全缘，呈波状，两面无毛，背面被泡状小白点，中脉在下面突起；基出叶具长柄，长达 9cm；茎生叶，叶柄长约 4cm，向上渐短；托叶鞘筒状，膜质。圆锥花序顶生，大型，分枝稀疏；两性花，花被 2 轮，每轮 3 片，内轮于果时增大，三角卵形，边缘有不整齐牙齿，长 1～1.5mm，网脉明显，蜂窝状，每片有长约 2mm 的长圆形瘤状突起。瘦果三棱形，淡褐色，长约 3mm。花期 4～6 月，果期 5～7 月。

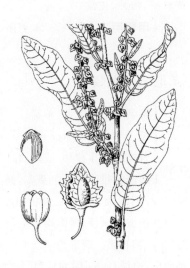

网果酸模

【分布生境】产于三花石至缙云寺一带，海拔 300～800m 荒草坡、路旁、沟边。重庆主城区有分布。

【药用部分】根药用。

【采集期】8～10 月挖根。

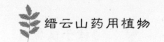

【药性功能】苦、酸、寒。有小毒。清热解毒,止血,通便,杀虫。

【主治病症】主治吐血,咯血,崩漏,便秘,慢性肝炎,疖肿疮毒,皮癣,黄水疮,烧烫伤。

【用量用法】9～15g,水煎服(鲜品30～60g)。外用适量煎水洗或捣烂敷患处。

【附注】误食过量的网果酸模根,易引起腹泻、呕吐,误食大量的茎叶则引起腹胀、流涎、胃肠炎、腹泻。解救办法:内服活性炭或鞣酸蛋白,静脉滴注5%葡萄糖生理盐水。

93.齿果酸模

【别名】牛西西。

【拉丁学名】*Rumex dentatus* L.

【分类地位】蓼科,酸模属。

【形态特征】一年生草本。高30～90cm。茎直立,多分枝,枝向上斜伸;单叶互生,叶有长柄;叶片矩圆形或宽披针形,长4～8cm,宽1.5～2.5cm,先端圆钝,基部圆形、宽楔形和心形,边缘全缘或微波状,两面均无毛,背面密被泡状小点;基生叶柄长1.5～3.5cm,向上渐短;托叶鞘膜质,筒状。圆锥花序顶生或腋生,花序上带有叶,花簇生成轮伞状;花两性,黄绿色;花梗基部有关节;花被片2轮,每轮3片,在果时内轮花被增大成翅状,长卵形,先端呈耳状突起,边缘具3～5对不整齐针刺状齿;雄蕊6枚;柱头3个,画笔状。瘦果卵形,有三锐棱,褐色,光滑;果梗基部具关节。花期4～6月,果期5～7月。

【分布生境】产于绍隆寺、北温泉、金刚碑等地,海拔300～600m沟边、道旁。黔江、石柱、云阳、忠县、长寿、合川、北碚、渝北等区县,海拔1500m以下有分布。

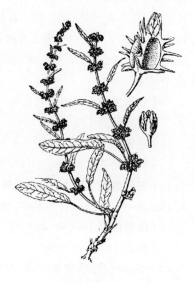

齿果酸模

【药用部分】根药用。

【采集期】8～10月挖根。

【药性功能】苦、酸、寒。清热解毒,止血,通便,杀虫。

【主治病症】治鼻出血,功能性子宫出血,血小板减少性紫癜,慢性肝炎,便秘。外用治痔疮,急性乳腺炎,黄水疮,疖肿,皮癣。

【用量用法】9～15g,水煎服(鲜品30～60g)。外用适量,煎水洗或捣烂敷患处。

94.尼泊尔酸模

【别名】牛耳大黄、羊蹄。

【拉丁学名】*Rumex nepalensis* Spreng.

【分类地位】蓼科,酸模属。

【形态特征】多年生草本,高0.5～1m。根粗壮,圆锥形,淡黄色。茎直立,有棱及纵沟纹。基生叶具长柄;叶片矩圆状卵形或三角状卵形,长10～15cm,宽4～8cm,先端急尖或渐尖,基部心形或圆形,边缘全缘并有不整齐的波状皱折,两面均无毛,上面绿色,常有紫红色斑纹,下面密被泡状小白点。上部叶较小,叶柄向上渐短;托叶鞘膜质。圆锥花序顶生或腋生;花两性,轮生;花被片2轮,每轮3片,在结果时内轮花被片增大成翅状,宽卵形,边缘具7～10对针刺,针刺先端呈钩状弯曲;雄蕊6枚,柱头3个,瘦果卵状三角形,具3锐棱,棕色,有光泽。花期4～5月,果期5～7月。

【分布生境】产于斩龙垭等处,海拔 400～700m,沟边、草坡、道旁有生长。城口、巫山、奉节、万州、南川、巴南、北碚等区县,海拔200～1700m处有分布。

【药用部分】根、叶入药。

【采集期】秋季采集。

【药性功能】苦、酸、寒。清热解毒,凉血止血。

【主治病症】主治肺结核咳血,鼻出血,便血,便秘,痔血,崩漏,肿毒。外用治腮腺炎,神经性皮炎,疥癣,烧伤,外伤出血。

【用量用法】9～30g,水煎服。外用适量捣烂敷患处。

【附方】①治功能性子宫出血:牛耳大黄 30g,水煎,分 3 次服。（出自《全国中草药汇编》）

【附注】脾胃虚寒者忌服。

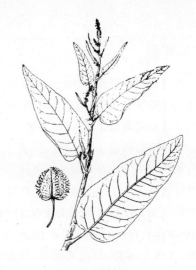

尼泊尔酸模

95.短毛金线草

【别名】金线草、毛蓼、山蓼。

【拉丁学名】*Antenoron filiforme* (Thunb.) Rob. et Vant. var. *neofiforme* (Nakai) A. T. Li

【分类地位】蓼科,金线草属。

【形态特征】多年生草本。根状茎呈不整齐的结节状,表面深棕色,内部紫红色,木质化。茎直立,圆柱形,有分枝,高可达 1m,全株无毛。单叶互生。叶片椭圆形至椭圆状披针形,长 5～13cm,宽1.5～4.5cm,先端长渐尖,基部楔形,边缘全缘,有短缘毛,两面均有短糙伏毛;叶柄长 1～1.2cm,有短毛;托叶鞘筒状,膜质,长 8～10mm,有柔毛及短缘毛,易破裂。穗状花序顶生或腋生,细长,不分枝,花排列稀疏;苞片膜质,有睫毛;花被 4 深裂,红色;雄蕊 5 枚;花柱 2 个,先端弯曲成钩状。瘦果扁卵形,暗褐色,有光泽。花期 6～8 月,果期 8～11 月。

【分布生境】产于石华寺、罗家石坝,海拔 700～800m 的竹林下。巫山、巫溪、酉阳、石柱、黔江、万州、武隆、南川、铜梁、北碚等区县,海拔150～2200m 处有分布。

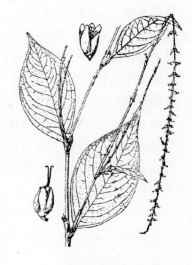

短毛金线草

【药用部分】根状茎及全草入药。

【采集期】秋季采挖全草。

【药性功能】辛、苦、凉、有小毒。凉血止血,祛瘀止痛。

【主治病症】主治咳血,吐血,便血,崩血,痢疾,泄泻,胃痛,痛经,跌打损伤,淋巴结核,风湿痹痛,瘰疬,痈肿。

【用量用法】6～18g,水煎服。外用,煎水洗或捣烂敷患处。

【附方】①治经期腹痛、产后瘀血腹痛:金线草 30g,甜酒 50mL,加水同煎,红糖冲服。

②治初期肺痨咯血:金线草茎、叶 30g,水煎服。

（①②方出自江西《草药手册》）

③治痢疾:鲜金线草、龙牙草各 30g,水煎服。（出自《福建药物志》）

【附注】孕妇忌服。

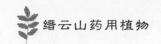

96.荞麦

【别名】甜荞、花麦、三角麦。

【拉丁学名】*Fagopyrum esculentum* Moench

【分类地位】蓼科,荞麦属。

【形态特征】一年生草本,高 40～100cm。茎直立,中空,多分枝,淡绿色或红褐色,有时生稀疏的乳头状突起。叶互生,下部叶有长柄,叶柄向上渐短,上部叶近无柄;叶片三角形或卵状三角形,长 2～7cm,宽 2～6cm,先端渐尖,基部心形或戟形,全缘,两面无毛或仅叶脉有柔毛;托叶鞘膜质,短筒状,顶端斜而平截,早落。花序总状或圆锥状,顶生或腋生;花梗细长;花淡红色或白色,密集;花被 5 深裂,裂片短圆形;雄蕊 8 枚,短于花被,花药红色;子房卵形,具 3 棱,花柱 3 个,柱头头状。瘦果卵状三角形,具 3 棱,顶渐尖,黄褐色,光滑。花期 5～10 月,果期 8～11 月。

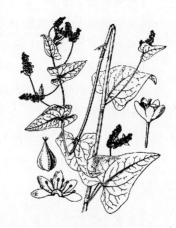

荞麦

【分布生境】产于松林坡石堆子、金刚碑,海拔 300～450m,路旁耕地有栽培。城口、巫山、奉节、开县、黔江、石柱、彭水、万州、涪陵、南川、江津、北碚有栽培。全国各地多有栽培。

【药用部分】种子、茎、叶药用。

【采集期】秋季采收,晒干。

【药性功能】甘、平、寒。茎、叶:降压,止血。种子:健胃,收敛。

【主治病症】茎、叶:治高压病。种子:治肠胃积滞、泄泻、痢疾、绞肠痧、自汗、盗汗。

【用量用法】茎、叶:3～6g,水煎服。种子:制成面食。

【附方】①治盗汗:种子 30～90g,红枣适量,水煎服。

②治小儿丹毒、热疮:种子研粉,调醋外敷。

(①②方出自《浙江药用植物志》)

③治高血压、眼底出血、毛细血管脆性出血、紫癜:鲜荞麦叶 30～60g,藕节 3～4 个,水煎服。(出自《全国中草药汇编》)

④治脚鸡眼:以荸荠汁同荞麦调敷脚鸡眼。三日,鸡眼疔即拔出。(出自《本草撮要》)

97.金荞麦

【别名】苦荞头、野荞麦。

【拉丁学名】*Fagopyrum dibotrys* (D. Don) Hara

【分类地位】蓼科,荞麦属。

【形态特征】多年生宿根草本。主根粗大,呈结节状,木质化,表面棕红色,内部黄色;茎直立,中空,具棱槽,淡绿微带红色,多分枝,高 40～90cm;单叶互生;叶片三角卵形,或戟状三角形,长宽约相等,顶部叶片长略大于宽,一般长 4～10cm,宽 4～9cm,先端渐尖或尾尖状,基部心状戟形,边缘全缘;下部基生叶叶柄长约 10cm,叶柄向上渐短,顶端叶无柄;托叶鞘筒状,长 4～7mm,棕色无毛,也无缘毛。伞房花序顶生或腋生,花序梗被柔毛;苞片三角状披针形,边膜质;花小,白色或淡白绿色;花梗有柔毛,中部具关节;花被片 5 片;雄蕊 8 枚,短于花被片;花柱 3,比花被片长。瘦果卵状三棱形,红棕色或黑褐色。花期 7～10 月,果期 9～11 月。

【分布生境】产于中坝至朱家垭口，海拔 250～600m，农家宅旁、沟边、地边。巫山、巫溪、奉节、开县、黔江、彭水、万州、云阳、涪陵、武隆、南川、北碚等区县，海拔 2500m 以下有分布。

【药用部分】根茎药用。

【采集期】秋季采挖。

【药性功能】辛、苦、凉，无毒。归肺、胃、肝经。清热解毒，活血散瘀，健脾利湿，祛痰利咽。

【主治病症】主治肺热咳嗽，咽喉肿痛，痢疾，肺炎，肝炎，胃痛，痛经，闭经，跌打损伤。

【用量用法】15～30g，水煎服。外用，捣汁或磨汁涂敷。

【附方】①治疖肿、外伤感染、急性乳腺炎、蜂窝组织炎、深部脓肿：野荞麦，鲜叶捣烂外敷或干叶研粉用水调敷，重者另取鲜叶 30～60g，水煎服，或干粉 6～15g，开水冲服。（出自《全国中草药汇编》）

②治肺脓肿：块根 250g，切片，置瓦罐内，加清水或黄酒，1250mL，罐口用竹箬密封，隔水文火蒸 3 小时，得浓汁约 1000mL，加防腐剂备用，每次服 40mL，每天 3 次。（出自《浙江药用植物志》）

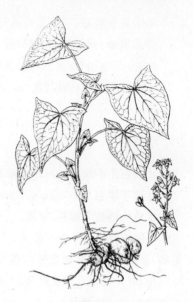

金荞麦

98.何首乌

【别名】铁秤砣、红内消、夜交藤（何首乌的藤）。

【拉丁学名】*Polygonummultiflorum* Thunb.

【分类地位】蓼科，蓼属。

【形态特征】多年生草质藤本。根细长，末端形成肥大、外形不整齐的块根，质坚而重，外面紫黑色，切面棕红色，具云锦状花纹。茎缠绕，紫红色，中空，无毛，上部多分枝，长可达 4m。单叶互生，具长柄；叶片卵形或心形，长 4～8cm，宽 3～5cm，先端渐尖，基部心形，或箭形，全缘，上面深绿色，下面浅绿色，两面均无毛；托叶鞘短筒状，膜质，棕色，破裂。圆锥花序顶生或腋生，花序梗有柔毛，花梗上有节；苞片卵状披针形，花被 5 深裂，裂片大小不等，外面 3 片肥厚，背部有翅；雄蕊 8 枚，短于花被；花柱 3 个。瘦果卵形或椭圆形，包于宿存的花被内，具三棱，黑色有光泽。花期 8～10 月，果期 9～11 月。

【分布生境】产于白云寺前等处，海拔 250～800m，山坡、道旁、岩壁或乱石坝中。重庆各区县均有分布。

【药用部分】块根药用。

【采集期】秋季采集。

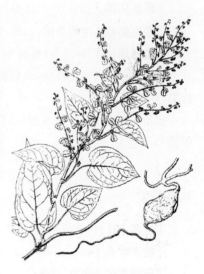

何首乌

【药性功能】苦、甘、涩、微温。补肝肾，益精血，养心安神。生用润肠，解毒，散结。

【主治病症】主治神经衰弱、贫血、头昏目眩、失眠、盗汗、胆固醇高、腰膝酸痛、遗精、白带、肠燥便秘。

【用量用法】9～15g，水煎服。

【附方】①治老年血管硬化、高血压：何首乌 15g，桑寄生 12g，女贞子 9g，墨旱莲 9g，水煎服。

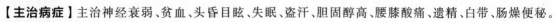

②治皮肤痒疹:夜交藤叶适量,煎水洗。

③治贫血、周身酸痛:夜交藤30g,水煎服。

(①～③方出自《浙江药用植物志》)

【附注】何首乌忌与葱、蒜、萝卜同用。

99.习见蓼

【别名】小扁蓄、扁竹、水米草、腋花蓼

【拉丁学名】*Polygonum plebeium* R. Br.

【分类地位】蓼科,蓼属。

【形态特征】一年生草本。茎匍匐状,多分枝,长15～30cm,枝披散,柔弱,平滑或具有略粗糙的白色条纹,节间通常短于叶,无毛或近于无毛。叶互生,叶片线形至线状椭圆形,长6～18mm,宽2～5mm,先端钝或急尖,基部楔形,全缘,两面均无毛,近无柄,有关节;托叶鞘膜质,透明,边缘呈撕裂状。花小,粉红色或白色,常1～3朵簇生于托叶鞘内;花被5深裂;雄蕊5枚,与花被片互生;花柱3个。瘦果卵状,有三棱,长1～2mm,黑褐色有光泽,苞片宿存。花期4～6月,果期6～9月。

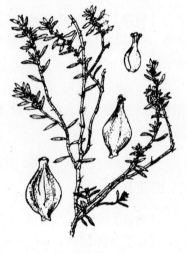

习见蓼

【分布生境】产于中坝,白云寺等处,海拔300～600m,阳坡路旁、宅旁、院坝边。巫溪、巫山、万州、涪陵、南川、北碚等区县,海拔1300m以下有分布。

【药用部分】全草入药。

【采集期】5～6月采集,晒干。

【药性功能】苦、凉。利尿通淋,化湿,杀虫。

【主治病症】主治热淋,石淋,水肿,黄疸,痢疾,恶疮疥癣,外阴湿痒,蛔虫病。

【用量用法】10～15g(鲜品30～60g)。水煎服,或捣汁饮。外用,捣烂敷患处或煎水洗。

【附方】①治毒蛇咬伤:小扁蓄鲜草30～60g,用冷开水洗净,捣烂取汁服,渣敷伤口周围。(出自《湖南药物志》)

②治气阴两虚、肾炎水肿:小扁蓄、玉米须、白茅根各30g,水煎,凉服。(出自《中国民间生草药原色图谱》)

100.萹蓄

【别名】萹竹,节节草,猪牙菜。

【拉丁学名】*Polygonum aviculare* L.

【分类地位】蓼科,蓼属。

【形态特征】一年生或多年草本。茎平卧或斜上伸展,长10～50cm,基部分枝,具明显沟棱,绿色,无毛,基部圆柱形,枝具棱角。叶互生,近无柄,叶片狭椭圆形或披针形,长1.5～3cm,宽0.5～1cm,先端钝或急尖,基部楔形,全缘,两面均无毛,托叶鞘膜质,下部褐色,上部白色透明,先端开裂。花小,常1～5朵簇生于叶腋,遍布全植株;花梗细,顶部具关节;花被绿色,5深裂,裂片椭圆形,边缘白色或淡红色,结果后呈覆瓦状包被果实;雄蕊8枚,花丝短;花柱3个。瘦果卵形,有三棱,黑色或褐色,密被由小点组成的细条纹。花期5～8月,果期6～9月。

【分布生境】产于金刚碑等地。分布较普遍,重庆各区县均有分布。

【药用部分】全草药用。

【采集期】夏至、立秋拔全草。

【药性功能】苦、微凉。归膀胱、大肠经。清热利尿,解毒驱虫。

【主治病症】治泌尿系统感染,结石,肾炎,黄疸,细菌性痢疾,蛔虫病,蛲虫病,疥癣,湿痒。

【用量用法】6～15g,水煎服。

【附方】①治痔疮、外阴糜烂、肛门湿疹:萹蓄 60g,白矾 15g,煎水外洗。(出自《内蒙古中草药》)

②治尿道炎、膀胱炎;鲜萹蓄 60g,鲜车前草 30g,捣烂绞汁,分 2 次服。(出自《福建药物志》)

③治乳糜尿:鲜萹蓄 30～60g,加鸡蛋 1～2 只,生姜适量,水煎,食蛋服汤。(出自《浙江药用植物志》)

【附注】脾胃虚弱、阴虚患者慎服。

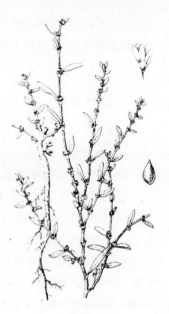

萹蓄

101.火炭母

【别名】火炭星、火炭藤、白饭藤。

【拉丁学名】*Polygonum chinense* L.

【分类地位】蓼科,蓼属。

【形态特征】多年生草本,长可达 1m。茎圆柱形,略具棱沟,直立或蜿蜒斜升,下部多分枝,伏地者节处生出不定根,嫩枝紫红色或绿色,无毛。叶互生;叶片卵形或卵状长圆形,长 5～13cm,宽 2.5～6cm,先端渐尖,基部圆形、截形或浅心形,全缘,上面绿色,无毛,常有"∧"形紫黑色斑纹,下面沿叶脉有毛;叶柄长 1～1.5cm;托叶鞘膜质,下部圆筒状,上部披针形。花小,白色或淡红色,花序结构比较复杂,由数朵小花排列成头状花序,再由数个头状花序排成伞房花序或圆锥花序;花序轴密生腺毛;苞片膜质,卵形,无毛;花被 5 深裂,裂片在果时稍增大;雄蕊 8 枚;花柱 3 个。瘦果卵形,有 3 棱,黑色有光泽。花期 7～10 月,果期 10～12 月。

【分布生境】产于松林坡等处,海拔 300～800m 的林缘、草坡、沟边、路旁。重庆各区县,海拔 2000m 以下有分布。

【药用部分】全草药用。

【采集期】夏、秋采集全草,根全年可采。

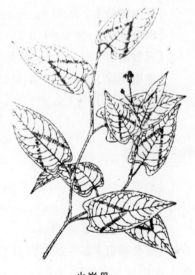

火炭母

【药性功能】微酸、苦、凉。清热解毒,利湿消滞,凉血止痒;明目退翳。

【主治病症】主治痢疾,肠炎,消化不良,肝炎,感冒,扁桃体炎,白喉,百日咳,角膜云翳,霉菌性阴道炎,白带,乳腺炎,疖肿,小儿脓疱疮,湿疹,蛇咬伤。

【用量用法】15～30g,水煎服。外用适量,鲜品捣烂敷患处。

【附方】①治白喉:鲜火炭母 15g 捣碎取汁,加蜂蜜 1 茶匙,每天分 6 次服完,病重者少量多次灌服,忌食油煎炙炒之物。

②治霉菌性阴道炎:全草 30g,煎水坐浴,或全草研细粉,阴道冲洗后局部喷撒,两者交替使用。3～5 次为 1 疗程。

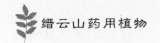
（①②方出自《浙江药用植物志》）

③治赤白痢：火炭母全草和海金沙捣烂取汁，冲沸水，加糖少许服之。（出自《岭南采药录》）

102.尼泊尔蓼

【别名】野荞麦、头状蓼、猫儿眼睛。

【拉丁学名】*Polygonum nepalense* Meisn.

【分类地位】蓼科，蓼属。

【形态特征】一年生草本，高 20～40cm。茎细弱，直立或平卧，节处略膨大，有纵棱槽，无毛，有分枝，常淡紫色。单叶互生，下部叶有柄，向上叶柄渐短，上部叶近无柄或抱茎；托叶鞘筒状，膜质，淡褐色，先端偏斜；叶片卵形至三角状卵形，长 1.5～4.5cm，宽 1.2～2.4cm，先端渐尖，基部圆形或楔形，并下延成翅状或耳垂形，全缘，下面密被黄色腺点。花序头状，顶生或腋生，花序梗上部有腺毛；总苞卵状披针形；花白色或淡红色，密集；花被 4 或 5 深裂；雄蕊 5～6 枚；子房椭圆形，花柱 2 个，下部合生，柱头头状。瘦果扁卵圆形，两面凸出，黑褐色，密生小点，无光泽，包于宿存的花被内。花果期 5～10 月。

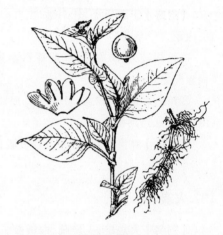

尼泊尔蓼

【分布生境】产于缙云寺、北温泉等地荒地、道旁。重庆各区县，海拔 200～2000m 处有分布。

【药用部分】全草药用。

【采集期】春、夏季采集。

【药性功能】酸、涩、平。清热解毒，除湿通络。

【主治病症】治咽喉肿痛，红白痢疾，风湿痹痛，牙龈肿痛，大便失常，关节疼痛。

【用量用法】9～15g，水煎服。

103.头花蓼

【别名】红酸杆、石莽草、石头花、石辣蓼、太阳草。

【拉丁学名】*Polygonum capitatum* Buch.-Ham ex D. Don

【分类地位】蓼科，蓼属。

【形态特征】多年生草本，高 15～25cm。根状茎粗壮，红褐色；枝由根状茎丛出，匍匐或斜升，带紫红色，有纵条纹，节上有柔毛或近于无毛。单叶互生；叶片卵形至椭卵形，长 2～3.5cm，宽 1.2～2cm，先端急尖，基部宽楔形，全缘，边有腺状长缘毛，中脉下面凸起，叶脉有时疏生黄褐色长毛；叶柄短或近无柄，柄基耳状抱茎；托叶膜质，鞘状，长 5～8mm，被长柔毛。花序呈圆球形；花小，粉红色或白色，花被 5 深裂，裂片椭圆形，先端略钝；雄蕊 8 枚，基部有黄绿色腺体；子房上位，花柱上部 3 裂，柱头球形。瘦果卵形，具三棱，黑色，包于宿存的花被内。花期 6～9 月，果期 9～11 月。

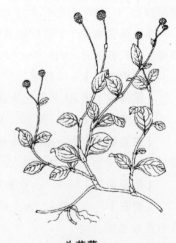

头花蓼

【分布生境】产于石河堰、斩龙垭等处，海拔 350～600m 的草坡、林缘、沟边、道旁。巫山、石柱、南川、綦江、江津、北碚等区县有分布。

【药用部分】全草入药。

【采集期】全年可采。

【药性功能】酸、微苦、凉。清热凉血,活血解毒,利尿。

【主治病症】主治泌尿系统感染,痢疾,腹泻,血尿,风湿痛,跌打损伤,黄水疮。

【用量用法】15～30g,水煎服。外用适量,水煎洗患处。

【附方】①治肾盂肾炎、尿道结石、跌打损伤:头花蓼15～30g,水煎服。（出自《云南中草药选》）

②治血尿、膀胱炎:太阳草30g,水煎服。若血止仍尿痛则加背蛇粉4.5g,水煎服。（出自《云南中草药》）

【附注】孕妇及无实热者忌用。

104.红蓼

【别名】荭草、天蓼、东方蓼、大蓼子、辣蓼、水红花子。

【拉丁学名】*Polygonum orientale* L.

【分类地位】蓼科,蓼属。

【形态特征】一年生草本,高1～3m。根状茎粗壮,内部黄褐色。茎直立,多分枝,中空,有节,节部膨大,全体密被长柔毛。单叶互生,叶片卵形、宽卵形或卵状披针形,长10～20cm,宽6～12cm,先端渐尖,基部圆形或宽楔形,全缘,两面疏生柔毛及腺点;叶柄长2～3cm,有长柔毛;托叶鞘筒状,围绕茎节,下部膜质棕色,上部草质绿色,被长柔毛和细缘毛。总状花序顶生或腋生,花序梗密被长柔毛,花着生紧密,花序粗壮,圆柱形,弯曲下垂,呈穗状;苞片卵圆形,每苞片内生多朵小花,花淡红或白色;花被片5片,椭圆形;雄蕊7枚,花丝、花药白色;子房上位,花柱2个。瘦果扁圆形,先端尖,黑色,有光泽,包于宿存花被内。花期7～8月,果期8～10月。

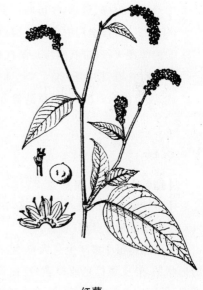

红蓼

【分布生境】产于白云寺、金刚碑等处,海拔300～600m的山坡,荒地、沟边、道旁。重庆各区县均匀分布。

【药用部分】全草药用。

【采集期】夏、秋采全草,秋分后采果穗。

【药性功能】果实:咸、凉;活血,消积,止痛,利尿。茎叶:辛、温,有小毒;祛风利湿,活血止痛。

【主治病症】果实:治胃痛,腹胀,脾肿大,肝硬化,腹水,颈淋巴结核。茎叶:治风湿关节炎。

【用量用法】果实:3～9g;茎叶:15～30g,水煎服。

105.杠板归

【别名】贯叶蓼、蛇倒退。

【拉丁学名】*Polygonum perfoliatum* L.

【分类地位】蓼科,蓼属。

【形态特征】一年生蔓生草本。茎长1～2m,多分枝,有棱,棱上有倒生钩刺,茎部木质化,有时带红色。单叶互生,有长柄,柄上密生倒钩状刺,盾状着生;叶片三角形,长、宽均2～6cm,先端钝,全缘,无毛,下面叶脉上有钩状刺;托叶鞘圆形或卵圆形,穿茎。短穗状花序顶生或生于上部叶腋,常包于托叶鞘内;苞片卵圆形,无毛;花白色或淡红色,花梗极短;花被5裂,裂片在果时增大,肉质,深蓝色;雄蕊8枚,花丝不等长;花柱上部三叉状,下部合一。瘦果球形,黑色,有光泽,包于肉质花被中。花期6~9月,果期7~11月。

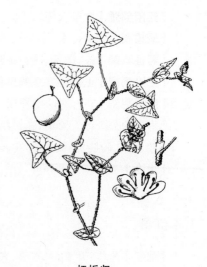

【分布生境】产于中坝、松林坡等处,海拔300~600m的林缘、沟边、道旁。重庆各区县,1800m以下有分布。

【药用部分】全草药用。

【采集期】立秋前拔取全草。

【药性功能】酸、凉。归肺、小肠经。清热解毒,利尿消肿。

【主治病症】主治上呼吸道感染,气管炎,百日咳,急性扁桃体炎,肠炎,痢疾,肾炎水肿。外用治带状疱疹,湿疹,痈疖肿毒,蛇咬伤。

【用量用法】15~30g,水煎服。外用,鲜品捣烂敷或干品煎水洗患处。

【附方】①治百日咳:杠板归30g,炒后加糖适量,水煎,代茶饮,每日1剂。

②治带状疱疹、湿疹:杠板归适量,食盐少许,捣烂外敷或绞汁涂搽患处。

(①②方出自《全国中草药汇编》)

③治缠腰火丹(带状疱疹):鲜杠板归叶捣烂绞汁,调雄黄末适量,涂患处,每日数次。

④治附骨疽:杠板归20~30g,水酒各半煎2次,分服。以渣捣烂敷患处。

(③④方出自《江西民间草药验方》)

杠板归

106.虎杖

【别名】花斑竹、活血龙。

【拉丁学名】*Polygonum cuspidatum* Sieb. et Zucc.

【分类地位】蓼科,蓼属。

【形态特征】多年生高大草本,高可在2m以上。地下有木质化的根状茎,外皮黑棕色或棕黄色,断面黄红色。茎直立,圆柱形,中空有节,节间有凸起的纵棱,基部木质化,表面常有红色或带紫色的斑点。叶互生,叶片宽卵形至卵状椭圆形,长4~7cm,宽3~5.5cm,先端急尖,基部截形或浅心形,边缘全缘,两面无毛;叶柄短;托叶鞘筒状,膜质,早落。圆锥花序,顶生或腋生;花单性,雌雄异株;花小,淡绿色或红色,柄上有关节,上部有狭翅;花被5深裂,2轮,外轮3片,果时增大,背部生翅;雄花,雄蕊8个;雌花花柱3个,柱头头状。瘦果椭圆形,有3棱,黑褐色,光亮,包于增大的翅状花被内。花期7~8月,果期9~11月。

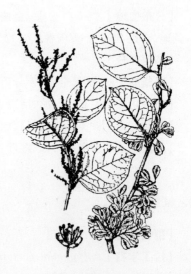

【分布生境】产于绍隆寺、石华寺,海拔500~700m的耕地边、林缘、空旷地。重庆各区县,海拔1800m以下地带有分布。

【药用部分】全草药用。

【采集期】秋、冬季采集。

【药性功能】苦、酸、微寒。归肝、肺、胆经。清热利湿,通便解毒,散瘀活血。

【主治病症】主治肝炎,肠炎,痢疾,扁桃体炎,咽喉炎,支气管炎,肺炎,风湿性关节炎,肾炎,尿路感染,闭经,痛经,产后恶血不下,便秘。外用治跌打损伤,烧烫伤,痈疖肿毒,蛇咬伤。

虎杖

【用量用法】9～15g,水煎服。外用,研粉调敷患处。

【附方】①治急性肝炎:虎杖 30g,鸡眼草 60g,每日一剂,两次煎服。连服 2～15 天。

②治急性肾炎:虎杖、车前草、萹蓄各 30g,水煎成 100mL,为 1 日量,分两次服。

③治念珠菌阴道炎:虎杖根 60g,加水 500mL,煎成 300mL,待温,冲洗阴道,冲洗后用鹅不食草干粉装入胶囊(每粒含 0.3g)放置阴道,每日 1 次,7 天为 1 疗程。

（①～③方出自《全国中草药汇编》）

④治湿热黄疸:虎杖、金钱草、板蓝根各 30g,水煎服。（出自《四川中药志》1982 年版）

107.水蓼

【别名】泽蓼、虞蓼、柳蓼、辣蓼、蓼。

【拉丁学名】*Polygonum hydropiper* L.

【分类地位】蓼科,蓼属。

【形态特征】一年生草本,高 20～100cm。茎直立或斜升,多分枝,红褐色,有辣味,无毛,节膨大,基部节上常长出不定根。单叶互生,有短柄;叶片披针形,长 4～7cm,宽 5～15mm,先端渐尖,茎部楔形,全缘,有短缘毛,两面均具黑棕色腺点;托叶鞘筒状,膜质,紫褐色,顶端有缘毛。穗状花序顶生或腋生,花稀疏,长 4～10cm;苞片漏斗状,绿色,疏生小腺点和缘毛;花白色或淡红色;花被 5 深裂,卵形,有黄褐色腺点;雄蕊 6 枚;花柱 2～3 个。瘦果卵形,扁平,暗褐色,密被小点,包于宿存花被片内。花期 7～9 月,果期 9～11 月。

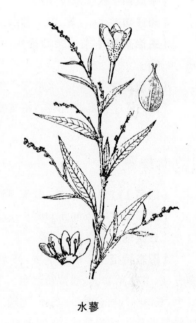

水蓼

【分布生境】产于马道子,海拔 500～700m,沟边、林中、道旁、草丛中。重庆各区县,海拔 2000m 以下地带有分布。

【药用部分】全草药用。

【采集期】全年可采。

【药性功能】辛、辣、温。归脾、肾、大肠经。祛风利湿,散瘀止痛,解毒消肿,杀虫止痒。

【主治病症】痢疾,胃肠炎,腹泻,风湿关节痛,跌打肿痛,功能性子宫出血,闭经,痛经,便血。外用治蛇咬伤,湿疹,皮肤瘙痒。

【用量用法】内服 15～30g,水煎服。外用煎水洗或捣烂敷患处。

【附方】①治痢疾肠炎:全草或根 60g,水煎,分 2～3 次服。

②治皮肤湿疹、顽癣:全草适量,水煎洗。

（①②方出自《浙江药用植物志》）

③治风湿疼痛:水蓼 15g,威灵仙 9g,桂枝 6g,煎服。（出自《安徽中草药》）

④治小儿疳积:水蓼全草 15～18g,麦芽 12g,水煎,早、晚饭前 2 次分服,连服数日。（出自《浙江民间常用草药》）

108.蚕茧蓼

【别名】大花蓼、蚕茧草、蓼子草、红蓼子。

【拉丁学名】*Polygonum japonicum* Meisn.（*P.macronthum* Meisn.）

【分类地位】蓼科,蓼属。

【形态特征】多年生草本,高50～100cm。根状茎匍匐横走。茎直立,棕褐色,单一或分枝,节部略膨大。叶互生,有短柄;叶片披针形,长6～12cm,宽1～2cm,先端渐尖,基部楔形,两面均有伏毛及小腺点,叶脉及叶缘常有紧贴刺毛。托叶鞘筒状,膜质,脉明显,上端平截,有细裂状长缘毛,长8～15mm。穗状花序顶生,长5～12cm;苞片漏斗状,绿色,长2～3mm;花被5深裂,白色或淡红色;雄蕊5～8枚;子房上位,花柱2～3个。瘦果卵形,两面凸出,黑色,有光泽,包于宿存花被内。花期8～9月,果期10～12月。

【分布生境】产于杉木园等处,海拔700～850m,荒草丛及林缘。奉节、秀山、南川、合川、北碚,海拔1700m以下有分布。

【药用部分】全草药用。

【采集期】秋季采集,晒干。

【药性功能】辛、苦、温。散寒活血,止痢,解毒,透疹。

【主治病症】主治腰膝寒痛,疮疡肿痛,泄泻痢疾,麻疹透发不畅,虫咬伤。

【用量用法】6～9g,水煎服。外用,捣烂敷患处。

【附方】①治肠炎、痢疾:蚕茧蓼18g,车前草、龙芽草各15g,水煎服。(出自《福建药物志》)

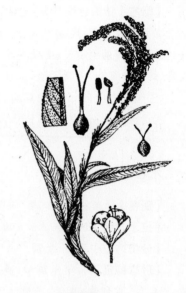

蚕茧蓼

109.长鬃蓼

【别名】白辣蓼、马蓼、山蓼、假长尾蓼。

【拉丁学名】*Polygonum longisetum* De Br.

【分类地位】蓼科,蓼属。

【形态特征】一年生草本,高30～80cm。茎直立,下部常伏卧,多分枝,节部稍膨大,通常粉红色。单叶互生;叶片披针形或长椭状披针形,长3～13cm,宽1～2cm,先端渐尖,基部楔形,两面疏生短刺毛,边缘及背面中脉毛较密;叶柄极短或无柄;托叶鞘筒状,密生短伏毛,疏生长缘毛。总状花序顶生或腋生,上部花较密,下部常有间断,长3～5cm,花序梗无毛;苞片漏斗状,绿色或带红色,边缘有长缘毛,每苞内有花1～6朵;花被5深裂,红色、粉红色或白色;雄蕊5～8枚;花柱3个,下部合生。瘦果三棱形,黑色,有光泽,包于宿存花被内。花期6～8月,果期8～10月。

【分布生境】产于狮子峰等处,海拔750～850m的荒草丛中、潮湿路旁、林缘沟边。城口、石柱、巫山、南川、涪陵、江津等区县有分布。

【药用部分】全草药用。

【采集期】7～10月采收,晾干。

【药性功能】辛、温。祛风利湿,散瘀止痛,解毒。

【主治病症】主治肠胃炎,痢疾,风湿关节炎,无名肿毒,瘰疬,跌打肿痛,蛇咬伤。

【用量用法】15～30g,水煎服。外用适量,捣烂敷患处。

【附方】治无名肿毒、阴疽、瘰疬:马蓼炖肉服,或捣烂外敷。(出自《浙江天目山药用植物志》)

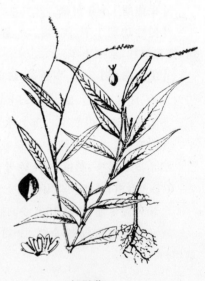

长鬃蓼

商陆科 Phytolaccaceae

110.商陆

【别名】见肿消、土冬瓜、地萝卜、土母鸡。

【拉丁学名】*Phytolacca acinosa* Roxb.

【分类地位】商陆科,商陆属。

【形态特征】多年生草本,高 1～1.5m,全体光滑无毛。根粗壮,圆锥形,肉质,外皮淡黄色,有横长皮孔,侧根多。茎绿色或紫红色,多分枝。单叶互生,叶片卵状椭圆形至长椭圆形,长 12～25cm,宽 5～10cm,先端急尖或渐尖,基部楔形至宽楔形,全缘。叶柄长约3cm,基部稍扁宽,无托叶。总状花序顶生或侧生,直立,长达20cm;花被片 5 片,初绿色,后变淡粉红色;雄蕊 8 枚,花药淡粉红色;心皮 8 个,离生。浆果扁球形,成熟时紫色或紫黑色,萼片宿存。花期 4～7 月,果期 7～10 月。

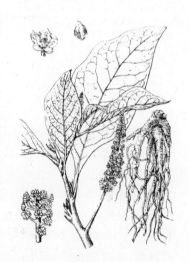

商陆

【分布生境】产于缙云寺附近林下路旁及房前屋后。重庆大部分地区有栽培或野生。

【药用部分】根药用。

【采集期】秋冬采挖。

【药性功能】苦、寒、有毒。归肺、肾、大肠经。逐水消肿,通利二便,解毒散结。

【主治病症】主治水肿,腹水,小便不利,子宫颈糜烂,白带多。外用治痈肿疮毒。

【用量用法】3～9g,水煎服。外用适量,捣烂敷患处。

【附方】①治腹水:商陆 6g,冬瓜皮、赤小豆各 30g,泽泻 12g,茯苓皮 24g,水煎服。
②治痈肿疮毒:商陆 15g,蒲公英 6g,水煎服。
(①②方出自《全国中草药汇编》)

【附注】孕妇忌用。

111.垂序商陆

【别名】美洲商陆。

【拉丁学名】*Phytolacca americana* L.

【分类地位】商陆科,商陆属。

【形态特征】多年生草本,全株无毛。主根圆锥形,肉质,肥大。茎直立,高在 1m 以上,绿色或带紫红色。单叶互生,叶片椭圆状卵形或披针形,长 10～20cm,宽 5～10cm,先端渐尖,基部楔形或宽楔形,全缘;叶柄短,无托叶。总状花序,下垂,顶生或侧生,长 10～15cm;花白色微带红晕,雄蕊 10 枚;心皮 10 个,离生。浆果扁球形,有宿存花萼,熟时紫黑色。花期 7～8 月,果期 8～10 月。

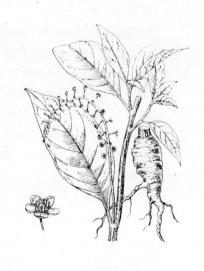

垂序商陆

【分布生境】各地栽培或自生。

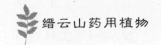

【药用部分】根药用。

【采集期】秋冬挖根。

【药性功能】与商陆同。

【主治病症】与商陆同。

【用量用法】与商陆同。

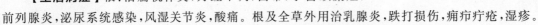

紫茉莉科（Nyctaginaceae）

112.紫茉莉

【别名】胭脂花。

【拉丁学名】*Mirabilis jalapa* L.

【分类地位】紫茉莉科,紫茉莉属。

【形态特征】一年生或多年生草本。主根圆锥形或纺锤形,肉质,粗壮,表面棕褐色,里面粉质,白色。茎直立,高可达1m,多分枝,圆柱形,节处膨大。单叶对生;叶片纸质,卵形或卵状三角形,长4~10cm,宽2~4cm,先端长渐尖,基部宽楔形或心形,全缘或波状;叶柄长1~3cm,下部叶柄较长,上部叶柄较短。花1至数朵顶生,集成聚伞花序;花两性,单被;花被管状,上部喇叭形,紫红、粉红、白、黄或红黄色相杂,先端5裂;雄蕊5枚;子房上位,1室,花柱1枚,柱头头状,微裂。瘦果近球形,熟时黑色,有棱;种子白色,内部有白色粉质的胚乳。花期5~11月,果期8~12月。

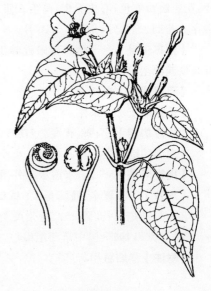

紫茉莉

【分布生境】缙云寺、北温泉有栽培,也有逸为野生者。重庆各区县多有栽培。原产美洲。

【药用部分】根及全草药用。

【采集期】秋后挖根。

【药性功能】甘、淡、凉。清热利湿,活血调经,解毒消肿。

【主治病症】根:治扁桃体炎,月经不调,白带,子宫颈糜烂,前列腺炎,泌尿系统感染,风湿关节炎,酸痛。根及全草外用治乳腺炎,跌打损伤,痈疖疔疮,湿疹。

【用量用法】根9~15g,水煎服。外用,根和全草适量捣烂敷患处。

【附方】①治白带:紫茉莉根30~60g(去皮,洗净),茯苓9~15g,水煎饭前服。每日2次(白带用红花,黄带用白花)。(出自《福建药物志》)

②治关节肿痛:紫茉莉24g,木瓜15g,水煎服。(出自《青岛中草药手册》)。

【附注】孕妇忌服。

—————•❧ 粟米草科（Molluginaceae）❧•—————

113.粟米草

【**别名**】四月飞、瓜仔草、地麻黄、瓜疮草。

【**拉丁学名**】*Mollugo pentaphylla* L.

【**分类地位**】粟米草科,粟米草属。

【**形态特征**】一年生草本,高 10～30cm。茎细弱,铺散地上,多分枝,具棱,近无毛。基生叶簇生成莲座状,长圆状披针形或匙形;茎生叶3～5片成假轮生,叶片披针形或条状披针形,长 1.5～4cm,宽3～10mm,先端急尖或渐尖,基部渐狭;叶柄短或无柄。二歧聚伞花序顶生或腋生;花梗长 2～6mm;萼片 5,椭圆形或近圆形;无花瓣,雄蕊 3 个;子房上位,子房由 3个心皮合生,3 室,花柱 3 个。蒴果宽椭圆形或近球形,长约2mm,3 瓣裂;种子多数,肾形,栗褐色,有白色小突点。花期 6～8月,果期 8～10月。

【**分布生境**】产于缙云寺及八角井附近路旁。重庆各地均有分布。

【**药用部分**】全草入药。

【**采集期**】秋季采收,鲜用或晒干。

【**药性功能**】淡、平。清热解毒,利湿。

【**主治病症**】腹痛泄泻,感冒咳嗽,皮肤风疹。外用治眼结膜炎,疮疖肿毒。

【**用量用法**】9～30g 水煎服。外用适量,鲜草捣烂塞鼻或敷患处。

【**附方**】①治肠炎、腹泻痢疾:鲜粟米草全草 30g,青木香、仙鹤草各 9～15g,水煎服。（出自《浙江天目山药用植物志》）

②治中暑:全草 9～15g,水煎服。（出自《浙江药用植物志》）

【**附注**】忌辣椒、烧酒及姜、葱。

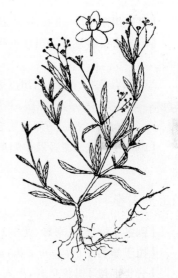

粟米草

—————•❧ 马齿苋科（Portulacaceae）❧•—————

114.马齿苋

【**别名**】瓜子菜、猪母菜、马苋菜。

【**拉丁学名**】*Portulaca oleracea* L.

【**分类地位**】马齿苋科,马齿苋属。

【**形态特征**】一年生草本。茎下部匍匐,上部直立或斜升,长 10～30cm,肉质多汁,多分枝,向阳面淡紫色,阴面黄绿色,光滑无毛。叶互生或对生,宽倒卵形,长10～30mm,宽 5～15mm,先端圆钝或微凹,基部楔形,全缘,上面绿色,下面淡紫红色,肥厚多汁,叶柄极短。花通常3～5朵簇生于枝端;苞片4～5片,叶状;萼片2片,对生;花瓣5片,倒卵形,顶端凹陷,黄色;雄蕊10～12枚,基部合生;子房下位,1室,柱头4～5裂,线形,长于雄蕊。蒴果圆锥形,直径约5mm,成熟时,从腰部横裂呈帽盖状;种子多数,黑色,扁圆形,小,表面有疣状突起。花期6～8月,果期7～10月。

【分布生境】缙云山普遍有分布。重庆各区县均有分布。

【药用部分】全草药用。

【采集期】夏、秋季采集。

【药性功能】酸、寒。归大肠、肝经。清热,解毒,凉血,消肿。

【主治病症】治细菌性痢疾,急性胃肠炎,急性阑尾炎,乳腺炎,痔疮出血,白带。外用治疔疮肿毒,痱子,湿疹。

【用量用法】15～30g,水煎服。外用适量,捣烂敷患处。

【附方】①治急性细菌性痢疾:鲜全草90g,水煎服;或洗净捣汁服。

②治热毒疮疖、湿疹、水田皮炎、痔疮肿痛、虫蛇咬伤、蜂刺伤局部肿痛:全草15～30g,水煎服,并用鲜全草捣烂敷或煎水洗患处。

（①②方出自《浙江药用植物志》）

【附注】脾虚便溏者及孕妇慎服。

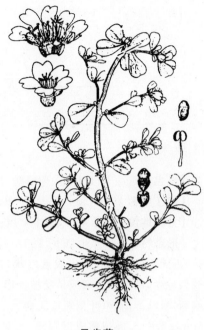

马齿苋

115.土人参

【别名】栌兰、飞来参、瓦参。

【拉丁学名】*Talinum paniculatum* (Jacq.) Gaertn.

【分类地位】马齿苋科,土人参属。

【形态特征】多年生草本,高25～60cm,主根粗壮,圆锥形或纺锤形,有时有分枝,肉质,表面棕褐色,内部乳白色。茎直立,圆柱形,下部有分枝,基部木质化。叶互生,叶片肉质,倒卵形或倒卵长椭圆形,长3.5～7cm,宽1.5～3.5cm,先端尖或钝圆,基部渐狭成短柄,全缘,绿色,无毛。圆锥花序顶生或侧生,呈二叉状分枝;花小,紫红色;苞片三角状披针形,生于小枝和花梗的基部;萼片2片,早落;花瓣5片,倒卵形或椭圆形,雄蕊15～20枚;子房上位,球形,1室,柱头3裂。蒴果球形,直径约3mm,熟时灰褐色;种子多数,黑色,有光泽。花期4～6月,果期6～10月。

【分布生境】原产美洲。重庆低海拔地区常见。我国各地区有栽培或为野生,耕地边、路边、住宅旁或屋顶都有生长。

【药用部分】根叶药用。

【采集期】秋、冬挖根,叶夏秋采集。

【药性功能】甘、平。补中益气,润肺生津,消肿止痛。

【主治病症】气虚乏力,体虚自汗,脾虚泄泻,肺燥咳嗽,乳汁少。

【用量用法】15～30g,水煎服。外用,鲜品捣烂敷患处。

【附方】①治劳伤乏力、虚劳咳嗽:根15～30g,水煎服。

②治咳血、吐血:根30g,冰糖60g,水煎服。

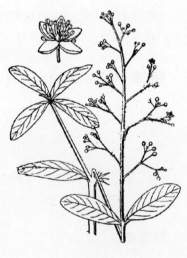

土人参

（①②方出自《浙江药用植物志》）

③治脾虚泄泻：土人参 15～30g，大枣 15g，水煎服。（出自《福建中草药》）

【附注】忌食酸辣、芥菜、浓茶。

落葵科 Basellaceae

116.落葵

【别名】木耳菜、豆腐菜、软姜子、猴子七、胭脂菜、染浆菜。

【拉丁学名】*Basella alba* L.

【分类地位】落葵科，落葵属。

【形态特征】一年生缠绕草本，全株肉质，无毛。茎长 3～4m。绿色或淡紫色，多分枝。叶互生，叶片宽卵形，心形或椭圆形，长 3～14cm，宽 2～12cm，全缘，先端急尖，基部心形或圆形。穗状花序腋或顶生，长 5～20cm；小苞片 2 片，花萼状；花被片 5 片，基部联合，白色，先端淡红色或紫红色；雄蕊 5 枚，花丝基部扁宽，与花被片对生；子房上位，花柱基部合生，上部 3 裂。幼果绿色，成熟时变紫黑色，含紫红色汁液。花期 6～9 月，果期 7～10 月。全草药用，也作蔬菜用。

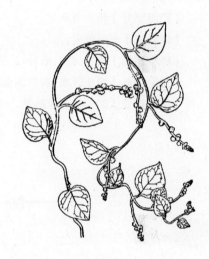

落葵

【分布生境】各地农家于菜园中多有栽培。

【药用部分】全草药用。

【采集期】夏秋季采集。

【药性功能】甘、淡、凉。清热解毒，接骨，止痛，滑肠通便。

【主治病症】主治阑尾炎，痢疾，大便秘结，膀胱炎。外用治骨折，跌打损伤，外伤出血，烧烫伤。

【用量用法】30～60g，水煎服。外用适量捣烂敷患处。

【附方】①治多发性脓肿：落葵 30g，水煎，黄酒冲服。（出自《福建药物志》）

②治大便秘结：鲜落葵叶煮作副食（出自《泉州本草》）

③治疔疮、痈疖、外伤出血：鲜叶适量，捣烂外敷。

④治关节肿痛：鲜茎 30～60g，水煎服，或水煎冲酒服。

⑤治阑尾炎、痢疾：鲜全草 60～125g，水煎服。

（③～⑤方出自《浙江药用植物志》）

117.落葵薯

【别名】藤七、土三七、藤三七。

【拉丁学名】*Anredera cordifolia* (Tenore) Steenis (*Boussingoultia gracilis* Miers. var. *baselloides* Bail)

【分类地位】落葵科,落葵薯属。

【形态特征】多年生常绿藤本。茎缠绕,基部常簇生肉质块茎,老茎灰褐色,幼茎常紫红色,叶腋生肉质珠芽;单叶互生,肉质,叶片心形、宽卵形至卵圆形,全缘。总状花序,单一或疏生2～4个分枝,腋生或顶生。花两性;花梗具关节;花被裂片5片,白色,膜质,花被管极短;雄蕊5枚,花药丁字着生;子房扁圆形,花柱上部3裂;胞果藏于宿存的花被及小苞片内,果皮稍肉质。花期6～10月,重庆未见结果。

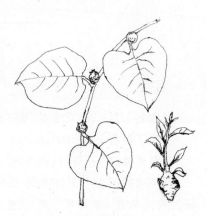

【分布生境】原产美洲热带。北温泉、缙云寺等地有栽培或逸为野生,棚架栽培或缠绕树枝干上,嫩叶、根茎及珠芽可作菜食用。

【药用部分】藤上的珠芽。

【采集期】全年可采。

【药性功能】微苦、温。滋补,壮腰膝。外用消肿散瘀。

落葵薯

【主治病症】腰膝痹痛,病后体弱。

【用量用法】30～60g,煮熟食。外用治跌打损伤、骨折,用鲜品适量捣烂敷患处。

❧• 石竹科 Caryophyllaceae •❧

118.无心菜

【别名】蚤缀、鹅不食、雀儿菜、鸡肠子草、小无心菜。

【拉丁学名】*Arenaria serpyllifolia* L.

【分类地位】石竹科,无心菜属。

【形态特征】一年生草本,高5～30cm,全体有短柔毛。茎基部多分枝,直立或斜升。叶对生,无柄,叶片小,卵圆形,长3～8mm,宽2～6mm,先端锐尖,边缘具睫毛,背面有3条显著叶脉,两面均具乳头状腺点。顶生聚伞花序,花小,白色,花梗纤细,密生柔毛或腺毛;萼片5片,披针形,具3脉,被短柔毛,边缘膜质;花瓣5,白色,倒卵状长椭圆形,全缘;雄蕊10枚,着生于环状花盘上,短于萼片;子房上位,卵形,花柱3个。蒴果卵圆形,成熟时6瓣开裂;种子肾形,具疣状小凸。花期4～5月,果期6～8月。

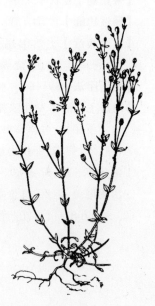

【分布生境】产于缙云寺附近各处荒草地或农耕地。重庆各区县广布。

【药用部分】全草入药用。

【采集期】秋季采集。

无心菜

【药性功能】苦、凉。清热明目,解毒止咳。

【主治病症】治肺结核,急性结膜炎、麦粒肿、咽喉痛,肝热目赤,翳膜遮睛。

【用量用法】9～30g,水煎服。

【附方】①治肺结核:全草120g,白酒1kg,浸泡7天,每次3mL,每日服3次。

②治急性结膜炎、麦粒肿、咽喉肿痛:全草15～30g,水煎服。

（①②方出自《浙江药用植物志》）

③治眼生星翳:小无心菜加韭菜根捣烂,用纱布包住,塞入鼻孔内。（出自《浙江天目山药用植物志》）

119.箐姑草

【别名】石生繁缕、抽筋草、石灰草、接筋草、大鹅肠草、被单草、接根草。

【拉丁学名】*Stellaria vestita* Kurz

【分类地位】石竹科,繁缕属。

【形态特征】多年生蔓生草本,长1～1.5m,全株密被星状柔毛。茎基部匍匐状,上部半直立,灰绿色,质脆易断,分枝稀疏,节膨大,有不定根。叶对生,叶片卵状椭圆形或窄卵形,长1～2.5cm,宽0.6～1.2cm,先端急尖,基部圆形或宽楔形,全缘,两面被白色星状毛,下面较密,叶柄极短或近于无柄。聚伞花序腋生或顶生;花梗长1.2～2cm,与花序梗均被星状毛;萼片5片,狭披针形,被星状毛;花瓣5片,白色,2深裂到基部;雄蕊10枚,短于萼片,子房上位,花柱3～4个。蒴果长卵形,与宿萼等长;种子多粒,黑色,有瘤状突起。花期4～7月,果期7～8月。

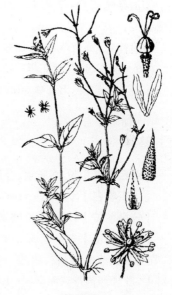

箐姑草

【分布生境】产于缙云寺、杉木园等地路旁灌丛中。黔江、南川、江津、綦江、主城区各区县有分布。

【药用部分】全草入药。

【采集期】夏、秋采集。

【药性功能】辛、凉,有小毒。祛风利湿,活血止痛。

【主治病症】主治黄疸型肝炎,浮肿,白带,肢体麻木,跌打损伤,风湿关节炎疼痛。外用治骨折。

【用量用法】3～9g,水煎服。外用适量,捣烂,酒调敷患处。

【附方】①治肢体麻木抽筋:接根草120g,猪肉500g,加水共炖,分2次吃肉喝汤。（出自《陕西中草药》）

②治脾虚浮肿:被单草9～15g,水煎服或煮小肠吃。（出自《昆明民间常用草药》）

120.雀舌草

【别名】滨繁缕、天蓬草、雪里花。

【拉丁学名】*Stellaria uliginosa* Murr.

【分类地位】石竹科,繁缕属。

【形态特征】一年生或二年生草本,高15～30cm。茎纤细,丛生,下部平卧,上部斜升或直立,有多数疏散的分枝,绿色或带紫色,无毛。叶对生,无柄;叶片矩圆形至卵状披针形,长10～17mm,宽2～4mm,先端渐尖,基部楔形,全缘或边缘微波状,两面均无毛,叶脉显著;聚伞状花序,顶生,花较少,通常3朵或单朵腋生。花梗细,长8～10mm;萼片5片,披针形,长约2mm,边缘淡黄色,膜质,外被细毛;花瓣5瓣,白色,比花萼略短,2深裂,几达底部;雄蕊5枚,有时6～7枚,稍短于花瓣;子房卵形,花柱3个。短蒴果椭圆形,先端6瓣裂;种子多数,肾形,微扁,有疣状凸起。花期4～11月,果期6～12月。

【分布生境】产于缙云山各地路边、荒地或潮湿林缘、石缝中,海拔 250～750m。巫山、綦江、主城区各区县,海拔 2000m 以下有分布。

【药用部分】全草药用。

【采集期】8～9 月采挖。

【药性功能】平、辛。归肝、脾经。祛风散寒、续筋接骨、活血止痛,解毒止血。

【主治病症】主治伤风感冒,风湿骨痛,疮痈肿毒,跌打损伤,骨折,蛇咬伤,痔疮、流鼻血。

【用量用法】9～15g,水煎服。外用,鲜草适量捣烂敷患处。

【附方】①治伤风感冒、跌打损伤:全草 15～30g,水煎冲黄酒服。

②治毒蛇咬伤:全草 15～30g,水煎服。另取鲜全草适量,捣烂外敷。

③治疔疮:鲜全草适量,加盐少许,捣烂外敷。

(①～③方出自《浙江药用植物志》)

④治小儿腹泻:天蓬草 30g,马齿苋 60g,水煎服。(出自《湖南药物志》)

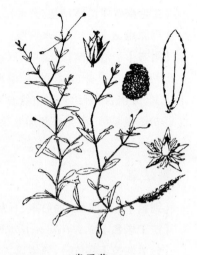

雀舌草

121.繁缕

【别名】鹅儿肠、鸡肠菜、合筋草。

【拉丁学名】*Stellaria media* (L.) Cyr.

【分类地位】石竹科,繁缕属。

【形态特征】一年生或二年生草本,高 10～30cm。茎基部匍匐状,节上长出直立枝,枝、茎的一侧有一行短柔毛,其余部分无毛。单叶对生,叶片卵圆形或卵形,长 1.5～4cm,宽 1～3cm,先端急尖或短渐尖,基部宽楔至圆形或心形,全缘或微波状,两面均光滑无毛。中、下部叶柄长 1.5～2cm,向上叶柄渐短。聚伞花序腋生或顶生;花梗细长,一侧有毛;萼片 5 片,边缘膜质,外面有毛;花瓣 5,白色,2 深裂,比萼片略短,雄蕊 10 枚,短于花瓣;子房卵形,花柱 3～4。蒴果卵形,先端6～8 裂;种子黑色,圆形,表面密生疣状小凸点。花期 2～5 月,果期 4～6 月。

【分布生境】产于缙云山各地。重庆各区县广布。

【药用部分】全草药用。

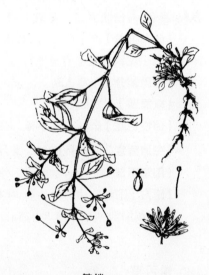

繁缕

【采集期】夏、秋采集,鲜用或晒干。

【药性功能】甘、酸、凉。归肝、大肠经。清热解毒,散瘀止痛,催乳。

【主治病症】主治肠炎,痢疾,肝炎,阑尾炎,产后瘀血腹痛,乳腺炎,乳汁不下,牙痛,头发早白,跌打损伤,疮痈肿痛。

【用量用法】15～30g,水煎服。外用鲜草适量,捣烂敷患处。

【附方】①治急慢性阑尾炎、阑尾周围炎:将鲜繁缕洗净,切碎捣烂绞汁,每次约 1 杯,用温黄酒冲服,一日 2～3 次,或干草 120～180g,水煎去渣,以甜酒少许和服。

②治痢疾:鲜繁缕 60g,水煎去渣,以红糖调服。

(①②方出自《全国中草药汇编》)

③治痢疾、痔疮、肛裂便血:鹅儿肠 30g,水煎服。(出自《四川中药志》)

122.球序卷耳

【**别名**】婆婆指甲菜、瓜子草、山马齿苋、大鹅儿肠。

【**拉丁学名**】*Corasitiumglomeratum* Thuill.

【**分类地位**】石竹科，卷耳属。

【**形态特征**】二年生草本，高可达 30cm。全株被灰黄色柔毛，根状茎倾斜，簇生多数直立茎枝，枝带紫红色，上部有腺毛。单叶对生，基生叶匙形或广披针形，基部狭窄成柄；茎生叶狭长椭圆形至宽卵形，长 1～2cm，宽 0.5～1.2cm，先端钝圆，基部圆形，无柄，全缘，主脉明显，两面密被长柔毛。聚伞花序顶生，常紧缩呈头状，花序下有叶状苞片，花序梗较短，花甚密，簇生成头状；花萼 5 片，披针形，被腺毛，有膜质狭边；花瓣 5，白色，先端 2 裂；雄蕊 10 枚，2 轮；子房上位，卵圆形，1 室，花柱 4～5 条。蒴果圆柱形，直立，熟时先端 10 齿裂。种子褐色，有瘤状突起。花期 3～5 月，果期 4～6 月。

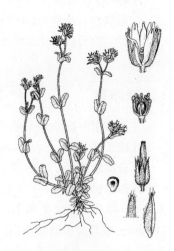

球序卷耳

【**分布生境**】产于缙云山农耕旱地、荒地草坡。巫山等县有分布。

【**药用部分**】全草入药。

【**采集期**】全年可采，鲜用洗净晒干。

【**药性功能**】甘、微苦、凉。归肺、胃、肝经。清热利湿，凉血解毒。

【**主治病症**】主治感冒发热，湿热泄泻，肠风下血，乳痈、疔疮、高血压病。

【**用量用法**】9～15g，水煎服。外用，鲜品捣烂敷患处或煎汤洗。

【**附方**】①治肠风下血：大鹅儿肠 30g，无花果 30g，仙鹤草 15g，虎杖 15g，炖猪大肠服。（出自《四川中药志》1982 年版）

②治小儿风寒咳嗽、身热、鼻塞等症：婆婆指甲菜、芫荽各 15～18g，胡颓子叶 6～9g，水煎，冲红糖，每日早晚饭前各 1 次。（出自《浙江天目山药用植物志》）

123.丛生卷耳

【**别名**】簇生卷耳、高脚鼠耳草、婆婆指甲草。

【**拉丁学名**】*Cerastium caespitosum* Gilib.

【**分类地位**】石竹科，卷耳属。

【**形态特征**】多年生或一、二年生草本，高 10～30cm，多分枝，密被柔毛。茎基部叶近匙形或狭倒卵形，基部渐狭，中、上部的叶近无柄，狭卵形至披针形，长 1～3cm，宽 0.3～1cm，两面都有贴生短柔毛，睫毛密而明显，中脉上面下凹，下面凸起，聚伞花序，花梗密生长腺毛，花开后顶端下弯；萼片 5，披针形，边缘膜质，背面密生腺毛；花瓣 5 片，白色，倒卵状矩圆形，微短于萼片，顶端 2 裂，基部无毛或有睫毛；雄蕊 10 枚；花柱 5 个，蒴果圆柱形，微弯曲，长为萼片的 2 倍；种子褐色，有瘤状突起。花期 2～3 月，果期 3～5 月。

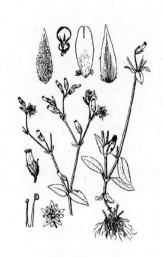

丛生卷耳

【**分布生境**】产于缙云山各地荒山、草坡、苗圃、菜地及农耕地。城口、巫山、巫溪及主城区各区县有分布。

【**药用部分**】全草入药。

【**采集期**】冬、春采集。

【**药性功能**】苦、微寒。清热解毒，消肿止痛。

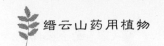

【主治病症】主治感冒,乳痛初起,疔疽肿痛。

【用量用法】15～30g,水煎服。外用适量,鲜草捣烂敷患处。

【附方】①治感冒:(丛草卷耳)全草 15g,芫荽 15g,胡颓子叶 9g,水煎服。

②治乳痈:(丛草卷耳)全草、酢浆草、过路黄各 30g,水煎服。渣敷患处。

(①②方出自《浙江药用植物志》)

124.漆姑草

【别名】牛毛毡、羊儿草、地松、珍珠草。

【拉丁学名】*Sagina japonica*（Sw.）Ohwi.

【分类地位】石竹科,漆姑草属。

【形态特征】一年生草本,高 5～25cm。基部多分枝,丛生状,下部平卧,无毛,上部直立,疏生腺毛。叶对生,无柄,叶片线形,长 5～20mm,宽1～3mm,基部有膜鞘抱茎,先端渐尖。花单生于枝顶或叶腋;花梗细小,直立,长 1～2cm,疏生腺毛;萼片 5,长圆形至椭圆形,先端钝圆,背面疏生腺毛或无毛;花瓣 5,白色,卵形,先端圆,长约为萼片的三分之二;雄蕊 5,花丝比花瓣短;子房卵形,花柱 5 条,丝状。蒴果广卵形,成熟后 5 瓣裂;种子多数,微小,密生瘤状突起。花期 3～8 月,果期 4～9 月。

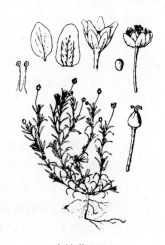

漆姑草

【分布生境】产于缙云山阔叶林缘、耕地边、路旁、苗圃地。重庆各区县均有分布。

【药用部分】全草药用。

【采集期】夏、秋采集。

【药性功能】辛、苦、凉。归肝,胃经。凉血解毒,散结消肿,镇痛止痒。

【主治病症】主治漆疮,秃疮,湿疹,丹毒,无名肿毒,淋巴结核,龋齿痛,毒蛇咬伤,跌打内伤。

【用量用法】15～30g,水煎服。外用适量,捣烂敷或取汁涂患处。

【附方】①治漆疮:取漆姑草捣汁二分,和芒硝一分,涂之。(出自《中药大辞典》)

②治白血病:鲜漆姑草 90g,水煎,每日 1 剂,分 3 次服。(出自《全国中草药汇编》)

125.石竹

【别名】十样景花、石竹子花、洛阳花。

【拉丁学名】*Dianthus chinensis* L.

【分类地位】石竹科,石竹属。

【形态特征】多年生草本。茎簇生,直立,高 20～40cm,粉绿色,光滑无毛,下部节间较短,不分枝,上部节间较长,有分枝。单叶对生,无柄,叶片线状披针形,长 3～5cm,宽 3～5mm,主脉 3～5 条,先端渐尖,基部呈短鞘状,围抱茎节上,边缘有细锯齿或全缘。花单生或数朵集生成聚伞花序;苞片 4～6 片,宽卵形,先端长尖,长约为萼筒之半;萼筒长 2～2.5cm,上端齿裂;花瓣 5,鲜红、粉红或白色,瓣片扇状倒卵形,先端浅裂成锯齿状,喉部具深色斑纹和须毛,基部有长爪;雄蕊 10;子房上位,1 室,花柱 2。蒴果包于宿存的萼筒内;种子灰黑色,卵形微扁,边缘具狭翅。花期 4～8 月,果期 5～9 月。

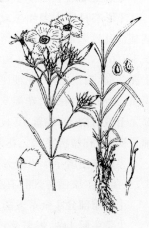

石竹

【分布生境】缙云寺、北温泉有栽培。重庆各地有栽培。

【药用部分】全草或根入药。

【采集期】开花期割取地上部分。

【药性功能】苦、寒。归心、肝、小肠、膀胱经。清热利尿,破血通经。

【主治病症】主治泌尿系统感染,结石,小便不利,尿血,闭经,皮肤湿疹。根:治肿瘤。

【用量用法】全草3～9g,根24～30g,水煎服。

藜科（Chenopodiaceae）

126.莙荙菜

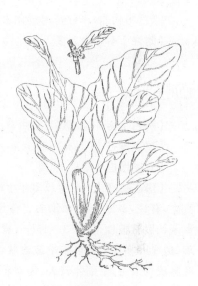

莙荙菜

【别名】牛皮菜、厚皮菜。

【拉丁学名】*Beta vulgaris* L. var. *cicla* L.

【分类地位】藜科,甜菜属。

【形态特征】一年生或二年生草本,无毛,高60～120cm,根不肥大,有分枝。茎在开花时抽出,有沟棱,光滑无毛,上部有分枝;基生叶有粗大扁平的叶柄;叶片卵形至长椭圆状卵形,主脉发达,长20～40cm,宽15～25cm,先端钝,边缘全缘稍呈波状,叶面凹凸不平;茎生叶较小,菱形或卵形。花序圆锥状;花两性,2至数朵集成腋生花簇;花被5片,基部与子房结合,果期硬化;雄蕊5个,生于肥厚的花盘上;种子横生,圆形或肾形,红褐色,光亮;胚环形。花期4～5月,果期5～6月。

【分布生境】各地有栽培。

【药用部分】全草药用。

【采集期】夏季采收。

【药性功能】涩、甘、平。归肺、肾、大肠经。活血调经,止血止痢。

【主治病症】主治痔疮,麻疹透发不畅,吐血,衄血,热毒下痢,月经不调,赤白带下,淋浊,痈肿,跌打损伤,蛇咬伤。

【用量用法】9～18g,煎汤服(鲜品60～90g)。外用,捣烂敷患处。

【附注】脾虚泄泻者禁服。

127.菠菜

【别名】菠棱、红根菜、波斯草。

【拉丁学名】*Spinacia olearacea* L.

【分类地位】藜科,菠菜属。

【形态特征】一年生草本,高40～60cm,根圆锥形,红色、肉质。茎直立,中空,不分枝或略有分枝,光滑脆弱。叶互生,具长柄,叶片戟形或三角状卵形,全缘或有缺刻,基生叶和茎下部叶,较茎上叶,向上渐次变小、变窄。花单性,雌雄异株;雄花簇生于茎上部叶腋,至顶端渐成穗状花序;花被片4片,黄绿色;雄蕊4枚;雌花簇生于叶腋,无花被,子房上位,生于2苞片内;苞片合生成扁筒状,顶端有2个小齿,背部有1刺状附属物,果期苞筒增大变硬。通常3～4个簇生;种子扁圆,直径约3mm;种皮淡红色;胚环形,胚乳粉状。花期3～4月,果期5月。

【分布生境】缙云山广泛栽培。重庆各区县均有栽培。

【药用部分】全草药用。

【采集期】冬春采集,鲜用。

【药性功能】甘、平。归肝、胃、大肠、小肠经。滋阴平肝,止渴润肠,解热毒,通血脉。

【主治病症】主治头痛目眩,风火眼赤,便秘,夜盲症,高血压,糖尿病。

【用量用法】60～120g 煮食,或捣汁饮。

【附方】①治夜盲、脾虚腹胀:每日用菠菜 500g,按家常用生油炒菜,或捣烂绞汁,分多次服。(出自《福建药物志》)

②治高血压、头昏目眩、慢性便秘:鲜菠菜适量,置沸水中烫约 3 分钟,以麻油拌食。每天 2 次。

③治咳喘:菠菜籽(果实)以文火炒黄,研粉,每次 4.5g,温开水送服,每天 2 次。

(②③方出自《浙江药用植物志》)

【附注】不宜食太多。

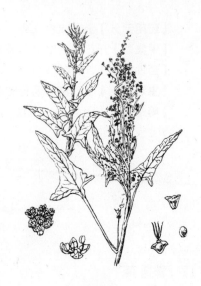

菠菜

128.土荆芥

【别名】臭草、臭藜藿、钩虫草。

【拉丁学名】*Chenopodium ambrosioides* L.

【分类地位】藜科,藜属。

【形态特征】一年生或多年生草本,高 0.5～1m,有强烈气味。茎直立,有棱,多分枝,分枝细弱。有腺毛。单叶互生,具短柄;叶片披针形至长圆状披针形,长 3～16cm,宽 0.5～5cm,先端渐尖或钝,基部楔形,边缘有不规则钝齿或呈波浪状,上面绿色,下面密被黄色腺点,沿叶脉疏生柔毛;下部叶较大,齿裂较深,上部叶渐变小,齿裂渐变浅至全缘,叶片揉烂有强烈气味。穗状花序腋生;花两性或雌性;常3～5朵簇生苞片腋内,苞片叶状,绿色;花被 5 裂,裂片三角卵形;雄蕊 5 枚,伸出花被外;子房卵球形,柱头 3 个。胞果扁球形,包于宿存花被内;种子红色,细小,有光泽。花期 4～6 月,果期 6～7 月。

【分布生境】产于缙云寺、林缘、菜地、路旁及住宅附近。重庆各区县广泛分布。

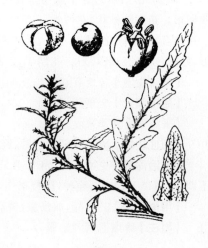

土荆芥

【药用部分】带果序的全草药用。

【采集期】8～9 月采收。

【药性功能】辛、苦,微温,有毒。祛风除湿,杀虫止痒,活血消肿。

【主治病症】主治蛔虫病,钩虫病,蛲虫病,头虱,皮肤湿疹,疥癣,风湿肿痛。

【用量用法】内服 3～9g,水煎服。外用适量,煎水洗患处。

【附方】①治钩虫、蛔虫病:土荆芥嫩枝叶、果实阴干,研末为丸,成人每日服 5g,分早晚 2 次,连服 3～6 天。或用鲜土荆芥取自然汁服,疗效更佳。(出自江西《草药手册》)

②治头虱:土荆芥,捣烂,加茶油敷。(出自《湖南药物志》)

【附注】不宜多服、久服、空腹服,服前不宜用泻药。孕妇及有肾、心、肝功能不良或消化道溃疡者禁服。

129.白藜

【别名】灰灰菜、灰菜、粉仔菜、藜。

【拉丁学名】*Chenopodium album* L.

【分类地位】藜科，藜属。

【形态特征】一年生草本。高 40～120cm，全株灰绿色。茎直立，粗壮，有沟、棱和绿色或紫红色条纹，多分枝，枝条开展。叶互生，叶片菱状卵形、卵状三角形或卵状披针形，长 3～6cm，宽 2.5～5cm，先端急尖，基部宽楔形，边缘有牙齿或不规则的浅裂，两面均有白色粉粒，下面粉粒较多；具长柄。花小，黄绿色，两性，数朵至十多朵花聚成一花簇，多数花簇排成腋生或顶生的圆锥花序；花被 5 片，卵状椭圆形，边缘膜质，背面具纵隆脊，有小粉粒；雄蕊 5 枚，长于花被；子房扁球形，花柱短，柱头 2 个，胞果扁球形，包于花被内或顶端微露，果皮薄，和种子紧贴；种子横生，双凸镜形，直径 1.2～1.5mm，黑色有光泽，表面有浅沟纹，胚环形。花期 6～8 月，果期 9～10 月。

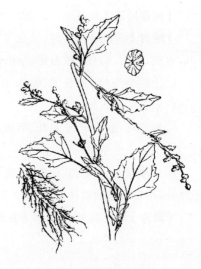

白藜

【分布生境】产于缙云山，海拔 700m 以下的住宅旁、路边、荒地、水沟边。重庆各区县均有分布。

【药用部分】全草药用。

【采集期】春、夏季采收。

【药性功能】甘、平，有小毒。清热祛湿，解毒消肿，止痒透疹。

【主治病症】风热感冒，痢疾，腹泻，腹痛，疝气，龋齿痛，湿疹，疥癣，白癜风，疮疡肿痛，毒虫咬伤。

【用量用法】30～60g，水煎服。外用，煎汤洗患处。

【附方】①治疝气肿痛、连小腹如刺：以藜叶煎浓汁一升，煎去七合，每服半合，顿服，量大小加减。（出自《中药大辞典》）

②治肺热咳嗽：鲜藜全草 18～21g，白马骨 18～21g，水煎，每日早晚饭前冲蜜糖服。（出自江西《草药手册》）。

130.地肤

【别名】铁扫把子、扫帚菜、千头子、地肤子。

【拉丁学名】*Kochia scoparia*（L.）Schrad.

【分类地位】藜科，地肤属。

【形态特征】一年生草本。高 50～150cm，茎直立，初绿色，秋天变红紫色，幼枝有白色短柔毛，后脱落，光滑无毛。单叶互生，无柄；叶片线状披针形或披针形，长 1～6cm，宽 0.3～0.7cm，先端渐尖，基部楔形，两面被短柔毛，边缘具缘毛，后渐脱落，变无毛，全缘。花两性或雌性，黄绿色，小，无梗，1～3 朵腋生。花被基部连合，先端 5 裂，开花后增大，包被果实，结果后背部各生一横翅；雄蕊 5 枚，花丝扁平，外伸；子房上位，花柱短，柱头 2 个，线形。胞果扁球形，包于宿存的花被内；种子 1 枚，横生，棕色。花期 6～7 月，果期 8～10 月。

【分布生境】产于缙云山荒地、田边。全国各地均有栽培及分布。

【药用部分】全草入药。

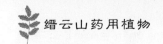

【采集期】立秋后，果成熟时拔取全草。

【药性功能】甘、苦、寒。归肾、膀胱经。清湿热，利尿，祛风止痒。

【主治病症】小便不利，尿痛，尿急，淋浊，带下，血痢。外用治皮癣，阴囊湿疹，皮肤瘙痒。

【用量用法】3～15g，水煎服。外用适量煎水洗。

【附方】①治肾炎水肿：地肤子10g，浮萍8g，木贼草6g，桑白皮10g，水煎，去渣，每日3次分服。（出自《现代实用中药》）

②治阴囊湿痒：地肤子、蛇床子、苦参、花椒各等量。煎水外洗。（出自《湖北中草药志》）

③治丹毒：地肤子、金银花、菊花各30g，荆芥、防风各15g，水煎服。（出自《陕甘宁青中草药选》）

④治脓疱疮、疖、皮肤瘙痒：地肤子、苦参各9g，防风、蝉蜕各6g，水煎服；或用地肤子叶捣汁搽患处。（出自《浙江药用植物志》）

【附注】内无湿热，小便多者忌服。

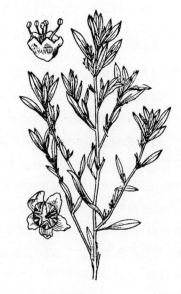

地肤

━━━━ ❧· 苋科（Amaranthaceae）·❧ ━━━━

131.青葙

【别名】狗尾苋、野鸡冠花。

【拉丁学名】Celosia argentea L.

【分类地位】苋科，青葙属。

【形态特征】一年生草本，高30～100cm，全株无毛。茎直立，上部常有分枝，绿色或红紫色，有明显的条纹。单叶互生，叶片披针形或长圆状披针形，长4～12cm，宽0.5～4cm，先端渐尖或长渐尖，基部渐狭且稍下延，全缘，绿色或微带红色；下部叶叶柄长可达2cm，向上渐短，上部叶无柄。穗状花序单生于茎顶或分枝顶端，圆锥形或圆柱形，长2～14cm，花着生密集；苞片及小苞片干膜质，白色，光亮；花被片5片，白色或粉红色，披针形，具1条中脉，背部隆起；雄蕊5枚，花丝中部以下连合成环状，花药紫色；子房长卵形，花柱细，长3～6mm，淡紫色，柱头2～3浅裂。蒴果卵形至球形，包于宿存花被内，花柱宿存，盖裂；种子扁圆形，黑色，光亮。花期5～8月，果期6～10月。

【分布生境】产于缙云山下半山农田边及荒地，幼叶可食。梁平、万县、忠县、黔江、丰都、南川、涪陵、綦江、渝北、巴南、北碚、万盛、江津，海拔1500m以下有分布。

【药用部分】种子入药。

【采集期】7～9月，种子熟时采集。

【药性功能】种子：苦、微寒。清肝火，祛风热，明目，降血压。

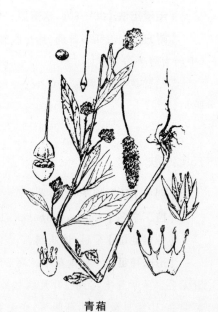

青葙

【主治病症】种子:治眼结膜炎,角膜炎,高血压,鼻衄,皮肤瘙痒。

【用量用法】3~9g,水煎服。

【附方】①治急性结膜炎:青葙子、菊花各9g,龙胆草3g,水煎服;或加桑叶、木贼草各9g,水煎服。(出自《浙江药用植物志》)

②治高血压:青葙子、决明子、菊花、夏枯草各9g,石决明12g。水煎服。(出自《全国中草药汇编》)

【附注】瞳孔放大,青光眼患者禁服。

132.鸡冠花

【别名】鸡公花、鸡冠头。

【拉丁学名】*Celosia cristata* L.

【分类地位】苋科,青葙属。

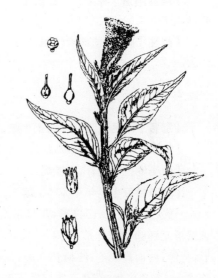

【形态特征】一年生草本,高30~80cm,全株无毛。茎直立,粗壮,少分枝,近上部扁平,绿色或带红色,有棱纹凸起。单叶互生,叶片长椭圆形至卵状披针形,长5~13cm,宽2~6cm,先端渐尖至长渐尖,基部楔形,绿色、红色或紫色,叶腋上颜色较深;叶柄粗壮,下部叶柄较长,向上渐短。穗状花序顶生,扁平,肉质呈鸡冠状,中部以下多花;花被片淡红色,红色,紫红色,黄白色或黄色;苞片、小苞片、花被片均为干膜质,宿存;花被片5片,椭圆状卵形;雄蕊5枚,花丝下部合生成环状;胞果卵形,长约3mm,熟时盖裂,包于宿存花被内。种子肾形,黑色,有光泽。花期5~8月,果期8~11月。

鸡冠花

【分布生境】缙云寺有栽培。原产印度。重庆各区县有栽培。

【药用部分】花序入药。

【采集期】9~10月采集。

【药性功能】甘、凉。凉血止血,止带,止泻。

【主治病症】治功能性子宫出血、白带过多、痢疾、肠炎。

【用量用法】9~15g,水煎服。

【附方】①治赤白带下:鸡冠花、椿根皮各15g,水煎服。(出自《河北中草药》)

②治肠炎、痢疾:鸡冠花15g,石榴皮9g,刺黄柏6g,水煎服。(出自《新疆中草药》)

③治功能性子宫出血、白带过多:鸡冠花15g,海螵蛸12g,白扁豆花6g,水煎服。(出自《全国中草药汇编》)

【附注】忌鱼腥、猪肉。

133.苋

【别名】苋菜、雁来红、老少年。

【拉丁学名】*Amaranthus tricolor* L.

【分类地位】苋科,苋属。

【形态特征】一年生草本,高60~150cm。茎直立,多分枝,绿色或紫红色。叶互生;叶片卵圆形或卵状披针形,长4~10cm,宽2~7cm,绿色、紫红色或绿紫杂色,先端钝或短尖,基部宽楔形或楔形;叶柄长2~6cm,绿色或红色。花黄绿色,单性,雌雄同株;多朵密集簇生成球形,生于叶腋,或多个球形花簇连续排列成穗状花序,生于枝顶;苞片和小苞片干膜质,卵状披针形;花被片3片,长圆形,长3~5mm,膜质,中肋伸长成芒状;雄花具雄蕊 3 枚；雌花具雌蕊 1 枚，柱头 3 裂。胞果卵状长圆形，包于宿存花被片内，熟时盖裂。种子黑褐色，扁球形，有光泽。花期 5～8 月，果期 6～9 月。

【分布生境】各地有栽培。

【药用部分】种子和根入药。

【采集期】夏、秋种子成熟时连根拔起。

【药性功能】甘、寒。归大肠、小肠经。种子：清肝明目。根：凉血解毒，止痢。

【主治病症】种子：治角膜云翳，目赤肿痛。根：治细菌性痢疾，肠炎，红崩白带，痔疮。

【用量用法】种子：9～12g；根：15～30g。煎汤服或煮粥吃。外用捣烂敷患处。

【附注】脾虚、便溏者慎服。

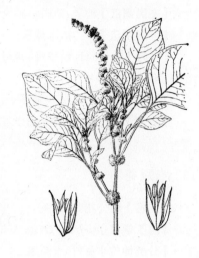

苋

134.牛膝

【别名】山苋菜、怀牛膝、土牛膝。

【拉丁学名】*Achyranthes bidentata* Bl.

【分类地位】苋科，牛膝属。

【形态特征】多年生草本，高 50～120cm。根圆柱形，粗壮，长可达 1m，土黄色；茎直立，四棱形，灰绿色或略带紫色，节膨大。叶对生，叶片长圆形至椭圆状披针形，长 4～15cm，宽 1.5～7cm，先端渐尖，基部宽楔形，全缘，两面被柔毛；叶柄长 0.5～3cm。穗状花序顶生及腋生，初期长 3～5cm，多花密生，花开后花序轴逐渐伸长，最后可长达 30cm，花逐个向后反折；苞片宽卵形，先端长渐尖，小苞片刺状，基部有卵形小裂片；花被片 5，绿色，披针形，具 1 脉；雄蕊 5，基部合生，退化雄蕊顶端平圆，波状；子房矩圆形，花柱线形，柱头头状，胚珠 1 粒。胞果矩圆形，长 2～2.5mm，淡褐色。花期 7～9 月，果期 9～10 月。

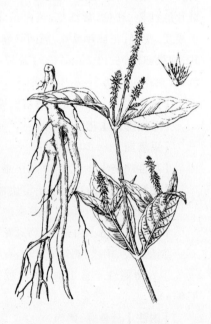

牛膝

【分布生境】产于三花石至洛阳桥各处田边、荒地中。城口、巫溪、巫山、奉节、云阳、开县、万州、梁平、忠县、丰都、南川、涪陵、綦江、垫江、长寿、万盛、江津、合川、铜梁及主城区，海拔 250～2800m 处有分布。

【药用部分】根药用。

【采集期】秋、冬挖根。

【药性功能】苦、酸、平。归肝、肾经。生用，散瘀血，消痈肿；泡酒，补肝肾，强筋骨。

【主治病症】生用治咽喉肿痛，高血压病，闭经，胞衣不下，痈肿，跌打损伤；浸酒治肝肾不足，腰膝酸痛，四肢不利，风湿痹痛。

【用量用法】5～9g，水煎服。

【附方】①治高血压病：牛膝、生地各 15g，白芍、茺蔚子、菊花各 9g，水煎服。（出自《新疆中草药》）
②治风湿痹痛、跌打损伤：土牛膝 9～15g，水煎服。（出自《浙江药用植物志》）

【附注】脾虚泄泻、梦遗滑精、月经过多者及孕妇禁服。

135.喜旱莲子草

【别名】革命草、空心莲子草、空心苋、水花生。

【拉丁学名】*Alternanthera philoxeroides* （Mart.） Griseb.

【分类地位】苋科,莲子草属。

【形态特征】多年生草本,茎基部匍匐,上部直立,中空,多分枝,幼茎及叶腋有白色或锈色柔毛,以后脱落,无毛。叶对生,椭圆形,长圆形至倒卵状披针形,长 2～7cm,宽 0.7～2.5cm,先端圆钝,有芒尖,基部渐狭成短柄,全缘,上面有贴生毛,边有睫毛。头状花序腋生,总花梗长1～4cm,花序直径0.7～1.5cm,通常一对叶中,仅 1 个叶腋内生有花序,相间 1～4 节再生一花序;苞片、小苞片及花被片均为干膜质,初微带紫色,后变白色,光亮无毛;雄蕊 5 枚,花丝基部合生成环状。花药条形,丁字着生,橙黄色,退化雄蕊条形,与发育雄蕊等长,先端流苏状裂;子房 1 室,具短柄,花柱短,柱头球状。花期 5～10 月,未见结实。

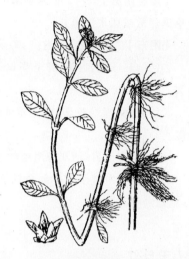

喜旱莲子草

【分布生境】缙云山各地广泛有分布。原产于巴西,1958 年经由上海引入重庆。

【药用部分】全草药用。

【采集期】夏秋采集。

【药性功能】甘、苦、寒。清热利尿、凉血解毒。

【主治病症】主治咳血,尿血,感冒发热,麻疹,乙型脑炎,黄疸,淋浊,湿疹,痈肿疔疮,毒蛇咬伤。

【用量用法】鲜品 30～60g,水煎服。外用,鲜品适量捣烂敷患处,或捣汁涂患处。

【附方】①治血尿、尿路感染:空心苋、大蓟根、紫珠草各 30g,水煎服。（出自《福建药物志》）

②治流感及感冒发热:鲜空心莲子草 30～60g,水煎服。（出自《全国中草药汇编》）

③治肺结核咯血:鲜空心苋全草 120g,冰糖 15g,水炖服。（出自《福建中草药》）

④治毒蛇咬伤:鲜全草 125～250g,捣烂取汁服,渣外敷伤口。（出自《浙江药用植物志》）

136.莲子草

【别名】虾钳菜、节节草、节节花、鲎脚菜。

【拉丁学名】*Alternanthera sessilis* （L.） DC.

【分类地位】苋科,莲子草属。

【形态特征】多年生草本,高 10～45cm,茎直立或匍匐,多分枝,具纵沟,沟内有柔毛,在节处有一行横生柔毛,陆生时茎实心,浮水生长时茎中空,主根粗大,圆柱形。单叶对生,无柄;叶片形状多变,通常线状披针形,长圆形、卵形或倒披针形,长 1～8cm,宽 0.2～2cm,先端渐尖,基部楔形,全缘或具不明显锯齿。花序头状或短穗状,白色,1～5 个簇生于叶腋,无总梗;苞片、小苞片、花被片干膜质,白色,宿存;雄蕊 5 枚,其中 3 枚发育正常,2 枚退化,正常雄蕊花药卵形或近圆形,退化雄蕊花药钻形,花丝基部连合;子房近圆形或倒心形,花柱极短。胞果倒心形,边缘常具翅,包于宿存花被片内。种子卵球形。花期5～7 月,果期 7～9 月。

【分布生境】产于缙云山各处沟边到水田边。江津、北碚,海拔300～1200m处有分布。

【药用部分】全草药用。

【采集期】夏、秋季采集。

【药性功能】微甘、淡、凉。清热凉血、利水消肿、散瘀解毒、拔毒止痒。

【主治病症】主治痢疾,鼻衄,便血,咳血,尿道炎,咽炎,乳腺炎,小便不利。外用治疮疖肿毒,湿疹,皮炎,癣,毒蛇咬伤。

【用量用法】15～30g,水煎服。或鲜草60～130g绞汁温服。外用适量,鲜全草捣烂敷或煎水洗患处。

【附方】①治痢疾、尿道炎:鲜全草30～60g,水煎冲蜜服。

②治肺热咳血、喉炎:鲜全草60～125g,捣烂绞汁(肺热咳血加食盐少许)炖温服。

③治乳痈、毒蛇咬伤:鲜全草60～125g,酒水煎服;另用鲜全草适量,捣烂外敷。

(①～③方出自《浙江药用植物志》)

④治黄疸:鲜莲子草30g,金钱草15g,水煎服。加红糖少量,连服7天。(出自《福建药物志》)

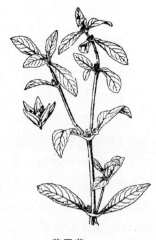

莲子草

137.千日红

【别名】百日红、千年红。

【拉丁学名】*Gomphrena globosa* L.

【分类地位】苋科,千日红属。

【形态特征】一年生草本,高20～60cm,全株密被白色长毛。茎直立,有分枝,近四棱形,有沟纹,节部膨大,绿色带紫红色斑点。叶互生,叶片绿带紫色,纸质,长圆形或矩圆状倒卵形,长2.5～15cm,宽2～6cm,先端渐尖或急尖,基部楔形,两面均被长柔毛,边缘全缘,具睫毛;叶柄长约1cm。花序头状,球形或长球形,直径1～2.5cm,通常紫色,偶淡紫色或白色,基部有两片叶状总苞片,每朵花基部有干膜质苞片1枚,小苞片2枚,小苞片紫红色,背棱有明显的细锯齿,花被片披针形,外面密被白色绵毛;花丝合生成管状,先端5裂;花柱短,柱头2裂,钻状。胞果卵形或近球形,略扁;种子肾形,棕色,有光泽。花果期6～9月。

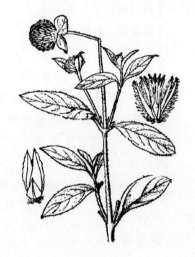

千日红

【分布生境】缙云寺及北温泉有栽培。重庆各地多有栽培。

【药用部分】全草药用。

【采集期】9～10月摘花序或拔取全株。

【药性功能】甘、平。入肝、肺经。止咳、平肝、明目。

【主治病症】治支气管哮喘,急慢性支气管炎,百日咳,肺结核咳血,头昏,视物模糊,痢疾。

【用量用法】9～15g,水煎服。

【附方】①治慢性支气管炎、支气管哮喘:花(白色)20朵,枇杷叶5片,杜衡根0.9g,水煎,加冰糖适量冲服。

②治小儿百日咳:花10朵,匍伏堇9g,水煎加冰糖适量,分2～3次服。

(①②方出自《浙江药用植物志》)

③治风热头痛、目赤肿痛:千日红、钩藤各15g,僵蚕6g,菊花10g,水煎服。(出自《四川中药志》1979年版)

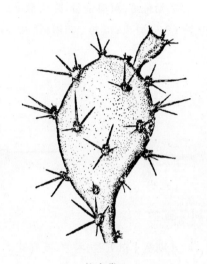

━━━✦• 仙人掌科（Cactaceae）•✦━━━

138.仙人掌

【别名】仙巴掌、坝王树、龙舌。

【拉丁学名】*Opuntia dillenii* (Ker Gawl.) Haw.

【分类地位】仙人掌科,仙人掌属。

【形态特征】多年生肉质植物,高 1～3m。树干直立,圆柱形,深灰色,上部有分枝,有节,节间扁平,倒卵形至长圆形,长 15～30cm,嫩时鲜绿色,老时蓝绿色,散生小瘤状体,每瘤状体长出 1～4 枚尖锐的针刺和密集的短刺毛。叶钻状,绿色,长 2～3mm,早落。花 1～5 朵着生于嫩茎的顶部或边缘,鲜黄色,直径约 7cm;花被片多数,外部的绿色,向内变成花瓣状,肾状扁圆形,先端凹入呈浅心形;雄蕊多数,排成数轮,比花瓣短;花柱粗壮,直立,柱头 6 裂。浆果肉质,卵形或梨形,长 5～7cm,初绿色,熟时紫红色,无刺。花期 6～7 月,果期 8～9 月。

仙人掌

【分布生境】缙云山各处有栽培。重庆各地常有栽培。

【药用部分】肉质茎入药。

【采集期】全年可采。

【药性功能】苦、凉。清热解毒,散瘀消肿,凉血止血,健胃止痛,镇咳。

【主治病症】痢疾、十二指肠溃疡、胃溃疡、肺热咳嗽、肺痨咯血。外用治流行性腮腺炎,乳腺炎,疮疖肿毒,蛇咬伤,烧烫伤。

【用量用法】鲜品 30～60g,水煎服。外用,去刺捣烂敷患处。

【附方】①治流行性腮腺炎:鲜仙人掌适量,绞汁涂患处。每日 2～3 次。（出自《全国中草药汇编》）

②治肺热咳嗽:鲜仙人掌 60g,捣烂绞汁,加蜂蜜 1 食匙,早、晚各 1 次,开水冲服。（出自《安徽中草药》）

139.仙人球

【别名】仙人头、仙人拳、棒棒锤。

【拉丁学名】*Echinopsis tubiflora* (Pfeiff) Zucc.

【分类地位】仙人掌科,仙人球属。

【形态特征】多年生肉质常绿草本,高约 15cm。茎球形、椭圆形或倒卵形,绿色,肉质,有纵棱 12～14 条,棱上有丛生的针刺,通常每丛有针刺 6～10 枚,少数达 15 枚,长 2～4cm,针状,黄色或黄褐色,长短不一,辐射状刺丛上生密集的白色绒毛,叶细小,生于刺丛内,早落。花大型,侧生,着生于刺丛中,粉红色,夜间开放,长喇叭状,长 15～20cm,花筒外被鳞片,鳞片腋部被长绵毛。浆果球形或卵形,无刺。种子小,多数。花期5～6 月。

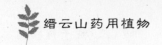

【**分布生境**】各处栽培。

【**药用部分**】球茎入药。

【**采集期**】全年可采。

【**药性功能**】甘、平。归肺、胃经。清热凉血,解毒消肿。

【**主治病症**】主治肺热咳嗽,痰中带血,衄血,吐血,胃溃疡,痈肿,烫伤,蛇虫咬伤。

【**用量用法**】6～18g,煎水服。外用鲜品捣烂敷或捣汁涂患处。

【**附方**】①治烫伤:鲜全草适量,捣烂取汁,涂搽患处。

②治疮毒:鲜草适量,捣烂敷患处。

(①②方出自《浙江药用植物志》)

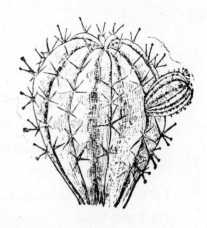

仙人球

━━━━━━ ❧• 木兰科 Magnoliaceae •❧ ━━━━━━

140.玉兰

【**别名**】白玉兰、木兰、望春花。

【**拉丁学名**】*Magnolia denudata* Desr.

【**分类地位**】木兰科,木兰属。

【**形态特征**】落叶乔木,高 5～15m;冬芽密生灰绿色或灰绿黄色长绒毛;嫩枝、叶有柔毛,小枝淡灰褐色。单叶互生,叶片倒卵形至长圆状倒卵形,长 8～16cm,宽 6～12cm,先端急尖,基部楔形或宽楔形,全缘,上面有光泽,下面及脉上有细柔毛;叶柄长 1～3cm。花单生枝顶,先叶开放,白色,芳香,直径 12～15cm,花柄粗短,密被灰褐色绒毛;花被片 9 片,长圆状倒卵形,长 6～8cm,宽 2～4cm;雄蕊多数,在伸长的花托下呈螺旋状排列;雌蕊多数,螺旋状排列于花托上部;聚合蓇葖果圆柱形,长 8～12cm。淡褐色,果梗有毛。花期 3 月,果期 5～11 月。

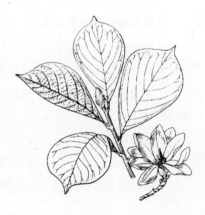

玉兰

【**分布生境**】缙云寺附近花圃内有栽培。重庆各区县广泛栽培。

【**药用部分**】花蕾药用。

【**采集期**】1～2 月采剪未开花蕾,晒干。

【**药性功能**】辛、温。归肺、胃经。祛风散寒,通肺窍。

【**主治病症**】主治头痛,鼻塞,急慢性鼻窦炎,过敏性鼻炎。

【**用量用法**】3～9g,水煎服。

【**附方**】①治鼻炎、副鼻窦炎:望春花 9g,红藤 30g,水煎服。

②治感冒头痛:望春花 1.8g,紫苏叶 6g,开水泡服。

(①②方出自《浙江药用植物志》)

141.辛夷

【别名】紫玉兰、望春花、望春玉兰、辛雉。

【拉丁学名】*Magnolia liliflora* Desr.

【分类地位】木兰科，木兰属。

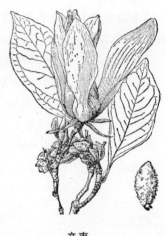

辛夷

【形态特征】落叶灌木，高达5m。树干直立，树皮灰白色，小枝黄绿色或带紫色，有明显的灰白色皮孔，嫩梢被柔毛；芽卵状椭圆形，有细毛。叶互生，叶片倒卵形或长圆状倒卵形，少数为卵形，长8～20cm，宽4～12cm，先端急尖或渐尖，基部楔形，全缘，上面暗绿色，被短柔毛，下面绿色，沿叶脉有细柔毛；叶柄长1～2cm，疏生细柔毛。花单生枝顶，先叶开放；花梗短粗，有长柔毛；花被片9片，分3轮，外轮3片，萼片状，淡绿色，披针形，长2～3cm，其余6片外面紫红色，内面白色，长圆状倒卵形，长8～10cm；雄蕊多数，生于伸长的花托下部，成螺旋状排列；雌蕊多数，生于花托上部。聚合蓇葖果长圆形，长7～10cm，淡褐色；果梗无毛。花期4月，果期6～8月。

【分布生境】缙云寺与灯草坪周围有栽培。奉节、南川、渝北、江北、北碚有栽培。

【药用部分】花蕾药用。

【采集期】1～2月采花蕾。

【药性功能】辛、温。归肺、胃经。散风寒，通鼻窍。

【主治病症】主治风寒头痛，鼻塞，鼻流浊涕，过敏性鼻炎，鼻窦炎。

【用量用法】3～9g，水煎服。

【附注】①二乔玉兰（*Magnolia soulangeana* Soul. Bod），本种为白玉兰和辛夷的杂交种，形态与白玉兰相似，但花被片外面中部带紫红色，其花被片颜色比辛夷淡。花蕾也作辛夷入药。

②阴虚火旺者慎服。

142.厚朴

【别名】川朴、紫油厚朴。

【拉丁学名】*Magnolia officinalis* Rehd. et Wils.

【分类地位】木兰科，木兰属。

【形态特征】落叶乔木，高5～15m。树皮紫褐色，油润而带辛辣味；小枝粗壮，淡黄色或灰黄色，嫩枝有绢状毛，冬芽粗大，圆锥形，长约4cm，密被淡黄褐色柔毛。单叶互生，常7～9片集生枝顶。叶片革质，倒卵形或椭圆状倒卵形，长20～45cm，宽10～24cm，先端钝圆而具短尖头，基部楔形至圆形，背面幼时有灰白色柔毛，后变粉白；叶柄粗壮，长2～5cm；托叶痕延至叶柄中部以上。花单生枝顶，与叶同时开放，白色，芳香；花梗粗壮而短，密被丝状白毛；花被片9～12片，外轮3片反卷，匙状倒卵形，长8～10cm，宽3～4cm，其余的呈长圆状匙形或长圆形，常比外轮早落；雄蕊多数，长2～3cm，花丝红色；雌蕊多数，分离；聚合蓇葖果长圆形，长10～12cm，直径约5cm；种子三角状倒卵形，红色。花期4～5月，果期9～10月。

【分布生境】缙云山、七马门耕地中有栽培。城口、巫山、奉节、开县、云阳、酉阳、秀山、黔江、彭水、石柱、南川、北碚等区县，海拔300～1500m处有栽培或野生。

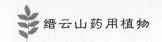

【药用部分】树皮及花、果药用。

【采集期】立夏至夏至,砍取树枝剥皮;春末夏初采花;秋季采果。

【药性功能】皮:辛、苦、温。温中下气,化湿行气。花果:微苦、温,宽中利气,归胃、大肠经。

【主治病症】皮:治胸腹胀痛,消化不良,肠梗阻,痢疾,痰饮喘满。花果:治感冒咳嗽,胸闷不适。

【用量用法】3~9g,水煎服。

【附方】①治腹满痛、大便秘:厚朴、枳实各 9g,大黄 6g,水煎服。

②治急性肠炎、细菌性痢疾:厚朴适量研末,每服 3g,或加适量面粉,制成糊丸,每服 5~9g,每日 2~3 次。

(①②方出自《全国中草药汇编》)

【附注】气虚、津伤血枯者及孕妇慎服。

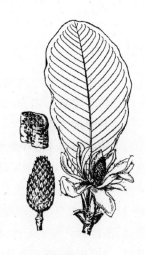

厚朴

143.荷花玉兰

【别名】洋玉兰、广玉兰、百花果。

【拉丁学名】*Magnolia grandiflora* L.

【分类地位】木兰科,木兰属。

【形态特征】常绿乔木,高达 20m 或以上。树皮淡褐色或灰色,薄鳞片状开裂,芽和幼枝有锈色绒毛。单叶互生。叶片厚革质,长椭圆形或倒卵状椭圆形,长 16~20cm,宽 4~16cm,先端短尖或钝,基部宽楔形,上面深绿色,有光泽,下面淡绿色有锈色绒毛,边缘全缘;叶柄长 2~3cm,被褐色短柔毛;托叶与叶柄分离;花大,单生枝顶,白色,芳香,直径 15~20cm;花梗粗壮,密被锈色细绒毛;花被片 9~12 片,倒卵形,厚肉质,长 6~10cm,雄蕊多数,花丝扁平,紫色;心皮密被长绒毛,花柱呈卷曲状。聚合蓇葖果圆柱形,长 7~10cm,直径 4~5cm,密被锈色或淡黄灰色绒毛;蓇葖卵圆形,顶端有外弯的喙。花期 6 月,果期 8~10 月。

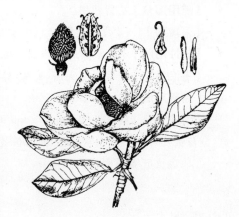

荷花玉兰

【分布生境】缙云寺附近有栽培。重庆各区县广泛栽培。原产北美洲。

【药用部分】花、树皮药用。

【采集期】5~6 月采集花蕾,树皮随时可采。

【药性功能】微辛、温,无毒。祛风散寒,行气止痛。

【主治病症】主治外感风寒,头痛鼻塞,脘腹胀痛,呕吐腹泻,高血压病,偏头痛。

【用量用法】花 3~6g,树皮 6~9g,水煎服。

【附方】①治风寒感冒、头痛鼻塞:荷花玉兰花 10g,白芷 10g,共研细末,每日 3 次,每次 6g,白开水冲服。(出自《四川中药志》1979 年版)

②治偏头风:洋玉兰树皮,糯稻草(烧灰)捣烂敷患处。(出自《湖南药物志》)

144.白兰

【别名】黄葛兰、白兰花、白缅花、白玉兰。

【拉丁学名】*Michelia alba* DC.

【分类地位】木兰科,含笑属。

【形态特征】常绿乔木,高可达 20m,树干直立,树皮灰白色,幼枝和芽密被淡黄白色柔毛。叶互生,叶片长椭圆形或披针状椭圆形,长 13～24cm,宽4.5～9cm,先端渐尖或尾状渐尖,基部宽楔形,全缘,无毛或下面叶脉有疏生柔毛;叶柄长 1.5～2cm,托叶痕可达叶柄中部。花单生于叶腋,白色,芳香,花被片 10 片以上,条形,长3～4cm,宽 3～5mm;雄蕊多数,花丝扁平;雌蕊群基部有长约4mm的柄,心皮多数,成熟时随着花托的伸长而成疏生的穗状聚合果。蓇葖革质。花期 4～10 月。

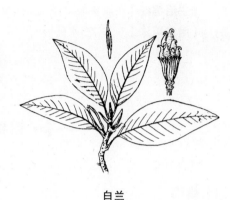

白兰

【分布生境】各地栽培。重庆各区县低海拔地区有栽培。

【药用部分】根、叶、花药用。

【采集期】夏、秋采集,鲜用或晒干。

【药性功能】辛、苦、微温。化湿,利尿,行气,止咳,化痰。

【主治病症】根:治泌尿系统感染,小便不利;叶:治支气管炎,泌尿系统感染,小便不利;花:治支气管炎,百日咳,胸闷,口渴,前列腺炎,白带。

【用量用法】根、叶:15～30g,花:6～12g,水煎服。

【附方】①治急性泌尿系统感染:白兰花根 60g 或叶 30g,水煎服,每日 1～2 剂。(出自《全国中草药汇编》)

②治中暑头晕胸闷:白兰花 5～7 朵,荷叶少许,开水冲服。

③治咳嗽:白兰花 5～7 朵,水煎调蜂蜜适量服,每日 1 剂。

(②③方出自《福建药物志》)

145.华中五味子

【别名】秤杆麻、西五味子。

【拉丁学名】*Schisandra sphenanthera* Rehd. et Wils.

【分类地位】木兰科,五味子属。

【形态特征】落叶木质藤本。小枝红褐色,老枝灰褐色,皮孔明显。叶片宽倒卵形、宽椭圆形至卵状披针形,纸质,无毛,长 5～10cm,宽3～7cm,先端急尖或渐尖,基部楔形或宽楔形,边缘具稀疏细锯齿,上面暗绿色,背面淡绿色;叶柄长 2～3cm,红色。花单性,雌雄同株,单朵生于叶腋,花被片橙黄色或带红色,花梗长 2～4cm,下垂;雄花具雄蕊 10～15 枚,花丝短,花药顶端凹入或截形;雌花具雌蕊 30～60 枚,螺旋排列于花托上,受粉后花托逐渐伸长,聚合果穗状,长 6～17cm。下垂,小浆果深红色;种子肾形,褐色。花期 5～6 月,果实成熟期 8～9 月。

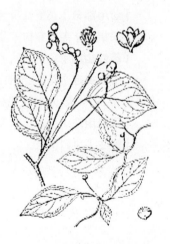

华中五味子

【分布生境】产于缙云山海螺垭口以西下方,海拔约 750m 处灌丛中。城口、巫溪、巫山、奉节、云阳、彭水、南川、石柱、黔江、丰都、酉阳等区县有分布。

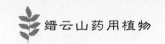

四川、陕西、甘肃、江西、云南等省也有分布。

【药用部分】果实药用。

【采集期】8～9月份采收。

【药性功能】酸、温。敛肺,滋肾,止汗,止泻,涩精,益气生津,宁心安神。

【主治病症】久咳虚喘,自汗盗汗,梦遗滑精,久泻不止,神经衰弱,心悸失眠。

【用量用法】3～9克,水煎服。

➳• 蜡梅科（Calycanthaceae）•➳

146.蜡梅

【别名】黄梅花、铁筷子、黄蜡梅。

【拉丁学名】_Chimonanthus praecox_ (L.) Link.

【分类地位】蜡梅科,蜡梅属。

【形态特征】落叶灌木,高2～4m。老枝灰褐色,圆柱形,皮孔明显,嫩枝方形,被柔毛;冬芽具覆瓦状鳞片;叶对生,具短柄,叶片椭圆状卵形或卵状披针形,长5～18cm,宽3～7.5cm,先端渐尖,基部宽楔形或圆形,表面粗糙,全缘。花生于二年生枝条的叶腋,先叶开放;花黄色,芳香;苞片多数,渐次增大;花被片卵状椭圆形,外方花被片蜡黄色,内方花被片较短,淡黄色,具爪和紫色纹;雄蕊5～6枚,花丝短,花药外向,纵裂,包围花柱;心皮多数,分离,生于壶形花托内,花柱紫色,伸出壶口外;花托随果实发育而增大,形成坛状或倒卵状椭圆形的假果,长2～3cm,口部收缩,被丝状毛。瘦果包于假果内。种子1粒。花期1～2月,果期6～7月。

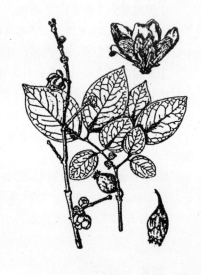

蜡梅

【分布生境】缙云寺等处有栽培。重庆各区县广泛栽培,巫溪等地有野生。

【药用部分】花蕾及根药用。

【采集期】冬末春初采集。

【药性功能】花蕾:辛、凉,解暑生津,开胃散郁,止咳。根、根皮:辛、温,祛风,解毒,止血。

【主治病症】花蕾:治暑热头晕,呕吐,气郁胃闷,麻疹,百日咳;外用,浸于花生油或菜油中成"蜡梅花油",治烧烫伤,中耳炎,用时搽患处或滴注耳心。根:治风寒感冒,腰肌劳损,风湿关节炎。根皮:外用治刀伤出血。

【用量用法】花蕾:3～6g;根:15g,均用水煎服。根皮(剥去外皮)研末,敷患处。

【附注】孕妇慎服。

——— 樟科（Lauraceae）———

147.樟

【别名】香樟。

【拉丁学名】*Cinnamomum camphora* (L.) J. Presl

【分类地位】樟科,樟属。

【形态特征】常绿高大乔木,高达 30m,树皮灰黄褐色,呈不规则纵裂。叶互生,薄革质,叶片卵形或卵状椭圆形,长 4～9.5cm,宽3～5.5cm,先端急尖或渐尖,基部楔形或宽楔形,上面深绿色,下面灰绿色,叶脉两面凸起,下面脉腋有明显的腺窝,揉烂有香味;叶柄长 2～3cm,无毛。圆锥花序腋生,无毛;花两性,长约 3mm,绿白色或黄绿色;花梗长 1～2mm;花被裂片 6 片,椭圆形,外面无毛,内面密被短柔毛;能育雄蕊 9 枚,花药4 室,花丝被短柔毛,第三轮雄蕊每个花丝基部有 2 枚无柄腺体,退化雄蕊 3 枚,箭头状;子房球形,无毛,柱头小,盘状。果球形,直径 6～8mm,熟时紫黑色;果托杯状,果粳向上增粗。花期 4～6 月,果期 8～11 月。

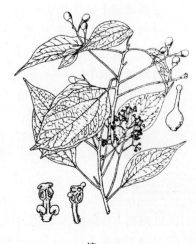

樟

【分布生境】绍隆寺至缙云寺沿公路边有栽培。重庆各区县,低海拔地区普遍有栽培。

【药用部分】根、木材、树皮、叶及果实入药。

【采集期】根、枝叶、木材全年可采,果秋冬季采。

【药性功能】辛、温,有小毒。归心、脾经。祛风散寒,理气活血,止痛止痒。

【主治病症】根、木材:感冒头痛,风湿骨痛,跌打损伤,克山病。皮、叶:外用治慢性下肢溃疡,皮肤瘙痒。果:胃腹冷痛,食滞,腹胀,胃肠炎。

【用量用法】根、木材:15～36g,水煎服。皮、叶:外用适量煎水洗患处。果:9～15g,水煎服。

【附方】①治感冒风寒、风湿痹痛、跌打损伤:根或树皮 9～15g,水煎服。

②治皮肤瘙痒、荨麻疹:叶或树皮适量,水煎外洗患处。

（①②方出自《浙江药用植物志》）

【附注】胃中虚弱者禁用。

148.毛桂

【别名】假桂皮、山桂皮、土肉桂、三条筋、蜀桂。

【拉丁学名】*Cinnamomum appelianum* Schewe

【分类地位】樟科,樟属。

【形态特征】常绿小乔木,高 4～6m,树皮灰褐色或绿色,当年生枝密被灰黄色毡毛,后脱落,老枝无毛。叶对生或近互生;叶片椭圆形、椭圆状披针形至卵形或卵状椭圆形,长 5.5～11cm,宽 2.5～5cm,先端长渐尖至短渐尖,基部楔形至近圆形,革质,嫩叶上、下两面均有毛,上面毛较疏,下面较密,后渐脱落,上面深绿色,下面淡绿色,离基三出脉,直达叶端,腹面稍凹,背面显著隆起;叶柄粗壮,长0.4~1.2cm,初被灰黄色毛,后渐脱落。花序圆锥状、总状或聚伞状,腋生或着生于新枝基部,或簇生于无叶的缩短新枝上,长2~5cm,具花3~10朵;花黄绿色;花被长约4.5mm,两侧被短柔毛,裂片6片;能育雄蕊9枚,稍短于花被,花丝具毛,退化雄蕊三角状箭头形,具短柄;子房宽卵状或椭圆状,柱头盾状;果长圆形;果托环状,顶端有齿裂。花期3~5月,果期10~11月。

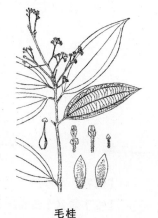

毛桂

【分布生境】产于海螺垭口、洛阳桥、乌龙沟、板子沟一带。奉节、秀山、彭水、丰都、南川、长寿、巴南、北碚、合川、永川、江津、大足,海拔300~800m处有分布。

【药用部分】树皮代肉桂用。

【采集期】7~8月份采树皮。

【药性功能】甘、辛、大热。温中补阳,散寒止痛。

【主治病症】主治胃腹冷痛,虚寒泄泻,肾阳不足,寒痹腰痛,肺寒喘咳。

【用量用法】1~4.5g,水煎服。

【附注】①同属植物:香桂(*C. Subavenium* Miq.)产于洛阳桥等处,和天竺桂(*C. Japonicum* Sieb.)各处道旁栽培,其树皮也常代肉桂用。

②阴虚、实热及孕妇忌服。

149.檫木

【别名】独脚樟、半枫樟、枫荷桂、天鹅枫。

【拉丁学名】*Sassafras tzumu* (Hemsl.) Hemsl.

【分类地位】樟科,檫木属。

【形态特征】落叶乔木,高可在30m以上,树皮灰褐色,不规则纵裂;小枝粗壮,暗褐色,有纵棱,嫩枝有毛,后脱落,老枝无毛。单叶互生,常聚生于枝条顶端,叶片形态多变,卵形、倒卵形或椭圆形,上部常裂成3裂片,先端及裂片先端钝,基部楔形、宽楔形或近圆形,上面绿色,下面灰绿色,长12~20cm,宽8~12cm,无毛或下面叶脉有疏毛;叶柄长1~5cm,鲜时常带红色。总状花序顶生,花先叶开放,黄色,两性或有时两性花中雄蕊或雌蕊退化而成杂性异株;花被片6片,披针形,

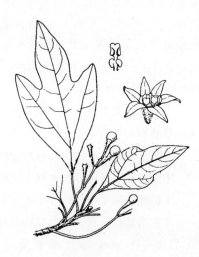

檫木

长3.5mm;能育雄蕊9枚,花药4室,内向瓣裂,不育雄蕊3枚;子房卵形,花柱细长,柱头盾状。核果近球形,熟时蓝黑色,带有蜡状白粉,直径约7mm;果托浅碟状;果梗向上增粗,呈淡红色。花期3~4月,果期5~9月。

【分布生境】缙云寺、绍隆寺引种栽培,生长良好,开花结果。城口、巫山、巫溪、秀山、綦江、涪陵、万盛、江津有分布。

【药用部分】根、树皮及叶入药。

【采集期】根、树皮秋后采,叶春夏季采。

【药性功能】甘、淡、温。祛风除湿,活血散瘀,止血。

【主治病症】主治风湿痹痛,腰肌劳损,跌打损伤,半身不遂。外用治外伤出血,关节炎。

【用量用法】15~30g,水煎服,或浸酒服。外用:捣烂敷患处。

【附方】治半身不遂:檫树根皮(去栓皮)加酒炒热用30g,水煎服,每日早晚2次。(出自《浙江天目山药用植物志》)

【附注】孕妇禁服。

150.山胡椒

【别名】牛筋条、假死柴。

【拉丁学名】*Lindera glauca*（Sieb. et Zucc.）Bl.

【分类地位】樟科，山胡椒属。

【形态特征】落叶灌木或小乔木，高可达8m；根粗壮，坚硬，灰白色，干燥后有鱼腥臭味；树皮平滑，灰色或灰白色。小枝幼时白黄色，有丝状毛，后脱落变无毛。叶互生，叶片宽椭圆形、椭圆形、倒卵形及狭倒卵形，长4～9cm，宽2～4cm，先端渐尖，基部楔形，上面深绿色，下面灰白色，被白色柔毛，老叶只脉上有毛，全缘，纸质；叶柄短，长约2mm。花序伞形，腋生，雌雄异株；雄花花被裂片椭圆形，长2.5mm，外面脊部被柔毛；雄蕊9枚，花丝无毛，退化雌蕊细小，椭圆形，长约1mm，花梗长约1.2mm。雌花花被片黄色，卵形，雌蕊长2.5mm，子房椭圆形。果球形，黑色，果托极小，盘状。花期3～4月，果期9月。

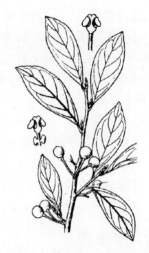

山胡椒

【分布生境】缙云山九峰普遍分布。重庆各区县海拔950m以下有分布。

【药用部分】根、枝、叶、树皮、果实入药用。

【采集期】秋季采集。

【药性功能】辛、温。祛风活络，解毒消肿。

【主治病症】主治胃痛气喘，风寒头痛，肾炎水肿。

【用量用法】15～30g，水煎服。

【附方】①治气喘：山胡椒果实60g，猪肺1副，加黄酒、淡味或略加糖炖服。一、二次吃完。（出自江西《草药手册》）

②治劳伤过度、浮肿、四肢酸麻、食欲不振：根60g，水煎，加红糖服。（出自《浙江药用植物志》）

③治中风不语：山胡椒干果、黄荆子各3g，共捣碎，开水泡服。（出自《陕西中草药》）

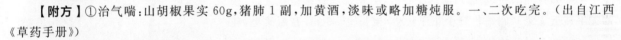

毛茛科（Ranunculaceae）

151.小木通

【别名】过山龙、毛蕊铁线莲、川木通。

【拉丁学名】*Clematis armandii* Franch.

【分类地位】毛茛科，铁线莲属。

【形态特征】常绿木质藤本，长达6m，茎圆柱形，有纵条纹。叶对生，三出复叶，小叶革质，全缘，狭卵形至披针形，长8～12cm，宽2～5cm，先端渐尖，基部圆形或浅心形，两面无毛，叶脉在上面隆起；叶柄长5～7.5cm。聚伞花序圆锥状，顶生或腋生，腋生花序基部具多数鳞片，总花梗长3.5～7cm，下部苞片长圆形，常3浅裂，上部苞片披针形或钻形；萼片4，白色，长圆形或椭圆形，长1～4cm，外面边缘有短绒毛；无花瓣；雄蕊多数，无毛，花药长圆形；心皮多数。瘦果扁，椭圆形，长3mm，疏生伸展的柔毛，宿存花柱羽毛状，长达5mm。花期3～4月，果期4～7月。

【分布生境】产于大湾竹林下面沟边、乌龙沟林边及阴处。城口、巫溪、开县、奉节、酉阳、万州、南川、江津、北碚,海拔300～2000m处有分布。

【药用部分】藤茎入药。

【采集期】9～10月采集。

【药性功能】淡、微苦、寒。舒筋活血,去湿止痛,解毒利尿,通经下乳。

【主治病症】主治水肿,淋证,口舌生疮,湿热痹痛,筋骨酸痛,闭经,乳汁不通。

【用量用法】3～6g,水煎服。

【附方】治尿路感染:川木通、车前子、生蒲黄、萹蓄各9g,水煎服。(出自《全国中草药汇编》)

【附注】气弱津伤、遗尿滑精、小便过多者及孕妇禁服。

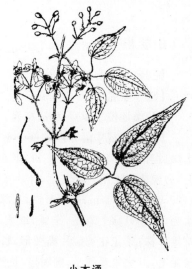

小木通

152.小蓑衣藤

【别名】风藤草、细木通、小木通、木通。

【拉丁学名】*Clematis gouriana* Raxb. ex DC.

【分类地位】毛茛科,铁线莲属。

【形态特征】木质藤本,长可达5m。茎有纵条纹。叶对生,一回羽状复叶,小叶3～7片,通常5片;小叶片卵形或长卵形,长3～11cm,宽1～5cm,先端渐尖,基部圆形或浅心形,全缘或偶有锯齿状牙齿,两面无毛或近无毛。圆锥状聚伞花序腋生,梗长2～8cm,有短柔毛,花序梗基部有1对叶状苞片;花两性,直径1.5～2cm;萼片4片,开展,白色,椭圆形或倒卵形,长5～9mm,顶端钝,两面有短柔毛;花瓣无;雄蕊多数,无毛;心皮多数,花柱有长柔毛。瘦果纺锤形或狭卵形,有柔毛,长3～5mm,宿存花柱长达3mm。花期9～10月,果期11～12月。

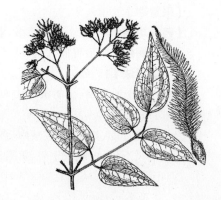

小蓑衣藤

【分布生境】产于缙云寺、北温泉等地路旁、沟边。城口、巫溪、秀山、南川、北碚,海拔350～1800m有分布。

【药用部分】根、茎、叶药用。

【采集期】8～10月采集。

【药性功能】甘、苦、平。祛风清热、和络止痛。

【主治病症】主治风湿痹痛,风疹瘙痒,疥疮肿毒,目赤肿痛,小便不利。

【用量用法】6～9g,水煎服。外用,煎汤洗或捣烂敷患处。

【附方】①治头痛:用风藤草鲜茎捣烂。加葱、姜适量,炒热包太阳穴。(出自《云南中草药》)

153.还亮草

【别名】山芹菜、野芫荽。

【拉丁学名】*Delphinium anthriscifolium* Hance

【分类地位】毛茛科,翠雀属。

【形态特征】一年生草本,高20～50cm,茎、花序轴及花梗有反曲细柔毛。叶片菱状卵形或三角状卵形,有长叶柄；二至三回羽状全裂，基部裂片斜卵形，羽状分裂，上端叶片少裂或不裂而成狭卵形或披针形。总状花序具花 2～15 朵，小苞片生花梗中部，条形，花淡蓝紫色，直径不超过 1.5cm；萼片 5 片，椭圆形或狭椭圆形，长约 8mm，距长约 1cm；花瓣 2 瓣，不等 3 裂；退化雄蕊 2 枚，瓣片微凹或 2 浅裂，偶不分裂或分裂达中部；心皮 3 个，离生，子房被毛。蓇葖果。花期 4～5 月，果期 5～7 月。

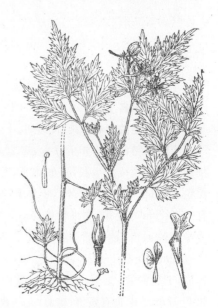

还亮草

【分布生境】产于北温泉等地山坡、山沟杂木林中或草丛中。南川、北碚等区县有分布。

【药用部分】全草药用。

【采集期】7～10 月采收。

【药性功能】辛、温，有毒。祛风通络，消食，解毒。

【主治病症】治风湿痹痛，半身不遂，食积腹胀，荨麻疹，痈疮癣癞。

【用量用法】内服 3～6g，水煎服。外用，鲜草适量捣烂敷患处。

【附方】①治荨麻疹：还亮草煎水熏洗。（出自《安徽中草药》）

②治风湿关节痛、疮疖、顽癣：鲜还亮草捣烂敷患处。（出自《湖南药物志》）

154.天葵

【别名】紫背天葵、天葵草、散血球、金耗子屎。

【拉丁学名】*Semiaquilegia adoxoides* (DC.) Makino

【分类地位】毛茛科，天葵属。

【形态特征】多年生草本，高 10～30cm。块根肉质，长 1～2.5cm，粗 3～6mm，外皮棕黑色，下部有分枝和须根。茎自块根抽出，上部有分枝。基生叶多数，一回三出复叶，小叶扇状菱形或倒卵状菱形，长 0.6～2.5cm，宽 1～2.8cm，3 深裂，裂片疏生粗齿，上面绿色，下面紫色；叶柄长 3～12cm。花序有 2 至数朵花；萼片白色，略带淡紫色，狭椭圆形，长 4～6mm；花瓣淡黄色，比萼片短，下部管状，基部有距；雄蕊 8～14 枚，退化雄蕊 2 枚；心皮 3～5 个，花柱短，先端向外反卷。蓇葖果 3～4 个，先端有细喙。种子多数，卵状椭圆形，黑色。花期 3～4 月，果期 4～5 月。

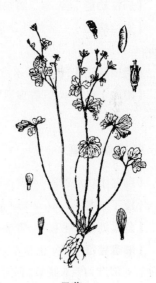

天葵

【分布生境】产于桥沟等地山坡林下阴湿处。奉节、酉阳、南川、江津、江北、北碚、合川，海拔 200～1100m 处有分布。

【药用部分】全草药用。

【采集期】立春至清明间采。

【药性功能】甘、苦、寒。有小毒。清热解毒，利尿消肿。

【主治病症】主治疗疮疖肿，乳腺炎，扁桃体炎，淋巴结核，跌打损伤，蛇咬伤。

【用量用法】3～9g，水煎服。外用，鲜品适量捣烂敷患处。

【附方】①治缩阴症：天葵 15g，煮鸡蛋食。（出自《湖南药物志》）

②治尿路结石：鲜天葵草、鲜天胡荽各 30g，鸡内金 9g，水煎服。（出自《中药大辞典》）

③治急性扁桃体炎：紫背天葵块根 10～15 个，捣烂，煎服。（出自《全国中草药汇编》）

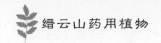

155.黄连

【别名】川连、鸡爪连、王连、支连。

【拉丁学名】*Coptis chinensis* Franch.

【分类地位】毛茛科,黄连属。

【形态特征】多年生草本,高20～50cm。根状茎柱状,常有数个粗细相等的分枝成簇生长,形如鸡爪,节多而密,有极多须根,断面皮部红棕色,木质部金黄色,味苦。叶基生,叶片坚纸质,三角卵形,长3～8cm,宽2.5～7cm,3全裂,中央裂片有小叶柄,卵状菱形,先端急尖,羽状深裂,边缘有锐锯齿,侧生叶片不等2深裂,表面沿叶脉被短柔毛;叶柄长5～12cm。花葶1～2枝,高12～25cm;聚伞状花序有花3～8朵,苞片披针形,羽状深裂;花小,萼片5片,黄绿色,狭卵形,较花瓣长约1倍;花瓣长5～7mm,中央有蜜槽;雄蕊约20枚,长3～6mm;心皮8～12个。蓇葖果长6～8mm,有细梗。花期2～3月,果期4～6月。

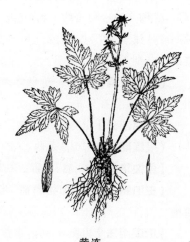

黄连

【分布生境】石华寺有栽培。黄连生于海拔1000～2000m的山地密林中或山谷阴凉处。城口、奉节、开县、綦江、石柱、南川、万盛、黔江、江津等地野生或栽培。

【药用部分】根状茎药用。

【采集期】全年可采,冬季较佳。

【药性功能】苦、寒。清热燥湿,泻火解毒。

【主治病症】主治急性结膜炎,急性细菌性痢疾,急性肠胃炎,热盛心烦,痈疖疮疡,口疮,吐血,衄血,烧伤。

【用量用法】1.5～3g,水煎服。外用适量研粉敷患处或浸乳汁点眼。

【附注】胃虚呕恶、脾虚泄泻者慎服。

156.多枝唐松草

【别名】软水黄连、水黄连、土黄连。

【拉丁学名】*Thalictrum ramosum* Boivin

【分类地位】毛茛科,唐松草属。

【形态特征】多年生草本,全株无毛。茎高12～45cm,有分枝。基生叶和茎下部叶均具长柄,二回至三回三出复叶,叶片长7～15cm,小叶宽倒卵形、近圆形或宽卵形,长0.7～2cm,宽0.5～1.5cm,不明显3浅裂,并具多数浅圆齿,下面脉隆起。单歧聚伞花序具花2～3朵,花梗细,长5～10mm,花直径约4mm;萼片4片,白色或带紫色,卵形;花瓣无;雄蕊16～24枚,花丝丝状,花药长圆形;心皮6～16枚,花柱向外弯。瘦果狭卵形或纺锤形,长3.5～4.5mm,无柄,有8条纵肋,花柱宿存。花期4月,果期5～6月。

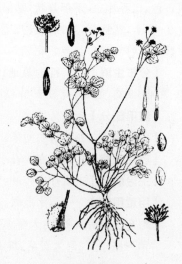

多枝唐松草

【分布生境】产于桥沟等地丘陵或低山灌丛中。北碚海拔250m处有分布。

【药用部分】全草入药用。

【采集期】6～7月采收。

【药性功能】苦、寒。清热利湿,解毒。

【主治病症】主治目赤肿痛,痢疾,肝炎,黄疸,痈肿疮疖。

【用量用法】9～15g,水煎服。外用,捣烂敷患处或煎水洗。

【附注】脾胃虚寒慎服。

157.短梗箭头唐松草

【别名】箭头唐松草、硬水黄连、水黄连、黄脚鸡。

【拉丁学名】*Thalicturm simplex* L. var. *brevipes* Hara

【分类地位】毛茛科,唐松草属。

【形态特征】多年生草本,高50～150cm。茎直立,下部常不分枝,上部有向上直展的分枝,全株无毛。根多数,较粗,断面黄色。基生叶为二至三回三出羽状复叶,茎上部为一至二回三出羽状复叶,小叶片楔形、倒卵形或披针形,长1～4.5cm,宽0.5～2cm,基部楔形至近圆形,先端常3浅裂或2裂,裂片全缘或有2～3个缺刻状小牙齿,裂片三角形、卵形或披针形,先端急尖,脉下部隆起,具短柄或无柄。花序圆锥状,分枝近直展;花直径约6mm;萼片4,卵形,长约2mm;无花瓣;雄蕊多数,长约5mm,花药具短尖,花丝丝状;心皮6～12个,柱头具翅,三角形。瘦果狭卵形,长约3mm;果梗长3～3.5mm。花期6～7月,果期7～8月。

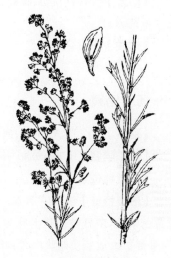

短梗箭头唐松草

【分布生境】产于桥沟等地草坡及林下。丰都、北碚海拔250m左右有分布,南川有栽培。

【药用部分】根或全草药用。

【采集期】春、秋季挖根,7～9月采全草。

【药性功能】苦、寒。清热利尿,解毒,退黄疸。

【主治病症】主治黄疸,腹水,小便不利,痢疾,肺热咳喘,目赤肿痛,鼻疳。

【用量用法】根:3～6g,全草:9～30g,水煎服。外用适量煎水洗。

【附方】治眼结膜炎:水黄连、千里光、野菊花各15g,水煎熏洗。(出自《全国中草药汇编》)

【附注】脾胃虚寒者慎服。

158.打破碗花花

【别名】湖北秋牡丹、青水胆、野棉花、拐角七。

【拉丁学名】*Anemone hupehensis* Lem.

【分类地位】毛茛科,银莲花属。

【形态特征】多年生草本,高20～120cm。根长约10cm,直径4～7mm。基生叶3～5片,长10～40cm,三出复叶或少数为单叶,小叶卵形,长4～11cm,宽3～10cm,不分裂或不明显3～5浅裂,边缘有牙齿,下面疏生短毛。花葶直立,疏生柔毛;聚伞花序单一或二至三回分枝,总苞片2～3片,叶状;萼片5片,花瓣状,红紫色,长2～3cm,外面密生柔毛;无花瓣;雄蕊多数,花药淡黄色;心皮多数,生于球形的花托上,有长柄,被短柔毛。聚合果球形,直径约1.5cm;瘦果长约3.5mm,密被绵毛。花期10月,果期第二年4～5月。

【分布生境】产于缙云寺及破空塔、北温泉大池前阴湿处或沟边。重庆各区县,海拔1800m以下有分布。

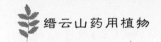

【药用部分】根或全草入药。

【采集期】夏秋采集。

【药性功能】茎、叶:辛、苦、温;有大毒,用于杀虫。根:苦、温;有毒。

【主治病症】全草捣烂投入粪坑或污水中,杀蛆虫、孑孓。茎叶治顽癣。根:治痢疾,肠炎,蛔虫病,跌打损伤。

【用量用法】1.5～3g,水煎服。茎叶外用适量,鲜品捣烂绞汁搽患处。

【附方】治跌打损伤、腰痛:打破碗花花 3～9g,泡酒服。(出自《湖北中草药志》)

【附注】孕妇忌服。

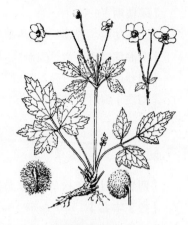

打破碗花花

159.扬子毛茛

【别名】辣子草、野芹菜、鸭脚板草、水辣菜。

【拉丁学名】*Ranunculus sieboldii* Miq.

【分类地位】毛茛科,毛茛属。

【形态特征】多年生草本。茎常匍匐地上,长 20～50cm,生白色或淡黄色柔毛,多分枝。基生叶为三出复叶;叶柄长 2～5cm,密生开展柔毛,基部扩大成膜质鞘状抱茎;叶片宽卵形,长 2～5cm,宽 3～6cm,下面疏被柔毛,中央小叶宽卵形或菱状卵形,3 浅裂至深裂,裂片上部生锯齿,侧生小叶较小,不等 2 裂,具短柄;花两性,直径 1.2～1.8cm,与叶对生,花梗长 3～8cm,密生柔毛;萼片 5 片,狭卵形,外面有柔毛;花瓣 5 瓣,狭卵形或近椭圆形,黄色,基部有长爪,基部密腺有鳞片;雄蕊 20 个以上,花药长约 2mm;心皮多数。瘦果扁平,边缘较宽,显著,中部突起,果喙短钩状,长约 4.5mm。花期 4～6 月,果期 6～10 月。

扬子毛茛

【分布生境】产于青龙寨、么店子、杉木园等地,山坡、林边及平坝湿地。重庆各区县,海拔 150～1700m 处有分布。

【药用部分】全草药用。

【采集期】夏、秋采集。

【药性功能】辛、苦、温。有毒。除痰截疟,解毒消肿。

【主治病症】主治疟疾,瘰肿,毒疮,跌打损伤。

【用量用法】3～4.5g,煎水服。外用适量捣烂敷患处。

【附注】多作外用,内服宜慎。敷药时间不要太久,以防刺激皮肤起泡。

160.禺毛茛

【别名】鹿蹄草、自蔻草、假芹菜、自扣草、田芹菜。

【拉丁学名】*Ranunculus cantoniensis* DC.

【分类地位】毛茛科,毛茛属。

【形态特征】多年生草本，高 25～60(90)cm。须根多数，簇生。茎直立，上部有分枝，密生黄白色毛。叶多为三出复叶，叶片宽卵形，长约4cm，宽约5cm，中间小叶椭圆形或菱形，3裂，边缘有粗锯齿，侧生小叶不等 2 或 3 深裂；基生叶和茎下部叶有长柄，茎生叶叶柄向上逐渐变短，顶生叶近无柄。花黄色，直径 1～1.5cm；萼片 5 片，船形，外反，长约3mm，有糙毛；花瓣 5 瓣，椭圆形，长 5～6mm，黄色，基部有爪，密腺被有鳞片；雄蕊多数；花托长圆形，有白色短毛；心皮多数，无毛。瘦果扁，狭卵形，长3～4mm，边缘有棱翅，喙长约 1mm。花果期 4～7 月。

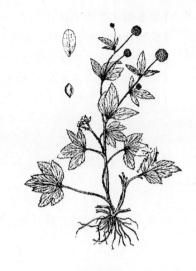

禹毛茛

【分布生境】产于么店子，生于丘陵或平坝田边、沟旁水湿地。南川、合川、北碚，海拔 500～1000m 处有分布。

【药用部分】全草药用。

【采集期】夏秋采集。

【药性功能】辛、微苦、温，有毒。归肝经。清肝明目，除湿解毒，截疟。

【主治病症】主治眼翳，黄疸，风湿关节炎，疟疾。

【用量用法】本品有毒，一般不内服。只捣烂外敷。

【附方】①治角膜云翳：禹毛茛全草捣烂，取豆粒大小，敷手腕部桡动脉寸关尺的寸部，左眼敷右手，右眼敷左手，双眼敷双手，至起水泡止，然后挑破水泡，外敷消炎药膏预防感染。

②治急性黄疸：禹毛茛全草洗净捣烂，敷于手臂三角肌下，8～12 小时起水泡，用针刺破，流出黄水后，用纱布包好。

（①②方出自《全国中草药汇编》）

③治风湿性关节炎、类风湿性关节炎：禹毛茛全草捣烂，贴敷穴位，发泡即除去。（出自南京药学院《中草药学》）

④治疟疾：禹毛茛鲜品捣烂，垫纱布，包大椎、间使、合谷穴，在发作前 2～3 小时包。

⑤治淋巴结核：禹毛茛适量，入油中熬成膏或用凡士林调匀涂患处。

（④⑤方出自《云南中药志》）

161.石龙芮

【别名】鸭巴掌、水堇、水黄瓜香。

【拉丁学名】*Ranunculus sceleratus* L.

【分类地位】毛茛科，毛茛属。

【形态特征】一年生草本，高 15～50cm，须根簇生。茎直立，上部多分枝，疏生柔毛，后脱落变无毛。基生叶和茎下部叶有长柄；叶片宽卵形，长3～5cm，宽 4～7cm，3 深裂，中央裂片菱状倒卵形，先端 3 浅裂，全缘或有疏齿，侧生裂片 2 或 3 浅裂；茎上部叶向上逐渐变小，3 深裂，裂片披针形或窄倒卵形。聚伞状花序具花多数；花两性，直径约8mm；花萼5片，淡绿色，船形，长 2.5～3.2mm，外面被短柔毛；花瓣 5 瓣，狭倒卵形，黄色，长1.5～3mm，基部蜜槽不具鳞片；雄蕊 10～20 枚，花药卵形；心皮70～130 个，无毛，花柱短。瘦果多数，密集于圆柱形的花托上，形成聚合果，长约1cm；瘦果宽卵形，扁，长约1.2mm，先端有喙。花期 4～6 月，果期 5～8 月。

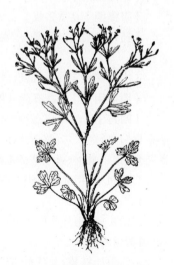

石龙芮

【分布生境】产于桥沟、柳家坡溪沟边或湿地。重庆各区县均有分布。

【药用部分】全草药用。

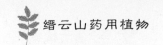

【采集期】夏季采收。

【药性功能】辛、苦、寒。有毒。拔毒,散结,截疟。

【主治病症】主治淋巴结核,疟疾,痈肿,毒蛇咬伤,乳腺癌,食管癌。

【用量用法】本品有毒,一般外用捣烂敷或熬成膏涂。但可治乳腺癌、食管癌,也有内服的。

【附方】①治淋巴结核:干全草适量,用油熬膏状涂敷患处。

②治疟疾:鲜全草适量捣烂,于发作前 6 小时敷大椎穴。

③治痈肿、蛇咬伤:鲜全草捣烂绞汁涂患处。

④治慢性下肢溃疡:鲜石龙芮全草,洗净,切碎,煮烂去渣,浓缩成膏,涂患处,每日 1 次,见愈后可隔日涂药 1 次。

(①～④方出自《全国中草药汇编》)

⑤治乳腺癌、食管癌:鲜石龙芮 30～60g,水煎服。(出自《云南中草药选》)

162.毛茛

【别名】鸭脚板、野芹菜、毛芹菜、辣子草。

【拉丁学名】*Ranunculus japonicus* Thunb.

【分类地位】毛茛科,毛茛属。

【形态特征】多年生草本,须根簇生。茎直立,中空,高30～60cm,上部有分枝,被伸展柔毛。基生叶和茎下部叶有长柄,长达 15cm,具伸展柔毛;叶片三角形,长 3～6cm,宽 5～8cm,基部心形,3 深裂,中央裂片菱形或倒卵形,3 浅裂,疏生锯齿,侧生叶片不等 2 裂;茎中部叶较小,叶柄较短,上部叶无柄 3 深裂,裂片披针形,有尖齿;聚伞花序具花数朵;花直径达 2cm;萼片 5 片;淡绿色,船状椭圆形,长45～60mm,外有柔毛;花瓣 5 瓣,黄色,倒卵形,长 6.5～11mm,基部密槽有鳞片;雄蕊多数;花托无毛;雌蕊多数,花柱短。聚合果近球形,直径 4～5mm;瘦果两面突起,边缘不显著,有短喙。花果期 4～9 月。

【分布生境】产于纸厂湾、海螺沟、缙云寺等地田边、沟边、林缘、湿草地。重庆各区县,海拔 200～2000m 有分布。

【药用部分】全草药用。

【采集期】夏季采收。

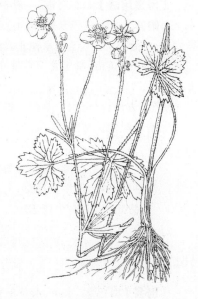

毛茛

【药性功能】辛、微苦、温。有毒。利湿,消肿,止痛,退翳,截疟,杀虫。

【主治病症】胃痛、黄疸、疟疾、淋巴结核、角膜云翳、癫头。

【用量用法】本品有毒一般不内服,只外敷。

【附方】①治胃病:新鲜毛茛洗净,捣烂加红糖少许,调匀,置于凹陷的橡皮瓶塞(如青霉素瓶塞)内,倒翻贴在胃俞、肾俞 2 穴,约 5 分钟,局部有蚁行感时除去。如发生水泡,不要弄破(可自行吸收),如有感染,可敷消炎药膏。(出自《全国中草药汇编》)

②治黄疸:用鲜毛茛捣烂成丸(如黄豆大),缚臂上,夜即起泡,用针刺破,放出黄水,黄疸自愈。(出自《药材资料汇编》)

③治疟疾:用鲜草捣烂,敷寸口脉上(太渊穴),用布包好,1 小时后,皮肤起水泡,去药,用针挑破水泡。(出自《湖南药物志》)

④治淋巴结核:毛茛根捣碎,视患处大小敷药,每次约 15 分钟或以病人有灼痛感为度,将敷药取下。(出自《四川中药志》)

•● 小檗科（Berberidaceae）●•

163.八角莲

【别名】一把伞、独脚莲、鬼臼、独叶一枝花。

【拉丁学名】*Dysosma versipellis*（Hance）M. Cheng ex Ying

【分类地位】小檗科，鬼臼属。

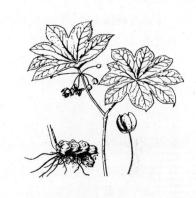

八角莲

【形态特征】多年生草本，高 10～40cm。根状茎粗壮，横走，有明显的结节，多须根；茎直立，不分枝，淡绿色，无毛。茎生叶 1～2 片，盾状，近圆形，直径可在 30cm 以上，4～9 掌状浅裂，裂片宽三角形，卵形或卵状长圆形，长 2.5～4cm，基部宽 5～7cm，顶端锐尖，边缘具细刺齿，上面无毛，下面疏生柔毛，叶脉明显隆起；叶柄长 10～20cm。花暗紫红色，5～8 朵或更多，呈伞形花序，生于近叶柄顶部离叶片不远处，花下垂；花梗细，长约5cm；萼片 6 片，外面疏生长柔毛；花瓣 6 瓣，勺状倒卵形；雄蕊 6 枚，药隔突出；子房上位，椭圆形，花柱短，柱头盾状。浆果椭圆形，长约4cm，径约3.5cm；种子多数。花期 4～6 月，果期6～10 月。

【分布生境】产于桂花湾附近阴湿沟谷中。城口、巫山、巫溪、奉节、酉阳、石柱、万州、涪陵、南川、江津、巴南区、璧山、北碚等区县，海拔300～2200m有分布。

【药用部分】全草药用。

【采集期】秋季采挖。

【药性功能】甘、微苦、凉。有毒。归肺、肝经。清热解毒，活血散瘀，化痰止咳。

【主治病症】主治咳嗽，咽喉肿痛，瘰疬，瘿瘤，无名肿毒，带状疱疹，毒蛇咬伤，跌打损伤，风湿痹痛，乳腺癌。

【用量用法】3～9g，水煎服。外用适量，捣烂或磨酒醋敷患处。

【附方】①治毒蛇咬伤：八角莲 9～15g，捣烂冲酒服，渣敷伤口周围。（出自《广西中草药》）

②治脱肛：八角莲根 10g，将药切细，用甜酒煎熬，内服，一次服完。（出自《贵州民间方药集》）

【附注】孕妇禁服，阳盛热极或体质虚弱者慎服。

164.南天竹

【别名】南天烛、山黄芩、天竹子。

【拉丁学名】*Nandina domestica* Thunb.

【分类地位】小檗科，南天竹属。

【形态特征】常绿灌木，高 1～3m。茎直立，圆柱形，丛生，少分枝，幼枝常呈红色，老时呈灰色。叶互生，常集生于茎上部，二至三回羽状复叶，长 30～50cm，小叶薄草质，有光泽，椭圆形或椭圆状披针形，长 2～8cm，宽0.5～2cm，先端渐尖，基部楔形，全缘，两面深绿色，冬季变红色，背面叶脉隆起，两面无毛；叶柄基部膨大呈鞘状包茎；无托叶。圆锥花序顶生，长 20～35cm；花小，白色，芳香，两性；萼片多轮，每轮 3 片，卵状三角形；花瓣

6瓣,长圆形;雄蕊6枚,与花瓣对生,花丝短;子房1室,具1～3粒胚珠,花柱短。浆果球形,鲜红色,偶有黄色,直径6～7mm,顶端有宿存花柱。种子扁圆形。花期4～6月,果期5～11月。

【分布生境】缙云寺、北温泉庭园有栽培。重庆各区县,海拔100m以下有栽培。

【药用部分】根、叶、果入药。

【采集期】冬至前后采果,根、叶全年可采。

【药性功能】根、茎:苦、寒;清热除湿,通经活络。果:苦、平;有小毒。止咳平喘。

【主治病症】根、茎:治感冒发烧,眼结膜炎,肺热咳嗽,湿热黄疸,急性肠胃炎,尿路感染,跌打损伤。果:主治咳嗽,哮喘,百日咳。

【用量用法】根、茎9～30g;果9g,水煎服。

【附注】外感咳嗽初期慎服。本品有毒,不能过量服用。

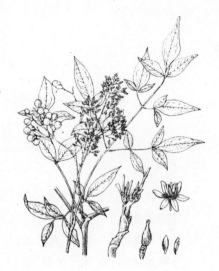

南天竹

165.十大功劳

【别名】黄天竹、土黄柏、刺黄芩、木黄连。

【拉丁学名】*Mahonia fortunei*(Lindl.)Fedde

【分类地位】小檗科,十大功劳属。

【形态特征】常绿灌木,高1～2m,茎直立,多分枝,树皮灰色,木质部黄色,全体无毛。奇数羽状复叶,互生,小叶5～11片,小叶片矩圆状披针形或椭圆状披针形,长5～14cm,宽0.9～2.5cm,先端急尖或渐尖,基部楔形,边缘每侧有5～10个刺齿;侧生小叶无柄,顶生小叶柄长1～1.2mm或近无柄。总状花序长3～5cm,常4～10个簇生;花序苞片卵形;花黄色,花梗长2～2.5mm;萼片9片,排列成3轮,外萼片卵形或三角状卵形,中萼片长圆形,内萼片长椭圆形;花瓣6瓣,长圆形,长3.5～4mm,宽1.5～2mm,基部有腺体;雄蕊6枚,长2.5mm;子房卵圆形,长1～2mm,无花柱。浆果球形,成熟时紫黑色,外具白粉。花期8～9月,果期10～11月。

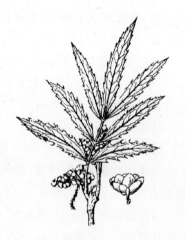

十大功劳

【分布生境】缙云寺、北温泉等处有栽培或野生。巫溪、南川、渝中、北碚等区县有栽培。

【药用部分】全草入药。

【采集期】全年可采。

【药性功能】苦、寒。叶:滋阴清热。根茎:清热解毒。

【主治病症】叶:治肺结核及感冒。根茎:治细菌性痢疾,急性胃肠炎,传染性肝炎,肺炎,肺结核,支气管炎,咽喉肿痛。外用治痈疖肿毒,烧烫伤。

【用量用法】均为15～30g,水煎服。外用适量捣烂敷患处。

【附方】①治眼结膜炎:十大功劳叶200g,加蒸馏水1000mL,煮沸,过滤,高压消毒。滴眼每日数次。
②治支气管炎、肺炎:十大功劳根、虎杖、枇杷叶各15g,每日1剂,水煎分2次服。
(①②方出自《全国中草药汇编》)

【附注】脾胃虚寒、肾阳不足者慎服。

166.粗毛淫羊藿

【别名】渐尖淫羊藿、羊烧草、淫羊藿、尖叶淫羊藿。

【拉丁学名】*Epimedium acuminatum* Franch.

【分类地位】小檗科，淫羊藿属。

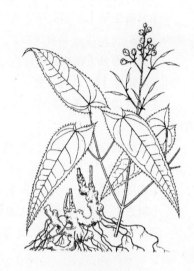

粗毛淫羊藿

【形态特征】常绿多年生草本。根状茎横走，质硬，结节状，多须根，有时匍匐状。茎直立，高30～50cm，具棱。基生叶1～3片，一回三出复叶，革质，茎生叶2片对生，小叶狭卵形至披针形，长3～15cm，宽2～5cm，先端长渐尖，基部心形，不对称，边缘有刺齿，上面绿色，无毛，下面灰绿色，密被粗短毛，后部分脱落，变稀疏，基出7脉隆起，网脉明显。顶生圆锥花序，花白色、黄色或淡紫红色；萼片8片，排成2轮，外萼4片较小，内轮萼片4片，卵状椭圆形，长8～12mm，宽3～7mm；花瓣4瓣，长1.5～2.5cm，有角状距，向外弯曲；雄蕊4枚，与花瓣对生，花药瓣裂；子房上位，圆柱形，1室，胚珠6～15粒，花柱长。蒴果长圆形，具喙。花期4～5月，果期5～8月。

【分布生境】产于杉木园至六股树之间，海拔800～900m，多生于竹林中。南川、丰都、合川、江津、北碚等区县有分布。

【药用部分】全草药用。

【采集期】夏、秋采集，洗净晒干。

【药性功能】甘、辛、温。归肾、肝经。补肾壮阳，祛风除湿。

【主治病症】主治阳痿，遗精，早泄，小便失禁，风湿关节痛，腰膝酸软，慢性气管炎。

【用量用法】6～9g，水煎服。

【附方】①治阳痿、早泄：淫羊藿500g，白酒3斤，浸泡1周，密闭，前4天温度控制在50℃以上，后3天温度保持在5℃～8℃，过滤备用。每次服10～20mL，每日3次。（出自《全国中草药汇编》）

②益丈夫兴阳、理腿膝冷：淫羊藿1斤，酒1斗，浸泡二日，饮之。（出自《食医心鉴》）

大血藤科（Sargentodoxaceae）

167.大血藤

【别名】血藤、过山龙、红藤、血通、大血通、大活血、血木通。

【拉丁学名】*Sargentodoxa cuneata*（Oliv.）Rehd. et Wils.

【分类地位】大血藤科，大血藤属。

【形态特征】多年生落叶木质藤本，长达10m，茎圆柱形，光滑无毛，褐色，有条纹，砍断有红色液汁渗出。叶互生，三出复叶，无托叶；小叶片薄革质，中间小叶倒卵形，长7～12cm，宽3～7cm，先端尖，基部楔形，侧生小叶片较大，斜卵形，先端尖，基部不对称，全缘；叶柄长5～10cm。花单性，雌雄异株，总状花序出自上年生枝的

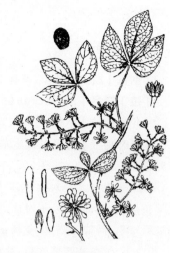

叶腋腋花芽,长达 12cm,下垂。萼片和花瓣均为 6 片;雄花有雄蕊 6 枚,与花瓣对生;雌花有退化雄蕊 6 枚,心皮多数,离生。果实为多数浆果所组成的聚合果,肉质,有柄,着生于球形的花托上;种子 1 粒,卵形,黑色,有光泽。花期 5~7 月,果期 8~10 月。

【分布生境】产于石华寺附近、高观音等处。城口、巫溪、彭水、武隆、南川、万盛、北碚等区县有分布,

【药用部分】藤茎药用。

【采集期】8~9 月采集。

【药性功能】苦、涩、平。归大肠、肝经。活血通经,祛风除湿,解毒杀虫。

【主治病症】主治痛经,闭经,乳痈,肠痈,阑尾炎,痢疾,风湿筋骨酸痛,四肢麻木拘挛,钩虫病,蛔虫病。

【用量用法】9~30g,水煎服或浸酒服。

【附方】①治跌打损伤:大血藤、骨碎补各适量,共捣烂,敷伤处。(出自《湖南农村常用中草药手册》)
②治痛经:红藤、益母草、龙芽草各 9~15g,水煎服。(出自《浙江药用植物志》)

大血藤

木通科（Lardizabalaceae）

168.白木通

【别名】八月瓜、八月炸、腊瓜。

【拉丁学名】*Akebia trifoliata* (Thunb.) Koidz. var. *aurstralis* (Diels) Rehd

【分类地位】木通科,木通属。

【形态特征】多年生木质落叶藤本,植株长达 10m,光滑无毛,枝条灰褐色或灰色,有条纹,皮孔明显。三小叶复叶,叶片革质,卵形或卵状椭圆形,长 4~7cm,宽 1.5~3cm,先端微凹,具小尖头,基部截形、圆形或宽楔形,全缘或不规则浅缺刻,侧脉 5~7 对,下面突起,中央小叶柄长 2~5cm,两侧小叶柄长 6~15mm。总状花序腋生或生于短枝上,长 7~9cm;雄花淡紫色,直径约 0.5cm,生于花序上部,雄蕊 6 枚,红色或紫红色;雌花暗紫色,直径约 2cm,心皮 5~7 枚,紫色。果长圆形,长 6~8cm,直径 3~5cm,略弯曲,熟时黄褐色;种子卵形,黑褐色。花期 4~5 月,果实成熟期 6~9 月。

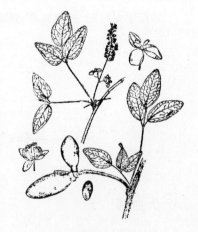

【分布生境】产于双河沟等处,生于荒野山坡、溪边、山谷、疏林或灌丛中。重庆大部分区县,海拔 400~2500m 处有分布。

白木通

【药用部分】果、根,藤药用。

【采集期】立秋前后摘半成熟果实,根、藤夏秋采。

【药性功能】甘、温。归心、小肠、膀胱经。疏肝,补肾,止痛。

【主治病症】主治胃痛,疝痛,睾丸肿痛,腰痛,遗精,月经不调,白带,子宫脱垂。

【用量用法】9~15g,水煎服。

【附方】①治睾丸炎:木通茎藤30～60g,葱适量,水煎熏洗。(出自《福建药物志》)

②治红崩白带:鲜根藤、泡桐树根各60g,切碎,与猪肉适量共煮烂,食肉服汤,忌放食盐。(出自《浙江药用植物志》)

169.五枫藤

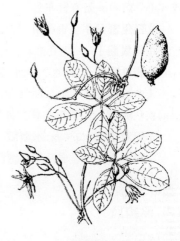

五枫藤

【别名】五月瓜藤、狭叶牛姆瓜、野人瓜、紫花牛姆瓜。

【拉丁学名】*Holboellia angustifolia* Wall.（*H. fargesii* Reaub.)

【分类地位】木通科,牛姆瓜属。

【形态特征】常绿木质藤本,长3～8m。枝红褐色,具不规则纵条纹,被白粉,圆柱形,有稀疏皮孔。掌状复叶,小叶通常5～7片,少数为3和9片;叶片椭圆形、倒披针状长圆形或狭长圆形,长5～9cm,宽1.2～3cm,先端渐尖或急尖,钝或圆,有时凹入,基部宽楔形或近圆形,边缘略背卷,上面绿色有光泽,背面有白粉,中脉在上面凹陷,在背面凸起,侧脉6～10对,网脉不明显;叶柄长5～9cm,顶生小叶柄长达3cm,侧生小叶柄长约1cm,具关节。单性花,雌雄同株,花数朵组成伞房式的短总状花序,多个花序簇生于叶腋;雄花绿白色,雄蕊6枚,退化心皮棒状;雌花紫色,较雄花小;果实长圆柱形,紫色,长5～7cm,直径2cm,种子黑色。花期5月,果期9月。

【分布生境】产于五指峰、铁门坎等处,海拔500m以上的山坡密林和路旁沟边。城口、巫山、巫溪、开县、奉节、万州、石柱、黔江、酉阳、彭水、武隆、南川、万盛、綦江、江津、永川、北碚、合川等区县,海拔400～2800m处有分布。

【药用部分】果、根、茎药用。

【采集期】秋季采集。

【药性功能】苦、凉。利湿,通乳,解毒,止痛。

【主治病症】小便不利,脚气浮肿,乳汁不通,胃痛,风湿骨痛,跌打损伤。

【用量用法】9～15g,水煎服。

❧•防己科 Menispermaceae •❧

170.青牛胆

【别名】金果榄、金苦榄、地胆、山慈姑、金线吊葫芦。

【拉丁学名】*Tinospora sagittata*（Oliv.) Gagnep.

【分类地位】防己科,青牛胆属。

【形态特征】多年生常绿缠绕藤本。根细长,中间常串生数个块根,块根卵状、球状或团块状,有香气,表面黄色,内部白色。老茎皮孔明显有细沟纹,嫩茎疏生细毛。单叶互生,纸质至薄革质,叶片长椭圆状披针形,长5～15cm,宽2.5～5cm,顶端渐尖或钝,基部箭形或戟状箭形,全缘,通常仅脉上有短硬毛,基部脉5条;叶柄长 2～5cm。花单性,雌雄异株。雄花组成总状花序,数花序簇生于叶腋;雄花萼片 2 轮,外轮 3 片细小,花瓣6瓣,倒卵形,较萼片短,雄蕊 6 枚,离生。雌花 4～10 朵组成总状花序,萼片形状与雄花的相同,花瓣较小,匙形,退化雄蕊 6 枚,心皮 3 个。核果近球形,初白色,熟时红色,常有皱纹。花期 4～5 月,果期 6～9 月。

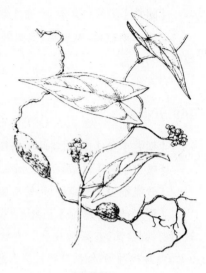

【分布生境】产于镀锌厂一带,生于水池下方灌丛中。巫山、巫溪、奉节、酉阳、彭水、丰都、南川、大足、合川、璧山、綦江、万盛、江津、北碚,海拔 450～1500m 处有分布。

【药用部分】块根药用。

【采集期】9～11 月挖采。

【药性功能】苦、寒。归肺、胃经。清热解毒。

【主治病症】主治急性咽喉炎,扁桃体炎,口腔炎,急性胃肠炎,细菌性痢疾,痈疖肿毒,淋巴结核。外用治毒蛇咬伤。

【用量用法】3～9g,水煎服。外用适量磨汁涂患处。

【附注】脾胃虚弱及无热毒结滞者慎服。

青牛胆

171.秤钩风

【别名】追骨风、穿山藤、华防己。

【拉丁学名】*Diploclisia affinis*(Oliv.)Diels.

【分类地位】防己科,秤钩风属。

【形态特征】木质藤本,茎长可在 7～8m。老枝红色或黑褐色,有纵裂的皮孔,嫩枝草黄色,有直线纹,无毛;腋芽 2 个,叠生。叶革质,三角状或菱状扁圆形,长 3.5～9cm,宽稍大于长,顶端短尖或钝而具小尖头,基部近截形至浅心形,边缘有波状圆齿,掌状脉 5 条,叶柄长 4～10cm。聚伞花序腋生,有花 3～10 朵;花单性,雌雄异株;雄花萼片 6 片,分 2 轮,椭圆形,长 2.5～3mm,花瓣 6 片,卵状菱形,基部两侧折成耳状,抱着花丝;雄蕊 6 枚,分离,花丝上部膨大,花药球形,药室横裂;雌花萼片、花瓣与雄花相似,不育雄蕊 6 枚,心皮 3 个,花柱短,柱头扩大,外弯。核果红色,倒卵形,长 0.8～1cm。花期 4～5 月,果期 7～9 月。

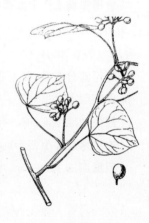

【分布生境】产于大茶沟。城口、开县、奉节、万州、梁平、石柱、南川、合川、大足、荣昌、北碚等区县,低海拔地区有分布。

秤钩风

【药用部分】根、茎药用。

【采集期】四季可采。

【药性功能】苦、凉。归肝、膀胱经。祛风除湿,活血止痛,利尿解毒,清热消肿。

【主治病症】主治胆囊炎,尿路感染,风湿痹痛,跌打损伤,毒蛇咬伤。

【用量用法】9～15g,水煎服。毒蛇咬伤,同时用鲜叶捣烂敷伤口周围。

172.细圆藤

【别名】小广藤、土藤、广藤。

【拉丁学名】*Pericampylus glaucus* (Lam.) Merr.

【分类地位】防己科,细圆藤属。

【形态特征】攀缘木质藤本,嫩枝有黄色柔毛,老枝无毛,有条纹。叶纸质或薄草质,卵状三角形至三角形,长 3.5～10cm,宽与长相近,顶端钝或急尖,基部截形、圆形至心形,边缘有圆齿或近全缘,两面被绒毛或上面被疏柔毛或近无毛,掌状脉 5 条;叶柄长 3～7cm,被绒毛或柔毛。单性花,雌雄异株,聚伞状圆锥花序腋生;雄花序 2～3 个簇生,长达8cm;雄花萼片 9 片,分 3 轮排列,外轮狭,中轮倒披针形,内轮稍宽,背面被柔毛;花瓣 6 瓣,两侧边缘内卷,长约 0.7mm;雄蕊 6 枚,离生,黏合或不同程度相结合,比花瓣稍长。雌花有长约 0.2mm 的退化雄蕊,心皮3个,离生,无毛,柱头顶端 2 深裂。核果圆形,两侧扁,直径约 6mm。花期 4～7 月,果期7～12 月。

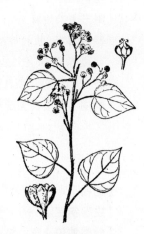

细圆藤

【分布生境】产于苦竹林缘及大水塘林缘灌丛中。奉节、秀山、彭水、石柱、忠县、武隆、南川、合川、璧山、大足、江北、北碚,低海拔地带有分布。

【药用部分】全草药用。

【采集期】全年可采。

【药性功能】辛、苦、凉。通经络,除风湿,镇痉。

【主治病症】主治风湿麻木,腰痛,小儿惊风,破伤风,跌打损伤。

【用量用法】9～15g,水煎服或泡酒服。

173.木防己

【别名】土防己、青藤根、土木香。

【拉丁学名】*Cocculus orbiculatus* (L.) DC. [*C. trilobus* (Thunb.) DC.]

【分类地位】防己科,木防己属。

【形态特征】落叶木质藤本,长可达 3m,具缠绕性。根为不平整圆柱形,外皮黄褐色,断面黄白色,有放射状纹。嫩枝密被柔毛,老枝近于无毛,表面具纵线纹。单叶互生,叶片纸质或近革质,形状多变,有卵形、卵状长圆形、狭椭圆形、线状披针形、近圆形、倒心形或卵状心形,长 3～10cm,宽2～8cm,全缘,微波状,有时 3 裂,先端渐尖,急尖,钝或微缺,基部楔形、截形、圆形或心形,两面均无毛;叶柄长 1～3cm,有柔毛,聚伞状圆锥花序腋生,花淡黄色,单性,雌雄异株;花萼 6 片,2 轮;花瓣 6 片,2 轮,较花萼小,先端 2 裂;雄花有雄蕊 6 枚,与花瓣对生;雌花有心皮 6 个,并有 6 个退化雄蕊。核果近球形,两侧扁,蓝黑色,直径 6～8mm。花期 5～6 月,果期6～9 月。

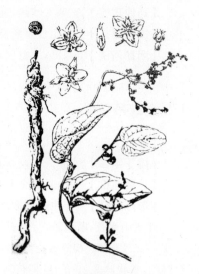

木防己

【分布生境】产于金刚碑附近,生于林边路旁。重庆大部区县有产,海拔 600～2300m 处有分布。

【药用部分】根药用。

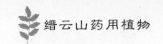

【采集期】9～10月采。

【药性功能】辛、苦、寒。归膀胱、脾经。祛风止痛,利尿消肿,解毒,降血压。

【主治病症】主治风湿痹痛,急性肾炎,尿路感染,高血压病,风湿性心脏病,水肿。外用治蛇咬伤。

【用量用法】9～15g,水煎服。外用捣烂敷患处。

【附方】①治肾炎、水肿、尿路感染:根9～15g,车前草30g,水煎服。

②治风湿痛、肋间神经痛:木防己根、牛膝各15g,水煎服。

③治毒蛇咬伤:根9g,白酒少许,磨汁外搽,亦可内服。

(①～③方出自《浙江药用植物志》)

【附注】阴虚及无湿热者和孕妇慎用。

174.轮环藤

【别名】青藤、滚天龙、山豆根、土广藤、良藤、小青藤香。

【拉丁学名】*Cyclea racemosa* Oliv.

【分类地位】防己科,轮环藤属。

【形态特征】缠绕藤本,长1～2m,根圆柱形,外皮灰褐色,粗壮,微扭曲。茎细硬,嫩时疏生白色柔毛,后脱落,变无毛,老茎皮孔明显,呈乳头状凸起。单叶互生;叶柄盾状着生,长3～5cm;叶片膜质,卵状三角形或心形,长4～10cm,宽3～6cm,先端渐尖或急尖,基部截形或微心形,边缘全缘,上面有时具疏柔毛,下面浅灰色,脉上疏生柔毛,掌状脉5～7条。花单性,雌雄异株;聚伞总状花序,单个或2～3个簇生于叶腋,花序梗有长柔毛;雄花花萼坛状钟形,上部有4～5裂片,绿色或淡紫色;花瓣长约0.6mm;雄蕊花药合生成柱状,长约2.5mm;雌花萼片2片,柱头3～5裂。核果扁圆形,成熟时深蓝黑色,有粗硬毛。花期3～7月,果期6～8月。

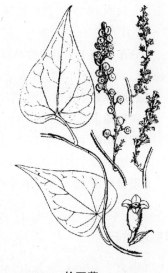

轮环藤

【分布生境】产于乌龙沟及北温泉,生于阔叶林缘。城口、巫溪、奉节、南川、秀山、北碚等区县,海拔300～1300m处有分布。

【药用部分】根药用。

【采集期】9～10月采。

【药性功能】苦、寒。清热,理气,消肿,止痛。

【主治病症】主治急性胃肠炎,消化不良,中暑腹痛,心胃气痛,咽喉肿痛,痈疽肿毒,外伤出血。

【用量用法】9～18g,水煎服,或干粉1.5～3g,开水送服。外用研末调敷患处。

175.金线吊乌龟

【别名】白药子、头花千金藤。

【拉丁学名】*Stephania cepharantha* Hayata

【分类地位】防己科,千金藤属。

【形态特征】多年生缠绕性落叶藤本,长达5m,全体光滑无毛。块根肥厚,略呈长方形,长约3cm,径约2cm,外皮暗褐色,断面黄白色,粉质。老茎下部木质化,带紫色,有细沟纹。单叶互生,叶片纸质,三角状圆形,长5～9cm,宽与长相等或更宽,先端圆钝,常具小突尖,基部截形或稍内凹,全缘或微波状,上面深绿色,下面粉白色,掌状脉5～9条;叶柄长5～11cm,盾状着生于近基部。花单性,雌雄异株,花序腋生;雄花序为头状聚伞花序,扁圆形,由18～20朵花组成,再成总状花序式排列;总花梗丝状,长1～2cm,雄花萼片4～6片,花丝结合成柱状,花药合生成圆盘状。雌株为单头状聚伞花序,腋生,总花梗较短,顶端有盘状花托;雌花花被左右对称;花萼1~2片,生于花的一侧;花瓣2~3片;子房球形。核果球状,成熟后紫红色。花期4~7月,果期6~9月。

【分布生境】韩家院子林边宅旁有栽培。巫溪、巫山、奉节、秀山、合川、江津等地,海拔500~1000m处有分布

【药用部分】全草入药用。

【采集期】全年可采,鲜用洗净晒干。

【药性功能】苦、辛、寒。归肺、胃经。清热解毒,凉血止血,散瘀消肿。

【主治病症】主治急性肝炎,细菌性痢疾,急性阑尾炎,胃痛,内出血,跌打损伤,毒蛇咬伤。外用治流行性腮腺炎,淋巴结炎,神经性皮炎。

【用量用法】9~15g,水煎服。外用适量,捣烂或磨汁涂敷患处。

【附注】脾胃虚及泄泻者慎服。

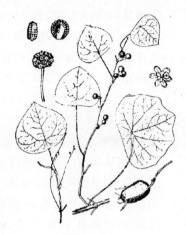

金线吊乌龟

睡莲科（Nymphaeaceae）

176.莲

【别名】荷、荷花。

【拉丁学名】*Nelumbo nucifera* Gaertn.

【分类地位】睡莲科,莲属。

【形态特征】多年生水生草本,根状茎横走,多节,节间肥厚,内有多个纵行的通气孔。节上多须根。叶从节上生出,伸出水面;叶片圆形,中部下凹成漏斗状,直径20~90cm。叶脉从中央生出,呈放射状排列,上部有1~2次分叉状分枝,两面光滑无毛,边缘全缘而呈波状;叶柄细长,内有多个通气孔洞,表皮有刺,无毛。花单生于花梗顶端。直径10~20cm;萼片4~5片,早落;花瓣多数,红色、粉红色或白色,长5~10cm,宽3~5cm,内层有时逐渐变成雄蕊;雄蕊多数,药隔先端伸出一棒状附属物;心皮多数,离生,生于花托穴内;花托于果期膨大,海绵质。坚果椭圆形或卵形,果皮革质,长1.5~2.5cm;种子卵形或椭圆形,长1.2~1.7cm。花期5~7月,果期7~9月。

【分布生境】各处农田中有栽培。

【药用部分】莲子、莲心、石莲子、莲房、莲须、荷叶、荷梗、荷花、藕、藕节均可作药用。

【采集期】9~10月采莲子,秋季采叶,6~7月采花。

【药性功能】①莲子:甘、涩、平;健脾止泻,养心益肾。

②莲心:苦、寒;清心火,降血压。

③石莲子(带皮莲子):甘、微苦、平;健脾止泻。

④莲房:苦、涩、温;清瘀止血。

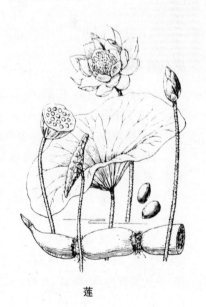

莲

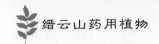

⑤莲须(干雄蕊):甘、涩、温;固肾涩精。

⑥荷叶:微苦,平;清暑解毒。

⑦荷梗(叶柄):微苦,平;清暑,宽中理气。

⑧荷花:甘、苦、温;祛湿,止血。

⑨藕:甘,温;凉血,散瘀,止渴,除烦。

⑩藕节:甘,涩,平;消瘀止血。

【主治病症】①莲子:治脾虚腹泻,便溏,遗精,白带。用量用法:6～12g,水煎服。

②莲心:治热病口渴,心烦失眠,高血压病。用量用法:1.5～3g,水煎服。

③石莲子:治慢性痢疾,食欲不振。用量用法:5～9g,水煎服。

④莲房:治产后瘀血腹痛,崩漏带下,尿血,便血,产后胎衣不下。用量用法:9～15g,水煎服。

⑤莲须:治遗精,滑精,白带,尿频,遗尿。用量用法:3～9g,水煎服。

⑥荷叶:治中暑,肠炎,吐血,衄血,便血,尿血,功能性子宫出血。用量用法:6～12g,水煎服

⑦荷梗(叶柄):治中暑头痛,胸闷,气滞。用量用法:3～9g,水煎服。

⑧荷花:治跌伤吐血,天疱疮。用量用法:3～4.5g,水煎服;外用适量,捣烂敷患处。

⑨藕:治热病烦渴,咯血,衄血,吐血,便血,尿血。用量用法:250～500g,分数次生吃,或捣烂去渣服,或煎浓汁服。

⑩藕节:治吐血,衄血,咯血,便血,尿血,血痢,功能性子宫出血。用量用法:9～15g(鲜品 30～60g),水煎服。

❧• 金鱼藻科（Ceratophyllaceae）•❧

177.金鱼藻

【别名】金鱼草、松藻、细草、藻、软草。

【拉丁学名】_Ceratophyllum demersum_ L.

【分类地位】金鱼藻科,金鱼藻属。

【形态特征】多年生沉水常绿草本,长 10～100cm,全株暗绿色。茎细软,弯曲,具分枝,节间长 1.5～5cm。叶轮生,每轮通常 6～10 片(或 4～12 片),一至二回叉状分裂,裂片线形,常不等长,长 1.5～2cm,宽 0.1～0.5mm,具刺状齿,无叶柄。花单性,雌雄同株异节,单生叶腋,无梗或近于无梗。无花被,总苞片 8～12,钻状;雄花具雄蕊 10～16 枚或更多,轮状排列。雌花具 1 枚雌蕊,子房长卵形,上位,1 室,花柱柱状,直立或微弯,小坚果圆卵形,略扁,光滑,长 4～6mm,宿存花柱刺状,基部两侧各有 1 刺,有时先端也有 2 刺。花期 6～7 月,果期 8～10 月。

【分布生境】产于缙云寺各水域中。重庆各区县均匀分布,生水塘中。

【药用部分】全草药用。

【采集期】全年可采。

【药性功能】淡、凉。止血,凉血,利尿。

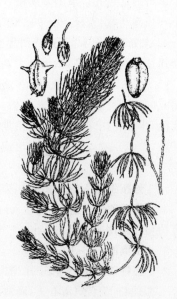

金鱼藻

【主治病症】主治血热吐血,咳血,热淋涩痛。

【用量用法】3～6g,水煎服。或研粉吞服。

【附注】虚寒性出血及大便溏泄者禁服。

<h1 style="text-align:center">三白草科（Saururaceae）</h1>

178.鱼腥草

【别名】截菜、侧耳根、猪鼻孔、菹子、九节莲。

【拉丁学名】*Houttuynia cordata* Thunb.

【分类地位】三白草科,截菜属。

【形态特征】多年生草本,高 10～60cm,有特殊香味。根状茎白色,细长多节,节上生须根。茎直立,光滑无毛,紫红色或绿色带淡紫红色。单叶互生,叶片心形,长 3～8cm,宽 4～7cm,先端渐尖或急尖,基部心形,全缘,上面绿色,下面紫红色或绿色带淡紫红色,两面叶脉被疏柔毛,其余无毛;叶柄长 1～4cm,常有疏柔毛;托叶膜质,条形,带淡紫色,长 1～2cm,下部与叶柄合生,抱茎。穗状花序生于茎顶,与叶对生,长 1～3cm;总苞4 片,花瓣状,白色,长圆形或倒卵形,长 1～2cm,宽 0.5～1cm,密生腺点;花小,两性,无花被;雄蕊 3 枚;子房上位,花柱 3 个,柱头侧生。蒴果壶形,顶端开裂;种子多数,卵形,有光泽。花期 4～7 月,果期 7～9 月。

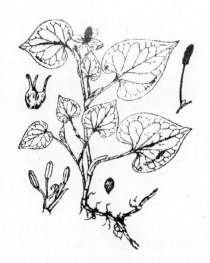

鱼腥草

【分布生境】产于黄家坡及绍隆寺等地,生于楠竹林边或山坡道旁潮湿处。重庆各区县,海拔 200～2500m 处广布。

【药用部分】全草药用。

【采集期】夏秋采收。

【药性功能】辛、凉。有小毒。归肺、膀胱、大肠经。清热解毒,利水消肿,排脓消痛。

【主治病症】主治扁桃体炎,肺炎,肺脓肿,气管炎,泌尿系统感染,肾炎水肿,肠炎,痢疾,乳腺炎,蜂窝组织炎,中耳炎。外用治痈疖肿毒,毒蛇咬伤。

【用量用法】15～30g,水煎服。外用鲜品捣烂敷患处。

【附注】虚寒症者慎服。

179.三白草

【别名】水木通、五路白、白面姑。

【拉丁学名】*Saururus chinensis* (Lour.) Baill.

【分类地位】三白草科,三白草属。

【形态特征】多年生湿生草本,高 30～100cm。根状茎肉质,白色,节上丛生须状根。茎直立,有脊棱,无毛,一般不分枝,稀上部有分枝。单叶互生,叶片卵形或卵状披针形,长 5～12cm,宽 2～6cm,先端渐尖或短渐尖,基部心形,两侧呈耳垂状或稍偏斜,边缘全缘,上下两面均无毛,花序下面 2～3 片叶常为乳白色;叶柄粗壮,长 1～4cm,无毛,有纵棱。总状花序生于茎顶端,与叶对生,长 10～20cm,白色,花序轴与花梗被柔毛;花两性,无花被;雄蕊 6 枚,花丝极短,基着药;雌蕊由 4 个合生心皮组成,子房上位,柱头生于花柱内侧,蒴果近球形,表面多疣状凸起,成熟后顶端开裂;种子多数,球形,具光泽。花期6～8月,果期7～9月。

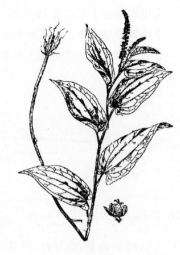

【分布生境】产于绍隆寺,生于林边湿润处。巫溪、奉节、云阳、长寿、南川、綦江、江津、合川、北碚等地,海拔300～1800m处有分布。

【药用部分】根状茎或全草入药。

【采集期】7～10月采收。

【药性功能】甘、辛、寒。归脾、肝、胆、膀胱经。清热解毒,利水消肿。

【主治病症】主治尿路感染,尿路结石,肾炎水肿,白带。外用治疔疮脓肿,湿疹,毒蛇咬伤。

【用量用法】15～30g,水煎服。外用适量,鲜品捣烂敷患处。

【附方】①治乳汁分泌不足:三白草30g,猪蹄2只,水煮至肉烂,喝汤食肉。

②治细菌性痢疾:三白草、马齿苋各30g,煎服。

(①②方出自《安徽中草药》)

③治白带:三白草30～60g,水煎服。(出自《浙江药用植物志》)

【附注】脾虚胃寒者慎用。

三白草

胡椒科（Piperaceae）

180.石楠藤

【别名】毛山蒟、爬岩香、南藤、丁公藤。

【拉丁学名】*Piper wallichii*（Miq.）Hand.-Mazz.

【分类地位】胡椒科,胡椒属。

【形态特征】常绿攀缘藤本,揉之有香气。茎深绿色,被疏毛或无毛,有纵棱,节膨大,生不定根;单叶互生,叶片厚纸质,阔卵形、卵形或近心形,两侧对称或稍歪斜,长7～14cm,宽3～6.5cm,先端渐尖,基部圆形或心形,全缘,上面无毛,下面被疏粗毛,掌状脉5或7条。穗状花序与叶对生;花单性,雌雄异株,无花被;雄花序长7～14cm,粗约2mm,苞片圆形,直径约1mm,盾状,具短柄;雄蕊2枚,花药比花丝短;雌花序较短,雌花苞片柄果期延长达2mm,密被白色长毛;子房离生,柱头3～4个,披针形或浆果球形,直径3～3.5mm,有疣状凸起。花期4～6月,果期7～8月。

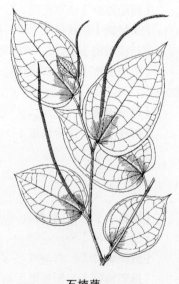

【分布生境】产于北温泉、绍隆寺至缙云寺一带,附生石壁或树干上。城口、巫山、酉阳、南川、江津、北碚,海拔200～2600m处有分布。湖北、湖南、广西、四川、贵州、云南及甘肃等省区也有分布。

【药用部分】全草药用。

【采集期】全年可采。

【药性功能】辛、温。祛风湿,强腰膝,止痛,止咳,补肾壮阳。

【主治病症】主治风湿痹痛,扭挫伤,腰膝无力,风寒感冒,咳嗽气喘,阳痿,痛经。

石楠藤

【用量用法】9～15g,水煎服,或浸酒服。外用,鲜品捣烂敷患处,或浸酒涂。

【附方】①治跌打扭伤:石楠藤适量捣烂加酒适量,蒸热内服少许,外搽患处。（出自《广东省惠阳地区中草药》）

②治牙龈肿痛:石楠藤少许,放口内嚼烂,含痛处。（出自《湖南药物志》）

【附注】孕妇及阴虚火旺者慎服。

金粟兰科（Chloranthaceae）

181.草珊瑚

【别名】肿节草、肿芦风、九节茶、接骨莲、驳节茶。

【拉丁学名】*Sarcandra glabra*（Thunb.）Nakai

【分类地位】金粟兰科,草珊瑚属。

【形态特征】常绿半灌木,高 50～150cm。根褐色,较粗壮,具芳香气。茎直立,绿色,无毛,带草质,节膨大,多分枝,节间有明显纵行的脊和沟。单叶对生,叶片革质,卵状长圆形至披针状长圆形,长 6～17cm,宽 2～7cm,先端渐尖,基部楔形,边缘有粗锐锯齿,齿尖有 1 腺体,两面均无毛;叶柄长 0.5～1.5cm,基部合生成鞘状;托叶细小,钻形。穗状花序顶生,常三枝丛生,中间一枝又分 2～3 枝,成圆锥花序状,长 1.5～4cm;花两性,常绿色;无花被;雄蕊 1 枚,药隔棒状,肉质,上部两侧各具 1 药室;子房圆球形,柱头近头状。核果球形,成熟时鲜红色,直径 3～4mm。花期 6～7 月,果期 8～11 月。

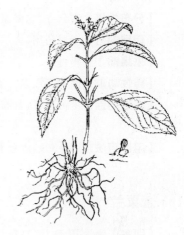

草珊瑚

【分布生境】产于缙云寺、杉木园等处,生于海拔 600m 以上阔叶林中。奉节、秀山、彭水、黔江、石柱、万州、云阳、开县、垫江、涪陵、武隆、南川、荣昌、大足、璧山、合川、北碚等区县,海拔 400～1500m 处有分布。浙江、安徽、福建、湖南、江西、广东、广西、四川、贵州、云南、台湾等省区有分布。

【药用部分】全草药用。

【采集期】夏秋采集。

【药性功能】苦、辛、平。有小毒。清热解毒,通经接骨,祛风活血。

【主治病症】主治风湿痹痛,肢体麻木,跌打损伤,骨折,流感,肺炎,菌痢、疮疡肿毒,产后瘀滞腹痛,痛经。

【用量用法】9～15g,水煎服,或浸酒服。外用适量捣烂敷患处。

【附方】①治各种炎症（麻疹、肺炎、小儿肺炎、急性胃肠炎、脓肿、阑尾炎）:全草 60g,水煎,分 3 次服。

②治风湿性关节炎、跌打损伤:全草 60～90g,水煎服;或根 60g,浸酒酌量分服。

③治痛经:全草 9g,鹿含草 12g,水煎服。

（①～③方出自《浙江药用植物志》）

【附注】阴虚火旺者及孕妇禁服。

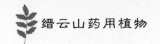

182.鱼子兰

【别名】石风节、节节茶、九节风。

【拉丁学名】*Chloranthus elatior* Link

【分类地位】金粟兰科,金粟兰属。

【形态特征】常绿半灌木,根黑褐色,木质。茎直立,圆柱形,高1m左右,有分枝,无毛。单叶对生,叶片长椭圆形、倒披针形或倒卵状披针形,长12～22cm,宽4～9cm,纸质,先端渐尖,基部楔形,边缘具细锯齿,齿尖具腺体,两面均光滑无毛,叶脉明显,叶面中脉基部下凹;叶柄长0.5～1cm;托叶钻形。穗状花序顶生,常2～3枝或更多分枝,组成圆锥花序;花白色芳香,无梗,疏离地排列在花轴上,相距约3mm;花雌雄合生成对;雄蕊3个,合生成一片状体;子房秃裸,圆卵形。核果球形,成熟时白色或红色。花期4～6月,果期7～10月。

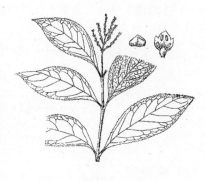

鱼子兰

【分布生境】缙云寺、北温泉等处有栽培。各地庭园偶见栽培,云南有分布,多生于沟边湿处。

【药用部分】全草药用。

【采集期】全年可采。

【药性功能】微苦、辛、温。通经活络,止血。

【主治病症】主治感冒,肾结石,子宫脱垂,产后流血,癫痫,跌打损伤,风湿麻木,关节炎,偏头痛。外用治骨折。

【用量用法】15～30g,水煎服。外用适量,捣烂敷患处。

183.金粟兰

【别名】珠兰、珍珠兰、真珠兰、鱼子兰。

【拉丁学名】*Chloranthus spicatus* (Thunb.) Makino

【分类地位】金粟兰科,金粟兰属。

【形态特征】半灌木,茎直立或披散,高30～80cm。茎节膨大,全株无毛。单叶对生,叶片倒卵椭圆形或卵状椭圆形,长5～10cm,宽3～5cm,先端钝或短尖,基部楔形,边缘具圆钝锯齿,齿端有一腺体,上面深绿色,下面淡黄绿色;叶柄长1～2cm,基部多少合生;托叶微小。穗状花序多数,排列成圆锥花序状,通常顶生,少有腋生;花小,两性,无花被,黄绿色或黄白色,无花梗,密生于花序轴上,极芳香;苞片近三角形,长约1mm;雄蕊3枚,药隔合生成一卵状体,上部不整齐三裂,中央裂片较大,有1个2室的花药,两侧裂片较小,各有1个1室的花药;子房倒卵形,花柱不明显,柱头平截。核果黄白色。花期4～7月,果期8～10月。

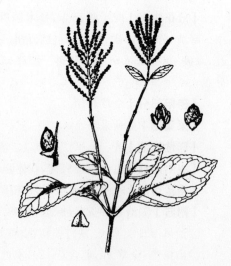

金粟兰

【分布生境】缙云寺、北温泉等处有栽培。各地庭园常有栽培。福建、广东、四川、贵州、云南有分布,生山区丛林中。

【药用部分】全草药用。

【采集期】夏季采集。

【**药性功能**】辛、甘、微涩、温。祛风湿，活血止痛、杀虫。

【**主治病症**】主治风湿关节痛，跌打损伤，偏头痛，感冒，顽癣。

【**用量用法**】15～30g，煎汤服。外用捣烂敷患处。

【**附注**】孕妇禁服。

马兜铃科（Aristolochiaceae）

184.马兜铃

【**别名**】青木香、青藤香、蛇参根、独行根。

【**拉丁学名**】*Aristolochia debilis* Sieb. et. Zucc.

【**分类地位**】马兜铃科，马兜铃属。

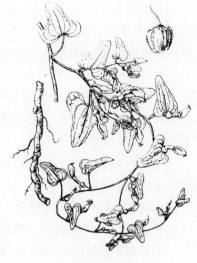

【**形态特征**】多年生草质藤本，长达2m。根圆柱形，黄褐色，有香气，长而弯曲，在土下延伸，到处生苗，初生苗呈暗紫色。茎细弱，光滑无毛，初直立，后缠绕他物上伸。单叶互生，叶片三角窄卵形，长3～8cm，宽2～4.5cm，先端钝而有短尖头，基部心形，两侧垂耳状，边缘全缘，两面均无毛，掌状叶脉；叶柄长1～2cm。花单生叶腋，花梗细弱，长约1cm，花被喇叭状，长3～4cm，基部急剧膨大呈球状，上端逐渐扩大成向一面偏的侧片，侧片卵状披针形，带暗紫色，顶端渐尖；雄蕊6枚，几无花丝，贴生于粗短的花柱周围，花药2室，向外纵裂；子房下位，6室，花柱6枚，下部结合成柱状。蒴果椭圆形至球形，长2.5～4cm，直径2～3cm，熟时从基部裂成6瓣；种子扁平三角形，有膜质翅。花期6～7月，果期7～9月。

【**分布生境**】缙云寺低山林缘或农耕地等处野生。酉阳、秀山、彭水、垫江、云阳、涪陵、南川、巴南、合川、北碚，海拔200～1300m处有分布。我国长江以南各省区及河南、山东等省有分布。

马兜铃

【**药用部分**】根、果药用。

【**采集期**】9～10月，果变黄时采果，后挖根。

【**药性功能**】苦、辛、寒。归肺、大肠经。行气止痛，解毒消肿，清肺降气，止咳平喘，降血压。

【**主治病症**】主治肺热咳嗽，肺虚久咳，肠热痔血，痔疮肿痛，胃痛，咽喉肿痛，高血压病，风湿关节炎，流行性腮腺炎，跌打损伤。外用治牙痛，湿疹，毒蛇咬伤。

【**用量用法**】3～9g，水煎服。外用适量，捣烂敷患处。

【**附注**】本品苦、寒，服用过量，可致呕吐，脾虚便泄及胃弱者慎服。

<hr>

·❧ 芍药科 Paeoniaceae ❧·

<hr>

185.牡丹

【**别名**】洛阳花、木芍药。

【**拉丁学名**】*Paeonia suffruticosa* Andr.

【**分类地位**】芍药科,芍药属。

【**形态特征**】落叶小灌木,高 1～2m。根粗大,断面淡棕红色。茎直立,树皮黑灰色,分枝短而粗。叶互生,纸质,通常为二回三出复叶,顶生小叶长达 10cm,3 裂近中部,裂片上部 3 浅裂或不裂,侧生小叶较小,斜卵形,不等 2 浅裂或不裂,上面绿色,无毛,下面粉白色,仅脉上有疏毛或无毛;叶柄长 5～11cm,无毛。花单生枝顶,直径 10～20cm;萼片 5 片,绿色;花瓣 5 瓣或为重瓣,白色、粉红色、红紫色或黄色,倒卵形,先端常 2 浅裂;雄蕊多数,花药黄色,花丝狭条形;花盘杯状,红紫色,包住心皮,在心皮成熟时开裂;心皮 5 个,密生柔毛。蓇葖果卵形,密生褐黄色毛。花期 4～5 月,果期 6～7 月。

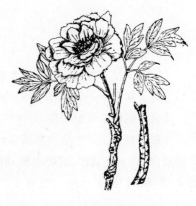

牡丹

【**分布生境**】缙云寺等处有栽培。全国各地均有栽培,主产黄河中下游地区。

【**药用部分**】根皮药用。

【**采集期**】秋季叶枯时挖根。

【**药性功能**】苦、辛、凉。归心、肝、肾经。清热凉血,活血散瘀。

【**主治病症**】主治热病吐血,衄血,血热斑疹,急性阑尾炎,血瘀痛经,经闭腹痛,跌打瘀血作痛,高血压病,神经性皮炎,过敏性皮炎。

【**用量用法**】5～9g,水煎服。

【**附注**】血虚、虚寒、月经过多者及孕妇禁用。

186.芍药

【**别名**】山芍药、草芍药、白芍。

【**拉丁学名**】*Paeonia lactiflora* Pall.

【**分类地位**】芍药科,芍药属。

【**形态特征**】多年生草本,高 30～80cm。根粗壮,纺锤形或圆柱形,黑褐色。茎直立,无毛,上部有分枝。叶互生,茎下部叶为二回三出复叶,向上渐变为单叶,小叶窄卵形、披针形或椭圆形,长 7.5～12cm,宽2～4cm,先端渐尖,基部楔形,边缘密生骨质白色小齿,上面无毛,下面沿叶脉疏生短柔毛;叶柄长 6～10cm。花两性,常数朵生于茎上部,顶生或腋生,直径 5.5～10cm;苞片 4～5 片,披针形,长3～6.5cm;萼片 4 片,长1.5～2cm;花瓣白色或粉红色,6～13 片,倒卵形,长 3～5cm,宽1～2.5cm;雄蕊多数,花药黄色;心皮3～5 个,无毛,柱头紫红色,花盘不显著。蓇葖果卵形或椭圆形,无毛。花期 4～5 月,果期 6～7 月。

【**分布生境**】桂花湾等地有栽培。重庆各区县多有栽培。我国东北部、河北、山西、内蒙古、陕西、甘肃等地有野生分布,生于山地草坡中。山东、安徽、四川、贵州、浙江等省有较大量栽培。

【药用部分】根药用。

【采集期】8月采挖2～3年生的根。

【药性功能】苦、酸、凉。归肝、脾经。养血,敛阴平肝,止痛。

【主治病症】主治血虚肝旺引起的头痛,头晕,胸胁疼痛,痢疾,阑尾炎,腹痛,腓肠肌痉挛,手足拘挛疼痛,月经不调,痛经,崩漏,带下,自汗,盗汗。

【用量用法】6～15g,水煎服。

【附方】治腹肌痉挛疼痛、腓肠肌痉挛疼痛(小腿抽筋):白芍15～18g,炙甘草9～15g,水煎服。(出自《全国中草药汇编》)

【附注】虚寒之症不宜单独使用。反藜芦。

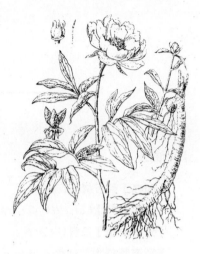

芍药

———— 猕猴桃科（Actinidiaceae） ————

187.革叶猕猴桃

【别名】秤砣梨、紫血藤、黄牛藤、牛奶血藤。

【拉丁学名】*Actinidia coriacea* (Finet et Gagnep.) Dunn

【分类地位】猕猴桃科,猕猴桃属。

【形态特征】半常绿木质藤本,长可达10m;茎紫褐色,无毛,皮孔灰白色,明显,髓污白色,实心;单叶互生,叶片革质,倒卵状长圆形或倒披针形,长4～13cm,宽2～4cm,先端急尖或短渐尖,基部楔形至宽楔形,两面无毛,边缘中部以上具稀疏的红色腺状细锯齿,上面绿色,下面淡绿色,叶脉不发达;叶柄紫红色,无毛,长1～3cm。花单生或2～4朵组成聚伞花序,生于叶腋内或由已落叶的腋中生出;花梗细,长5～14mm,无毛;花红色,直径5～8mm;萼片5片,卵形,无毛或内面具白色短柔毛;花瓣5瓣,红色;雄蕊多数,花丝红色,花药黄色;子房圆锥形,密被白色绒毛,花柱丝状,多数。浆果长卵形或近球形,长1.5～2cm,褐色有白色斑点。花期5～6月,果期9～10月。

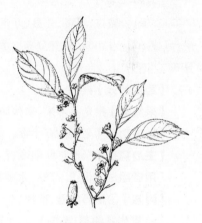

革叶猕猴桃

【分布生境】产于绍隆寺、狮子峰、贺龙房子等地阔叶林下或灌丛中。重庆各区县,海拔400～1300m处有分布。我国安徽、湖北、湖南、江西、四川、贵州、云南、广东等省也有分布。

【药用部分】果、根药用。

【采集期】秋季采果、挖根。

【药性功能】根:苦、涩、温。行气活血。果:酸、涩、温。抗肿瘤。

【主治病症】根治跌打损伤,腰背疼痛,内伤吐血。果治肿瘤。

【用量用法】根:9～15g,果:30～60g,水煎服或泡酒服。

――――――❧• 茶科（Theaceae）•❧――――――

188.油茶

【别名】茶子树、油茶树。

【拉丁学名】*Camellia oleifera Abel*

【分类地位】茶科，山茶属。

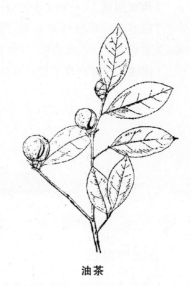

油茶

【形态特征】常绿灌木或小乔木，高 3～7m，树皮黄褐色，平滑；小枝略被短柔毛；芽有疏松鳞片，稍被毛。单叶互生，叶片革质，椭圆形或卵状椭圆形，长 4～10cm，宽 2～4cm，先端渐尖，基部宽楔形，边缘微反卷，有小锯齿，上面深绿色，有光泽，嫩时疏生茸毛，后脱落，除中脉外，无毛；叶柄长约 0.5cm，有毛。花两性，1～3 朵顶生，无梗，直径 4～7cm；萼片 5 片，近圆形，外面有丝状毛；花瓣 5～7 片，白色，倒卵形，长 2～4cm，先端 2 裂，外面有毛；雄蕊多数，长为花瓣之半，外轮花丝基部合生，无毛；子房密被白色丝状绒毛，花柱长约 1cm，顶端 3 浅裂，基部有毛。蒴果近球形，直径约 3cm，果瓣肥厚，木质，3 裂；种子背圆腹扁，长约 2cm。花期 9～10 月，果实成熟期次年 7～8 月。

【分布生境】产于黛湖附近及杉木园一带，喜酸性土，向阳，海拔 500～850m。城口、巫溪、开县、万州、忠县、酉阳、秀山、黔江、丰都、南川、涪陵、江津、永川、江北、北碚、渝北、巴南，海拔 300～1300m 处有分布。我国安徽、浙江、江西、福建、湖北、湖南、广西、广东、四川、贵州等省区也有分布。

【药用部分】根、果入药。

【采集期】根全年可采，果秋摘。

【药性功能】平、苦，有小毒。清热解毒，活血散瘀，止痛。

【主治病症】根治急性咽喉炎，胃痛，扭挫伤。茶子饼外用治皮肤瘙痒。

【用量用法】根：9～18g，水煎服。茶子饼外用适量煎水洗患处。

【附方】①治肠梗阻：茶油 30～60g，冷开水送服。（出自《浙江药用植物志》）

②治胃痛：（油茶）干根 15g，水煎服。（出自《福建中草药》）

189.红山茶

【别名】山茶、山茶花、茶花。

【拉丁学名】*Camellia japonica L.*

【分类地位】茶科，山茶属。

【形态特征】常绿灌木或小乔木，高可达 15m。树干平滑，灰白色；小枝淡绿色，光滑无毛。单叶互生，叶片革质，倒卵形或椭圆形，长 5～10cm，宽 3～5cm，先端短渐尖，基部宽楔形，边缘有细锯齿，上面深绿色，光亮，两面均无毛；叶柄长 0.8～1.5cm，粗壮。花单生或成对着生于叶腋或枝顶，直径 6～8cm；萼片约 10 片，绿色；花瓣5～7片,红色、淡红色或白色栽培品种常多瓣,顶端有凹缺;雄蕊多数,两轮,外轮花丝基部连合成管状,无毛,花药丁字着生;子房上位,无毛,花柱顶端3裂。蒴果近球形,直径2～3cm。花期11～4月,果实成熟期9～10月。

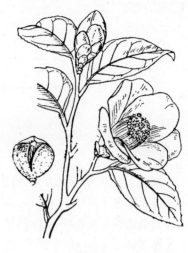

红山茶

【分布生境】缙云寺等地庭园有栽培。全国各地均可栽培。

【药用部分】根、花药用。

【采集期】根全年可采,花冬春采集。

【药性功能】苦、辛、寒。收敛凉血,止血。

【主治病症】主治吐血,衄血,便血,血崩。外用治烧烫伤,创伤出血。

【用量用法】6～9g,水煎服。外用适量,研末麻油调敷。

【附方】①治烫伤、乳头开裂:山茶花焙干,研粉,调麻油搽。

②治疗疮肿毒:鲜山茶叶适量,捣烂外敷。

（①②出自《浙江药用植物志》）

190.茶

【别名】茶叶、茶树。

【拉丁学名】*Camellia sinensis* (L.) O. Kuntze

【分类地位】茶科,山茶属。

【形态特征】常绿灌木或小乔木,高1～4m。多分枝,幼嫩枝叶有细柔毛。单叶互生,叶片薄革质,长圆形至椭圆形,长5～9cm,宽2～5cm,先端渐尖、急尖或钝,基部楔形,边缘有锯齿,上面深绿色,有光泽;叶柄长3～7mm。花两性,白色,芳香,单朵或2～4朵成聚伞花序腋生;花梗长6～10mm,下弯;萼片5～6片,近圆形,被微毛,边缘膜质,有睫毛,果时宿存;花瓣7～8片,乳白色;雄蕊多数,排成2轮,外轮花丝连合成短管,内轮花丝分离,花药黄色;子房上位,3室,被毛,花柱基部结合为1,上端3裂。蒴果近球形,直径2～2.5cm;种子卵形,淡褐色。花期10月至次年2月,果实成熟期8～9月。

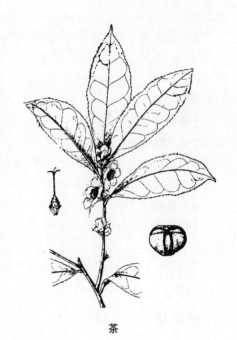

茶

【分布生境】产于缙云寺、张家垭口及斜日峰等地林下。重庆各区县均有栽培。我国长江流域及以南各地也有栽培。

【药用部分】叶和根入药。

【采集期】春、夏、秋采叶;根全年可采。

【药性功能】叶:苦、甘、微寒。根:苦、平。强心,利尿,抗菌,消炎,收敛止泻。

【主治病症】叶:治肠炎,痢疾,小便不利,水肿,嗜睡症;外用治烧烫伤。根:治肝炎,心脏病,水肿。

【用量用法】叶:9～15g,水煎服。外用研末加麻油调敷患处。根:9～18g,水煎服。

【附方】①治痢疾:绿茶细末1.8g,每日4次。

②治急性肠炎、水泻不止:茶叶9g,生姜6g,加水2碗,浓煎半碗,1次服下。

（①②方出自《全国中草药汇编》）

【附注】脾胃虚寒者慎服。失眠及习惯性便秘者禁服。服人参、土茯苓及含铁药物者禁服。服使君子饮茶易致呃。过量易致呕吐、失眠等。

—◦• 藤黄科（Guttiferae）•◦—

191.金丝桃

【别名】五心花、金丝海棠、土连翘。

【拉丁学名】 *Hypericum monogynum* L.

【分类地位】藤黄科，金丝桃属。

【形态特征】半常绿小灌木，高 0.5～1m，多分枝。小枝对生，圆柱形，红褐色。单叶对生，叶片椭圆形，长圆形或倒披针形，长 3～8cm，宽 1～3cm，先端钝尖，基部渐狭或楔形，上面绿色，下面粉绿色，网脉明显，密生透明腺点，全缘；叶柄极短或近于无柄。花两性，单生或成聚伞花序生于枝顶，具花 1～15 朵或更多，直径3～6.5cm，具披针形小苞片；萼片 5 片，卵状椭圆形，顶端微钝；花瓣 5 瓣，金黄色，宽倒卵形；雄蕊多数，基部合生成 5 束，与花瓣近等长；子房上位，5 室，花柱 1，比子房长 3～5 倍。柱头 5 裂。蒴果卵圆形，先端开裂；种子圆柱形，黑褐色。花期 5～6 月，果期 7～8 月。

【分布生境】产于狮子峰，海拔 800m 左右。城口、奉节、石柱、秀山、彭水、涪陵、武隆、南川、北碚，海拔 300～2500m 处有分布。我国河北、陕西、江苏、浙江、江西、福建、台湾、河南、湖北、湖南、广东、四川等省也有分布。

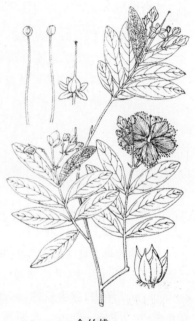

金丝桃

【药用部分】全株药用。

【采集期】夏秋采集。

【药性功能】苦、凉。清热解毒，祛风消肿。

【主治病症】治肝炎，肝脾肿大疼痛，急性咽喉炎，眼结膜炎，疮疡肿毒，蛇咬伤，跌打损伤。

【用量用法】3～9g，水煎服。外用鲜根、叶捣烂敷患处。

【附方】①治肝炎：鲜金丝桃根 30～60g，煎水煮鸡蛋服；另与红枣煮饭吃 2～3 次。（出自江西《草药手册》）

②治肝炎：根 30g，红枣 10 枚，水煎服。连服 1～2 周。（出自《浙江药用植物志》）

192.金丝梅

【别名】猪拇柳、芒种花、土连翘、过路黄、山黄花。

【拉丁学名】 *Hypericum patulum* Thunb.ex Murray

【分类地位】藤黄科，金丝桃属。

【形态特征】半常绿小灌木，高 0.3～1m，全株光滑无毛，多分枝，小枝具 2 或 4 条纵线棱，褐色或红褐色。单叶对生，叶片卵形、长圆形或卵状披针形，长 1.5～6cm，宽 1～3cm，先端钝或圆，有小尖头，基部宽楔形或近圆形，上面绿色，下面粉绿色，具透明腺点，全缘；叶柄短或近无柄。花单生或 2～15 朵成聚伞状花序，生于枝茎顶端，花直径 2.5～4cm；萼片 5 片，卵形，先端圆或微凹，边缘具齿啮状细点及缘毛；花瓣 5 瓣，金黄色，宽倒卵形；雄蕊 5 束，每束 50～70 枚，花药淡黄色，远短于花瓣；子房上位，卵球形，5 室，花柱 5 枚，与雄蕊等长或较短。蒴果卵形，有宿存萼片及花柱。花期 5～6 月，果期 7～8 月。

【分布生境】缙云寺有栽培。城口、石柱、奉节、秀山、彭水、涪陵、南川、北碚常见栽培。我国陕西、江苏、安徽、浙江、江西、福建、湖北、湖南、四川、贵州及云南有分布,生山坡、山谷林下或灌丛中。

【药用部分】全草或嫩枝叶及果药用。

【采集期】秋季采果,夏季采嫩枝叶,全草全年可采。

【药性功能】微苦、寒。清热解毒、凉血止血,疏肝活络,利尿,杀虫,止痒。

【主治病症】全草:治上呼吸道感染,肝炎,痢疾,肾炎。果:治血崩,鼻衄。叶:外用治皮肤瘙痒,黄水疮。根:驱蛔虫。

【用量用法】全草 9～15g,水煎服;叶外用适量,煎水洗。

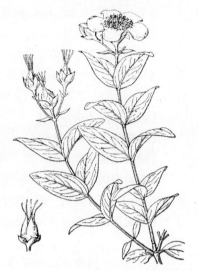

金丝梅

193.元宝草

【别名】大对月草、相思、双合合、穿心草、蛇开口。

【拉丁学名】*Hypericum sampsonii* Hance

【分类地位】藤黄科,金丝桃属。

【形态特征】多年生草本,高 0.5～1m,全株无毛。茎直立,圆柱形,基部木质化,上部有分枝,小枝常对生。单叶对生,两叶基部完全对接合生为一体,茎贯穿其中,叶片长椭圆状披针形,两叶长7～13cm,宽约2.5cm,先端圆钝,全缘,叶背粉绿色,两面均散生黑色斑点和透明腺点,聚伞花序生于每枝顶端;花两性,直径 0.7～1cm;萼片 5 片,披针形,上面散生黑色斑和腺点;花瓣 5 瓣,黄色,卵形;雄蕊多数,基部合生成三束;子房上位,宽卵形,花柱 3 条,反曲。蒴果宽卵形,3 室,长约 7mm,萼片及花柱宿存,表面具赤褐色腺体;种子细小,多数,淡褐色。花期5～6月,果期7～8月。

【分布生境】产于缙云寺左侧林边,海拔700m。城口、巫溪、巫山、奉节、云阳、石柱、万州、南川、万盛、綦江、江津、北碚有分布。江苏、安徽、浙江、江西、台湾、湖南、四川、贵州等省均有分布,生于山坡荒野村边、道旁。

【药用部分】全草药用。

【采集期】夏秋采收。

【药性功能】苦、辛、寒。归肝、脾经。清热解毒,通经活络,凉血止血。

【主治病症】主治各种出血,肠炎痢疾,小儿高热,痛经,月经不调,白带。外用治外伤出血,乳腺炎,烧烫伤,蛇咬伤。

【用量用法】9～15g,水煎服。外用鲜品捣烂敷或干品研末敷。

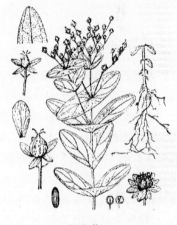

元宝草

194.地耳草

【别名】小月对草、田基黄、黄花草、七寸金、蛇喳口、雀舌草。

【拉丁学名】*Hypericum japonicum* Thunb.ex Murray.

【分类地位】藤黄科,金丝桃属。

【形态特征】一年生草本,高 15～40cm。根须状。茎纤细,有 4 棱,基部多分枝,呈丛生状,枝直立或斜举。单叶对生,无叶柄;叶片卵形,长4～10mm,宽2～7mm,顶端圆钝或微尖,基部抱茎,全缘,两面均带紫红色,有腺点,无毛。聚伞花序顶生;花小,直径 6～8mm,花梗细;花萼 5 片,披针形或椭圆形,先端尖;花瓣5瓣,黄色,长约5mm,与萼片近等长;雄蕊多数,基部合生成 3 束,稍短于花瓣;子房上位,侧膜胎座,花柱 3 条,分离。蒴果长圆形,长约 4mm,棕黄色,萼片宿存,熟后3裂。种子多数,细小。花期 5～6 月,果期 9～10 月。

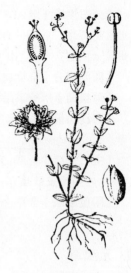

【分布生境】产于破空塔路边及柑橘林下,海拔 750～800m。巫山、奉节、云阳、石柱、黔江、彭水、武隆、南川、万盛、綦江、江津、江北、北碚等区县,海拔 2800m 以下有分布。江苏、浙江、江西、福建、湖南、广西、广东、四川、贵州、云南等省区也有分布。

【药用部分】全草药用。

【采集期】春、夏季采收。

【药性功能】甘、微苦、凉。清热利湿,解毒消肿,散瘀止痛。

【主治病症】主治肝炎,湿热黄疸,痢疾,早期肝硬化,阑尾炎,眼结膜炎,扁桃体炎。外用治痈疖肿毒,带状疱疹,毒蛇咬伤,跌打损伤。

【用量用法】鲜品 30～60g(干品 15～30g),煎汤服。外用适量,鲜品捣烂敷患处。

【附方】①治急性结膜炎:地耳草 30～60g,煎水熏洗患眼,每日 3 次。(出自《全国中草药汇编》)

②治毒蛇咬伤:鲜全草适量,捣烂外敷伤口周围,另取全草、半边莲、并头草各 15g,水煎服。(出自《浙江药用植物志》)

地耳草

195.遍地金

【别名】蚂蚁草、小化血、肝炎草。

【拉丁学名】*Hypericum wightianum* Wall.（ex Wight et Arn.）

【分类地位】藤黄科,金丝桃属。

【形态特征】一年生草本,高 13～35cm。茎圆柱形,直立,无毛,下部紫红色,节处生不定根,基部常多分枝,呈丛生状而披散生长。单叶对生,叶片椭圆形,长 1～2.5cm,宽 0.5～1.5cm,先端圆钝,基部抱茎,抱茎处有成簇腺毛,边缘腺毛末端有黑色腺体,背面散生透明的腺点,二歧聚伞状花序顶生,较密;花小,直径不及 1cm,黄色;萼片 5 片,长椭圆形,边缘具腺齿,并有黑色腺点散生;雄蕊多数,合生成 3 束;子房上位,3 室,花柱 3 条,分离,短于子房。蒴果近球形,具褐色泡状突起。花期 4～5 月,果期 5～6 月。

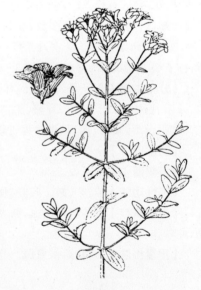

【分布生境】产于杉木园附近荒地,海拔 760m。酉阳、秀山、南川、北碚等区县有分布。广西、四川、贵州、云南等也有分布。

【药用部分】全草药用。

【采集期】6～8 月采收。

【药性功能】苦、涩、寒。归肝、脾经。清热解毒,通经活血,止泻。

遍地金

【主治病症】主治口腔炎,小儿白口疮,小儿肺炎,小儿消化不良,乳腺炎,腹泻,久痢,痛经,毒蛇咬伤。

【用量用法】3～9g,水煎服。外用适量,捣烂敷患处。

【附方】①治毒蛇咬伤:遍地金捣细,加红糖包敷伤口,同时煎水内服。(出自《云南中草药》)

②治乳腺炎:用遍地金拌蜂蜜冲烂外敷。(出自《云南中草药选》)

196.贯叶连翘

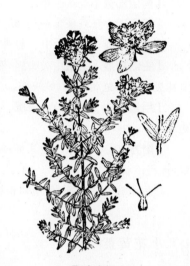

贯叶连翘

【别名】小对月草、赶山鞭、千层楼。

【拉丁学名】*Hypericum perforatum* L.

【分类地位】藤黄科，金丝桃属。

【形态特征】多年生草本，高约1m。茎直立，多分枝，主干上大多数叶腋生有分枝，小枝细瘦，对生，长3～5cm，分枝上叶密生，节间长约5mm，茎和枝两侧各有1条纵线凸起。叶对生，无柄，叶片条形至长椭圆形，长1～2cm，宽3～7mm，先端钝，基部抱茎，全缘，密被透明腺点。聚伞花序生于枝顶；花黄色，直径约2.5cm；花梗长约1cm；萼片5片，披针形，边缘有黑色腺点；花瓣5瓣，倒卵状披针形，黄色，长约1cm。边缘有黑色腺点。雄蕊多数，合成3束，花药上有黑色腺点；子房上位，卵状圆锥形，1室，花柱3个，分离，长于子房1倍以上。蒴果长圆形，棕黄色，有泡状突起；种子多数，细小。花期6～7月，果期8～9月。

【分布生境】产于煤矿工人疗养院草坪上，海拔250m。城口、巫溪、巫山、奉节、开县、南川、北碚等区县，海拔500～2100m处有分布。河北、山东、陕西、江苏、江西、四川、贵州等省也有分布。

【药用部分】全草药用。

【采集期】8月下旬采收。

【药性功能】苦、辛、平。清热解毒，调经通乳，收敛止血，利湿。

【主治病症】主治吐血，咯血，月经不调，崩漏，乳汁不下，黄疸，尿路感染，咽喉肿痛。外用治外伤出血，烧烫伤，痈疖肿毒。

【用量用法】9～15g，水煎服。外用适量，鲜品捣烂敷患处，或干品研末调敷。

罂粟科（Papaveraceae）

197.紫堇

【别名】蝎子草、断肠草、闷头花。

【拉丁学名】*Corydalis edulis* Maxim.

【分类地位】罂粟科，紫堇属。

【形态特征】一年生草本，高10～30cm，全株无毛。主根直而长，圆柱形。茎直立，基部多分枝。基生叶有长柄，呈丛生状；茎生叶互生，叶柄向上渐短；叶片三角形，长3～9cm，二至三回羽状全裂，一回裂片2～3对，二至三回裂片轮廓呈卵形或倒卵形，末回叶片呈狭卵形或楔形，顶端钝圆。总状花序顶生或与叶对生，长3～10cm，着花5～8朵；苞片卵形或狭卵形，全缘或疏生小齿；萼片小，卵形，膜质，早落；花瓣4片，大小及形状不一，上面一片最大，长1.5～2cm，有距，距长5mm，末端稍向下弯，前端红紫色渐变紫色，顶端2裂；雄蕊6枚，花丝基部合生，上部分2束，每束3条；子房1室，花柱线形。蒴果条状，下垂；种子黑色，扁球形。花期3～4月，果期4～5月。

【分布生境】产于缙云寺附近、阴湿林下、沟谷、宅旁、路边。城口、奉节、南川、长寿、渝北、北碚，海拔 1000m 以下有分布。长江中下游各省及陕西、河南、贵州等省也有分布。

【药用部分】全草药用。

【采集期】夏季采集全草，秋季挖根。

【药性功能】苦、涩、凉。有毒。清热解毒，杀虫止痒。

【主治病症】主治中暑头痛，腹痛尿痛，肺结核，咯血。外用治化脓性中耳炎，脱肛，疮疡肿毒，蛇咬伤。

【用量用法】6～9g，水煎服。外用鲜品适量，捣烂敷患处或干品煎水洗患处。

【附方】①治化脓性中耳炎：鲜紫堇全草，捣烂取汁，擦净患耳内脓液后，将药汁滴入耳内，一日 3～4 次。（出自《全国中草药汇编》）

②治顽癣及牛皮癣：紫堇块根磨酒或醋外搽。（出自江西《草药手册》）

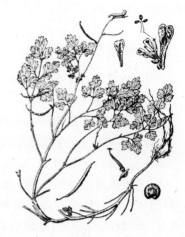

紫堇

198.小花黄堇

【别名】黄堇、黄花鱼灯草、虾子草、水黄连。

【拉丁学名】*Corydalis racemosa* (Thunb.) Pers.

【分类地位】罂粟科，紫堇属。

【形态特征】一年生草本，高 10～55cm，全株无毛，有恶臭。主根细长，直入土中。茎直立，下部多分枝。叶互生，有叶柄；叶片轮廓三角形，长3～12cm，二回或三回羽状全裂，一回裂片 3～4 对，二回或三回裂片轮廓卵形或宽卵形，顶端钝或圆形，有小尖头，边缘羽状深裂。总状花序顶生或腋生，长2～10cm；苞片狭条披针形，长 4～5mm，宽 1mm，膜状；萼片小，卵形；花瓣淡黄色，上方花瓣连距长7～8mm，距长 1～2mm，囊状，末端圆。蒴果条形，长 1～2cm，宽约1.5mm；种子黑色扁球形，直径约 1mm，密生小凹点。花期4～5月，果期5～6月。

【分布生境】产于王家坪、黄堰沟等地沟边、道旁，海拔 500m 左右。奉节、南川、巴南、永川、北碚等区县，海拔 400～600m 处有分布。长江流域中下游和珠江流域各省也有分布。

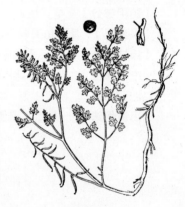

小花黄堇

【药用部分】全草药用。

【采集期】全年可采，鲜用洗净晒干。

【药性功能】微苦、凉。有毒。清热利尿，止痢止血。

【主治病症】主治暑热腹泻，痢疾，肺结核咯血，高热惊风，目赤肿痛，疮毒肿痛，毒蛇咬伤。

【用量用法】6～9g，水煎服。治肺结核咯血，用鲜全草捣汁服。外用鲜全草捣烂敷患处。

【附方】①治肺结核咯血：鲜黄堇 30～60g，捣烂取汁服（用水煎则无效）。（出自《浙江民间常用草药》）

②治牛皮癣、顽癣：黄堇根磨酒或醋外搽。（出自江西《草药手册》）

❧• 十字花科（Cruciferae）•❧

199.碎米荠

【**别名**】白带草、雀儿菜、野荠菜。

【**拉丁学名**】*Cardamine hirsuta* L.

【**分类地位**】十字花科,碎米荠属。

【**形态特征**】一年生或二年草本,高 10～30cm。主根细长,多侧根。茎直立或斜升,基部不分枝或分枝,有白色粗毛。奇数羽状复叶;基生叶具柄,有小叶2～5 对,顶生小叶圆卵形,长 4～14cm,有 3～5 圆齿,侧生小叶较小,歪斜;茎生叶有小叶 3～6 对,所有小叶上面及边缘都有疏柔毛。总状花序生于枝顶;花白色,长约3mm;萼片 4 片,长椭圆形,边缘膜质,上面有疏毛;花瓣 4 瓣,白色,倒卵形;雄蕊 6 枚,4 长 2 短;子房柱状,花柱短,柱头扁球形,长角果线形,长达3cm;种子长方形,褐色。花期 2～3 月,果期 3～5 月。

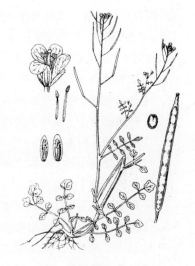

碎米荠

【**分布生境**】产于韩家院子。重庆各区县,海拔 250～2800m 处有分布。长江流域以南各省及河北、山西、辽宁、山东、陕西、甘肃等省也有分布。

【**药用部分**】全草药用。

【**采集期**】3～5 月采集,鲜用或晒干。

【**药性功能**】甘、淡、凉。清热利湿,安神止血。

【**主治病症**】主治尿道炎,膀胱炎,痢疾,白带。外用治疔疮。

【**用量用法**】15～30g,水煎服。外用鲜品适量,捣烂敷患处。

【**附方**】①治白带、痢疾:全草 15～30g,水煎服。

②治淋证:鲜全草 30～60g,水煎,调冰糖服。

(①②方出自《浙江药用植物志》)

③治吐血、便血:碎米荠 15g,侧柏叶 9g,生地 12g,荆芥炭 9g,水煎服。(出自《四川中药志》1982 年版)

200.弯曲碎米荠

【**别名**】萝目草。

【**拉丁学名**】*Cardamine flexuosa* With.

【**分类地位**】十字花科,碎米荠属。

【**形态特征**】一年生或二年生草本,高 10～30cm。茎基部多分枝,斜上或铺散状,疏生柔毛。奇数羽状复叶,基生叶少,花时脱落;茎生叶互生,有柄,膜质,长2.5～9cm,具小叶 3～6 对,顶生小叶倒卵形,长4～30mm,宽 3～15mm,先端钝圆,基部渐窄,全缘或有 1～3 圆裂,有缘毛,侧生小叶较小,卵形或条形,长 3～6mm,宽2～4mm。总状花序有花 10～20 朵;花白色,直径4～5mm,花萼、花瓣均 4 枚,雄蕊 6 枚,4 强 2 弱,长角果条形,长 1～2cm,宽不及 1mm,斜展,果梗长约 5mm;种子一行,长方形,长 1mm,平滑,褐色。花期 2～3 月,果期 3 月。全草药用。

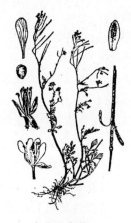

弯曲碎米荠

【**分布生境**】产于三花石,生于河边耕地中。重庆各区县有分布。河北、辽宁、湖南、陕西、甘肃至长江以南各省也有分布。

【**附注**】本种药性功能、用量用法与碎米荠同,可参看碎米荠(*C. hirsuta* L.)

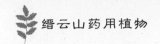

201.油菜

【别名】芸薹、芸薹子。

【拉丁学名】*Brassica campestris* L.

【分类地位】十字花科,芸薹属。

【形态特征】一年生或两年生草本,高30～90cm。茎单一或分枝,微有白粉,无毛,粗壮。基生叶长椭圆形,长约20cm,宽约8cm,琴状羽裂;茎生叶长圆形或披针形,长约10cm,基部扩展呈耳状,抱茎,全缘或有疏浅齿,偶为羽状半裂。总状花序顶生,花鲜黄色;花梗细,花直径约1cm;萼片4片,长椭圆形,长约8mm;花瓣4瓣,宽倒卵形,具长爪;雄蕊6个,4长2短;子房上位,圆柱形,花柱短,柱头头状。长角果条形,长3～8cm,先端具短喙。种子球形,红褐色。花期3～4月,果期5月。

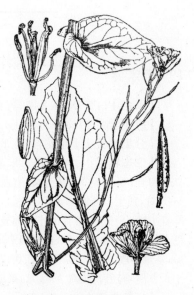

油菜

【分布生境】缙云寺农家有栽培。全国大多数省区有栽培。

【药用部分】干燥种子药用。

【采集期】初夏采收。

【药性功能】甘、辛、温。行气祛瘀,消肿散结,凉血止血。

【主治病症】主治血痢,产后瘀血腹痛,恶露不净。外用治痈疖肿痛。

【用量用法】3～9g,水煎服。外用适量,捣烂用鸡蛋清调敷患处。

【附方】①治产后瘀血腹痛:炒芸薹子6g,当归9g,桂皮4.5g,水煎服。(出自《全国中草药汇编》)②治女子吹乳:芸薹菜,捣烂敷之。(出自《中药大辞典》)

【附注】麻疹后、疮疥、目疾患者不宜食。

202.芥菜

【别名】大菜、青菜。

【拉丁学名】*Brassica juncea* (L.) Czern. et Coss.

【分类地位】十字花科,芸薹属。

【形态特征】一年生或两年生草本,高30～150cm,无毛,有时具刺毛,常带粉霜,茎多分枝。基生叶宽卵形至倒卵形,长15～35cm,宽5～17cm,先端圆钝,不分裂或大头羽裂,边缘有锯齿或缺刻;叶柄有小裂片;下部茎生叶较小,边缘有缺刻,有时有圆钝锯齿,不抱茎,上部叶窄披针形至条形,具不明显疏齿或全缘。总状花序,花后延长,花淡黄色;萼片4片,绿色;花瓣4瓣,鲜黄色,宽椭圆形或宽楔形,先端平截,基部具爪;雄蕊6枚,4长2短;子房圆柱形,花柱细,柱头头状。长角果线形,长3～6cm。顶端有扁平的喙;种子球形,紫褐色或黄色。花期4～5月,果期5～6月。

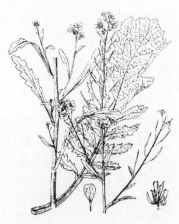

芥菜

【分布生境】各地有栽培。原产中国,全国各地均有栽培。

【药用部分】茎、叶、种子药用。

【采集期】7～8月采种子。

【药性功能】辛、温。归肺、胃、肾经。利肺豁痰,消肿散结,止痛。

【主治病症】种子:治支气管哮喘,慢性气管炎,胸肋胀满,寒性脓肿;外用治神经性疼痛,扭伤,挫伤。茎、叶:寒饮咳嗽,痰滞气逆,胸膈满闷,砂淋,石淋;外用治牙龈肿烂,乳痈,痔肿,冻疮,漆疮。

【**用量用法**】种子:3～9g,水煎服。外用适量,研粉调醋敷患处。茎、叶:6～9g,水煎服,或鲜品捣汁服。外用鲜品捣烂敷或煎水洗患处。

【**附注**】目疾、疮疡、痔疮,便血及阴虚火旺者慎食。

203.白菜

【**别名**】黄芽白、卷心白、大白菜。

【**拉丁学名**】*Brassica pekinensis* Rupr.

【**分类地位**】十字花科,芸薹属。

【**形态特征**】一年生或两年生草本,茎高 40～60cm,多分枝。幼叶下中脉具疏刺毛,下部基生叶绿色,披散,密集在缩短的茎上,叶面具皱缩的波状起伏,叶柄两侧具薄翅;营养期叶片可卷成圆筒状或椭圆球状,白色或淡黄色;茎生叶较小,长圆形至披针形,常无柄,基部抱茎。总状花序顶生或腋生;萼片 4 片,黄绿色;花瓣 4 瓣,鲜黄色,圆形或倒卵形,基部具爪;雄蕊 6 枚,4 长 2 短;子房圆柱形。长角果线形,长 3～4cm,具喙。种子球形,棕色。花期 3～4 月,果期 5 月。

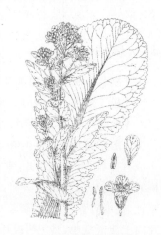

白菜

【**分布生境**】各地栽培

【**药用部分**】鲜叶和根药用。

【**采集期**】10～12 月采收。

【**药性功能**】甘、平。养胃和中,利大小便,通利肠胃,安五脏,除烦热,解酒毒,消食下气,止咳。

【**主治病症**】烦热口渴,感冒热咳,肠胃气胀,酒毒。

【**用量用法**】煮食(适量)。

【**附注**】脾胃虚寒者慎用。

204.球茎甘蓝

【**别名**】茎蓝、擘蓝。

【**拉丁学名**】*Brassica caulorapa* Pacq.

【**分类地位**】十字花科,芸薹属。

【**形态特征**】两年生草本。全体光滑无毛,有白粉。营养期茎基部逐渐膨大成球形或扁球形,直径 5～12cm,表面蓝绿色,光滑无毛,常有白粉,内面肉质部分为乳白色,微有辛辣味,叶集生于球体上部,有长柄;叶片卵圆形至长圆形,长 13～20cm,基部两侧各有 1～2 裂片,边缘具有规则牙齿。第二年 4 月份抽薹,茎高 30～60cm,茎生叶矩圆形至条状披针形,长 8～11cm,宽 2～4cm,叶缘具疏齿或浅波状齿。总状花序顶生,开花后花序轴逐渐延伸,花排列疏松;萼片 4 枚,光滑无毛;花瓣 4 瓣,乳黄色,长倒卵形,长约 2cm,基部有爪;雄蕊 6 枚,内面 4 枚较长,外侧 2 枚较短;子房上位,圆柱形,花柱不明显,柱头头状。长角果圆柱形,长 6～9cm,先端具短喙;种子球形,直径 1～2mm,有棱角。花期 4 月,果期 5～6 月。

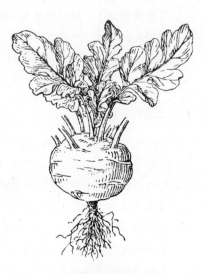

球茎甘蓝

【**分布生境**】各地农户有栽培。

【**药用部分**】茎叶药用。

【采集期】冬、春采收。

【药性功能】甘、辛、凉。健脾利湿，解毒。

【主治病症】主治脾虚水肿，小便淋浊，大肠下血，湿热疮毒。

【用量用法】30～60g，煎汤服。

【附方】①治阴囊肿大：鲜蘩蓝30g，鲜商陆30g，捣烂外敷。

②治无名肿毒，鲜蘩蓝适量，捣绒敷患处。

（①②方出自《四川中药志》1982年版）

205. 蔊菜

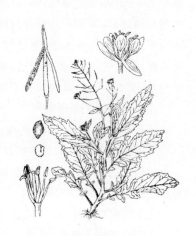

【别名】辣米菜、野油菜、塘葛菜、印度蔊菜。

【拉丁学名】*Rorippa indica* (L) Hiern

【分类地位】十字花科，蔊菜属。

【形态特征】一年生或二年生草本，高15～50cm，无毛或有疏毛。茎单一或有分枝，直立或斜升，常具纵向沟棱，有时带紫色。基生叶和下部叶有柄，大头羽状分裂，长7～15cm，宽1～2.5cm，顶生裂片卵形或矩圆形，先端圆钝，边缘有齿牙，侧生裂片2～5对，向下部渐变小，全缘，两面无毛；上部叶片向上逐渐变小，具短柄或耳状抱茎，矩圆形或宽披针形，边缘具疏齿。总状花序顶生或侧生，花小，黄色；萼片4片，长圆形，长2～4mm，无毛；花瓣4瓣，匙形，鲜黄色，与萼片近等长，基部具爪，雄蕊6枚，4长2短，长角果圆柱形或线形，长1～2cm，宽1～1.5mm，斜上开展，稍弯曲；果梗长2～4mm；种子多数，细小，卵圆形，每室2行，褐色。花期4～5月，果期5～7月。

蔊菜

【分布生境】产于三花石河边草坪等地。重庆各区县，海拔150～2000m处有分布。山东、河南、陕西、甘肃、江苏、浙江、江西、湖南、福建、台湾、广东等省也有分布。

【药用部分】全草药用。

【采集期】5～7月采收，晒干。

【药性功能】甘、淡、凉。清热解毒，祛痰止咳，解表散寒，除湿利尿。

【主治病症】主治感冒发热，咽喉肿痛，肺热咳嗽，慢性气管炎，风湿痹痛，肝炎，小便不利。外用治漆疮，疔疮，痈肿，蛇咬伤。

【用量用法】30～60g，水煎服。外用适量，鲜品捣烂敷患处。

206. 无瓣蔊菜

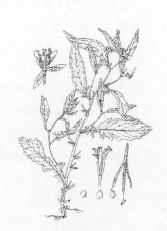

【别名】天葛菜、天荠菜、绿豆草。

【拉丁学名】*Rorippa dubia* (Pers.) Hara

【分类地位】十字花科，蔊菜属。

【形态特征】本种形态与蔊菜相似，特点是花通常无花瓣或偶有退化的花瓣，植株较软弱，角果细长而直，种子每室1行。

【分布生境】产地三花石河边荒草坪、北温泉桃花溪边、草丛中。

【药性功能】与蔊菜相同，可作蔊菜用。

无瓣蔊菜

207.小花糖芥

【**别名**】桂竹香糖芥、桂竹糖芥。

【**拉丁学名**】*Erysimum cheiranthoides* L.

【**分类地位**】十字花科,糖芥属。

【**形态特征**】一年生草本,高 15～50cm。具伏生 2～4 叉状毛。茎直立,单一或中部以上有分枝,有棱角。基生叶莲座状,无柄,平铺地面,披针形或条形,茎生叶片长 2～4cm,宽 0.5～0.8cm,两面伏生叉状分枝毛,先端渐尖,基部渐狭,全缘或深波状。总状花序顶生,花较小,直径约 5mm;萼片 4 枚,长圆形或线形;花瓣 4 片,黄色或淡黄色,长匙形,基部具爪;雄蕊 6 枚,近等长;雌蕊 1 个,子房上位,具胚珠多数,柱头头状。长角果圆柱形,长 2～3cm,有散生星状毛,每室种子 1 行,种子微小,卵形,淡褐色。花期 3～4 月,果期 4～5 月。

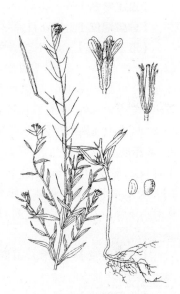

小花糖芥

【**分布生境**】产于大沱口草坪。南川、北碚有分布。除华南外几乎全国各地均有分布。生山坡、山谷、路旁及荒地。

【**药用部分**】全草药用。

【**采集期**】4～5 月采集。

【**药性功能**】苦、辛、寒,微毒。归脾、胃、心经。强心利尿,和胃消食。

【**主治病症**】主治心力衰竭,脾胃不和,食积不化。

【**用量用法**】4.5～6g,水煎服。

【**附注**】本品有微毒,不能服用过量,若发现呕吐、恶心、心动过缓,应立即停服。

208.楔叶独行菜

【**别名**】葶苈子。

【**拉丁学名**】*Lepidium cuneiforme* C. Y. Wu

【**分类地位**】十字花科,独行菜属。

【**形态特征**】一年生或二年生草本,高 15～40cm。茎直立,具棱角,有分枝,有乳头状短毛。基生叶和下部茎生叶匙形或楔形,长 1～5.5cm,宽 0.5～1.5cm,先端钝,基部渐狭,边缘具整齐锯齿;叶柄长 0.4～1cm;茎上部叶常无柄,边缘具不整齐锯齿,无毛。总状花序顶生,具多数花;花梗长 2～4mm,有微粗毛;花直径 1～1.5mm;萼片 4 片,卵形,长 1mm;花瓣 4 瓣,白色,矩圆形,长 1～1.5mm,基部有爪。短角果卵形或近圆形,侧扁,长 2～3mm,宽 2mm,上部有窄翅;种子长圆形,长 1mm,棕色。花期 5 月,果期 6 月。

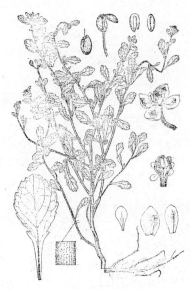

楔叶独行菜

【**分布生境**】产于松林坡林下。巫溪、南川、北碚有分布。陕西、四川、贵州、甘肃、云南等省也有分布。

【**药用部分**】种子药用。

【**采集期**】夏季采种子。

【**药性功能**】辛、苦、寒。祛痰定喘,泻肺利水。

【**主治病症**】主治喘咳痰多,胸胁满闷,水肿,小便不利。

【**用量用法**】3～9g,水煎服。

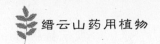

209.荠菜

【别名】荠荠菜、枕头草、粽子草、菱角菜。

【拉丁学名】*Capsella bursa-pastoris* (L.) Medic.

【分类地位】十字花科,荠菜属。

【形态特征】一年生或二年生草本,高 10～50cm,主根圆柱形或圆锥形,有分枝,第一年冬季,茎短缩,叶平铺地面,第二年抽薹开花,茎直立,有分枝,具分枝毛及单毛。基生叶丛生,莲座状,叶片大头羽状分裂,长可达12cm,宽达 2.5cm,顶生裂片较大,卵形至长卵形,长 0.5～3cm,侧生裂片3～8 对,成不规则的粗齿状;茎生叶呈宽披针形,边缘呈不规则的缺刻或锯齿,基部抱茎,两侧呈耳状,两面有单毛和叉状毛。总状花序顶生和腋生;花小,白色,直径约 2mm;萼片长卵形;花瓣卵形,基部具爪,雄蕊 6 枚,4 长2 短,短蕊基部有 2 个腺体。短角果倒三角形或倒心形,扁平,先端微凹,成熟时由下而上开裂。种子 2 列,长椭圆形,细小,淡褐色。花期 2～3 月,果期3～4 月。

【分布生境】产于缙云山低山各地。全国各省区均有分布,生于道旁、沟边、菜地。

【药用部分】全草入药。

【采集期】春秋季采集。

【药性功能】甘、平。归肝、脾、膀胱经。凉血止血,清热利尿。

【主治病症】主治吐血,衄血,咯血,尿血,崩漏,肾炎水肿,感冒发热,高血压,肠炎。

【用量用法】15～30g,水煎服。

【附方】①治内伤出血:荠菜 30g,蜜枣 30g,水煎服。(出自《湖南药物志》)
②治血尿:鲜荠菜 125g,水煎,调冬蜜服。或加陈棕炭 3g 冲服。(出自《福建药物志》)

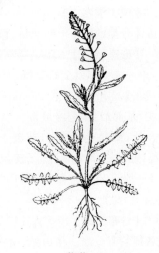

荠菜

210.萝卜

【别名】莱菔。

【拉丁学名】*Raphanus sativas* L.

【分类地位】十字花科,萝卜属。

【形态特征】一年生或二年生草本,高 30～100cm。根肥大,肉质,多汁,形状、颜色因品种而异,有长圆形、球形或圆锥形,表皮颜色有白色、绿色、红色、紫红色等。营养生长期茎短缩,叶丛生,第二年 3～4 月抽薹期,茎迅速伸长,并多有分枝,基生叶和茎下部叶大头羽状裂,茎上部叶长圆形至披针形,边缘有锯齿或缺刻。总状花序顶生,花淡紫红色或白色,直径 1～1.5cm。长角果圆柱形,初为肉质,后成海绵状,长 1.5～3cm,先端渐尖或成喙状。种子卵球形,微扁,红褐色。花期 3～4 月,果期 4～5 月。

【分布生境】各地栽培。

【药用部分】根、叶、种子药用。

【采集期】因播种期不同,根叶随时可采,种子成熟时采。

【药性功能】根:甘、辛、凉;消食,下气,化痰,止血。叶:辛、苦、平;消食

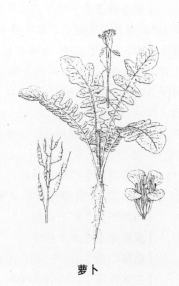

萝卜

理气,利咽,消肿。种子:甘、辛、平;消食导滞,降气化痰。

【主治病症】根:主治消化不良,食积胀满,翻胃,痢疾,便秘,痰热咳嗽,咽喉不利,咳血,衄血,便血,消渴,淋浊;外用治疗疮肿痛,烫伤,冻疮。叶:主治食积气滞,脘腹痞满,呃逆,吐酸,泄泻,痢疾,咳痰,音哑,咽喉肿痛,妇女乳房肿痛,乳汁不通;外用治损伤瘀肿。种子:主治食积气滞,腹泻,下痢,咳嗽多痰。

【用量用法】根:内服30～60g,生食,捣汁或煮食;外用鲜品适量捣烂敷患处或煎水洗。叶:内服,6～9g煎汤服;外用鲜品捣敷患处。种子:3～6g,煎汤服。

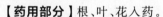

金缕梅科（Hamamelidaceae）

211. 檵木

【别名】檵柴、鱼骨柴、刺木花、桎木柴。

【拉丁学名】*Loropatalum chinense*（R. Br.）Oliv.

【分类地位】金缕梅科,檵木属。

【形态特征】常绿灌木或小乔木,高1～4m。树皮深灰色,嫩枝被锈色星状毛。单叶互生,叶片革质,卵形,长2～5cm,宽1.5～2.5cm,先端渐尖,基部钝,不对称,全缘,上面叶脉下陷,下面突起,被星状毛,叶背粉绿色;叶柄长2～5cm。花4～8朵簇生,两性;苞片条形,长约3mm;萼筒有星状毛,萼齿4裂,卵形,长2mm;花瓣4瓣,条形,淡黄色;雄蕊4枚,花丝极短,花药裂瓣内卷,药隔明显;子房半下位,2室,花柱2个,极短。蒴果球形,褐色,先端4裂。种子2粒,长卵形。长4～5mm,白色,有光泽。花期4～5月,果期8～10月。

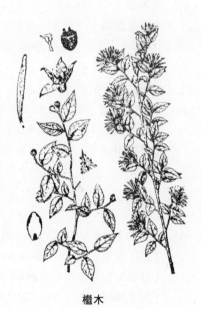

檵木

【分布生境】产于纸厂湾及各地马尾松林下。城口、奉节、巫溪、石柱、黔江、忠县、丰都、南川、万盛、綦江、江津、璧山、合川、北碚,海拔200～1900m处有分布。我国北自河南、山西,南至广东各省也有分布,生于多石山坡、疏林下及灌丛中。

【药用部分】根、叶、花入药。

【采集期】根叶全年可采,花清明前后采。

【药性功能】叶:苦、涩、平;止血,止泻,止痛,生肌。花:甘、涩、平;清热,止血。根:苦、温;行血去瘀。

【主治病症】叶:治子宫出血,腹泻;外用治烧伤,外伤出血。花:治鼻出血,外伤出血。根:治血瘀经闭,跌打损伤,慢性关节炎,外伤出血。

【用量用法】花6～9g,根9～15g,叶15～30g,水煎服。外用适量捣烂敷患处。

【附方】①治外伤出血:檵木花适量,晒干研末撒患处。(出自《全国中草药汇编》)
②治遗精、白带:檵木花12g,瘦猪肉120g,共煨熟,汤肉同食。(出自《湖北中草药志》)

212.杨梅蚊母树

【别名】野茶、夹心、萍柴。

【拉丁学名】*Distylium myricoides* Hemsl.

【分类地位】金缕梅科,蚊母树属。

【形态特征】常绿灌木或小乔木,小枝和芽有鳞毛。叶薄革质,矩圆形或矩圆状披针形,长 5～11cm,宽 2～4cm,先端尖锐,基部楔形,边缘上半部有少数齿突,两面均无毛,侧脉约 6 对;叶柄长 5～10mm,有鳞毛;托叶早落。总状花序腋生,长约 1.5cm,有鳞毛;花杂性同株,两性花位于花序顶端;萼片卵形,有星状毛;无花瓣;雄蕊 3～8 枚,花药红色,长约 2mm,花丝比花药稍短;子房上位,有星状毛,2 室,花柱 2,长约 6mm,红色。雄花雄蕊长短不齐,无退化子房。蒴果木质,卵圆形,长 1～1.2cm,被褐色绒毛,4 瓣裂。花果期 4～8 月。

【分布生境】产于缙云寺停车场后沟谷林中。城口、石柱、北碚,海拔 600～1250m 处有分布。

【药用部分】根入药。

【采集期】全年可采。

【药性功能】甘、平。利水消肿,活血散瘀。

【主治病症】可治手足浮肿。

【用量用法】15～20g,水煎服。

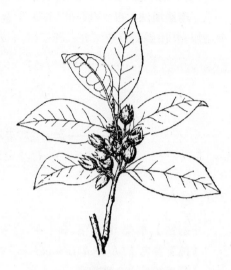

杨梅蚊母树

213.枫香树

【别名】枫树、大叶枫、鸡爪枫、三角枫、路路通(果)。

【拉丁学名】*Liquidambar formosana* Hance

【分类地位】金缕梅科,枫香属。

【形态特征】落叶乔木,高 20～40m。树皮灰褐色,不规则开裂,小枝具圆形皮孔,嫩时有柔毛。单叶互生,叶片轮廓宽卵形,长 5～12cm,宽 7～17cm,基部心形,掌状 3 裂,裂片卵状三角形,先端锐尖,边缘有细锯齿,上面深绿色,初沿脉有毛,后脱落,下面淡绿色,嫩时密生细毛,后脱落,仅脉腋有毛;叶柄长3～7cm;托叶红色,线形,早落。花单性,雌雄同株;雄花淡黄绿色,排列成葇荑花序,无花萼及花瓣,雄蕊多数,花丝与花药近等长;雌花排列成头状花序;无花瓣;萼齿 5,钻形,花后增长;子房半下位,2 室,胚珠多数,花柱 2,长达 1cm,柱头弯曲。果序头状,圆球形,直径 2.5～4.5cm,宿存的花柱和萼齿针刺状;蒴果顶端开裂,种子多数,细小,扁平。花期 3～4 月,果期9～10 月。

【分布生境】产于缙云寺一带常绿阔叶林中。城口、巫溪、奉节、石柱、黔江、彭水、万州、武隆、南川、江津、北碚,海拔 300～1800m 处有分布。我国秦岭及淮河以南各省也有分布。

【药用部分】根、叶、果、枫香脂药用。

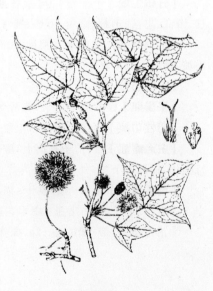

枫香树

【采集期】根全年可采,果秋冬采,叶夏季采,7～8月砍伤老树,采树脂。

【药性功能】根:苦、温;祛风止痛。叶:平、苦;祛风除湿,行气止痛。果(路路通):平、苦;祛风通络,利水,下乳。白胶香(枫香脂):辛、苦、平;解毒生肌,止血止痛。

【主治病症】根:治风湿性关节痛,牙痛。叶:治肠炎,痢疾,胃痛;外用治毒蜂蜇伤,皮肤湿疹。果(路路通):治乳汁不通,月经不调,风湿关节痛,腰腿痛,小便不利,荨麻疹。白胶香:治外伤出血,跌打疼痛,

【用量用法】根叶15～30g,果3～15g,白胶香1.5～3g,煎汤内服;外用适量研末调敷。

【附注】孕妇忌服。

景天科（Crassulaceae）

214.落地生根

【别名】打不死、叶生根、天灯笼。

【拉丁学名】*Bryophyllum pinnatum* (L. f.) Oken

【分类地位】景天科,落地生根属。

【形态特征】多年生草本,高30～150cm。茎圆柱状,中空,有分枝,节明显,上部紫红色,密生椭圆形皮孔,下部灰色,有时呈木质;叶对生,单叶或羽状复叶,叶片肉质,椭圆形至长椭圆形,小叶长6～8cm,宽3～5cm,先端钝,边缘有圆齿,齿凹部分易生不定芽,芽长大后,落地即形成新苗;叶柄粗壮,紫红色。圆锥花序顶生,长10～40cm,花梗细,花下垂;花萼筒状,长达4cm,具4浅裂;花冠管状,长达5cm,4浅裂,紫红色;雄蕊8枚,着生于花冠基部;心皮4个,分离,各有1细长的花柱。蓇葖果包于花萼及花冠内;种子多数,细小,有条纹。花期3～5月,果期4～6月。

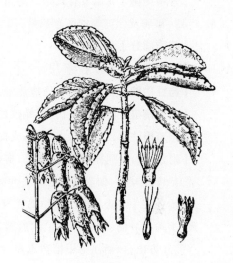

落地生根

【分布生境】北温泉有栽培。重庆各区县常有栽培。我国广东、广西、福建、湖南等省区有栽培。

【药用部分】全草药用。

【采集期】全年可采,鲜用。

【药性功能】淡、微涩、寒。清热解毒,活血消肿,拔毒生肌,止血止痛。

【主治病症】主治痈疮肿毒,乳腺炎,丹毒,外伤出血,跌打损伤,骨折,烧烫伤,中耳炎。

【用量用法】鲜品适量,捣烂敷患处或绞汁滴耳。

【附方】①治疗疮痈疽、无名肿毒:鲜落地生根30～60g,捣烂绞汁,调蜜饮服,渣敷患处。(出自《泉州本草》)

②治中耳炎:落地生根绞汁,洗耳。(出自《陆川本草》)

215.伽蓝菜

【别名】裂叶落地生根、青背天葵、鸡爪三七。

【拉丁学名】*Kalanchoe laciniata*（L.）DC.

【分类地位】景天科,伽蓝菜属。

【形态特征】多年生肉质草本,高 0.2～1m,全株蓝绿色,无毛。茎直立,粗壮,少分枝,老枝常由蓝绿色变为红色。叶对生,叶片肥厚多汁,质脆易折,中部叶羽状条裂,长 8～18cm,裂片条形或条状披针形,全缘或有钝锯齿或为浅裂状;叶柄长 2.5～4cm。聚伞花序排列成圆锥状,顶生,长 10～20cm,苞片条形;萼片 4 片,披针形;花冠高脚碟状,长 1.5～2cm,裂片 4,卵形,长 5～6mm,雄蕊 8 枚,着花冠筒喉部;心皮 4 个,披针形;蓇葖果,有种子多数。花期 3 月。

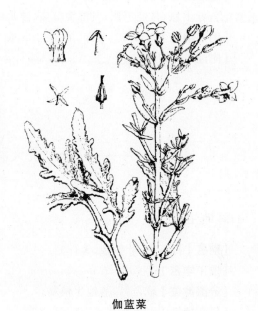

伽蓝菜

【分布生境】北温泉有栽培。南川、北碚有栽培。云南、广东、广西、福建及台湾等省区有栽培。

【药用部分】全草药用。

【采集期】全年可采,鲜用。

【药性功能】甘、微苦、寒。清热解毒,散瘀消肿。

【主治病症】治跌打损伤,毒蛇咬伤,疮疡脓肿,烧烫伤,湿疹,外伤出血。

【用量用法】15～30g,水煎服,或捣烂取汁冲酒服,渣敷患处。外用鲜全草捣烂敷患处。

【附方】①治痈肿初期:伽蓝菜、椰榆叶各等量,捣烂敷患处。(出自《福建药物志》)

②治毒蛇咬伤:伽蓝菜鲜叶 30～60g,捣烂取汁冲酒服,渣敷伤口周围。(出自《广西本草选编》)

③治急性中耳炎:鲜叶适量,捣烂绞汁,滴耳。

④治关节肿痛:鲜全草 30g,水煎服。

(③④方出自《浙江药用植物志》)

216.费菜

【别名】土三七、景天三七、见血散、破血丹、墙头三七。

【拉丁学名】*Sedum aizoon* L.

【分类地位】景天科,景天属。

【形态特征】多年生肉质草本,全株无毛。根状茎粗短,近木质化。茎从根状茎生出,有 1～3 条,直立,粗壮,圆柱形,高 20～80cm,一般不分枝,少数在上部分枝。叶互生,狭披针形、椭圆状披针形至窄倒披针形,长 3.5～8cm,宽 1.2～2cm,先端渐尖,基部楔形,边缘有不整齐锯齿,几无柄。聚伞花序顶生,具花多数,花无梗,密集,平展;萼片 5 片,条形,不等长,长 3～5mm,顶端钝;花瓣 5 瓣,黄色,椭圆状披针形,长 6～10mm;雄蕊 10 个,较花瓣短;心皮 5 个,卵状矩圆形,基部合生,腹面凸起。蓇葖果芒状排列。花期 6～7 月,果期 8～9 月。

【分布生境】北温泉有栽培。城口、巫山、巫溪、奉节、南川,海拔 300～1100m 处有分布。我国河北、山西、内蒙古、江苏、浙江、安徽、山东、湖北、四川、陕西、甘肃、青海、宁夏等省区也有分布。

【药用部分】全草药用。

【采集期】全年可采,鲜用。

【药性功能】甘、平、微酸。归心、肝经。散瘀止血,安神镇痛,解毒。

【主治病症】主治吐血、衄血、咯血、牙龈出血、血小板减少性紫癜,消化道出血,子宫出血,心悸,烦躁,失眠。外用治跌打损伤,外伤出血,烧烫伤。

【用量用法】9～30g,水煎服,或鲜品 60～90g 捣汁服。外用鲜品适量捣烂敷患处。

【附方】①治吐血、咳血、鼻衄、牙龈出血、内伤出血:鲜土三七 60～90g,水煎或捣汁服,服数日。(出自《浙江民间常用草药》)

②治血小板减少性紫癜、消化道出血:全草 30～60g,水煎服,或制成糖浆服。(出自《浙江药用植物志》)

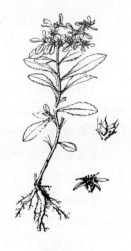

费菜

217.齿叶景天

【别名】打不死、红三七、石风丹、红胡豆三七。

【拉丁学名】*Sedum odontophyllum* Fröd.

【分类地位】景天科,景天属。

【形态特征】多年生肉质草本,高 5～30cm,全株无毛。茎下部匍匐,节上生多数不定根并发出新株,茎上部斜升,粗壮,淡绿色带紫色纹。基生叶丛生,莲座状,茎生叶互生或对生;叶柄长 5～10mm;叶片卵圆形至椭圆形,长 2～4cm,宽 2～2.5cm,先端钝,基部楔形或窄下延,边缘具不规则小圆齿。聚伞花序顶生,分枝成蝎尾状;花无梗;花萼 5 裂,裂片条状披针形;花瓣 5 瓣,黄色,披针状长圆形或卵形;雄蕊 10 枚,5 长 5 短;心皮 5 个,近直立,卵状长圆形,基部合生。蓇葖果横展,基部合生,腹面囊状隆起,种子多数。花期 4～6 月,果期 6～7 月。

【分布生境】产于青龙寨等地,海拔 760m 左右山坡湿岩石上。城口、南川、北碚,海拔 300～1100m 处有分布。

【药用部分】全草药用。

【采集期】全年可采,鲜用或晒干。

【药性功能】酸、凉。止血,消肿,止痛。

【主治病症】主治咳嗽吐血,腰痛。外用治疮疖肿毒。

【用量用法】15～30g,水煎服。外用适量,捣烂敷患处。

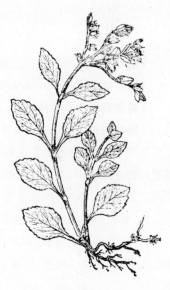

齿叶景天

218.佛甲草

【别名】佛指甲、指甲草、尖叶石指甲、打不死、鼠牙半支。

【拉丁学名】*Sedum lineare* Thunb.

【分类地位】景天科,景天属。

【形态特征】多年生肉质草本,高 10～20cm,无毛,茎多丛生,斜卧地面,着地处常生不定根。叶多数为 3 叶轮生,也有 4 叶轮生或对生的;叶柱状线形,长 2～2.5cm,宽约 2mm。基部有短距,无柄。聚伞状花序顶生,有 2～3 分枝,中央有 1 花具短梗,其余花无梗,疏生;萼片 5 片,线状披针形,不等长;花瓣 5 瓣,黄色,披针

形,长4～6mm;雄蕊 10 枚,较花瓣短,鳞片 5 片,宽楔形至四方形;心皮
5 个,开展。蓇葖果,成熟时叉开成五角星状。种子细小,卵圆形。花期
4～5 月,果期 6～7 月。

【分布生境】各地生于山坡岩石上。我国山东、江西、福建、河南、
湖南、广东、广西、四川、云南等省区有分布。

【药用部分】全草药用。

【采集期】全年可采,鲜用或沸水透过晒干。

【药性功能】甘、平、凉、微毒。清热解毒,消肿止血。

【主治病症】肝炎、胆囊炎、咽喉炎、乳腺炎。外用治烧烫伤,外伤
出血,毒蛇咬伤。

【用量用法】30～60g,水煎服。外用适量,鲜草捣敷患处。

【附方】①治痈肿疔疖:鲜全草适量,食盐少许,捣烂外敷。

②治鸡眼:鲜全草浸醋中 1 昼夜,取出捣烂贴患处。

(①②方出自《浙江药用植物志》)

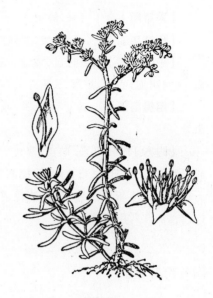

佛甲草

219.垂盆草

【别名】石指甲、半支莲、狗牙半支、瓜子草、养鸡草。

【拉丁学名】*Sedum sarmentosum* Bunge

【分类地位】景天科,景天属。

【形态特征】多年生肉质草本,高 10～20cm,全株无毛。茎平卧或
上部直立,近地面部分的节处易生不定根。叶为 3 叶轮生,无叶柄,叶片
倒披针形至矩圆形,长 15～25mm,宽 3～5mm,先端近急尖,基部有距,
全缘。顶生聚伞状花序,直径 5～6cm,有 3～5 个分枝,花小,无花梗;萼
片 5 片,披针形至矩圆形,长 3.5～5mm,基部无距,顶部稍钝;花瓣 5 瓣,
淡黄色,披针形至矩圆形,长 5～8mm;雄蕊 10 枚,排成 2 轮;鳞片 10 片,
楔状四方形,先端有微齿;心皮 5 个,长圆形,略叉开。花期 5～7 月,果
期 8 月。

【分布生境】生于缙云山山坡阴处或岩石上。开县、云阳、涪陵、武
隆、南川、万盛、北碚,海拔 1600m 以下有分布。河北、山西、辽宁、吉林、
广东、广西、福建、贵州、四川等省区也有分布。

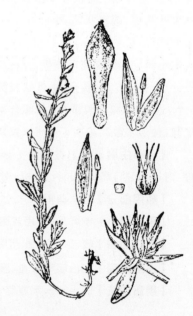

垂盆草

【药用部分】全草入药用。

【采集期】全年可采。

【药性功能】甘、微酸、凉。归肝、肺、大肠经。清热解毒,消肿排脓。

【主治病症】咽喉肿痛,口腔溃疡,肝炎,痢疾。外用治烧烫伤,痈肿疮疡,带状疱疹,毒蛇咬伤。

【用量用法】30～120g,捣汁服,干草 15～30g,水煎服。外用适量捣烂敷患处。

【附方】①治急性传染性肝炎:鲜全草 30g,水煎服。每天 2 次。(出自《浙江药用植物志》)

②治肠炎、痢疾:垂盆草 30g,马齿苋 30g,水煎服,每日 1 剂。(出自《四川中药志》1982 年版)

③治咽喉肿痛:垂盆草 15g,山豆根 9g,水煎服。(出自《青岛中草药手册》)

ꞏ 虎耳草科（Saxifragaceae） ꞏ

220.虎耳草

【别名】石荷叶、金线吊芙蓉、耳朵草。

【拉丁学名】*Saxifraga stolonifera* Curt.

【分类地位】虎耳草科,虎耳草属。

【形态特征】多年生常绿草本,高14~45cm,全体被毛。匍匐茎细长,赤紫色,蔓延地面,茎端长出幼苗;单叶数个丛生基部,微肉质,被长毛;叶片肾形至广卵形,长3~7.5cm,宽4.5~11cm,基部心形或截形,边缘有浅裂和不规则的细锯齿,上面绿色,下面紫红色,两面被长伏毛;叶柄长4~18cm,被长柔毛。圆锥花序,花序轴赤红色,分枝及花梗均被腺毛及绒毛;花两侧对称;萼片5片,不等大;花瓣5瓣,白色或粉红色,上面3瓣较小,卵形,有5个黄色斑点,下面2瓣较大,呈披针形,长5~15mm;雄蕊10枚;心皮2个,合生,蒴果卵形,顶端有2喙。花期4~6月,果期6~7月。

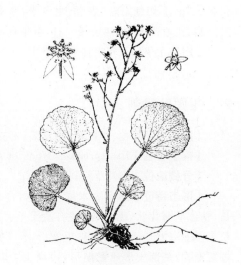

虎耳草

【分布生境】产于缙云山阴湿岩壁上。彭水、万州、梁平、江津、綦江、璧山、合川、巴南、渝北、北碚广泛栽培。东北至华南,全国大多数地区都有分布。

【药用部分】全草药用。

【采集期】夏季采集。

【药性功能】辛、苦、寒,有小毒。清热解毒。

【主治病症】主治小儿发热,咳嗽气喘;外用治中耳炎,耳郭溃烂,疔疮,疖肿,湿疹。

【用量用法】9~15g,水煎服。外用适量,捣烂敷患处。

【附方】①治中耳炎:鲜全草适量,洗净,捣烂绞取汁,滴耳,每天1次。(出自《浙江药用植物志》)

②治吐血:虎耳草9g,瘦猪肉120g,混同剁烂,做成肉饼,加水蒸熟食。(出自江西《民间草药》)

221.黄常山

【别名】鸡骨风、白常山、鸡骨常山、常山。

【拉丁学名】*Dichroa febrifuga* Lour.

【分类地位】虎耳草科,黄常山属。

【形态特征】落叶或常绿半灌木,高1~2m。主根木质化,断面黄色,小枝绿色,常带紫色,有4钝棱,疏生黄色短毛或几无毛。叶对生;柄长1.5~2cm;叶形变化较大,通常椭圆形、长圆形、倒卵、状椭圆形至披针形,长5~14cm,宽3~6cm,先端渐尖,基部楔形,边缘具浅锯齿,两面无毛,背面主脉上具2条纵沟。伞房状圆锥花序顶生,或生于上部叶腋,花序梗与花梗被短柔毛;花同型,蓝色;萼筒5~6齿裂,花瓣5~6瓣,向后反折;雄蕊10枚,花丝扁平;子房下位,花柱棒形,4~6个。浆果蓝色,有宿存花萼与花柱,种子多数。花期6~7月,果期8~10月。

【分布生境】产于杉木园,青龙寨,海拔800m以下林下。巫山、巫溪、奉节、酉阳、秀山、黔江、彭水、石柱、万州、云阳、忠县、武隆、南川、江津、綦江、渝北、北碚,海拔 200～2000m 处有分布。我国陕西、甘肃、浙江、江西、福建、湖北、湖南、广东、广西、四川、贵州、云南等省区也有分布。

【药用部分】根、叶药用。

【采集期】8 月挖根,枝叶夏季采。

【药性功能】苦、寒,有小毒。归肝、脾经。截疟,解毒,劫痰。

【主治病症】主治疟疾、胸中痰结。

【用量用法】5～10g,水煎服。

【附方】治疟疾寒热:常山 3g,厚朴、青皮、陈皮、炙甘草、槟榔、草果仁各 1.5g,上切细,作一服,酒水各半,寒多加酒,热多加水,煎八分,露星月一宿,空心冷服,忌热茶汤一日,至午食温粥。(引自《中药大辞典》)

【附注】孕妇及年老体弱者慎用。

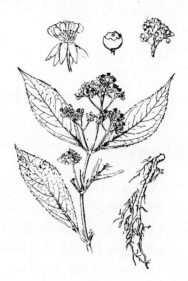

黄常山

222.矩圆叶鼠刺

【别名】银牙莲、华鼠刺、鸡骨柴、牛皮桐。

【拉丁学名】*Itea chinensis* Hook et Am. var. *oblonga* Hand.-Mazz. Wu

【分类地位】虎耳草科,鼠刺属。

【形态特征】落叶灌木或小乔木,高 2～6m。小枝常曲折上长,髓部呈薄片状,无毛,或被有微柔毛。单叶互生,薄革质;叶柄长 1～2cm;叶片矩圆形至长矩圆形,长 7～19cm,宽 3.5～8cm,先端短渐尖,基部楔形或宽楔形,边缘 1/4 以上密生小锯齿,两面无毛,侧脉通常 6～8 对。总状花序腋生,长 7～12cm,花序轴及花梗通常无毛,花两性,白色;花萼 5 裂,裂片披针形,长约 1mm;花瓣 5 瓣,长约 2.5mm,开放后直立;雄蕊 5 枚,稍长于花瓣,子房上位。2 室,心皮合生。蒴果狭披针形,顶端有喙,2 瓣开裂。种子多数,细小,线形,两端尖。花期 5～6 月,果期 9～10 月。

【分布生境】产于缙云山海拔 750～900m 的常绿林中。奉节、忠县、丰都、南川、永川、江北、北碚有分布。浙江、福建、江西、四川也有分布。

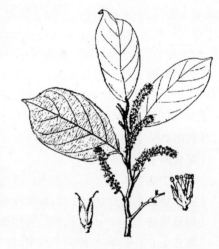

矩圆叶鼠刺

【药用部分】花及根药用。

【采集期】9～10 月采根,夏季采花。

【药性功能】苦、温。祛风除湿,滋补强壮,止咳,解毒,消肿。

【主治病症】主治身体虚弱,劳伤乏力,产后关节痛,腰痛,白带,跌打损伤。

【用量用法】根:30～60g,水煎服,治咳嗽,咽喉肿痛。花:18～21g,水煎,冲黄酒、白糖,早、晚饭前各服 1 次。

【附方】治身体虚弱、劳伤乏力:矩圆叶鼠刺根 60～90g,加六月雪同煎,早、晚饭前各服 1 次。(出自《浙江天目山药用植物志》)

223.冠盖藤

【别名】青棉花藤、青棉花。

【拉丁学名】*Pileostegia viburnoides* Hook. f. et Thoms.

【分类地位】虎耳草科,冠盖藤属。

【形态特征】常绿木质藤本,长可达15m,全体光滑无毛;老枝灰色,小枝灰褐色,具小气生根。叶对生,薄革质;叶柄长1～2.5cm。叶片椭圆状矩圆形至披针状椭圆形,长11～22cm,宽4～7cm,先端短渐尖,基部楔形,两面无毛,全缘或上部边缘略有浅波状疏齿。伞房状圆锥花序顶生,长7～12cm,包片钻形,长2～5mm,花两性,白色,聚生;花萼裂片4～5片,覆瓦状排列;花瓣上部连合成一冠盖状花冠,早落;雄蕊8～10枚,长4～5mm,花药近球形;子房下位,蒴果陀螺状,顶部平截,具纵棱。花期7～8月,果期8～11月。

【分布生境】产于泡沫沟、板子沟水沟边岩石上。城口、南川、北碚,海拔600～1000m处有分布。浙江、江西、福建、贵州、台湾等省也有分布。

【药用部分】根、藤入药。

【采集期】全年可采,鲜用或晒干。

【药性功能】辛、微苦、温。祛风除湿,散瘀止痛,接骨。

【主治病症】主治腰腿酸痛,风湿麻木。外用治跌打损伤,骨折,外伤出血。

【用量用法】15～30g,水煎服,或泡酒服。外用适量,根、茎藤或叶捣烂敷患处。

【附方】治多年烂疮:鲜叶洗净,加白糖捣烂,外敷患处,每天换一次。(出自《浙江药用植物志》)

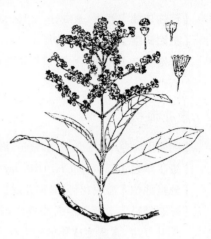

冠盖藤

海桐花科（Pittosporaceae）

224.海桐花

【别名】海桐。

【拉丁学名】*Pittosporum tobira* (Thunb.) Ait.

【分类地位】海桐花科,海桐花属。

【形态特征】常绿灌木或小乔木,高2～6m,茎、叶、根具臭气;枝条近轮生,有皮孔,嫩枝被黄褐色绒毛。叶革质,聚生枝顶;叶片倒卵形,长3～9cm,宽1.5～4cm,先端圆钝或凹入,基部楔形,上面深绿色,有光泽,无毛或近叶柄处有短柔毛,边缘全缘,干后常反卷;叶柄长7～10mm。伞房状伞形花序顶生,密被褐色柔毛;花梗长7～15mm;苞片披针形,被褐色柔毛;花白色,后变黄色,芳香;萼片5片,卵形,被柔毛,长约5mm;花瓣5瓣,长约12mm;雄蕊5枚;子房长卵形,密被短柔毛,侧膜胎座3个,胚珠多数。蒴果圆球形,长约1.5cm,3片裂开,果壳木质;种子多数,暗红色。花期3～5月,果期10月。

【分布生境】北温泉有栽培。重庆各区县常有栽培。广东、福建、江苏、浙江等省有分布。

【药用部分】枝、叶药用。

【采集期】全年可采,鲜用或晒干。

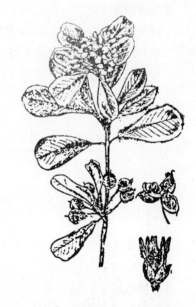

海桐花

【药性功能】解毒,杀虫。

【主治病症】主治疗疮肿毒。

【用量用法】外用煎水洗或捣烂涂敷。

225.崖花海桐

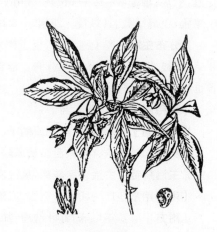

崖花海桐

【别名】崖花子、海金子、山枝条、海桐树。

【拉丁学名】*Pittosporum illicioides* Makino

【分类地位】海桐花科,海桐花属。

【形态特征】常绿灌木或小乔木,高 1～6m;小枝纤细,无毛,近轮生。单叶互生,常集生枝顶呈轮生状;叶片薄革质,倒卵形至倒披针形,长 5～11cm,宽 2～4cm,先端渐尖,基部楔形,边缘全缘略呈波状,上面深绿色,下面浅绿色,两面光滑无毛;叶柄长 5～10mm。伞形花序顶生,通常有花 1～12 朵,淡黄白色;花梗长 1～3cm,纤细,无毛;萼片 5 片,卵形,长约 2.5mm,基部连合;花瓣 5 瓣,基部连合,裂片匙形,长 8～10mm;雄蕊 5 枚,长约 6mm,花药 2 室,纵裂;子房上位,长卵形,密生短毛。蒴果近圆形,长 9～15mm,3 片开裂,果壳薄革质;种子9～15 粒,暗色。花期 4～5 月,果期 8～9 月。

【分布生境】产于缙云寺,生于海拔 775m 处的常绿阔叶林中。石柱、酉阳、秀山、黔江、彭水、梁平、长寿、云阳、武隆、南川、永川、大足、铜梁、北碚,海拔 300～1500m 处有分布。浙江、江苏、安徽、福建、江西、河南、湖北、湖南、广西、四川、贵州等省区也有分布。

【药用部分】根、叶及种子入药。

【采集期】根叶全年可采,种子冬季采。

【药性功能】根:辛、苦、温;祛风活络,散瘀止痛;叶:解毒,止血。种子:苦、寒;涩肠固精。

【主治病症】根:治风湿性关节炎,坐骨神经痛,骨折,胃痛,牙痛,高血压,神经衰弱,梦遗滑精。叶:外用治毒蛇咬伤,疮疖,外伤出血。种子:治咽痛,肠炎,白带,遗精。

【用量用法】根 15～30g,种子 5～9g,水煎服。外用,叶适量,捣烂敷患处。

【附方】治原发性高血压:崖花海桐根皮切细,加白酒至浸没为度,封闭浸泡 7 天后启用,每服 5～15mL,每日 3 次。(出自《全国中草药汇编》)

——❧• 蔷薇科 (Rosaceae) •❧——

226.龙牙草

【别名】仙鹤草、狼牙草、黄龙尾、脱力草。

【拉丁学名】*Agrimonia pilosa* Ledeb.

【分类地位】蔷薇科,龙牙草属。

【形态特征】多年生草本,高 30～100cm。根状茎横走,褐色,短圆柱状,生有细长须根。茎直立,初为绿色,老时带紫色,被长柔毛和短柔毛;奇数羽状复叶互生,小叶5～7 片,杂有小型小叶,无柄,裂片倒卵形、卵状椭圆形或倒卵状披针形,长3～6cm,宽1～3cm,边缘有粗锯齿。叶背脉上伏生疏柔毛,有明显腺点;托叶近卵形,通常有裂片或裂齿。顶生总状花序,具花多数,花近无梗;苞片3裂;小苞片对生;花直径6～9mm;萼筒有棱,顶端有一圈钩状毛,萼片5片,三角形;花瓣5瓣,长圆形,黄色;雄蕊5～15枚;心皮2个,离生;瘦果倒圆锥形,花萼宿存。花果期5～12月。

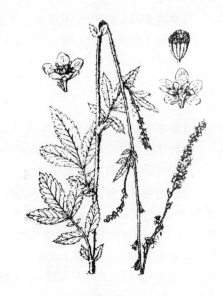

【分布生境】产于缙云山各处田边、路边及荒地。巫溪、奉节、云阳、万州、秀山、江北等区县和全国大多数地区有分布。

【药用部分】全草入药。

【采集期】夏秋季开花前采拔。

【药性功能】苦、涩、平。全草:收敛止血,消炎止痢。冬芽:驱虫。

【主治病症】全草治呕血,咯血,衄血,尿血,便血,功能性子宫出血,胃肠炎,痢疾,肠道滴虫;外用治痈疖疔疮,阴道滴虫。冬芽治绦虫病。

【用量用法】9～30g,煎水服(鲜全草可用60g)。外用适量,鲜草捣烂敷患处,或煎浓汁涂患处。

【附方】①治肠炎、痢疾:仙鹤草30g,水煎服。(出自《全国中草药汇编》)
②治脱力劳伤:仙鹤草30g,猪瘦肉250g,水炖,食肉喝汤。(出自《安徽中草药》)

龙牙草

227.柔毛路边青

【别名】水杨梅、蓝布正、头晕药、路边黄。

【拉丁学名】*Geum japonicus* Thumb. var. *chinense* F. Bolle

【分类地位】蔷薇科,路边青属。

【形态特征】多年生草本,根状茎粗短,须根簇生。茎直立,高25～60cm,被黄色短柔毛及粗硬毛。基生叶为大头羽状复叶,通常有小叶1～2对,其余侧生小叶呈附片状,连叶柄长5～20cm,顶生小叶最大,卵形或宽卵形,长3～8cm,宽5～9cm,边缘有粗大圆钝或急尖锯齿,下部茎生叶为3小叶复叶,上部茎生叶为单叶。花数朵疏散顶生,花直径1.5～1.8cm,两性;萼片5片,三角状卵形,附萼5片,狭小;花瓣5瓣,黄色;雄蕊多数;雌蕊多数,彼此分离,花柱在上部扭曲。聚合果球形,小瘦果被长毛。花果期5～11月。

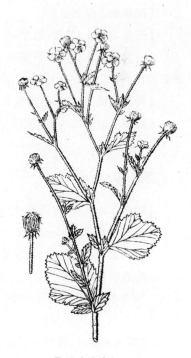

【分布生境】产于缙云寺、杉木园一带路边。城口、巫山、奉节、云阳、万州、梁平、酉阳、南川、北碚、巴南,海拔200～1800m处有分布。陕西、江西、四川、云南等省也有分布。

【药用部分】全草药用。

【采集期】6～10月采全草。

【药性功能】辛、苦、平。归肝,肾经。镇痛,降压,调经,祛风除湿,舒肝解郁,活血消肿。

【主治病症】治高血压病,头晕头痛,月经不调,小腹痛,白带,小儿惊风,风湿腰腿痛。外用治痈疖肿毒,跌打损伤。

柔毛路边青

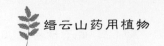

【用量用法】9～30g,水煎服。外用适量,鲜品捣烂敷患处。

【附方】治高血压病:鲜全草、鲜夏枯草各30g,水煎服。(出自《浙江药用植物志》)

228.蛇莓

【别名】蛇泡、龙吐珠、宝珠草、三匹风、三叶莓、地杨梅。

【拉丁学名】*Duchesnea indica*（Andr.）Focke

【分类地位】蔷薇科,蛇莓属。

【形态特征】多年生草本,根茎粗短,匍匐茎多数,长达1m,全株被柔毛,节处生不定根,并生芽。基生叶数个,丛生,茎生叶互生,均为三出复叶;小叶片倒卵形至菱状长圆形,长2～5cm,宽1～3cm,先端圆钝,边缘有钝锯齿,两面均具柔毛;叶柄长1～5cm,有柔毛;托叶阔披针形至狭卵形。单花腋生,直径1.5～2.5cm,花梗长3～6cm,有柔毛;萼片卵形,长4～6mm,先端渐尖;副萼片倒卵形,长5～8mm,先端3～5裂;花瓣5瓣,倒卵形,长5～10mm,黄色;雄蕊20～30枚;心皮多数,离生,螺旋着生于凸起的花托上。花托在果时膨大,近球形,径1～2cm,鲜红色,瘦果卵形,长约1.5mm。花果期4～8月。

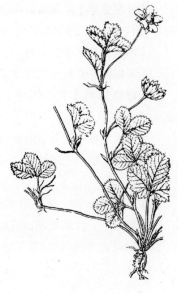

蛇莓

【分布生境】缙云山各处路边有分布。重庆各区县,海拔1800m以下有分布。我国陕西、甘肃、宁夏、山东、江苏、安徽、浙江、江西、福建、广东、广西、河南、湖北、湖南、四川、贵州、云南等省区均有分布。

【药用部分】全草入药。

【采集期】夏秋采集。

【药性功能】甘、微苦、寒,有小毒。清热解毒,散瘀消肿。

【主治病症】主治感冒发热,咽喉肿痛,白喉,黄疸肝炎,痢疾,月经过多,小儿高热惊风。外用治腮腺炎,毒蛇咬伤,眼结膜炎,疔疮肿毒,带状疱疹,湿疹。

【用量用法】9～30g,水煎服。外用适量,鲜品捣烂敷患处。

【附方】治急性细菌性痢疾:鲜蛇莓(全草)60～120g,水煎服。(出自《全国中草药汇编》)

229.翻白草

【别名】鸡爪参、鸡腿根、叶下白、白头翁、鸡腿子。

【拉丁学名】*Potentilla discolor* Bunge

【分类地位】蔷薇科,委陵菜属。

【形态特征】多年生草本,根粗壮呈鸡腿状。花茎直立,上升或微铺散,高10～45cm,密被灰白色绵毛。基生叶为奇数羽状复叶,具小叶5～9片,小叶片长圆状倒卵形,先端圆钝,基部楔形、宽楔形或近圆形,边缘具圆钝或小锐锯齿,上面暗绿色,下面密被灰白色绵毛,呈灰白色;茎生叶通常3小叶,稀5小叶。顶生聚伞花序,有花数朵至多朵,排列较稀疏;花梗长1～2.5cm,被绵毛;花直径1～2cm;萼片三角状卵形,副萼片披针形,比萼片短;花瓣黄色,倒卵形,顶端微凹或圆钝,比萼片长;雄蕊多数,花药黄色;雌蕊多数,聚生,花柱近顶生,柱头小,淡紫色;瘦果卵形,光滑,淡黄色。花果期5～9月。

【分布生境】产于缙云寺至绍隆寺一带。巫山、南川、北碚，海拔100～1800m处有分布。我国大部分地区有分布。

【药用部分】全草入药。

【采集期】立夏前后，挖取带根全草，晒干。

【药性功能】甘、平、微苦。归肝，胃，大肠经。清热解毒，凉血止血。

【主治病症】治肠炎，痢疾，吐血，衄血，便血，白带，肺热咳嗽。外用治创伤，痈疖肿毒。

【用量用法】3～9g，水煎服。外用适量，鲜品捣烂敷患处。

【附方】①治大便下血：翻白草根45g，猪大肠不拘量。加水同炖，去渣，取汤及肠同服。（出自江西《民间草药》）

②治疮疖肿毒：全草煎汤熏洗，或捣烂敷患处。

③治痢疾：全草或根15～30g，水煎服。

（②③方出自《浙江药用植物志》）

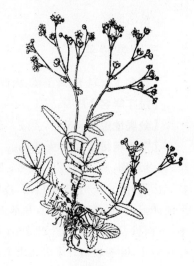

翻白草

230.蛇含委陵菜

【别名】五匹风、蛇含、五爪龙。

【拉丁学名】*Potentilla kleiniana* Wight et Arn.

【分类地位】蔷薇科，委陵菜属。

【形态特征】多年生草本，长20～50cm。匍匐茎细长，有丝状柔毛，节处生根，多分枝；花茎上升或近于直立。基生叶为5小叶掌状复叶，小叶片长圆状倒卵形，几无柄，先端圆钝，基部楔形，边缘有多数急尖或圆钝锯齿，两面被疏柔毛；下部茎生叶具5小叶，上部茎生叶为3小叶复叶，形态与基生叶相似，唯叶柄较基生叶短。伞房状聚伞花序顶生，多数花密生，形状又似伞形花序；花梗长1～1.5cm，密被开展柔毛，下有茎生叶如苞片状；花黄色，直径0.8～1cm；花萼5裂，裂片卵状披针形，其外有线形副萼片；花瓣5瓣，三角状倒卵形，黄色；雄蕊多数；花柱近顶生，圆锥形，基部膨大，柱头扩大。瘦果近圆形，具皱纹。花果期3～9月。

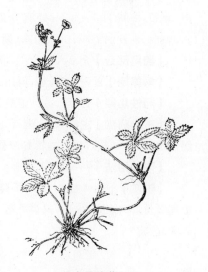

蛇含委陵菜

【分布生境】产于青龙寨、纸厂湾、缙云寺等地，海拔600～800m处。城口、南川、长寿、万州、江北、巴南、北碚，海拔200～1800m处有分布。我国东北、华北、华东、中南、西南及陕西等地都有分布。生田边、沟边及山坡草丛中。

【药用部分】全草药用。

【采集期】夏、秋季采。

【药性功能】苦、微寒。归肝、肺经。清热解毒，止咳化痰。

【主治病症】主治外感咳嗽，百日咳，咽喉肿痛，小儿高热惊风，疟疾，痢疾。外用治腮腺炎、乳腺炎、毒蛇咬伤、带状疱疹、疔疮，痔疮，外伤出血。

【用量用法】9～30g，水煎服。外用，鲜草适量捣烂敷患处。

【附方】①治疟疾：全草5～7株，开水泡服。

②治急性喉炎、扁桃体炎、口腔炎：鲜全草适量，捣烂取汁含咽。

（①②方出自《浙江药用植物志》）

231.三叶委陵菜

【别名】地蜂子、蜂子芪、山蜂子、独脚委陵菜、三叶翻白草、独脚伞。

【拉丁学名】*Potentilla freyniana* Bornm.

【分类地位】蔷薇科,委陵菜属。

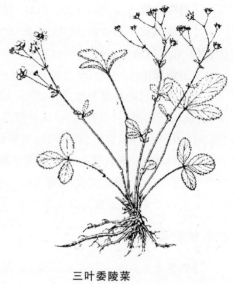

三叶委陵菜

【形态特征】多年生草本。主根粗短,形似蜂腹,侧根簇生;花茎纤细,直立或斜升,高8～25cm,被疏柔毛。基生叶为掌状三出复叶,具长柄,密被粗毛,连叶柄长4～20cm,小叶片椭圆形或卵形,顶端急尖或圆钝,基部楔形,边缘有钝锯齿,上面近无毛,下面脉上有柔毛;茎生叶1～2叶,互生,形与基生叶相似,唯叶片较小,叶柄较短。伞房状聚伞花序顶生,花多数,排列松散,花梗细,长1～1.5cm,被疏柔毛;花直径0.8～1cm;萼片5片,三角卵形,副萼片披针形,被柔毛;花瓣5瓣,淡黄色,倒卵状椭圆形,长约5mm;雄蕊多数;花柱近顶生。瘦果黄色,卵形,无毛,有小皱纹。花果期3～6月。

【分布生境】产于黛湖路边。城口、开县、巫山、奉节、南川、北碚,海拔200～800m处有分布。我国江北、西南地区及河北、山西、浙江、福建、江西、山东、湖北、湖南、陕西、甘肃等省也有分布。

【药用部分】全草入药。

【采集期】夏、秋季采集,鲜用或洗净晒干。

【药性功能】苦、涩、凉。清热解毒,止痛,止血。

【主治病症】主治肠炎,痢疾,牙痛,胃痛,胃肠出血,月经过多,产后出血过多,骨髓炎,跌打损伤。外用治创伤出血,骨结核,烧烫伤,毒蛇咬伤。

【用量用法】9～15g,水煎服。或研粉冲服,每次2～3g。外用适量,捣烂或研粉敷患处。

【附方】①治骨髓炎:三叶委陵菜根(捣碎),大蓟根各15g,用水或酒炖服,严重者连服3个月。另外用半边莲2份,椰榆根皮8份,捣烂外敷,每日换药1次。最后用本种全草或根捣烂外敷收口,痊愈为止。(出自《中药大辞典》)

232.棣棠

【别名】金旦子花、地棠、金棣棠。

【拉丁学名】*Kerria japonica*（L.）DC.

【分类地位】蔷薇科,棣棠属。

【形态特征】落叶灌木,高1～2m。小枝圆柱形,无毛,绿色,嫩枝有棱角。单叶互生,叶片三角状卵形或卵圆形,长2～7cm,宽1～4cm,先端渐尖,基部圆形、截形或微心形,边缘具重锯齿或有浅裂,上面鲜绿色,无毛,下面绿白色,沿叶脉疏生短毛;叶柄长5～10mm,无毛。单花生于小枝顶端;萼筒杯状,萼片5枚;花瓣5瓣,黄色,栽培品种有重瓣的;雄蕊多数;心皮5个,离生;花柱与雄蕊等长。瘦果棕黑色,无毛,萼裂片宿存。花期4～6月,果期6～8月。

【分布生境】北温泉、缙云寺有栽培。城口、巫山、巫溪、奉节、开县、石柱、南川、江津等区县,海拔200～3000m处有分布。我国江苏、浙江、江西、河南、湖北、湖南、广东、四川、贵州、云南等省也有分布,生于山坡、林缘及路旁。

【药用部分】嫩枝叶、花及根入药。

【采集期】嫩枝叶及花春季采,根全年可采。

【药性功能】平、苦、涩。花:化痰止咳。茎、叶:祛风,利湿,解毒。根:祛风,化痰,解毒。

【主治病症】花治肺结核咳嗽。茎叶治风湿关节炎,小儿消化不良;外用治痈疖肿毒,荨麻疹,湿疹。根治关节疼痛,肺热咳嗽,痈疽肿毒。

【用量用法】花 3～9g,茎叶 9～18g,水煎服;外用适量煎水洗患处。根 9～15g,水煎服或泡酒服。

【附方】①治肺热咳嗽:棣棠花、前胡、桑白皮、三颗针各 9～15g,水煎服。

②治久咳:棣棠花 9～15g,蜜糖适量,水煎服。

③治荨麻疹、湿疹、风湿关节痛:花或嫩枝叶适量,水煎外洗。

(①～③方出自《浙江药用植物志》)

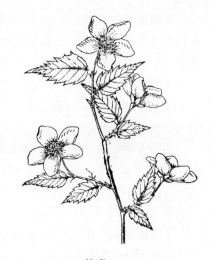

棣棠

233.桃

【别名】毛桃。

【拉丁学名】*Amygdalus persica* (L.) Batsch.

【分类地位】蔷薇科,桃属。

【形态特征】落叶乔木,高达 8m,树冠宽广,树皮暗褐色,粗糙,鳞片状剥落;嫩枝细长,无毛,有光泽;冬芽常 2～3 个簇生,中间为叶芽,两侧为花芽。叶片长圆披针形或倒卵状披针形,先端渐尖,基部宽楔形,上面深绿色,无毛,下面沿叶脉有疏短柔毛或无毛,叶缘有锯齿,部分齿端有腺体;叶柄长 1～2cm,具 1～8 腺体或无腺体;花先于叶开放,每芽内具 1 花,花梗极短;萼筒钟状,长约 5mm,两面无毛或具短柔毛,萼片卵形或长圆状卵形,外面被短柔毛;花瓣倒卵形或长圆状卵形,粉红色或白色;雄蕊 20～30 枚,花药绯红色;花柱与雄蕊等长或短,子房密被短柔毛;核果亚球形,径 5～7cm,表面被短柔毛。果有明显的腹缝线,果肉多汁;核椭圆形具深沟或孔纹,顶端尖锐。花期 3～4 月,果期 5～7 月。

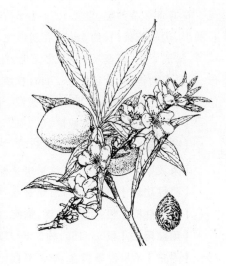

桃

【分布生境】各地都有栽培。

【药用部分】桃仁、根、茎、树皮、叶、花、桃树胶、桃奴(桃树自落的幼果)入药。

【采集期】桃仁:大暑前后收集桃核锤取。桃奴:夏至前后摘取。花:春季花期采。树皮:全年可采。枝、叶、桃胶:夏季采集。

【药性功能】桃仁:甘、平、苦;活血行瘀,润燥滑肠。桃树根、茎、树皮:苦、平;清热利湿,活血止痛,截疟,杀虫。桃叶:苦、平;清热解毒,杀虫止痒。桃花:苦、平;泻下通便,利水消肿。桃奴:苦、平;止痛、止汗。桃树胶:苦、平;和血,益气,止渴。

【主治病症】①桃仁:主治痛经,闭经,跌打损伤,瘀血肿痛,肠燥便秘。②桃树根、茎、树皮:主治风湿关节炎,腰痛,跌打损伤,丝虫病,间日疟。③桃叶:主治疟疾,痈疖,痔疮,湿疹,阴道滴虫。④桃花:主治水肿,腹水,便秘。⑤桃奴:主治胃痛,疝痛,盗汗。⑥桃树胶:主治糖尿病,乳糜尿,小儿疳积。

【用量用法】①桃仁5～9g,水煎服。②桃根、茎、树皮15～30g,水煎服(孕妇忌服)。③桃叶外用适量,治疟疾用鲜品捣烂敷脉门;治痈疖用鲜品捣烂敷患处;痔疮、湿疹、阴道滴虫、头虱,均煎水洗 。④桃花3～6g,水煎服。⑤桃奴9～15g,水煎服。⑥桃树胶9～15g,水煎服。

【附方】①治血滞经闭:桃仁、红花各9g,丹参15g,牛膝12g。水煎服。

②治产后恶露不尽:桃仁4.5g,红花6g,丹参、益母草各12g,川芎3g,赤芍9g,水煎服。

③治跌打损伤:桃仁、柴胡、红花各9g,丹参15g,无花粉12g。水煎服。

④治大便结燥:桃仁9g,火麻仁15g,郁李仁15g,水煎服。

234.李

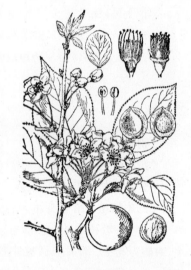

李

【别名】嘉庆子、玉皇李、山李子、李子。

【拉丁学名】*Prunus salicina* Lindl.

【分类地位】蔷薇科,李属。

【形态特征】落叶小乔木,高9～12m,树冠圆形,树皮灰黑褐色,粗糙纵裂;小枝光滑无毛,紫褐色有光泽。叶互生,叶片长圆倒卵形、长椭圆形或长圆卵形,长6～12cm,宽3～5cm,先端渐尖、急尖或短尖,基部楔形,边缘具细钝锯齿,上面绿色有光泽,无毛,下面浅绿色,有时沿叶脉处被短柔毛;脉腋有少数髯毛;托叶线形,早落;叶柄长1～2cm,无毛,顶有2腺体或无。花通常3朵并生,直径1.5～2cm;花萼钟状,无毛;萼片长圆状卵形或长圆形,边有疏齿,长约5mm;花瓣白色,宽倒卵形;雄蕊约30枚,花丝长短不等,排成2轮;雌蕊1枚,子房无毛,柱头盘状,花柱比雄蕊略长;核果球形、卵形或圆锥形,直径2～3.5cm,栽培品种直径可达7cm,黄色、红色、绿色或紫色,外被蜡粉。核卵形,具皱纹。花期3～4月,果期7～8月。

【分布生境】各地有栽培。

【药用部分】根、种仁、果入药。

【采集期】春季采根,夏季采果及种仁。

【药性功能】根:苦、寒;清热解毒,利湿止痛。种仁:苦、平;活血祛瘀,滑肠利水。果:清热、生津、养肝。

【主治病症】根:牙痛,消渴,痢疾,白带。种仁:跌打损伤,瘀血作痛,大便燥结,浮肿。果:肝硬化腹水。

【用量用法】根9～15g;种仁6～12g,水煎服。果鲜食适量。

【附方】治肝肿硬腹水:李子鲜食。(出自《泉州本草》)

235.杏

【别名】水落子、杏子。

【拉丁学名】*Armeniaca vulgaris* Lam.

【分类地位】蔷薇科,杏属。

【形态特征】落叶乔木,高5～10m,树皮灰褐色或黑褐色,不规则纵裂;小枝红褐色,无毛,具多数皮孔;叶互生,叶片近圆形或宽卵圆形,长5～10cm,宽4～8cm,先端渐尖或短尾状渐尖,基部圆形或近心形,边缘具圆钝锯齿,两面无毛或下面脉腋间具柔毛;叶柄长2～3cm,基部具1～6腺体。花单生,先叶开放,微芳香,直径1.5～3cm;花梗短或近于无梗;萼筒钟状,暗红色,长5～7mm,外面被稀疏短柔毛;萼片紫绿色,卵圆形至椭圆形,先端尖或圆钝,开花后反折;花瓣白色或淡粉红色,圆形或宽倒卵形,具短爪;雄蕊25～45枚,比花瓣稍短;

子房被柔毛，花柱线形，稍长于雄蕊或与雄蕊等长。果实近球形，直径
2.5～3cm 或更大，黄白色或黄红色，阳面常带红晕，两侧常不相等，被
细柔毛或近于无毛，成熟时不开裂；核扁球形，表面光滑；种子扁球形，
先端尖，味苦甜。花期 4 月上、中旬，果期 6～7 月。

【分布生境】各地普遍有栽培。

【药用部分】种子药用。

【采集期】夏季采集杏核，敲碎取仁。

【药性功能】苦、温，有小毒。归肺、心经。止咳，平喘，润肺，润
肠，生津止渴。

【主治病症】咳嗽气喘，大便结燥。

【用量用法】3～9g，水煎服或生食。

【附方】治老年或产后大便干结：杏仁、火麻仁、柏子仁各 9g，水
煎服。（出自《浙江药用植物志》）

【附注】不宜多食。多食伤神，动宿疾，令人目盲。孕妇忌食。

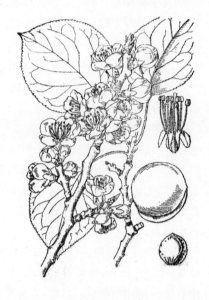

杏

236.梅

【别名】春梅、酸梅、乌梅。

【拉丁学名】*Armeniaca mume* Sieb.

【分类地位】蔷薇科，杏属。

【形态特征】落叶灌木或小乔木，高 4～10m；树皮浅灰色或带绿
色，平滑。枝条细长，小枝绿色，无毛，老枝灰褐色；叶互生，叶片卵圆
形至宽卵圆形，长 4～8cm，宽 3～5cm，先端长渐尖或尾尖，基部宽楔
形或圆形，边缘有细锐锯齿，嫩时两面均被短柔毛，以后脱落近于无
毛，仅下面沿脉腋具短柔毛；叶柄长约 1.5cm，具腺体；花单生或 2 朵生
于 1 芽内，花梗短，花直径 2～2.5cm，具香味，先于叶开放；萼筒杯状，
被短柔毛，或无毛，带紫红色，长约 3mm，萼片半圆形，先端圆钝；花瓣
白色或淡红色，倒卵圆形，长 1～1.2cm；雄蕊多数，短于或稍长于花瓣；
子房密被柔毛，花柱短，基部被柔毛；果实近球形，直径 2～3cm，黄色
或绿白色，被柔毛，味酸，果肉不易与核分离，核有孔穴和浅沟纹。花
期 3～4 月，果期 5～6 月。

【分布生境】石华寺附近及缙云寺有栽培。重庆各区县常见栽
培。陕西、甘肃、新疆、江苏、安徽、浙江、江西、福建、台湾、广西、广东、
四川、贵州、云南等省区有分布。

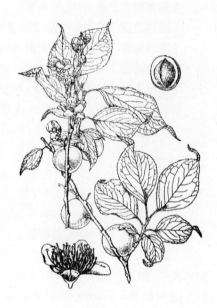

梅

【药用部分】果实药用。

【采集期】5、6 月份果实黄色时采果。

【药性功能】酸、温。归肝、脾、肺、大肠经。敛肺止咳，涩肠止泻，生津止渴，驱蛔止痢。

【主治病症】主治肺虚久咳，口干烦渴，胆道蛔虫，胆囊炎，细菌性痢疾，慢性腹泻，月经过多，癌瘤，牛皮
癣。外用治疮疡久不收口。

【用量用法】3～9g，水煎服。外用适量，烧成炭研细粉外敷。

【附注】不宜多食久服。

237.樱桃

【**别名**】莺桃、荆桃、楔桃、英桃、牛桃、中国樱桃、含桃。

【**拉丁学名**】*Cerasus pseudocerasus* (Lind l.) G. Don

【**分类地位**】蔷薇科,樱桃属。

【**形态特征**】落叶乔木,高 2～8m,树皮灰褐色,环状裂;小枝灰褐色,无毛或幼嫩时被稀疏柔毛;叶互生,叶片宽卵形或长圆状卵形,长 7～12cm,宽 5～8cm,先端渐尖或尾尖,基部圆形,边缘具尖锐重锯齿,齿端有小腺体,上面无毛,下面沿叶脉或脉间有稀疏短柔毛;叶柄长 8～15mm,被稀疏柔毛,顶端与叶片基部处有 2 腺体;托叶常 3～4 裂,裂片线形,边缘具小腺齿。花 3～6 朵组成伞形花序或伞房花序;总苞倒卵状椭圆形,褐色,长约 5mm,宽约 3mm,边缘有腺齿;花梗长 1～1.5cm,被疏柔毛;萼筒钟状,长 3～5mm,外面被疏柔毛,萼片近三角形,边缘全缘,比萼筒稍短,花后反折;花瓣卵圆形,白色,先端微凹;雄蕊 30～35 枚,栽培品种雄蕊可达 50 枚;花柱无毛;果实近球形,直径 1～1.3cm,两端微凹,红色,味甜;果梗长 2～3cm。花期 3～4 月,果期 5～6 月。

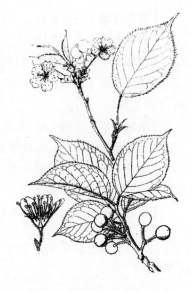

樱桃

【**分布生境**】各地普遍栽培。

【**药用部分**】果、叶及核入药。

【**采集期**】夏季采叶、果及核。

【**药性功能**】果实:甘、酸、温;补脾益肾。核:辛、平;清热透疹。叶:甘、平;透疹,解毒。

【**主治病症**】果:主治脾虚泄泻,肾虚遗精,腰腿酸痛,四肢麻木,瘫痪。叶、核:主治麻疹不透。

【**用量用法**】果:30～90g,水煎服,或泡酒服。叶:15～30g,核:5～15g,水煎服。

【**附方**】①治慢性支气管炎:鲜樱桃叶 18～30g,加糖适量水煎服。(出自《浙江药用植物志》)
②防治喉症:樱桃 500g,熬水或泡酒服。(出自江西《草药手册》)

238.金樱子

【**别名**】糖罐子、刺头、倒挂金钩、黄茶瓶、刺梨子、山石榴。

【**拉丁学名**】*Rosa laevigata* Michx.

【**分类地位**】蔷薇科,蔷薇属。

【**形态特征**】常绿灌木,高 3～5m,具攀缘性;枝条粗壮,散生钩状皮刺,幼嫩时具腺毛,以后逐渐脱落,无毛。小叶通常 3 枚,稀 5 枚,连叶柄长 5～10cm;小叶片革质,椭圆状卵形、倒卵形或披针状卵形,长 2～6cm,宽 1.2～3.5cm,先端急尖或圆钝,基部宽楔形,边缘具细锯齿,上面亮绿色,无毛,下面黄绿色,幼时沿中脉有腺毛,以后脱落,老时无毛;小叶柄和叶轴上有小皮刺和腺毛;托叶披针形,早落;花单生于侧枝顶端或叶腋,直径 5～8cm;花梗和萼筒外面均被腺毛和刺毛;花瓣白色,宽倒卵形,先端微凹;雄蕊多数,花药黄色;心皮多数,花柱离生,有毛,比雄蕊短。果梨形、倒卵形或近球形,长 2～4cm,紫褐色,外面密被刺毛,萼片宿存。花期 4～6 月,果期 9～10 月。

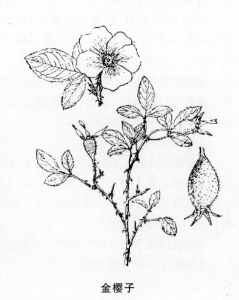

金樱子

【**分布生境**】产于缙云山低山各地。重庆各区县广泛分布。

陕西、安徽、江西、江苏、浙江、湖北、湖南、广东、广西、福建、台湾、云南、贵州、四川等省区均有分布。

【药用部分】根、叶、果入药。

【采集期】果霜降后采,根秋季挖采,叶全年可采,鲜用。

【药性功能】果:甘、酸、平;补肾固精。叶:平、苦;解毒消肿。根:甘、淡、平;活血散瘀,祛风除湿,解毒收敛,杀虫。

【主治病症】果:主治神经衰弱,高血压病,神经性头痛,久咳,自汗,盗汗,脾虚泄泻,慢性肾炎,遗精,遗尿,白带,崩漏。叶:外用治疮疖,烧烫伤,外伤出血。根:主治肠炎,痢疾,肾盂肾炎,乳糜尿,象皮肿,跌打损伤,腰肌劳损,风湿关节痛,遗精,月经不调,白带,子宫脱垂,脱肛;外用治烧烫伤。

【用量用法】果 3～15g,水煎服。叶外用适量,鲜叶捣烂外敷。根 15～30g,水煎服。

239.小果蔷薇

【别名】山木香、小金樱、七姐妹。

【拉丁学名】*Rosa cymosa* Tratt.

【分类地位】蔷薇科,蔷薇属。

【形态特征】藤状攀缘灌木,高 2～4m。小枝较细,茎、枝具钩状硬皮刺。奇数羽状复叶互生,小叶 3～5 片,稀 7 片,连叶柄长 5～10cm;小叶片卵状披针形或椭圆形,长 1.5～6cm,宽 1～2.5cm,两面无毛,边缘有内弯的锐锯齿,小叶柄和叶轴有稀疏皮刺和腺毛,托叶膜质,与叶柄离生,线形,早落;花两性,常十多朵组成复伞房花序;花梗长 1cm,被柔毛;萼片 5 枚,卵形,先端渐尖,常有羽状裂片;花瓣 5 瓣,白色,倒卵形;雄蕊多数,外长内短;心皮多数,花柱离生,密被白色绒毛;果实近球形,直径 4～7mm,熟时红色。花期 5～6 月,果期 7～10 月。

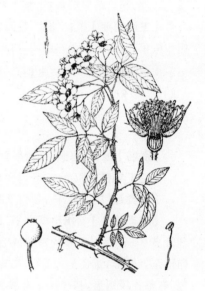

小果蔷薇

【分布生境】产于缙云山各地林边及荒地。城口、奉节、南川、石柱、梁平、垫江、江北、江津、北碚,海拔 200～1300m 处有分布。华东、中南、西南等地区均有分布。

【药用部分】果、根、叶、花入药。

【采集期】根、叶全年可采,花 5～6 月采,果 10～11 月采。

【药性功能】果:甘、涩、平;化痰,止咳,固肾涩精。根:苦、涩、平;祛风除湿,收敛固脱。叶:苦、平;解毒消肿。花:甘、平、酸;健脾,解暑。

【主治病症】果:主治风痰咳嗽,眼目昏糊,遗精,遗尿,小儿疳积,白带。根:主治风湿关节痛,跌打损伤,腹泻,脱肛,子宫脱垂。叶:外用治痈疖疮疡,烧烫伤。花:主治食欲不振,暑热口渴。

【用量用法】果:30～60g,煎汤服。根:15～30g,煎汤服。叶:外用适量,鲜品捣烂敷患处。花 3～6g,煎汤服。

240.野蔷薇

【别名】七星梅、多花蔷薇、棘子花。

【拉丁学名】*Rosa multiflora* Thunb.

【分类地位】蔷薇科,蔷薇属。

【形态特征】披散状攀缘灌木,高 1～3m。小枝圆柱形,具短、粗稍弯曲皮刺。奇数羽状复叶,互生,小叶 5～9 片,连叶柄长5～10cm,叶柄与叶轴均被腺毛,叶轴疏生小皮刺;托叶中部以下与叶柄贴生,边缘有篦齿状深裂;小叶倒卵状椭圆形或矩圆形,长1.5～5cm,宽0.8～2cm,先端急尖或圆钝,基部圆形或宽楔形,边缘具尖锐锯齿,上面无毛,下面有柔毛;花两性,多朵排列成伞房状圆锥花序;花梗长1.5～2.5cm,无毛或有腺毛;花直径1.5～2.5cm;萼片5片,披针形,外面无毛,内面有柔毛;花瓣5瓣,白色,宽倒卵形,先端微凹,基部楔形;雄蕊多数;花柱结合成束,无毛,比雄蕊稍长。果近球形,直径6～8mm,红褐色,有光泽,萼片脱落。花期4～6月,果期7～9月。

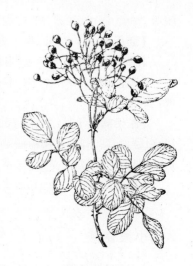

野蔷薇

【分布生境】产于缙云山山坡各地灌丛中。城口、巫山、石柱、奉节、万州、云阳、北碚等区县有分布。我国华北、华东、中南、西南各地区均有分布。

【药用部分】叶、花、果、根入药。

【采集期】秋季挖根摘果,夏季采收花、叶。

【药性功能】根:平、苦、涩。祛风活血,调经。叶:苦、寒。清热解毒。花:苦、涩、寒。清暑解渴,止血。果:酸、温。祛风湿,利关节。

【主治病症】根:主治风湿关节痛,跌打损伤,月经不调,白带,遗尿;外用治烧烫伤,外伤出血。叶:外用治痈疖疮疡。花:主治暑热胸闷,口渴,吐血。果:主治风湿关节痛,肾炎水肿。

【用量用法】根15～30g;花、果3～9g,水煎服。根皮、叶:外用适量,鲜品捣烂或干品研粉敷患处。

241.寒莓

【别名】地莓、寒刺泡、肺形草、咯咯红、水漂沙、蛇葡萄。

【拉丁学名】*Rubus buergeri* Miq.

【分类地位】蔷薇科,悬钩子属。

【形态特征】常绿小灌木,茎直立或匍匐成蔓生状。匍匐茎长达2m,直立茎常高0.5m;茎与花枝均密被绒毛状长柔毛,具小皮刺或无刺;单叶互生,叶片卵形至近圆形,直径5～11cm,先端圆钝或急尖,基部心形,常具5浅裂,裂片圆钝,有整齐锐锯齿,基部具5出掌状脉;叶柄长4～9cm,密被绒毛状柔毛;托叶离生,掌状或羽状分裂,早落。花序为短总状,顶生、腋生或数朵簇生于叶腋;总花梗和花梗密被绒毛状长柔毛,无刺或疏生针状刺;花梗长0.5～0.9cm;花直径0.6～1cm;花萼外被长柔毛和绒毛,萼片披针形或卵状披针形,顶端渐尖,外萼片顶端常具浅裂,内萼片全缘;花瓣倒卵形,白色,几与萼片等长;雄蕊多数,花丝线形,无毛;雌蕊无毛,花柱长于雄蕊。果实近球形,直径6～10mm,紫黑色,无毛;核具粗皱纹,花期7～8月,果期9～10月。

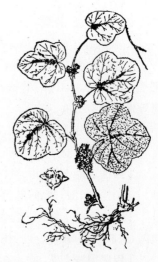

寒莓

【分布生境】广泛分布于缙云山海拔600m以上地带,多生于林下及林缘,毛竹林下常见。奉节、开县、云阳、南川、万盛、江津、綦江、北碚,海拔1000m以下有分布。安徽、江苏、浙江、江西、福建、台湾、湖北、湖南、四川等省也有分布。

【药用部分】根、叶入药。

【采集期】根全年可采,叶秋季采。

【药性功能】甘、酸、凉。清热解毒,活血清血。

【主治病症】根:主治黄疸型肝炎,胃痛,月经不调,产后发热,小儿高热,痔疮。叶:肺结核咯血;外用治创伤出血,黄水疮。

【用量用法】根、叶内服,15～30g,煎汤;叶外用适量,鲜品捣烂敷患处或干粉撒患处。

242.川莓

【别名】糖泡刺、黄水泡、大乌泡、乌泡。

【拉丁学名】*Rubus setchuensis* Bureau et Franch.

【分类地位】蔷薇科，悬钩子属。

【形态特征】落叶灌木，高 1～3m，小枝无刺，圆柱形，嫩枝密被灰黄色绒毛状短柔毛，后脱落，无毛；单叶互生，叶片近圆形，直径 7～15cm，先端急尖或圆钝，基部心形，上面粗糙，无毛或叶脉有疏柔毛，下面被灰白色绒毛，网脉明显，边缘具 5～7 浅裂及不整齐浅钝锯齿，叶脉掌状 5 出脉；叶柄长 5～7cm，具灰黄色绒毛状柔毛，无刺；托叶离生，早落；花成狭圆锥形花序，顶生或腋生，少数簇生于叶腋，总花梗和花梗被灰黄色毛；花梗长约 1cm；花直径 1～1.5cm；花萼外面密被绒毛状柔毛；萼片卵状披针形，外萼片顶端浅条裂；花瓣倒卵形或近圆形，紫红色，基部具爪，短于萼片；雄蕊和雌蕊均无毛；聚合果近球形，黑色。花期 7～8 月，果期 9～10 月。

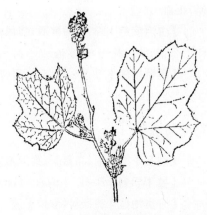

川莓

【分布生境】产于杉木园附近一带及荒地向阳处。城口、巫溪、巫山、奉节、云阳、秀山、黔江、万州、酉阳、南川、江津、万盛、北碚，海拔 500～1200m 处有分布。我国湖北、湖南、广西、四川、贵州、云南等省区也有分布。

【药用部分】根药用。

【采集期】9～12 月挖根，洗净晒干。

【药性功能】酸、咸、平。祛风除湿，止呕，活血。

【主治病症】主治劳伤吐血，月经不调，瘰疬，跌打损伤，骨折，口有腥气，狂犬咬伤。

【用量用法】15～30g，水煎服或泡酒服。

243.山莓

【别名】三月泡、大麦泡。

【拉丁学名】*Rubus corchorifolius* L. f.

【分类地位】蔷薇科，悬钩子属。

【形态特征】落叶小灌木，高 1～2m。茎直立，圆柱形，具稀疏钩状皮刺，小枝幼嫩时绿色，被柔毛，以后逐渐脱落，老枝浅褐色至深褐色；单叶互生，叶片卵形至卵状披针形，长 4～12cm，宽 2～5cm，先端急尖或渐尖，基部圆形至心形，边缘具整齐的锐锯齿或重锯齿，有时基部叶片具三裂，上面叶脉有细柔毛，下面嫩时密被细柔毛，后脱落，近无毛，沿中脉疏生小皮刺；叶柄长 1～2cm，疏生小皮刺；托叶线形，具柔毛；花单生或数朵生于短枝上；花梗长 1～2cm，具细毛；花直径 1.5～2cm，萼筒环状，萼片卵形或三角形；先端具尖头；花瓣长圆形或椭圆形，白色，顶端圆钝，比萼片长；雄蕊多数，花丝宽扁；雌蕊多数，比雄蕊短，子房具短柔毛。聚合果红色，近球形或卵球形，直径 1～1.2cm，密被短柔毛；核有皱纹。花期 1～3 月，果期 4～6 月。

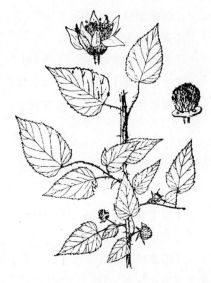

山莓

【分布生境】产于缙云山各处道旁、林缘、荒坡及灌丛中。城

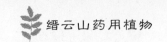

口、巫溪、巫山、奉节、云阳、黔江、石柱、涪陵、武隆、南川、万盛、綦江、江津、北碚、南岸、沙坪坝,海拔200～1800m处有分布。

【药用部分】果、根、叶药用。

【采集期】根夏、秋挖,叶秋季采,果4～6月采。

【药性功能】果:微甘、平、酸;醒酒止渴,化痰解毒,收涩。根、叶:涩、温;消食积,止泻痢,解毒,活血,调经,止血。

【主治病症】果:主治醉酒,痛风,丹毒,烫火伤,遗精,遗尿。根、叶:主治食积饱胀,肚痛腹泻,红、白痢疾,红崩带下,跌打损伤,黄水疮。

【用量用法】果:6～9g,煎汤服或生食;外用捣汁涂。根、叶:9～15g,水煎服;外用适量,捣烂敷患处。

244.乌泡子

【别名】小乌泡、乌藨子、狗屎泡。

【拉丁学名】*Rubus parkeri* Hance

【分类地位】蔷薇科,悬钩子属。

【形态特征】落叶攀缘灌木,枝条密被灰色柔毛和紫红色腺毛,散生弯曲皮刺。单叶互生,叶片卵状披形或卵状长圆形,长7～16cm,宽3.5～6cm,先端渐尖,基部心形,上面伏生长柔毛,下面被灰色绒毛,侧脉5～6对,下面突起,沿叶脉疏生小皮刺,边缘具细锯齿和浅裂。叶柄长0.5～2cm,密被柔毛并疏生腺毛和小皮刺。圆锥花序顶生,稀腋生,密被长柔毛和腺毛,疏生小皮刺;萼片5片,带紫红色,卵状披针形,长5～10mm;花瓣5瓣,白色,或无花瓣;雄蕊多数,花丝线形;雌蕊少数,无毛。果实球形,直径4～6mm,熟时紫黑色。花期5～6月,果期7～8月。

【分布生境】产于接官亭附近林边。巫山、巫溪、奉节、涪陵、武隆、南川、江津、北碚,海拔400～1000m处有分布。陕西、湖北、四川、云南也有分布。

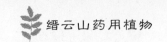

乌泡子

【药用部分】根药用。

【采集期】9～10采挖。

【药性功能】咸、凉。活血、调经。

【主治病症】主治月经不调,闭经,血崩,便血,衄血。

【用量用法】6～15g,水煎服。

245.宜昌悬钩子

【别名】黄泡子、牛尾泡、小米泡、山泡刺藤。

【拉丁学名】*Rubus ichangensis* Hemsl. et O. Kuntze

【分类地位】蔷薇科,悬钩子属。

【形态特征】落叶或半常绿攀缘灌木,高达3m。小枝圆柱形,浅绿或绿褐色,幼时被腺毛,后逐渐脱落,有稀疏钩状小皮刺;单叶互生,叶片革质,卵状披针形,长8～15cm,宽3～6cm,先端渐尖,基部深心形,边缘浅波状,具稀疏锯齿,齿尖有短尖头,两面均无毛,下面沿中脉疏生小毛刺;叶柄长2～3cm,具腺毛和稀疏小皮刺。

花序顶生或腋生,狭圆锥状或密总状,一般长 10～15cm;花梗、总花梗和花萼有稀疏柔毛和腺毛,有时具小皮刺;花梗长 3～6mm;花直径 6～8mm;萼片5枚,卵形,先端急尖或短渐尖,内外两面有柔毛,果时反折。花瓣5瓣,白色,椭圆形;雄蕊多数,花丝稍宽扁;雌蕊 12～30枚,与雄蕊近等长,无毛;果实近球形,红色,直径 6～8mm;核有细皱纹。花期7～8月,果期 10月。

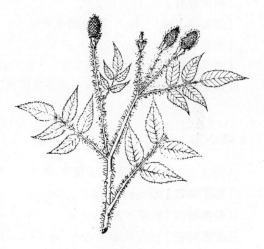

宜昌悬钩子

【分布生境】产于缙云寺一带林边及路边。奉节、南川、北碚,海拔 300～1800m 处有分布。四川、贵州、湖北、湖南、广东、广西、云南、陕西、甘肃、安徽等省区也有分布。

【药用部分】叶、根药用。

【采集期】叶夏秋季采,根全年可采。

【药性功能】酸、涩、平。收敛,止血,解毒,通经散瘀。

【主治病症】根:治吐血,衄血,尿血,血崩,痛经。叶:黄水疮、湿热、疮毒。

【用量用法】根 9～15g,水煎服。叶外用适量,鲜品捣烂敷患处,或干品研粉调敷。

246.红腺悬钩子

【别名】马泡、红刺苔、牛奶莓。

【拉丁学名】*Rubus sumatranus* Miq.

【分类地位】蔷薇科,悬钩子属。

【形态特征】直立或攀缘灌木,高 1～2m;小枝、叶轴、叶柄、花梗和花序均被紫红色腺毛、柔毛和皮刺;腺毛长 1～5mm,长短不等。奇数羽状复叶,具小叶 5～7 片,枝顶有时为 3 小叶或单叶,叶片卵状披针形或披针形,顶生小叶片长 5～10cm,宽 2.5～3cm,侧生小叶片较小,先端渐尖,基部近圆形,两面疏生柔毛,沿叶脉毛较密,下面中脉有小皮刺,边缘具不整齐尖锐锯齿;叶柄长 3～5cm;花 2～4 朵成伞形花序或单生;花梗长 1～3cm;花直径 1～2cm;萼片 5 片,披针形,长 0.7～1cm,被腺毛和柔毛,果期反折;花瓣5瓣,白色,长倒卵形或匙形,基部具爪;雄蕊多数,花丝线形;心皮多数,多可达 400 枚,花柱和子房均无毛;果实长圆形,长 1.2～1.8cm,熟时橘红色,中空。花期4～6月,果期7～8月。

红腺悬钩子

【分布生境】产于缙云寺、狮子峰一带林边。南川、江津、北碚等区县有分布。我国四川、福建、广东、广西、浙江等省区有分布。

【药用部分】根入药。

【采集期】全年可采。

【药性功能】清热,解毒,利尿。

【主治病症】主治妇女产后寒热腹痛,食欲不振。

【用量用法】鲜根 120～150g,切碎炒燥,加祁艾叶 4～5 片,水煎,冲红糖、黄酒,早、晚饭前各服 1 次。

247.红毛悬钩子

【别名】黄刺泡、鬼悬钩子、老虎泡。

【拉丁学名】*Rubus pinfanensis* Lévl. et Vant.

【分类地位】蔷薇科,悬钩子属。

【形态特征】落叶攀缘灌木,高 1~2m;小枝红褐色,粗壮,有棱,密被红褐色刺毛,有稀疏皮刺和柔毛;三小叶羽状复叶,小叶片宽卵形、倒卵形或椭圆形,顶生小叶长 4~12cm,宽 2~8cm,小叶柄长1.5~3cm,侧生小叶较小,近于无柄,先端急尖或尾尖,基部圆形至宽楔形,边缘具不整齐锯齿,上面紫红色,无毛,背面散生柔毛和皮刺;总叶柄长 2~4cm,被红褐色刺毛、柔毛和稀疏小皮刺。花单生或数朵簇生于叶腋;花梗长 4~7mm,密被短柔毛,花直径 1~1.3cm;花萼外面密被绒毛状柔毛,萼片三角卵形,顶端锐尖;花瓣白色,长倒卵形,先端圆钝,基部具爪;雄蕊多数,花丝宽扁;子房顶端和花柱均被柔毛。果实球形,橙红色,直径5~8mm,花期 3~4 月,果期 5~6 月。

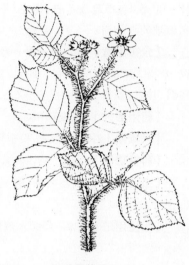

红毛悬钩子

【分布生境】产于缙云寺大湾一带林边。奉节、石柱、万州、云阳、南川、北碚,海拔 500~1100m 处有分布。四川、云南、贵州、湖北、广西、台湾等省区也有分布,常生于山坡灌丛、杂木林、林边及沟谷中。

【药用部分】根、叶药用。

【采集期】根 9~11 月采,叶随采鲜用。

【药性功能】酸、咸、平。祛风除湿,散瘰疬。

【主治病症】根主治风湿关节痛,刀伤,吐血,颈淋巴结核。叶外用治黄水疮,狗咬伤。

【用量用法】根 15~30g,水煎服或泡酒服。叶捣烂敷患处。

248.空心泡

【别名】三月泡、龙船泡、蔷薇莓、倒触伞、七叶饭消扭。

【拉丁学名】*Rubus rosaefolius* Smith

【分类地位】蔷薇科,悬钩子属。

【形态特征】直立或蔓生灌木,高 1~2m;小枝幼时有短柔毛,后脱落,近无毛,具扁平小皮刺和褐色或深黄色腺点。奇数羽状复叶,具小叶 5~7 枚,小叶片披针形或卵状披针形,长3~5cm,宽 1~1.8cm,边缘具尖锐重锯齿,先端渐尖,基部近圆形,两面均疏生柔毛和黄色发亮的腺点;下面沿中脉有疏生小皮刺;叶柄长2~3cm,顶生小叶柄长 0.8~1.5cm,具柔毛和小皮刺;花顶生或腋生,有花 1~2 朵;花梗长 1~2.5cm,有柔毛和小皮刺;花直径2~3cm,花萼外被柔毛和腺点,萼片披针形,花后反折;花瓣白色,长圆形或长倒卵形,基部具爪;雄蕊多数,花丝宽扁;心皮多数,花柱和子房无毛;聚合果卵球形,长 1~1.5cm,熟时红色。花期3~5 月,果期 6~7 月。

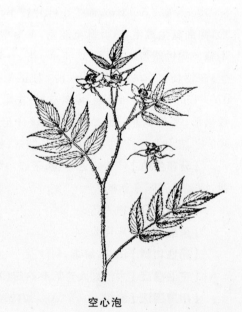

空心泡

【分布生境】产于北温泉、绍隆寺、缙云寺、干河沟等地,路边及灌丛中。巫山、南川、北碚,海拔 2000m 以下有分布。福建、广东、云南、四川等省也有分布。

【药用部分】根、嫩枝、叶药用。

【采集期】夏、秋采集，鲜用或晒干。

【药性功能】微辛、涩、苦、凉。清热止咳，止血，祛风湿，解毒。

【主治病症】主治肺热咳嗽，百日咳，咯血，月经不调，牙痛，筋骨痹痛，痢疾，急性肠炎，外伤出血，跌打损伤。

【用量用法】15～30g，水煎服。外用嫩枝尖捣烂敷患处。

249.拟覆盆子

【别名】西藏覆盆子。

【拉丁学名】*Rubus idaeopsis* Focke

【分类地位】蔷薇科，悬钩子属。

【形态特征】落叶灌木，高 2～3m；小枝褐色或灰褐色，被绒毛状短柔毛，有时有腺毛；奇数羽状复叶，具小叶 5～7 枚，稀 3 枚，顶生小叶卵形或狭卵形，长 4～10cm，宽 2～6cm，先端急尖或渐尖，基部近圆形，侧生小叶较小，通常斜椭圆形至卵状披针形，上面疏生柔毛，下面密被灰白色绒毛，边缘具整齐单锯齿；叶柄、叶轴和小叶柄均被绒毛状柔毛、短腺毛和小皮刺，叶柄长 3～5cm，顶生小叶柄长 1～2cm，侧生叶近于无柄；托叶线形。花 10 朵左右组成顶生总状花序，总花梗、花梗、花萼均被绒毛状柔毛和短腺毛；花梗长 5～10mm；花直径 1～1.5cm；萼片卵形，长 5～7mm；花瓣近圆形，紫红色，边缘啮蚀状，基部具爪，稍短于萼片；雄蕊单列，花丝宽扁；心皮多数，花柱无毛；聚合果近球形，熟时紫红色，直径约 1cm。花期5～6 月，果熟期 7～8 月。

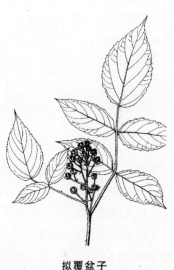

拟覆盆子

【分布生境】产于北温泉河边。河南、陕西、甘肃、江西、福建、广西、四川、贵州、云南、西藏有分布。

【药用部分】果药用。

【采集期】7～8 月采果。

【药性功能】甘、酸、微温。固肾、涩精、缩尿。

【主治病症】主治阳痿早泄，遗精，遗尿，肾虚尿频，白带。

【用量用法】5～9g，水煎服。

250.茅莓

【别名】三月泡、薅秧泡、蛇泡筋、红梅消、乳痈泡等。

【拉丁学名】*Rubus parvifolius* L.

【分类地位】蔷薇科，悬钩子属。

【形态特征】落叶灌木，茎长 1～2m，呈弓形弯曲，浅灰褐色、红褐色或黑褐色，具稀疏钩状或针状皮刺，小枝被灰白色短柔毛或细刺；羽状复叶具小叶 3 枚。在基部萌蘖上偶有 5 枚；顶生小叶菱状圆形或菱状卵形，长 2.5～6cm，宽 2～6cm，具 1～2cm 长的小叶柄，侧生小叶斜椭圆形，比顶生小叶稍小，无柄，先端急尖，基部宽楔形，边缘有整齐锯齿，有时具浅裂片或刻缺，上面绿色，被疏柔毛，背面被白色绒毛；叶柄长 2.5～5cm，与叶轴均被稀疏柔毛和小皮刺；伞房花序顶生或腋生，具花数朵至多朵，被短柔毛及稀疏皮刺；苞片线状披针形；花梗长

5～8mm,被短柔毛;花萼外面被短柔毛及针刺,萼片披针形,两面均被柔毛;花瓣卵圆形或长圆形,粉红色或紫色,基部具爪;雄蕊直立,花丝白色;子房被柔毛,花柱无毛;聚合果球形,直径约1cm,红色。花期5～6月,果期7～8月。

【分布生境】广泛分布于缙云山荒坡、田边及路旁。巫山、南川、江北、北碚等区县,海拔200～1500m处有分布。全国各地均有分布。

【药用部分】根、茎、叶入药。

【采集期】冬季挖根,立夏后割取带花的茎叶。

【药性功能】苦、涩、凉。清热凉血,散结止痛,利尿消肿。

【主治病症】主治感冒发热,咽喉肿痛,咳嗽痰血,痢疾,肠炎,肝炎,肝脾肿大,肾炎水肿,泌尿系统感染,结石,月经不调,白带,风湿骨痛,跌打损伤,产后腹痛。外用治外伤出血,湿疹,皮炎。

【用量用法】15～30g,水煎服。外用,鲜品适量捣烂敷患处或煎水洗。

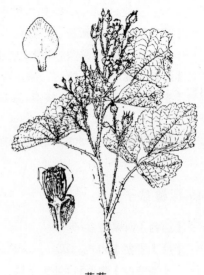

茅莓

251.皱皮木瓜

【别名】贴梗海棠、铁脚梨。

【拉丁学名】*Chaenomeles speciosa*（Sweet）Nakai

【分类地位】蔷薇科,木瓜属。

【形态特征】落叶灌木或小乔木,高2～4m,具枝刺;小枝圆柱形,粗壮开展,嫩时紫褐色,无毛,老时暗褐色,有稀疏浅褐色皮孔。单叶互生,叶片卵形、椭圆形或长圆形,长3～10cm,宽1.5～5cm,先端急尖或圆钝,基部楔形至宽楔形,边缘具尖锐细锯齿,齿尖较直立,上面深绿色,有光泽,无毛,背面淡绿色,沿叶脉有短柔毛;叶柄长1～1.5cm,无毛,托叶大,叶状,宽卵形或肾形,边缘有尖锐重锯齿,无毛;花3～5朵簇生于二年生枝上,与叶同时开放,花直径3～5cm,花梗粗短,长约3mm或近于无梗;萼筒钟状,外面无毛,萼片直立,近半圆形;花瓣近圆形或倒卵形,长1～1.5cm,猩红色或红色,具短爪;雄蕊35～50枚,长1～1.3cm,花丝微带红色;花柱5条,中部以下合生,无毛,与雄蕊近等长,柱头头状。果实球形或卵球形,直径3～5cm,黄色或黄绿色,有稀疏斑点,芳香,果梗短或近于无梗。花期3～5月,果期9～10月。

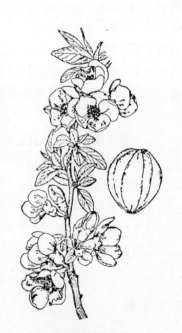

皱皮木瓜

【分布生境】北温泉有栽培。城口、奉节、万州、南川、江津及重庆主城区有栽培。河北、陕西、山东、江苏、安徽、浙江、江西、福建、湖南、湖北、广东、四川等省有分布或栽培。

【药用部分】果药用。

【采集期】9～10月采果。

【药性功能】涩、酸、温。归肝、脾、胃经。舒筋活络,和胃化湿。

【主治病症】主治腰腿酸痛,麻木,吐泻腹痛,腓肠肌痉挛,四肢抽搐。

【用量用法】3～9g,水煎服。

252.火棘

【别名】救兵粮、火把果、红子、水搓子、赤阳子。

【拉丁学名】*Pyracantha fortuneana*（Maxim.）Li.

【分类地位】蔷薇科，火棘属。

【形态特征】常绿灌木，高 1～3m。枝条圆柱形，幼时被锈色短柔毛，老时红褐色或暗红褐色，无毛；侧枝短且坚硬，先端尖锐，形成枝刺。单叶互生，在短枝上因节间缩短而成丛生状，叶片倒卵形或倒卵状长圆形，长 1.5～6cm，宽 0.5～2cm，先端圆钝或微凹，有时具短尖头，基部楔形，下延连于叶柄，边缘有钝锯齿，齿尖向内弯，近基部全缘，两面均无毛；叶柄短，无毛或嫩时有柔毛。复伞房花序具花多数，直径 2～4cm，总花梗和花梗近于无毛；花梗细，长 0.5～1cm；花直径约 1cm；萼筒钟状，无毛，长 1～1.5mm，萼片 5 片，三角形，先端圆钝，两面无毛；花瓣 5 瓣，白色，近圆形；雄蕊 20 枚，花丝长 3～4mm，花药黄色；花柱 5 条，离生，子房上部密生白色柔毛。果实近球形，直径约 5mm，橘红色或深红色。花期3～5月，果期8～11月。

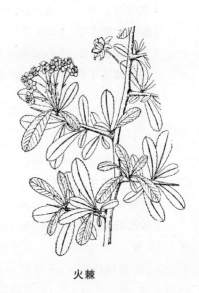

火棘

【分布生境】产于缙云山各处荒地、林边。重庆各区县，海拔200～2250m处有分布。陕西、江苏、浙江、福建、湖北、湖南、广西、四川、云南、贵州等省区也有分布。

【药用部分】果、根及叶入药。

【采集期】秋季采果，冬季采根，叶随时可采。

【药性功能】甘、酸、平。果：消积止痢，活血止血。根：治清热凉血。叶：清热解毒。

【主治病症】果：治消化不良，肠炎，痢疾，小儿疳积，崩漏，白带，产后腹痛。根：治虚痨骨蒸，潮热，肝炎，跌打损伤，筋骨疼痛，腰痛，崩漏，白带，月经不调，吐血，便血。叶：治疮疡肿毒。

【用量用法】果：30g，水煎服。根：15～30g，水煎服。叶：鲜叶捣烂敷患处。

253.枇杷

【别名】卢桔。

【拉丁学名】*Eriobotrya japonica*（Thunb.）Lindl.

【分类地位】蔷薇科，枇杷属。

【形态特征】常绿小乔木，高 5～10m，树皮灰褐色；小枝粗壮，黄褐色，密被锈色或灰棕色绒毛。单叶互生，叶片革质，披针形、倒卵形或长椭圆形，长 10～30cm，宽 3～9cm，先端急尖或渐尖，基部楔形或渐狭成叶柄，上部边缘有疏锯齿，基部全缘，上面光亮多皱，下面密生灰棕色绒毛，侧脉 11～21 对；叶柄短或近于无柄，有灰棕色绒毛；托叶钻形，长 1～1.5cm，圆锥花序生于二年生枝顶端，长 10～16cm，具多花；花序轴和花梗密生锈色绒毛；花梗长 2～8mm，花直径 12～20mm；萼筒杯状，长 4～5mm，萼片三角卵形，长 2～3mm，先端急尖，萼筒及萼片外面均被锈色绒毛；花瓣白色，长圆形或卵形，长 5～9mm，宽 4～6mm，基部具爪；雄蕊 20 枚，花药黄色；花柱 5，离生，柱头头状，无毛。果实球形或长圆形，直径 2～5cm，黄白色或橙黄色。花期 10～11月，果期 5～6月。

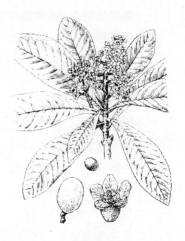

枇杷

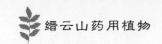

【分布生境】缙云山各处有栽培或野生。重庆各区县均有分布。四川、陕西、甘肃、江苏、安徽、浙江、江西、福建、广东、广西、湖北、湖南、河南、贵州、云南等省区也有分布或栽培。

【药用部分】果、叶药用。

【采集期】果5～6月采;叶全年可采,鲜用洗净晒干。

【药性功能】果:甘、酸、凉;归肺、脾经;润肺,下气,止渴。叶:苦、凉;归肺、胃经;清肺,和胃,止渴。

【主治病症】果:主治肺燥咳嗽,吐逆烦渴。叶:主治肺热咳嗽,阴虚劳嗽,胃热呕哕,妊娠恶阴,支气管炎。

【用量用法】果18～36g,生食或煎汤服。叶5～9g,水煎服。

254.沙梨

【别名】大棠梨、棠丁子。

【拉丁学名】*Pyrus pyrifolia* (Burm. f.)Nakai

【分类地位】蔷薇科、梨属。

【形态特征】落叶乔木,高7～15m,树冠开张,分枝较少;幼枝初具毛,后脱落,二年生枝褐色。单叶互生,叶片卵状椭圆形,长7～12cm,宽4～6.5cm,先端长渐尖,基部圆形或宽楔形,边缘锯齿尖锐,具刺芒,微向内合拢,上面光滑无毛,叶背幼时有稀疏白色绵毛,不久脱落;叶柄长2.5～5cm,托叶披针形,早落;花6～9朵组成伞房总状花序,花序直径5～7cm;花梗长3.5～5cm,幼时微具柔毛;花直径3～3.5cm;萼片三角形,外面无毛,内面密被黄褐色茸毛,边缘有腺齿;花瓣卵形,长1.5～1.7cm,先端啮蚀状,白色,基部具短爪;雄蕊20枚,长约花瓣之半;花柱5条,稀4条,无毛,与雄蕊近等长;果实近球形,浅褐色,有浅色斑点,萼片脱落。花期3月,果期9～10月。

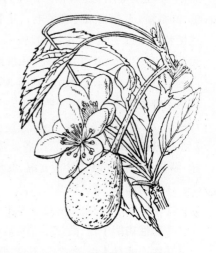

沙梨

【分布生境】绍隆寺、龙洞湾等处有栽培。城口、巫溪、奉节、云阳、涪陵、南川,海拔500～2000m处有分布。我国华东、中南、西南地区均有分布。

【药用部分】果药用。

【采集期】9～10月采果。

【药性功能】甘、酸、微凉。归肺、胃经。润肺,生津,清热,化痰。

【主治病症】主治肺热咳嗽,胃燥烦渴,目赤痰多。

【用量用法】鲜品60～120g生食,干品9～15g水煎服。

255.豆梨

【别名】鹿梨、赤罗、野梨、铁梨树。

【拉丁学名】*Pyrus calleryana* Dcne.

【分类地位】蔷薇科、梨属。

【形态特征】落叶乔木,高约10m。新梢嫩时,有稀疏白色绵毛,不久脱落,小枝圆柱形;二年生枝黄褐色或灰褐色,冬芽卵形,被浅黄色或黄褐色绒毛。单叶互生,叶片宽卵形或卵形,长3.3～8cm,宽2.5～6cm,先端渐尖或短尖,基部圆形、宽楔形或近心形,边缘有较细圆钝锯齿,无芒刺,两面光滑无毛;叶柄长2～4cm,无毛。伞房总状花序,具花5～12朵,总花梗和花梗均无毛,花柄长2～3.5cm,花直径2～2.5cm;萼筒盘状,无毛,萼片披针形,先端渐尖,全缘,长约5mm,外面无毛,内面具绒毛;花瓣白色,卵形,长约13mm,宽10mm,基部具爪;雄蕊

20枚,比花瓣略短;花柱2稀3,基部无毛;果实球形,直径约1cm,黑褐色,具明显的斑点,萼片脱落,心室2或3;果梗细,长约4cm。花期4月,果期8~9月。

【分布生境】缙云山、龙洞湾,海拔500m处有栽培。

【药用部分】根、叶、果药用。

【采集期】秋季采果,根全年可采,叶秋季采。

【药性功能】根、叶:微甘、涩、凉;润肺止咳,清热解毒。果:酸、甘、涩、寒;健脾、消食、止痢。

【主治病症】根、叶:治肺燥咳嗽,急性眼结膜炎。果实:治食积,泻痢。

【用量用法】根、叶、果均15~30g,水煎服。

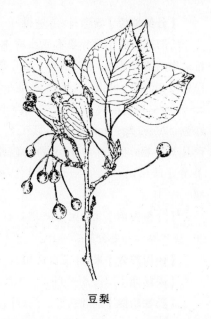

豆梨

256.苹果

【别名】奈、频婆、频果、西洋苹果。

【拉丁学名】*Malus pumila* Mill.

【分类地位】蔷薇科,苹果属。

【形态特征】落叶乔木,高达15m,通常具圆形树冠;小枝粗壮,圆柱形,幼时密被绒毛,以后脱落,老枝黄褐色或紫褐色;叶互生,叶片椭圆形、卵形至宽椭圆形,长4.5~10cm,宽3~5.5cm,先端急尖,基部宽楔形或圆形,边缘有圆钝锯齿,幼嫩时两面具柔毛,长成后上面毛脱落;叶柄粗壮,长1.5~3cm,被短柔毛。伞房花序生于小枝顶端,具花3~7朵;花梗长1~2.5cm,密被绒毛;花直径3~4cm,花瓣粉白色,花蕾期粉红色,果实形状、颜色、大小因品种不同而异,球形、扁球形或椭圆形,直径2~10cm,萼片宿存;种子褐色。花期4~5月,果期7~10月。

【分布生境】缙云山农家有栽培。重庆各区县普遍有栽培。

【药用部分】果实药用。

【采集期】7~10月。

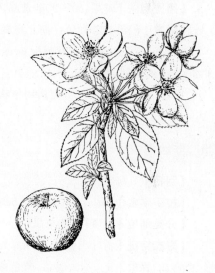

苹果

【药性功能】甘、酸、凉。生津,除烦,醒酒,益胃。

【主治病症】主治津少口渴,脾虚泄泻,食后腹胀,饮酒过量及高血压。

【用量用法】50~100g生食或捣烂成泥状吃。

【附方】①治轻度腹泻:苹果1000g,洗净,去皮,去核捣烂如泥食用,每次100g,每日4次。

②治高血压病:将苹果洗净,每次吃250g,每日3次,连续吃用。

(①②方出自《果蔬食疗》)

③治妊娠呕吐:取鲜苹果60g,大米30g,炒黄与水同煎代茶饮用。(出自《全国中草药汇编》)

257.湖北海棠

【别名】野海棠、茶海棠、花红茶、野花红。

【拉丁学名】*Malus hupehensis*(Pamp.) Rehd.

【分类地位】蔷薇科,苹果属。

【形态特征】落叶灌木或小乔木,高 1~8m,通常 2~3m。小枝幼嫩时有短柔毛,不久脱落,无毛或近于无毛,紫褐色,一年生枝褐色或褐灰色;叶互生,叶片卵形至卵状椭圆形,长 4~10cm,宽 2.5~6cm,先端渐尖,基部宽楔形,稀圆形,边缘有细锐锯齿,嫩叶紫红色,以后变绿色;伞房花序,具花 4~6 朵,花梗长 3~6cm,无毛或稍具长柔毛;花直径约 3cm,粉红色或近白色,花蕾红色或粉红色。果实近球形,直径约 1cm,黄绿色,萼片脱落。花期 4~5 月,果期8~9 月。

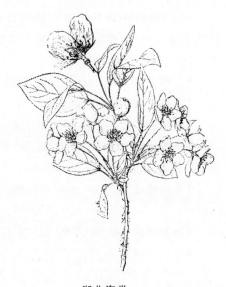

湖北海棠

【分布生境】北温泉有栽培。石柱、城口、南川、巫山、合川、江北、奉节等区县有分布。

【药用部分】果、叶及根药用。

【采集期】7~9 月采叶,8~9 月采果,9~10 月采根。

【药性功能】涩、酸、平。果、叶:消积化滞,和胃健脾;根:活血通络。

【主治病症】果、叶:治食积停滞,消化不良,痢疾,疳积。根:治跌打损伤。

【用量用法】鲜果:60~90g,煎汤内服。叶适量泡开水代茶饮。根 60~90g(鲜品)煎汤内服或研末外敷。

【附方】①治血滞胃呆:(湖北海棠)鲜果 60~90g,水煎,冲黄酒、红糖,早晚空腹服。

②治筋骨扭伤:湖北海棠鲜根 60~90g,切片,水煎,冲黄酒或烧酒,加红糖,饭前服,并取根白皮切碎,用米泔水、盐卤捣成糊,敷患处。

（①②方出自《浙江天目山药用植物志》）

258.垂丝海棠

【别名】线海棠。

【拉丁学名】*Malus halliana* Koehne

【分类地位】蔷薇科,苹果属。

【形态特征】落叶小乔木,高 4~7m。树冠开展,小枝细弱,圆柱形,微弯曲,嫩时有毛,不久脱落,紫色或紫褐色;叶互生,叶片卵形、椭圆形或长椭圆形,长 3.5~8cm,宽 2.5~4.5cm,先端渐尖,基部宽楔形至圆形,边缘具钝圆细锯齿,中脉具短柔毛,其余部分无毛,上面深绿色带有紫晕;伞房花序,具花 4~6 朵,花梗纤细,长 2~4cm,下垂,有稀疏柔毛,紫色;花直径 3~3.5cm,萼筒外面无毛,萼片三角卵形,先端圆钝,有突尖头,内面密被绒毛;花瓣粉红色,果实梨形或倒卵形,直径 6~8mm,紫红色,萼片脱落,果梗长 2~5cm。花期 3~4 月,果期9~10 月。

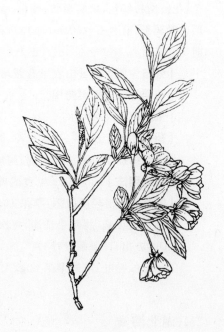

垂丝海棠

【分布生境】缙云寺花圃有栽培,各区县城区花圃常有栽培。

【药用部分】花药用。

【采集期】3~4 月花开时采。

【药性功能】味淡、苦、性平。无毒。调经和血。

【主治病症】治血崩。

【用量用法】6～15g,水煎,内服。

【附方】治红崩:垂丝海棠花 6～15g,水煎或炖肉服。（出自《民间常用草药汇编》）

⟷ 豆科 Leguminosae ⟷

259.含羞草

【别名】感应草、知羞草、怕丑草。

【拉丁学名】*Mimosa pudica* L.

【分类地位】豆科,含羞草属。

【形态特征】一年生(南方为多年生)草本,高可达 1m,茎散生刚毛及下弯钩刺,偶数二回羽状复叶,羽片 1～2 对,集生于叶柄顶端;叶柄具刺,触之即下垂;小叶 7～24 片对生,羽状排列,小叶片长圆形,长6～11mm,宽 1.5～2mm,先端急尖,基部近圆形,边缘及叶脉有刺毛。头状花序 1～3 个腋生,直径约 1cm,淡紫红色,花萼短钟状,小,顶端有 8 个小齿裂;花瓣合生,顶端 4 裂;雄蕊4 枚,花丝细长,伸出花冠之外;子房有短柄,花柱细长,荚果扁平,长 1～2cm,有 3～4 节,每节有种子 1 粒,成熟时分节断裂脱落。花果期 5～11 月。

【分布生境】产于缙云寺,重庆各区县多有栽培。我国华南、华东、西南有分布,生于山坡、道旁、荒地。本种原产美洲。

【药用部分】全草药用。

【采集期】夏、秋采集。

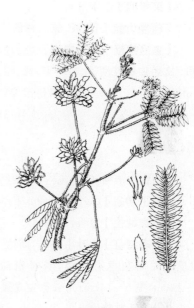

含羞草

【药性功能】甘、涩、凉。有小毒。清热利尿,化痰止咳,安神止痛。

【主治病症】主治感冒,小儿高热,支气管炎,肺炎,胃炎,肠炎,结膜炎,泌尿结石,疟疾,神经衰弱。外用治跌打肿痛,疮疡肿毒。

【用量用法】15～24g 水煎服。外用适量,捣烂敷患处。

【附方】①治小儿高热:含羞草 9g,水煎服。（出自《全国中草药汇编》）

②治神经衰弱、失眠:含羞草 9g,夜交藤 30g,水煎服。（出自《安徽中草药》）

③治无名肿毒、带状疱疹:鲜全草(或鲜叶)捣烂敷患处。（出自《浙江药用植物志》）

【附注】孕妇忌服。

260.藤金合欢

【别名】南蛇公、小样南蛇筋。

【拉丁学名】*Acacia sinuata* (Lour.) Merr.

【分类地位】豆科,金合欢属。

【形态特征】木质藤本,高达 15m。嫩枝与叶轴密被锈色柔毛并有多数散生皮刺,偶数二回羽状复叶,具叶片 8~10 片,叶柄基部及叶轴近顶部有黑色大腺体 1~2 个;小叶 15~30 对,条状长圆形,长 8~12mm,宽 1.5~2.5mm,有毛,小叶基部各有 1 枚腺体。头状花序绿黄色,直径约 1cm,数个再组成腋生圆锥花序,花序轴及花梗密生锈色柔毛;苞片披针形,长约 1cm;花萼钟状,长约 2mm,上端 5 裂;雄蕊多数,长约 5mm,离生;子房无毛。荚果条形,伸直,肉质略肿胀,干后皱缩,长 8~10cm,宽约 2cm;种子 6~10 枚。花期 7 月,果期 9~11 月。

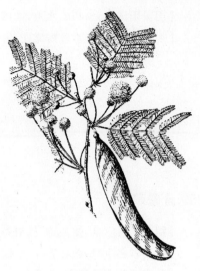

藤金合欢

【分布生境】产于玉尖峰下、石岩上。南川、北碚,海拔 800m 有分布。广东、广西、四川也有分布。

【药用部分】叶药用。

【采集期】全年可采。

【药性功能】甘、淡、凉。解毒消肿。

【主治病症】主治腹痛急剧:用鲜叶捣烂取汁冲酒服。牙痛:用鲜叶捣烂加雄黄酒、水各一半,放于鸡蛋壳内在炉上加热外擦,口含几小时即可。(出自《全国中草药汇编》)

261.紫荆

【别名】清明花、紫花树、满条红、紫珠、裸枝树、箩筐树。

【拉丁学名】*Cercis chinensis* Bunge.

【分类地位】豆科,紫荆属。

【形态特征】落叶小乔木,高达 15m。(栽培者常为灌木,高2~4m)。树皮幼时暗灰色有光泽,老时粗糙呈片状裂。单叶互生,近圆形,长 6~14cm,宽 5~14cm,先端急尖或骤尖,基部心形,两面无毛,全缘。叶柄长约 3cm,顶端膨大。花先于叶开放,4~10 朵簇生于老枝上;小苞片 2 片,阔卵形,长约 2.5mm,花萼钟状,5 齿裂,花冠蝶形,左右对称,长 1.5~1.8cm,花萼及花冠均为淡紫红色;雄蕊 10 枚,分离,花丝细;雌蕊 1 枚,柱头短小。荚果条形,扁平,腹缝线有窄翅;种子2~8 粒,近圆形,扁平。花期 3~4 月,果期 5~8 月。

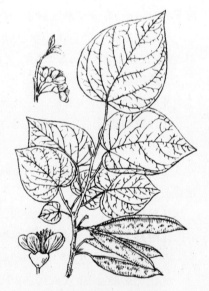

紫荆

【分布生境】北温泉有栽培。城口、巫溪、奉节,海拔 250~1650m 处有分布,万州、涪陵、南川、江津、铜梁以及主城区有栽培。我国辽宁、甘肃、陕西等省及华东、华北、中南、西南等地区也有分布,生于山坡、溪边及灌丛中。

【药用部分】树皮及叶药用。

【采集期】树皮全年可采,叶夏秋季采。

【药性功能】平、苦。活血通经,消肿止痛,解毒。

【主治病症】主治月经不调,痛经,闭经腹痛,风湿性关节炎,跌打损伤,咽喉肿痛。外用治痔疮肿痛,虫蛇咬伤。

【用量用法】6~9g,水煎服。外用适量,煎汤洗或研粉敷伤口。

【附方】①治产后诸淋:紫荆皮 15g,半酒半水煎,温服。(出自《妇人良方补遗》)

②治背痛初起:鲜叶适量,酌加红糖,捣烂外敷,每天换 2 次。(出自《浙江药用植物志》)

262.鄂羊蹄甲

【别名】双肾藤、夜关门、马蹄、羊蹄藤。

【拉丁学名】*Bauhinia glauca*（Wall. ex Benth）Benth ssp *hupehana*（Craib）T. Chen

【分类地位】豆科,羊蹄甲属。

【形态特征】木质藤本,小枝疏生红褐色毛。茎有四纵棱,卷须 1 或 2 个对生。单叶互生;叶片近圆形,长 3～8cm,宽 4～9cm,先端和基部均为心形,甚似双肾,故又名双肾藤。顶生伞房花序,花序轴及花梗密生红褐色柔毛,具花多朵;花萼管状,2 裂,被红棕色毛,长约 1.5cm;花瓣 5 瓣,粉红色,有紫色脉纹,长 12～16mm,先端圆,边缘皱波状,基部楔形,两面均被红棕色长柔毛;雄蕊 10 个,发育雄蕊 3～4 枚,花药瓣裂;子房柱形,无毛,有长柄,柱头头状。荚果条形,扁平,长 14～30cm,宽 4～5cm,无毛,种子多数。花期 5～6 月,果期 7～8 月。

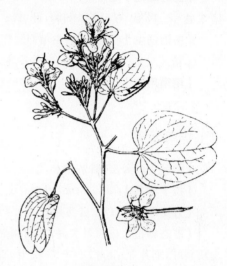

鄂羊蹄甲

【分布生境】产于石华寺附近、门坎沟等地灌丛中。城口、奉节、酉阳、黔江、彭水、南川、万盛、江津、合川、北碚、渝北,海拔 200～2000m 处有分布。江西、湖北、湖南、广东、四川、贵州和云南等省也有分布,生于山坡、石隙及林缘灌丛中。

【药用部分】根药用。

【采集期】秋季挖根,茎叶夏秋采集。

【药性功能】平、苦。清热利湿,消肿止痛,收敛固涩。

【主治病症】主治痢疾,睾丸肿痛,阴囊湿疹,咳嗽咯血,吐血,便血,遗尿,白带,子宫脱垂,疮疖肿痛。

【用量用法】根 30～60g,水煎服。

【附方】①治细菌性痢疾:双肾藤根 30～60g,水煎分 2 次服,每天 1 剂。(出自《全国中草药汇编》)

②治疝气腹痛、睾丸肿痛:双肾藤根 30g,炖猪小肚(膀胱)服。

③治崩漏:双肾藤 30g,苎麻根 30g,水煎服。

(②③方出自《四川中药志》1979 年版)

263.皂荚

【别名】皂荚刺、皂丁、天丁、皂角、悬刀、长皂角。

【拉丁学名】*Gleditsia sinensis* Lam.

【分类地位】豆科,皂荚属。

【形态特征】落叶乔木,高达 15m。枝、干上有分枝的圆柱形粗刺,长达 15cm,黑褐色。一回偶数羽状复叶,常簇生于小枝顶端,小叶 3～8 对,顶端 1 对最大,向下渐小,小叶长卵形、椭圆形至卵状披针形,长 3～8cm,宽 1.5～3.5cm,先端钝或渐尖,基部斜圆形或斜宽楔形,边缘具细锯齿,两面无毛。花杂性同株,腋生总状花序,具花约 20 朵,花梗长 0.3～1cm;花萼钟状,先端 4 裂;花冠左右对称,白色,4 瓣;雄蕊 6～8 枚;子房条形,沿腹缝线有毛。荚果长条形,分正常发育果和病果两种:正常果呈刀鞘状,长 7.5～30cm,宽 2.4～3.5cm,深棕色,被白粉;病果成猪牙状,故称猪牙皂,长 5～12cm,宽 5～15mm,暗褐色或红褐色,具白粉,荚内无种子,两种均药用。花期 4～5 月,果期 9～10 月。

【分布生境】产于石华寺林边。重庆各区县,海拔 200～2000m 处广泛分布。我国东北、华北、华东、中南和四川、贵州等地均有分布,生于山坡丛林中,各地都有栽培。

【药用部分】不育果实(猪牙皂)和刺药用。

【采集期】猪牙皂霜降前后采,刺全年可采。

【药性功能】皂角刺:辛、温。归肝、肺、胃经。活血消肿,排脓通乳。猪牙皂:辛、咸温,有小毒。归肺、肝、胃、大肠经。祛痰、止咳、开窍。

【主治病症】①皂角刺:主治痈肿疔毒未溃,急性乳腺炎,产后缺乳。②猪牙皂:主治咳嗽气喘,卒然昏迷,癫痫痰盛,中风牙关紧闭。

【用量用法】皂角刺 4.5～9g,水煎服。猪牙皂 9～15g,宜入丸散剂。

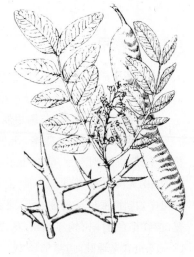

皂荚

264.华南云实

【别名】川云实、刺果苏木。

【拉丁学名】*Caesalpinia crista* L.

【分类地位】豆科,云实属。

【形态特征】藤状灌木,枝有倒钩刺,小枝被红棕色柔毛,二回偶数羽状复叶,羽片 3～4 对,小叶 3～5 对,椭圆形、窄卵形或倒窄卵形,先端急尖,基部宽楔形或圆形,全缘,长 3～6cm,宽 2～3cm。花序腋生,总状或圆锥花序,长 10～20c.m。花萼 5 深裂,裂片长圆形,长 3～5mm;花瓣 5 瓣,黄色,长约 5mm;花丝下部具髯毛,与花瓣近等长;花柱无毛。荚果近圆形或肾形,先端有细尖头,扁平,棕黑色,具 1 粒种子。花期 4～5 月,果期 6～9 月。

【分布生境】产于北温泉后山、王家坪水库等地,生林缘或路边。彭水、铜梁、合川、江北、北碚、沙坪坝等区县,海拔 300～1500m 处有分布。广东、广西、台湾也有分布。

【药用部分】叶药用。

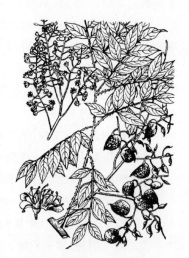

华南云实

【采集期】夏、秋采叶。

【药性功能】苦、凉。祛瘀止痛,清热解毒。

【主治病症】主治急慢性胃炎,胃溃疡,痈疮疖肿。

【用量用法】干品 6～9g,水煎服。外用适量捣烂敷患处。

265.云实

【别名】牛王刺、药王子。

【拉丁学名】*Caesalpinia decapetala* (Roth) Alston

【分类地位】豆科,云实属。

【形态特征】攀缘灌木,长 3～4m,树皮暗红色,密生倒钩刺,幼枝密被棕色短柔毛。二回羽状复叶,叶轴略方形,羽片 3～8 对,小叶片 8～12 对,长圆形,长 1.5～2.5cm,宽 0.5～1cm,两面密被短柔毛。总状花序生于侧枝顶端,长 15～30cm,有花约 20 朵,花梗长约 3cm;花萼长约 1cm,深 5 裂,裂片膜质;花瓣 5 瓣,宽倒卵形,不等大;雄蕊 10 枚,长短不一,花丝下部密被绵毛。荚果长椭圆形,偏斜,长 6～12cm,宽 2～3cm,先端有细尖头。种子6~9粒,矩形,黑棕色。花期4~5月,果期8~10月。

【分布生境】产于板子沟、纸厂湾附近。城口、巫山、巫溪、奉节、酉阳、彭水、石柱、丰都、武隆、南川、沙坪坝歌乐山、江北、北碚,海拔300~2000m处有分布。华东、中南、西南等地区及河南、陕西、甘肃等省也有分布。

【药用部分】种子和根入药。

【采集期】秋季采种子,秋冬挖根。

【药性功能】种子:辛、温;有毒;止痢,驱虫。根:辛、温;发表散寒,祛风活络。

【主治病症】种子:主治痢疾,钩虫病,蛔虫病。根:风寒感冒,风湿疼痛,跌打损伤,蛇咬伤。

【用量用法】种子3~9g;根15~30g,水煎服或泡酒服。

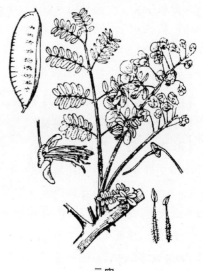

云实

266.假地蓝

【别名】狗响铃、响铃草、假花生、马铃草、响铃豆。

【拉丁学名】*Crotalaria ferruginea* Grab.ex Benth.

【分类地位】豆科,狗粪豆属。

【形态特征】灌木状多年生草本,高30~100cm,基部常木质化,全株被棕黄色开展的毛。根细长,圆柱形,长可达60cm,外皮棕黄色。单叶互生,叶柄极短或近于无柄。叶片长椭圆形或矩圆状卵形,长2~8cm,宽1~3cm,先端钝或微尖,基部窄楔形,全缘,两面被毛;托叶披针形,长4~8mm。总状花序顶生或腋生,有花2~6朵,苞片及小苞片与托叶相似,花萼杯状,萼齿披针形,长约1cm;花冠蝶形,黄色,比花萼略短;雄蕊10枚,联合成一组,花药二型;子房上位,无毛,无柄,花柱细长。荚果长圆形,肿胀,无毛,长2~3cm,种子20~30粒。花果期5~12月。

【分布生境】产于张龙湾耕地边,海拔400m处。万州、南川、北碚等区县有分布。长江以南各省区也有分布。

【药用部分】全草入药。

【采集期】夏秋采集。

【药性功能】甘、微苦、平。归肺、肝、肾经。养肝肾,止咳,平喘,调经。

【主治病症】主治耳鸣,耳聋,头、目眩晕,遗精,月经过多,白带,久咳痰血,哮喘,肾炎,小便不利,扁桃体炎,腮腺炎,疔疮肿毒。

【用量用法】15~30g,水煎服。外用,鲜品捣烂敷患处。

【附方】①治气虚耳鸣:响铃草30g,炖猪耳朵1对,加食盐服。(出自《贵州民间药草》)

②治疝气:响铃豆30~60g,熬水熏洗。(出自《贵州药草》)

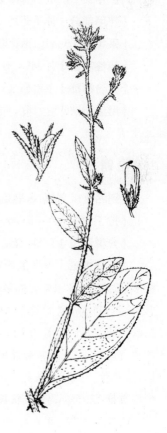

假地蓝

267.红豆树

【**别名**】红豆。

【**拉丁学名**】*Ormosia hosiei* Hemsl. et Wils.

【**分类地位**】豆科,红豆树属。

【**形态特征**】落叶乔木,高 5～15m。奇数羽状复叶,长 8～20cm,小叶 5～9 片;叶片长卵形,矩圆状倒披针形,长 5～12cm,宽 2.5～5cm,先端急尖,基部楔形或近圆形,两面无毛,全缘。圆锥花序顶生或腋生,花萼钟状,密生黄棕色短柔毛,裂片短,近圆形;花冠白色或淡红色;雄蕊 10 枚,离生,花丝下部密生红棕色毛;子房无毛。荚果木质,扁平,卵形至倒卵形,顶端短尖;种子 1～2 粒,鲜红色,光亮,近圆形,长 1.3～2cm,种脐长约 8mm。花期 3～4 月,果期9～10月。

【**分布生境**】产于缙云寺培。城口、巫溪、巫山、奉节、开县、梁平、石柱、涪陵、南川、江津、北碚、沙坪坝等区县,常见栽培。

【**药用部分**】种子药用。

【**采集期**】9～10月采集。

【**药性功能**】苦、平。有小毒,清热解毒,消肿止痛。

【**主治病症**】主治疝气,腹痛,闭经,血滞。

【**用量用法**】9～15g,水煎服。

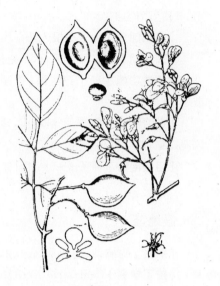

红豆树

268.合萌

【**别名**】田皂角、水皂角、梳子树、野含羞草。

【**拉丁学名**】*Aeschynomene indica* L.

【**分类地位**】豆科,合萌属。

【**形态特征**】一年生草本,高 30～100cm,多分枝,通体无毛。根圆柱形,黄白色,多须根。偶数羽状复叶,具小叶 20～30 对。小叶片矩圆形,长 3～8mm,宽 1～3mm,先端圆钝,有短尖头,基部近圆形;小叶无柄;托叶膜质,披针形,长约 1cm,先端锐尖。总状花序腋生,有花 2～4 朵,总花梗有疏刺毛,花梗常有黏液;花萼二唇形,上唇 2 裂,下唇 3 裂;花冠蝶形,淡黄色,有紫纹,长约 1cm,旗瓣近圆形,无爪;雄蕊 10 枚,花药肾形;子房有柄,无毛。荚果线状长圆形,长3～4.5cm,平滑或有小瘤状突起,微弯,有 6～10 节,每节有种子 1 粒;种子肾形,棕黑色,有光泽,花果期7～10月。

【**分布生境**】产于缙云山各地水田边。重庆各区县低海拔地带广泛分布。辽宁、吉林、河北、山东、江苏、浙江、江西、湖北、湖南、广东、广西、四川、云南等省区都有分布。生于水边湿地。

【**药用部分**】全草入药。

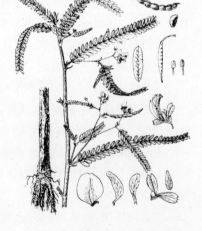

合萌

【采集期】夏秋采集。

【药性功能】甘、涩、凉。清热解毒，平肝明目，利湿。

【主治病症】主治尿路感染，小便不利，黄疸型肝炎，腹水，肠炎，痢疾，小儿疳积，夜盲症，结膜炎，荨麻疹。外用治外伤出血，疖肿。

【用量用法】根或全草 15～30g，水煎服。外用鲜草适量，煎水洗或捣烂敷患处。

【附方】①治胆囊炎：田皂角 15g，海金沙 9g，水煎服。（出自《福建药物志》）

②治夜盲：田皂角 30g，水煎服；或加猪（羊）肝 60～90g，同煎服。（出自《浙江药用植物志》）

269.小槐花

【别名】清酒缸、草鞋板、粘身草。

【拉丁学名】*Desmodium caudatum*（Thunb.）DC.

【分类地位】豆科，山蚂蝗属。

【形态特征】灌木，高 0.5～2m，茎直立，多分枝。三小叶复叶，互生；叶柄扁，长 1.6～2.5cm，顶生小叶披针形或阔披针形，长 4～9cm，宽 1.5～4cm，上面近无毛，下面有疏短毛，具短柄，侧生小叶略小，近无柄；托叶披针形，长 5～8mm。总状花序顶生或腋生；花萼二唇形，上唇 2 齿，下唇 3 齿；花冠蝶形，绿白色，长约 7mm，龙骨瓣有爪，雄蕊 2 体，(9)＋1；子房密被绢毛；荚果带状，扁平，种子间略缢缩，长 5～8cm，有钩状短毛；荚节 4～6 节，矩圆形，长 10～15mm，宽约 4mm，每节具种子 1 粒，种子长圆形，深褐色。花期 7～9 月，果期 8～10 月。

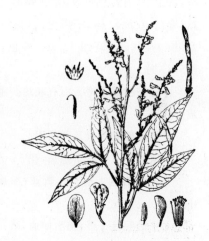

小槐花

【分布生境】产于石华寺、何昭良湾等地林边。奉节、酉阳、秀山、黔江、石柱、丰都、南川、北碚，海拔 300～1000m 处有分布。安徽、浙江、江西、福建、台湾、湖北、湖南、广东、广西、四川、贵州、云南、西藏等省区也有分布。

【药用部分】全草药用。

【采集期】9～10 月采收。

【药性功能】辛、微苦、平。清热解毒，祛风利湿。

【主治病症】主治感冒发热，胃肠炎，痢疾，小儿疳积，风湿关节痛。外用治毒蛇咬伤，痈疖疔疮，乳腺炎。

【用量用法】15～30g，水煎服。外用适量，鲜根皮或全草煎水洗，或捣烂敷患处。

【附方】①治小儿疳积：小槐花根 30g，与猪瘦肉同炖，喝汤吃肉。（出自《全国中草药汇编》）

②治肾盂肾炎：根 30g，瘦猪肉适量炖服。（出自《浙江药用植物志》）

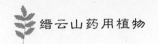
270.刺槐

【别名】洋槐、刺槐花、槐树、刺儿槐。

【拉丁学名】*Robinia pseudoacacia* L.

【分类地位】豆科,刺槐属。

【形态特征】落叶乔木,高 10～25m,树皮褐色,纵裂。奇数羽状复叶,具小叶 7～25 片,互生;小叶片椭圆形、长圆形或卵圆形,长 2～5.5cm,宽 1～2cm,先端圆形或微凹,有小尖头,基部圆形或宽楔形,全缘;小叶柄长约 2mm。总状花序腋生,下垂,花序轴及花梗有柔毛,花萼杯状,5 浅裂,具柔毛,有红色斑纹,花冠蝶形,白色,芳香,旗瓣有爪,基部有黄色斑点;雄蕊 10 枚,2 体;子房无毛,花柱头状,先端具柔毛。荚果扁,长矩圆形,长 3～10cm,宽约 1.5cm,褐色,种子黑色,肾形。花期 4～5 月,果期 5～9 月。

【分布生境】缙云山有栽培。重庆各区县多有栽培。我国各地都有栽培。

【药用部分】根及花药用。

【采集期】根秋季挖采,花 5～7 月盛花期采。

【药性功能】根:苦、微寒;凉血止血,舒筋活络。花:甘、平;平肝,止血。

【主治病症】根:主治便血,咯血,崩漏,劳伤乏力,风湿骨痛,跌打损伤。花:主治头痛,肠风下血,咯血,吐血,血崩。

【用量用法】根:6～18g,水煎服。花:6～18g,水煎服,或泡茶饮。

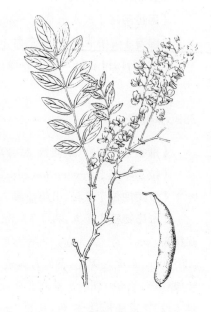

刺槐

271.刺桐

【别名】刺木通、乔木刺木通。

【拉丁学名】*Erythrina variegate* L. (*E. arborescens* Roxb.)

【分类地位】豆科,刺桐属。

【形态特征】落叶乔木,高 10～20m,树皮黄褐色,不规则纵裂;枝条灰绿色,有近三角形小锐皮刺,皮刺初为绿色,后渐变成深褐色;三小叶复叶,小叶片肾状扁圆形,长 10～20cm,宽 8～19cm,先端急尖,基部近截形,两面无毛。总状花序顶生,花密集于总花梗顶部,花序轴、花梗无毛;花萼二唇形,无毛;花冠红色,长达 4cm,翼瓣短,长仅为旗瓣的 1/4,龙骨瓣菱形,较翼瓣长,均无爪;雄蕊 10 枚,5 长 5 短;子房具柄,有黄色毛。荚果棱状,稍弯,两端尖,先端具喙,基部具柄,长 10～30cm,宽约 2cm;种子 1～8 粒,暗红色,肾形。花期 11 月至次年 5 月。

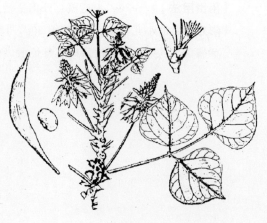

刺桐

【分布生境】北温泉等地有栽培。石柱、垫江、梁平、万州、南川、万盛、江津、永川、璧山、铜梁及重庆主城区各区县有栽培。四川、云南、贵州、浙江、福建、湖北、湖南、广东、广西等省区有分布。

【药用部分】树皮及根皮药用。

【采集期】7～10月采集。。

【药性功能】苦、微涩、凉。归肝、脾经。祛风除湿，舒筋通络，杀虫止痒。

【主治病症】主治跌打损伤，风湿痹痛，肢体拘挛，小儿疳积，蛔虫病。

【用量用法】6～9g，水煎服。外用适量，煎水洗或浸酒搽。

272.锦鸡儿

【别名】土黄芪、金雀花、黄雀花。

【拉丁学名】*Caragana sinica*（Buc'hoz）Rehd.

【分类地位】豆科，锦鸡儿属。

【形态特征】落叶灌木，高1～2m。根圆柱形，外面棕红色。茎直立，小枝有棱，无毛，黄褐色或灰色。托叶三角形，硬化成刺，长8mm或更长；叶轴脱落或宿存并硬化成刺，长2～2.5cm；小叶2对，上面1对较大，倒卵形或长圆状倒卵形，长1～3.5cm，宽0.5～1.5cm，先端微凹，有针尖，无毛。花单生，花梗长约1cm，中部有关节；花萼钟状，长1.2～1.5cm；花冠黄色带红色，凋谢后为红褐色，长2.7～3cm。荚果长3～3.5cm，无毛，圆筒状，微扁。花期4～5月，果期6～7月。

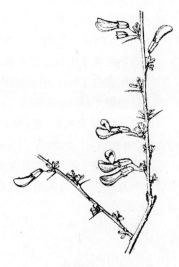

锦鸡儿

【分布生境】产于狮子峰后水池边等地。城口、开县、巫溪、奉节、长寿、南川、江津、江北区、北碚、渝北，海拔600～1800m处有分布。河北、陕西、新疆、山东、江西、浙江、江苏、福建、湖北、湖南、河南、四川、贵州、云南等省区也有分布。

【药用部分】根和花药用。

【采集期】秋季挖根，春季采花。

【药性功能】根：甘、微辛、平；滋补强壮，活血调经，祛风利湿。花：甘、温；祛风活血，止咳化痰。

【主治病症】根：主治高血压病，头昏头晕，耳鸣眼花，体弱乏力，月经失调，白带，乳汁不足，风湿关节痛，跌打损伤。花：治头晕耳鸣，肺虚咳嗽，小儿消化不良。

【用量用法】根15～30g，花12～18g，水煎服。

【附方】治头晕耳鸣、肺虚咳嗽：金雀花15g，蒸鸡蛋服；或鲜根皮30g，鸡蛋2个，炖服。（出自《浙江药用植物志》）

273.落花生

【别名】花生、地豆、地果、长生果。

【拉丁学名】_Arachis hypogaea_ L.

【分类地位】豆科,落花生属。

【形态特征】一年生草本,茎直立或匍匐,高 20～70cm,有棕色长柔毛;根部多根瘤。偶数羽状复叶,小叶 2 对,小叶片狭倒卵形,长 2.5～5cm,宽 1.5～2.5cm,先端圆钝或微凹,基部狭,两面均无毛;托叶披针形,基部与叶柄合生,先端尖。花单生或簇生叶腋,花萼与花托合生成托管,呈花梗状,萼齿 2 唇形;花冠黄色,旗瓣近圆形,龙骨瓣先端有喙;雄蕊 9 枚合生;子房藏于萼管中,花柱细长,柱头顶生;花后子房柄延长,向下将子房送入土中,在土中形成荚果。果肿胀,表面有网状脉纹,种子 1～4 粒,种皮红色。花期 6～7 月,果期 9～10 月。

【分布生境】缙云山农家有栽培。全国各地广泛栽培。

【药用部分】种子、种皮药用。

【采集期】9～10 月采收。

【药性功能】种子:甘、平,无毒;归脾,肺经;健脾养胃,润肺化痰。种皮(花生衣):甘、涩、微苦、平;止血,散瘀,消肿。

【主治病症】种子:主治脾虚反胃,乳妇少奶,脚气,肺燥咳嗽,大便结燥。种皮(花生衣):主治血友病,类血友病,血小板减少性紫癜,肝病出血症,术后出血,癌症出血,胃、肠、肺、子宫出血。

【用量用法】种子:30～60g,煎汤。花生衣:3～6g,水煎服。

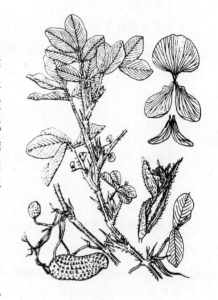

落花生

274.蚕豆

【别名】胡豆、南豆、佛豆、马齿豆、寒豆、罗汉豆、川豆。

【拉丁学名】_Vicia faba_ L.

【分类地位】豆科,野豌豆属。

【形态特征】秋播一年生草本农作物。茎直立,近方形,不分枝,无毛,高 30～180cm,偶数羽状复叶具小叶 1～3 对,叶轴顶端卷须退化成针状,叶片椭圆形或广椭圆形,长 4～8cm,宽 2.5～4cm,先端圆或钝,具细尖,基部宽楔形,全缘;托叶大,半箭头状。花数朵成腋生短总状花序;花萼钟状,膜质,5 裂,裂片披针形;花冠白色带红,有紫色斑纹;雄蕊 10 枚,二体;子房无柄。荚果大而肥厚,绿色,熟时变黑色;种子椭圆形,略扁。花期 2～4 月,果期 5～6 月。

【分布生境】缙云山各地普遍栽培。重庆各区县普遍栽培。

【药用部分】花、种子、豆荚、叶、梗药用。

【采集期】清明前后采花,6～7 月采叶、种子、豆荚、梗。

【药性功能】①花:甘、凉;凉血止血,止带降压。②种子:甘、平;健脾利湿,解毒消肿。③豆荚:敛疮。④梗:止血止泻。⑤叶:解毒。

【主治病症】①花:主治咯血,吐血,便血,白带,高血压病。②种子:主治脚气水肿,毒疮。③豆荚:主治天疱疮,脓疱疮,烧烫伤。④梗:治各种内出血,腹泻。⑤叶:治蛇咬伤。

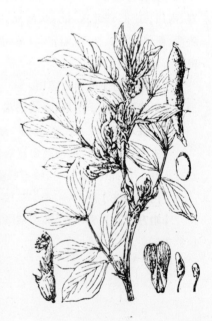

蚕豆

【用量用法】花 15～30g;种子 30～60g;梗 30g,水煎服。豆荚外用,炒炭,研末,用麻油调敷患处。叶适量外用,鲜叶捣烂敷患处。

275.救荒野豌豆

【别名】野豌豆、薇、苕子、马豆草、野麻豆、大巢菜,野绿豆。

【拉丁学名】*Vicia sativa* L.

【分类地位】豆科,野豌豆属。

【形态特征】二年生草本,高 25～50cm。茎四棱形,绿色,有黄色短柔毛。偶数羽状复叶,互生,具小叶 4～8 对,叶轴顶端具分枝的卷须;小叶片长椭圆形或倒卵形,长 8～20mm,宽 3～7mm,先端截形,凹入,有细尖,基部楔形,两面疏生黄色柔毛;托叶戟形,边缘有不规则齿。花1～2 朵生叶腋,花梗极短,被黄色疏短毛;花萼钟状,被黄色疏短毛,5 裂,裂片三角状披针形;花冠蝶形,紫红色,旗瓣大,宽圆,先端微凹;雄蕊10 枚,二体;子房无柄,无毛,花柱短,顶端背部有淡黄色髯毛。荚果扁平,刀鞘形,长 3～4cm,宽约 5mm,成熟时棕色,种子 5～9 粒,圆形,棕黑色。花期 3～4 月,果期5～6 月。

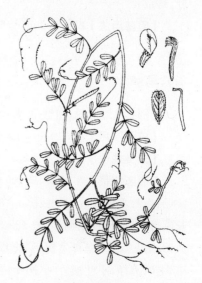

救荒野豌豆

【分布生境】产于景家坪等地路旁、田边。重庆各区县有栽培或野生。我国大部分省区均有分布,生于山脚草地、路旁、灌木林下。

【药用部分】全草入药。

【采集期】夏季采收。

【药性功能】甘、辛、温。补肾调经,祛痰止咳,利水止血。

【主治病症】主治肾虚腰痛,遗精,月经不调,鼻衄,咳嗽痰多,疮疡肿毒。

【用量用法】15～30g,水煎服。外用治疗疮,鲜草适量捣烂敷或煎水洗患处。

276.紫云英

【别名】红花菜、翘翘花、米伞花、苕子菜、红花草、翘摇。

【拉丁学名】*Astragalus sinicus* L.

【分类地位】豆科,黄芪属。

【形态特征】一年生草本,茎直立或匍匐,无毛,高 20～40cm。主根细长,多分枝,小根多根瘤。奇数羽状复叶,小叶 7～15 片;小叶片倒卵形或椭圆形,长 5～20mm,宽 5～15mm,先端圆或微凹,基部宽楔形或近圆形,两面有白色长毛。总状花序近伞形,总花梗长达 15cm,花紧密生于顶端;花萼钟状,萼齿三角形,有长毛;花冠蝶形,紫色或黄白色;雄蕊 10 枚(9+1);子房无毛,花柱内弯,柱头头状;荚果条状长圆形,稍弯,黑色;种子多数,棕色。花期 5 月,果期6～7 月。

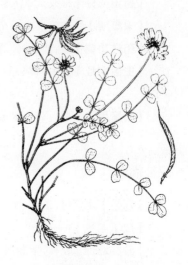

紫云英

【分布生境】缙云山各处有栽培,作绿化用。城口、巫山、巫溪、奉节、酉阳、秀山、石柱、南川、北碚有栽培或野生。陕西、河南、江苏、浙江、福建、湖北、湖南、广东、广西、四川、贵州、云南等省区有分布,生田坎、草地或栽培。

【药用部分】全草和种子入药。

【采集期】春、夏采集。

【药性功能】微甘、微辛、平。清热解毒,祛风明目,健脾益气,止血止痛。

【主治病症】根:治肝炎,营养性浮肿,白带,月经不调。全草:治急性结膜炎,神经痛,带状疱疹,疮疖痈肿,痔疮。

【用量用法】根 60～90g,全草 15～30g,水煎服。外用适量,鲜草捣烂敷患处。

277.马棘

【别名】野绿豆、山皂角、野槐树、紫花料梢。

【拉丁学名】*Indigofera pseudotinctoria* Matsum.

【分类地位】豆科,木蓝属。

【形态特征】半灌木,高 0.6～2m。茎直立,多分枝,被白色丁字毛;奇数羽状复叶,互生,长 3～8cm;小叶 5～11 片,小叶片倒卵状长圆形、倒卵形或椭圆形,长 1～2.5cm,宽 0.4～1.1cm,先端圆钝或微凹,有短尖头,基部宽楔形,全缘,幼时两面被白色"丁"字形贴伏毛,老时秃净,小叶柄短;小托叶钻状,常微弯。总状花序腋生,花盛开后长于叶片,长 3～10cm,有花约 40 朵,花梗短,着生紧密;花萼钟状,5 裂;蝶形花冠,红紫色,长约 5mm,旗瓣大,倒阔卵形,被白色短柔毛;雄蕊 10 枚,二体;子房有"丁"字毛,熟后暗紫色;种子肾形。花期 5～7 月,果期8～10 月。

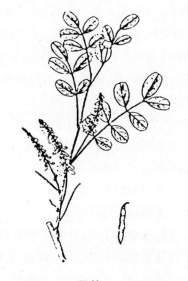

马棘

【分布生境】产于石华寺等处。城口、巫山、巫溪、奉节、酉阳、黔江、丰都、南川、北碚,海拔 580～1300m 处有分布。山西、陕西、安徽、江苏、浙江、江西、湖北、湖南、广东、广西、四川、贵州和云南等省区也有分布,生于山脚、路旁、溪边、灌丛、林缘、石隙中。

【药用部分】根或全草入药。

【采集期】秋季挖根或采全草。

【药性功能】涩、苦、平。清热解毒,消肿散结。

【主治病症】主治风热感冒,肺热咳嗽,扁桃体炎,颈淋巴结核,疔疮,乳痈,跌打损伤,小儿疳积,毒蛇咬伤。

【用量用法】15～30g,水煎服。外用适量捣烂敷或捣汁搽患处。

278.紫藤

【别名】藤萝树、朱藤、小黄藤。

【拉丁学名】*Wisteria sinensis*(Sims)Sweet

【分类地位】豆科,紫藤属。

【形态特征】落叶木质藤本,长可达 10m。茎粗壮,多分枝,茎皮灰褐色。幼枝被短柔毛。奇数羽状复叶,具小叶 7～15 片;叶片卵形或卵状披针形,长 4.5～11cm,宽 2～5cm,先端渐尖,基部圆形或宽楔形,幼时两面被白色平贴毛，成长叶无毛。总状花序生于新枝顶端或一年生枝叶腋，长15～25cm，下垂；花大，长2～3cm；花萼钟状，萼齿5裂，疏生柔毛；花冠蝶形，紫色或深紫色；雄蕊10枚，二体；子房具短柄，花柱内弯，柱头顶生，半球形。荚果长条形，扁平，长10～25cm，密被棕黄色绒毛；种子扁圆形，1～3粒。花期3～5月，果期6～12月。

【分布生境】马家沱等地有栽培。重庆各区县庭园常有栽培。华北、华东、中南及辽宁、陕西、甘肃有分布。北方为种植，长江以南为野生。

【药用部分】茎及茎皮入药。

【采集期】夏秋季采。

【药性功能】甘、苦、温。有小毒。止痛，杀虫。

【主治病症】主治水肿，关节疼痛，肠寄生虫。

【用量用法】3～9g，水煎服。

【附方】治蛔虫病：紫藤根茎皮、红藤各9g，水煎服。（出自《秦岭巴山天然药物志》）

【附注】种子含氰化物，用量过大有中毒的可能，不能久服。

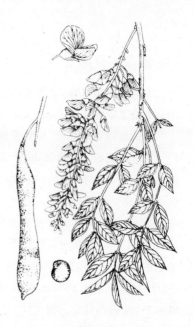

紫藤

279.厚果崖豆藤

【别名】苦檀子、冲天子、苦蚕子、厚果鸡血藤。

【拉丁学名】*Millettia pachycarpa* Benth.

【分类地位】豆科，崖豆藤属。

【形态特征】多年生大型木质藤本，幼枝有白色短绒毛。奇数羽状复叶，互生，长30～50cm，具小叶13～17片，半革质，长圆形或长圆状倒披针形，长5～15cm，宽2～5cm，先端钝，基部近圆形，上面无毛，有光泽，下面被黄色绢毛，无小托叶。总状花序腋生，长15～30cm，花2～5朵簇生于花序轴的节上，长2～2.5cm；花萼钟状，有短柔毛，裂片极浅；花冠蝶形，淡紫色，旗瓣无毛；雄蕊10枚，基部合生，上部分离；子房线形，花柱弯曲。荚果厚，木质，卵球形或矩圆形，1～3节，节间稍缢缩，长6～23cm，宽约5cm，厚约3cm。种子肾形，黑褐色。花期5～6月，果期7～9月。

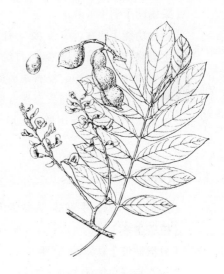

厚果崖豆藤

【分布生境】产于北温泉、桂花湾、乌龙沟等地崖边。奉节、开县、梁平、云阳、忠县、丰都、武隆、南川、綦江、江津、合川、北碚等区县有分布。江西、福建、广东、广西、四川、贵州、云南等省区也有分布，生于山间灌丛中。

【药用部分】根、叶及种子入药。

【采集期】根全年可采，叶、种子夏、秋季采。

【药性功能】辛、苦、凉。有大毒。散瘀消肿，杀虫。

【主治病症】根：治跌打损伤，骨折，疥癣疮。叶：治皮肤麻木、癣疥、脓肿。种子：癣疥疮癞。

【用量用法】根皮适量捣烂敷患处。叶煎水洗或捣烂敷。种子研末敷。

【附注】本种毒性较大，常作外用，口服宜慎。

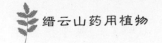

280.香花崖豆藤

【别名】鸡血藤、血藤、崖豆藤、昆明鸡血藤、崖胡豆。

【拉丁学名】*Millettia dielsiana* Harms

【分类地位】豆科,崖豆藤属。

【形态特征】木质藤本,长2~6m。老茎含紫红色液汁,幼枝被锈色短柔毛。奇数羽状复叶互生,具小叶3~5片;小叶片革质,长圆形、椭圆形、卵形或长圆状披针形,长4~15cm,宽2~4cm,先端渐尖,基部圆形,叶轴、小叶柄及叶脉上密被锈色短柔毛;小托叶针状。圆锥花序顶生或腋生,长达15cm,密被黄褐色绒毛;花萼钟状,5裂,肉质,密被锈色毛;花冠紫红色,长约2cm,旗瓣外面密被白色或锈色绢状毛;雄蕊10枚,9+1,二体;子房线形,花柱内弯。荚果扁平,长7~12cm,宽约2cm,厚约0.5cm,近木质,被锈色茸毛。种子1~5粒,长圆形,长约1.5cm,紫棕色。花期5~8月,果期8~10月。

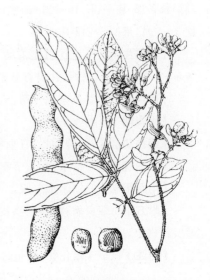

香花崖豆藤

【分布生境】产于缙云山九峰一带,山间林下。城口、巫溪、南川、黔江、开县、忠县、江津、江北、北碚有分布。浙江、江西、福建、湖北、湖南、广西、广东、海南、四川、贵州和云南等地也有分布,生于石隙、岩边、林缘及灌丛中。

【药用部分】根及藤药用。

【采集期】全年可采。

【药性功能】微甘、涩、苦、温。补血行血,通经活络,养血祛风。

【主治病症】主治血虚体弱,月经不调,闭经,风湿痹痛,腰腿酸痛,四肢麻木,产后瘀滞腹痛,跌打损伤。

【用量用法】15~30g,浸酒或水煎服。

【附方】治营养不良和失血性贫血:鸡血藤水煎浓缩,加糖制成糖浆,每毫升含生药2g,每服10~20mL,每天3次。(出自《浙江药用植物志》)

281.常春油麻藤

【别名】牛马藤、牛麻藤、常绿油麻藤、过山龙、牛肠藤。

【拉丁学名】*Mucuna sempervirens* Hemsl.

【分类地位】豆科,油麻藤属。

【形态特征】常绿大型木质藤本,长可达20m,茎粗壮,断面直径达30cm,茎皮粗糙,灰褐色,小枝黄绿色,有明显的皮孔。三小叶复叶互生;叶柄长9~15cm;叶片坚纸质,卵状椭圆形或卵状矩圆形,长7~13cm,宽4~6cm,先端渐尖,顶生小叶基部宽楔形,侧生小叶基部偏斜,两面无毛,网脉明显。总状花序生于老茎上;花萼宽钟状,5齿裂,上方2齿连合,外面有锈色长硬毛,内面密生绢质茸毛;花冠蝶形,深紫色,长6~7cm;雄蕊10枚,9+1二体,药二型;子房无柄,被锈色硬毛,花柱细长,无毛。荚果带状,木质,长可达60cm,种子间缢缩,被锈色长硬毛;种子10余粒,扁矩圆形,长约2cm,棕色。花期3~4月,果期7~9月。

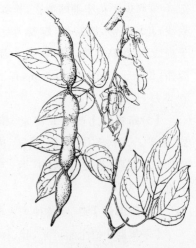

常春油麻藤

【分布生境】产于北温泉公路下方一带。万州、南川、合川、沙坪坝、渝北、北碚,海拔 200～1200m 处有分布。浙江、江西、福建、湖北、四川、贵州、云南等省也有分布,生于阔叶林内阴湿处,缠绕于大树或灌丛上。

【药用部分】根、茎入药。

【采集期】全年可采。

【药性功能】甘、温。活血化瘀,祛风除湿,通经活络。

【主治病症】主治月经不调,痛经,闭经,产后血虚,贫血,跌打损伤,风湿疼痛,四肢麻木。

【用量用法】根、茎 15～30g,水煎服或泡酒服。

282.红车轴草

【别名】红三叶、红菽草、金花菜、红花苜蓿、红荷兰翘摇。

【拉丁学名】*Trifolium pratense* L.

【分类地位】豆科,车轴草属。

【形态特征】多年生草本,茎直立或斜升,高 30～80cm,多分枝,有疏生白色柔毛,三小叶复叶互生;基生叶叶柄较长,往上叶柄渐短,小叶无柄;小叶片椭圆状卵形至宽椭圆形,长 2.5～4cm,宽 1～2cm,先端钝圆,基部宽楔形,叶缘有不明显细齿,下面有长毛;托叶卵形,贴生于叶柄上,基部抱茎,先端锐尖。花序腋生,头状,具大型总苞,总苞卵圆形,具纵脉;花萼筒状,萼齿 5 枚,线状披针形,最下面一枚萼齿较长,有长毛;花冠蝶形,紫色或淡紫红色,与雄蕊管合生;两体雄蕊,花药同型;子房椭圆形,花柱丝状。荚果小,倒卵形,种子1粒。花果期 5～9 月。

【分布生境】缙云山有栽培,作绿化用。重庆各区县常有栽培。我国东北、华北等地及江苏、浙江、安徽等省有引种栽培。

【药用部分】花及带花的枝叶药用。

【采集期】5～7 月采集。

【药性功能】微甘、平。止咳、止喘、镇痉、抗癌、散结消肿,清热。

【主治病症】主治感冒,咳喘,硬肿,烧伤。

【用量用法】15～30g,水煎服。外用适量,捣烂敷患处。

【附方】治各种癌病:红车轴草、堇菜叶、钝叶酸模根等量混合,水煎服,每日 1 剂。(出自《抗癌本草》)

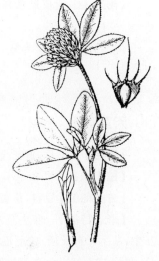

红车轴草

283.草木犀

【别名】辟汗草、省头草、黄香草木犀、铁扫把、散血草、蛇退草。

【拉丁学名】*Melilotus officinalis* (L) Pall. (*M. suareolens* Ledeb.)

【分类地位】豆科,草木犀属。

【形态特征】一年或二年生草本,高 60～90cm。茎直立,多分枝。三小叶复叶互生,叶片长椭圆形、倒窄卵形至倒披针形,长 1～2.5cm,宽 3～6mm,先端钝,基部楔形或近圆形,边缘有整齐疏锯齿,叶脉直达齿尖;托叶线状披针形。总状花序腋生,长 10～15cm,花多数;花萼钟状,萼齿 5 个;花冠黄色,长约 4mm,旗瓣略长于翼瓣;雄蕊 10 枚,二体;子房卵状长圆形,花柱细长。荚果卵形,长 3～3.5mm,有宿存花柱;种子1粒,椭圆形或近圆形,稍扁。花期 6～8 月,果期 7～10 月。

【分布生境】产于北温泉及其他各地荒地及路边。奉节、黔江、石柱、万州、丰都、忠县、涪陵、南川、长寿、合川、北碚等地有分布,我国东北、西北、华北、西南及江苏、安徽、江西、西藏、台湾等地均有分布。生于山沟、河边或田野湿处。

【药用部分】全草药用。

【采集期】立夏前后采割全草。

【药性功能】辛、甘、微苦、凉。有小毒。清热解毒,化湿止汗,健胃和中。

【主治病症】主治暑湿胸闷,头胀头痛,痢疾,疟疾,淋证,带下,口疮,口臭,疥癣,淋巴结核。

【用量用法】6～9g,水煎服。外用全草捣烂敷患处或煎水洗。

【附方】①治皮肤瘙痒:辟汗草 60g,煨水洗患处。(出自《贵州草药》)

②治尿路感染:省头草、车前草、海金沙藤各 15g,煎服。(出自《安徽中草药》)

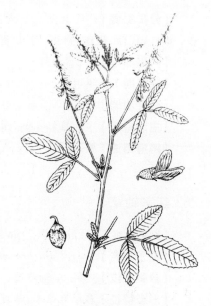

草木犀

284.天蓝苜蓿

【别名】接筋草、黄花马豆草、金花菜、小黄花草。

【拉丁学名】*Medicago lupulina* L.

【分类地位】豆科,苜蓿属。

【形态特征】一年生草本,高 20～60cm。茎平卧或斜升,有疏毛。三出复叶互生,基生叶有长柄,向上逐渐变短,茎顶叶仅具短柄;小叶片宽倒卵形至棱形,长、宽均 10～20mm,先端钝圆或微缺,叶缘上半部有锯齿,基部宽楔形,两面均有白色柔毛;小叶柄长 3～7mm,有毛;托叶斜卵形,长 5～12mm,宽 2～7mm,有柔毛。花序腋生,总花梗长 2～3cm,花 10～15 朵密集于顶端成头状花序;花萼钟状,有柔毛,萼齿长于萼筒;花冠蝶形,黄色;雄蕊二体,(9)+1;子房具短柄,柱头弯曲成钩状。荚果呈肾形,先端有喙,熟时黑色;种子 1 粒,黄褐色。花果期 2～6 月。

【分布生境】产于竹林坝等地,常生于干燥瘠薄的荒坡。重庆各区县均有分布。我国东北、华北、华中和西南各地均有分布,生于荒坡、旷地、路边和田埂草丛中。

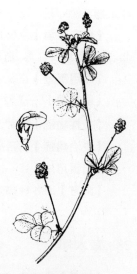

天蓝苜蓿

【药用部分】全草药用。

【采集期】6～7 月采挖全草。

【药性功能】甘、微涩、苦、凉。清热除湿,祛风止痛,凉血止血。

【主治病症】主治湿热黄疸,风湿痹痛,痔疮出血,腰肌劳损,白血病,便血,毒蛇咬伤。

【用量用法】15～30g,水煎服。外用适量,鲜草捣烂敷患处。

【附方】治白血病:天蓝苜蓿 30～60g,蒸猪肝食。(出自《湖南药物志》)

285.鹿藿

【别名】老鼠眼、饿蚂蝗、野黄豆、藤黄豆。

【拉丁学名】*Rhynchosia volubilis* Lour.

【分类地位】豆科,鹿藿属。

【形态特征】多年生缠绕草质藤本。地上各部均生有开展的淡黄色柔毛。三出复叶,互生;顶生小叶菱形或倒卵菱形,长 3～6cm,宽 2.5～5cm,先端急尖,基部宽楔形,侧生小叶较小,偏斜,两面密生白色长柔毛,下面有红褐色腺点,基出脉 3 条。总状花序腋生,1 个或 2～3 个花序同生于一叶腋间;花萼钟状,5 齿裂,被毛及腺点;花冠蝶形,黄色,长约 8mm;雄蕊 10 枚,(9)＋1 二组;子房有毛和密生腺点。荚果圆形至长圆形,长 1～1.5cm,宽约 8mm,红褐色,顶端有喙;种子 1～2 粒,黑色,有光泽,椭圆形。花期 5～9 月,果期 7～10 月。

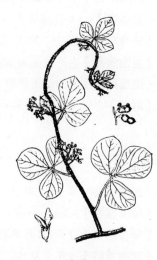

鹿藿

【分布生境】产于北温泉、绍隆寺、幺店子等地荒坡及林边。城口、奉节、彭水、石柱、南川、北碚等区县,海拔 130～1000m 处有分布。江苏、安徽、江西、福建、台湾、湖北、湖南、广西、广东、四川、贵州、云南等省区也有分布。

【药用部分】根和全草药用。

【采集期】夏秋采收。

【药性功能】辛、苦、平。归脾、肝经。祛风,止痛,活血,解毒,消积散结,舒筋活络。

【主治病症】主治风湿性关节炎,神经性头痛,腰肌劳损,牙痛,产后瘀血腹痛,产褥热,小儿疳积,蛔虫病,瘰疬,跌打损伤。外用治痈疖肿毒,蛇咬伤。

【用量用法】15～30g,水煎服。外用鲜草或鲜根适量,捣烂敷患处。

【附方】①治瘰疬:鹿藿 15g,白豆腐适量,加水同煮服。(出自江西《草药手册》)

②治痔疮:鹿藿 30～60g,鸭蛋 1 个,炖服。(出自《福建药物志》)

286.长柄山蚂蝗

【别名】小粘子草、菱叶山蚂蝗、山蚂蝗。

【拉丁学名】*Hylodesmum podocarpum*（DC.）H. Ohashi et R. R. Mill

【分类地位】豆科,长柄山蚂蝗属。

【形态特征】草本或半灌木,高 50～100cm;茎有棱,被展开短柔毛;三小叶复叶互生;顶生小叶宽倒卵形,长 4～10cm,宽 3～8cm,先端突尖,基部圆形或宽楔形,两面疏生短柔毛或近于无毛;侧生小叶较小,斜卵形;叶柄长 5～13cm。花序顶生或腋生,通常顶生者为圆锥花序,腋生者为总状花序,长 20～40cm,被柔毛或钩状毛,花梗长约 3mm,果时伸长;花萼钟状,长约 2mm,齿裂短,被柔毛;花冠粉红色,蝶形,长约 5mm;雄蕊 10 枚,单体;子房有柄。荚果长 1.5～2cm,红色,2 节,背缝线凹入,深达腹缝线,不开裂。花期 7～8 月,果期 8～9 月。

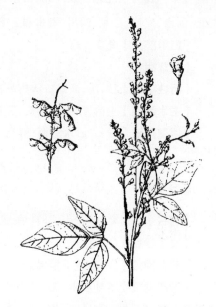

长柄山蚂蝗

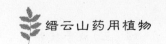

【分布生境】产于狮子峰后山至海螺垭口间,海拔800m左右。城口、巫山、奉节、黔江、南川、北碚、沙坪坝,海拔300~1800m处有分布。江苏、浙江、安徽、江西、山东、河南、湖北、湖南、广西、广东、四川、贵州和云南也有分布。

【药用部分】全草及根药用。

【采集期】8~9月挖全草。

【药性功能】苦、平。祛风活络,解毒消肿,除湿。

【主治病症】主治风湿关节炎,跌打损伤,咽喉炎,白带过多,毒蛇咬伤。

【用量用法】6~9g,水煎服。外用适量,鲜草捣烂敷患处。

【附方】治风湿骨痛:山蚂蝗9g,猪蹄1只,水炖至肉烂,食肉喝汤。(出自《安徽中草药》)

287.鸡眼草

【别名】人字草、妹子草、红花草、夜关门。

【拉丁学名】*Kummerowia striata* (Thunb.) Schindl.

【分类地位】豆科,鸡眼草属。

【形态特征】一年生草本。茎平卧或直立,长5~30cm,多分枝,常铺地生长,枝被白色向下生长的细毛;三出复叶互生,小叶片长椭圆形或倒卵状长椭圆形,长5~15mm,宽3~8mm,先端圆钝,有时微凹或有小突刺,基部楔形或宽楔形,全缘,中脉和叶缘有白色长毛,叶脉羽状;托叶膜质,披针形,宿存。花1~3朵腋生;花梗长约6mm;小苞片4枚,1枚生花梗关节下,3枚生于萼下;花萼钟状,深紫色;花冠蝶形,淡红色,长5~7mm;雄蕊10枚,二体;子房椭圆形,花柱细长;荚果卵状矩圆形,长约4mm,花萼宿存;种子1粒,黑色,有棕色斑点。花期7~8月,果期8~10月。

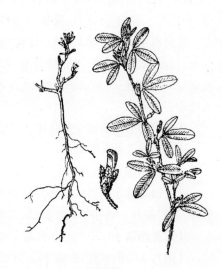

鸡眼草

【分布生境】产于缙云寺一带荒坡。重庆各区县,海拔500m以下有分布。我国东北地区及河北、山东、江苏、浙江、江西、福建、河南、湖北、湖南、广西、广东、四川、贵州和云南都有分布,生于山坡林缘、路旁、田边及溪边。

【药用部分】全草入药。

【采集期】7~8月采收。

【药性功能】甘、淡、微寒。清热解毒,活血,利尿,止泻。

【主治病症】主治胃肠炎,痢疾,肝炎,夜盲症,泌尿系统感染,跌打损伤,疗疮疖肿,赤白带下。

【用量用法】9~30g,水煎服(鲜品30~60g)。外用适量捣烂敷患处。

288.菥子梢

【别名】壮筋草、假花生、马料梢、见肿消、万年消。

【拉丁学名】*Campylotropis macrocarpa* (Bunge) Rehd.

【分类地位】豆科,菥子梢属。

【形态特征】落叶灌木,高1~2m。幼枝有明显棱角,密被白色短柔毛。三出复叶,互生;顶生小叶长圆形或长圆状椭圆形,长3~7cm,宽1.5~3cm,先端圆或微凹,有短尖,基部圆形,全缘,网脉明显突起,背面被柔毛。总状花序腋生,长4~8cm;花梗细长,长可达1cm,有关节,被绢毛;苞片早落;花萼宽钟形,萼齿4个,有疏柔毛；花冠蝶形，紫色，长约 1cm。荚果椭圆形，略偏斜，长 1.2cm 左右，先端具短喙；种子扁平。花期 4～10 月，果期 5～12 月。

【分布生境】产于北温泉水池边。城口、巫溪、巫山、奉节、石柱、南川、北碚，海拔 150～1800m 处有分布。华北、东北、华东、西南及湖北、四川、陕西、甘肃等地也有分布，生于山坡、沟谷、灌丛和林缘。

【药用部分】根、枝、叶药用。

【采集期】8 月采集枝叶，9～11 月采挖根。

【药性功能】微辛、苦、平。发汗解毒，消炎，舒筋活血。

【主治病症】主治风寒感冒，痧症，肾炎水肿，肢体麻木，半身不遂。

【用量用法】6～9g，水煎服。或浸酒服。

【附方】治肾炎：莸子梢 1 把，瘦猪肉 250g。炖熟，吃肉喝汤。（出自《河南中草药手册》）

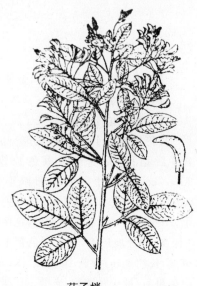

莸子梢

289.截叶铁扫把

【别名】夜关门、野鸡草、截叶胡枝子、铁扫帚。

【拉丁学名】*Lespedeza cuneata* (Dum. Cours.) G. Don

【分类地位】豆科，胡枝子属。

【形态特征】小灌木，高 30～100cm。根细长，多分枝。茎直立，枝条紧密，节间短，有白色短柔毛。三出复叶，互生；小叶片楔状矩圆形，长 1～2.5cm，宽 2～4mm，先端截形，微凹，有短尖，基部楔形，上面无毛，下面密被白色柔毛，侧生小叶较中间小叶略小；叶柄长约 1cm，有柔毛；托叶条形。短总状花序腋生，具花 2～4 朵，因花序轴极短，状似簇生；花萼钟状，5 裂，裂片披针形，花冠蝶形，白色或微黄，长约 6mm，翼瓣与尤骨瓣近等长，稍长于旗瓣；雄蕊 10，二体；雌蕊线形，花柱细长，弯曲，柱头头状，子房外有细毛。荚果卵形，稍斜，长约 3mm，棕色，先端具喙。花期 8～9 月，果期 10～11 月。

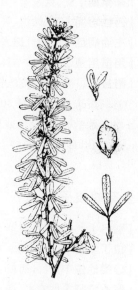

截叶铁扫把

【分布生境】产于绍龙寺、大水塘等荒坡。城口、巫溪、巫山、奉节、酉阳、秀山、黔江、涪陵、南川、江北、北碚，海拔 2000m 以下有分布。山东、河南、陕西中部至广东、云南等地也有分布，生于山坡、道旁、田边。

【药用部分】全草药用。

【采集期】夏秋采挖。

【药性功能】甘、微苦、平。清热利湿，消食除积，祛痰止咳，补肾涩精，健脾散瘀。

【主治病症】主治小儿疳积，消化不良，胃肠炎，痢疾，黄疸型肝炎，肾炎水肿，白带，口腔炎，咳嗽，支气管炎，肾虚遗精，遗尿，尿频，白浊，跌打损伤，痈疮肿毒，毒虫咬伤。

【用量用法】15～30g，水煎服，或炖肉服。外用适量捣烂敷或煎水洗患处。

【附方】①治急性肾炎：铁扫帚、乌药、积雪草各 30g，白马骨 15g，水煎服。

②治急性黄疸型肝炎：铁扫帚根 120g，用瘦猪肉 30g 炖服，吃肉喝汤，每日 1 剂连服 14 天。

（①②方出自《全国中草药汇编》）

【附注】孕妇忌服。

290.铁马鞭

【别名】野花生、三叶藤、金钱藤、假山豆、土黄芪。

【拉丁学名】*Lespedeza pilosa* (Thunb.) Sieb. et zucc

【分类地位】豆科,胡枝子属。

【形态特征】半灌木,高60～80cm。茎及小枝均细长,分枝少,常平卧地面,全株被棕黄色长粗毛。三出复叶,互生;叶柄长0.5～2cm;顶生小叶片宽卵圆形或宽倒卵圆形,长1～2cm,宽0.8～1.2cm,先端圆或截形,有短尖,基部近圆形或宽楔形,全缘,侧生,小叶略小。总状花序腋生,花序轴及花梗均极短,花似簇生;花萼5深裂,裂片披针形,有黄白色粗毛;花冠蝶形,黄白色,旗瓣有紫色斑点,长约8cm;雄蕊10枚,二体;子房有毛。荚果卵状长圆形,密被白色粗毛;种子肾圆形,光滑。花期7～8月,果期9～11月。

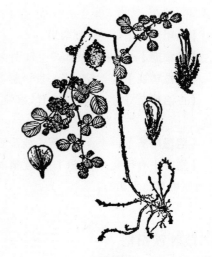

铁马鞭

【分布生境】产于绍隆寺附近等地。奉节、黔江、南川、北碚,海拔1000m以下有分布。江苏、浙江、江西、湖北、湖南、广东、四川等省也有分布,生于向阳山坡、疏林下或林缘草丛、旷野和道旁。

【药用部分】根及全草入药。

【采集期】夏、秋采集,晒干。

【药性功能】辛、微涩、苦、平。清热散结,活血止痛,行水消肿,益气安神。

【主治病症】主治气虚发热,失眠,痧症,腹痛,风湿痹痛,水肿,瘰疬,痈疽肿毒。

【用量用法】内服,9～18g,水煎服。或炖肉服。外用捣烂敷患处。

【附方】①治小儿脱肛:铁马鞭根18～24g,山莓根12g,人字草9g,水煎服。

②治气虚头痛:铁马鞭30～60g,炖鸡肉吃。

③治水肿:铁马鞭全株或根30g,山楂根15g,白茅根60g,水煎服。

(①～③出自《湖南药物志》)

291.多花胡枝子

【别名】米汤草、马鞭草。

【拉丁学名】*Lespedeza floribunda* Bunge.

【分类地位】豆科,胡枝子属。

【形态特征】小灌木,高60～100cm,多分枝,被白色柔毛。三出复叶,互生;小叶片椭圆形或倒卵状椭圆形,顶生小叶长1.5～3cm,宽1～1.5cm,先端截形,微凹,有短尖,基部宽楔形,上面无毛,下面有白色柔毛,侧生小叶片较小。短总状花序腋生,总花梗长3～6mm,花梗无关节;花萼宽钟形,萼片5枚,披针形,疏生白色柔毛;花冠蝶形,紫色,旗瓣长约8mm,比龙骨瓣略短,比翼瓣稍长。荚果卵状菱形,长约5mm,宽约3mm,有柔毛,先端有弯曲的长喙。花果期8～11月。

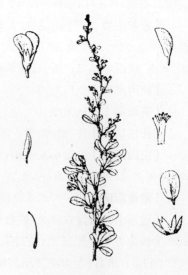

多花胡枝子

【分布生境】产于水马门附近。城口、奉节、南川、北碚;海拔300～1300m处有分布。我国东北、华北、河南、陕西、甘肃、青海、四川等地也有分布。

【药用部分】根药用。

【采集期】全年可采。

【药性功能】涩、凉。消积散瘀。

【主治病症】主治疳积。

【用量用法】15～30g,水煎服。

292.大豆

【别名】黑大豆、黑豆、大菽、黄豆、乌豆。

【拉丁学名】*Glycine max* (L.) Merr.

【分类地位】豆科,大豆属。

【形态特征】一年生草本,高 50～100cm(部分可达 2m)。茎粗壮,直立,密生褐色硬毛。三出复叶互生,顶生小叶片菱状卵形,长7～13cm,宽 3～6cm,先端渐尖,基部宽楔形或圆形,两面均有长柔毛,侧生小叶较小,斜卵形,总状花序腋生,长 1～3.5cm,通常有花 5～8 朵;花梗短,或近于无梗;花萼钟状,萼齿 5 个,披针形,密生白色长柔毛,花冠长 4～7mm,白色至紫色,雄蕊 10 枚,二体;子房线形,被毛。荚果长圆形,稍弯曲,常下垂,密生黄褐色长硬毛;种子 2～5 粒,黄色、绿色和黑色,卵形至近球形。花期 4～5 月,果期 6～9 月。

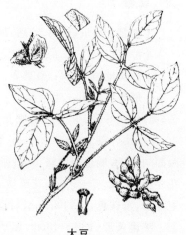

大豆

【分布生境】缙云山各地普遍栽培。全国各地广泛栽培。

【药用部分】种子入药。

【采集期】8～10 月采收。

【药性功能】甘、平。归脾,肾经。健脾益肾,养阴除烦。

【主治病症】主治阴虚烦热,自汗盗汗,风湿痹症,水肿,黄疸,脚气,产后风痉,食物中毒,肾虚腰痛,遗尿,痈肿疮毒。

【用量用法】6～18g,水煎服。外用适量煮汤涂。

【附注】腹胀、泄泻者慎服。

293.葛

【别名】葛藤、野葛、粉葛、甘葛、鹿藿。

【拉丁学名】*Pueraria lobata* (Willd.) Ohwi

【分类地位】豆科,葛属。

【形态特征】多年生草质落叶藤本。茎、枝密被黄褐色粗毛,缠绕生长,长在 10m 以上,多分枝。块根圆柱形,外皮灰黄色,内部白色,粉质,富含纤维。三出复叶,互生,有长柄,托叶盾状,小托叶针状,顶生小叶片菱状卵形,长 5～15cm,宽 4～13cm,先端短渐尖,基部宽楔形至圆形,有时有浅裂,两面均有毛,下面有粉霜,侧生小叶基部偏斜,叶片较小。总状花序腋生,多花密集于顶部;花萼钟状,萼齿 5 个,披针形;花冠蝶形,紫红色,长约 1.5cm。荚果条形,长 5～12cm,宽约 1cm,扁平,密生黄色硬毛。花期 7～9 月,果期 10～12 月。

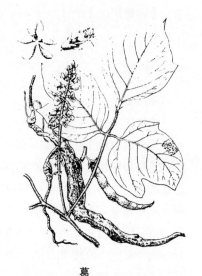

葛

【分布生境】产于马冲咀等地林边。重庆各区县,海拔 200～2000m 处有分布。我国各地均有分布,生于路旁、山坡草丛或灌丛中。

【药用部分】块根和藤蔓药用。

【采集期】11 月下旬至春天发芽前,割藤挖根。

【药性功能】根:甘、辛、平;归肝、胃经;解肌发表,生津止渴,透发斑疹,升阳止泻,退热解烦。葛藤:甘、寒;清热解毒,消肿。

【主治病症】根:主治感冒发热,口渴,头痛项强,疹出不透,急性胃肠炎,小儿腹泻,肠梗阻,痢疾,高血压引起的颈项强直和疼痛,心绞痛,突发性耳聋。葛藤:主治喉痹,疮痈肿疖。

【用量用法】根:3～9g,水煎服,葛藤:3～6g,水煎服;外用适量,烧灰或研末调水敷。

294.豆薯

【别名】地瓜、沙葛、凉薯、地萝卜、土萝卜。

【拉丁学名】*Pachyrhizus erosus*（L.）Urban

【分类地位】豆科,豆薯属。

【形态特征】一年生藤本。块根肉质,纺锤形或扁球形,皮淡灰黄色,肉白色,味甜,多汁。茎细长缠绕,有毛,长 5～6m。三小叶复叶互生,顶生小叶菱形,长 5～16cm,宽 5.5～18cm,中部以上有不规则浅裂,两面均有毛,侧生小叶略小,斜卵形;托叶披针形;叶柄长 8～15cm。总状花序腋生,长 15～30cm,花疏散,每节有花3～5 朵;花萼钟状,5 齿裂;花冠蝶形,紫黄色,长约 2.3cm;雄蕊 10 枚,二体;子房扁条形,密被黄色硬毛。荚果条形,长 7～13cm,扁平,表面有绒毛。种子近方形,黄褐色,有毒。花期 7～9 月,果期 10～11 月。

【分布生境】三花石等地有栽培。原产美洲热带地区,我国南方有栽培。

【药用部分】块根、花和种子药用。

【采集期】10～11 月采种子和块根。

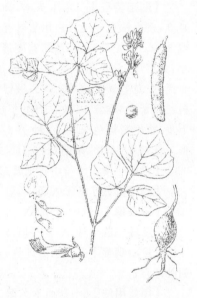

豆薯

【药性功能】根:甘、微凉;止渴,解酒毒。种子:有毒;杀虫。花:甘、凉;解毒,止血。

【主治病症】根:主治慢性酒精中毒,酒醉口渴。种子:治疥疮。花:主治酒毒烦渴,肠风下血。

【用量用法】根:120～240g,拌白糖吃或白吃。种子:外用适量用醋煮,取汁涂。花:6～9g,水煎服。

295.绿豆

【别名】小青豆

【拉丁学名】*Vigna radiata*（L.）Wilczek

【分类地位】豆科,豇豆属。

【形态特征】一年生草本,高约 60cm。茎直立,有时呈缠绕状,自基部多分枝,被稀疏的淡褐色长硬毛;三出复叶,互生,顶生小叶宽卵形,长 6～10cm,宽 2.5～7.5cm,先端渐尖,基部宽楔形至圆形,两面多少有长毛,侧生小叶略小,基部偏斜;叶柄长 9～12cm,被长硬毛。总状花序腋生,总花梗短于叶柄或近等长;花萼斜钟状,萼齿 4 个,近于无毛;花冠蝶形,黄绿色,长约 1cm,雄蕊 10 枚,二体;子房无柄,被长硬毛。荚果圆柱形,长 6～8cm,成熟时黑色,散生淡褐色硬毛;种子绿色或黄绿色,有时为黄褐色。花期 6～7 月,果期 8 月。

【分布生境】缙云山农家有栽培。全国各地均有栽培。

【药用部分】种子和种皮入药。

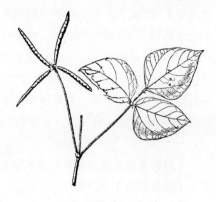

【采集期】立秋后种子成熟时采收。

【药性功能】味甘、性寒。归心、肝、胃经。清热解毒,祛暑润燥,除湿,消肿。

【主治病症】主治暑热烦渴,疮疖肿毒,食物中毒或药物中毒,水肿尿少。

【用量用法】15～30g,煎汤服。食物中毒可用绿豆 30～120g,打碎,开水浸泡后冷服。

【附方】①治感冒发烧:绿豆 30g,带须葱白 3 个,水煎,白糖调服。(出自《甘肃中草药手册》)

②治火眼:绿豆 60g,水煎服。(出自《湖南药物志》)

绿豆

296.赤豆

【别名】赤小豆、红豆、红饭豆。

【拉丁学名】*Vigna angularis*（Willd.）Ohwi et Ohashi

【分类地位】豆科,豇豆属。

【形态特征】一年生直立草本,高 30～90cm,茎生开展长硬毛。三出复叶互生,顶生小叶卵形,长 4～10cm,宽 2.5～5cm,先端渐尖,基部宽楔形或圆形,侧生小叶略小,基部歪斜,两面均有疏毛,边缘全缘,或微三裂;叶柄长达 20cm,有疏长毛;托叶披针形,小托叶线形。短总状花序腋生,有花 2～12 朵,着生于总花梗顶部;小苞片条形;花萼斜钟状,萼齿 4,卵形,具缘毛;花冠黄色,蝶形,长约 1.3cm;雄蕊 10 枚,9+1 二体;子房线形,花柱弯曲。荚果圆柱形,长 5～8cm,无毛;种子 6～10 粒,矩圆形,赤红色。花期 7～8 月,果期 8～9 月。

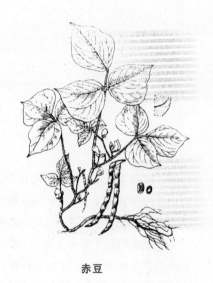

【分布生境】缙云山农家有栽培。全国各地有栽培。

【药用部分】种子入药。

【采集期】8～9 月种子成熟时采收。

赤豆

【药性功能】甘、酸、微寒。归心、小肠、脾经。利水消肿,清热解毒,退黄排脓。

【主治病症】主治水肿,脚气,黄疸,淋病,便血,肿毒疮疡,癣疹。

【用量用法】6～18g,煎汤服。外用,生赤豆研末调水敷,或煎汤洗。

【附方】①治妇人吹奶:赤小豆三合,酒研烂,去渣。温服,留渣敷患处。(出自《急救良方》)

②治小儿重舌:赤小豆末,醋和涂舌上。(出自《千金方》)

297.扁豆

【别名】白扁豆、南扁豆、蛾眉豆、小刀豆。

【拉丁学名】*Lablab purpureus*（L.）Sweet（*Ddichos lablab* L.）

【分类地位】豆科,扁豆属。

【形态特征】一年生草质藤本,基部常木质,长达 6m,无毛或有稀疏柔毛,缠绕生长。三出复叶互生;顶生小叶宽三角状卵形,长 5～9cm,宽 6～10cm,侧生小叶斜卵形;叶柄长 4～14cm;托叶披针形,被白色柔毛。总状花序腋生,长 15～25cm,花序轴粗壮直立;花 2～4 朵或更多,丛生于花序轴的节上;花萼宽钟状,萼齿 5 个,上部 2 齿完全合生,其余 3 齿近相等;花冠蝶形,白色或紫红色,长约 2cm;雄蕊 10 枚,1 枚单生,其余9枚花丝下部连合成管状;子房有绢毛,基部具腺体,花柱近顶部有白色髯毛。荚果倒卵状长椭圆形,扁平,长 5～7cm,先端有弯曲的尖喙。种子 3～5 粒,白色或紫黑色。花期6～8月,果期 9～10 月。

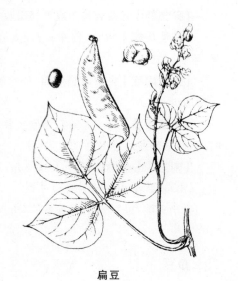

扁豆

【分布生境】缙云山各地普遍栽培。全国各地均有栽培。

【药用部分】种子药用。

【采集期】9～10 月种子成熟时采收。

【药性功能】甘、淡、平。归脾、胃经。健胃,化湿,消暑。

【主治病症】主治脾虚生湿,食少便溏,暑湿吐泻,烦渴胸闷,白带过多。

【用量用法】6～9g,煎汤服。

酢浆草科（Oxalidaceae）

298.铜锤草

【别名】红花酢浆草。

【拉丁学名】*Oxalis corymbosa* DC.

【分类地位】酢浆草科,酢浆草属。

【形态特征】多年生草本,花序轴和叶高 15～35cm,茎极短,有多数小鳞茎聚生在周围,鳞片初为白色,后变褐色,有三条纵棱。根初为须根状,后主根逐步长成小萝卜状的半透明肉质根。三小叶复叶基生,小叶片阔倒卵形,长约 3.5cm,先端凹缺,被毛,两面有棕色瘤状小腺点;叶柄长 15～24cm,被毛。伞房花序基生,直立,与叶等长或稍长,有花 5～10 朵,萼片 5 片,绿色,椭圆状披针形;花瓣 5 瓣,淡紫色;雄蕊 10 枚,5 长 5 短,花丝下部合生成筒状,上部有毛;子房长椭圆形,花柱 5 个,分离。蒴果短条形,角果状,长1.7～2cm,有毛。花期 1～7月,果期 4～8月。

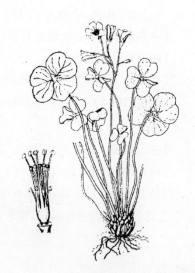

铜锤草

【分布生境】原产美洲热带地区。过去引种栽培,现为各地常见杂草。

【药用部分】全草药用。

【采集期】夏秋采,鲜用或晒干用。

【药性功能】酸、寒。清热解毒,散瘀消肿,化痰,调经,除湿。

【主治病症】主治肾盂肾炎,痢疾,咽炎,牙痛,月经不调,白带,水肿,砂淋。

【用量用法】9～15g,水煎或泡酒服。外用适量鲜草捣烂敷患处。

【附方】①治扁桃体炎:鲜红花酢浆草 30～60g,米泔水洗净,捣烂绞汁,调蜜服。(出自《福建药物志》)

②治慢性肾炎：(红花酢浆草)鲜品 15～30g，配鸡蛋煎服。(出自福建晋江《中草药手册》)

【附注】孕妇忌服。

299.酢浆草

【别名】酸酸草、斑鸠酸、三叶酸浆、酸迷迷草、酸浆草。

【拉丁学名】*Oxalis corniculata* L.

【分类地位】酢浆草科，酢浆草属。

【形态特征】多年生草本，茎细长，多分枝，匍匐或斜生，褐色，有柔毛，节上生不定根。掌状三小叶复叶互生；总叶柄长 2～6.5cm，有柔毛，小叶无柄；小叶片倒心形，长 5～10mm，顶端凹入，上面无毛，叶背疏生平伏毛。花单生或数朵组成腋生伞形花序，总花梗与叶柄等长，带紫色，有毛，萼片 5 枚，矩圆形，顶端急尖，被柔毛，花瓣 5 瓣，黄色，倒卵形；雄蕊 10 枚，5 长 5 短，花丝下部合生成筒状；子房 5 室，柱头 5 裂。蒴果近圆柱形，长 1～1.5cm，有 5 棱，被短柔毛。花期 5～8 月，果期 6～9 月。

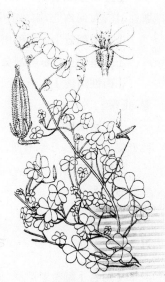

酢浆草

【分布生境】缙云山路旁、地边和荒地和菜地都有生长，重庆各地广布，是常见杂草。全国各地广布。

【药用部分】全草药用。

【采集期】7～9 月采收，鲜用或晒干。

【药性功能】酸、凉。归肝、肺、膀胱经。清热利湿，解毒消肿，凉血散瘀。

【主治病症】主治感冒发热，肠炎，肝炎，尿路感染，结石，神经衰弱，吐血，衄血，尿血，月经不调，痢疾。外用治跌打损伤，毒蛇咬伤，痈肿疮疖，脚癣，湿疹，烧烫伤。

【用量用法】干品 6～9g，鲜品 15～30g，煎汤服，或鲜品绞汁服。外用适量捣烂敷或煎水洗患处。

【附方】①治咳喘：鲜酢浆草 30g，紫菀 9g，水煎服。(出自《安徽中草药》)

②治乳痈：酢浆草、马兰各 30g，水煎服。药渣捣烂敷患处。(出自《河南中草药手册》)

③治急性腹泻：酢浆草(鲜)60g，洗净，取冷开水半碗，擂汁，一次顿服。(出自《江西草药》)

④治肺炎、扁桃体炎：酢浆草研粉压片，每片 0.3g，每服 5 片，每日 3～4 次。(出自《全国中草药汇编》)

【附注】孕妇及体虚者慎服。

———— 牻牛儿苗科（Geraniaceae）————

300.野老鹳草

【别名】鹭嘴草。

【拉丁学名】*Geranium carolinianum* L.

【分类地位】牻牛儿苗科，老鹳草属。

【形态特征】一年生草本，高 15～50cm。根细，长达 7cm。茎直立或斜升，密被倒向下的柔毛，具分枝。叶片圆肾形，宽 4～7cm，长 2～3cm，5～7 深裂，每裂又 3～5 裂；小裂片条形，锐尖头，两面有柔毛；下部叶互生,叶柄较长,长达 10cm,上部叶对生,叶柄较短。花成对顶生或腋生;萼片 5 片,宽卵形,有长白毛,在果期增大,长 5～7mm;花瓣 5 瓣,淡红色,与萼片等长或略长;雄蕊 10 枚,子房有长毛。蒴果长约 2cm,顶端有长喙,成熟时开裂,5 果瓣向上卷曲;种子长圆形,长 2～3mm,褐色,有网纹。花期 4～5 月,果期 6～7 月。

【分布生境】产于马冲咀,生于路旁和山坡杂草丛中。江苏、浙江、江西、河南、云南、四川有分布。

【药用部分】全草药用。

【采集期】秋季采割全草。

【药性功能】微辛、苦、平。归肝、大肠经。祛风活血,清热利湿,止泻。

【主治病症】主治风湿性关节炎,跌打损伤,坐骨神经痛,急性胃肠炎,痢疾,月经不调,疱疹性角膜炎,毒虫咬伤。

【用量用法】9～15g,水煎服,或浸酒服。外用适量捣烂加酒炒热敷患处。

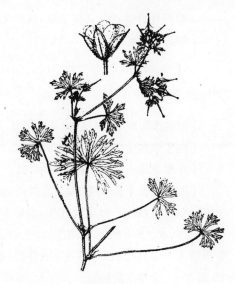

野老鹳草

301.老鹳草

【别名】短嘴老鹳草、尼泊尔老鹳草。

【拉丁学名】*Geranium nepalense* Sweet

【分类地位】牻牛儿苗科,老鹳草属。

【形态特征】多年生草本,高 30～60cm。根细长,斜生。茎细弱,近方形,色绿带红,多分枝,蔓延于地面,斜向上,节略膨大,全体被细柔毛。叶对生,有时互生;叶片肾状五角形,直径 2～4cm,3～5 裂;裂片宽卵形,有齿状缺或浅裂,上面有疏伏毛,下面有疏柔毛;下部茎生叶的叶柄长过于叶片,上部叶柄较短。花序腋生,梗长 2～8cm,有花 2 朵,有时 1 朵;花梗长 1～2cm,线状,有倒生柔毛,在果期向侧弯;萼片披针形,有疏白长毛,边缘膜质;花瓣小,紫红色,略长于萼片。蒴果长约 1.7cm,有微柔毛,果熟时 5 个果瓣与中轴分离,喙部由下向上弯曲内卷。花期 4～5 月,果期 6～7 月。

【分布生境】产于杉木园、乌龙沟、石华寺等处,生于荒坡及路边草丛中。重庆各区县多有分布。我国西南、西北、华中、华东有分布。

【药用部分】全草药用。

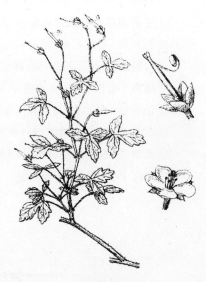

老鹳草

【采集期】秋季采收。

【药性功能】微辛、苦、平。祛风活血,清热利湿。

【主治病症】主治风湿痹痛。肌肤麻木,筋骨酸楚,跌打损伤,泄泻痢疾,疮毒。

【用量用法】6～9g,煎汤服或泡酒服。

旱金莲科（Tropaeolaceae）

302.旱金莲

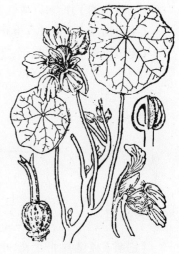

旱金莲

【别名】金莲花、旱莲花。

【拉丁学名】*Tropaeolum majus* L.

【分类地位】旱金莲科，旱金莲属。

【形态特征】多年生攀缘状肉质草本，全株光滑无毛。根有时成块状。叶互生，叶柄长 10～20cm，着生于叶片近中心处；叶片近圆形，宽 5～10cm，有主脉 9 条，从叶柄着生处伸向四方，叶缘有波状钝角，叶背多少有毛。花单生叶腋，有长梗，黄色、橘红色或紫色，也有各种颜色镶嵌者，宽 2.5～5cm，萼片 5 枚，浅黄绿色，上方 1 片具长 2～3cm 的距；花瓣 5 瓣，上面 2 瓣较大，下面 3 瓣较小，基部狭窄成爪，近爪处边缘分裂成毛状；雄蕊 8 枚，花丝分离，不等长；子房 3 室，柱头 3 裂。果成熟时分裂成 3 个小核果。花果期长，自春季至秋季。

【分布生境】缙云寺、北温泉有栽培。原产南美洲，我国各地有栽培。

【药用部分】全草药用。

【采集期】5～7 月采割全草，晒干。

【药性功能】辛、凉。清热解毒，凉血止血。

【主治病症】主治眼结膜炎，目赤肿痛，疮疖肿毒，吐血，咯血。

【用量用法】9～18g，水煎服。外用适量捣烂敷或煎水洗患处。

【附方】①治眼结膜炎：旱金莲、野菊花各鲜品适量，捣烂敷眼眶。（出自《全国中草药汇编》）
②治恶毒大疮：金莲花、雾水葛、木芙蓉各适量，共捣烂敷患处。（出自《广西民间常用中草药手册》）

亚麻科（Linaceae）

303.石海椒

【别名】黄亚麻、过山青。

【拉丁学名】*Reinwardtia indica* Dum.［*R. trigyna*（Roxb.）Planch.］

【分类地位】亚麻科，石海椒属。

【形态特征】常绿小灌木，高 0.5～1m，全体光滑无毛。茎直立，圆柱形，柔软。单叶互生，叶柄短；叶片倒卵状椭圆形或椭圆形，长 2.5～7cm，先端钝或渐尖，顶具凸尖，基部楔形。全缘或具细锯齿；托叶刚毛状，早落。

花单生或数朵簇生于叶腋或枝顶部,直径约2.5cm,花梗近基部有2个钻形小苞片;萼片5片,长约1.4cm,宿存;花瓣5瓣,黄色;雄蕊10枚,5枚不育,花丝下部合生;子房3室,花柱3个。蒴果较萼片短,球形。花期3~6月,果期4~7月。

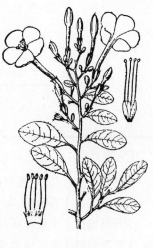

【分布生境】产于北温泉至缙云寺附近,生于山坡和路旁。石柱、彭水、武隆、黔江、南川、万盛、綦江、合川、北碚、璧山,海拔400~2000m处有分布。湖北和西南各省也有分布。

【药用部分】嫩枝和叶入药。

【采集期】夏秋采收。

【药性功能】甘、寒。清热利尿。

【主治病症】主治黄疸型肝炎,肾炎,小便不利,鼻衄。

【用量用法】15~30g,水煎服。

石海椒

⸺ 大戟科（Euphorbiaceae）⸺

304.一品红

【别名】猩猩木、叶上花、叶象花。

【拉丁学名】*Euphorbia pulcherrima* Willd. ex Klotzsch

【分类地位】大戟科,大戟属。

【形态特征】灌木,高1~3m,全身富含乳汁,枝木质,无毛。叶互生,叶片卵状椭圆形至披针形,长7~15cm;生于下部的叶全为绿色,全缘或波状或浅裂,下面被柔毛;生于上部的叶较狭,通常全缘,开花时朱红色或白色,杯状聚伞花序顶生,花单性,无花被,总苞片坛状,边缘有1~2枚大腺体,腺体杯状;花柱3个,顶端3深裂。花期11月至翌年1月。

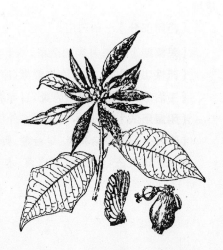

【分布生境】原产墨西哥一带。北温泉有栽培。各地有栽培。

【药用部分】全株药用。

【采集期】全年可采。

【药性功能】苦、涩、凉。有小毒。调经止血,接骨消肿。

【主治病症】主治月经过多,跌打损伤,外伤出血,骨折。

【用量用法】9~15g,水煎服。外用适量,鲜品捣烂敷患处。

一品红

305.铁海棠

【别名】万年刺、千脚刺、鸟不宿、刺仔花、番鬼刺、虎刺。

【拉丁学名】*Euphorbia millii* Ch. des Moulins

【分类地位】大戟科,大戟属。

【形态特征】直立或攀缘灌木，高可达 1m，通体含有乳汁。茎暗褐色，具 5 纵棱，肉质，有针状硬刺，刺长 1～2.5cm。叶通常生于当年生嫩枝上，无柄，早落；叶片倒卵形至矩圆状匙形，长 2.5～5cm，顶端圆而具凸尖，基部渐窄呈楔形，黄绿色。杯状聚伞形花序 2～4 个生枝顶，有长的总花梗；总苞钟状，腺体 4 枚；总苞基部具苞片 2 片，倒卵状圆形，直径约 1cm，鲜红色；子房 3 室，花柱 3 个，中部以下合生，顶端 2 裂。蒴果扁球形。花期 5～8 月，果期 6～10 月。

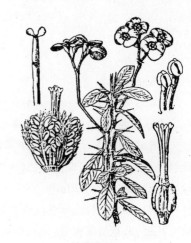

铁海棠

【分布生境】北温泉有栽培。原产马尔什，我国各地有引种栽培。

【药用部分】花、根和茎叶入药。

【采集期】花 5～8 月采，根、茎、叶全年可采。

【药性功能】苦、涩、平，有小毒。花：止血。根、茎、叶：拔毒消肿。

【主治病症】花：治功能性子宫出血。根、茎、叶：外用治痈疮肿毒。

【用量用法】花：10～15 朵与猪瘦肉同蒸或煎服。外用根、茎、叶适量捣烂敷患处。

306.霸王鞭

【别名】火殃筋、金刚纂、龙骨树、肉麒麟、羊不挨。

【拉丁学名】*Euphorbia antiquorum* L.

【分类地位】大戟科，大戟属。

【形态特征】仙人掌状灌木，高 1m 左右，白色乳汁。枝粗壮，圆柱状，有 3～5 斜棱，棱上突起处有成对生长的长叶刺；刺长 2～4mm，坚硬，尖锐，宿存；叶对生，叶片倒卵形，卵状长圆形或匙形，长 4～6cm，宽 1.5～2cm，先端钝圆有小尖头，基部楔形，两面无毛，全缘，无柄。杯状花序每 3 枚簇生或单生，总花梗粗短；总苞半球形，5 浅裂，裂片边缘流苏状，有腺体 4 枚，二唇形；子房三室，花柱 3 个，基部合生。蒴果无毛，宽约 1.3mm，成熟时 3 个果瓣成压扁状。花期 4～5 月。

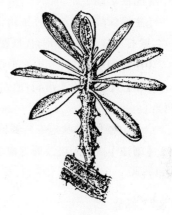

霸王鞭

【分布生境】原产印度。北温泉有栽培。广东、广西、四川、云南、贵州等省区有栽培。

【药用部分】茎叶及液汁药用。

【采集期】全年可采。

【药性功能】苦、寒。有毒。叶（去净液）：消肿，拔毒，止泻。液汁（茎叶切开后流出的白色液体）：泻下，逐水，止痒。

【主治病症】治急性胃肠炎，疟疾，跌打损伤，皮癣。

【用量用法】①治急性胃肠炎：用鲜茎 30～60g，去皮刺切碎或叶 7 片去头尾，流尽液汁，加大米 15g 共炒至焦黄色，水 2 碗煎服。②治疟疾：用茎心切成黄豆大，以龙眼肉或胶囊包裹，于发作前 5 小时吞服。③治跌打损伤：用液汁和面粉为丸，如绿豆大，每服 1～2 丸，以泻为度，孕妇忌服。④治皮癣：用液汁搽患处。

【附注】本品有毒！必须同大米炒焦方可内服；若皮肤与液汁接触，可引起皮炎，起水泡；若液汁入眼，可致失明。误食小量可引起剧烈下泻，误食大量则刺激口腔黏膜，呕吐，头晕，昏迷，肌肉颤动等，皮肤接触应立即用水清洗。

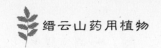

307.地锦

【别名】地锦草、奶浆草、血见愁。

【拉丁学名】*Euphorbia humifusa* Willd. ex Schlecht.

【分类地位】大戟科,大戟属。

【形态特征】一年生匍匐小草,长约 15~20cm,全草含白色乳汁。茎纤细,假二歧分枝,初带浅红色,秋季变为紫红色,无毛或疏生短细毛。叶对生,长圆形,长 5~10mm,宽 3~5mm,先端圆钝,微凹陷,基部偏斜,边缘有不明显的细锯齿,绿色或淡紫红色,无毛或疏生短毛。杯状聚伞花序单生叶腋;总苞倒圆锥形,浅红色,先端 4 裂,腺体 4 枚,有白色瓣状附属物;子房 3 室,花柱 3 枚,先端 2 裂。蒴果三角状卵形,成熟时先端裂为 3 瓣。种子卵形,黑褐色,外被白粉。花果期 4~11 月。

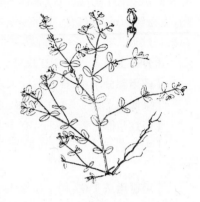

地锦

【分布生境】产于缙云山低山荒地。城口、巫溪、巫山、奉节、涪陵、南川、北碚有分布,海拔 250~800m,除海南外全国广布。

【药用部分】全草药用。

【采集期】夏、秋季采全草,洗净,晒干备用。

【药性功能】苦、辛、平。清热利湿,凉血止血,解毒消肿。

【主治病症】主治急性细菌性痢疾,肠炎,黄疸,小儿疳积,吐血,咯血,尿血,便血,子宫出血。外用治创伤出血,跌打肿痛,痈疖肿毒,皮肤湿疹,烧烫伤,毒蛇咬伤。

【用量用法】10~15g,水煎服。外用适量捣烂敷患处。

【附方】①治小儿疳积:地锦草全草 6~9g,同鸡肝一具或猪肝 90g,煮熟,食肝及汤。(出自《江西民间草药》)

②治缠腰蛇(带状疱疹):鲜地锦草捣烂,加醋搅匀,取汁涂患处。(出自《福建中草药》)

【附注】血虚无瘀及脾胃虚弱者慎服。

308.飞扬草

【别名】大飞扬、大乳汁草、节节花。

【拉丁学名】*Euphorbia hirta* L.

【分类地位】大戟科,大戟属。

【形态特征】一年生草本,茎红色或淡紫色,匍匐或斜升,长 15~40cm,被硬毛,全体有乳汁,通常基部多分枝成丛生状。叶对生,叶片披针状矩圆形、卵形至卵状披针形,长 1~3cm,宽 0.5~1.3cm,顶端急尖或钝,基部圆而偏斜,中央常有 1 紫色斑,边缘有细锯齿,稀全缘,两面均有短柔毛,下面叶脉毛较密。杯状花序多数密集成腋生头状花序;总苞宽钟形,外面密生短柔毛,顶端 4 裂;腺体 4 枚,漏斗状,有短柄及花瓣状附属物。蒴果卵状三棱形,被贴伏的短柔毛。花期 4~6 月,果期 6~10 月。

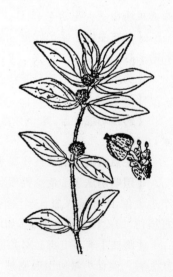

飞扬草

【分布生境】产于三花石低山荒地。南川、北碚及一些低海拔地带有分布。江西、福建、台湾、湖南、广西、广东、四川、云南等省区也有分布。

【药用部分】全草药用。

【采集期】夏秋采集。

【药性功能】微苦、微酸、凉。清热解毒,利湿止痒。

【主治病症】主治细菌性痢疾,阿米巴痢疾,肠炎,肠道滴虫,消化不良,支气管炎,肾盂肾炎。外用治湿疹,皮炎,皮肤瘙痒。

【用量用法】15～30g,水煎服。外用适量,鲜品捣烂敷患处或煎水洗。

309.泽漆

【别名】五朵云、五凤草、五点草、倒毒伞、烂肠草、绿叶绿花草、猫眼草。

【拉丁学名】*Euphorbia helioscopia* L.

【分类地位】大戟科,大戟属。

【形态特征】一年生或二年生草本,高 10～30cm,全体略带肉质,富含白色乳汁,光滑无毛。茎从基部多分枝而成丛生状,下部淡紫红色,上部淡绿色。叶互生,无柄或有短柄,叶片倒卵形或匙形,长 1～3cm,宽 0.5～1.8cm,先端圆或微凹,基部宽楔形或楔形,边缘在中部以上有细锯齿;茎顶部有 5 片轮生叶状苞片,形态与叶相似,但较大。多歧聚伞花序顶生,5 个伞梗同从茎顶伸出,每伞梗上部又生出 3 小伞梗,每小伞梗又分 2 叉,杯状花序黄绿色,总苞顶端 4 裂,裂间有 4 个肾形腺体;子房3 室,花柱 3 个。蒴果无毛。种子卵形,表面有突起的网纹。花果期 2～9 月。

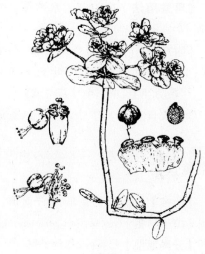

泽漆

【分布生境】产于北温泉附近低山各处荒地。路边、田野、沟边。城口、奉节、万州、涪陵、南川、北碚有分布。宁夏、山东、江苏、江西、福建、河南、湖南、四川、贵州等省区也有分布。

【药用部分】全草入药。

【采集期】夏秋季采全草。

【药性功能】苦、微寒。有毒。归肺、大肠、小肠经。逐水消肿,散结杀虫,化痰止咳。

【主治病症】主治水肿,肝硬化腹水,细菌性痢疾。外用治淋巴结核,结核性瘘管,神经性皮炎。

【用量用法】3～9g,水煎服。外用适量熬膏涂。

【附方】治结核性肛瘘及淋巴结核:泽漆全草,水煎过滤,浓缩成流浸膏,直接涂于患处,盖上纱布,每日 1 次。(出自《全国中草药汇编》)

【附注】气血虚弱和脾胃虚者慎服。

310.叶下珠

【别名】珍珠草、阴阳草、珠仔草、疳积草、夜合草。

【拉丁学名】*Phyllanthus urinaria* L.

【分类地位】大戟科,叶下珠属。

【形态特征】一年生草本,高 10～30cm。茎直立,通常带紫红色,中、上部多分枝,分枝近平展,有翅状纵棱。单叶互生,排成整齐 2 列,极似羽状复叶,具短柄或近于无柄;叶片长椭圆形,长 5～15mm,宽 2～6mm,先端圆,有小尖头,基部近圆形,偏斜,边缘全缘,有缘毛。花单性,雌雄同株,无花瓣;雄花 2～3 朵簇生于叶腋,萼片 6 片,倒卵形,花盘腺体 6 枚,雄蕊 3 枚,花丝合生;雌花单生叶腋,萼片 6 片,卵状披针形,子房近球形,柱头 2 裂。蒴果扁球形,赤褐色,表面有鳞状凸起,种子三角状卵形,淡褐色。花期 5~10 月,果期 7~11 月。

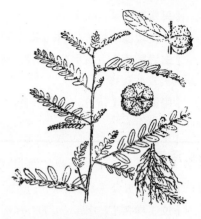

【分布生境】产于王家坪等地,生于山坡、田坎、菜地边。南川、江津、北碚,海拔 750m 以下有分布。我国长江流域至南部各省均有分布。

【药用部分】全草入药。

【采集期】夏,秋季采集全草。

【药性功能】微苦、甘、凉。清热利尿,明目,消积。

【主治病症】主治肾炎水肿,泌尿系统感染,结石,肠炎,痢疾,小儿疳积,眼结膜炎,黄疸型肝炎。外用治毒蛇咬伤,痈肿。

【用量用法】15~30g,水煎服。外用适量,鲜草捣烂敷伤口周围。

叶下珠

【附方】①治急性肾炎:叶下珠、白花蛇舌草各 9g,紫珠草,石韦各 15g,水煎服,每日 1 剂。

②治肠炎、痢疾、膀胱炎:叶下珠、金银花藤各 30g,每日 1 剂,水煎分 2~3 次服。

(①②方出自《全国中草药汇编》)

③治夜盲症:鲜叶下珠 30~60g,动物肝脏 120g,苍术 9g,水炖服。(出自《福建药物志》)

311.算盘子

【别名】算盘珠、野南瓜、狮子滚珠、山金瓜、山馒头、柿子椒。

【拉丁学名】*Glochidion puberum*(L.)Hutch.

【分类地位】大戟科,算盘子属。

【形态特征】常绿灌木,高 1~2m,少数可达 5m。多分枝,小枝灰褐色,密被淡黄褐色短柔毛。单叶互生,常排为 2 列;叶片长圆形至长圆状披针形,长 3~6cm,宽 1.5~2.5cm,先端钝或短渐尖,基部宽楔形,全缘,下面密被短柔毛,上面仅叶脉有疏毛。花单性,雌雄同株或异株,无花瓣,2~5 朵生于叶腋;雄花梗长 4~8mm,雄蕊 3 枚;雌花梗长约 1mm,子房被毛,通常 5 室,花柱连合,呈杯状。蒴果扁球形,形似算盘子,成熟时带红色,密被绒毛。花期 5~6 月,果期 7~9 月。

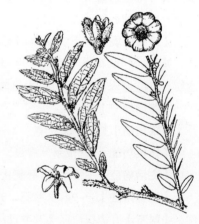

算盘子

【分布生境】产于绍隆寺、石华寺、缙云寺附近等地,生于山坡灌丛中。城口、开县、万盛、巫溪、巫山、奉节、石柱、忠县、南川、綦江、江津、永川、北碚,海拔 450~1650m 有分布。陕西、甘肃、江苏、安徽、福建、江西、台湾、河南、湖南、广西、广东、四川、贵州等省区也有分布。

【药用部分】根和叶入药。

【采集期】根全年可采,叶夏,秋季采。

【药性功能】微苦、涩、凉。有小毒。清热利湿,祛风活络,解毒利咽,行气活血。

【主治病症】主治感冒发热,咽喉痛,疟疾,急性胃肠炎,消化不良,痢疾,风湿关节炎,跌打损伤,白带,痛经。外用治痈疮疖肿,乳腺炎。

【用量用法】15~30g,水煎服。外用适量煎水洗或鲜品捣烂敷患处。

【附方】①治赤白带下、产后腹痛:算盘子、红糖各 60g,煎服。(出自《安徽中草药》)

②治黄疸:算盘子 60g,大米(炒焦黄)30~60g。水煎服。(出自《甘肃中草药手册》)

【附注】孕妇禁服。

312.油桐

【**别名**】三年桐、罂子桐、虎子桐。

【**拉丁学名**】*Vernicia fordii*（Hemsl.）Airy Shaw.（*Aleurites fordii* Hemsl.）

【**分类地位**】大戟科，油桐属。

【**形态特征**】落叶小乔木，高3～9m，树皮平滑，灰色，树冠开张，小枝粗壮，无毛，皮孔灰色。单叶互生，叶柄长达15cm，顶端有2枚红色腺体；叶片卵圆形至心形，长8～20cm，宽6～15cm，先端急尖，基部心形、截形、圆形至宽楔形，边缘不裂或3浅裂，上面深绿色，有光泽，幼时被短柔毛，后脱落，下面有紧贴的细毛。花单性，雌雄同株，生于枝条顶端，排列成疏散的短圆锥花序；花萼不规则2～3裂，裂片镊合状；花瓣5瓣，白色，基部常带红色，长2～3cm；雄花花盘有5枚腺体，雄蕊8～20枚，排为2轮，外轮花丝分离，内轮花丝基部连合；雌花子房3～5室，每室1胚珠，花柱2裂。核果近球形，直径3～6cm；种子卵形，长2～2.5cm。花期3～5月，果期6～10月。

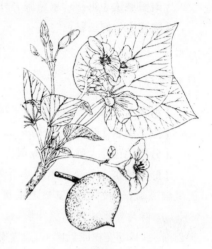

油桐

【**分布生境**】产于马冲咀等处，常栽于荒坡。重庆各区县常有栽培。我国中南、西南、华东、陕西、甘肃南部有栽培。

【**药用部分**】根、叶、花入药。

【**采集期**】根全年可采，夏秋采叶及凋落的花，冬季采果。

【**药性功能**】甘、微辛、寒。有小毒。根：消积驱虫，祛风利湿。叶：解毒，杀虫。花：清热解毒，生肌。

【**主治病症**】根：主治蛔虫病，食积腹胀，风湿性筋骨痛，湿气水肿。叶：外用治疮疡，癣疥。花：外用治烧烫伤。

【**用量用法**】根：6～12g，水煎或炖肉服。叶、花：外用适量鲜叶捣烂敷患处。花：浸植物油中，备用，外涂烧烫伤处。

【**附方**】治肾炎水肿：油桐细根（去外皮）24～30g，水煎服。（出自《浙江民间常用草药》）

【**附注**】孕妇禁服。

313.地构叶

【**别名**】透骨草、珍珠透骨草、吉盖草、枸皮草。

【**拉丁学名**】*Speranskia tuberculata*（Bunge）Baill.

【**分类地位**】大戟科，地构叶属。

【**形态特征**】多年生草本，高20～60cm；茎直立，多分枝，呈丛生状，枝上密生灰白色，卷曲柔毛，茎基部常木质化。单叶互生，或基部叶对生；叶柄长1～3mm或无柄；叶片披针形至卵状披针形，长2～6cm，宽0.5～1.5cm，先端渐尖至急尖，基部宽楔形，边缘具粗锯齿，两面疏被柔毛，沿叶脉毛较密。总状花序顶生，长6～12cm，花单性同株，雄花在上，雌花在下；雄花萼片5片，镊合状排列，被柔毛；花瓣5片，与萼片互生；花丝在芽内直立，花盘腺体5个，与萼片对生；雌花花瓣极小；花盘壶状；子房3室，被白色柔毛及疣状突起。蒴果扁球状三角形，直径约6mm，有疣状突起。花期4～5月，果期5～6月。

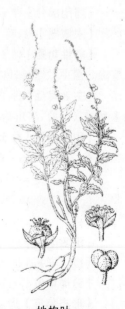

地构叶

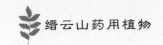
【分布生境】产于范家沟附近,生于山坡及草地。南川、北碚有分布。我国华北、东北、江苏、安徽、山东、河南、湖南、湖北、四川、陕西、甘肃、宁夏等地也有分布。

【药用部分】全草药用。

【采集期】夏、秋割取全草。

【药性功能】辛、苦、温。散风祛湿,解毒止痛,舒筋活络,散瘀消肿。

【主治病症】主治风湿关节痛,寒湿脚气,阴囊湿疹,疮疖肿毒。

【用量用法】6～9g,水煎服。外用适量,煎汤洗患处。

【附注】孕妇忌服。

314.巴豆

【别名】双眼龙、八百力、猛子树、巴果、刚子、巴菽。

【拉丁学名】*Croton tiglium* L.

【分类地位】大戟科,巴豆属。

【形态特征】常绿灌木或小乔木,高 2～7m;树皮深灰色,平滑,稍呈细纵裂;幼枝绿色,被稀疏星状毛,老枝无毛。单叶互生;叶柄长 2～6cm;叶片卵形或椭圆状卵形,长 5～13cm,宽 2.5～6cm,先端渐尖或长渐尖,基部宽楔或近圆形,边缘有细锯齿,基部三出脉,叶片近基部两侧各有 1 枚杯状腺体。花单性,雌雄同株,排成顶生总状花序,长 8～20cm;花小,雄花在花序上部,花瓣长圆形,长 2mm,雄蕊 15～20 枚,在芽中内卷,花药干后黑色;雌花在花序下部,无花瓣,子房 3 室,密被星状毛。蒴果倒卵形或长圆形,长约 2cm;种子 3 粒,卵形,长 1～1.5cm,宽 0.8～1cm,厚 0.4～0.7cm,表面黄棕色至暗棕色。花期 4～6 月,果期 7～8 月。

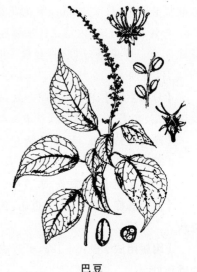

巴豆

【分布生境】产于北温泉一带林边。巫溪、忠县、丰都、涪陵、南川、北碚,海拔 200～1600m 处有分布。浙江、福建、台湾、湖北、湖南、广西、广东、四川、贵州、云南有分布。

【药用部分】种子、根及叶药用。

【采集期】根、叶全年可采,8～9 月采果。

【药性功能】种子:辛、热。有大毒。归胃、大肠、肺经。下泻祛积,逐水消肿,祛痰利咽。根、叶:辛、温。有毒。温中散寒,祛风活络。

【主治病症】种子:主治寒积停滞,胸腹胀满;外用治白喉,疟疾,肠梗阻。根:主治风湿关节炎,跌打肿痛,毒蛇咬伤。叶:外用治冻疮,并可杀孑孓、蛆虫。

【用量用法】种子 1.5～3g,内服去种皮榨去油(巴豆霜)配入丸,散剂;外用适量,研末涂或捣烂以纱布包搽患处。根 3～9g;叶外用适量,煎水洗患处。

315.蓖麻

【别名】红蓖麻、天麻子果、蓖麻子。

【拉丁学名】*Ricinus communis* L.

【分类地位】大戟科,蓖麻属。

【形态特征】北方为一年生草本,南方可为多年生灌木或小乔木,高在 5m 以上。茎直立,中空,无毛,常带紫色,被白粉,节明显;单叶互生,具长柄,叶柄顶端有2枚腺体;叶片盾状,圆形,直径 15～60cm,掌状分裂,裂片5～11片,卵状披针形或长椭圆形,顶端渐尖,边缘有锯齿;托叶长2～3cm,早落。圆锥花序顶生,长10～30cm,或更长,花单性同株;雄花生花序下部,雌花生上部;雄花花萼3～5裂,黄绿色,雄蕊多数,花丝基部合成束,花药淡黄色;雌花子房球形,3室,柱头3个,深红色,2裂;蒴果球形,有软刺,成熟时开裂,种子长圆形,光滑有斑纹。花期5～8月,果期7～11月。

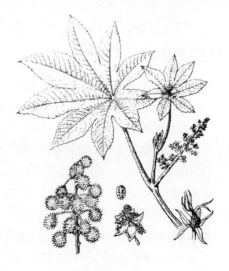
蓖麻

【分布生境】缙云山各处有零星栽培。城口、巫溪、奉节、开县、云阳、万州、涪陵、南川、璧山、铜梁及重庆主城区各区县多有栽培。原产非洲,我国各地均有栽培。

【药用部分】种子、根和叶入药。

【采集期】秋、冬季采种子、根及叶。

【药性功能】种子:甘、辛、平。有毒。归肝、脾、肺、大肠经。消肿,排脓,拔毒,通络利窍。叶:甘、平、辛,有小毒。消肿,拔毒,止痒。根:淡、微辛、平。祛风活血,止痛镇静。

【主治病症】①种仁:治子宫脱垂、脱肛,捣烂敷头顶百会穴;治难产、胎盘不下,捣烂敷足心,涌泉穴;治面神经麻痹,捣烂外敷,病左敷右,病右敷左;治疮疡化脓未溃、淋巴结核,竹、木刺、金属入肉,捣成膏状外敷。②叶:治疮疡肿毒,鲜品捣烂敷;治湿疹瘙痒,煎水洗。③根:治风湿关节痛、破伤风、癫痫、精神分裂症。

【用量用法】30～60g,水煎服。

316.铁苋菜

【别名】血见愁、海蚌含珠、铁苋、半边珠、痢疾草。

【拉丁学名】*Acalypha australis* L.

【分类地位】大戟科,铁苋菜属。

【形态特征】一年生草本,高20～50cm。茎直立,常带红褐色,单一或分枝,被灰白色细柔毛。单叶互生;叶柄长1～3cm;叶薄纸质,卵状菱形或卵状椭圆形,长3～8cm,宽1.5～3.5cm,先端渐尖,基部楔形或近圆形,两面被稀疏柔毛或无毛,边缘有粗锯齿,基生三出脉。花单性,穗状花序腋生,雌雄同序,花无瓣;雄花多数,生花序上方,花小,无梗,萼4裂,雄蕊8枚;雌花生于花序下方的叶状苞片内,苞片肾形,长约1cm,边缘有锯齿,萼片3片,子房3室,疏被毛。蒴果小,钝三棱形,直径3～4mm。花期5～7月,果期7～11月。

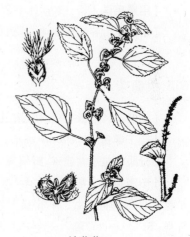
铁苋菜

【分布生境】产于缙云山各地荒坡。城口、巫山、奉节、石柱、万州、云阳、涪陵、长寿、南川、万盛、江津、永川、合川、北碚,海拔1700m以下有分布。全国各省区均有分布。

【药用部分】全草入药。

【采集期】7～10月采全草。

【药性功能】涩、苦、凉。归心、肺、大肠、小肠经。清热解毒,消积,止痢止血,凉血。

【主治病症】肠炎,痢疾,小儿疳积,肝炎,疟疾,吐血,尿血,便血,子宫出血;外用治痈疖疮疡,外伤出血,湿疹,皮炎,毒蛇咬伤。

【用量用法】5～30g,水煎服。外用适量,鲜品捣烂敷患处。

【附注】老弱气虚者慎服,孕妇禁服。

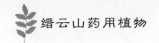

317.毛桐

【别名】毛果桐、紫糠木、黄花叶。

【拉丁学名】*Mallotus barbatus*（Wall. ex Baill.）Muell.-Arg.

【分类地位】大戟科，野桐属。

【形态特征】落叶灌木或小乔木，高 2～4m；幼枝密被黄褐色绒毛。单叶互生，叶片宽卵形，盾状着生，长 8～16cm，先端渐尖，基部圆形，边缘具细锯齿，不分裂或 3 浅裂，有时呈不规则波状，背面密被灰棕色星状毛及棕黄色腺点。总状花序顶生或腋生，密被厚绒毛；花单性，雌雄异株，花无花瓣及花盘；雄花序通常分枝，长 11～35cm，雄花 5～8 朵簇生，萼片 4～5，披针形；雄蕊多数；雌花单生于苞腋内，萼片 4 裂，稀 3 或 5，子房 4 室，花柱 3～5，基部合生。果序下垂，蒴果扁球形，长 1.2～1.6cm，宽 1.6～2cm，被厚达 5mm 的乳头突起及星状绒毛；种子卵形，黑色，光亮，花期 3～5 月，果期 5～10 月。

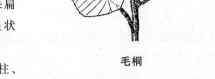

毛桐

【分布生境】产于北温泉至缙云寺一带灌丛中及林边。石柱、黔江、开县、奉节、武隆、南川、南岸、北碚，海拔 200～1300m。湖北、广东、广西、四川、贵州、云南有分布。

【药用部分】根药用。

【采集期】全年可采。

【药性功能】微苦、涩、平。清热利尿。

【主治病症】肠炎，腹泻，消化不良，尿道炎，白带，肺痨。

【用量用法】15～30g，水煎服。

【附方】治肺结核咳血：毛桐根 60g，子公鸡 1 只，炖服。（出自《万县中草药》）

318.粗糠柴

【别名】吕宋楸、香桂树、痢灵树、蚂蚁树、红果果树。

【拉丁学名】*Mallotus philippinensis*（Lam.）Muell. Arg.

【分类地位】大戟科，野桐属。

【形态特征】常绿小乔木，高 4～10m；茎黑褐色或灰棕色；小枝被褐色星状柔毛。单叶互生，叶片革质，窄卵形，长圆形至披针形，长 7～18cm，宽 2～6cm，上面无毛。叶背被粉质星状绒毛及红色腺点，基出脉 3 条，近叶柄处有 2 枚腺体；叶柄长 1～4cm，被褐色星状毛。花单性同株，总状花序顶生及腋生，长 3～8cm，常有分枝；雄花序 1 或数枝簇生，萼片 3～4 片，外被星状绒毛及腺点，雄蕊 18～32，花药 2 室；雌花子房球形，直径 6～8mm，密被星状毛及红色腺体。花期 4～5 月，果期 6～10 月。

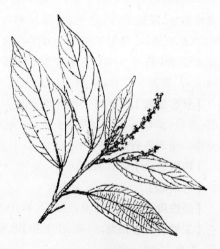

粗糠柴

【分布生境】产于缙云寺附近林中。巫溪、丰都、南川、北碚，海拔 100～1600m 处有分布。浙江、江西、福建、广东、广西、湖南、湖北、四川、贵州、云南、台湾有分布。

【药用部分】以果实表面的粉状毛及腺体和根入药。

【采集期】9～10月果成熟时,采果放入布袋中,揉搓抖落茸毛,然后收集。根全年可采。

【药性功能】微涩、微苦、凉。根:清热利湿。果上腺体粉末:驱虫。

【主治病症】根:治急慢性痢疾,咽喉肿痛。果上腺体粉末:治绦虫、蛲虫病。

【用量用法】根:15～30g,水煎服。腺体粉末:成人每次服6～9g,小儿服1.5g。入胶囊、丸剂、锭剂等服之。

【附注】本品果实上腺毛有毒,过量则可引起中毒,发生恶心、呕吐、强烈下泻。解救方法:洗胃,内服蛋清、面糊、活性炭或鞣酸蛋白;大量饮淡盐水或静脉滴注5％葡萄糖盐水。

319.石岩枫

【别名】杠香藤、山龙眼、黄豆树、大力王。

【拉丁学名】*Mallotus repandus*（Willd.）Muell. Arg. var. *chrysocarpus*（Pamp.）S. M. Hwang［*M. Chrysocarpus* Pamp.］

【分类地位】大戟科,野桐属。

【形态特征】灌木或乔木,有时藤本状,长可达13～19m;幼枝被星状柔毛。单叶互生,叶片三角卵形或卵形,长5～12cm,宽3～7cm,先端渐尖,基部宽楔形、圆形、平截或微心形,边缘全缘或微波状,上面无毛,下面密被星状毛,基生脉三条。花单性异株,无花被。穗状花序顶或腋生,长5～10cm;雄花序单生或数枚簇生,雄花几无梗,花萼三裂,密被黄色茸毛,雄蕊多数,花丝短;雌花序花疏生,子房球形,3室,花柱3,柱头羽状。蒴果球形,被锈色绒毛。种子球形,黑色有光泽,直径约3mm。花期4～6月,果期8～11月。

【分布生境】产于北温泉、青龙寨等地。城口、酉阳、彭水、石柱、万州、云阳、武隆、忠县、南川、江津、合川、北碚,海拔250～2000m处有分布。陕西、江苏、安徽、浙江、福建、台湾、湖北、湖南、广东、四川也有分布。

【药用部分】根、茎、叶入药。

【采集期】全年可采。

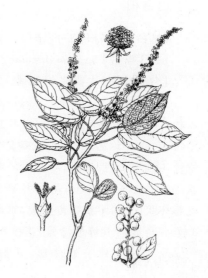

石岩枫

【药性功能】微辛、苦、温。祛风活络,舒筋止痛,解毒消肿,驱虫止痒。

【主治病症】风湿关节炎,腰腿痛,产后风瘫,绦虫病;外用治跌打损伤,痈肿疮疡。

【用量用法】3～6g,煎水服。外用适量,干品研末调茶油敷或鲜品捣烂敷患处。

320.乌桕

【别名】卷子树、鸦臼、蜡子树、红心郎。

【拉丁学名】*Sapium sebiferum*（L.）Roxb.

【分类地位】大戟科,乌桕属。

【形态特征】落叶乔木,高可达15m;树皮暗灰色,不规则纵裂,具乳汁;小枝淡黄绿色,无毛。单叶互生,叶片菱形至菱状卵形,长3～9cm,宽2.5～7.5cm,先端长渐尖,基部宽楔形,上面暗绿色,下面黄绿色,全缘;叶柄细长,顶端有两枚腺体。花单性同株,无花瓣及花盘,顶生穗状花序,长6～12cm,雄花生花序上部,雌花生下部;雄花花萼3浅裂,雄蕊2～3枚;雌花具细长的花梗,花萼3深裂,子房光滑,3室。蒴果梨状球形,直径1～1.5cm;种子球形,黑色,外被白蜡层。花期5～7月,果期7～10月。

【分布生境】产于缙云山各地。城口、巫山、酉阳、秀山、黔江、彭水、涪陵、南川、江津、合川、北碚等地,海拔 200～2900m 地区有分布,广布于黄河以南各省区。

【药用部分】根皮、树皮、叶入药。

【采集期】根皮、树皮四季可采,叶多为鲜用。

【药性功能】苦、微温。有小毒。杀虫,解毒,利尿,通便,消肿,散结,逐水。

【主治病症】血吸虫病,肝硬化腹水,大小便不利,毒蛇咬伤;外用治疗疮,鸡眼,乳腺炎,跌打损伤,湿疹,皮炎。

【用量用法】根皮、树皮 3～9g;叶 9～15g,水煎服。外用适量,鲜品捣烂敷患处或煎水洗。

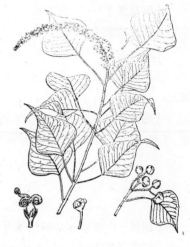

乌桕

321.山乌桕

【别名】红乌桕、红叶乌桕。

【拉丁学名】*Sapium discolor* (Champ. ex benth) Muell.

【分类地位】大戟科,乌桕属。

【形态特征】落叶乔木,高可在 10m 以上。小枝灰褐色,有点状皮孔,嫩枝、嫩叶带红色。单叶互生,叶片椭圆状卵形或椭圆形,长 4～10cm,宽 2～5cm,先端急尖,基部圆形或宽楔形,上面绿色,背面粉绿色,全缘;叶柄长 2～7.5cm,上端有 2 枚腺体。穗状花序顶生,长 4～9cm;花单性,雌雄同序,无花瓣及花盘;雄花花萼杯状,先端不整齐齿状裂,雄蕊 2;雌花生花序基部,萼片 3 枚,三角形,子房卵形,3 室,花柱 3,基部合生。蒴果球形,直径约 1cm,黑色;种子近球形,外被蜡层。花期 6～7 月,果期 8～10 月。

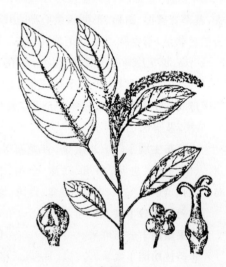

山乌桕

【分布生境】产于缙云寺一带林中。城口,开县、巫溪、奉节、万县、忠县、南川、渝北、北碚等县区,海拔 500～1600m 地区有分布。浙江、福建、台湾、江西、湖南、云南、贵州、四川、广东、广西也有分布。

【药用部分】根皮、树皮及叶入药。

【采集期】根皮、树皮全年可采,叶鲜用。

【药性功能】涩、苦、寒。有小毒。泻下逐水,散瘀消肿,解毒,杀虫,止痒。

【主治病症】根皮、树皮:治肾炎水肿,肝硬化腹水,大小便不通。叶:外用治跌打肿痛,毒蛇咬伤,过敏性皮炎,湿疹,带状疱疹。

【用量用法】根皮、树皮 3～9g,水煎服。外用适量鲜叶捣烂敷患处或煎水洗。

【附方】治白浊:山乌桕根 15g,猪肉 60g,水煎服。(出自《福建药物志》)

【附注】孕妇及体虚弱者忌服。

322.山麻杆

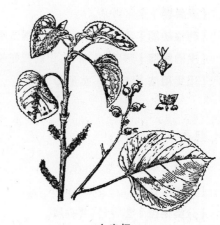

【**别名**】野火麻、桂圆树。

【**拉丁学名**】*Alchornea davidii* Fr.

【**分类地位**】大戟科，山麻杆属。

【**形态特征**】落叶灌木，高1～2.5m，少分枝，幼枝密被茸毛，以地下根茎蔓延生长。单叶互生，叶片阔卵形至扁圆形，长7～13cm，宽9～17cm，先端渐尖，基部心形，下面密被绒毛，叶片基部有2枚腺体，基出脉三条。花单性，雌雄同株，无花瓣；雄花密集，排列成长1～3cm的圆柱形穗状花序，生于枝条上部，萼4裂，雄蕊6～8枚，花丝分离；雌花序生下方，排成疏散总状花序。长4～5cm，萼4裂，子房球形，3室，花柱3，长7～8mm。蒴果扁球形，直径约1cm，密被红色柔毛。花期2～5月，果期8月。

山麻杆

【**分布生境**】产于北温泉乳花洞一带，常见于石灰岩上。巫山、奉节、忠县、武隆、南川、北碚，海拔200～1260m地区有分布。山东、河南、陕西、江苏、浙江、福建、江西、安徽、湖南、湖北、云南、贵州、四川、广东、广西也有分布。

【**药用部分**】茎、皮、叶药用。

【**采集期**】茎、皮全年可采，叶鲜用。

【**药性功能**】淡、平。解毒，杀虫，止痛。

【**主治病症**】疯狗咬伤，蛔虫病，腰痛。

【**用量用法**】3～6g，水煎服。外用适量，鲜品捣烂敷患处。

⊱• 芸香科（Rutaceae）•⊰

323.裸芸香

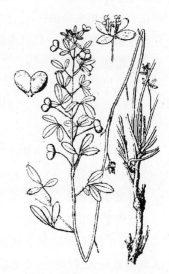

【**别名**】山麻黄、虱子草、蛇咬花、臭虫草。

【**拉丁学名**】*Psilopeganum sinense* Hemel.

【**分类地位**】芸香科，裸芸香属。

【**形态特征**】多年生宿根草本，高40～80cm，基部木质，自基部多分枝，枝中空，全体各部均无毛，散生透明腺点。三出复叶，小叶片薄纸质或膜质，卵形、长椭圆至倒卵状披针形，长7～25mm，先端钝，基部宽楔形至狭楔形，光滑，边缘略反卷，有细小腺点；总叶柄长达2cm，小叶柄极短。花两性，单生于叶腋，淡黄色；花梗纤细；花萼长约1mm，4～5深裂，宿存；花瓣4或5，薄膜质，卵状矩圆形，长4～6mm；雄蕊8～10枚，较花瓣短，花盘细小；雌蕊由2心皮合成，顶端浅裂，子房无柄。蒴果2室，顶端2裂，每室有种子5～6粒；种子肾形。花期3～4月，果期4～5月。

裸芸香

【分布生境】产于北温泉石砾处草丛中。巫山、巫溪、万州、云阳、武隆、南川、江津、重庆主城区各区县,海拔 250～1000m 处有分布。湖北、贵州、四川也有分布。

【药用部分】全草及根药用。

【采集期】全年可采。

【药性功能】微辛、温。解表,止呕定喘。

【主治病症】感冒、咳喘、水积病及蛇咬伤;根:治腰痛。

【用量用法】6～15g,水煎服。

324.芸香

【别名】臭草、臭艾、小香草。

【拉丁学名】*Ruta gravealens* L.

【分类地位】芸香科,芸香属。

【形态特征】多年生木质草本,高可达 1m,全体各部均无毛,但多腺点,能释放出强烈刺激气味。叶互生,2～3 回羽状深裂至全裂,呈复叶状,长 6～12cm,裂片倒卵状矩圆形,倒卵形或匙形,长 1～2cm,先端急尖或钝,基部楔形,全缘或微有钝齿。聚伞花序顶生;花金黄色,直径约 2cm;萼片 4～5,细小,宿存;花瓣 4～5,边缘撕裂状;雄蕊 8～10;心皮 4～5,上部离生,花盘有腺点。蒴果 4～5 室;种子有棱,种皮有瘤状突起。花期 5～6 月,果期 7～8 月。

【分布生境】缙云寺栽培。原产地中海沿岸地带,重庆及长江流域以南各地有栽培。

【药用部分】全草入药。

【采集期】全年可采。

【药性功能】辛、微苦、凉。清热解毒,散瘀止痛,祛风活血。

【主治病症】感冒发热,小儿惊风,湿疹,月经不调,热毒疮疡,跌打损伤,牙痛,蛇虫咬伤。

【用量用法】6～15g,水煎服。外用适量,鲜品捣烂敷患处。

【附注】孕妇忌服。

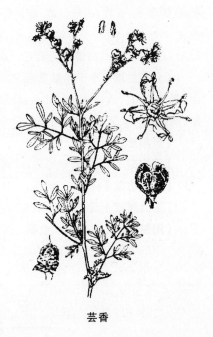

芸香

325.日本常山

【别名】臭常山、臭山羊、胡椒树。

【拉丁学名】*Orixa japonica* Thunb.

【分类地位】芸香科,臭常山属。

【形态特征】落叶灌木,高 1～3m;枝平滑,暗褐色,嫩枝绿色,被短柔毛。单叶互生,叶柄长5～8mm,有疏毛;叶片菱状卵形、卵状椭圆形或倒卵形,长 3～17cm,宽 2～9cm,先端渐尖或具钝尖头,基部宽楔形,全缘或具细钝锯齿,嫩叶被毛,薄纸质或膜质,具黄色半透明腺点,有恶臭,两面沿叶脉有毛。花单性,雌雄异株,黄绿色;雄花序总状,腋生,长 2～4cm,花柄基部有 1 宽卵形的苞片,花4 数,花瓣有透明腺点,花盘四角形;雌花单生,具 4 枚退化雄蕊,心皮4,离生,球形。蓇葖果二瓣裂开;种子黑色,近球形。花期 4～6 月,果期 8～9 月。

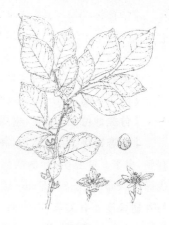

【分布生境】产于缙云寺、复兴寺竹林中,巫山、石柱、武隆、南川、北碚等区县,海拔 400~1100m 的山坡灌丛及疏林中有分布。江苏、江西、湖北、四川、贵州等省也有分布。

【药用部分】根、茎、叶药用。

【采集期】根、茎全年可采,叶夏秋采。

【药性功能】苦、平、凉。清热利湿,行气活血,截疟,止痛,安神。

【主治病症】风热感冒,风湿关节肿痛,胃痛,疟疾,跌打损伤,神经衰弱。外用治痈肿疮毒。

【用量用法】3~9g,水煎服。外用适量,调酒捣烂敷患处。

日本常山

326.枳

【别名】臭桔、唐桔、枸棘子、枸桔。

【拉丁学名】*Poncirus trifoliata*(L.) Raf (*Citrus trifoliate L.*)

【分类地位】芸香科,枳属。

【形态特征】落叶灌木或小乔木,高 5~7m,树皮黑褐色,多分枝。小枝有棱,扁平,多枝刺。三小叶复叶互生,叶柄有翅,顶生小叶片倒卵形或椭圆形,长 1.5~6cm,宽 0.7~3cm,先端圆钝或微凹,基部楔形,边缘有钝齿或全缘,上面沿脉有短毛,下面光滑无毛。花单生或成对腋生,先叶开放,直径 3.5~5cm,白色,有香气;萼片 5,离生;花瓣 5,长 1.8~3cm;雄蕊 8~20,长短不等,子房多毛,6~8 室。柑果球形,直径 3~5cm,熟时橙黄色,具茸毛,有香气。种子多数。花期 4~5 月,果期 10 月。

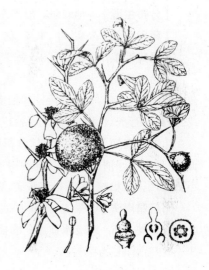

【分布生境】缙云山各地栽培,作菜园果园绿篱。重庆各区县都有栽培,作篱笆用。

【药用部分】果及叶药用。

【采集期】7~9 月采未成熟果实,叶全年可采。

枳

【药性功能】辛、苦、温。果:健胃消食,理气止痛。叶:行气消食,止呕。

【主治病症】果:胃痛,消化不良,胸腹胀痛,便秘,子宫脱垂,脱肛,睾丸肿痛,疝痛。叶:反胃,呕吐。

【用量用法】果 9~15g,水煎服。叶 6~15g,水煎服。

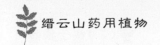

327.柚

【别名】气柑、朱栾、文旦、柚子。

【拉丁学名】*Citrus maxima* (Burm) Merr. [*C. grandis* (L.) Osb.]

【分类地位】芸香科,柑橘属。

【形态特征】常绿乔木,高5~10m。树皮淡黄灰色,小枝有棱,有刺,扁平。叶互生,叶柄两侧各有6~12mm宽的翅;叶片宽卵形或椭圆状卵形,长8~20cm,宽3.5~8.5cm,先端渐尖,基部近圆形,与叶柄相连处有关节,边缘略有波状。花单生或数朵簇生于叶腋,长18~25cm;花萼长约1cm,绿色;花瓣白色,有香气,花盛后反卷;雄蕊20~25枚,花药黄色;子房圆球形被柔毛,果实大,球形、扁球形或梨形,直径10~25cm,果皮光滑,黄绿色,布满油点。花期4~5月,果期9~11月。

【分布生境】各地栽培。原产东南亚。

【药用部分】果实、叶、果皮、花、核、根入药。

【采集期】叶根全年可采,果9~11月采。

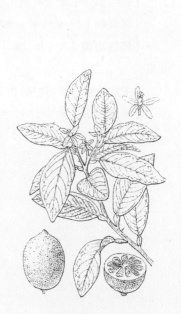

柚

【药性功能】①果实:甘、酸、寒。消食,化痰醒酒。②柚叶:辛、苦、温。行气止痛,解毒消肿。③柚皮:甘、辛、苦、温。归脾、肺、肾经。宽中理气,化痰止咳,消食,平喘。④柚花:味苦。行气,化痰,止痛。⑤柚核:味苦。理气。⑥柚根:辛、苦、温。理气止痛,散风寒。

【主治病症】①果实:治饮食积滞,食欲不振,醉酒。②柚叶:治头风痛,寒湿痹痛,食滞腹痛,乳痈,扁桃体炎,中耳炎。③柚皮:主治气郁胸闷,脘腹冷痛,食积,泻痢,咳喘,疝气。④柚花:治胃脘胸膈胀痛。⑤柚核:治小肠疝气。⑥柚根:主治胃脘胀痛,疝气疼痛,风寒咳嗽。

【用量用法】①果实:适量生食。②柚叶:9~18g,煎水服;外用,捣烂敷或煎水洗。③柚皮:3~6g,水煎服。④柚花:1.5~4.5g水煎服。⑤柚核:3~9g水煎服。外用,煎水洗。⑥柚根:9~15g煎水服。

328.柠檬

【别名】洋柠檬。

【拉丁学名】*Citrus limon* (L.) Burm. f.

【分类地位】芸香科,柑橘属。

【形态特征】常绿灌木或小乔木,高达5m,小枝叶腋有硬刺。叶互生,叶片长椭圆形至椭圆卵形,长6~10cm,先端短,锐尖或钝,边缘有钝锯齿;叶柄短,有狭翅,顶端与叶片接连处有关节。花单生或数朵簇生于叶腋;花萼5裂,绿色;花瓣5,条状长圆形,外面淡紫色,内面白色;雄蕊10枚以上;子房向上渐狭窄,8~10室;果实长圆形或卵圆形,顶端有乳头状突起,长7.5~12.5cm,果皮淡黄色,粗糙,瓤囊8~10瓣,味酸。花期5月,果熟期11月。

【分布生境】缙云山白纸厂等地栽培,重庆各地栽培。原产印度。

【药用部分】果、根药用。

【采集期】秋、冬采果,根全年可采。

柠檬

【药性功能】果:酸、甘、平;入胃、肺经;化痰止咳,生津健胃,安胎。根:辛、苦、温,行气止痛,止咳平喘。

【主治病症】果:支气管炎,百日咳,食欲不振,维生素 C 缺乏症,中暑烦渴。根:胃痛,疝气痛,睾丸炎,咳嗽,支气管炎,哮喘。

【用量用法】果 15～30g,生食或水煎服。根,30～60g,水煎服。

329.橘柑

【别名】橘,红橘,黄橘,橘子。

【拉丁学名】*Citrus reticulata* Blanco

【分类地位】芸香科,柑橘属。

【形态特征】常绿小乔木或灌木,高 3～4m,树姿较直立,树冠较紧凑,枝条细弱,通常有刺。叶互生,叶柄细长,翅不明显;叶片革质,披针形至卵状披针形,长 5.5～8cm,宽 2.5～4cm,先端渐尖,基部楔形,全缘或有钝齿,上面深绿色,下面淡绿色,中脉稍凸起。花黄白色,单生或 2～3 朵簇生于叶腋;花萼 5 裂;花瓣 5 瓣;雄蕊 18～24 枚,花丝常 3～5 条合生;子房 9～15 室,果扁球形,直径 2.5～7.5cm,果皮易剥离,橙黄色或淡红黄色,瓤囊易分开,花期 5 月,果期 10 月。

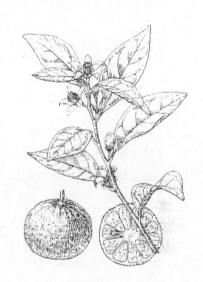

橘柑

【分布生境】缙云山各地栽培。我国长江流域和长江流域以南各省广泛栽培。

【药用部分】果皮、核、络、叶药用。

【采集期】10～11 月采果,取果皮、核和络。叶全年可采。

【药性功能】①果皮(陈皮):辛、苦、温。理气健胃,燥湿化痰。②核(种子):平、苦。理气止痛。③橘络(果皮内的筋络):苦、平。通络,化痰。④橘叶:苦、平。行气,解郁,散结。

【主治病症】①果皮(陈皮):胃腹胀满,呕吐呃逆,咳嗽痰多。②核(种子):乳腺炎,疝痛,睾丸肿痛。③橘络:咳嗽痰多,胸胁作痛。④橘叶:乳腺炎,胁痛。

【用量用法】①果皮 5～15g,水煎服。②核:5～15g,核捣碎水煎服。③橘络:5～15g,水煎服。④橘叶 5～15g,水煎服。

【附方】①治急性乳腺炎:陈皮 30g,连翘、柴胡各 9g,金银花 5g,甘草 6g,水煎服。每日 1～2 剂。

②治睾丸肿痛:橘核、海藻、川楝各 9g,桃仁、木通各 6g,木香 12g,水煎服。

(①②方出自《全国中草药汇编》)

330.酸橙

【别名】钩头橙、皮头橙。

【拉丁学名】*Citrus aurantium* L.

【分类地位】芸香科,柑橘属。

【形态特征】常绿小乔木,高 6～9m,枝三棱形,有长刺。叶互生;叶柄有狭长或倒心形的翅;叶片革质,卵状矩圆形或倒卵形,长 5～10cm,宽 2.5～5cm,全缘或具微波状齿,两面均无毛,具半透明的腺点。花 1 至数朵簇生于当年生枝顶端或叶腋;花萼盘状 5 裂,绿色;花瓣,长圆形,白色,有芳香,雄蕊约 25,花药黄色,花丝基部部分连合;子房上位,花柱粗壮,柱头头状。柑果近球形,直径 7～8cm,果皮黄色,厚而粗糙,味极酸。花期5月,果熟期11月。

【分布生境】石华寺有栽培。酉阳、秀山、江津、重庆主城区有栽培。江苏、浙江、江西、广东、贵州、四川、西藏等省区也有栽培。

【药用部分】未熟幼果晒干或炕干药用。

【采集期】5～6月采幼果。

【药性功能】苦、酸、微寒。破气,行痰,散积,消痞。

【主治病症】食积痰滞,胸腹胀满,腹胀腹痛,胃下垂,脱肛,子宫脱垂。

【用量用法】5～15g,水煎服。

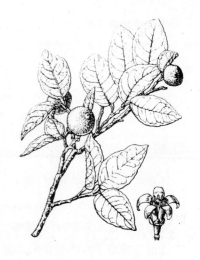

酸橙

331.刺壳花椒

【别名】刺壳椒、三百棒。

【拉丁学名】*Zanthoxylum echinocarpum* Hemsl.

【分类地位】芸香科,花椒属。

【形态特征】常绿灌木或攀缘藤本,高 1.5～3m,小枝褐色,具皮刺。奇数羽状复叶,具小叶 5～11 片,小叶边缘有锯齿,具油点,革质长椭圆形,长 7～12cm,宽 2.5～4.5cm,顶端骤尖或长渐尖,基部宽楔形或近圆形;叶柄长 2～5cm,无翅。圆锥花序腋生,长达20cm,花小,单性异株或杂性,花被片 5～8 片,雄花雄蕊 5～8 枚,内有退化雌蕊;雌花由 2～5 个心皮组成,雄蕊退化。蓇果球形,外被披针形硬刺;种子黑色。花期3～5月,果期9～10月。

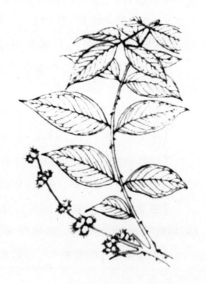

【分布生境】产于北温泉后山和朝阳峰林中,城口、巫山、巫溪、奉节、垫江、酉阳、秀山、黔江、彭水、涪陵、南川、綦江、江津、渝北、北碚海拔305～1200m 处有分布。

【药用部分】根药用。

【采集期】全年可采。

【药性功能】辛、苦、温。祛风除湿,行气活血。

【主治病症】治风湿疼痛,胃腹冷痛。

刺壳花椒

【用量用法】15～20g,水煎服。

332.竹叶花椒

【别名】野花椒、竹叶椒。

【拉丁学名】*Zanthoxylum armatum* DC. (*Z. planispinum* Sieb. et Zucc.)

【分类地位】芸香科,花椒属。

【形态特征】灌木或小乔木,高 2～4m。根粗壮,木质,外皮粗糙,内面黄色。枝平展,具基部扁平的皮刺,老枝上的皮刺基部木栓化,嫩枝有时有短柔毛。奇数羽状复叶,具小叶 3～7 片,小叶片披针形或椭圆状披针形,或椭圆形,长 5～9cm,宽 1～1.5cm,先端渐尖,基部楔形,边缘具细钝锯齿,无柄,叶轴和中脉有皮刺,无毛。聚伞状圆锥花序腋生,长 2～6cm;花黄绿色,单性,花被片 6～8 片;雄花雄蕊 6～8 枚;雌花心皮 2～4 个,花柱略侧生,发育心皮 1～2 个。蒴果红色,表面有粗大突起的油腺点。种子卵形,黑色,有光泽。花期3～4 月,果期 5～9 月。

【分布生境】产于缙云寺附近和灯草坪林缘。城口、巫溪、巫山、奉节、忠县、南川、巴南、北碚等区县海拔 300～2000m 处有分布。我国东南至西南、北至秦岭均有分布。

【药用部分】根、果、叶入药。

【采集期】根全年可采,秋季采果,夏季采叶。

【药性功能】辛、微苦、温。有小毒。温中理气,祛风除湿,活血止痛,驱虫止痒。

【主治病症】根、果:胃腹冷痛,胃肠功能紊乱,蛔虫病腹痛,感冒头痛,风寒咳喘,龋齿牙痛。叶:外用治跌打损伤,痈肿疮毒,皮肤瘙痒。

【用量用法】果 5～15g,根 25～50g,水煎服。叶:外用适量捣烂敷患处或水煎洗患处。

【附方】①治皮肤瘙痒:竹叶花椒叶,大桉叶各适量,煎水洗。
②治胃寒痛:竹叶花椒果 6g,生姜 9g,水煎服。
③治风湿性关节炎、腰肌劳损:竹叶花椒根 30g,水煎调酒服。
(①～③方出自《全国中草药汇编》)

【附注】孕妇忌服。

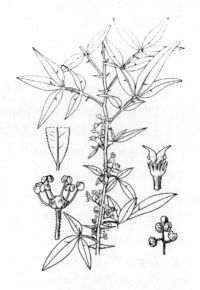

竹叶花椒

333.秃叶黄柏

【别名】黄皮树、峨眉黄柏。

【拉丁学名】*Phellodendrom chinensis* var. *glabriusculum* Schenid.（*P. chinense* Schneid var. *omeiense* Huang）

【分类地位】芸香科,黄柏属。

【形态特征】落叶乔木,高 10～15m。树皮内层黄色,叶极苦。奇数羽状复叶,具小叶 9～15 片;小叶片卵状椭圆形,长 7～9cm,宽 3～4.5cm,先端尾状渐尖,主脉两侧不对称。边缘具钝的小锯齿,两面均无毛;总叶柄长约 9cm。聚伞或伞房圆锥花序顶生,花序分枝与花梗均被短柔毛;花黄绿色,单性异株,直径约 5mm;雄花的雄蕊 5 枚,花丝长,伸出花瓣外,退化雌蕊卵形,小,花柱 5 个,被长白毛;雌花 5～6 个心皮合生,退化雄蕊短小。浆果状核果,直径约 1cm,较密集,熟时黑色,有核 5～6 粒。花期 5 月,果熟期 9 月。

【分布生境】缙云山火烧房子有栽培,海拔 750m。彭水、南川、武隆海拔 700～1600m 处有分布,北碚有栽培。陕西、甘肃、江苏、浙江、台湾、湖南、湖北、云南、四川、广东、广西有分布。

【药用部分】树皮药用。

【采集期】5 月初～6 月初采树皮。

【药性功能】苦、寒。清热解毒,泻火燥湿。

【主治病症】湿热痢疾,泄泻,黄疸,梦遗,淋浊,带下,骨蒸劳热。口舌生疮,目赤肿痛,痈疽疮毒,皮肤湿疹。

【用量用法】3～9g,煎水服。外用适量,研末敷或煎水洗。

【附注】降实火,宜生用;清虚热,宜盐水炒用;止血,宜炒炭用。

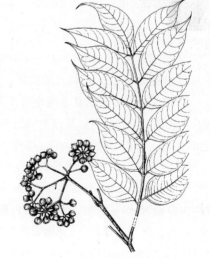

秃叶黄柏

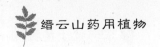

334. 臭辣茱萸

【别名】臭辣树、野米辣、臭桐子树。

【拉丁学名】*Evodia fargesii* Dode

【分类地位】芸香科,吴茱萸属。

【形态特征】落叶乔木,高达 15m,树皮平滑。枝暗紫褐色,幼时有柔毛。奇数羽状复叶,对生,小叶 5～11 片,小叶片椭圆状卵形或长椭圆状披针形,长 6～11cm,宽 2～5cm,先端渐尖或长渐尖,基部宽楔形,偏斜,全缘或有不明显的圆钝锯齿,上面绿色,近无毛,下面灰白色,沿中脉疏生柔毛,无腺点。聚伞圆锥花序顶生;花白色或淡绿色,单性异株;萼片 5 片,花瓣 5 瓣,雄花雄蕊 5 枚,着生于花盘基部,花丝下部被柔毛;雌花子房深 5 裂,花柱合生呈柱状,柱头头状。蒴果分裂成 4～5 果瓣,熟时紫红色或淡红色。花期 7～8 月,果期 9～10 月。

【分布生境】产于缙云寺旁破空塔前山沟处,海拔 720m。城口、巫溪、奉节、万盛、北碚等区县海拔 600～1500m 地带有生长。长江流域各省有分布。

【药用部分】果入药。

【采集期】秋季采,阴干。

【药性功能】辛、苦、温。止咳。

【主治病症】麻疹后咳嗽。

【用量用法】鲜果 15～18g,水煎服。

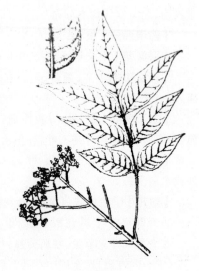

臭辣茱萸

335. 吴茱萸

【别名】吴萸、茶辣、辣子、臭辣子、吴椒、臭泡子。

【拉丁学名】*Evodia rutaecarpa* (Juss.) Benth.

【分类地位】芸香科,吴茱萸属。

【形态特征】落叶灌木或小乔木,高 3～10m,树皮暗红色或青灰褐色,有光泽;小枝紫褐色,具白色椭圆形皮孔,幼枝、叶轴及花序轴均被锈色长柔毛。奇数羽状复叶对生,小叶 5～9 片,除顶生小叶外,其余对生,小叶片椭圆形至卵形,长 6～15cm,宽 3～7cm,全缘或有不明显的钝锯齿,下面密被长柔毛,有粗大腺点,聚伞状圆锥花序顶生,花单性,雌雄异株,花序轴粗壮,花密集,5 数;花瓣白色,长圆形,长 4～6mm;雄花具 5 枚雄蕊,生于极小的花盘上,退化子房先端 4～5 裂;雌花花瓣较雄花略大,退化雄蕊鳞片状,子房长圆形,心皮 5,花柱粗短,柱头 4～5 浅裂。果实扁球形,紫红色,熟时裂成 5 瓣,每瓣有种子 1 个。种子黑色,有光泽。花期 7～8 月,果期 9～10 月。

【分布生境】缙云山水马门有栽培,海拔 600m 左右。城口、巫溪、巫山、奉节、南川等重庆大多数区县有栽培。分布于长江流域以南各省区,多为栽培。

【药用部分】果、根、叶药用。

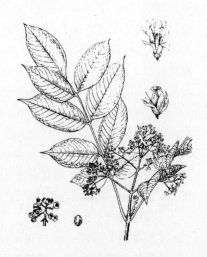

吴茱萸

【采集期】7～8 月采果,7～10 采叶,7～11 采根。

【药性功能】①果:辛、苦、热。有小毒。温中、散寒、燥湿、疏肝、止呕、止痛。②叶:辛、苦、热。散寒、止痛、敛疮。③根:辛、苦、热。无毒。温中、行气、杀虫。

【主治病症】①果:治胃腹冷痛,恶心呕吐,泛酸嗳气,腹泻,蛲虫病。②叶:治霍乱转筋,心腹冷痛,头痛,疮疡肿毒。③根:治脘腹冷痛,泄泻,痢疾,风寒头痛,经闭腹痛,寒湿腰痛,疝气,蛲虫病。

【用量用法】①果:1.5～5g,煎汤服。或入丸、散。外用适量,研末调敷或煎水洗。②叶:外用适量,捣烂加热敷或煎水洗。③根:9～15g,煎水服,或浸酒服。

━━━━━━ ꔫ• 苦木科（Simaroubaceae）•ꔫ ━━━━━━

336.苦树

【别名】苦皮树、苦树皮、苦胆木、赶狗木、熊胆树、土樗子、苦木。

【拉丁学名】*Picrasma quassioides* (D. Don) Benn.

【分类地位】苦木科,苦树属。

【形态特征】落叶灌木或小乔木,高达 10m。树皮灰褐色或灰黑色,平滑,有灰色皮孔和斑纹,幼枝灰绿色,老枝灰褐色,均有明显的黄色皮孔。奇数羽状复叶互生,长 20～30cm;小叶 9～15 片,近无柄,对生;小叶片卵形至卵状椭圆形,长 4～10cm,宽 2～4cm,先端渐尖,基部宽楔形,偏斜,边缘具不整齐钝锯齿。聚伞花序腋生;花单性异株或杂性,黄绿色;萼片 4～5,卵形,被毛;花瓣 4～5,倒卵形;雄蕊 4～5,着生于花盘基部;心皮4～5,卵形。核果倒卵形,3～4 个并生,蓝色至红色,花萼宿存。花期4～5 月,果期 6～8 月。

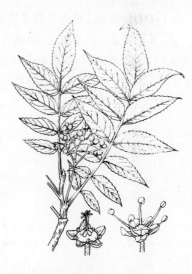

苦树

【分布生境】产于洛阳桥附近、板子沟、杉木园等地,在林中或林缘。城口、巫山、巫溪、奉节、万州、开县、云阳、石柱、黔江、酉阳、秀山、武隆、南川、万盛、綦江、江津、合川、北碚等区县,海拔 200～2000m 处有分布。我国从辽宁、河北至广东、广西均有分布。

【药用部分】根及茎皮入药。

【采集期】全年可采。

【药性功能】苦、寒。有毒。清热解毒、燥湿杀虫。

【主治病症】上呼吸道感染,肺炎,急性胃肠炎,痢疾,胆道感染,疮疖,疥癣,毒蛇咬伤,湿疹,水火烫伤。

【用量用法】6～15g,水煎服。外用适量,煎水洗,浸酒涂或研末调敷。

【附注】孕妇慎服。

337.臭椿

【别名】樗木树、山椿、虎目树、大眼桐、鬼目。

【拉丁学名】*Ailanthus altissima* (Mill.) Swingle

【分类地位】苦木科,臭椿属。

【形态特征】落叶乔木,高达 20m,根皮灰黄色,皮孔明显,纵向排列。树皮平滑有纵裂纹;嫩枝赤褐色,被疏柔毛。奇数羽状复叶,互生,长 45～90cm,具小叶 13～25 片;小叶片卵状披针形,长 7～12cm,宽 2～4.5cm,先端渐尖至尾尖,基部截形,全缘或近基部有 1～2 个粗锯齿,齿端下面有 1 枚腺体。上面深绿色,下面灰绿色,揉破有奇臭。圆锥花序顶生;花杂性,白色带绿;萼片 5～6 片;花瓣 5～6 瓣;雄花有雄蕊 10 枚,无退化雌蕊;两性花雄蕊较短,子房 5 个心皮,柱头 5 裂。翅果长椭圆形,长 3～5cm,成熟时黄褐色,有种子 1 粒。花期 4～5 月,果熟期 8～10 月。

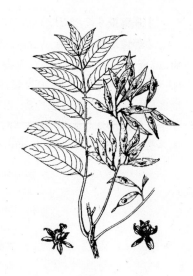

臭椿

【分布生境】产于狮子峰水池边阔叶林缘,海拔 800m 左右。城口、南川、涪陵、酉阳、石柱、北碚等区县有分布。全国除黑龙江、吉林、青海、海南外均有分布。

【药用部分】以根皮和果实入药。

【采集期】根皮春、夏季采收,秋末采果。

【药性功能】①根皮:苦、涩、寒。归大肠、胃、肝经。燥湿清热,止泻,止血,杀虫。②果实:苦、凉。清热利尿,止痛止血。

【主治病症】①根皮:慢性痢疾,肠炎,便血,遗精,白带,功能性子宫出血。②果实:治胃痛,便血,尿血;外用治阴道滴虫。

【用量用法】根皮及果实均为 10～15g,煎水服。外用适量,煎水冲洗。

【附方】①治膀胱炎、尿道炎:臭椿根白皮 12g(鲜品 45g),鲜车前草 60g,煎服。(出自《安徽中草药》)
②治关节疼痛:臭椿根皮 30g,酒水各半,猪脚 1 只,同炖服。(出自《福建药物志》)

【附注】脾、胃虚弱者慎服。

棟科(Meliaceae)

338.香椿

【别名】春芽树、椿树、红椿。

【拉丁学名】*Toona sinensis* (A. Juss.) Roem.

【分类地位】棟科,香椿属。

【形态特征】落叶乔木,高 10～15m(25m)。树皮赭褐色,片状剥落。幼枝被柔毛。偶数羽状复叶,长 25～50cm,有特殊气味;小叶 8～11 对,对生,纸质,卵状披针形至卵状椭圆形,长 9～15cm,宽 2.5～4cm,先端尾尖,基部两侧不对称,偏斜的圆形或宽楔形,边缘具疏锯齿或全缘。圆锥花序顶生,花白色;花萼杯状,被柔毛及缘毛;花瓣 5 瓣,长椭圆形,长 4～5mm,先端钝;雄蕊 10 枚,5 个发育,5 个退化,退化雄蕊长仅为发育雄蕊之半;子房有沟纹 5 条。蒴果狭椭圆形或近卵形,长 1.5～2.5cm,5 瓣开裂;种子椭圆形,一端有膜质长翅。花期 6～8 月,果期 10 月。

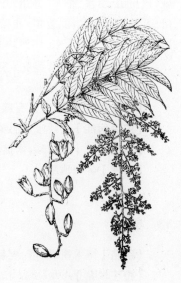

香椿

【分布生境】缙云山各处农家有栽培。重庆各区县均有栽培或野生。我国北起辽宁、河北,南至广东、广西等省区有分布。

【药用部分】根皮、叶、嫩枝及果入药。

【采集期】根皮全年可采,果秋后采,叶嫩枝夏秋采。

【药性功能】①根皮:苦、涩、微寒。清热燥湿,止血,杀虫。②叶、嫩枝:平、苦、辛。祛暑化湿,解毒,杀虫。③果:苦、涩、温。消炎止痛。

【主治病症】①根皮:治痢疾,肠炎,泌尿道感染,便血,血崩,白带,风湿腰腿痛。②叶及嫩枝:治痢疾,中暑,呕吐,泄泻,痈疽肿毒,疥疮,白秃。③果:治胃、十二指肠溃疡,慢性胃炎。

【用量用法】①根皮:15～25g,水煎服。②叶、嫩枝:鲜品 30～60g,水煎服。③果:10～15g,水煎服。外用适量煎水洗。

【附注】气虚多汗、脾胃虚寒者慎服。

339.米仔兰

【别名】珠兰、秋兰、鱼子兰、千里香、木珠兰。

【拉丁学名】*Aglaia odorata* Lour.

【分类地位】楝科,米仔兰属。

【形态特征】常绿灌木或小乔木,高 1～7m,多分枝,树冠半圆形,幼嫩部分常被星状锈色鳞片。奇数羽状复叶,互生;具小叶3～5 片,侧生小叶对生;小叶片倒卵形至矩圆形,长 2～7cm,宽1～3cm,顶生小叶较侧生小叶略大,先端急尖或钝,基部狭楔形,两面均无毛;叶轴有狭翅。圆锥花序腋生,长 5～10cm,无毛;花黄色,芳香,直径约 2mm,各部均无毛,花萼5 裂,裂片圆形,绿色;花瓣 5 片,黄色;雄蕊 5 枚,花丝合生成筒状花药 5 枚,生于筒内;子房卵形,1～2 室,密被黄色毛,花柱短,柱头卵形;浆果近球形,长 10～12mm,被散生星状鳞片;种子具肉质假种皮。花期6～11 月。

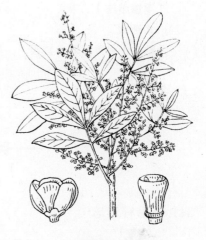

米仔兰

【分布生境】北温泉有栽培。重庆低海拔地区有栽培,广东、广西等省区有栽培。

【药用部分】枝、叶、花药用。

【采集期】枝叶全年可采,花 7～8 月采。

【药性功能】①枝、叶:辛、微温。活血散瘀,消肿止痛,祛风湿。②花:甘、辛、平。行气解郁。

【主治病症】①枝、叶:风湿关节痛,跌打损伤,痈疽肿毒。②花:气郁,胸闷,食滞腹胀。

【用量用法】①枝、叶:15～20g,水煎服。外用,鲜叶捣烂调酒敷。②花:5～15g,水煎服。

【附方】①治跌打骨折、痈疮:米仔兰枝叶 9～12g,水煎服,并用鲜叶捣烂,调酒炒热外敷。

②治气郁胸闷、食滞腹胀:米仔兰花 3～9g,水煎服。

（①②方出自《广西本草选编》）

340.川楝

【别名】金铃子、川楝子、苦楝子。

【拉丁学名】*Melia toosendan* Sieb. et Zucc.

【分类地位】楝科,楝属。

【形态特征】落叶乔木,高 8～25m。树皮灰褐色,有纵沟纹;小枝幼嫩部分密被褐色星状鳞片,后变秃净,叶痕和皮孔明显。二回奇数羽状复叶,互生,连叶柄长 35～45cm,具羽片 4～5 对,小叶对生,具短柄或无柄;小叶片膜质椭圆状披针形或卵形,长4～10cm,宽2～4.5cm,先端渐尖,基部楔形,通常全缘,两面无毛。圆锥花序腋生;花萼灰绿色,萼片5～6;花瓣5～6,淡紫色;雄蕊10或12,花丝合成筒状;花盘杯状;子房近球形,6～8室。核果淡黄色。花期3～4月,果期10～11月。

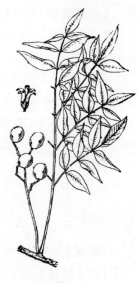

【分布生境】产于绍隆寺附近林边,重庆大部分区县均有栽培或野生,海拔200～2000m。

【药用部分】果实、树皮、根皮药用。

【采集期】11～12月采果,树皮根皮全年可采。

【药性功能】①果实:苦、寒。有小毒。归肝、胃、小肠经。泻火,止痛,疏汗,泄热,行气,杀虫。②树皮、根皮:苦、寒。有毒,杀虫。

【主治病症】①果实:胃痛、虫积腹痛、疝痛、痛经、头癣。②树皮、根皮:蛔虫病。

【用量用法】①果实:8～15g,水煎服。外用研末调水涂。②树皮、根皮:15～25g,水煎服。

川楝

【附注】脾胃虚弱者禁服。一般不宜久服或过量。

远志科 (Polygalaceae)

341.长毛籽远志

【别名】木本远志、木本瓜子金、山桂花、长毛远志。

【拉丁学名】*Polygala wattersii* Hance

【分类地位】远志科,远志属。

【形态特征】灌木或小乔木,高1～4m。叶近革质,聚生小枝顶;叶片椭圆形,椭圆状披针形至倒披针形,长4～10cm,宽1.5～2.5cm,先端渐尖至尾状渐尖,基部楔形,全缘或微波状;叶柄长0.6～1cm。总状花序单生于小枝近顶端的数个叶腋内,2～5个成簇;花黄色或先端带淡红色,长1.2～2cm,外轮萼片3枚,极小,内轮萼片2枚,花瓣状;花瓣3瓣,黄色或先端淡红色;雄蕊8,花丝下部3/4合生成鞘。蒴果椭圆状倒卵形,长10～14mm;种子2粒,有淡棕色长柔毛。花期4～6月,果期5～7月。

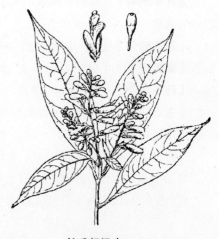

【分布生境】产于大茶沟岩边林缘,海拔300m处。城口、巫山、奉节、彭水、武隆、开县、万县、重庆主城区等,海拔300～1800m地带有分布。

长毛籽远志

【药用部分】根、叶药用。

【采集期】全年可采。

【药性功能】微甘、涩、温。活血解毒。

【主治病症】乳腺炎。

【用量用法】鲜根或叶适量捣烂敷患处。

342.瓜子金

【别名】神砂草、辰砂草、金锁匙、瓜米草、竹叶地丁、金牛草。

【拉丁学名】*Polygala japonica* Houtt.

【分类地位】远志科，远志属。

【形态特征】多年生常绿草本，高15～30cm。根圆柱形，表面褐色，有纵横皱纹和结节，弯曲，支根纤细，茎丛生，直立或歪斜，褐绿色，有灰褐色细毛。单叶互生，叶柄短，有细毛；叶片卵状披针形至长椭圆状披针形，长1～2cm，宽4～8mm，先端短尖，基部圆形或楔形，全缘，叶脉及叶缘有细柔毛。总状花序腋生或与叶对生，最上一个花序不超过茎枝顶端；花蝶形，两性；萼片5，分离，异形；花瓣3片，下部连合；雄蕊8枚，花丝基部连合成鞘状；蒴果宽倒心形，长约6mm，压扁，先端下凹有短尖头，边缘有膜翅，基部有宿存萼片；种子卵形，密生灰白色细毛，花期4～5月，果期5～7月。

【分布生境】产于斩龙垭，大湾及缙云寺右侧毛竹林下和袁家丫口路边，大沱口草坪上。城口、奉节、石柱、彭水、南川、江津、北碚等区县，海拔200～2100m处有分布。我国北起吉林、辽宁，南至广东、广西均有分布。

【药用部分】全草药用。

【采集期】秋季采果及全草。

【药性功能】微辛、微温。归肺、肝、心经。活血散瘀，祛痰镇咳，解毒止痛，宁心安神。

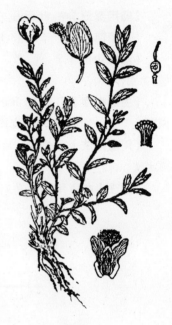

瓜子金

【主治病症】咽炎，扁桃体炎，口腔炎，咳嗽，小儿肺炎，小儿疳积，泌尿系统结石，乳腺炎，骨髓炎，失眠心悸。外用治毒蛇咬伤，痈肿疮疡，跌打损伤。

【用量用法】10～25g(鲜品25～50g)，水煎服。外用适量，鲜品或干品加水捣烂敷患处。

【附方】治骨髓炎、骨结核：瓜子金半斤，用白酒4斤浸泡，然后隔水炖，去渣饮酒，每服0.5～1两，一日2次，儿童酌减。(出自《全国中草药汇编》)

⟿• 马桑科（Coriariaceae）•⟾

343.马桑

【别名】千年红、马鞍子、木马桑、闹鱼儿、黑果果、紫桑。

【拉丁学名】*Coriaria nepalensis* Wall.（*C. sinica* Maxim.）

【分类地位】马桑科，马桑属。

【形态特征】落叶灌木，高2～4m。幼枝有棱，带紫红色，有明显皮孔。单叶对生，叶片椭圆形或宽椭圆形，长2.5～8cm，宽1.5～4cm，先端急尖，基部近圆形，全缘，两面无毛或沿脉有细毛，基出三主脉；叶柄粗短，长1～3mm，通常紫色。总状花序侧生于前年生枝上，长4～6cm；花杂性，绿色；雄花序先叶开放，长1.5～2cm。萼片及花瓣各5，雄蕊10，不育雌蕊存在；雌花序与叶同出，长4～6cm，带紫色，萼片与雄花同，花瓣肉质，雄蕊较短,心皮 5,分离。浆果状瘦果,成熟时由红变紫黑色,直径约 6mm,包于肉质花瓣中。花期 2~4 月,果期 4~6 月。

【分布生境】产于北温泉嘉陵江边,混生于灌丛中。重庆市大部分区县有分布。华北、西北至华南均有分布,海拔 200~2100m。

【药用部分】根、叶药用。

【采集期】叶 4~5 月采,根 9~12 月挖。

【药性功能】辛、苦、寒。有剧毒。祛风除湿,清热解毒,镇痛,杀虫。

【主治病症】①根:治淋巴结核,牙痛,跌打损伤,狂犬咬伤,风湿关节痛。②叶:外用治烧烫伤,头癣,湿疹,疮疡肿毒。

【用量用法】①根:3~9g,水煎服。②叶:外用适量,捣敷或煎水洗。

【附注】本品有剧毒,孕妇、小儿、体弱者禁服。

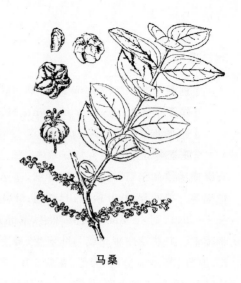

马桑

ꕶ• 漆树科（Anacardiaceae）•ꕷ

344.盐肤木

【别名】五倍子树、盐酸木、老公担盐、盐霜柏。

【拉丁学名】*Rhus chinensis* Mill.

【分类地位】漆树科,盐肤木属。

【形态特征】落叶灌木或小乔木,高 3~6m。树皮灰褐色,有赤褐色斑点。小枝黄褐色,被锈色柔毛,密生褐色圆形小皮孔。单数羽状复叶,互生,叶柄基部膨大,叶柄和叶轴常具狭翅;小叶 7~13 片,无柄,小叶片卵状椭圆形或长卵形,长 4~13cm,宽 3~8.5cm,先端急尖,基部圆形或宽楔形,边缘具粗锯齿,背面有灰褐色柔毛。圆锥花序顶生,杂性,同株;花小,花白色;雄花较两性花小,萼片 5~6;花瓣 5~6;雄蕊 5 枚;两性花子房卵形,花柱 3,柱头头状。核果扁圆形,直径约 5mm,红色,有灰白色短柔毛。花期 8~9 月,果期 10 月。

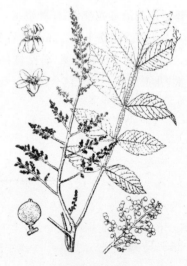

盐肤木

【分布生境】产于缙云山海拔 280~700m 的林缘、山坡及宅旁。重庆各区县均有分布。

【药用部分】根、叶药用。

【采集期】根全年可采,叶夏秋采。

【药性功能】酸、咸、寒。清热解毒,散瘀止血。

【主治病症】①根:感冒发热,支气管炎,咳嗽咯血,肠炎,痢疾,痔疮出血。②根、叶:外用治跌打损伤,毒蛇咬伤,漆疮。

【用量用法】①根:25~100g,水煎服。②根、叶:外用适量,鲜品捣烂敷或煎水洗患处。

345.南酸枣

【别名】五眼果、四眼果、货郎果、山枣树、鼻涕果。

【拉丁学名】*Choerospondias axillaris*（Roxb.）Burtt et Hill

【分类地位】漆树科，南酸枣属。

【形态特征】落叶乔木，高8～22m。树干直立，树皮灰褐或灰黑色，纵裂，片状剥落，奇数羽状复叶，互生，小叶7～19片，对生；小叶片卵状披针形，长4～9cm，宽2～4cm，先端尾状渐尖，基部近圆形，偏斜，全缘，侧脉8～10对；幼叶淡紫色。花杂性异株；雄花和假两性花紫红色，排列成伞状圆锥花序，长4～12cm；雌花单生于上部叶腋内；萼片5；花瓣5；雄蕊10；子房5室，花柱5，分离。核果椭圆形，长2～3cm，宽1.4～2.5cm，成熟时黄色，味酸，有黏液；核坚硬，近顶端有4～5个孔。花期4月，果期8～10月。

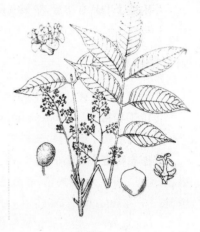

南酸枣

【分布生境】缙云山有引种栽培。长江以南各省有分布。

【药用部分】树皮药用。

【采集期】全年可采。

【药性功能】涩、酸、凉。解毒，收敛，止痛，止血，燥湿，杀虫。

【主治病症】白带，胃下垂，痢疾，阴囊湿疹。外用治烧烫伤，外伤出血，疥癣。

【用量用法】15～30g，水煎服。外用煎水洗或熬膏涂。

【附注】北温泉内，岩壁上有毛脉南酸枣〔（*C. axillaris*（Roxb.）Brutt et. Hill var. *pubinervis*（Rehd. et Wils.）Burtt et Hill）〕，可代南酸枣用。

346.木蜡树

【别名】野毛漆、野漆树。

【拉丁学名】*Toxicodendron sylvestre*（Sieb. et Zucc.）O. Kuntze.

【分类地位】漆树科，漆树属。

【形态特征】落叶乔木或小乔木，高达15m；树皮灰褐色，皮孔不明显；嫩枝及冬芽被黄棕色绒毛。奇数羽状复叶，互生。具小叶7～13片；小叶对生，具短柄或近于无柄；小叶片卵状披针形至卵状椭圆形，长5～9.5cm，宽2～3.5cm，先端渐尖或尾状渐尖，基部圆形或偏斜的宽楔形，边全缘，上面有短柔毛或近于无毛。下面密生黄色短柔毛。圆锥花序腋生，长8～15cm，密被棕黄色柔毛；花小，黄绿色，杂性；萼片5，边缘具睫片毛；花瓣5；雄蕊5，花药卵形；子房1室，花柱3。核果扁圆形，偏斜，淡黄色，宽约8mm，光滑无毛。花果期4～9月。

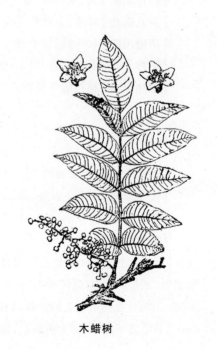

木蜡树

【分布生境】产于乌龙沟、北温泉等地阔叶林中。奉节、石柱、黔江、北碚，海拔500～1000m地带有分布。长江以南地区有分布。

【药用部分】根、叶药用。

【采集期】6～8月采叶，9～10采根。

【药性功能】①根：辛，无毒。活血止痛，祛瘀消肿。②叶：辛、温，

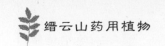

有小毒。祛瘀消肿,杀虫,解毒。

　　【主治病症】①根:治风湿腰痛,痢疾,跌打损伤,蛇咬伤,瘘管。②叶:治跌打损伤,外伤出血,钩虫病,疥癣,疮毒,毒蛇咬伤。

　　【用量用法】①根:9～15g,水煎服。外用适量,捣烂敷或浸酒涂擦。②叶:9～15g,水煎服。外用,捣敷或研末调敷。

　　【附注】本品有小毒,孕妇及阴虚燥热者禁服。

347.野漆树

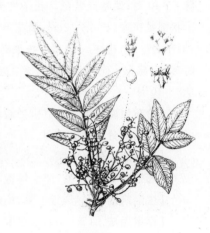

野漆树

　　【别名】洋漆树。

　　【拉丁学名】*Toxicodendron succedaneum*（L.）O. kuntze

　　【分类地位】漆树科,漆树属。

　　【形态特征】落叶小乔木,高 7～10m。树皮灰褐色或暗褐色,小枝粗壮,无毛;顶芽大,紫褐色,有疏毛。奇数羽状复叶,互生,多聚生小枝顶端,长 15～25cm;小叶 7～15 片,对生,革质长椭圆状披针形或广披针形,长 6～14cm,宽 3～5.5cm,先端尾状渐尖,基部近圆形或宽楔形,偏斜,边缘全缘;两面光滑无毛,圆锥花序腋生,长 5～11cm,花序梗光滑无毛;花小、杂性,黄绿色,萼片、花瓣、雄蕊、均为 5 数,子房 1 室,柱头3裂。核果扁平,斜菱状圆形,淡黄色,直径 6～8mm,干后有皱纹。花期 5～6 月,果期 9～10 月。

　　【分布生境】产于缙云山林中,奉节、秀山、彭水,万州、武隆、南川、永川、璧山、北碚,海拔 500～1000m 林中有分布。华北至长江以南地区均有分布。

　　【药用部分】根、叶、树皮及果药用。

　　【采集期】根、树皮全年可采,叶夏季采,果秋冬采。

　　【药性功能】苦、平、涩。有小毒。平喘,解毒,散瘀,消肿,止痛止血。

　　【主治病症】哮喘,急慢性肝炎,胃痛,跌打损伤。外用治骨折,创伤出血。

　　【用量用法】10～15g 水煎服。外用适量,捣烂敷患处。

　　【附方】治肺结核咳血、溃疡病出血:(野漆树)鲜叶 6～9g,水煎服。(出自《浙江药用植物志》)

　　【附注】对漆树过敏者慎用。

348.黄连木

　　【别名】黄连树、黄楝树、凉茶树、楷木。

　　【拉丁学名】*Pistacia chinensis* Bunge

　　【分类地位】漆树科,黄连木属。

　　【形态特征】落叶乔木,高达 25m;树皮灰褐色或暗褐色,鳞片状剥落;冬芽及初生嫩叶呈鲜红色,有特殊气味;小枝有柔毛及细小皮孔。偶数羽状复叶,互生;小叶 10～12 片,具短柄,小叶片长 5～8cm,宽约 2cm,先端渐尖,基部斜楔形,幼时有毛,后变光滑,仅叶脉上有微柔毛。花单性,雌雄异株;雄花排列成总状花序,长 5～8cm;雌花排列成疏松的圆锥状花序,长 18～22cm;花小,无花瓣,开放时呈绿白色。核果倒卵圆形,直径约 6mm,顶端具小尖头,初为黄白色,成熟后变红色至紫蓝色。花期 3～4 月,果期 5～9 月。

【分布生境】产于北温泉、朱家垭附近，海拔 250～500m 的向阳坡，马尾松林中，重庆市各区县海拔 200～2500m 地带有分布。华北、陕西、甘肃及长江以南地区均有分布。

【药用部分】树皮、叶药用。

【采集期】树皮全年可采，叶夏秋采。

【药性功能】苦、寒。有小毒。清热解毒，利湿，生津。

【主治病症】痢疾，淋病，咽喉肿痛，皮肤瘙痒，湿疹，无名肿毒，暑热口渴。

【用量用法】15～30g，水煎服。外用适量，煎水洗或研粉调敷患处。

【附方】①治淋病：黄连木叶，研末，用淘米水兑白糖冲服。（出自《湖南药物志》）

②治痢疾腹泻：黄连木叶 15g，水煎服。

③治支气管炎：黄连木叶 24g，地龙 9g，共研细末，分 3 次冲服，每服 9g。（②③方出自《青岛中草药手册》）

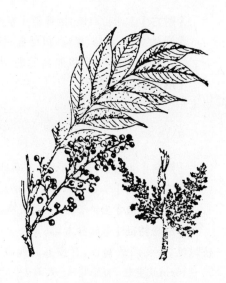

黄连木

无患子科 Sapindaceae

349.倒地铃

【别名】风船葛、假苦瓜、带藤苦楝、灯笼草、三角泡、三角藤、鬼灯笼。

【拉丁学名】*Cardiospermum halicacabum* L.

【分类地位】无患子科，倒地铃属。

【形态特征】一年生攀缘草质藤本，长 1～5m。茎、枝绿色，具纵棱槽各 5～6 条，无毛或有微柔毛。二回三出复叶，互生，轮廓三角形，长 5～12cm；顶生小叶，椭圆状披针形，长 4～8cm，宽 1.5～2.5cm，侧生小叶较小，卵形或椭圆形，边缘有粗锯齿，膜质。聚伞花序腋生；花序柄细长，长 5～8cm，具 4 棱，最下面 1 对花柄发育成下弯的卷须；花小，白色，杂性，长约 2.5mm；雌雄同株或异株；两性花及雄花，萼片 4，花瓣 4，雄蕊 8；倒卵形或近球形，被柔毛；雄花雌蕊退化。蒴果倒卵状三角形，膜质，灯笼状，直径 2～4cm，3 裂，每室种子 1 粒；种子球形，黑色有光泽，种脐白色。花期 7 月，果期 8 月。

【分布生境】北温泉有栽培，供观赏。南川、大足、北碚有栽培。福建、台湾、湖南、湖北、云南、贵州、四川、广东、香港、海南、广西有分布，生于林边、草地及灌木林下。

【药用部分】全草药用。

【采集期】夏秋采全草。

【药性功能】苦、微辛、寒。清热解毒，散瘀消肿，凉血，止咳。

【主治病症】黄疸，淋证，跌打损伤，疮疖痈肿，湿疹，毒蛇咬伤。

【用量用法】10～20g，鲜品 30～60g，水煎服。外用适量，鲜品捣敷或煎水洗。

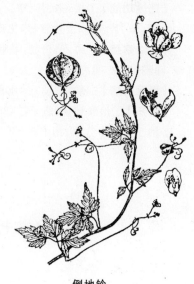

倒地铃

【附方】①治百日咳:倒地铃干草 9～15g,水煎调冰糖服。(出自《闽南民间草药》)

②治脓疱疮、湿疹、烂疮:风船葛、扛板归各适量,水煎洗患处。

③治小儿阴囊热肿:风船葛适量,水煎洗患处。(②③方出自江西《草药手册》)

【附注】孕妇忌服。

350.无患子

【别名】油患子、苦患子、洗手果、肥皂树、洗衫子、黄目子、木患子。

【拉丁学名】*Sapindus mukorossi* Gaertn.

【分类地位】无患子科,无患子属。

【形态特征】落叶乔木,高 10～25m,树皮黄褐色,光滑。嫩枝绿色,后变淡黄褐色,有皮孔。偶数羽状复叶互生,连叶柄长 25～45cm或更长,有小叶 4～8 对,小叶片椭圆形或卵状披针形,长 7～15cm,宽 2.5～4cm,先端渐尖,基部宽楔形,上面深绿色,下面淡绿色,无毛。圆锥花序顶生,长 15～30cm,总花轴有黄色茸毛,花杂性,黄白色;萼片 5 片,卵形或长圆状卵形;花瓣 5 瓣,披针形,有长爪,基部两侧有 2 片被长柔毛的鳞片;雄蕊 8 枚;子房上位。核果球形,有棱,果皮黄色或棕黄色,肉质;种子球形,黑色。花期 6 月,果期 9 月。

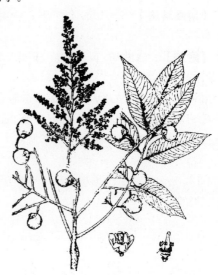

无患子

【分布生境】产于缙云寺附近,海拔 780m。巫山、万州、涪陵、南川、江津、巴南区、北碚等区县有分布。我国长江以南各地均有分布。

【药用部分】根、果药用。

【采集期】根全年可采,果 9～10 月采。

【药性功能】①果:辛、苦、寒。有小毒。清热除痰,利咽止泻,消积杀虫。

②根:辛、苦、凉。清热解毒,化痰散瘀,宣肺止咳,利湿。

【主治病症】①果:治白喉,咽喉炎,扁桃体炎,支气管炎,百日咳,急性胃肠炎,痔积。②根:治感冒高热,咳嗽,哮喘,白带,毒蛇咬伤。

【用量用法】①果:1～3 个,水煎冲蜂蜜服。②根:25～50g,水煎服。

【附方】①治喉蛾:无患子核,凤尾草各 9g,水煎服。(出自《福建药物志》)

②治小儿腹中气胀:用木患子仁 3～4 枚,煨熟食之,令放出矢气即消。(出自《岭南草药志》)

七叶树科(Hippocastanaceae)

351.七叶树

【别名】娑罗子、梭罗子、开心果、苏罗子。

【拉丁学名】*Aesculus chinensis* Bunge

【分类地位】七叶树科,七叶树属。

【形态特征】落叶乔木,高达 25m。小枝棕灰色或棕褐色,有圆形或椭圆形的淡黄色皮孔,幼时有柔毛,后脱落,近于无毛。掌状复叶,对生;叶柄长 6～10cm;小叶 5～7 片,长倒披针形或长圆形,长 9～16cm,宽 3～5.5cm,先端尾尖或尾状渐尖,基部楔形,边缘有细锯齿,上面无毛,下面仅基部幼时有疏柔毛,侧脉 11～17 对,小叶柄长 0.5～1cm。圆锥花序顶生,连总花梗长 21～25cm,有微柔毛;花杂性,花萼管关,钟形,5 裂;花瓣白色,4 瓣,长约 1cm;雄蕊 6 枚,雌蕊在雄花中不育,在两性花中子房卵圆形。蒴果球形或倒卵形,中下部略凹下,直径 3～4cm,黄褐色,密生疣点,果壳厚 5～7mm;种子近球形,直径 2～3.5cm,种脐白色,约占种子表面 1/2。花期 4～5 月,果期 10 月。

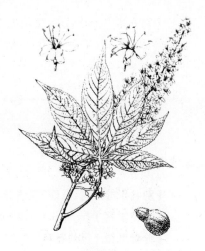

七叶树

【分布生境】绍隆寺有引种栽培。城口、南川、北碚缙云山等地有栽培。陕西、河南等省有分布。

【药用部分】果实药用。

【采集期】秋冬采收。

【药性功能】甘、温。归肝、胃经。理气止痛,截疟,杀虫。

【主治病症】胸胁,乳房胀痛,胃痛,疳积,痢疾,疟疾,痛经。

【用量用法】5～15g,水煎服。

【附方】①治乳房小叶增生:苏罗子 9～15g,水煎代茶饮。(出自《浙江药用植物志》)

②治胃痛:娑罗子一枚,去壳捣碎煎服。(出自《中药大辞典》)

【附注】气阴虚者慎服。

352.天师栗

【别名】猴板栗、刺五加、马泡子、梭椤树。

【拉丁学名】*Aesculus wilsonii* Rehd.

【分类地位】七叶树科,七叶树属。

【形态特征】落叶乔木,高 15～20m。树皮常呈薄片脱落。掌状复叶,对生;叶柄长 10～20cm,小叶 5～7 片,稀 9 片;小叶片,长倒卵形,矩圆形或倒披针形,长 10～25cm,宽 4～8cm,先端尾状渐尖,基部楔形,边缘具微内弯的小锯齿,下面有绒毛或长柔毛,侧脉 15～20 对;小叶柄长 1.5～2cm。圆锥花序,连长约 8cm 的总花梗,长达 35cm;花萼管状,长 6～7mm;花瓣 4,白色,长 1.2～1.4cm;雄蕊 7 枚,长短不一;两性花,子房卵圆形。蒴果黄褐色,卵圆形或近梨形,长 3～4cm,壳较薄,厚 1.5～2mm;种子近球形,直径 3～3.5cm,种脐近圆形,占种子面积 1/3 以下。花期 4～5 月,果期 9～10 月。

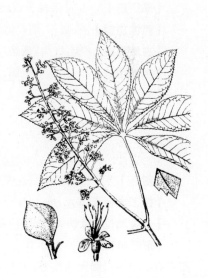

天师栗

【分布生境】引栽于缙云寺后林中。城口、巫山、巫溪、南川,海拔 1000～1800m 地带有分布。

【药用部分】果实药用。

【采集期】10 月采收成熟果实。

【药性功能】甘、温。疏肝理气,宽中止痛,截疟,杀虫。

【主治病症】胃痛,胸膜胀痛,疳积,痢疾,疟疾,痛经。

【用量用法】5～10g,水煎服或烧灰冲酒服。

【附注】本种药物功能与七叶树同。

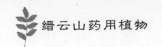

—— ❧• 凤仙花科（Balsaminaceae）•❧ ——

353.凤仙花

【别名】指甲花、急性子、透骨草。

【拉丁学名】*Impatiens balsamina* L.

【分类地位】凤仙花科,凤仙花属。

【形态特征】一年生草本,高 40～100cm。茎粗壮,直立,肉质,基部不分枝。单叶互生;叶柄长 1～3cm,两侧有数个腺体;叶片披针形,长4～12cm,宽 1～3cm,先端渐尖,基部渐狭,边缘有锐锯齿,近基部常有数对无柄黑色腺体,侧脉 4～9 对。花单一或数朵簇生叶腋,密生短毛;花单瓣或重瓣,白色、粉红色、红色或紫色;萼片 2,宽卵形,有疏短柔毛;雄蕊 5,花药球形;子房纺锤形,密被柔毛。蒴果纺锤形,长 1～2cm,密被柔毛,两头尖;种子多数,球形。黑褐色。花果期 6～11 月。

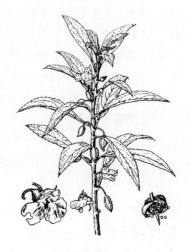

凤仙花

【分布生境】北温泉、缙云寺有栽培。全国各地均有栽培。

【药用部分】种子及全草药用。

【采集期】8～9 月采种子,夏秋采全草。

【药性功能】辛、微苦、温。有小毒。活血通经,软坚散结,行瘀降气,消积。

【主治病症】经闭腹痛,痛经,难产,产后胞衣不下,产后瘀血未尽,胃哽,龋齿,疮疡肿毒,肿块积聚。

【用量用法】3～4.5g 水煎服。外用研末或熬膏敷。

【附注】孕妇禁服。

354.霸王七

【别名】万年巴、宽菜七、花参七、野凤仙花。

【拉丁学名】*Impatiens textori* Miq.

【分类地位】凤仙花科,凤仙花属。

【形态特征】多年生草本。根部肉质,发达。地下茎横走,相隔一定距离常有 5 节左右膨大成块茎;地上茎直立,肉质,高 20～60cm,全体无毛。茎基部无叶,节常膨大。叶多数集生枝顶,长圆状披针形或卵状椭圆形,长5～13cm,宽 3～5cm,边缘具圆齿状齿,齿间有小刚毛,近基部有时具少数红色、有短梗腺体,基部渐狭成柄,柄长 1～4cm。花序生于上部叶腋,总花梗长于叶或与叶等长,有花 3～8(13) 朵,总状排列,花梗长 2～3cm,基部有苞片,苞片卵形,长 5～8mm,早落;花黄色或黄白色,宽 1.6～2.2cm;侧生萼片 4 片,有两枚较宽;旗瓣宽椭圆形或倒卵形,长约 1.5cm,翼瓣长 2cm,大小不等,5 裂,唇瓣囊状,长 2.5～3.5cm,黄色具淡棕红色斑纹,仅基部渐狭,长 1.4～1.7cm,先端内弯或卷曲成小环的距;子房纺锤形,具长喙。花果期 9～11 月。

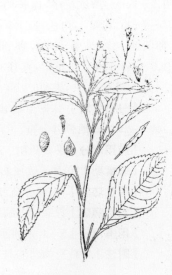

霸王七

【分布生境】产于缙云寺至杉木园一带山沟中。海拔 700～850m 林下阴湿处有分布。

【药用部分】根、茎药用。

【采集期】7～10 采收。

【药性功能】辛、苦、温。活血，散瘀，解毒，敛疮。

【主治病症】跌打损伤，恶疮溃疡，瘀积，五劳七伤。

【用量用法】60～90g，泡酒 500g。每次服 30g。外用可用药酒涂敷。劳伤咳嗽可用 10～15g 煮醪糟服。

【附注】孕妇忌服。

冬青科（Aquifoliaceae）

355.冬青

【别名】红冬青、油叶树、四季青。

【拉丁学名】*Ilex chinesis* Sims（*I. purpurea* Hassk.）

【分类地位】冬青科，冬青属。

【形态特征】常绿乔木，高 3～13m。树皮暗灰色或灰色；小枝圆柱形，淡绿色，有细棱。单叶互生，叶柄长约 1cm，紫红色；叶片薄革质，长椭圆形、披针形或卵形，长 5～11cm，宽 2～4cm，先端渐尖，基部楔形，边缘有疏生的浅圆锯齿，上面深绿色有光泽，下面绿色，两面无毛。花单性，雌雄异株；雄花紫红或淡紫色，7～15 朵排成三或四回二歧聚伞花序，生于当年生枝叶腋，花萼钟状，4～5 裂，花瓣紫红色，4～5 瓣，雄蕊 4～5 枚，退化雌蕊圆锥形；雌花 3～7 朵，排成一或二回二歧聚伞花序，花萼、花瓣与雄花相似，雄蕊退化变短小，子房圆球形，柱头盘状，不明显 4～5 裂。核果长球形，深红色，长 6～12mm；分核 4～5 粒，背面有 1 深沟。花期 5～6 月，果期 7～11 月。

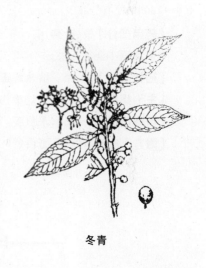

冬青

【分布生境】产于何绍良湾、海螺沟垭口西面，海拔 600～700m 处林中。城口、巫山、奉节、秀山、南川、璧山、江津、北碚海拔 400～1500m，陕西、甘肃及长江流域以南有分布。

【药用部分】根皮、叶及种子药用。

【采集期】根皮叶全年可采，种子秋冬采。

【药性功能】苦、涩、寒。清热解毒，活血止血，生肌敛疮。

【主治病症】上呼吸道感染，慢性气管炎，肾盂肾炎，细菌性痢疾，冠心病，心绞痛，烧烫伤，脉管炎，湿疹，冻疮，乳腺炎，麻风溃疡。

【用量用法】15～25g，水煎服。外用适量，捣烂烧灰调油敷患处。

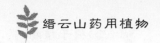

356.珊瑚冬青

【别名】野白蜡叶、红果冬青。

【拉丁学名】*Ilex coralline* Franch.

【分类地位】冬青科,冬青属。

【形态特征】常绿灌木或乔木,高 3～10m。小枝纤细,无毛,有纵沟棱。单叶互生,叶柄长 4～9mm;叶片革质,卵形、卵状椭圆形或卵状披针形,长 5～13cm,宽 1.5～5cm,先端渐尖,基部楔形,边缘有钝锯齿,花序簇生于二年生枝叶腋,总花梗数短;花淡黄色,4 基数;雄花为单花或2～3 朵排列成聚伞花序,雄蕊与花瓣近等长,退化雌蕊近球形;雌花为单花簇生,花瓣长约 2mm,柱头盘状,果实近球形,直径 3～4mm,熟时红色;分核 4 粒。花期4～5 月,果期9～10 月。

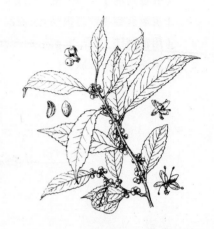

珊瑚冬青

【分布生境】产于泡沫沟等地。巫溪、奉节、开县、酉阳、秀山、黔江、彭水、石柱、丰都、涪陵、武隆、南川、合川、潼南、大足、荣昌、北碚,海拔400～2800m处有分布。

【药用部分】根、叶药用。

【采集期】全年可采。

【药性功能】甘、凉。清热解毒,活血止痛。

【主治病症】劳伤疼痛,烧烫伤,头癣。

【用量用法】9～15g,水煎服。或浸酒服;外用,鲜叶适量捣烂敷或研末调菜油敷。

【附方】治劳伤疼痛:野白蜡叶根、淫羊藿各 15g,大风藤 9g,泡酒服。(出自《贵州草药》)

⋙• 卫矛科（Celastraceae）•⋘

357.扶芳藤

【别名】换骨筋、爬行卫矛、岩青藤、千斤藤、土杜仲。

【拉丁学名】*Euonymus fortunei*（Turcz.）Hand.-Mazz.

【分类地位】卫矛科,卫矛属。

【形态特征】常绿匍匐灌木,高约 1.5m。茎及枝条着地处便能长出不定根,常匍匐地面或附着他物生长,枝有细密而微突起的皮孔。单叶对生,有短柄;叶片薄革质,椭圆形或矩圆状倒卵形,长2～8cm,宽 1～4cm,先端急尖或短渐尖,基部宽楔形,边缘具细锯齿。聚伞花序具长梗,梗长达 4cm,顶端二歧分枝,每枝有多数短梗花组成球状小聚伞,分枝中央有 1 单花;花白绿色,直径约 5mm,4 数,雄蕊有细长花丝。蒴果黄红色,近球形,稍有4 凹线,直径约 1cm;种子有橙红色假种皮。花期5～7 月,果期9～10 月。

【分布生境】产于乌龙沟、海螺垭口,生于林缘绕树或匍匐石上。奉节、城口、开县、忠县、秀山、石柱、南川、北碚,海拔 300～2900m处有分布。北起山西、陕西、河南,南至广东、广西有分布。

【药用部分】茎、叶药用。

【采集期】2～11月采收茎叶。

【药性功能】甘、苦、微温。行气活血，舒筋活络，止血散瘀，利湿止泻。

【主治病症】腰膝酸痛，风湿关节痛，咯血，吐血，月经不调，子宫脱垂，水肿，跌打损伤，骨折，外伤出血。

【用量用法】15～30g，水煎服，或浸酒服。外用适量，研粉或捣烂敷患处。

【附方】①治子宫脱垂：扶芳藤120g，水煎，冲黄酒，红糖服。（出自《广西本草选编》）

②治小儿肾炎浮肿：扶芳藤茎叶30～60g，杠板归9～15g，荔枝壳30g，水煎服。（出自《浙江药用植物志》）

【附注】孕妇慎服。

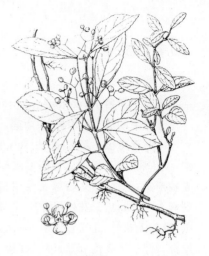

扶芳藤

358.卫矛

【别名】麻药、鬼箭羽、四棱树、四面锋。

【拉丁学名】*Euonymus alatus*（Thunb.）Sieb.

【分类地位】卫矛科，卫矛属。

【形态特征】落叶灌木，高2～3m，树皮灰白色，光滑；小枝四棱形，有2～4列木栓质的阔翅。单叶对生，具短柄；叶片倒卵形，椭圆形或宽披针形，长2～6cm，宽1.5～3cm，先端渐尖或急尖，基部楔形，边缘有细锯齿，嫩叶紫红色。聚伞花序有花3～9朵，总花梗1～1.5cm；花淡绿色，4浅裂，裂片半圆形，花瓣4，近圆形；雄蕊4，花丝短，着生于花盘上；花盘肥厚，方形，与子房合生。蒴果4深裂，棕紫色；种子褐色，有橘红色假种皮。花期4～5月，果期9～10月。

【分布生境】北温泉有栽培。巫山、巫溪、城口、奉节、开县、云阳、酉阳、石柱、黔江、武隆、南川、北碚，海拔600～1400m处有分布；长江流域及北至河北，吉林，辽宁有分布。

【药用部分】带翅的枝及叶药用。

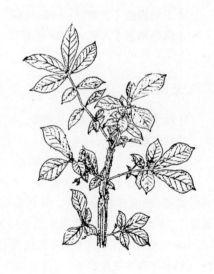

卫矛

【采集期】全年可采。

【药性功能】辛、苦、寒。归肝、脾经。行血通经，散瘀止痛，解毒消肿，杀虫。

【主治病症】月经不调，产后瘀血腹痛，产后无乳，疝气，虫积腹痛，跌打损伤，毒蛇咬伤。

【用量用法】5～15g，水煎服，或泡酒，或入丸散。外用适量，捣烂敷，煎水洗或研末调敷。

【附方】①治月经不调：卫矛茎枝15g，水煎，兑红糖服。（出自《湖南药物志》）

②治血崩：卫矛10g，当归10g，甘草10g，水煎，日服2次。（出自《东北药用植物》）

【附注】孕妇及气虚崩漏者禁服。

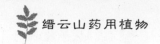

359.百齿卫矛

【别名】地青干。

【拉丁学名】*Euonymus centidens* Lévl.

【分类地位】卫矛科,卫矛属。

【形态特征】灌木,高达 6m;小枝四棱形,棱上多有窄翅。叶对生,半革质;叶片矩圆状椭圆形或窄椭圆形,长 5~12cm,宽 2~5cm,先端渐尖,基部楔形,边缘密生尖锐锯齿,叶柄极短或无柄。聚伞花序有 1~3 朵花,总花梗稍方形,长 1~2cm;花暗黄色,直径约7mm,4数;雄蕊无花丝,花药着生于方形花盘的 4 角上。蒴果4裂,裂瓣横向发育,常只 1~2 瓣成熟;种子红褐色,假种皮橙黄色,顶端较窄成脊状,只包围种子向轴面的一半,呈盔形。花期6~7月。

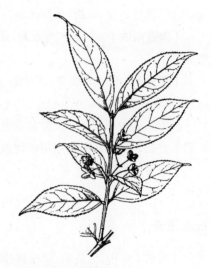

百齿卫矛

【分布生境】产于复兴寺、大河沟,生于阔叶林下或竹林边较湿润处。南川、北碚,海拔 350~1100m 处有分布。浙江、福建、江西、安徽、云南、贵州、湖南、四川、广东、广西也有分布。

【药用部分】全株药用。

【药性功能】辛,温。疏风散寒,辟瘟疫邪气。

【主治病症】治感冒,头痛,气喘,跌打损伤,全身时痛时痒。

【用量用法】内服,4~9g水煎服,或泡酒服。外用,鲜品捣烂敷或干品研末调敷。

360.光南蛇藤

【别名】无毛南蛇藤、山货郎。

【拉丁学名】*Celastrus stylosus* Wall. ssp. *glaber* Hou.

【分类地位】卫矛科,南蛇藤属。

【形态特征】落叶藤状灌木。冬芽小,卵球形,直径约2mm;小枝通常光滑,幼时常有细柔毛。叶在花期常坚膜质,果期常半革质,叶片通常上、下部等宽,长方椭圆形至椭圆形,长6.5~15cm,宽 3~9cm,先端短渐尖或急尖,基部楔形、宽楔形或近圆形,边缘具锯齿;叶柄长1~1.8cm。聚伞花序腋生,有时具细柔毛,花梗长 5~8mm,关节位于中部之下;雄花花丝下部无乳头状疣状突起;雌花瓶状,长约 3mm,柱头反曲,退化雄蕊长约 1mm,蒴果球形,直径 6.5~8mm;种子平凸,或稍新月形,长4.5~5.5mm,径 1.5~2mm。花期 3~5 月,果期8~10月。

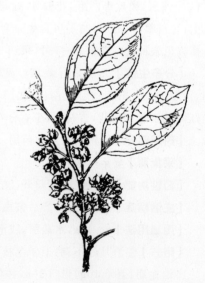

光南蛇藤

【分布生境】产于杉木园附近林中,海拔 800m 左右。奉节、南川、北碚有分布,海拔 700~2100m,安徽、云南、贵州、四川、广西有分布。

【药用部分】茎药用。

【采集期】全年可采。

【药性功能】平、酸。有小毒。祛风消肿,解毒消炎。

【主治病症】脉管炎,肾盂肾炎,跌打损伤。

【用量用法】6g,水煎服。

省沽油科（Staphyleaceae）

361.野鸦椿

【别名】鸡眼睛、鸡肫子。

【拉丁学名】*Euscaphis japonica*（Thunb.）Dippel.

【分类地位】省沽油科，野鸦椿属。

【形态特征】落叶灌木或小乔木，高2～8m。树皮灰色或灰褐色，具纵裂纹，小枝及芽红紫色，枝叶揉碎后发出恶臭气味。奇数羽状复叶，对生，具小叶5～9片，（也有3～11片的）；小叶片厚纸质，卵形或卵状披针形，长5～11cm，宽2.5～4cm，先端渐尖，基部宽楔形至圆形，边缘具细锯齿；托叶线形，早落。圆锥花序顶生，长16～20cm；花黄白色，直径约5mm；花萼与花瓣均5片，覆瓦状排列；雄蕊5枚；心皮3个，分离。蓇葖果紫红色，长1～1.5cm，果皮软革质，花萼宿存。种子近球形，直径5mm，肉质假种皮黑色，有光泽。花期4～6月，果期8～9月。

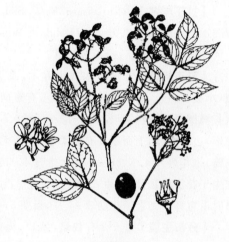

野鸦椿

【分布生境】产于北温泉至缙云寺一带，生于杂木林内。城口、开县、巫溪、巫山、奉节、石柱、酉阳、黔江、梁平、丰都、忠县、南川、万盛、綦江、江津、合川、璧山、大足、北碚，海拔400～2300m处有分布。

【药用部分】根及果实药用。

【采集期】根、果秋季采集。

【药性功能】①根：平、微苦。祛风，解表，清热，利湿。②果：辛、微苦、温。祛风散寒，行气，止痛，散结。

【主治病症】①根：感冒头痛，痢疾，肠炎。②果：月经不调，疝痛，胃痛，偏头痛，痢疾，脱肛，子宫脱垂。

【用量用法】①根：25～50g，水煎服，或泡酒服。外用适量捣烂敷或煎水洗。

②果：15～25g，水煎服，或泡酒服。

【附方】①治子宫脱垂：野鸦椿子6g，杜仲9g，续断9g，水煎服。（出自《湖南药物志》）

②治妇女血崩：野鸦椿根120g，桂圆30g，水煎服。（出自《浙江天目山药用植物志》）

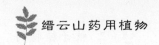
━━━━━⊱•黄杨科（Buxaceae）•⊰━━━━━

362.黄杨

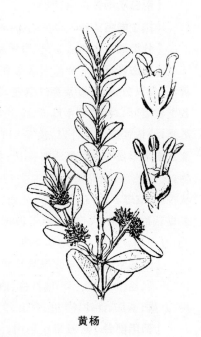

【别名】千年矮,瓜子黄杨,乌龙木,黄杨木。

【拉丁学名】*Buxus microphylla* Sieb. et Zucc. ssp. *sinica*（Rehd. et Wils.）Hatusima［*B. sinica*（Rehd. et Wils）M. Cheng］

【分类地位】黄杨科,黄杨属。

【形态特征】常绿灌木或小乔木,高1～6m。树皮灰色,有规则剥裂;小枝灰白色,有4纵棱。叶对生,有短柄,有短柔毛;叶片倒卵形、倒卵状长椭圆形或宽椭圆形,长1～3cm,宽0.7～1.5cm,先端钝圆稍凹,基部楔形,边缘全缘,上面基部有微柔毛,下面无毛。花簇生于叶腋或枝端,无花瓣;雄花萼片4,长2～2.5mm,雄蕊4,与萼片互生,长为萼片的两倍;雌花生于花簇的顶部,萼片6,两轮,花柱3,柱头粗厚,子房3室。果球形,熟时沿室背3瓣裂。花期3～4月,果期5～7月。

【分布生境】缙云寺有栽培,城口、巫山、巫溪、奉节、酉阳、石柱、南川有分布。各地常有栽培,原产我国北部及中部。

【药用部分】根、茎、叶药用。

【采集期】全年可采。

【药性功能】苦、辛、平。无毒。祛风除湿,行气活血。

【主治病症】风湿关节痛,痢疾,胃痛,疝痛,腹胀,牙痛,跌打损伤,疮痈肿毒。

【用量用法】15～20g,水煎服或泡酒服,外用适量捣烂敷患处。

黄杨

━━━━━⊱•鼠李科（Rhamnaceae）•⊰━━━━━

363.枳椇

【别名】拐枣、鸡爪树、鸡脚爪、万字果。

【拉丁学名】*Hovenia acerba* Lindl.

【分类地位】鼠李科,枳椇属。

【形态特征】落叶乔木,高达10m。树皮灰褐色,浅纵裂。小枝红褐色,幼时被锈色细毛。单叶互生;叶柄红褐色,长2.5～5.5cm;叶片卵形或卵圆形,长8～16cm,宽6～11cm,先端渐尖,基部圆形或心形,偏斜,边缘具细锯齿,上面无毛,下面沿叶脉有柔毛。复聚伞状花序顶生或腋生,花淡黄绿色,直径约7mm,杂性,萼片5,卵状三角形;花瓣5,倒卵形,雄花有雄蕊5,中央有退化雌蕊;两性花具雄蕊5,子房上位,埋于花盘中,圆锥形,

3室,花柱常裂至中部或深裂。果梗肉质扭曲,红褐色;果实近球形,直径约7mm,灰褐色。花期6月,果期8月。

【分布生境】产于接官亭附近林缘,也有栽培的,重庆市各区县,海拔2100m以下多有栽培,我国北起河南、陕西、甘肃,南至广东、广西均有分布。

【药用部分】种子、树皮、果梗、叶药用。

【采集期】树皮全年可采,果梗、果9～10月采,叶8月采,根10月采。

【药性功能】①种子:甘、平。清热利尿,止渴除烦,解酒毒。②树皮:活血舒筋,解毒。③果梗:健胃,补血。④叶:清热解毒,除烦止渴。

【主治病症】①种子:热病烦渴,呃逆,呕吐,小便不利,酒精中毒。②树皮:腓肠肌痉挛,食积,铁棒槌中毒。③果梗(拐枣):贫血。④叶:风热感冒,醉酒烦温,呕吐,大便结燥。

【用量用法】①种子及树皮:9～15g,水煎服。②果梗:适量泡酒服。③叶:10～15g,水煎服或泡酒服。

【附方】①治风湿麻木:拐枣120g,白酒500g,浸泡3～5日。每次服1小杯,每日2次。(出自《安徽中草药》)

②治抽筋、震颤:拐枣根60～95g,水煎服。(出自《福建药物志》)

③治热病烦渴、小便不利:枳椇子、知母各9g,金银花24g,灯芯草3g,水煎服。(出自《全国中草药汇编》)

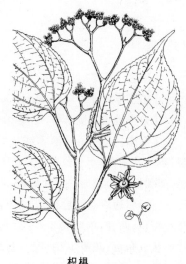

枳椇

364.马甲子

【别名】铁篱笆。

【拉丁学名】*Paliurus ramosissimus*（Lour.）Poir.

【分类地位】鼠李科,马甲子属。

【形态特征】落叶灌木,高2～3m。小枝褐色,有对生托叶刺,嫩枝密被锈色绒毛。单叶互生,叶柄长0.5～1cm,被毛;叶片卵形或卵状椭圆形,长3～6cm,宽2～4cm,先端钝或微凹,基部宽楔形或圆形,边缘有细钝锯齿,基出3脉,上面无毛,下面幼嫩时有锈色绒毛,后脱落,仅叶脉有毛。聚伞花序腋生,密被锈色绒毛;花小,黄绿色;萼片5,三角形;花瓣5,匙形;雄蕊5;花盘圆形,边缘5或10齿裂;子房3室,花柱3深裂。核果盘状,周围木栓质,有3浅裂的窄翅,直径1～1.8cm,密生褐色短毛。花期5～8月,果实成熟期9～10月。

【分布生境】绍隆寺、北温泉等地栽培作篱笆。重庆各区县均有栽培或野生,海拔2000m以下。华东、中南、西南及陕西有分布。

【药用部分】根、叶药用。

【采集期】根全年可采,叶夏秋季采。

【药性功能】平、苦。祛风,散瘀,解毒,消肿,止痛。

【主治病症】根:治感冒发热,胃痛,跌打损伤,风湿痹痛,咽喉肿痛。叶:疮痈肿毒,眼睛热痛。

【用量用法】根:15～30g,水煎服。叶:外用适量,捣烂敷患处。

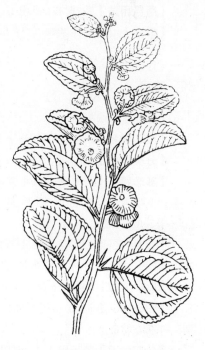

马甲子

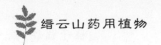

365.枣

【别名】大枣、红枣、枣子、壶(《尔雅》)、木密(《广记》)、胶枣、南枣。

【拉丁学名】_Ziziphus jujuba_ Mill.

【分类地位】鼠李科,枣属。

【形态特征】落叶灌木或小乔木,高达 10m,树皮灰褐色,不规则纵裂,条片状脱落;小枝红褐色,有稀疏的小皮孔,单叶互生,叶片纸质,卵形、卵状椭圆形或卵状披针形,长 3~7cm,宽 2~3.5cm,先端钝,基部近圆形,略偏斜,边缘具圆钝锯齿,基生三出脉;叶柄长 1~6mm;托叶刺纤细。花黄绿色,两性,单生或 2~8 朵成聚伞状花序着生于叶腋;花萼 5 裂,裂片卵状三角形;花瓣 5,倒卵形,基部有爪;雄蕊 5,与花瓣等长,着生于花盘边缘;花盘厚,肉质,圆形,5 裂;子房下部埋于花盘中,与花盘合生,2 室,花柱 2 裂。核果长圆形或卵圆形,长 2~3.5cm,直径 1.5~2cm,熟时红色,后变红紫色。核两端锐尖,种子扁椭圆形,长约 1cm。花期 5~7 月,果期 8~9 月。

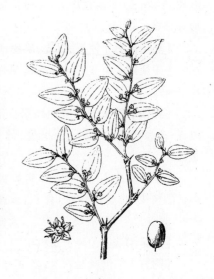

枣

【分布生境】产于大沱口,多为栽培,全国各地均有栽培。

【药用部分】果实、根、树皮药用。

【采集期】7~8 月采果。根、树皮全年可采。

【药性功能】①果(大枣):甘、温。归心、脾、胃经。补脾益气,养心安神。②树皮:苦、涩、温。消炎,止血,止泻。③根:甘、温。行气,活血,调经。

【主治病症】①果:脾虚泄泻,心悸,失眠,盗汗,血小板减少性紫癜。②树皮:气管炎,肠炎,痢疾,崩漏。外用治外伤出血。③根:月经不调,红崩,白带。

【用量用法】果、树皮、根均 10~15g 煎汤服。

【附方】治过敏性紫癜:红枣 60g,煎汤服,每日 3 次,喝汤吃枣,连服一周。(出自《全国中草药汇编》)

366.酸枣

【别名】山酸枣、山枣。

【拉丁学名】_Ziziphus jujube_ Mill. var. _spinosa_ (Bunge) Hu ex H. F. Chow

【分类地位】鼠李科,枣属。

【形态特征】落叶灌木或小乔木,高 1~3m,树皮灰褐色,不规则纵裂;单叶互生,叶片椭圆形或卵状披针形,长 2~3.5cm,宽 0.6~1.2cm,先端钝,基部近圆形,边缘具细锯齿,基出脉三条;叶柄短或近于无柄;托叶针刺状,1 直 1 弯曲。花小,黄绿色,2~3 朵簇生于叶腋;花萼 5 裂,裂片卵状三角形;花瓣 5,与萼片互生;雄蕊 5,与花瓣对生;花盘 10 裂;子房埋于花盘中,柱头 2 裂。核果近球形或广卵形,长 10~15mm,熟时红褐色,果肉薄,有酸味。花期 6~7 月,果期 8~9 月。

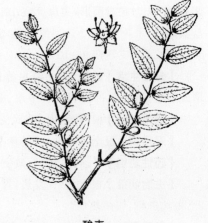

酸枣

【分布生境】产于缙云山,向阳山坡。

【药用部分】种子入药。

【采集期】秋季采果取果仁。

【药性功能】甘、酸、平。归心、肝经。养心，安神，敛汗。

【主治病症】神经衰弱，心烦失眠，心悸，盗汗。

【用量用法】10～15g煎汤服。研末，每次服3～5g。

【附方】①治神经衰弱、心悸、心烦失眠：(酸枣仁汤)炒酸枣仁15g，知母、茯苓各9g，川芎、甘草各6g，水煎2次，傍晚及睡前分服。（出自《全国中草药汇编》）

②治睡中汗出：酸枣仁、人参、茯苓各等分。为末。每服6g。用米饮调下。（出自《中药大辞典》）

367.光枝勾儿茶

【别名】狗脚刺、老鼠草、铁包金、光背勾儿茶、老鼠耳草。

【拉丁学名】*Berchemia polyphyllus* Wall. ex Laws. var. *leioclada* Hand.-Mazz.

【分类地位】鼠李科，勾儿茶属。

【形态特征】藤状灌木，高3～4m。小枝黄褐色，无毛。单叶互生；叶柄长3～6mm，上面被疏柔毛；叶片卵状椭圆形，卵状长圆形或椭圆形，长1.5～4.5cm，宽0.8～2cm，先端钝，常有小尖头，基部圆形，两面无毛，侧脉7～9对。两性花，浅绿色或白色，无毛，通常2～10簇生，排成具短总梗的聚伞总状花序，顶生，长可达7cm，花序轴无毛；花5基数；萼片卵状三角形或三角形，花瓣近圆形。核果圆柱形，长7～9mm，宽3～3.5mm，熟时红色，后变黑色。花期5～9月，果期7～11月。

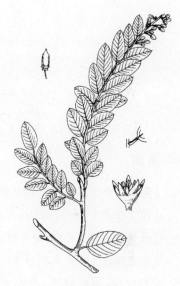

光枝勾儿茶

【分布生境】产于北温泉、三花石附近，灌丛中。城口、巫溪、巫山、奉节、酉阳、秀山、黔江、南川、合川、北碚，海拔1500m以下有分布。

【药用部分】茎藤和根药用。

【采集期】7～8月采割茎叶，9～11月采根。

【药性功能】苦、微涩、平。归肝、肺经。祛痰，止咳，平喘，安神，止血，镇痛，祛风除湿，消肿解毒。

【主治病症】急性支气管炎，咳嗽咯血，消化道出血，跌打损伤，痈疽疔毒，烫伤，风火牙痛，风湿骨痛。

【用量用法】15～25g，水煎服。外用适量捣烂敷患处或浸酒涂。

【附方】①治睾丸脓肿：老鼠耳草头15～30g，鸭蛋1只，水酒各半煎服。（出自《闽南民间草药》）

②治糖尿病：铁包金根60g，地耳草30g，炖冰糖服。（出自《福建药物志》）

368.异叶鼠李

【别名】女儿茶、岩枣树。

【拉丁学名】*Rhamnuc heterophylla* Oliv.

【分类地位】鼠李科，鼠李属。

【形态特征】常绿小灌木，高1～2m。枝棕褐色，小枝纤细，密被短柔毛，无枝刺。单叶互生，叶柄长2～7mm，被短柔毛；叶片纸质，大小异型；小型叶圆形或卵形，长0.5～1.5cm，宽0.5～1cm，顶端有小尖头或芒尖；大型叶卵形，卵状披针形或卵状椭圆形，长2～4cm，宽1.5cm，先端短尖，基部圆形，边缘有细锯齿，上面无毛，下面沿脉有短毛，侧脉2～4对；花单生或2～3朵生于叶腋，单性，黄绿色，5基数，花梗长1～2mm，疏被柔毛;花外面有疏柔毛,萼齿内面具3脉;雄花花瓣匙形,有退化雌蕊;雌花花瓣小,早落,具5个很小的退化雄蕊,子房3室。核果球形,熟后黑色;种子背面有纵沟。花期5~8月,果期8~12月。

【分布生境】产于北温泉灌木林中,巫山、巫溪、忠县、云阳、梁平、垫江、南川、万盛、綦江、江津、北碚,海拔1400m以下有分布。

【药用部分】根、枝叶药用。

【采集期】根全年可采,枝叶夏季采。

【药性功能】微苦、涩、凉。清热利湿,凉血止血。

【主治病症】痢疾,吐血,咯血,痔疮出血,血崩,白带,暑日烦温。

【用量用法】15~30g,水煎服。

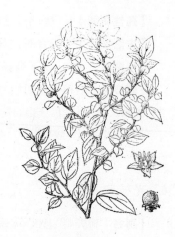

异叶鼠李

<h2 align="center">葡萄科（Vitaceae）</h2>

369.葡萄

【别名】草龙珠、蒲陶、索索葡萄。

【拉丁学名】*Vitis vinifera* L.

【分类地位】葡萄科,葡萄属。

【形态特征】落叶木质藤木,树皮片状剥落。幼枝有毛或无毛。卷须二叉状分枝,与叶对生;单叶互生,叶柄长4~8cm;叶片圆卵形,宽7~15cm,3~5裂,边缘有不规则的粗锯齿,两面无毛或背面有短柔毛。圆锥花序与叶对生,常下垂;花杂性;淡黄绿色,小;花萼盘形,花瓣5,长约2mm,上部合生呈帽状,早落;雄蕊5,花药黄色;花盘由5腺体组成;子房2室。果实球形或长圆形,黄绿色、粉红色或紫黑色,因品种而异。花期4~5月,果期7~9月。

【分布生境】各地栽培。

【药用部分】果、藤、根药用。

【采集期】秋季采。

【药性功能】①果:甘、平。归肺、脾、肾经。解毒透疹,利尿,安胎补

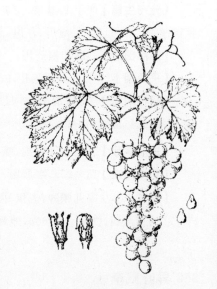

葡萄

气血,舒筋络。②藤、叶:酸、涩、平。祛风湿,利尿,解毒消肿。③根:甘、涩、平。无毒。祛风除湿,解毒消肿。

【主治病症】①果:治气血虚弱,肺虚咳嗽,心悸盗汗,烦渴,麻疹不适,小便不利,胎动不安,水肿。②藤、叶:风湿骨痛,水肿,腹泻,风热目赤,痈肿疔疮。③根:风湿痹痛,水肿,小便不利,跌打损伤,痈肿疔疮。

【用量用法】①果:25~50g,水煎服,生食或捣汁服。②藤、叶:10~15g,水煎服。外用捣烂敷患处。③根:15~30g,水煎服或炖肉服。外用,捣敷或煎水洗。

370.毛葡萄

【别名】五角叶葡萄、止血藤、野葡萄。

【拉丁学名】*Vitis heyneana* Roem. et Schult (*V. quinquangularis* Rehd.)

【分类地位】葡萄科，葡萄属。

【形态特征】落叶木质藤本，长达 8m。幼枝，叶柄及花序均被白色或浅褐色丝状柔毛。单叶互生，叶柄长 3～7cm；叶片宽卵形或五角状卵形，长 10～15cm，宽 6～8cm，不分裂或不明显 3 裂，先端急尖，基部浅心形或截形，边缘有波状小牙齿，上面几无毛，叶背密生浅褐色柔毛。圆锥花序与叶对生，长 8～11cm，基部较宽，分枝平展，花小、黄绿色，具细梗，无毛；花萼不明显；花瓣 5，长约 1.8mm；雄蕊 5，花药椭圆形；子房埋于花盘中。果球形，紫黑色，直径 6～8mm；种子三角形。花期 6 月，果期8～9月。

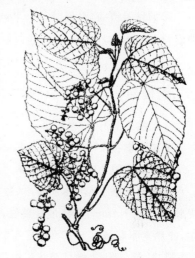

毛葡萄

【分布生境】产于北温泉附近。巫山、巫溪、奉节、万州、南川、北碚，海拔 580～1800m 处有分布。

【药用部分】根皮及叶药用。

【采集期】根皮全年可采，叶夏秋采。

【药性功能】微苦、平、酸。根皮:调经活血，舒筋活络。叶:止血。

【主治病症】根皮:主治月经不调，白带。外用治跌打损伤，风湿骨痛。叶:治外伤出血。

【用量用法】根皮 6～9g，水煎服。外用捣烂敷患处。

【附注】毛葡萄的根皮和叶不能与大葱同用。

371.葛藟

【别名】野葡萄、栽秧藤、马鞍藤。

【拉丁学名】*Vitis flexuosa* Thunb.

【分类地位】葡萄科，葡萄属。

【形态特征】落叶木质藤本，藤蔓细长，幼枝有灰白色绒毛。以后脱落，无毛；卷须与叶对生，有分叉；单叶互生，叶片宽卵形或三角状卵形，长 3.5～11cm，宽 2.5～9cm，先端急尖或渐尖，基部宽心形或截形，边缘具不整齐粗锯齿，上面深绿色，无毛，下面淡绿色，叶脉和脉腋均被淡褐色柔毛。叶柄长 3～7cm，有灰白色蛛丝状毛。圆锥花序细长，长 6～12cm，花序轴有丝状毛；雌雄异株，花小，直径约2mm，黄绿色；花萼盘形，膜质；花瓣长卵形，长约 2mm，先端相连。浆果球形，成熟时黑色，直径6～8mm，种子 2～3 粒。花期 5～6 月，果期 7～9 月。

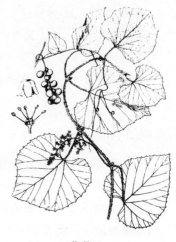

葛藟

【分布生境】产于三花石河边。巫山、巫溪、奉节、彭水、万州、南川、涪陵、北碚，海拔 250～1800m 有分布。长江流域、珠江流域、云南、贵州也有分布。

【药用部分】根、茎、果实入药。

【药性功能】甘、平。无毒。补五脏，续筋骨，长肌肉，果可食。

【主治病症】①根皮:治关节酸痛,跌打损伤。②果:治咳嗽,吐血。③果、叶:治食积。

【用量用法】①根皮适量和酒捣烂敷患处。②果 10~15g,水煎服。

【附方】①治食积:葛藟果、叶各 15g,水煎服。(出自《全国中草药汇编》)

②治痢疾:葛藟叶、果各 30~60g 水煎服。(出自《湖南药物志》)

③治湿疹:葛藟鲜叶适量捣汁外涂,或加明矾、食盐少许煎汤外洗。

④治风湿痹痛:葛藟根 15~30g,水煎冲黄酒服,另取葛藟根适量,捣烂敷患处。(③④方出自《浙江药用植物志》)

372.刺葡萄

【别名】山葡萄、小葡萄。

【拉丁学名】*Vitis davidii* Foex.

【分类地位】葡萄科,葡萄属。

【形态特征】落叶木质藤木,藤蔓高大强壮,枝上密生直立或稍弯曲皮刺,刺长 2~4mm,嫩枝带紫褐色,无毛;卷须与叶对生,具分叉,单叶互生,叶片宽卵形,长 5~15cm,宽 6.5~19cm,先端短渐尖,有时具不明显 3 浅裂,基部心形,边缘具波状粗锯齿,上面深绿色,无毛,下面灰白色,叶脉和脉腋常有短柔毛;叶柄长 6~13cm,疏生小皮刺。圆锥花序与叶对生,长 5~15cm;花小,黄绿色,直径约2mm;花萼浅杯状,具不明显 5 浅裂;花瓣长圆形,长 2mm,黄绿色,早落;雄蕊 5,与花瓣近等长;子房圆锥形。浆果球形,成熟蓝紫色,直径 1~1.5cm。花期 4~6 月,果期9~10 月。

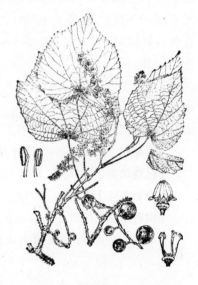

刺葡萄

【分布生境】产于北温泉后山坡及缙云山小学附近林边。巫山、巫溪、奉节、彭水、万州、丰都、江津、南川、城口、忠县、北碚等区县,我国长江流域以南各省有分布。

【药用部分】根药用。

【采集期】9~12 月采挖。

【药性功能】甘、平。无毒。祛风湿,利小便,行气消积,活络止痛。

【主治病症】慢性关节炎,跌打损伤,吐血,腹胀。

【用量用法】30~60g,水煎服或泡酒服。鲜品加倍。

373.网脉葡萄

【别名】大叶山天萝、鸟葡萄、野葡萄。

【拉丁学名】*Vitis wilsonae* H.J. Veitch

【分类地位】葡萄科,葡萄属。

【形态特征】高大木质藤本,茎褐色;幼枝圆柱形,有白色蛛线状柔毛,后脱落,变无毛。单叶互生,叶片心形或宽心形,长 8~15cm,宽 5~10cm,先端短渐尖,基部心形至亚心形,叶柄洼广开,边缘具波状锯齿,齿端有短尖头,上面被绒毛,以后脱落,下面沿叶腋有蛛丝状毛,叶脉下部隆起,脉网明显,两面常被白粉;叶柄长 4~7cm。圆锥花序长 8~15cm,花序轴紫色;花小,淡绿色,花萼盘形,全缘;花瓣 5,顶端连合;雄蕊 5。果球形,直径约 1cm,熟时蓝黑色,有白粉。花期 5~6 月,果期 9~10 月。

【分布生境】产于北温泉附近。城口,巫山,巫溪,奉节,万州,石柱,南川,北碚等区县,海拔 200～1800m 地带有分布。

【药用部分】根药用。

【采集期】9～11 月挖取。

【药性功能】无毒,清热解毒。

【主治病症】痈疽疔疮,慢性骨髓炎。

【用量用法】外用适量,捣烂敷患处。

【附方】治慢性骨髓炎:用根 500g,洗净,去表皮,去掉根心(木质部),取其肉皮(韧皮部)捣烂如泥(忌用铁器)。再加 4 个鸡蛋的蛋清及麻油 60g,酒 15g,调匀成膏(夏季酌加防腐剂)。用时将膏涂在消毒棉垫上,敷于患处,用绷带固定,每日换药 1 次,直至痊愈为止。(出自《中药大辞典》)

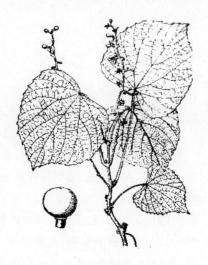

网脉葡萄

374.三叶崖爬藤

【别名】金线吊葫芦、三叶青、石老鼠、石猴、蛇附子。

【拉丁学名】*Tetrastigma hemsleyanum* Diels et Gilg

【分类地位】葡萄科,崖爬藤属。

【形态特征】多年生常绿攀缘草质藤本,茎、枝纤细,无毛,长可达 10m,着地部分节上生根;块根卵形或长圆形,表面棕褐色,内面白色。卷须与叶对生,不分枝。三小叶掌状复叶互生,叶柄长 2～3cm;中间小叶较大,卵状披针形,长 3～7cm,先端渐尖,边缘有疏锯齿,侧生小叶较小,基部略偏斜;聚伞花序腋生于当年生新枝上,径 2～3cm,被短柔毛;花小,黄绿色,单性异株,花萼 4 齿;花瓣 4 瓣,近卵形,雄花雄蕊 4 枚;雌花子房 2 室,花柱粗短,柱头盘状,4 裂。浆果球形至倒卵形,径约 4mm,熟时红色,种子 1 粒。花期 5 月,果期 7～8 月。

【分布生境】产于石华寺、缙云寺等处林下。城口、奉节、南川、北碚,海拔 270～1300m 处有分布。

【药用部分】块根及全草入药。

【采集期】全年可采。

【药性功能】微苦、平。清热解毒,祛风化痰,活血止痛。

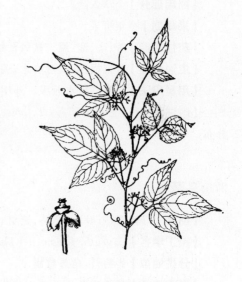

三叶崖爬藤

【主治病症】白喉,小儿高热惊厥,肝炎,痢疾,咳喘,肾炎,月经不调,外用治毒蛇咬伤,扁桃体炎,淋巴结核,子宫颈炎,跌打损伤。

【用量用法】15～25g,水煎服。外用适量,以酒或水磨搽患处。

【附方】①治百日咳:三叶崖爬藤(块根)3～6g,磨米泔水,用竹沥适量冲服。

②治急慢性肾炎:鲜(三叶崖爬藤)块根 30g,与青壳鸭蛋同煮熟服。

(①②方出自《福建药物志》)

③治扭挫伤:三叶青、酢浆草、香附子各等量,捣烂,加热外敷。(出自《全国中草药汇编》)

【附注】孕妇忌服。

375.崖爬藤

【别名】爬山虎、五爪金龙、红五加、藤五甲、岩五加、走游草。

【拉丁学名】*Tetrastigma obtectum*（Wall. ex Laws.）Planch.

【分类地位】葡萄科，崖爬藤属。

【形态特征】常绿木质藤本，长可达 10m，茎粗达 3cm，小枝有棱，被柔毛，老枝褐色；卷须与叶对生，有分枝，顶端膨大成吸盘，常附着树干及他物上。掌状复叶，互生；叶柄长 7～11cm，被柔毛；小叶 5 片，偶有 3 片的，无柄；小叶片棱状倒卵形或椭圆形，长 1.5～4cm，宽 0.5～1.5cm，常带紫红色，先端急尖，基部楔形，边缘有稀疏小锐锯齿，无毛，上面绿色，下面带粉白色或锈色。伞形花序长约 2cm；花小，绿色，单性；花萼小；花瓣 4；雄花雄蕊 4，与花瓣对生；雌花子房宽圆锥形，无毛，柱头 4 裂。浆果球形或倒卵形，长约 5mm，熟时黑紫色。花期 4～5 月，果期 6～8 月。

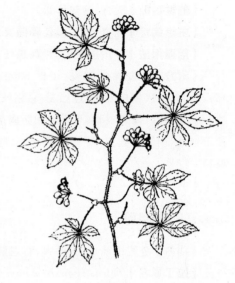

崖爬藤

【分布生境】产于缙云寺一带林中。城口、巫溪、巫山、奉节、武隆、南川、江津、渝北区、北碚，海拔 270～2000m 处有分布。

【药用部分】全草入药。

【采集期】全年可采。

【药性功能】苦、辛、涩、温。祛风活络，活血止痛，解毒消肿。

【主治病症】跌打损伤，风湿麻木，关节筋骨疼痛，痈疮肿毒，毒蛇咬伤。

【用量用法】15～25g，水煎服。外用适量，煎水洗或捣烂敷患处。

【附注】变种，毛叶崖爬藤（*T. obtectum* var. *pilosum* Gagnep），也可作崖爬藤供药用。缙云寺一带有分布。

376.乌蔹莓

【别名】母猪藤、五叶藤、茏葛、笼草、五爪龙草。

【拉丁学名】*Cayratia japonica*（Thunb.）Gagnep.

【分类地位】葡萄科，乌蔹莓属。

【形态特征】多年生草质藤本。老茎紫绿色，有纵棱；幼枝绿色，有柔毛；卷须与叶对生，二叉分枝，鸟足状复叶，具小叶 5 片，顶生小叶片椭圆形至狭卵形，长 5～8cm，宽 2.5～4cm，先端渐尖或短渐尖，基部楔形，边缘有疏锯齿，两面中脉具毛，侧生小叶较小；总叶柄长达 4cm，顶生小叶具较长的小柄，侧生小叶每两片共有 1 小叶柄；聚伞花序腋生，具长柄，直径 6～15cm；花黄绿色，花萼杯状，边缘膜质；花瓣 4，雄蕊 4，与花瓣对生；花盘肉质，浅杯状；子房埋于花盘中。果近球形，长约 7mm，熟时黑色。花期 3～8 月，果期 8～10 月。

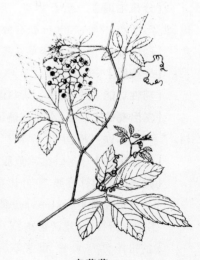

乌蔹莓

【分布生境】产于肖春三湾等处。城口、巫溪、巫山、奉节、秀山、黔江、梁平、万州、涪陵、南川、北碚等区县，海拔 250～1500m 地带有分布。

【药用部分】全草入药。

【采集期】夏、秋季采。

【药性功能】苦、酸、寒。解毒消肿,活血散瘀,清热利尿,止血。

【主治病症】咽喉肿痛,目翳咯血,血尿,痢疾,黄疸,白浊。外用治热毒痈肿,丹毒,腮腺炎,跌打损伤,毒蛇咬伤。

【用量用法】25～50g,水煎服或浸酒服。外用适量,捣烂敷患处或研末调敷。

【附方】①治带状疱疹:乌蔹莓根,磨烧酒与雄黄,抹患处。(出自《福建药物志》)

②治痈肿、丹毒:乌蔹莓叶或根,研成极细末,加凡士林调成20％软膏,外敷患处。(出自《全国中草药汇编》)

377.爬山虎

【别名】爬壁虎、假葡萄藤、飞天蜈蚣、地锦、爬墙虎。

【拉丁学名】*Parthenocissus tricuspidata* (Sieb. et Zucc.) Planch.

【分类地位】葡萄科,爬山虎属。

【形态特征】落叶或半常绿木质藤本,长可达10m以上。枝条黄褐色至黑褐色;卷须短,多分枝,顶端膨大成吸盘。叶互生,叶片宽卵形,长10～20cm,宽8～17cm,通常3裂,基部心形,上面无毛,下面脉上有柔毛,叶缘有粗锯齿;幼苗和老枝常出现掌状3小叶或为3全裂。聚伞花序通常生于短枝顶端的两叶之间,长4～8cm;花5数;萼全缘;花瓣顶端反折;花盘不明显;子房2室,每室有2胚珠。浆果球形,径6～8mm,熟时蓝黑色。花期5～6月,果期9～10月。

【分布生境】北温泉有栽培。城口、巫溪、奉节、彭水、石柱、万州、忠县、南川及重庆主城区,生于石壁上或栽培,海拔120～1600m。

【药用部分】藤茎及根药用。

【采集期】秋季采藤茎,冬季挖根。

【药性功能】甘、涩、温。祛风通络,活血解毒。

【主治病症】风湿关节痛,中风半身不遂,产后瘀血,偏正头痛,外用治跌打损伤,痈疖肿毒,带状疱疹。

爬山虎

【用量用法】15～30g,水煎服或泡酒服。外用适量,根皮捣烂调酒敷患处。

378.三裂叶蛇葡萄

【别名】绿葡萄、玉葡萄、金刚散、见肿消、红母猪藤、破石珠、野葡萄。

【拉丁学名】*Ampelopsis delavayana* Planch. ex Franch.

【分类地位】葡萄科,蛇葡萄属。

【形态特征】落叶或半常绿木质藤本。长10m以上。根粗壮,外皮褐色。枝红褐色,幼时被红褐色短柔毛或近无毛。卷须与叶对生,二叉状分枝。叶互生,叶柄与叶片近等长;叶片二型,多数为3全裂,中间小叶长椭圆形或宽卵形,长7～11cm,宽2～4cm,先端渐尖,基部楔形;两侧小叶偏斜,呈斜卵形,长6～12cm,宽1.5～4.5cm;少数为单叶,具深浅不等的3裂。聚伞花序与叶对生,常二歧分枝;花小,绿色,花萼盘状,5浅裂,花瓣5,镊合状排列;雄蕊5,与花瓣对生;花盘明显。浆果扁球形,熟时紫蓝色。花期5～8月,果期7～9月。

【分布生境】产于北温泉、灯草坪、缙云寺等地。城口、石柱、忠县、巫山、奉节、酉阳、涪陵、武隆、南川、北碚等区县,海拔 360～1960m 处有分布。

【药用部分】根、茎藤药用。

【采集期】全年可采。

【药性功能】苦、平、辛。无毒。消炎镇痛,散瘀,止痛,止血,解毒,消肿,接骨。

【主治病症】外伤出血,骨折,跌打损伤,风湿关节痛,疝气偏坠,淋证,白浊。

【用量用法】25～50g,水煎或泡酒服。外用适量,鲜品捣烂敷或干品捣粉撒布患处。

【附方】①治外伤出血:绿葡萄、梨头尖各等量,混合研粉撒敷患处。(出自《全国中草药汇编》)

②治慢性骨髓炎、脓肿疔毒:野葡萄根 500g(去粗皮和木心),研成细末,与鸡蛋清 4 个、麻油 30g、95%乙醇或白酒 25mL,调匀,外敷患处。(出自《湖北中草药志》)

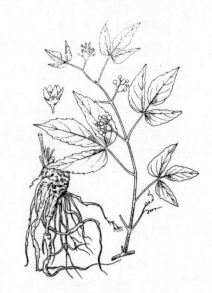

三裂叶蛇葡萄

379.粉叶爬山虎

【别名】五皮风、细母猪藤、粉叶地锦、俞藤。

【拉丁学名】*Parthenocissus thomsonii* (Laws.) Planch.

【分类地位】葡萄科,爬山虎属。

【形态特征】木质藤本。枝叶幼时常带紫色,卷须有分叉,末端有吸盘,掌状复叶,互生;叶柄长 3～6cm;小叶 5 片,卵形至披针状卵形,叶缘中部以上有疏锯齿,上面沿中脉有毛,下面有短柔毛或近无毛,两面常被白粉;中间小叶较大,长 4～7cm,宽 1.5～3cm,侧生小叶较小。聚伞花序与叶对生,总花梗较叶柄稍短;花 5 数;花萼盘状,全缘,花瓣椭圆形;雄蕊与花瓣对生,花药黄色,花丝细弱;子房3室,花柱钻状,浆果扁球形,直径6～7mm,熟时黑色。花期5月,果期6～9月。

【分布生境】产于北温泉,巫山、奉节、城口、彭水、石柱、忠县、涪陵、南川、江津、北碚有分布,江苏、浙江、福建、江西、安徽、湖南、湖北、云南、贵州、四川、广西也有分布。

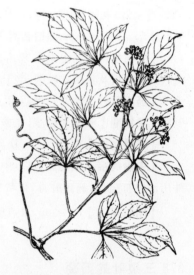

粉叶爬山虎

【药用部分】藤茎或根药用。

【采集期】全年可采,鲜用洗净晒干。

【药性功能】甘、辣、平。清热解毒,祛风除湿。

【主治病症】妇女白带,无名肿毒。

【用量用法】15～30g,煎汤内服,或浸酒服。

【附方】①治妇女白带:粉叶地锦根 60～90g,水煎,冲白酒,早晚饭前各服 1 次。(出自《浙江天目山药用植物志》)

②治无名肿毒:细母猪藤、大母猪藤根各等分,捣烂敷患处。(出自《贵州草药》)

❧• 椴树科（Tiliaceae）•❧

380.田麻

【**别名**】白喉草、黄花喉草、野络麻、毛果田麻。

【**拉丁学名**】*Corchoropsis tomentosa*（Thunb.）Makino.

【**分类地位**】椴树科，田麻属。

【**形态特征**】一年生草本，高 40～60cm；茎纤细，有分枝，具星状短柔毛。单叶互生，叶片卵形或狭卵形，长 2.5～6cm，宽1～3cm，边缘有钝齿，两面均密生星状短柔毛，基出脉 3 条；叶柄长 0.2～2.3cm；托叶钻形，长 2～4mm，脱落。花单生叶腋，有细梗，直径 1.5～2cm；萼片 5，狭披针形；花瓣 5，黄色，倒卵形；能育雄蕊 15 枚，每 3 枚成一束，不育雄蕊 5，与萼片对生；子房密生星状短柔毛，花柱单一。蒴果角果状，圆筒形，长 1.7～3cm，有星状柔毛。种子长卵形。花期 8～9 月，果期 10 月。

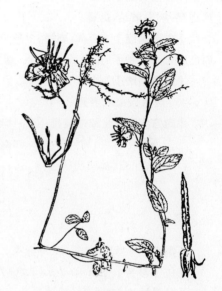

田麻

【**分布生境**】产于大湾楠竹林下路边。南川等地有分布。我国东北、华北、华中、华南、西南均有分布。

【**药用部分**】全草入药。

【**采集期**】8～10 月采收。

【**药性功能**】苦、凉。平肝利湿，解毒，止血。

【**主治病症**】咽喉肿痛，白喉，白带，小儿疳积，痈疖肿毒，疔疮，外用治外伤出血。

【**用量用法**】15～25g，水煎服。外用鲜品适量，捣烂敷患处。

【**附方**】治疳积、痈疖肿毒：毛果田麻叶或全草 9～15g，水煎服。（出自《浙江药用植物志》）

❧• 锦葵科（Malvaceae）•❧

381.苘麻

【**别名**】白麻、青麻、野棉花、冬葵子。

【**拉丁学名**】*Abutilon theophrasli* Medicus

【**分类地位**】锦葵科，苘麻属。

【**形态特征**】一年生草本，高 0.5～1.5m；茎直立，上部有分枝，被柔毛和星状毛；单叶互生；叶柄长 3～12cm，被星状柔毛；叶片圆心形，长 5～10cm，先端长渐尖，基部心形，边缘有疏密不等的粗锯齿，两面均被星状柔毛。花单生于叶腋，花梗长 1～3cm，有柔毛，近顶端有节；花萼环状，5 裂，裂片卵形，长约 6mm，密被短绒毛；花瓣

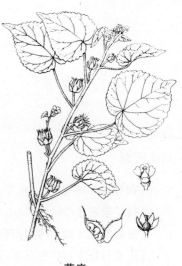

5,黄色,倒卵形,长 1～1.3cm;雄蕊多数,花丝连合成筒状,无毛;心皮
15～20 个,轮状排列,顶端平截。蒴果半球形,直径约 2cm,分果爿
15～20 爿,有粗长毛,顶端有 2 长芒;种子肾形,熟时黑褐色,疏生短柔毛,
花期 7～8 月,果期 9～10 月。

【分布生境】产于北温泉附近。重庆各地常见。如城口、巫山、巫
溪、万州、南川、北碚等区县有分布。我国除青藏高原外都有分布。

【药用部分】种子及全草入药。

【采集期】夏季采收。

【药性功能】①全草:平、苦。清热、利湿、解毒。②种子:苦、平。清
热利湿,解毒散结,退翳。

【主治病症】①全草:痢疾、中耳炎、睾丸炎、耳鸣、化脓性扁桃体炎、
痈疽肿毒。②种子:角膜云翳、痢疾、痈肿、瘰疬、小便淋痛。

【用量用法】①全草:10～30g,煎水服。外用适量,捣敷。②种子:
10～20g 煎水服或入散剂服。

【附方】①治化脓性扁桃体炎:苘麻、一枝花各 15g,天胡荽 9g,水煎服或捣烂绞汁服。
②治慢性中耳炎:苘麻鲜全草 60g,猪耳适量,水煎服;或苘麻 15g,糯米 30g,毛蚶 20 粒,水煎服。
(①②方出自《福建药物志》)

苘麻

382.冬葵

【别名】冬寒菜、冬苋菜、滑滑菜、土黄氏、野葵、葵(诗经)。

【拉丁学名】*Malva crispa* L.（*M. verticillata* L.）

【分类地位】锦葵科,锦葵属。

【形态特征】二年生草本,高 40～100cm;根圆锥状,黄白色,单
生或有分枝;茎圆柱状,直立,多分枝,有黏液。单叶互生,叶柄长
2～9cm;叶片掌状,5～7 浅裂,近圆形,直径5～8cm,基部心形,边缘
有钝牙齿,两面疏被糙伏毛或近无毛,掌状脉 5～7 条。花小,淡紫红
色,直径约 6mm,单生或数朵簇生叶腋,花萼杯状,5 齿裂;花瓣 5,淡
紫红色,先端微凹;雄蕊多数,连合成短柱状,子房10～12 房。蒴果扁
球形。包于宿存花萼内,由 10～12 个心皮组成,种子近肾形,灰黄色。
花期 4～8 月,果期 5～9 月。

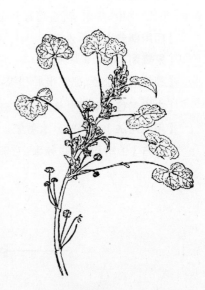

【分布生境】农民广泛栽培。重庆各县区均有栽培。

【药用部分】根、茎、叶、种子药用。

【采集期】夏、秋挖带根全草,切碎后筛出种子。

【药性功能】①种子:甘、寒。归大肠、小肠、膀胱经,利尿下乳,
润肠通便。②茎、叶:甘、寒。归肺、大肠、小肠经。清热利湿,滑肠通乳。③根:甘、温。补中益气。

冬葵

【主治病症】①种子:泌尿系统感染,结石,乳汁不通,大便燥结,胞衣不下,淋病,水肿。②茎、叶:黄疸型
肝炎,肺热咳嗽,咽喉肿痛,热毒下痢。二便不畅,乳汁不下,疮疖痈肿,丹毒,烧烫伤,蛇蝎咬伤。③根:气虚乏
力,腰膝酸软,体虚自汗,脱肛,子宫脱垂,慢性肾炎,糖尿病,水肿,热淋。

【用量用法】①种子:3～9g,水煎服。②茎、叶、根:15～30g,水煎服。

【附方】①治尿路感染、小便不利:冬葵子、泽泻各 9g,茯苓皮 15g,车前子 12g,水煎服。(出自《全国中草
药汇编》)

383.锦葵

【别名】小熟季花。

【拉丁学名】*Malva sinensis* Cavan.

【分类地位】锦葵科,锦葵属。

【形态特征】二年生草本,高 50～100cm;茎直立,多分枝,疏生粗毛。单叶互生,叶柄长 7～18cm;叶片心状圆形或肾形,直径 7～13cm,通常 5～7 钝圆浅裂,基部浅心形,边缘有钝齿。花紫红色,直径 2.5～4cm,3～11 朵簇生叶腋,花梗长短不等,长可达 3cm;小苞片 3 枚,卵形,疏生柔毛;花萼杯状,萼片 5 枚,宽卵形;花瓣 5,匙形,紫红色,顶端微凹,比萼片长 3 倍;雄蕊多数,花丝合生成管状,长 8～10mm;花柱分枝 9～11 个,有细柔毛。果实扁圆形,直径约 8mm,分果片 9～11 枚,肾形;种子黑褐色。花期 5～7 月,果期 7～9 月。

【分布生境】各地栽培。重庆及全国各地均常有栽培。

【药用部分】花、叶、茎入药。

【采集期】5～7 月采。

【药性功能】咸、寒。清热利湿,理气通便。

【主治病症】大小便不畅,淋巴结核,带下,脐腹痛。

【用量用法】研末,每次服 3g,白开水送服。

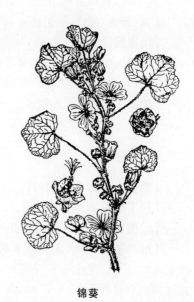

锦葵

384.蜀葵

【别名】棋盘花、麻杆花、一丈红、斗莲花、端午花。

【拉丁学名】*Althaea rosea* (L.) Cavan.

【分类地位】锦葵科,蜀葵属。

【形态特征】二年生草本,高约 2m,全株有星状毛。茎直立,不分枝,基部木质化。叶互生,叶柄长 6～15cm;托叶卵形,顶端 3 裂;叶片近圆心形,掌状 5～7 浅裂,直径 6～15cm,边缘有细锯齿,上面粗糙。花大,直径 6～9cm,单生于叶腋,在顶端密集形成总状花序式,小苞片 6～7 片,基部合生;花萼钟状,5 齿裂;花瓣倒卵状三角形,顶端微凹,基部变狭成爪,爪有长髯毛,有红、黄、紫及黑紫等颜色,单瓣或重瓣;雄蕊多数花丝连合成筒状;子房多室,花柱多分枝,微被细毛。果盘状,直径约 2cm,被短柔毛,成熟时,每心皮自中轴分离。花期 4～7 月,果期 7～8 月。

【分布生境】缙云寺栽培。城口、奉节等地有分布。

【药用部分】根、叶、花、种子药用。

【采集期】春、秋采根,花前采叶,秋季采种子。

【药性功能】①种子:甘、凉。利尿通淋,解毒排脓。

②花:甘、咸、凉。通利大小便,解毒散结,和血,止血。

③茎叶:甘、凉。清热,利湿,解毒。

④根:甘、咸、微寒。清热解毒,排脓,利尿,凉血。

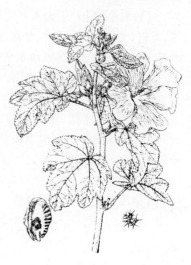

蜀葵

【主治病症】①种子:尿路结石,小便不利,水肿,带下,乳汁不通,疥疮,无名肿毒。

②花:吐血、衄血、月经过多,赤白带下,二便不通,小儿麻疹,疟疾,痈疽疖肿,蜂蝎螫伤,烫火伤,解河豚毒。

③茎、叶:热毒下痢,淋证,无名肿毒,水火烫伤,金疮。

④根:肠炎,痢疾,尿路感染,小便赤痛,子宫颈炎,白带,吐血,血崩,外伤出血,疮疡肿毒,烫伤。

【用量用法】①种子、花:均5～10g,水煎服。外用适量,鲜品捣烂敷或煎水洗。

②茎、叶:6～18g,煎汤或煮食。外用适量,捣敷。

③根:15～30g,水煎服。外用捣敷。

【附注】茎叶不能久食。

385.地桃花

【别名】肖梵天花、野棉花、狗脚迹、刺头婆。

【拉丁学名】*Urena lobata* L.

【分类地位】锦葵科、梵天花属。

【形态特征】多年生亚灌木状草本,高1m。茎直立,小枝密被白色星状绒毛。单叶互生,下部叶片近圆形,中部叶片卵形,上部叶片矩圆形至披针形,长4～7cm,宽2～6cm,先端3～5浅裂,基部圆形至心形,上面有柔毛,下面被白色星状绒毛;叶柄长1～4cm,下部的较长,向上渐短;托叶线形,早落。花单生叶腋或丛生,淡红色,直径15mm;花梗短,长2～3mm,有绵毛;小苞片5,近基部合生;花萼杯状,5裂;花瓣5,倒卵形,淡红色,长约1cm,外面有星状柔毛;雄蕊多数,基部连合成筒状;子房5室,花柱上部分成10枝。果扁球形,直径约1cm;分果爿具钩状刺毛,成熟时与中轴分离。花果期7～10月。

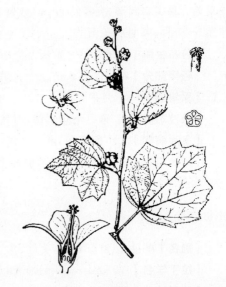

地桃花

【分布生境】产于大水塘边林中、公路边及北温泉竹林中。巫溪、万州、梁平、南川、江津、北碚,海拔2000m以下有分布,长江以南常见,生山坡、路旁草丛或灌木丛中。

【药用部分】根、全草药用。

【采集期】秋季挖。

【药性功能】甘、淡、凉。归脾、肺经。祛风活血,清热利湿,解毒消肿。

【主治病症】①根:风湿关节痛,感冒,疟疾,肠炎,痢疾,小儿消化不良,白带。②全草:外用治跌打损伤,骨折,毒蛇咬伤,乳腺炎。

【用量用法】①根:25～40g,水煎服。②全草:外用适量,鲜品捣烂敷患处。

【附注】脾、胃虚寒者禁服。

386.黄蜀葵

【别名】秋葵、豹子眼睛花、霸天伞、棉花蒿、侧金盘花。

【拉丁学名】*Abelmoschus manihot*(L.) Medicus.

【分类地位】锦葵科,秋葵属。

【形态特征】多年生草本,高1～2m,全株疏生黄色硬毛。单叶互生,叶片掌状,5～9深裂,裂片长圆状披针形,长8～18cm,宽1～6cm,边缘有粗钝锯齿,两面疏生长硬毛;叶柄长6～18cm;托叶条状披针形。花单生于枝端叶腋，小苞，三角状宽卵形，上部淡黄色，基部紫色，构成直径12～15cm的大形花冠；雄蕊多数，结合成筒状，长1.5～2cm；子房上位，5室，柱头5裂，紫黑色。蒴果卵状椭圆形，长4～5cm，有硬毛；种子多数，肾形。花期8～10月。

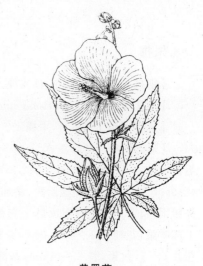

【分布生境】北温泉有栽培。万州、云阳、南川、主城区等地有栽培。

【药用部分】根、叶、花和种子药用。

【采集期】夏、秋季采叶及花，秋季挖根及采种子。

【药性功能】①种子：甘、寒。无毒，利水通淋，消肿解毒，润燥滑肠，下乳。②叶：苦、寒。清热解毒，活血消肿。③花：甘、辛。利尿通淋，活血止血，解毒消肿。④根：甘、苦、寒。清热利湿，解毒消肿，通乳。

【主治病症】①种子：大便秘结，小便不利，水肿，尿路结石，乳汁不通，跌打损伤。②叶：热毒疮痈，尿路感染，跌打损伤，烫火伤。③花：淋证，吐血，衄血，崩漏，胎衣不下，痈肿疮毒，水火烫伤。④根：淋证，水肿，痢疾，痈肿，腮腺炎，跌打损伤，乳汁不通。

黄蜀葵

【用量用法】①种子：15～25g，水煎服，或研粉，每服3～5g。②叶：10～15g(鲜品可用30～60g)，水煎服。外用，鲜品适量捣敷。③花：5～15g，水煎服。外用适量研末调敷或浸油涂。

【附方】治尿路感染：黄蜀葵花、叶各9g，煎服。（出自《安徽中草药》）

【附注】孕妇禁服。

387.木芙蓉

【别名】芙蓉花、拒霜花、四面花、三变花、九头花、转观花。

【拉丁学名】*Hibiscus mutabilis* L.

【分类地位】锦葵科，木槿属。

【形态特征】落叶灌木或小乔木，高达2～6cm。小枝、叶柄、花梗、小苞片、花萼，均密被星状毛和短柔毛。叶互生；叶片卵圆状心形，直径10～15cm，常5～7掌状分裂，裂片卵状三角形，边缘有钝齿，两面均被星状毛；叶柄长5～20cm；托叶披针形，早落。花单生叶腋或簇生枝端，花冠直径8～9cm；花梗长5～10cm，近顶端有节；小苞片8，线形，长10～16mm，基部合生；花萼钟形，长2.5～3cm，5裂；花瓣白色或淡红色，后变深红色，5瓣；雄蕊多数，生于雄蕊柱上部；子房5室，花柱5裂。蒴果扁球形，直径约2.5cm，果瓣5，密生淡黄色刚毛及绵毛；种子肾形，被毛。花期8～10月，果期9～11月。

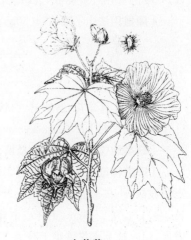

【分布生境】缙云寺、北温泉附近，风箱弯公路边有栽培。各地有栽培。

木芙蓉

【药用部分】叶、花、根药用。

【采集期】夏秋采花蕾及叶，秋冬挖根。

【药性功能】微辛、凉。清热解毒，消肿排脓，凉血止血。

【主治病症】肺热咳嗽，月经过多，白带。外用治痈肿疮疖，乳腺炎，淋巴结炎，腮腺炎，烧烫伤，毒蛇咬伤，跌打损伤，外伤出血。

【用量用法】9～30g，水煎服。外用适量，鲜品捣烂敷患处或干品研末调油、酒、醋敷。

【附注】孕妇禁服。

388.朱槿

【别名】扶桑、大红花、红木槿、朋红、公鸡花、吊丝红花。

【拉丁学名】*Hibiscus rosa-sinensis* L.

【分类地位】锦葵科、木槿属。

【形态特征】常绿灌木,高1～6m;小枝圆柱形,疏被星状毛。单叶互生,叶柄长0.5～2cm;叶片宽卵形或狭卵形,长4～9cm,宽2～5cm,先端渐尖,基部圆形或宽楔形,边缘有不整齐粗锯齿,两面无毛或下面脉上有稀疏星状毛。花单生于枝条上部叶腋;花梗长3～7cm;花大,花冠直径6～10cm,常下垂;小苞片6～7,线形,长8～15mm,基部合生,疏生星状毛;花萼钟形,裂片5,有星状毛;花瓣5,长倒卵形,上缘波裂,玫瑰色、淡红色或淡黄色,形成漏斗状花冠;雄蕊柱和柱头长4～8cm,吊于花冠之外。蒴果卵形,长约2.5cm,有喙。花期全年。

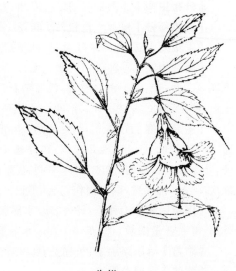

朱槿

【分布生境】北温泉有栽培,各地有栽培。

【药用部分】根、叶、花入药。

【采集期】10～11月采挖根,花半开时采,叶随时可采。

【药性功能】甘、平。解毒,利尿,调经,清肺。

【主治病症】①根:腮腺炎,支气管炎,尿路感染,子宫颈炎,月经不调,闭经,急性结膜炎。②花:月经不调。③叶:外用疔疮痈肿,乳腺炎,淋巴脓炎。

【用量用法】①根:15～30g,水煎服。②花:鲜品30g,水煎服。③叶、花:外用适量,捣烂敷患处。

389.木槿

【别名】篱障花、清明篱、白饭花、鸡肉花、猪油花、朝开暮落花、木锦、荆条。

【拉丁学名】*Hibiscus syriacus* L.

【分类地位】锦葵科、木槿属。

【形态特征】落叶灌木,高3～4m。茎直立,多分枝,树皮灰褐色,树冠稍披散,小枝密生星状绒毛。叶互生;叶柄长约1cm;叶片菱状卵圆形,长3～7cm,宽2～4cm,不裂或中部以上3裂,先端钝,基部楔形,边缘有钝锯齿,幼叶被毛。花单生于枝条上端叶腋,花梗长4～14mm,有星状短绒毛;小苞片6～7,线形,有星状绒毛;花萼钟状,5裂,密被星状绒毛;花冠钟状,直径5～8cm,淡紫、白、红等色,单瓣或重瓣,花瓣倒卵形;雄蕊柱和花柱柱头不伸出花冠;花柱5。蒴果卵圆形,直径约1.2cm,先端有喙,密被星状绒毛;种子肾形,黑褐色,背面有黄白色长柔毛。花期7～10月。

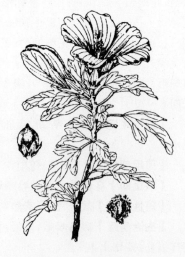

木槿

【分布生境】缙云寺有栽培。各地有栽培。

【药用部分】花、皮(茎皮及根皮)药用。

【采集期】夏季采花,春夏修枝剥皮,秋季挖根剥皮。

【药性功能】①花:甘、平。清热凉血,解毒消肿。②茎皮、根皮:甘、微酸。清热利湿,杀虫止痒。

【主治病症】①花:痢疾,痔疮出血,白带;外用治疮疖痈肿,烫伤。

②根皮、茎皮：痢疾，白带，外用治阴囊湿疹，体癣，脚癣。

【用量用法】①花：10～20g，水煎服；外用适量，研粉，麻油调，搽患处。

②根皮、茎皮：3～9g，水煎服；外用适量，研粉，醋调或酒调搽患处。

【附方】①治痔疮出血：木槿花15g，水煎服。

②治白带：木槿根皮30g，酢浆草15g，水煎服。每日1剂，连服数日。

③治阴囊湿疹（绣球风）：木槿皮、蛇床子各6g，水煎，熏洗患处。（①～③方出自《全国中草药汇编》）

木棉科（Bombacaceae）

390.木棉

【别名】英雄树、攀枝花、红棉、琼枝。

【拉丁学名】*Bombax malabaricum* DC. [*Gossampinus malabarica*（DC.）Merr.]

【分类地位】木棉科，木棉属。

【形态特征】落叶乔木，高达25m；幼树干或老树枝条有短粗的圆锥状硬刺；枝轮生而平展，层次明显。掌状复叶互生，具小叶5～7片；叶柄长12～16cm，小叶柄长约1.5cm；小叶片长椭圆形，长10～16cm，宽4～5.5cm，先端长渐尖至尾尖，基部楔形至宽楔形，全缘，两面均无毛。花单生或簇生于枝端叶腋，花大，直径约10cm，红色，先叶开放；花萼杯状，3～5裂，绿色，外面无毛，内面密生淡黄色短毛；花瓣肉质5片，红色，长8～10cm，宽3～4cm；雄蕊多数，合生成短管，排成3轮，最外轮集生成5束；子房5室，柱头5裂，花柱长于雄蕊。蒴果室背开裂成5瓣，室内有绵毛；种子多数，倒卵形，黑色。花期3～4月，果期6～9月。

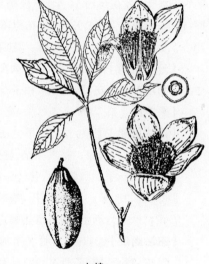

木棉

【分布生境】北温泉有栽培。南川、北碚等地有栽培。我国南方气候温暖地带有栽培。

【药用部分】花、树皮、根药用。

【采集期】春季采花，夏秋采树皮及根。

【药性功能】①花：甘、淡、凉。清热，凉血，解毒，止血，解暑，利湿。

②树皮：微苦、凉。祛风除湿，活血消肿。

③根：微苦、凉。散结止痛。

【主治病症】①花：肠炎，痢疾，风湿痹痛，产后浮肿，瘰疬，跌打损伤，衄血。

②树皮：风湿痹痛，跌打损伤肿痛。

③根：胃痛，淋巴结核。

【用量用法】①花：9～15g，水煎服。②树皮：15～30g，水煎服。③根：15～30g，水煎服。

【附方】①治咳血、呕血：木棉花14朵，呕血加瘦猪肉，咳血加冰糖同炖服。（出自《福建药物志》）

②治胃痛：木棉根或树皮30g，两面针6g，水煎服。（出自《全国中草药汇编》）

──────── ❧• 梧桐科（Sterculiaceae）•❧ ────────

391.梧桐

【别名】中国梧桐、国桐、桐麻、桐麻碗、瓢儿果树、青桐皮、风眼果、红花果。

【拉丁学名】*Firmiana platanifolia* (Linn. f.) Marsili

【分类地位】梧桐科，梧桐属。

【形态特征】落叶乔木，高达 15m。树干直立，树皮平滑，淡绿色。叶柄长 10～25cm，淡黄色；叶片心形，宽达 30cm，掌状 3～5 裂，裂片卵状三角形，先端渐尖，基部心形，上面近于无毛，下面有星状短柔毛。圆锥花序顶生，长 20～30cm，花单性或杂性，淡黄绿色；花萼 5 深裂，萼管长约 2mm，裂片条形，长 7～9mm，向外反卷，外面密被星状绒毛；雄花的雌雄蕊柄约与萼等长，花药约 15 个，不规则聚生雌雄蕊顶端，退化子房甚小，梨形，被毛；雌花由 5 个心皮组成，花药环绕子房基部。蓇葖果长 7～10cm，宽 1.5～2.5cm；种子 4～5 粒；球形。花期 6～7 月，果熟期 9～10 月。

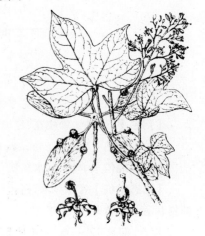

梧桐

【分布生境】缙云山有栽培，重庆各地普遍栽培。

【药用部分】花、根、茎皮、种子及叶药用。

【采集期】根、茎皮全年可采，夏季采花，秋季采种子及叶。

【药性功能】①根：甘、淡、平。祛风除湿，活血通经，杀虫。

②茎皮：甘、苦、凉。祛风除湿，健脾消食，益肺固肾，止血。

③种子：甘、平。归脾、肺、肾经。健脾消食，益肺固肾，止血。

④叶：苦、甘、平。镇静、降压，祛风，解毒，除湿，消肿。

⑤花：甘、平。利水消肿，清热解毒。

【主治病症】①根：风湿性关节痛，肺结核咯血，跌打损伤，白带，血丝虫病，蛔虫病，月经不调，淋证。

②茎皮：痔疮，脱肛，丹毒，恶疮，月经不调，风湿痹痛，跌打损伤。

③种子：胃痛，伤食腹泻，小儿口疮，须发早白，哮喘，疝气，鼻衄。

④叶：冠心病，高血压，风湿性关节痛，阳痿，遗精，神经衰弱，银屑病，痈疮肿毒，痢疾。

⑤花：水肿，小便不利，创伤红肿，头癣，烫火伤。

【用量用法】根、茎皮、种子、叶、花均为 9～15g，水煎服。叶外用适量，研粉或捣烂敷患处。

【附方】①治疝气：梧桐子炒香，剥壳食之。（出自《贵州省中医经验秘方》）

②治风湿骨痛、跌打骨折、哮喘：梧桐叶 15～30g，水煎服。

③治水肿：干梧桐花 9～15g，水煎服。

（②③方出自广州部队《常用中药手册》）

【附注】有耳病者、咳嗽多痰者，不宜服用种子。

瑞香科（Thymelaeaceae）

392.结香

【别名】梦花、黄瑞香、打结花、梦冬花、雪里开、蒙花、岩泽芒、野蒙花。

【拉丁学名】*Edgeworthia chrysantha* Lindl.

【分类地位】瑞香科，结香属。

【形态特征】落叶灌木，高 1～2m。嫩枝被淡黄色或灰色绢状长柔毛，小枝粗壮，棕红色，皮孔明显，三叉状分枝。叶互生，常集生枝条上端；叶片纸质，椭圆状长圆形，或椭圆状披针形，长 8～16cm，宽 2～5cm，先端急尖或钝，基部楔形，上面被疏柔毛，下面被硬毛。头状花序顶生；总苞片披针形，长可达 3cm，总花梗粗短；黄色，芳香；花被筒状，长 10～12mm，外面密被绢状长柔毛，裂片 4，花瓣状，平展；雄蕊 8，2 轮；子房椭圆形，顶端被毛；花柱细长。核果卵形。花期 2～4 月，先叶开放，果期 8～10 月。

【分布生境】缙云寺有栽培。城口、巫溪、巫山、奉节、南川、北碚等区县野生或有栽培。河南、陕西、长江流域及以南各省区均有分布，生阴湿、肥沃土中。

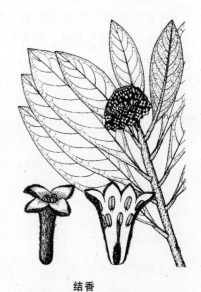

结香

【药用部分】根、花药用。

【采集期】夏秋采根，春季采花。

【药性功能】①根：辛、苦、平。滋养肝肾，祛风活络，消肿止痛。②花：甘、平。祛风，滋养肝肾，明目消翳。

【主治病症】①根：梦遗、早泄、白浊、虚淋、血崩、白带、风湿痹痛、跌打损伤、腰痛。

②花：夜盲、翳障、目赤、小儿疳眼、失音、梦遗。

【用量用法】①根：9～15g，水煎服。外用适量捣烂敷患处。②花：9～15g，水煎服。

胡颓子科（Elaeagnaceae）

393.蔓胡颓子

【别名】耳环果、羊奶果、甜棒槌、砂糖罐、藤木楂。

【拉丁学名】*Elaeagnus glabra* Thunb.

【分类地位】胡颓子科，胡颓子属。

【形态特征】常绿蔓生攀缘灌木或藤本，长达 5～6m，无刺；幼枝密被锈色鳞片。单叶互生，叶片革质或薄革质，卵状椭圆形或长椭圆形，长 4～7cm，宽 2.5～4cm，先端渐尖，基部圆形或宽楔形，边缘全缘，上面深绿色，背面黄褐色或青铜色，有锈色鳞片；柄长 5～8mm。花常 3～7 朵密生于短小枝上，成伞形总状花序；淡黄白色，下

垂;花梗长 2～4mm,锈色;花被筒漏斗形,质厚,长
4.5～5.5mm,上部 4 裂,裂片宽三角形,长 2.5～3mm,内面
被白色星状绒毛;雄蕊 4,生于花被筒喉部,花药长椭圆形;
花柱细长,顶端弯曲,无毛;花盘杯状。果实圆柱形,密被锈
色鳞片,长14～19mm。花期 9～11 月,果期 4～5 月。

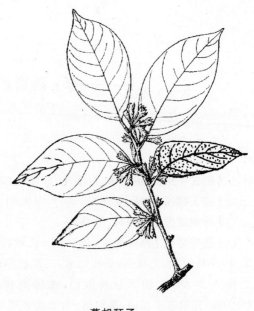

蔓胡颓子

【分布生境】产于向阳坡阔叶林中。奉节、南川、酉
阳、秀山、北碚等区县,海拔 700～1500m 处有分布。

【药用部分】果、根、叶药用。

【采集期】春季采果,秋冬采根,叶全年可采。

【药性功能】①果:酸、平。收敛止泻,止痢。②根:
辛、微涩、凉。归肝、胃经。利水通淋,散瘀消肿。③叶:平、
酸。平喘止咳。

【主治病症】①果:肠炎,腹泻,痢疾。②根:痢疾,腹
泻,黄疸型肝炎,热淋,石淋,胃痛,吐血,痔血,血崩,风湿痹
痛,跌打肿痛。③叶:支气管哮喘,慢性支气管炎,感冒
咳嗽。

【用量用法】①果:9～18g,水煎服。②根:15～30g,水煎服。③叶:10～15g,水煎服,或研末,每次服
1.5～5g,或鲜品捣汁。

394.长叶胡颓子

【别名】羊奶子。

【拉丁学名】*Elaeagnus bockii* Diels

【分类地位】胡颓子科,胡颓子属。

【形态特征】常绿直立灌木,高 1～2m,具粗硬棘刺;小枝密被
鳞片,老枝鳞片脱落。叶纸质或亚革质,狭矩圆形,长 3～11cm,宽
1～3cm,两端钝尖或渐尖,边缘略反卷,上面幼时被褐色鳞片,后脱
落,背面灰白色,具褐色鳞片。花银白色,常 5～6 朵生叶腋成短总
状花序;每花基部有 1 苞片,早落;花梗长 1～3mm;萼筒钟状,质
薄,长 5～8mm,上部 4 裂,裂片卵状三角形,顶端钝尖;雄蕊 4 枚,
花丝长 0.6mm,花药矩圆形,花柱密被星状毛。果实矩圆形,长
8～12mm,被银白色鳞片,成熟时红色。花期 10～12 月,果实成熟
期次年 4 月。

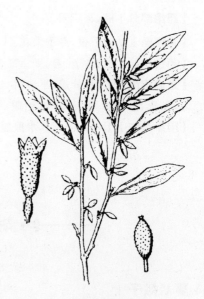

长叶胡颓子

【分布生境】产于缙云山,海拔 200～800m,针阔叶林内及荒
草丛中。巫溪、奉节、南川、江津、璧山、大足、合川、北碚,巴南,海拔
200～2100m 处有分布。陕西、甘肃、湖北、湖南、贵州、四川、广西也
有分布。

【药用部分】根、叶入药。

【采集期】全年可采。

【药性功能】味甘、性平。清热利湿,消肿止痛。

【主治病症】痢疾,吐血,咳嗽,水肿,风湿性关节炎。

【用量用法】根 15～30g,水煎服。叶 10～15g,水煎服。

395.宜昌胡颓子

【别名】羊奶子。

【拉丁学名】_Elaeagnus henryi_ Warb.

【分类地位】胡颓子科,胡颓子属。

【形态特征】常绿直立或蔓生灌木,高 2～5m;有短硬刺,生叶腋,略弯曲;幼枝微三棱形,枝密被褐锈色鳞片。叶革质或厚革质,宽椭圆形或倒卵状椭圆形,长 5～15cm,宽3～5cm,顶端急渐尖,基部楔形至宽楔形,上面幼时有褐色鳞片,脱落后呈深绿色,背面银白色,被少数褐色鳞片,叶脉在背面甚凸起,侧脉 5～7 对;叶柄长 8～16mm。花银白色,质厚,被鳞片,1～5 朵生叶腋短枝上,成短总状花序;萼筒圆筒状漏斗形,长 6～8mm,下部在子房上略收缩,上部 4 裂,裂片三角形,长 1.5～3mm,内面有白色星状毛;无花瓣;雄蕊 4 枚,花丝极短;花柱无毛,略长于雄蕊。果实矩圆形,长约18mm,被银色和褐色鳞片,成熟时红色,果核有丝状绵毛。花期 10～11 月,果期次年 4 月。

【分布生境】缙云山各处灌木丛中有生长。城口、开县、巫山、奉节、南川、江津、北碚、陕西、福建、浙江、江西、安徽、湖南、湖北、贵州、云南、四川、西藏、广东、广西,海拔 250～2000m 处有分布。

【药用部分】叶、根、果实药用。

【采集期】叶、根全年可采,果 4 月采。

【药性功能】甘、平、酸。凉血止血,平喘止咳。

【主治病症】痢疾,痔疮,血崩,吐血,咳喘,骨髓炎,消化不良等。

【用量用法】根 30～60g;果、叶 9～10g,水煎服。

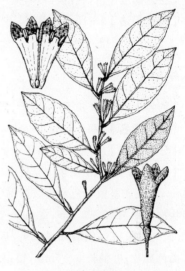

宜昌胡颓子

396.星毛羊奶子

【别名】星毛胡颓子。

【拉丁学名】_Elaeagnus stellipila_ Rehd.

【分类地位】胡颓子科,胡颓子属。

【形态特征】落叶或部分宿存的灌木,高约 2m;老枝常具刺,有毛或无毛;幼枝细长,密被褐色或灰色柔毛,稀有鳞片。叶厚纸质,宽卵形或卵状椭圆形,长 2～5cm,宽 1.5～2.5cm,顶端急尖或钝,基部圆形或心形,上面幼时被星状柔毛,后脱落,背面密被白色星状绒毛,侧脉 4～5 对;叶柄灰白色,密被星状绒毛,长2～4mm。花常 1～5 朵着生于新枝叶腋,淡白色,外被银色鳞毛,花梗短;萼筒圆筒形,长 5～7mm,裂片 4,披针形或卵状三角形,与萼筒等长;无花瓣;雄蕊 4 枚;花柱无毛或微具星状毛。果长椭圆形或圆柱形,长 10～16mm,有褐色鳞片,成熟时红色;果梗极短。花期 3～4 月,果期 7～8 月。

【分布生境】产于纸厂湾海拔 600m 左右荒地边。巫溪、奉节、开县、丰都、南川、江津、北碚,海拔 200～1200m 处有分布,湖北、湖南、云

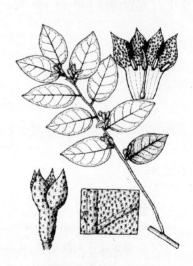

星毛羊奶子

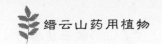

南、贵州、四川也有生长。

【药用部分】根、叶、果药用。

【采集期】根全年可采,叶夏秋季采,果7～8月采。

【药性功能】甘、酸、平。行血散瘀,止痢。

【主治病症】治跌打损伤,痢疾。

【用量用法】9～15g,水煎服。

397.牛奶子

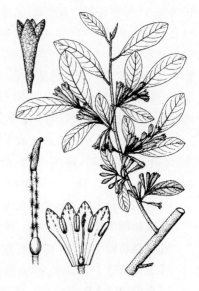

牛奶子

【别名】甜枣、麦粒子、阳春子、清明子、春花胡颓子、羊奶子、岩麻子。

【拉丁学名】*Elaeagnus umbellata* Thunb.

【分类地位】胡颓子科,胡颓子属。

【形态特征】落叶灌木,高1～4m。茎直立,具枝刺,刺长1～4cm;幼枝密被银白色和少数黄褐色鳞片。叶互生,叶片椭圆形至倒卵状披针形,长2～4.5cm,宽0.6～2cm,顶端钝尖,基部圆形至宽楔形,上面幼时被银白色鳞和星状毛,后脱落,下面密被银白色鳞片并杂有褐色鳞片;叶柄长5～7mm,银白色。花较叶先开放,黄白色,芳香,外被银白色盾形鳞片,常1～7朵簇生于新枝基部;花梗长3～6mm;花被筒漏斗形,长5～7mm,上部4裂,裂片卵状三角形;雄蕊4;花柱直立,疏生白色星状毛。核果球形,直径5～7mm,被银白色鳞片,成熟时红色。花期4～5月,果期7～8月。

【分布生境】产于纸厂湾海拔600m处的针叶林中。城口、南川、北碚有分布。

【药用部分】根、叶、果实药用。

【采集期】7～10月采收。

【药性功能】苦、酸、凉。清热止咳,解毒利湿。

【主治病症】肺热咳嗽,泄泻,痢疾,淋证,带下,乳痈,崩漏。

【用量用法】根、叶15～30g,果实3～9g,水煎服。

➣• 大风子科（Flacourtiaceae）•➤

398.柞木

【别名】蒙子树、柞树、凿子木、凿头木、鼠木、刺柞。

【拉丁学名】*Xylosma japonicum*（Walp.）A. Gray.

【分类地位】大风子科,柞木属。

【形态特征】常绿灌木或小乔木,高2～10m。枝干常疏生长刺,尤以小枝为多。单叶互生,叶柄长4～10mm;叶片革质,卵形或广卵形,长3～7cm,宽2～5cm,先端渐尖,基部圆形或宽楔形,边缘有细锯齿,两面均无毛。总状花序腋生,长 1～2cm;花小,淡黄色或黄绿色,有短柄;雌雄异株;萼片 4～6 片,近圆形;无花瓣;雄花有雄蕊多数;花盘由多数腺体组成,位于雄蕊外圈;雌花花盘圆盘状,边缘稍呈浅波状,子房 1 室,具 1 侧膜胎座,花柱短,柱头 2 浅裂。浆果球形,成熟时黑色,先端有宿存花柱。种子 2～3 粒。花期5～6 月。

【分布生境】产于洛阳桥附近阔叶林中。城口、巫溪、巫山、云阳、万州、梁平、垫江、南川、北碚、铜梁等县区,海拔250～1400m处有分布。秦岭以南至台湾广布。

【药用部分】叶、茎皮、根皮药用。

【采集期】全年可采。

【药性功能】苦、涩、寒。清热利湿,散瘀止血,消肿止痛,催产。

【主治病症】①根皮、茎皮:黄疸水肿,死胎不下。

②根、叶:跌打损伤,骨折,脱臼,外伤出血,痢疾,死胎不下。

【用量用法】15～20g,水煎服。外用适量,捣烂敷患处。或用叶以 35% 的乙醇制成 30% 的搽剂,供外搽或湿敷。

【附方】①治痢疾:柞木根 90g,煎汤服。(出自《湖南药物志》)

②治肺结核咯血:鲜柞木根皮 60～120g,水煎服。(出自《单方验方调查资料选编》)

【附注】孕妇忌服。

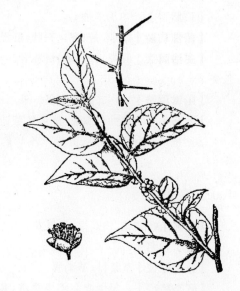

柞木

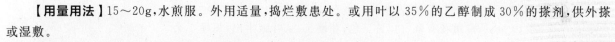

董菜科(Violaceae)

399.蔓茎董菜

【别名】七星莲、匍伏董、地白菜、野白菜、银茶匙。

【拉丁学名】*Viola diffusa* Ging.

【分类地位】董菜科,董菜属。

【形态特征】一年生草本,全株被白色长柔毛。地下茎短或稍长;基生叶丛生呈莲座状;匍匐茎从叶丛中长出,并在着地的节上长出不定根而生出植株。基生叶卵形或矩圆状卵形,长 1.5～6.5cm,基部通常截形或楔形,少浅心形,明显下延于叶柄上部,先端圆钝或稍尖,边缘有细钝齿及缘毛,匍匐枝上的叶常聚生于枝端;托叶有睫毛状齿或近全缘。花小,淡紫色或白色,具长梗,生于基生叶或匍匐枝叶丛的叶腋间,花梗中部有 1 对线形小苞片;萼片 5 片,披针形,基部附器短,截形;花瓣 5 瓣,白色或淡紫色,距长约 2mm。果椭圆形,长约7mm,无毛。花期 2～5 月,果期 5～8 月。

【分布生境】产于马中咀、白云寺等地。城口、巫溪、巫山、奉节、万州、南川、北碚等区县有分布。生于山地沟旁,疏林下或宅旁较湿润肥沃处。

【药用部分】全草药用。

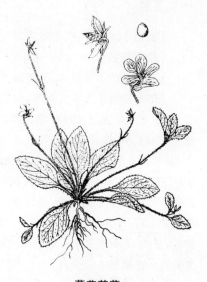

蔓茎董菜

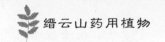
【采集期】5～9月采挖。

【药性功能】微辛、苦、寒。归肺、肝经。清热解毒,消肿排脓,止咳。

【主治病症】肝炎,百日咳,目赤肿痛,结膜炎,黄疸,带状疱疹,烫伤,跌打骨折,毒蛇咬伤,疮疡肿毒,乳腺炎。

【用量用法】15～30g,水煎服。外用适量,鲜品捣烂敷患处。

【附方】①治急性乳腺炎:鲜匍伏堇适量,捣烂敷患处,每日换药1次。(出自《全国中草药汇编》)

②治疮毒红肿:野白菜、芙蓉叶各15g,共捣细敷于患处,每日换1次。(出自《贵州民间药物》)

400.三色堇

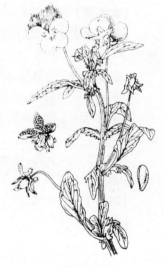

【别名】蝴蝶花、蝴蝶梅、游蝶花。

【拉丁学名】*Viola tricolor* L.

【分类地位】堇菜科,堇菜属。

【形态特征】一年生或多年生草本,高10～40cm。茎直立或倾斜,较粗壮,有棱,多分枝或不分枝;基生叶有长柄,叶片近心形,茎生叶矩圆状卵形或宽披针形,边缘具圆钝锯齿;托叶大,叶状,羽状深裂。花大,两侧对称,直径3～6cm,每个茎上有花3～10朵,通常每花有紫、白、黄三色;花梗长,从叶腋生出,每梗1朵花;萼片5,绿色,矩圆披针形,顶端尖,全缘;花瓣5,近圆形,覆瓦状排列,距短而钝、直;雄蕊5,花药内向靠合;子房上位,柱头球形。果椭圆形,3瓣裂。花期2～7月,果期4～8月。

【分布生境】缙云寺有栽培。各地有栽培,原产欧洲。

【药用部分】全草药用。

【采集期】5～7月当果实成熟时采收,晒干。

【药性功能】苦、寒。清热解毒,止咳。

三色堇

【主治病症】疮疡肿毒,小儿湿疹,小儿瘰疬,咳嗽。

【用量用法】9～15g,水煎服。外用适量捣烂敷患处。

401.堇菜

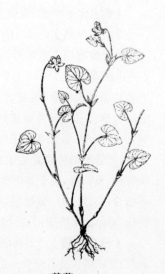

【别名】罐嘴菜、白花蚶壳草、小犁头草、消毒药、如意草。

【拉丁学名】*Viola verrecunda* A. Gray.

【分类地位】堇菜科,堇菜属。

【形态特征】多年生草本,高10～30cm,全株无毛。根状茎粗短,密生须状根;地上茎常数条从根状茎长出,呈丛生状,直立或斜升,上部有少数分枝;基生叶具长柄,叶片心形或卵状心形,长1.5～3cm,宽1.5～3.5cm,先端圆或微尖,基部宽心形,边缘有浅波状圆齿;茎生叶少,稀疏,形与基生叶相似;叶柄长1.5～7cm;基生叶柄较长,具翅;托叶披针形或条状披针形,有疏齿或近全缘。花通常单生于茎上部叶腋;花淡紫白色,直径约1.2cm;花梗细长,中部有条形小苞片1对;萼片5片,披针形,基部附器半圆形,不显著;花瓣5片,白色或淡紫色,长6～8mm,下面一瓣有囊状短距,蒴果椭圆形,长约8mm;种子卵球形,淡黄色。花果期2～10月。

堇菜

【分布生境】产于缙云山黛湖、风箱旁等地。巫山、巫溪、奉节、南川、重庆主城区等地有分布。常生于湿草地、草坡、田野和宅旁。

【药用部分】全草药用。

【采集期】夏季采收,晒干备用。

【药性功能】微苦、凉。清热解毒,止咳,止血,生肌。

【主治病症】肺热咳嗽,扁桃体炎,眼结膜炎,腹泻,咯血。外用治疮疖肿毒,外伤出血,蝮蛇咬伤。

【用量用法】30～60g,水煎服。外用适量,鲜品捣烂敷患处。

402.长萼堇菜

【别名】铧尖草、铧口草、紫花地丁、耳钩草、鸡舌草、箭头草、犁头草。

【拉丁学名】*Viola inconspicua* Blume

【分类地位】堇菜科,堇菜属。

【形态特征】多年生草本,根茎较粗壮,全株近于无毛。叶基生,呈莲座状;叶柄长2～7cm;托叶下部与叶柄合生,分离部披针形;叶片三角状卵形或舌状三角形,长1.5～7cm,宽1～3.5cm,先端渐尖或急尖,基部宽心形,边缘有锯齿。花两侧对称;萼片5片,披针形,基部附器狭长,下面两片顶端有小齿;花瓣淡紫色,5片,距管状,长2.5～3mm。果椭圆形,长约5mm,无毛。花果期3～11月。

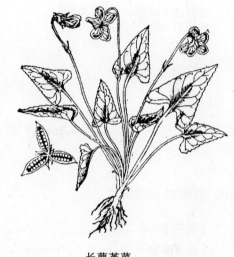

长萼堇菜

【分布生境】产于杉木园等地。巫山、巫溪、南川、江津、北碚等区县有分布,生于草坡、田边及水沟边较湿润的地方。

【药用部分】全草药用。

【采集期】夏秋开花时采集。

【药性功能】苦、辛、寒。清热解毒,散瘀消肿,凉血,利湿。

【主治病症】疔疮痈肿,咽喉肿痛,黄疸,目赤,目翳,跌打损伤,产后瘀血腹痛,乳腺炎,化脓性骨髓炎,毒蛇咬伤。

【用量用法】15～30g(鲜品30～60g),水煎服。外用适量,捣敷。

【附方】①治化脓性骨髓炎:鲜犁头草、三叉苦叶(鲜)各等量,捣烂外敷。(出自《全国中草药汇编》)

②治扁桃体炎:紫花地丁30g,朱砂根15g,水煎服。(出自《福建药物志》)

③治乳痈、疔疮:犁头草(鲜)120g,半边莲(鲜)60g,甜酒糟60g,捣烂外敷。(出自《江西草药》)

403.戟叶堇菜

【别名】铧头草、犁口草、烙铁草、尼泊尔堇菜。

【拉丁学名】*Viola betonicifolia* J. E. Smith [*V. betonicifolia* sm. subsp. *nepalensis* W. Beck.]

【分类地位】堇菜科,堇菜属。

【形态特征】多年生草本,根茎粗短,长5～10mm,斜生或垂直,无地上茎。叶丛生呈莲座状,具长柄;叶片条状披针形或条形,长2～7.5cm,宽0.5～3cm,基部稍下延于叶柄,截形或略呈心形,有时呈戟形,顶端钝或圆,边缘有疏浅的波状齿,近基部的齿较深,两面近无毛或无毛。花具长梗,两侧对称,白色或淡紫色,有深色条纹;萼片5片,卵状披针形或狭卵形,长5～6mm,基部附器长约1mm,顶端圆;花瓣5片,白色或淡紫色;雄蕊 5,花丝短,花药环生于子房周围;子房卵球形。柱头前方有短喙。蒴果椭圆形,长约 1cm,无毛。花果期 4～9 月。

【分布生境】产于堑龙垭路边,海拔约 500m 处草丛中。城口、北碚有分布。生于草坡及田野较湿润处。

【药用部分】全草药用。

【采集期】5～9 月采收。

【药性功能】微苦、辛、寒。归肝经。清热解毒,散瘀消肿。

【主治病症】疮疡肿毒,喉痛,乳痈,肠痈,黄疸,目赤肿痛,跌打损伤,出血。

【用量用法】9～15g,水煎服(鲜品 30～60g)。外用适量捣烂敷患处。

【附注】泡酒者,孕妇忌服。

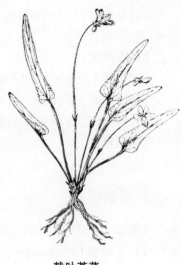

戟叶堇菜

⇝• 旌节花科（Stachyuraceae）•⇜

404.倒卵叶旌节花

【别名】小通花、小通草。

【拉丁学名】*Stachyurus obovatus*（Rehd.）Hand.-Mazz.

【分类地位】旌节花科,旌节花属。

【形态特征】常绿灌木,高 1～3m;树皮灰色或灰褐色;髓部发达,白色或淡黄色,枝条老熟容易与木质部分离。叶互生,近革质,倒卵形或倒披针形,长 5～9cm,宽 1.5～2cm,先端尾状渐尖,基部楔形,边缘有不规则锐齿;叶柄紫色,长 5～8mm。穗状花序腋生,长约 2cm,具花 5～7 朵,花黄绿色或绿白色,长约 5mm;苞片 2,三角形,宿存;花萼 4,卵形;花瓣 4,倒卵形;雄蕊 8;子房上位,椭圆形,柱头头状,子房和柱头均被白色细茸毛。浆果球形,有短梗,直径约 6mm。花期 3～4 月,果期 5～7 月。

【分布生境】产于大屋基、大河沟边,生于海拔 800m 的林缘灌丛中。南川、北碚,海拔 500～1700m 处有分布。云南、贵州、四川也有分布。

【药用部分】茎髓药用。

【采集期】秋季采收。

【药性功能】淡、平。清热利水,通乳。

【主治病症】尿路感染,尿闭或尿少,热病口渴,小便黄赤,乳汁不通,水肿,目昏耳聋。

【用量用法】5～15g,水煎服。

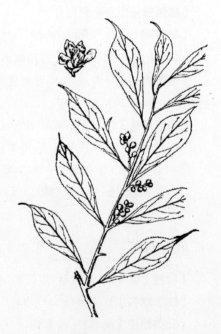

倒卵叶旌节花

【附方】①治急性尿道炎：小通草 6g,地肤子、车前子(布包)各 15g,煎服。(出自《安徽中药志》)
②治闭经：小通花、川牛膝各 9～15g,水煎服。(出自《浙江药用植物志》)

405.喜马拉雅旌节花

【别名】小通花、鱼泡酮、小通草、通条树、四川通草。

【拉丁学名】*Stachyurus himalaicus* Hook. f. et Theoms. ex Benth.

【分类地位】旌节花科,旌节花属。

【形态特征】落叶灌木或小乔木,高 2～5m。树皮栗褐色,小枝密被白色小皮孔。单叶互生,叶柄紫红色,长 1～2cm;叶片坚纸质、卵形、矩圆形或矩圆状披针形,长 6～13cm,宽 3.5～5.5cm,先端尾状渐尖或渐尖,基部圆形或近心形,边缘有密而细的锐锯齿,齿端有加厚的小尖头。穗状花序腋生,长 6～15cm,下垂;花单性,雌雄异株;小苞片三角状卵形,萼片与花瓣均为 4;雄花具雄蕊8 枚,花丝粗壮,子房退化,卵形瘦小,胚珠不发育;雌花的雄蕊短小,只有雌蕊之半,花药无花粉,雌蕊常伸出瓣外,子房卵圆形,被稀疏白色长茸毛,胚珠多数,发育良好。浆果圆球形,直径约8mm。花期 2～3 月,果期 6～8 月。

【分布生境】产于缙云寺附近草坪。巫溪、万州、忠县、酉阳、彭水、南川、涪陵、万盛、綦江、渝北、北碚、合川等区县,海拔 500～2300m,山坡杂木林中有分布。

【药用部分】茎髓药用。

【采集期】秋季采收。

【药性功能】甘、淡、凉。清热,利水,通乳。

【主治病症】热病烦渴,小便黄赤,热淋,水肿,小便不利,乳汁不通。

【用量用法】3～6g,水煎服。

【附注】气虚无湿热者及孕妇慎服。

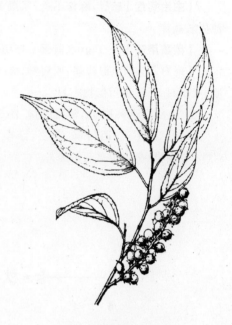

喜马拉雅旌节花

柽柳科（Tamaricaceae）

406.柽柳

【别名】西湖柳、赤柽柳、山川柳、三春柳、西河柳、红筋条、柽、河柳、殷柽。

【拉丁学名】*Tamarix Chinensis* Lour.

【分类地位】柽柳科,柽柳属。

【形态特征】灌木或乔木,高 4～5m;枝细长柔弱,扩展而下垂,暗紫红色或淡棕色。叶鳞片状,钻形或卵状披针形,长 1～3mm,蓝绿色,无柄,先端渐尖或钝,背面有隆起的脊。多个总状花序组或大型的圆锥花序,着生于当年生枝顶端,通常下垂;花 5 基数,粉红色,密集;苞片钻形;萼片卵形;花瓣矩圆形,宿存;雄蕊着生于花

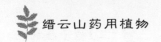

盘裂片之间,伸出花冠外;子房圆锥状,花柱 3,棍棒状。蒴果长约 3.5mm,3 瓣裂。花期 7～9 月,果期 10 月。

【分布生境】北温泉有栽培。重庆部分地区园庭有栽培。

【药用部分】嫩枝叶药用。

【采集期】5～6 月间开花时采。

【药性功能】甘、辛、平。归肺、胃、心经。发汗透疹,解毒,利尿,疏风,解表。

【主治病症】感冒,麻疹不透,风湿关节痛,小便不利。外用治皮肤瘙痒。

【用量用法】5～15g,水煎服。外用适量,煎水洗。

【附方】①治风湿痹痛:西河柳、虎杖根、鸡血藤各 30g,水煎服。(出自《浙江药用植物志》)

②治感冒:西河柳 9g,薄荷、荆芥各 6g,生姜 3g,水煎服。

③治麻疹不透:西河柳、芫荽、浮萍、樱桃核各 6g,水煎服。(②③方出自《全国中草药汇编》)

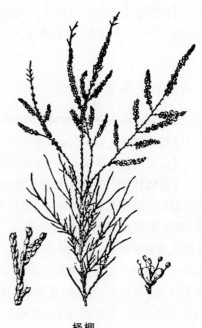

柽柳

秋海棠科（Begoniaceae）

407.掌叶秋海棠

【别名】水八角。

【拉丁学名】*Begonia hemsleyana* Hook. f.

【分类地位】秋海棠科,秋海棠属。

【形态特征】多年生草本,块茎肉质,纺锤形;茎直立,高30～45cm,肉质,粉红色,稍分枝。全裂掌状复叶 3～5 枚,叶片轮廓近圆形,直径12～16cm;小叶片 7～10 片,有短柄或无柄,披针形,先端渐尖,基部楔形,边缘有不规则疏锯齿,绿色;叶柄长 10～15cm,有少数棕色柔毛或无毛。二歧聚伞花序腋生,总花梗长 12～18cm,有 2～4 朵花;花粉红色,直径约3cm;雄花花被片 4 枚。雌花花被片5枚。蒴果有 3 翅,其中 1 翅特别大,长 1.5cm,长三角形,有明显的纵脉。花期 7～8 月,果期 9～10 月。

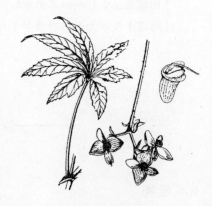

掌叶秋海棠

【分布生境】产于缙云寺附近一带阴湿坡坎上。巴南区海拔600～1000m 及云南、广西等省区也有分布

【药用部分】全草药用。

【采集期】全年可采。

【药性功能】酸、凉。活血止血,利湿消肿,止痛解毒。

【主治病症】尿血,崩漏,吐血,外伤出血,水肿,胃痛,风湿痹痛,跌打损伤,疮痈肿毒,蛇咬伤。

【用量用法】9～15g 煎汤内服。外用适量捣烂敷患处。

━━━━━━━ ❧• 葫芦科（Cucurbitaceae）•❧ ━━━━━━━

408.绞股蓝

【别名】七叶胆、小苦药、公罗锅底，遍地生根、小叶五爪龙。

【拉丁学名】*Gynostemma pentaphyllum*（Thunb.）Makino

【分类地位】葫芦科，葫芦属。

【形态特征】多年生草质藤本，长 1～1.5m；茎细弱，具纵棱和沟槽，多分枝，有短柔毛或近于无毛；卷须 2 分枝或不分枝，自叶柄侧面生出。叶互生，叶柄长 3～7cm；叶片纸质，通常由 5 片小叶组成，鸟足状复叶，有时为 3 片或 7 片，小叶片卵状长圆形或卵形或卵状披针形，中央小叶片长 5～12cm，宽 2～4cm，先端渐尖，基部楔形，边缘有锯齿，侧生小叶片较小，花单性异株，雌雄花序均为圆锥状花序，雄花序长 10～20cm，花序轴纤细，多分枝，开展；花梗细，基部有钻状小苞片；花萼筒短，5 裂，裂片三角形；花冠绿白色，5 裂，裂片三角状披针形，长 2.5mm；雄蕊 5，花丝根短，联合成柱状。雌花序较雄花序小，花萼花冠均与雄花相似；子房球形，心皮 3 个，花柱 3 枚，柱头 2 裂。果实球形，直径 5～8mm，熟时紫黑色；种子 1～3 粒，灰褐色。花期 7～9 月，果期 10～12 月。

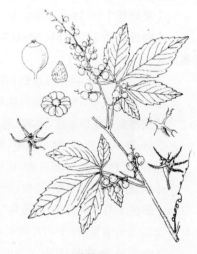

绞股蓝

【分布生境】产于北温泉、缙云寺一带林边，海拔 250～800m 处，城口、酉阳、彭水、石柱、南川、铜梁、北碚等区县，海拔 250～2000m 处有分布。

【药用部分】全草药用。

【采集期】秋季采集。

【药性功能】微甘、苦、寒。归肺、脾、肾经。清热解毒，止咳祛痰，补虚。

【主治病症】慢性支气管炎，传染性肝炎，肾盂炎，胃肠炎，体虚乏力，虚劳失精，梦遗滑精，咳嗽，痰喘，白血细胞减少症、高血脂症。

【用量用法】15～30g，水煎服或泡茶服。

【附方】①治慢性支气管炎：绞股蓝晒干研粉，每次 3～6g 吞服，每日 3 次。（出自《浙江药用植物志》）
②治劳伤虚损，遗精：绞股蓝 15～30g，水煎服，每日 1 剂。（出自浙江《民间常用草药》）

409.栝楼

【别名】瓜蒌、天瓜、地楼、野苦瓜、药瓜。

【拉丁学名】*Trichosanthes kirilowii* Maxim.

【分类地位】葫芦科，栝楼属。

【形态特征】多年生草质藤本。块根圆柱状，肉质，富含淀粉。茎细长，多分枝，长达 10m，具纵沟棱；卷须 2～5 分枝，顶端卷曲成螺旋形。单叶互生，叶柄长 3～10cm，疏被柔毛；叶片纸质，叶形多变，通常心形或近圆形，径 8～20cm，不裂或掌状 3～9 浅裂至中裂，裂片常再浅裂或成粗齿，先端急尖或钝，基部心形，幼时具毛，后渐脱落。花单性,雌雄异株;雄花3~8朵成总状花序,并兼有单生花;苞片倒卵形,花萼筒长2.5~4cm,顶端5裂,裂片披针形,长1~2cm,花冠白色,5深裂,裂片倒卵形,顶端再细裂成流苏状,雄蕊3枚,花药合生,药室扭曲;雌花单生,子房下位,花柱长2cm,柱头3深裂呈丝状。果实球形或椭圆形,直径7~10cm,熟时黄色或橙黄色;种子扁平,卵状椭圆形,长10~16mm,黄棕色。花期6~8月,果期8~11月。

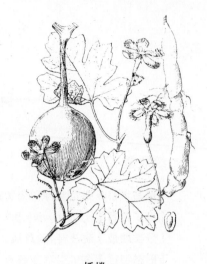

栝楼

【分布生境】产于缙云寺附近,海拔800m左右林中,城口、黔江、南川、重庆主城区有分布。

【药用部分】果实及根药用。

【采集期】9~10月采果。秋天茎叶枯萎后挖根。

【药性功能】①果皮、果肉:甘、微苦、寒。润肺,祛痰,止咳,滑肠,散结。

②种子:甘、寒。润燥,滑肠,清热化痰。

③根:甘、微苦、微寒。清热化痰,养胃生津,解毒消肿,排脓。

【主治病症】①果皮、果肉:肺热咳嗽,胸闷,心绞痛,便秘,乳腺炎。

②种子:大便燥结,肺热咳嗽,痰稠难咯,痈疮肿毒。

③根:肺热咳嗽,津伤口渴,糖尿病,疮疡疖肿,痔疮,乳痈。

【用量用法】①果皮、果肉:9~24g,水煎服。②种子:9~15g,水煎服。③根:9~30g,水煎服。

【附注】①栝楼的根,中药称"天花粉"。种子称"瓜蒌子"。

②栝楼的果实、种子和根均不可与乌头同用。

③同属植物:中华栝楼(*T. rosthornii* Harms.)药性功能与本种相同,可与本种通用。其形态特征差别在于该植株短小,叶片常3~7深裂,几达基部,裂片线状披针形或倒披针形;雄花小,苞片比较小;花萼裂片线形。产于缙云寺至杉木园一带,海拔700~850m林边。

410.瓠子

【别名】甘瓠、甜瓠、天瓜。

【拉丁学名】*Lagenaria siceraria*(Molins)Standl. var. *hispida*(Thunb.)Hara.

【分类地位】葫芦科,葫芦属。

【形态特征】一年生攀缘草质藤本,长可达10m,全体具黏质长柔毛;茎具纵沟纹,卷须2分叉。单叶互生,叶柄长5~20cm,顶端有2腺体;叶片卵状心形至肾状卵形,直径15~30cm,稍具棱角或5浅裂,先端急尖或钝尖,基部宽心形,边缘具浅锯齿,两面均有毛。花白色,单性同株。雄花花萼漏斗状,5齿裂,裂片狭三角形,绿色;花瓣5,白色;雄蕊3,药室扭曲。雌花花萼、花瓣与雄花相似;子房下位,圆柱形,密被白色毛。果圆柱形,嫩时绿色,成熟时淡黄白色,长达70cm。花期5~8月,果期5~9月。

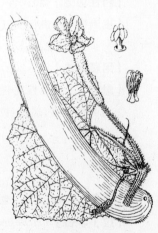

瓠子

【分布生境】各处有栽培。

【药用部分】果实入药。

【采集期】5~8月采收。

【药性功能】甘、凉。消肿,利尿,除烦,散结。

【主治病症】水肿,腹水,淋巴结核,烦热口渴,疮毒。

【用量用法】25～50g,水煎服,鲜品加倍。

411.苦瓜

【别名】癞瓜、凉瓜、红姑娘。

【拉丁学名】*Momordrica charantia* L.

【分类地位】葫芦科,苦瓜属。

【形态特征】一年生攀缘性草质藤本。茎、枝柔弱,多分枝,被细柔毛,卷须不分枝。单叶互生;叶片轮廓宽心形或近圆形,长宽均5～12cm,5～7深裂,边缘具波状粗齿,两面微被柔毛;叶柄长3～7cm,被柔毛。花单性,雌雄同株,雌雄花均单生,具长梗,花梗中部有1叶状苞片;花萼5裂,裂片卵状披针形;花冠5裂,裂片卵状椭圆形,黄色;雄花有3雄蕊,花药联合,药室扭曲;雌花子房下位,纺锤形,具瘤状突起,成熟时顶端3瓣开裂;种子具红色假种皮。花果期6～10月。

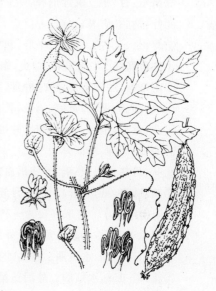

苦瓜

【分布生境】各处农家有栽培。

【药用部分】根、叶、瓜药用。

【采集期】夏季采收。

【药性功能】瓜、根、叶:苦、凉。清热解毒,明目,祛暑。

【主治病症】瓜、根、叶:中暑发热,牙痛,肠炎,痢疾,便血,目赤疼痛;外用治痱子,疔疮疖肿。

【用量用法】瓜、根、叶:15～30g,水煎服。外用鲜品适量捣烂敷患处或煎水洗。

【附方】①治痢疾:鲜苦瓜捣绞汁1小杯泡蜂蜜服。

②治痈肿:鲜苦瓜捣烂敷患处。(①②方出自《泉州草本》)

【附注】脾胃虚寒者慎服。

412.南瓜

【别名】番瓜、癞瓜、阴瓜、倭瓜、饭瓜、窝瓜。

【拉丁学名】*Cucurbita moschata*（Duch.）Poiret.

【分类地位】葫芦科,南瓜属。

【形态特征】一年生草质藤本。茎蔓生,多分枝,节部着地常长出不定根,被短刚毛,长达8m。单叶互生,叶柄粗壮,中空,有粗硬毛;叶片宽卵形或卵圆形,5浅裂或具5角,两面密被茸毛,沿边缘及叶面常有白斑,边缘有细齿,卷须粗壮,3～5分歧。花单性,雌雄同株;雄花单生,具长梗,梗长达25cm,花托短,萼片条形,花冠钟状,黄色,5中裂,裂片外展,雄蕊3,花药靠合,药室S形扭曲,花粉黄色;雌花花梗粗短,萼片卵状披针形,花冠比雄花略大,子房下位,花柱粗短,柱头3,膨大,2裂。果实形状多样,扁圆形、卵形、棒槌形等,通常为黄色;种子多数,灰白色。花果期5～10月。

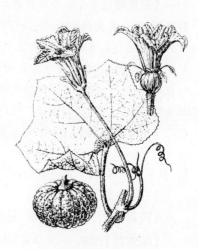

南瓜

【分布生境】各地均有栽培。

【药用部分】种子、南瓜蒂、根、花药用。

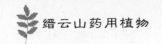

【采集期】种子、蒂吃瓜时采,花5～7月采,根6～10月采。

【药性功能】①南瓜籽:甘、温。驱虫。

②南瓜蒂:苦、涩、凉。安胎,解疮毒。

③根:甘、淡、平。利湿热,通乳汁。

④花:甘、凉。清湿热,消肿毒。

⑤南瓜:甘、平。解毒消肿。

⑥叶:清热,解暑,止血。

⑦藤:甘、苦、凉。清肺,平肝,和胃,通络。

【主治病症】①南瓜籽:绦虫、蛔虫、血吸虫、钩虫、蛲虫。

②南瓜蒂:胎动不良,疔疮肿毒,乳头破裂或糜烂。

③根:湿热、淋证,黄疸、痢疾,乳汁不通。

④花:黄疸,痢疾,咳嗽,痈疽肿毒。

⑤南瓜:肺痈,哮证。

⑥叶:暑热口渴,热痢,外伤出血。

⑦藤:肺痨,低热,肝胃气痛,月经不调,烧烫伤,火眼赤痛。

【用量用法】①南瓜籽:100～200g,去壳生食。

②南瓜蒂:15～30g,水煎服。外用适量,研粉敷。

③根:15～30g,水煎服。鲜品加倍。

④花:9～15g,水煎服。外用适量捣敷患处。

⑤南瓜:适量煮食。

⑥叶:10～15g,水煎服。鲜品加倍,外用捣烂敷患处。

⑦藤:15～30g,水煎服。外用鲜品适量捣烂敷患处。

413.丝瓜

【别名】水瓜、天罗、布瓜、洗锅罗瓜。

【拉丁学名】*Luffa cylindrical* Roem.

【分类地位】葫芦科,丝瓜属。

【形态特征】一年生草质藤本,长达10m。茎具棱,嫩时有柔毛,后脱落近无毛;卷须稍被毛,2～4分歧。单叶互生,叶柄长4～9cm,具柔毛;叶片轮廓三角形或近圆形,掌状5～7浅裂,边缘有锯齿,叶面粗糙,无毛。花单性。雌雄同株;雄花序为总状花序,花序梗长10～15cm,花聚生于花序顶端;花萼5深裂,裂片卵状披针形,外被细柔毛;花冠黄色,5深裂,裂片宽倒卵形,边缘波状;雄蕊5枚,初花药靠合,后分离,药室折曲成S形;雌花子房下位,长圆柱形,柱头3,各2裂。果实长圆柱形,长20～50cm,常下垂,嫩时灰绿色,后变绿黄色,果肉内的维管束纤维发达,形成丝瓜络;种子扁平椭圆形,黑色或白色。花果期5～11月。

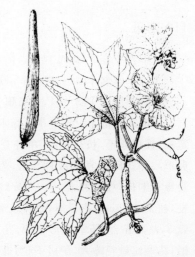

丝瓜

【分布生境】各地有栽培。

【药用部分】果络、叶、藤、根及种子药用。

【采集期】嫩瓜6～9月采;瓜络、种子秋后采,根、藤秋季采,叶夏秋采。

【药性功能】①丝瓜络:甘、平。清热解毒,活血通络,利尿消肿。

②叶:苦、酸、微寒。清热解毒,化痰止咳,止血。

③种子:微甘、平。清热化痰,润燥驱虫。

④藤:甘、平。通经活络,止咳化痰。

⑤根:甘、平。清热解毒。

【主治病症】①丝瓜络:筋骨酸,胸胁痛,闭经,乳汁不通,乳腺炎,水肿。

②叶:百日咳,咳嗽,暑热口渴,外用治创伤出血,疥癣,天疱疮。

③种子:咳嗽痰多,蛔虫病,便秘。

④藤:腰痛,咳嗽,鼻炎,支气管炎。

⑤根:鼻炎,副鼻窦炎。

【用量用法】①丝瓜络、叶:15～25g,水煎服;外用适量。②种子:10～15g,水煎服。③藤:50～100g,水煎服。④根:25～50g,水煎服。

414.冬瓜

【别名】白瓜、水芝、东瓜、枕瓜、白冬瓜。

【拉丁学名】*Benincasa hispida*(Thunb.)Cogn.

【分类地位】葫芦科,冬瓜属。

【形态特征】一年生草质藤本。茎粗壮,长达 6m,密被棕黄色刺毛,蔓生或攀缘;卷须 2～3 分叉;单叶互生,叶柄粗壮,长 5～20cm;叶片肾状近圆形,宽 10～30cm,基部深心形,5～7 浅裂,有时边缘有小锯齿,两面均有硬毛。花单性,雌雄同株,单生于叶腋;花萼 5 裂,裂片三角卵形,绿色,萼筒被毛;花冠辐状,5 深裂,裂片宽卵形,长 3～6cm,黄色;雄花花梗长,雄蕊 3～5,分离,药室多四折曲;雌花花梗粗短,子房下位,卵形或圆筒形,密生黄褐色毛,柱头 3,2 裂。瓠果长圆柱形,绿色,被毛和白粉。种子多数,黄白色,扁平宽卵形。花期 5～6 月,果期 6～8 月。

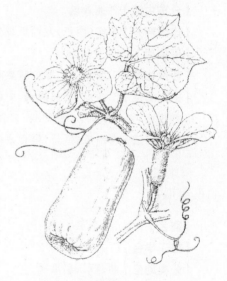

冬瓜

【分布生境】各地有栽培。

【药用部分】果、皮、籽、叶、藤、瓤药用。

【采集期】7～8 月采瓜,叶 6～7 月采,藤 7～10 月采。

【药性功能】①冬瓜:甘、淡、微寒。利尿,清热化痰,生津,解毒。②冬瓜皮:甘、微寒。清热利湿,解毒。③冬瓜籽:甘、寒、凉。清肺,化痰,排脓,利湿。④叶:苦、凉。清热,利湿,解毒。⑤藤:苦、寒。无毒。清肺,化痰,通经活络。⑥冬瓜瓤:甘、平。清热止渴,利水消肿。

【主治病症】①冬瓜:水肿,脚气,消渴,暑热烦闷,痈肿痔疮,酒毒,淋证。②冬瓜皮:水肿,小便不利,泄泻,疮肿。③冬瓜籽:肺热咳嗽,肺脓肿,阑尾炎,水肿,淋证。④叶:消渴,暑湿泻痢,疟疾,疮毒,蜂螫伤。⑤藤:肺热咳嗽,关节不利。脱肛,疮疥。⑥冬瓜瓤:热病烦渴,水肿,痈肿,淋证。

【用量用法】①冬瓜:60～120g,水煎服,或捣汁服。

②冬瓜皮:20～50g,水煎服。

③冬瓜籽:10～30g,水煎服。

④叶:9～15g,水煎服,外用捣烂敷。

⑤藤:9～15g,水煎服,鲜品加倍,外用煎水洗。

⑥冬瓜瓤:30～60g,水煎服,或绞汁服,外用煎水洗。

【附方】肺脓疡:冬瓜籽、芦根、薏苡各 30g,金银花 15g,桔梗 9g,水煎服。(出自《全国中草药汇编》)

【附注】胃虚寒者,体弱营养不良者,对冬瓜皮、冬瓜籽应慎服。

415.西瓜

【别名】寒瓜。

【拉丁学名】*Citrullus lanatus* (Thunb.) Mansfeld

【分类地位】葫芦科,西瓜属。

【形态特征】一年生蔓生草质藤本。茎细弱,匍匐,被长柔毛,有明显棱沟,卷须2叉分歧;叶互生,有长柄,柄长3～12cm,被长柔毛;叶片宽卵形至三角状卵形,粉蓝绿色,长8～20cm,宽5～15cm,羽状深裂,裂片3～4对,每裂片又再裂,裂片先端圆钝,边缘波状,两面均具短柔毛。花单性同株,雌雄均单生;花萼5裂,裂片窄披针形;花冠黄色,漏斗状,5深裂,裂片宽椭圆形,外具长毛;雄花雄蕊5枚,4枚成对合生,一枚分离,花药1室;雌花子房下位,卵形,花柱短,柱头5裂,瓠果圆形或椭圆形,外皮平滑,直径20～30cm,种子多数,花果期5～8月。

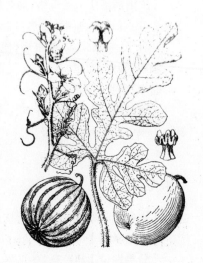

西瓜

【分布生境】各地栽培。

【药用部分】果实(西瓜)及西瓜皮药用。

【采集期】6～8月采收。

【药性功能】①西瓜:甘、寒。清热利尿,解暑生津。②西瓜皮:甘、凉。清热,解渴,利尿。

【主治病症】①西瓜:暑热烦渴,中暑,咽喉肿痛,小便小利。

②西瓜皮:暑热烦渴,小便短少,口舌生疮,肾炎水肿。

【用量用法】①西瓜:适量,鲜食或榨汁饮。②西瓜皮:9～30g,水煎服。

416.甜瓜

【别名】香瓜、黄金瓜。

【拉丁学名】*Cucumismelo* L.

【分类地位】葫芦科,甜瓜属。

【形态特征】一年生草质藤本;茎具深槽,被短刚毛。叶互生,叶柄长达10cm;叶片近圆形或宽卵状心形,掌状3～5裂,长宽均8～15cm,两面均有柔毛,下面脉上有短刚毛,边缘具不整齐锯齿,卷须不分枝。花单性,雌雄同株;雄花常数朵簇生,雌花单生;花萼裂片5,钻形,花冠黄色,5深裂,裂片椭圆形,长约2cm;雄花雄蕊3,药室S形折曲;雌花子房长椭圆形,柱头3,靠合。果实形状,颜色因品种而异,通常为椭圆形;种子多数,扁卵形,浅棕黄色。花果期夏季。

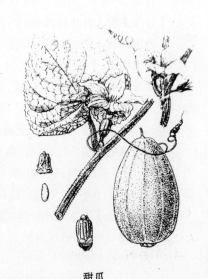

甜瓜

【分布生境】缙云山农家有栽培。

【药用部分】瓜蒂、瓜籽药用。

【采集期】甜瓜成熟时采收。

【药性功能】①甜瓜蒂:苦、寒。有毒。催吐,退黄疸。

②甜瓜籽:甘、寒。无毒,清肺,化痰,排脓,润肠。

【主治病症】①甜瓜蒂:食积不化,食物中毒,癫痫痰盛;外用治急慢性肝炎,肝硬化。

②甜瓜籽:肺脓肿,慢性支气管炎,大便不畅。

【用量用法】①甜瓜蒂:3～6g,水煎服,或入丸散。外用研末,1g纳入鼻孔中。
②甜瓜籽:9～15g,水煎服。

【附注】甜瓜蒂有毒,不宜大量服用。体虚、失血者禁服。

417.黄瓜

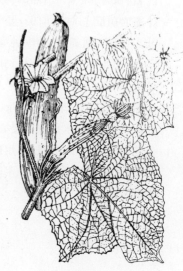

黄瓜

【别名】胡瓜、王瓜、刺瓜。

【拉丁学名】*Cucumis sativus* L.

【分类地位】葫芦科,甜瓜属。

【形态特征】一年生蔓生或攀缘草质藤本。茎具纵沟棱,被短刚毛,卷须不分枝;叶互生,叶柄粗壮,被短刚毛;叶片心状卵形,长宽各12～18cm,掌状3～5浅裂,裂片三角形,先端急尖,基部心形,边缘有小锯齿,两面均有短刚毛,叶面粗糙。花单性,雌雄同株,雄花数朵簇生于叶腋,花梗0.5～2cm,被毛;花萼5裂,裂片钻形,绿色;花冠黄色,5深裂,裂片椭圆状披针形,先端尖锐;雄蕊3,药室S形折曲。雌花单生或数朵簇生,子房有刺状突起。果实圆柱形,长10～30cm,嫩时绿色,熟时黄色;种子多数,白色。花果期4～8月。

【分布生境】各地有栽培。

【药用部分】果实药用。

【采集期】6～7月采收。

【药性功能】甘、苦、凉。清热,利尿,解毒,解渴。

【主治病症】小儿发热,咽喉肿痛,小便不利,烦渴;外用治水火烫伤。

【用量用法】适量煮食或生食。外用,生擦或捣汁涂。

【附注】病后体弱者慎服。

千屈菜科（Lytheraceae）

418.紫薇

【别名】瘙痒树、紫荆皮、紫金标、猴郎达树、无皮树、痒痒树、痒痒花。

【拉丁学名】*Lagerstroemia indica* L.

【分类地位】千屈菜科,紫薇属。

【形态特征】落叶灌木或小乔木,高3～7m。树皮灰褐色,不规则花片状剥落;幼枝四棱形,有窄翅。叶对生或互生,常基部对生,上部互生,近无柄;叶片椭圆形或倒卵形,长2～7cm,宽1～4cm,先端圆或微凸,基部宽楔形,全缘,两面光滑无毛。圆锥花序顶生,长达20cm;花淡红色,紫色或白色,花直径2.5～3cm;花萼碗状,上方6裂,裂片卵形,无毛;花瓣6,近圆形,边缘皱曲,基部具爪,具红、紫、白等颜色;雄蕊多数;子房卵形,6室。蒴果椭圆状球形,6瓣裂;种子有翅,长约8mm。花果期6～12月。

【分布生境】北温泉、缙云寺各处庭园有栽培。重庆各地广泛栽培。

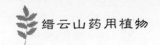
【药用部分】根、树皮、叶、花药用。

【采集期】根全年可采,树皮5～6月采,叶5～7月采,花6～9月采。

【药性功能】①叶:微苦、涩、平。清热,解毒,利湿,消肿,活血,止血。

②皮:苦、寒。清热解毒,祛风利湿,散瘀止血。

③花:苦、微酸、寒。清热解毒,活血止血。

④根:微苦、微寒。清热解毒,活血止血。

【主治病症】①叶:痢疾,湿疹,痈疮肿毒,外伤出血。

②皮:丹毒,乳腺炎,咽喉肿痛,肝炎,肝硬化腹水,跌打损伤。

③花:小儿胎毒,小儿惊风,肺痨咳血,疥癣,疮疖痈疽,血崩带下。

④根:痢疾,水肿,偏头痛,产后腹痛,黄疸,内出血,血崩,痛经,牙痛。

【用量用法】①叶:10～15g,水煎服;外用捣敷或煎水洗。

②皮:10～15g,水煎服或浸酒服;外用研末调敷或煎水洗。

③花:10～15g,水煎服;外用研末调敷或煎水洗。

④根:10～15g,水煎服;外用研末调敷或煎水洗。

【附注】孕妇忌服。

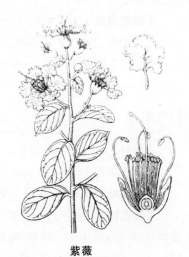

紫薇

419.圆叶节节菜

【别名】水苋菜、水马桑、水豆瓣、水指甲、肉矮陀陀。

【拉丁学名】*Rotala rotundifolia*(Buch.-Ham. ex Roxb.)Koehne

【分类地位】千屈菜科,节节菜属。

【形态特征】一年生肉质草本,高10～30cm;茎常丛生,圆柱形,无毛,多为红紫色,伏地节上生出不定根。单叶对生,无柄或具短柄;叶片近圆形,或宽椭圆形,长5～12mm,宽3.5～10mm,先端圆钝,基部圆形或心形。花小,通常组成1～4个顶生的穗状花序;苞片草质卵形或宽卵形,与花近等长,小苞片2枚,膜质,钻形或披针形;萼管钟状,膜质,半透明,萼齿4裂;花瓣4,长1.5～2.5mm,浅紫色;雄蕊4;子房近梨形,花柱肥短,柱头盘状。蒴果椭圆形,长约2mm,3～4瓣裂,种子无翅。花果期12月至次年6月。

【分布生境】产于缙云山各地水稻田及湿地中。万州、南川、万盛、綦江、江津、北碚等区县水稻田及湿地有分布,长江以南各省广布。

【药用部分】全草药用。

【采集期】夏秋采收。

【药性功能】甘、淡、凉。清热利湿,解毒消肿,健脾消积。

【主治病症】肺热咳嗽,痢疾,黄疸型肝炎,尿路感染,牙龈肿痛,乳腺炎,疳积,急性脑膜炎,急性咽喉炎,月经不调,痛经;外用治痈疖肿毒。

【用量用法】25～50g,水煎服。外用适量,鲜品捣烂敷患处。

【附方】①治急性咽喉炎:圆叶节节菜60～120g,用第二次洗米水洗净,捣烂绞汁,加米醋,内服并漱咽。

②治风火牙痛:圆叶节节菜15g,鸭蛋1个,同炖服。(①②方出自《福建药物志》)

③治疳积:(圆叶节节菜)全草适量,蒸猪肝食。(出自《浙江药用植物志》)

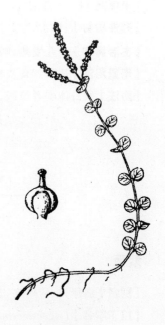

圆叶节节菜

⊱• 桃金娘科（Myrtaceae）•⊰

420.大叶桉

【别名】蚊仔树、大叶有加利、桉树。

【拉丁学名】*Eucalyptus robusta* Smith

【分类地位】桃金娘科，桉属。

【形态特征】常绿乔木，高达 20m。树皮暗褐色，粗糙，有纵向斜裂槽纹，不剥落；小枝浅红褐色。叶互生，叶片革质，卵状披针形，长8～18cm，宽 3.5～7.5cm，先端渐尖，基部近圆形，两面均有油腺点，边缘全缘；叶柄长 0.6～1.2cm。伞形花序腋生，有花 5～11 朵，总花梗及花梗均略扁；萼管窄陀螺状或稍壶状，下部渐窄成柄；花瓣与萼片合生成一帽状体；雄蕊极多数，分离；子房下位，与萼管合生。蒴果卵状壶形，长1～1.5cm，果瓣 3～4，包藏于萼管内。花期 4～9 月。

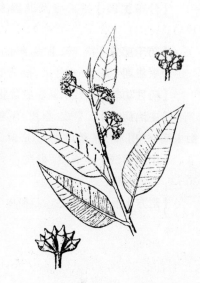

大叶桉

【分布生境】三花石至朱家垭等地有栽培。重庆海拔 800m 以下，各地多有栽培。

【药用部分】叶药用。

【采集期】8～10 月采。

【药性功能】微辛、微苦、平。疏风发表，抑菌消炎，防腐止痒，清热解毒，祛痰止咳。

【主治病症】预防流行性感冒，流行性脑、脊髓膜炎，上呼吸道感染，咽喉炎，支气管炎，肺炎，急慢性肾盂肾炎，肠炎，痢疾，丝虫病，钩端螺旋体病，目赤翳障。外用治烧烫伤，蜂窝组织炎，乳腺炎，疖肿，丹毒，水田皮炎，皮肤湿疹，脚癣。

【用量用法】15～25g，水煎服。外用适量煎水洗。

【附注】内服不宜过量。

⊱• 石榴科（Punicaceae）•⊰

421.石榴

【别名】安石榴、珍珠石榴。

【拉丁学名】*Punica granatum* L.

【分类地位】石榴科，石榴属。

【形态特征】落叶灌木或小乔木，高 2～7m。树皮青灰色或灰褐色，片状剥落；幼枝略带四棱，顶端常呈刺

状。叶对生或簇生；叶片矩圆形或倒卵形，长 2～8cm，宽 1～2cm，先端尖
或圆钝，基部楔形，全缘，上面深绿色有光泽，下面淡绿色；叶柄长
5～7mm。花两性，1 至数朵生于枝顶或叶腋；花萼长 2～3cm，红色，肥厚
萼筒钟状，萼片 5～7；花瓣与萼片同数，倒卵形，柔软多皱，长约2.5cm，通
常为红色，稀白色；雄蕊多数，花药黄色；子房下位，子房室分二层，上层
6 室为侧膜胎座，下层 3 室为中轴胎座。浆果近球形，果皮黄色带红色，
花萼宿存，径 6～10cm，种子多数，具肉质外种皮。花期 5～6 月，果
期8～9 月。

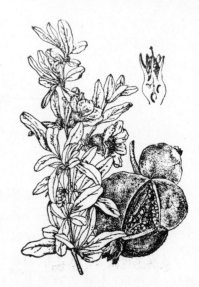

【分布生境】缙云寺及北温泉花园有栽培。重庆各区县园庭多
栽培。

【药用部分】花、叶、果实、根皮药用。

【采集期】花 5～6 月采，根全年可采，叶、果皮夏秋采。

【药性功能】酸、涩、温。收敛止泻，杀虫。

石榴

【主治病症】①果皮、根皮：虚寒久泻，肠炎，痢疾，便血，脱肛，血崩，
蛔虫病；外用果皮治稻田皮炎，疥癣。②花：吐血，衄血；外用治中耳炎。③叶：急性肠炎。

【用量用法】①果皮、根皮：3～9g，水煎服。②花：3～9g，水煎服；外用研粉，用适量，吹耳内。③叶：
30～60g，水煎服。

【附方】治细菌性痢疾：石榴皮 15g，水煎，加红糖适量，分 2 次服，连服 3～5 天。（出自《全国中草药汇编》）

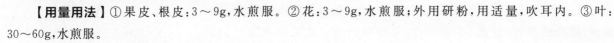

野牡丹科（Melastomataceae）

422.展毛野牡丹

【别名】大金香炉、假豆稔、肖野牡丹、老虎杆、野牡丹。

【拉丁学名】*Melastoma normale* D. Don

【分类地位】野牡丹科，野牡丹属。

【形态特征】常绿灌木，高 1～3m。茎直立，多分枝，枝条及叶柄密被
开展的粗毛。叶对生，叶片狭椭圆状披针形，长 4～12cm，宽 1.5～4cm，先
端渐尖，基部楔形或圆形，两面均有毛，全缘；叶柄长5～15mm。两性花，
3～10 朵，形成伞房花生于枝条顶端，花梗长约5mm，被糙伏毛；萼筒长
6～8mm，密生糙伏毛，裂片 5；花瓣 5，长 15～28mm，紫红色；雄蕊10 枚，
5 枚较长紫色，5 枚较小，黄色；子房下位，5 室，被糙伏毛。蒴果坛状球
形，萼片宿存。花果期 5～8 月。

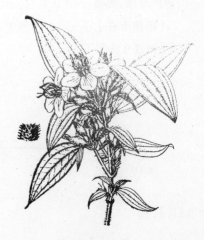

【分布生境】产于北温泉、五家坪等地，生于向阳山坡灌丛中或林缘
处，巫溪、石柱、开县、万州、涪陵、南川、綦江、江津、永川、北碚等区县，海
拔 250～1400m 处有分布。

展毛野牡丹

【药用部分】根、叶入药。

【采集期】根全年可采，叶 6～7 月采。

【药性功能】甘、酸、涩、平。清热利湿,消肿止痛,止血,止咳,化瘀。

【主治病症】①根:消化不良,肠炎,痢疾,肝炎,衄血,便血,咳血,劳伤咳嗽,血栓闭塞性脉管炎。②叶:外用治跌打损伤,外伤出血。

【用量用法】①根:50～100g,水煎服或浸酒服。②叶:外用适量,鲜品捣烂敷或干品研粉敷患处。

【附方】①治细菌性痢疾:野牡丹、火炭母各60g,水煎分3次服,每日1剂。(出自《全国中草药汇编》)

②治血栓闭塞性脉管炎:老虎杆根、算盘子根各30g,煎水洗患部。(出自《万县中草药》)

③治跌打损伤:老虎杆根30g,熬水,泡酒或炖肉服。(出自《重庆常用草药手册》)

【附注】孕妇慎服。

使君子科（Combretaceae）

423.使君子

【别名】留球子、史君子、五棱子、索子果、山羊屎。

【拉丁学名】*Quisqualis indica* L.

【分类地位】使君子科,使君子属。

【形态特征】落叶藤状灌木,高2～8m;嫩枝及幼叶有黄褐色短柔毛。叶对生,叶片薄纸质,矩圆形,椭圆形至卵形,长6～13cm,宽3～5.5cm,两面有黄褐色短柔毛;叶柄长约1cm,叶片脱落后宿存成刺状。伞房式穗状花序顶生,常下垂;苞片早落;花两性;萼筒绿色,细管状,长达7cm,顶端5齿裂,具柔毛;花瓣5,矩圆形至倒卵状矩圆形,长1.5～2cm,初为白色,后变红色;雄蕊10,排成2轮,上轮5个外露;雌蕊1,子房下位,花柱细长,下部与萼筒合生,柱头短,微褐色。果实卵形,具五棱,长约3cm,具种子1粒。花期5～9月,果期10～11月。

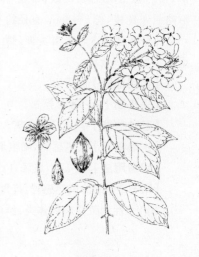

使君子

【分布生境】产于中坝附近。铜梁、合川等地,海拔400～1200m及长江流域以南山林中有分布。

【药用部分】种子、根、叶药用。

【采集期】8～9月采果,9～11采根,叶夏秋采。

【药性功能】①种子:甘、温。有小毒。杀虫理气,驱蛔,消积,健脾。

②根:杀虫,健脾,降逆。③叶:消积,杀虫,解毒。

【主治病症】①种子:蛔虫病,小儿虫积腹痛,泻痢。②根:虫积,呃逆,咳嗽。③叶:虫积,疮疖,溃疡。

【用量用法】①种子:6～15g,水煎服,或去壳炒香嚼服,每日1粒至1.5粒,总量不超过20粒。②根:6～10g,水煎服。③叶:3～10g,水煎服;外用捣敷或煎水洗。

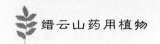

—————— 柳叶菜科（Onagraceae）——————

424.待霄草

【别名】月见草、夜来香、山芝麻。

【拉丁学名】*Oenothera odorata* Jacq.

【分类地位】柳叶菜科，月见草属。

【形态特征】多年生草本，高 70～100cm。主根发达，近木质；茎直立，被毛。基生叶丛生，具柄，茎生叶互生，具短柄或无柄，条状披针形，长10cm 左右，宽 1～1.5cm，两面被白色短柔毛，边缘具不整齐疏锯齿。花两性，单生于叶腋或枝顶，鲜黄色，无柄，夜间开放，有香气；萼筒延伸子房之上，裂片 4，披针形，长约 2cm，开花时常两片相连，反卷；花瓣 4，近倒心形，长约 3cm，顶端微凹缺；雄蕊 8，等长；子房下位，柱头 4 裂。蒴果圆柱形略具 4 钝棱，长 2～3cm，直径约 0.5cm，被毛。花期 4～10 月。

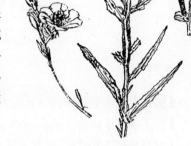

待霄草

【分布生境】原产南美洲，缙云山上有引种栽培，也有逸为野生者。重庆主城区有栽培。

【药用部分】根药用。

【采集期】9～10 月挖根。

【药性功能】辛、微苦、微寒。清热解毒，祛风除湿。

【主治病症】风热感冒，咽喉肿痛，风湿疼痛，扁桃体炎。

【用量用法】6～15g，煎汤，内服。

【附方】：①治风热感冒：待霄草 15g，桑叶 12g，菊花 12g，水煎服。（出自《四川中药志》1982 年版）
②治急性化脓性扁桃体炎：鲜（待霄草）根，鲜玄参，土牛膝各 30g，水煎分多次服。（出自《湖南药物志》）

425.黄花月见草

【别名】月见草。

【拉丁学名】*Oenothera glazioviana* Mich.（*O. erythrosepala* Borb）

【分类地位】柳叶菜科，月见草属。

【形态特征】二年生草本，高 70～100cm；茎直立，被白色柔毛。基生叶丛生，具柄，茎生叶互生，具短柄或无柄；叶片条状披针形，长约10cm，宽1～1.5cm，两面被白色柔毛。边缘疏生细齿。花单生于枝条上端叶腋，密集成穗状，鲜黄色，无柄，夜间开放；萼筒延长于子房之上，裂片 4，披针形，长约 2cm，开时常两片相连，反卷；花瓣 4，倒心形，长约 5cm，顶端微凹；雄蕊 8，等长；子房下位，柱头 4 裂。蒴果圆柱形，室背裂，长 2～3cm。花期 5～10 月，果期 8～12 月。

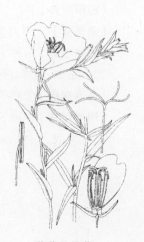

黄花月见草

【分布生境】栽培供观赏，原产南美洲。

【药用部分】根入药。

【采集期】秋季挖采。

【药性功能】甘、温。强筋壮骨，祛风除湿，活血通络，消肿敛疮。

【主治病症】风湿肿痛，筋骨疼痛，感冒，喉炎，腮腺炎，湿疹，疮疡肿毒，小儿多动，痛经。

【用量用法】5～15g，水煎服，或制成胶丸，每次服1～2g，每日2～3次。

426.假柳叶菜

【别名】丁香蓼、水丁香。

【拉丁学名】*Ludwigia epilobiodes* Maxim（*L. prostrata* Rooxb.）

【分类地位】柳叶菜科，丁香蓼属。

【形态特征】一年生草本，高20～50cm。茎基部平卧或斜升，节上多须根，上部直立，多分枝，带紫红色，有纵棱，无毛或有疏毛。单叶互生，具短柄；叶片披针形或矩圆状披针形，长2～8cm，宽0.5～1.8cm，先端渐尖，基部楔形，两面无毛或背面有毛。边缘全缘。花两性，单生叶腋，近无柄，基部有小苞片2枚，萼筒与子房合生，萼片4，卵状披针形，长2.5～3mm，外面疏生短柔毛；花瓣4，黄色，椭圆形；雄蕊4枚，子房下位，花柱短，柱头头状。蒴果柱状四棱形，长1.5～3cm，直或微弯，略带紫色；种子多数，小，淡褐色。花期7～10月，果期9～11月。

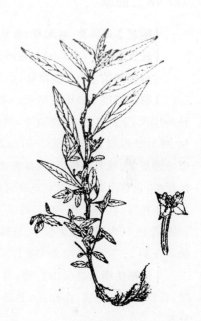

假柳叶菜

【分布生境】产于缙云山园艺场等地，生田间耕地边湿润处。城口、巫溪、巫山、奉节、南川、万盛，重庆主城区等地，海拔1200m以下有分布。

【药用部分】全草药用。

【采集期】夏秋采收。

【药性功能】辛、苦、凉。清热解毒，利湿祛痰，降火消肿，利尿通淋，化瘀止血。

【主治病症】肺热咳嗽，咽喉肿痛，肠炎，痢疾，传染性肝炎，肾炎水肿，膀胱炎，白带，痔疮，目赤肿痛，尿血、便血。外用治痈疖疔疮，蛇虫咬伤，跌打损伤，刀伤。

【用量用法】15～30g水煎服或泡酒服。外用适量鲜品捣烂敷患处。

【附方】①治痢疾：鲜丁香蓼120g，水煎，加糖适量服。（出自《全国中草药汇编》）

②治急性喉炎：鲜丁香蓼60g，水煎后取汤分2份，1份调冰糖服，1份调醋含漱。（出自《福建药物志》）

③治水肿：（丁香蓼）全草30g，酌加水煎，加些冰糖，饭前服，日2次。（出自《福建民间草药》）

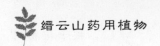

小二仙草科（Haloragidaceae）

427.小二仙草

【别名】斑鸠窝、豆瓣草、水豆瓣、女儿红、沙生草。

【拉丁学名】*Haloragis micrantha* R. Br. ex Sieb. et Zucc.

【分类地位】小二仙草科，小二仙草属。

【形态特征】多年生陆生小草本，高 15～40cm，茎纤细，四棱形，常呈丛生状，下部平卧，上部直立，具纵槽，带赤褐色，质地粗糙而硬。叶对生，叶片卵形或宽卵形，长 7～12mm，宽 4～8mm，先端短，渐尖或急尖，基部近圆形，边缘具小锯齿，淡绿色或紫褐色；叶柄短，或近于无柄。圆锥花序顶生，由数个纤细的总状花序组成；花两性，直径约 1mm，基部具 1 苞片与 2 小苞片；花萼 4，萼筒短，萼三角形；花瓣 4，红色；雄蕊 8；子房下位，4 室；花柱 4，内弯。核果极小，近球形，无毛，有 8 钝棱，熟后裂为 4 个小分果。花期 6～7 月，果期 9～10 月。

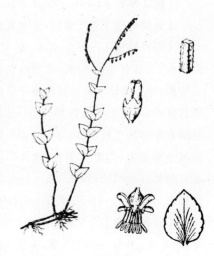

小二仙草

【分布生境】缙云山广布，喜生荒坡及沙地。巫山、奉节、万州、武隆、石柱、南川、万盛、南岸区、北碚、合川等区县，海拔 500～1200m 处有分布。

【药用部分】全草药用。

【采集期】6～7 月采收。

【药性功能】苦、凉。清热利湿，止咳平喘，调经活血，解毒，消肿，明目。

【主治病症】咳嗽哮喘，痢疾，小便不利，月经不调，跌打损伤，水肿，疔疮，蛇咬伤，便秘，乳腺炎。

【用量用法】15～30g，鲜品 30～60g，水煎服。

【附方】①治感冒：小二仙草 15～30g，桑叶 6g，菊花 3g，水煎服。（出自《福建药物志》）

②治跌打损伤：小二仙草 60g，大血藤 30g，泡酒服。（出自《四川中药志》1960 年版）

③治乳腺炎、痈、疖：小二仙草 30～60g，鸭蛋 1 个，水煎服。（出自《福建药物志》）

八角枫科（Alangiaceae）

428.八角枫

【别名】八角王、八角梧桐、五角枫、七角枫、华木瓜、包子树。

【拉丁学名】*Alangium chinense*（Lour.）Harms

【分类地位】八角枫科，八角枫属。

【形态特征】落叶灌木或小乔木,高 3～6m。树皮平滑,淡灰黄色,小枝略呈"之"状拐曲,有黄色疏柔毛。单叶互生,叶片卵形或椭圆形,长 8～19cm,宽 6～15cm,先端渐尖,基部心形,两侧偏斜,全缘或 2～3 浅裂,幼时两面均有疏柔毛。后脱落,仅脉腋有丛生毛和叶脉有短柔毛。二歧聚伞花序腋生,具花 8～30 朵;小苞片线形或披针形;萼片 6～8 片,有疏柔毛;花瓣 6～8,长 1～1.5cm,白色,条形,基部粘合,上部花开后反卷;雄 6～8,花丝粗短,扁形,花药条形,长为花丝的 3 倍。子房下位,2 室,花柱细长,柱头 3 裂。核果卵形,长约 1cm,熟时黑色。花果期 5～8 月。

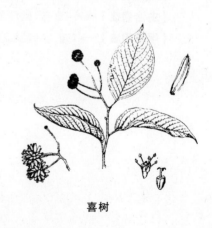

八角枫

【分布生境】产于接官亭、北温泉等地,生于疏林中。城口、巫溪、奉节、石柱、酉阳、黔江、彭水、万州、忠县、长寿、南川、綦江、涪陵、璧山、铜梁、大足、潼南、合川、北碚,海拔 250～2200m 处有分布。

【药用部分】侧根(白金条)、须根(白龙须)、叶、花药用。

【采集期】8～10 月采根,5～7 月采花,6～9 月采叶。

【药性功能】①根:辛、苦、微温。有小毒。祛风除湿,舒筋活络,散瘀止痛。

②叶:平、辛、苦。有小毒。解毒消肿,散瘀止痛。

③花:辛、平。有小毒。

【主治病症】①根:风湿痹痛,瘫痪,鹤膝风,无名肿毒,跌打损伤。

②叶:疮肿,乳痈,乳头皲裂,漆疮,鹤膝风,跌打损伤,骨折,外伤出血。

③花:治头风痛及胸腹胀痛。

【用量用法】①根:须根 1～3g,根 3～6g,水煎服或浸酒服。外用捣敷或煎水洗。

②叶:外用适量,鲜品捣敷或煎水洗。

③花:3～10g,水煎服或研末蒸鸡蛋。

蓝果树科（Nyssaceae）

429.喜树

【别名】千丈树、千张树、旱莲木、水栗子、水冬瓜。

【拉丁学名】*Camptotheca acuminate* Decne.

【分类地位】蓝果树科,喜树属。

【形态特征】落叶乔木,高 20～25m。树干直,树皮灰色,光滑;冬芽圆锥形,鳞片卵形,外侧被毛。单叶互生,叶片长卵形,长 12～28cm,宽 6～12cm,先端渐尖,基部楔形,全缘或呈波状;叶柄红色,长 1.5～2cm。花单性,雌雄同株,多花组成圆形头状花序,再排成总状花序;雌花序顶生,其下多为雄花序;花萼 5 浅裂;花瓣 5,深绿色,外面密生短柔毛;花盘微裂;雄花具雄蕊 10 枚,两轮,外轮较长;雌花子房下位,花柱 2～3 深裂,先端外卷。瘦果窄矩圆形,长 2～2.5cm,顶端有宿存的花柱,有窄翅。花期 5～7 月,果期 8～10 月。

喜树

【分布生境】杉木园、海螺洞有栽培。万州、涪陵、南川、江津、万盛、北碚等地有栽培。

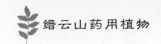
【**药用部分**】根、果、树皮、叶入药。

【**采集期**】果实秋冬采收;根、树皮全年可采;叶春至秋均可采。

【**药性功能**】苦、涩、辛、寒。清热解毒,消肿杀虫,抗癌。

【**主治病症**】食道癌,胃癌,结肠癌,直肠癌,膀胱癌,肝癌,白血病,无名肿毒,神经性皮炎,疮癣。

【**用量用法**】根皮 9~15g,果实 3~9g,水煎服,或研末吞服或制成针剂、片剂。叶外用,鲜品捣烂敷或煎汤洗。

【**附注**】本品有微毒,服用不能过量。

山茱萸科(Cornaceae)

430.小梾木

【**别名**】穿鱼藤、乌金草、水杨柳、酸皮条、火烫药。

【**拉丁学名**】*Cornus paucinervis* Hance.

【**分类地位**】山株萸科,梾木属。

【**形态特征**】落叶灌木,高 2~4m。树皮灰黑色,光滑;小枝具四棱,通常赤褐色。单叶对生;叶柄长 5~15mm;叶片椭圆状披针形,或椭圆状卵形,长 4~7cm,宽 1~2.5cm,侧脉 3 对,稀 2 或 4 对,两面均有毛。顶生伞房状聚伞花,长 4~6cm,被短柔毛;花白色至淡黄色,萼片外方疏被丁字形毛;花瓣披针形,长约 6mm;雄蕊 4 枚,花丝下部较粗壮,比花瓣短;子房近球形,密被白柔毛,花柱棍棒状,由下向上渐粗,柱头小,核果球形,直径约 5mm,紫黑色,核近球形。花期 6~7 月,果期 10~11 月。

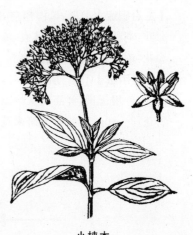

小梾木

【**分布生境**】产于北温泉一带河边。城口、巫溪、巫山、奉节、酉阳、石柱、南川、北碚,海拔 200~1100m 处有分布。通常生河溪边灌丛中。

【**药用部分**】根及枝叶药用。

【**采集期**】全年可采。

【**药性功能**】微酸、涩、凉。清热解表,止血消炎,止痛。

【**主治病症**】感冒,流感,风湿关节炎,腰痛,外出血,骨折,黄水疮。

【**用量用法**】6~15g,水煎服或泡酒服。外用鲜品捣敷或煎水洗。

────────⟨⟩· 五加科（Araliaceae）·⟨⟩────────

431.常春藤

【别名】三角枫、追风藤、尖叶薜荔、树上蜈蚣、钻大风、中华常春藤。

【拉丁学名】*Hedera nepalensis* K. Koch var. *sinensis*（Tobl.）Rehd.

【分类地位】五加科，常春藤属。

【形态特征】多年生常绿藤本，长可达 20m。茎灰棕色或黑棕色，有附生根，嫩枝有锈色鳞片；叶互生，叶柄长 2～9cm；叶片二型，不育枝上的叶片为三角状卵形或戟形，长 5～12cm，宽 3～10cm，全缘或三裂；花枝上的叶片椭圆状披针形、长椭圆状卵形或披针形，稀卵形或圆形，全缘。伞形花序单生或 2～7 顶生；花淡黄白色或淡绿白色，芳香；花萼裂片不明显，外面密生棕色鳞片；花瓣 5，三角状卵形，外面有鳞片；雄蕊 5，花药紫色，子房下位，5 室，花柱合生成柱状。果圆球形，浆果状，红色或黄色，直径约 1cm，花柱宿存。花期 9～11 月，果期次年 3～5 月。

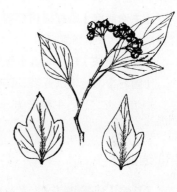

常春藤

【分布生境】产于缙云寺、贺龙房子等地，常攀缘于林缘树上，或路旁岩壁或墙壁上。城口、巫山、巫溪、奉节、石柱、秀山、武隆、南川、江津、綦江、北碚等区县，海拔 200～2000m 处有分布。

【药用部分】全株入药。

【采集期】全年可采。

【药性功能】辛、苦、平。祛风，利湿，活血，消肿，解毒。

【主治病症】风湿关节痛，腰痛，跌打损伤，急性结膜炎，肾炎水肿，闭经，肝炎，咽喉肿痛。外用治痈疖肿毒，荨麻疹，湿疹。

【用量用法】15～25g，水煎服或浸酒服。外用适量捣汁涂或煎水洗。

【附方】①治急性结膜炎：常春藤 15～30g，水煎服。（出自《全国中草药汇编》）

②治肤痒：三角枫全草 500g，熬水沐浴，每 3 日 1 次，经常洗用。（出自《贵州民间药草》）

③治风火赤眼：中华常春藤 30g，水煎服。（出自《浙江药用植物志》）

【附注】脾虚便溏泄泻者慎服。

432.穗序鹅掌柴

【别名】大加皮、牛嗓管、假通脱木、绒毛鸭脚木、大泡通。

【拉丁学名】*Schefflera delavayi*（Franch.）Harms ex Diels

【分类地位】五加科，鹅掌柴属。

【形态特征】常绿灌木或乔木，高 3～8m，枝密生黄棕色星状绒毛。髓大，薄片状，白色。掌状复叶，具小叶 4～7 片，叶柄长短差异较大，通常 4～16cm，最长可达 70cm；小叶片纸质至革质，椭圆状长椭圆形、卵状长椭圆形至卵状披针形，长 6～20(35)cm，宽 2～8cm，上面无毛，下面密生灰白色或黄棕色星状绒毛，边全缘或疏生不规则齿牙或缺刻或羽状分裂；柄不等长，1～10cm。花序为穗状花序组成的大型圆锥花序，顶生，密生绒毛；

花白色;花萼疏生星状绒毛;花瓣5瓣;雄蕊5枚;子房4～5室,花柱合生成柱状,果实球形,紫黑色,花柱宿存。花期10～11月,果期翌年1月。

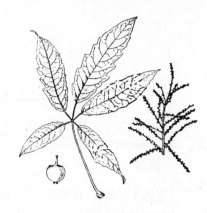

穗序鹅掌柴

【分布生境】产于狮子峰、香炉峰和杉木园等地,生阴湿的阔叶常绿林中,林缘及疏林地,万州、秀山、酉阳、武隆、南川、江津、万盛、綦江、北碚,海拔500～1900m有分布。

【药用部分】根、茎入药。

【采集期】全年可采。

【药性功能】平、苦、涩。祛风活络,补肝肾,强筋骨,行气血。活血化瘀,消肿止痛。

【主治病症】跌打损伤疼痛,风湿关节痛,腰肌劳损,扭挫伤,骨折,肾虚腰痛,十二指肠溃疡。

【用量用法】15～30g,水煎服或浸酒服。外用捣烂敷或煎水洗。

【附方】①治腰肌劳损、风湿关节痛:穗序鹅掌柴15～30g,水煎服或浸酒服。(出自《浙江药用植物志》)

②治皮炎、湿疹:牛嗓管15～30g,水煎服。(出自《云南中草药》)

433.通脱木

【别名】通草、通花根、大通草、白通草、泡通、通花、寇脱。

【拉丁学名】*Tetrapanax papyriferus*(Hook.)K. Koch.

【分类地位】五加科,通脱木属。

【形态特征】常绿灌木或小乔木,高2～3m。茎粗壮,树皮深棕色,略有皱裂,不分枝,无刺;茎髓大,实心,白色;幼枝密生星状绒毛,新枝淡黄棕色,有明显的叶痕和大的皮孔。叶大,集生茎顶,直径50～70cm,基部心形,掌状5～11裂,裂片深达中部,每个裂片又常有2～3个小裂片,全缘或有粗齿,上面无毛,下面有白色星状绒毛。叶柄粗壮,长30～50cm;托叶膜质,锥形,基部合生,有星状绒毛。伞形花序聚生成顶生的大型圆锥花序;花淡黄白色,花萼密生白色星状绒毛;花瓣4,稀5;雄蕊4～5枚;子房下位,花柱顶端反曲。果球形,熟时紫黑色,直径约4mm。花期10～12月,果期次年1～2月。

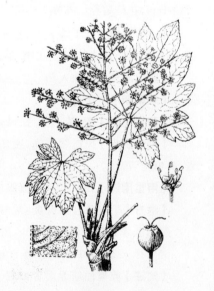

通脱木

【分布生境】产于绍隆寺等地,常生于向阳肥厚的土壤中。

【药用部分】茎髓和根入药。

【采集期】中秋后采茎,捅出髓心,10～11月挖根。

【药性功能】甘、淡、寒。清热利尿,通气下乳,通淋。

【主治病症】小便不利,水肿,黄疸,湿温病,热淋,乳汁不下,尿痛,尿急。

【用量用法】茎髓5～10g,根20～25g,水煎服。

【附方】①治膀胱积热尿闭:通草9g,车前草9g,龙胆草9g,瞿麦9g,水煎服。(出自《曲靖专区中草药》)

②治产后乳汁不通:通草9g,与猪蹄炖汤同服,或通草9g,王不留行4.5g,水煎服。体弱加炙黄芪12g,同煎服。(出自《青岛中草药手册》)

【附注】孕妇慎服。

434.三叶五加

【别名】白簕、白刺藤、刺三加、三甲皮、三加。

【拉丁学名】_Eleuthexococcus trifoliatus_（L.）S. Y. Hu［_Acanthopanax trifoliatus_（L.）Merr.］

【分类地位】五加科，五加属。

【形态特征】攀缘状灌木，高1～7m。老枝灰白色；新枝棕黄色，有白色皮孔。茎、枝、叶柄、叶脉常生有钩状刺。掌状复叶，互生；小叶3片，稀4或5片，中央一片最大，椭圆状卵形或长椭圆形，稀倒卵形，长4～10cm，宽3～6.5cm，先端急尖或短渐尖，基部楔形至圆形，边缘有细锯齿或疏钝齿，两面均无毛。伞形花序3～10或更多聚生成顶生圆锥花序或复伞形花序；花黄绿色；萼边缘有5齿；花瓣5；雄蕊5，子房下位，2室，花柱2～3，基部合生，中部以上分离。果扁球形，熟时黑色，直径约5mm。花期8～10月，果期9～11月。

【分布生境】产于北温泉、灯草坪等地，生于山坡路旁、林缘及灌丛中。城口、巫溪、巫山、奉节、石柱、黔江、秀山、忠县、武隆、南川、江津、合川、北碚，海拔250～2000m处有分布。

【药用部分】根、叶或全草入药。

【采集期】根及全株四季可采，叶夏秋采。

【药性功能】苦、辛、涩、凉。清热解毒，祛风除湿，散瘀止痛，活血舒筋。

【主治病症】风湿，劳伤，骨折，黄疸，肠炎，胃痛，痢疾，泄泻，石淋，带下，咳嗽胸痛。

【用量用法】15～30g，水煎服或泡酒服。外用研末调敷，捣敷或煎水洗。

【附注】孕妇慎服。

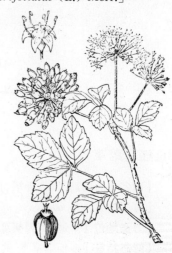

三叶五加

435.楤木

【别名】雀不站、刺老苞。

【拉丁学名】_Aralia elata_（Miq.）Seem.（_A. chinensis_ L.）

【分类地位】五加科，楤木属。

【形态特征】落叶灌木或小乔木，高2～5m；树皮灰棕色，疏生粗壮直刺，有细纵裂；小枝密生褐色茸毛，疏生细针状刺；二回至三回羽状复叶互生，长60～100cm；叶柄粗壮，长可达50cm；托叶与叶柄基部合生；叶轴无刺或有刺；小叶片卵形或宽卵形，上面疏生糙毛，下面有黄色或灰色短柔毛，边缘有锯齿。多数伞形花序组成顶生的大型圆锥花序，长30～60cm，花序轴密生黄棕色或灰色短柔毛；花白色；萼边缘有5齿；花瓣5；雄蕊5；子房下位，5室，花柱5，分离或基部合生。果球形，具5棱，直径约3mm，熟时黑色，花柱宿存。花期7～9月，果期9～11月。

【分布生境】产于缙云寺至杉木园一带，生林缘、路边及灌丛中，海拔500～800m。城口、巫山、奉节、开县、万州、丰都、石柱、秀山、南川、万盛、綦江、璧山、大足、铜梁、潼南、合川、北碚、江津等地广布，海拔250～2700m。

【药用部分】根皮、茎皮入药。

【采集期】秋、冬采收。

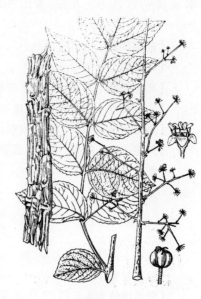

楤木

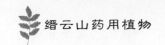
【药性功能】甘、微苦、平。祛风除湿,利尿消肿,活血止痛。

【主治病症】肝炎,淋巴结肿大,肾炎水肿,糖尿病,白带,胃痛,风湿关节痛,腰腿痛,跌打损伤,痢疾,感冒咳嗽。

【用量用法】15～30g,水煎服,或泡酒服。

【附注】孕妇慎服。

伞形科（Umbelliferae）

436.红马蹄草

【别名】马蹄筋草、接骨草、止血草、八角金钱。

【拉丁学名】*Hydrocotyle nepalensis* Hook.

【分类地位】伞形科,天胡荽属。

【形态特征】多年生草本,高5～25cm,茎细弱,匍匐地上,有斜生分枝,节上生须状根。单叶互生;叶柄基部有鞘,被短硬毛;叶片圆肾形,长1.5～5cm,宽2.5～8cm,掌状5～9浅裂,裂三角形,基部心形,两面均有硬毛,上面绿色,下面带紫红色。伞形花序数个簇生于茎端叶腋,花序梗长0.5～2.5cm,有柔毛,每个伞形花序有花20～60朵,常密集成球形的头状花序;花梗极短;花萼无齿;花瓣白色,有时有紫红色斑点,卵形。双悬果近圆形,长约1mm,宽1～2mm,常有紫色斑点,花柱宿存。花果期6～11月。

【分布生境】产于缙云寺、灯草坪等地,生于山坡、林缘或林下阴湿处或溪边草丛中。万州、秀山、南川、万盛、江津、北碚等区县,海拔350～2080m处有分布。

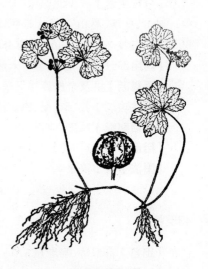

红马蹄草

【药用部分】全草药用。

【采集期】全年可采。

【药性功能】辛、微苦、凉。清热利湿,理气止痛,清肺止咳,活血止血,化瘀解毒。

【主治病症】感冒咳嗽,小便不利,痰血,吐血,痢疾,泄泻,痛经,月经不调,湿疹,跌打损伤,痔疮,骨髓炎。

【用量用法】15～30g,水煎服。外用鲜草适量捣烂敷患处。

【附方】治骨髓炎:用鲜草适量,加烧酒少许捣烂敷患处。（出自《浙江药用植物志》）

【附注】孕妇慎服。

437.天胡荽

【别名】金钱草、满天星、破铜钱、鸡肠草、铺地锦、肺风草、遍地金。

【拉丁学名】*Hydrocotyle sibthorpioides* Lam.

【分类地位】伞形科,天胡荽属。

【形态特征】多年生草本。匍匐地上,节上生须状根,有特异芳香气味;叶互生,叶柄长1～8cm,有膜质小托叶;叶片圆形或圆肾形,直径5～25cm,不分裂或5～7浅裂,基部心形,边缘有钝齿,上面无毛,背面有柔毛。单伞形花序腋生,有花10～15朵,总花梗长0.5～3cm,总苞片4～10片,倒披针形,长约2mm,花梗短或无梗;无萼齿;

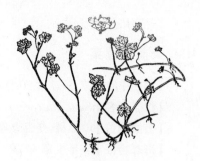

花瓣卵形,绿白色,有腺点,长不超过 1mm;雄蕊 5,与花瓣互生,花丝长不超过花瓣;子房下位,2 室,花柱 2 个。双悬果近圆形,长 1～1.5cm,侧面扁平,光滑或略有斑点,背棱和中棱显著。花果期 4～10 月。

【分布生境】缙云山广布,生于湿润草地、沟边、路旁及林下,万州及重庆主城区有分布。

【药用部分】全草药用。

【采集期】全年可采。

【药性功能】微辛、淡、凉。清热利湿,祛痰止咳,解毒止血,消肿。

【主治病症】胆结石,泌尿系统结石,伤风感冒,咳嗽,目翳,百日咳,咽喉炎,扁桃体炎,黄疸型肝炎,肝硬化腹水,痢疾,中耳炎,外用治湿疹,带状疱疹,衄血。

天胡荽

【用量用法】15～25g,水煎服。外用适量鲜品捣烂敷患处。

【附方】①治胆石症:天胡荽、连钱草、海金沙、车前草(均用鲜品)各 50g,每天 1 剂,分 2 次服。

②治黄疸型传染性肝炎:天胡荽 50g,水煎服。每日 1 剂。

③治尿路结石:天胡荽、石韦、半边莲、海金沙各 50g,水煎服。

④治目翳:天胡荽 50g,青壳蛋 2 只,不用油同炒服,连服数日。

⑤治带状疱疹:鲜天胡荽捣烂,用乙醇浸 5～6 小时,药汁涂患处。破皮者忌用。

⑥治衄血:鲜天胡荽捣烂,塞鼻。

(①～⑥方出自《全国中草药汇编》)

438.积雪草

【别名】马蹄草、崩大碗、落得打、蚶壳草、铜钱草。

【拉丁学名】*Cemtella asiatica* (L.) Urban

【分类地位】伞形科,积雪草属。

【形态特征】多年生草本。茎纤细,匍匐伏地生长,节上生须状根,单叶互生,叶柄长 5～15cm,基部鞘状;叶片缺口碗形,直径1.5～4cm,基部深心形,边缘有宽齿,无毛或疏生柔毛,叶脉掌状;无托叶。伞形花序单生或数个簇生叶腋,每个花序有花 3～6 朵;总花梗长约 1cm,花梗短,中间的花无梗;花瓣卵形,紫红色;雄蕊 5,短小,与花瓣互生;子房下位,花柱 2;双悬果小,扁圆形,长约 2mm,幼时有柔毛,成熟时无毛,主棱间有网状纹相连。花果期 4～10 月。

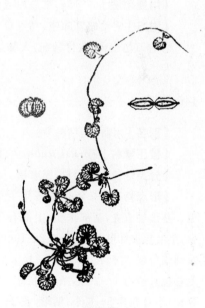

【分布生境】缙云山分布广泛,生于阴湿草地、水沟边或路旁。秀山、涪陵、南川、武隆、长寿、綦江、北碚等区县有分布。

【药用部分】全草药用。

【采集期】全年可采。

积雪草

【药性功能】辛、苦、微寒。清热解毒,利湿化瘀,活血,利尿,止血,消肿。

【主治病症】感冒,中暑,扁桃体炎,咽喉炎,胸膜炎,泌尿系统感染,结石,传染性肝炎,肠炎,痢疾,断肠草、砒霜、蕈中毒,跌打损伤。外用治毒蛇咬伤,疔疮肿毒,带状疱疹,外伤出血。

【用量用法】15～30g,水煎服;外用适量捣烂敷或绞汁涂。

【附注】虚寒者慎服

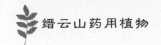

439.天蓝变豆菜

【别名】心肺草、肺经草、乌豆草、大肺经草。

【拉丁学名】*Sanicula coerulescens* Franch.

【分类地位】伞形科,变豆菜属。

【形态特征】多年生草本,高 15～40cm。茎直立,上部有分枝。基生叶掌状三裂或 3 片小叶,中间裂片倒卵形或卵形,上部边缘2浅裂,侧裂片斜卵形,外侧边缘常有 1 浅裂,边缘有带小刺毛的锯齿。花序为假总状花序,侧生的伞形花序,无柄,花近簇生,每簇伞辐 2～7 枝,顶端伞辐4～12 枝;总苞片卵状披针形;小苞片线形;小伞形花序有雄花 4～6 朵,有梗;两性花 1 朵,无梗,花瓣淡蓝色。果实圆筒状卵形,或球形,表面有皮刺。花果期 3～6 月。

【分布生境】产于北温泉、杨家店、缙云寺等地,生于溪边、林下、路旁较阴湿的环境,南川、綦江、万盛、江津、北碚有分布,海拔250～1550m。

【药用部分】全草药用。

【采集期】7～10 月采收。

【药性功能】甘、辛、微温。祛风化痰,活血调经,温化寒痰。

【主治病症】风寒感冒,扁桃体炎,咳嗽,哮喘,月经不调,百日咳,乳痛,膀胱结石,经闭,尿闭。

【用量用法】6～15g,水煎服或泡酒服。外用,鲜草捣烂敷患处。

【附方】①治感冒咳嗽:乌豆草 30g,水煎服。(出自《贵州草药》)
②治刀伤出血、跌打肿痛:大肺经草适量,捣烂敷患处。(出自《广西民族药简编》)

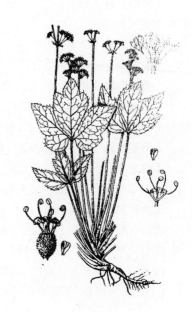

天蓝变豆菜

440.窃衣

【别名】水防风、粘粘草。

【拉丁学名】*Torilis scabra*(Thunb.)DC.

【分类地位】伞形科,窃衣属。

【形态特征】一年生或多年生草本,高 30～75cm,全体有贴生短硬毛。茎细硬直立,基部单生,上部有分枝。叶互生,叶片卵形,二回羽状分裂,小叶狭披针形至卵形,长 2～10mm,宽 2～5mm,顶端渐尖,边缘有整齐缺刻或分裂;叶柄长 3～4cm。复伞形花序顶生和腋生,花序梗长2～8cm;无总苞片或有 1～2 片,条形,长 3～5mm;伞辐 2～4,长 1～5cm,粗壮,近等长;小总苞片 5～8 个,钻形,长 2～3mm;小伞形花序有花 4～12 朵;萼齿细小;花瓣白色,倒圆卵形;花柱向外反曲,双悬果长圆形,长 5～7mm,有 3～6 个具钩的皮刺。花果期 4～5 月。

【分布生境】产于缙云山各处山坡、路旁、荒地。城口、巫溪、巫山、奉节、石柱、万州、长寿、江津及主城区有分布,海拔 250～2400m。

【药用部分】果实及全草入药。

【采集期】秋季果实成熟时采收。

【药性功能】辛、苦、微温。有小毒。祛风除湿,活血消肿,杀虫止痒,收敛止泻。

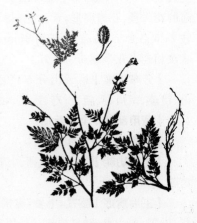

窃衣

【主治病症】皮肤瘙痒,蛔虫病,慢性腹泻,风湿,湿疹,阴痒,带下。

【用量用法】10～15g,水煎服。外用,果实适量煎水洗。

【附注】同属小窃衣破子草(*T. japonica*（Houtl.）DC.),与本种有相同的功能和药效。共同入药。

441.野胡萝卜

【别名】南鹤虱、窃衣子、鹤虱。

【拉丁学名】*Daucus carota* L.

【分类地位】伞形科,胡萝卜属。

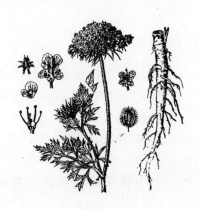

野胡萝卜

【形态特征】二年生草本,高 20～120cm,全株被白色粗硬毛。根圆锥形,肉质黄白色。基生叶膜质,矩圆形,二至三回羽状全裂,最终裂片条形至披针形,先端尖,有小尖头;叶柄长 3～12cm;茎生叶近无柄,有叶鞘,末回裂片分裂,裂片条形,反折;伞辐多数,结果时外缘的伞辐向内弯曲;小总苞片 5～7,线形,不分裂或 2～3 裂,边缘膜质,具纤毛;花通常白色,有时带淡红色。果实卵圆形,花果期 5～9 月。

【分布生境】缙云山分布较广,生于荒坡草丛、田边、路旁等处。重庆各区县广泛分布。

【药用部分】果实入药。

【采集期】7～9 月,果实成熟时采收。

【药性功能】辛、苦、平。有小毒。消炎,杀虫,止痒,消积。

【主治病症】蛔虫病、蛲虫病、绦虫病、钩虫病,虫积腹痛。

【用量用法】5～15g,水煎服。

【附方】①治蛔虫病、绦虫病、蛲虫病:鹤虱 6g,研末水调服。

②治阴痒:鹤虱 6g,煎水熏洗阴部。(①②方出自《湖北中草药志》)

442.胡萝卜

【别名】黄萝卜、胡芦菔、红萝卜、金笋。

【拉丁学名】*Daucus carota* L. var. *sativa* Hoffm.

【分类地位】伞形科,胡萝卜属。

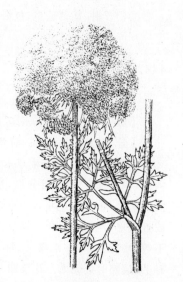

胡萝卜

【形态特征】二年生草本,高 20～120cm,全体有粗硬毛。根圆锥形,肉质,黄色或橙红色。基生叶矩圆形,二至三回羽状全裂,最终裂片条形至披针形,先端尖,有小凸头,叶柄长 3～12cm,基部有鞘;茎生叶近无柄,有叶鞘。复伞形花序,花序梗长 10～60cm,有粗硬毛,总苞片多数,呈叶状,羽状分裂,裂片线形;伞辐多数,结果期外缘伞辐向内弯曲;小总苞片 5～7 片,花白色。果实卵圆形。花果期 5～9 月。

【分布生境】各地农家有栽培。

【药用部分】根药用。

【采集期】10～12 月采挖。

【药性功能】甘、平。清热解毒,下气止咳,补脾消食,补肝明目,利肠道。

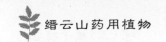

【主治病症】小儿百日咳,麻疹,夜盲,咽喉肿痛,痔疮,脱肛,体虚乏力,视力减退。

【用量用法】50～100g,水煎服。外用,煮熟捣烂敷或切片烧热敷患处。

【附方】①治小儿发热:红萝卜60g,水煎,连服数次。(出自《岭南采药录》)

②治痢疾:胡萝卜30～60g,冬瓜糖15g,水煎服。(出自《福建药物志》)

③治夜盲症:羊肝500g,切片,入沸水煮2～3分钟,捞出;胡萝卜1～2个,捣汁拌肝片,加调味品,随意食用。(出自《青海常用中草药手册》)

443.芫荽

【别名】香菜、胡荽、莞荽、延荽。

【拉丁学名】*Coriandrum sativum* L.

【分类地位】伞形科,芫荽属。

【形态特征】一年生草本,高30～100cm,有强烈香气,全株光滑无毛。茎直立,多分枝。叶互生,基生叶一至二回羽状全裂,裂片宽卵形或楔形,长1～2cm,边缘深裂或具缺刻;叶柄长3～15cm;茎生叶二至三回羽状深裂,末回裂片狭条形,长2～15mm,宽0.5～1.5mm,全缘。复伞形花序顶生;花序梗长2～8cm;总苞少数,条形;伞辐2～8枝;花梗4～10;花小,白色或淡紫色。果实近球形,光滑。花果期4～10月。

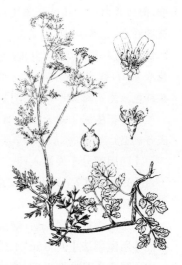

芫荽

【分布生境】各地农家有栽培。

【药用部分】全草及成熟果实药用。

【采集期】5～6月采全草。果实10月采。

【药性功能】辛、温。归肺、脾、肝经。发表透疹,健脾开胃,解毒止痛。

【主治病症】①全草:麻疹不透,感冒无汗,食积,胸膈满闷,胃口不开,产后少乳,脱肛,丹毒。②果:消化不良,食欲不振。

【用量用法】全草、果均为5～15g,水煎服。外用全草适量煎水洗。

【附方】①治麻疹不透:鲜芫荽(全草)9～15g,水煎服。(出自《全国中草药汇编》)

②治浮肿:胡荽适量,放鲫鱼腹中,用香油煎食。(出自《吉林中草药》)

444.异叶茴芹

【别名】鹅脚板、苦爹菜、白花雷公根。

【拉丁学名】*Pimpinella diversifolia* DC.

【分类地位】伞形科,茴芹属。

【形态特征】多年生草本,高50～130cm。主根圆锥状,多须状根,有臭气。茎直立,被柔毛或绒毛,有纵沟槽,中上部有分枝;叶异形,互生,基生叶和茎下部叶为单叶或三出复叶;基生叶叶柄长8～10cm;茎生叶叶柄向上渐短;单叶叶片卵状心形,长2.5～6cm,宽2.5～5cm,先端急尖,基部心形,三出叶中央小叶叶片宽卵形,或近菱形,两侧小叶叶片偏斜,叶缘均有锯齿。复伞形花序顶生或侧生;总苞片2～4,线形;伞辐6～12,长短不等;小总苞片3～8,条形;每小伞形花序有花10～15朵;花白色;双悬果心状卵形,长1～2mm,宽1mm,幼时有毛,成熟时近无毛。花果期5～10月。

【分布生境】产于何绍良弯等地,海拔500～700m的山坡草丛中、沟边及疏林下。城口、巫山、巫溪、奉节、万州、秀山、彭水、武隆、南川、北碚等区县有分布。

【药用部分】全草入药。

【采集期】秋季挖全草。

【药性功能】辛、微苦、微温。祛风活血,消毒,消肿,散寒,止痛,通经,除湿。

【主治病症】感冒,咽喉肿痛,中暑,痢疾,黄疸型肝炎,急性胆囊炎,百日咳,牙痛,胃气痛,痛经,乳腺炎,皮肤瘙痒,毒蛇咬伤,跌打损伤。

【用量用法】15～30g,水煎服或泡酒服。外用适量,捣烂敷患处。

【附方】①治毒蛇咬伤:鲜草30g,水煎服。另取鲜全草适量捣烂敷患处。

②治急性胆囊炎:鲜全草60g,鸡矢藤30g,龙胆草9g,水煎服。(出自《浙江药用植物志》)

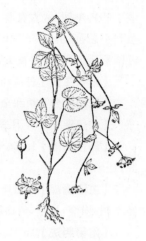

异叶茴芹

445.茴香

【别名】小茴香、香丝菜。

【拉丁学名】*Foeniculum vulgare* Mill.

【分类地位】伞形科,茴香属。

【形态特征】多年生草本,高0.5～2m,全株无毛,体表有粉霜,具强烈香气。茎直立,灰绿色,有细纵沟纹,上部分分枝;基生叶丛生,有长柄,茎生叶互生,叶柄基部呈鞘状,抱茎,三至四回羽状细裂,最终裂片丝状,长4～40mm。复伞形花序顶生与侧生,直径达15cm;总花梗长7～25cm;无总苞和小总苞;伞辐8～30,长2～8cm,不等长;小伞形花序有花14～30朵,花梗细,不等长;花两性,萼齿缺,花瓣5,黄色,上部向内卷曲,微凹;雄蕊5;子房下位,2室。双悬果卵状长圆形,长3.5～5mm,宽1.5～2mm,果棱尖锐。花果期5～9月。

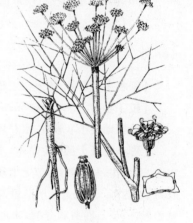

茴香

【分布生境】各地农家有栽培。

【药用部分】果实、根、叶及全草药用。

【采集期】秋季果实成熟时采果及全草。

【药性功能】辛、温。行气止痛,健胃散寒,温肾养肝。

【主治病症】胃寒痛,小腹冷痛,痛经,疝痛,睾丸鞘膜积液,肾虚腰痛,血吸虫病。

【用量用法】3～9g,水煎服。

【附方】①治疝痛:小茴香、巴戟天各9g,橘核6g,水煎服。(出自《全国中草药汇编》)

②治睾丸鞘膜积液:小茴香15g,食盐4.5g,同炒焦研粉,用蛋两只,合煎成饼,临睡前,温酒送服,连服4天为1疗程。(出自《中药大辞典》)

446.芹菜

【别名】旱芹、药芹、香芹、云芎、南芹菜、蒲芹。

【拉丁学名】*Apiumgraveolens* L.

【分类地位】伞形科,芹属。

【形态特征】一年生或二年生草本,高50～150cm,有强烈香气,全体无毛。主根圆锥形,有多数侧根;茎直立,具纵棱槽,基部分枝;基生叶丛生,叶柄长2～26cm,基部有叶鞘,叶片矩圆形至倒卵形,长7～18cm,宽3～8cm,一至二回羽状全裂,裂片卵形、近圆形或近菱形,长2～4.5cm,裂片常3浅裂或全裂,小裂片近菱形,边缘有锯齿;

茎生叶具短柄,常为楔形,3全裂。复伞形花序多数;总花梗无或甚短;无总苞和小总苞;伞幅7～16;小伞形花序有花1～29朵;花小,绿白色。双悬果近圆形至椭圆形,果棱尖锐。花果期4～7月。

【分布生境】各地均有栽培。

【药用部分】根和全草入药。

【采集期】4～7月采收。

【药性功能】甘、微辛、微苦、凉。降压,利尿,凉血止血,清热解毒,平肝,祛风。

【主治病症】高血压病,头昏,小便不利,小便出血,咳喘,反胃呕吐,月经不调,崩漏,带下,疮疡肿毒。

【用量用法】9～15g,水煎服,鲜品适量煮食。

【附方】①治高血压病:芹菜适量洗净,捣烂绞汁,每次服50～100mL,每日服1～2次,或者鲜芹根5棵,红枣10枚,水煎,加白糖调服,可治高血压动脉硬化。(出自《全国中草药汇编》)

②治肺热咳嗽、多痰:芹菜根30g,冰糖适量,水煎服。(出自《西宁中草药》)

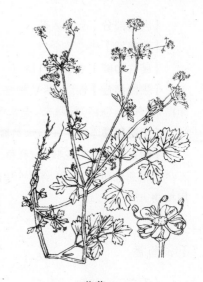

芹菜

447.水芹

【别名】水芹菜、楚葵(《尔雅》)。

【拉丁学名】*Oenanthe javanica* (Bl.) DC.

【分类地位】伞形科,水芹属。

【形态特征】多年生草本,高15～80cm,全株光滑无毛。茎圆柱形,中空,有纵棱,基部匍匐,节上生须状根,上部直立。叶互生,基部叶叶柄较长,长可达15cm,向上叶柄渐短,茎上部叶几无柄;叶片轮廓三角形或三角状卵形,一至二回羽状分裂,末回裂片卵形或卵状披针形,长2～5cm,宽1～2cm。边缘有不整齐的尖齿或圆齿。复伞形花序顶生,总花梗长2～16cm;无总苞;伞辐6～20;小总苞片2～8,条形;小伞形花序有花10～25朵;花白色。双悬果椭圆形或近圆锥形,长2.5～3mm,宽2mm,果棱显著隆起。花期6～7月,果期8～9月。

【分布生境】产于缙云山低海拔处,生于田边、水沟边及湿处。巫溪、南川、江津、北碚等区县有分布,全国除青海、新疆外广布。

【药用部分】根及全草入药。

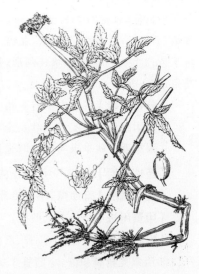

水芹

【采集期】夏秋采集。

【药性功能】甘、辛、苦、凉。清热利温,止血,降血压,解毒。

【主治病症】感冒发热,呕吐腹泻,尿路感染,崩漏,白带,高血压,扁桃体炎,腮腺炎,乳腺炎,尿血,便血,衄血,目赤,痔疮,麻疹不透,跌打损伤。

【用量用法】10～15g,水煎服。(鲜品30～60g)

【附注】同属短辐水芹(少花水芹)[*O. benghalensis* (Roxb.) Kuzz],与水芹的区别在于,短辐水芹植株较小(高20～40cm);小伞形花序,有花4～10朵,其药性功能与水芹相同。在缙云山的分布与水芹也相同,也供药用。

448.鸭儿芹

【别名】土当归、山鸭脚板、三叶芹、牙痛草。

【拉丁学名】*Cryptoaenia japonica* Hassk.

【分类地位】伞形科，鸭儿芹属。

【形态特征】多年生草本，高 30～90cm，全体无毛，有香气，主根不发达，侧根多数；茎直立，圆柱形，有细纵棱，呈叉状分枝。叶互生，三出复叶；基生叶及茎下部叶具长柄，长 5～19cm，基部成鞘状，抱茎，鞘缘膜质透明；中部小叶片菱状卵形，长 3～10cm，宽2.5～7cm，侧生小叶歪卵形，边缘都有不规则尖锐重锯齿或有时 2～3 浅裂，茎上部叶的小叶披针形，无叶柄。复伞形花序圆锥状，花序梗不等长，总苞片 1 片，线形，伞辐 2～3 枝，不等长，小总苞1～3 片；小伞形花序有花 2～4 朵；花白色，两性；萼齿 5；花瓣 5；雄蕊 5，花药纵裂；雌蕊 1，子房下位，2 室，每室 1 胚珠。双悬果长椭圆形，分果圆而不扁，有 5 棱。花果期 4～12 月。

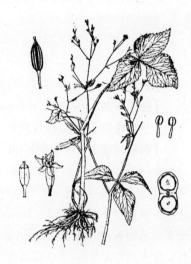

鸭儿芹

【分布生境】产于北温泉、缙云寺等地，常生在林下、林缘边、荒地、路旁阴湿处。城口、巫溪、巫山、黔江、酉阳、万州、云阳、忠县、南川、万盛、江津、北碚海拔 200～2400m 处有分布。

【药用部分】全草入药。

【采集期】夏秋季采收。

【药性功能】辛、苦、温。祛风，活血，散瘀，止痒，止痛，止咳，利湿。

【主治病症】感冒咳嗽，跌打损伤；外用治皮肤瘙痒。

【用量用法】6～15g，水煎服。外用适量煎水洗。

449.川芎

【别名】小叶川芎、京芎、贯芎、抚芎、台芎、西芎。

【拉丁学名】*Ligusticum Chuanxiong* Hort.

【分类地位】伞形科，藁本属。

【形态特征】多年生草本，高 40～100cm，全株具香气。根状茎呈不规则结节状团块，黄褐色，下端有多数须根。茎直立，上部多分枝，下部的节膨大呈盘状。叶具柄，基部扩大成鞘，叶片卵状三角形，三至四回羽状复叶，羽片 4～5 对；茎上部叶渐简化。复伞形花序顶生或侧生；总苞片线形，3～6 枚；伞辐 7～20 枝，不等长；小苞片 3～6 枚，线形；萼齿不发育；花白色。双悬果卵形，分果有纵棱 5 条。花期 7～8 月，果期 9～10 月。

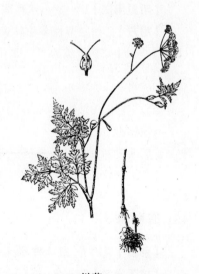

川芎

【分布生境】缙云山学堂堡有栽培，南川、北碚有栽培，产四川、黄河流域各地栽培。

【药用部分】根茎药用。

【采集期】栽后第二年 5～6 月采挖。

【药性功能】辛、温。活血行气，散风止痛，祛瘀，开郁。

【主治病症】月经不调，经闭腹痛，产后瘀滞腹痛，胸胁胀痛，冠心病，心绞痛，风湿痹痛，感冒风寒，头晕，头痛。

【用量用法】5～15g,水煎服。

【附方】①治月经不调:川芎6g,当归、白芍各9g,熟地黄、香附、丹参各12g,水煎服。

②治血虚头痛:川芎、当归各9g,水煎服。

(①②方出自《全国中草药汇编》)

450.当归

【别名】干归、秦归、云归、马尾当归。

【拉丁学名】*Angelica sinensis* (Oliv.) Diels

【分类地位】伞形科,当归属。

【形态特征】多年生草本,高40～100cm,全株有特殊香气。主根上端粗短,肥壮肉质,下面多分支根,黄棕色,香气浓郁。茎直立,带紫红色,基生叶及茎下部叶卵形,长8～18cm,二至三回三出式羽状全裂,最终裂片卵形或卵状披针形,长1～2cm,宽0.5～1.5cm,3浅裂,有尖齿,叶脉及边缘有白色细毛;叶柄长3～11cm,基部有宽大叶鞘;茎上部叶简化成羽状分裂。复伞形花序顶生;无总苞或有2片;伞辐9～13,不等长;小总苞2～4,条形;小伞形花序有花12～36朵;花梗密生细柔毛;花白色。双悬果椭圆形,长4～6mm,宽3～4mm,侧棱具翅;翅边缘紫色;花期6～7月,果期7～9月。

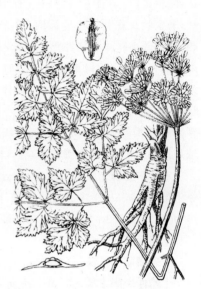

当归

【分布生境】缙云山近年有引种栽培。巫溪、巫山、开县有分布及栽培。

【药用部分】根药用。

【采集期】栽二年后10月挖根。

【药性功能】甘、辛、温。补血活血,调经止痛,润燥滑肠。

【主治病症】月经不调,功能性子宫出血,血虚闭经,痛经,慢性盆腔炎,贫血,血虚头痛,脱发,血虚便秘,崩漏,虚寒腹痛,肌肤麻木,跌打损伤。

【用量用法】10～30g,水煎服或泡酒服。

【附方】①治结节性多动脉炎:当归、玄参、银花各15g,川芎、红花各9g,生地30g,水煎服。每日1剂。

(出自《全国中草药汇编》)

———•ᴘ 杜鹃花科(Ericaceae)•ᴄ———

451.滇白珠

【别名】满山香、白珠树、透骨香、钻骨风、洗澡叶。

【拉丁学名】*Gaultheria leucocarpa* Bl. var. *crenulata* (Kurs.) T. Z. Hsu.(*G. yunnanensis* Rehd.)

【分类地位】杜鹃花科,白珠树属。

【形态特征】常绿灌木,高1～3m。树皮灰黑色;枝条细长,左右曲折。叶互生,叶片革质,卵状矩圆形,长

5～9cm,宽2～3.5cm,先端尾状渐尖,基部心形或圆形,边缘具钝锯齿,叶脉下面明显。叶柄长约5mm。总状花序腋生,有花10～15朵,下垂;花萼5裂;花冠钟状,长约6mm,口部5裂,绿白色或微红;雄蕊10枚,花丝粗短,花药每室顶部有2枚长芒;子房上位,有毛,花柱无毛,短于花冠。蒴果球形,包于肉质、黑色宿存的花萼内。花期5～6月,果期8月。

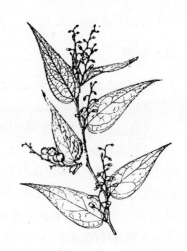

滇白珠

【分布生境】产于青龙寨、缙云寺附近树林中,奉节、忠县、丰都、秀山、石柱、武隆、南川、江津、万盛、綦江、巴南、北碚等区县,海拔500～2300m处有分布。

【药用部分】全草入药。

【采集期】全年可采。

【药性功能】辛、温。祛风湿,舒筋活络,活血止痛,化痰止咳。

【主治病症】风湿性关节炎,跌打损伤,胃寒疼痛,风寒感冒,咳嗽多痰,劳伤吐血,脚气。

【用量用法】15～25g,水煎服或浸酒服;外用煎水洗或捣敷患处。

【附方】①治风湿痹痛:滇白珠、半枫荷、钩藤各15g,水煎,冲酒服或泡酒服。
②治风寒感冒:滇白珠15～30g,水煎服。
(①②方出自《全国中草药汇编》)

452.羊踯躅

【别名】闹羊花、黄杜鹃、一杯倒、八里麻、三钱三。

【拉丁学名】*Rhododendron molle*（Bl.）G. Don

【分类地位】杜鹃花科,杜鹃花属。

【形态特征】落叶灌木,高1～2m,常呈丛生状。老枝灰褐色,光滑;幼枝密被短柔毛,并常杂有刚毛。叶互生,叶片纸质,长椭圆形至长椭圆状披针形,或倒披针形,长5～12cm,宽1～5cm,先端钝或有短尖头,基部楔形,边缘有睫毛,两面均有柔毛和刚毛;叶柄长2～6mm,有柔毛。花两性,常数朵至十多朵生枝顶,排列成短总状伞形花序;花梗长12～25mm,有柔毛;花萼5浅裂,裂片小,边缘有睫毛;花冠宽钟状,口径5～6.2cm,金黄色,上侧有淡绿色斑点,外面有绒毛;雄蕊5,与花冠等长,花丝中部以下有柔毛;子房上位,卵形,密被白毛,花柱无毛。蒴果圆柱状,长2～2.5cm,有柔毛和刚毛。花期3～5月,果期6～7月。

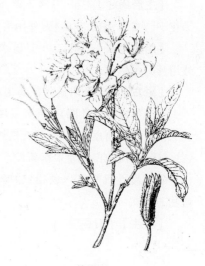

羊踯躅

【分布生境】缙云寺有栽培。万州、南川,海拔1000m以下有分布,北碚有栽培。

【药用部分】花、根、茎、叶、果药用。

【采集期】春末夏初采花,秋天采果及挖根,夏季采茎叶。

【药性功能】①根:辛、温。有毒。祛风,止咳,散瘀,止痛,杀虫。②花:辛、温。有大毒。镇痛,杀虫。③果:苦、温。大毒。搜风止痛,止咳平喘。

【主治病症】①根:风湿痹痛,跌打损伤,神经痛,慢性支气管炎;外用治肛门瘘管,杀灭钉螺。②花:外搽治癣,煎水含嗽治龋齿痛。③果:跌打损伤,风湿关节痛。④茎、叶:杀蝇蛆、孑孓、钉螺。

【用量用法】①根:1.5～3g,水煎服。②果:0.5～1g,水煎服。③花:1～1.5g,外用煎水搽。

【附方】①治神经性头痛、偏头痛:鲜闹羊花捣烂,外敷后脑或痛处2～3小时。(出自《浙江药用植物志》)
②治皮肤顽癣及瘙痒:闹羊花15g,捣烂敷患处。(出自《闽东本草》)

【附注】孕妇忌服。

453.杜鹃

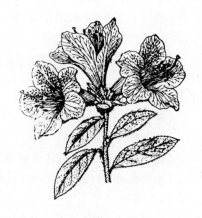

杜鹃

【别名】映山红、红杜鹃、清明花、艳山红、红踯躅、满山红。

【拉丁学名】*Rhododendron simsii* Planch.

【分类地位】杜鹃花科,杜鹃花属。

【形态特征】落叶灌木,高1～3m。小枝密被棕黄色毛。叶互生,叶片纸质,卵状椭圆形至披针形,长3～5cm,宽1～3cm,先端锐尖,基部楔形,上面有疏伏毛,下面毛较密,边缘全缘。花2～6朵簇生于枝顶;花萼5裂,裂片椭圆状卵形或披针形,长2～4mm,有粗毛及缘毛;花冠漏斗形,鲜红色或深红色,长4～5cm,裂片5,近倒卵形,上面1～3裂片内有深红色斑点,雄蕊7～10枚,与花冠等长,花药紫色;子房上位,卵圆形,密被糙伏毛,柱头头状。蒴果卵圆形,长约1cm,有糙伏毛。花期4～5月,果期7～9月。

【分布生境】产于缙云山各处马尾松林下。重庆各区县,海拔500～1200m有分布。

【药用部分】根、叶、花药用。

【采集期】春末采花,夏季采叶,秋冬采根。

【药性功能】①根:酸、涩、温。有毒。祛风湿,活血去瘀,止痛止血。②花、叶:甘、酸、平。清热解毒,祛痰止咳,止痒。

【主治病症】①根:月经不调,吐血,衄血,痢疾,产后腹痛,崩漏,风湿关节炎,跌打损伤;外用治外伤出血。②花、叶:支气管炎,荨麻疹;外用治痈肿。

【用量用法】①根:10～15g,水煎服或浸酒服。外用研末敷或鲜根捣敷患处。②花、叶:9～15g,水煎服。外用鲜品捣烂敷。

【附方】①治鼻出血:(杜鹃花)根30g,藕节或荷叶蒂15个,水煎服。(出自《湖南药物志》)

②治荨麻疹:(杜鹃)鲜叶煎汤浴洗。

③治外伤出血:杜鹃花鲜叶捣烂,外敷伤口。

(②③方出自《福建中草药》)

④治慢性气管炎:(映山红)叶30g,鱼腥草24g,胡颓子叶15g,羊耳菊9g,水煎服。(出自《浙江药用植物志》)

【附注】孕妇忌服。

紫金牛科（Myrsinaceae）

454.网脉酸藤子

【别名】网脉叶酸藤子。

【拉丁学名】*Embelia rudis* Hand.-Mazz.

【分类地位】紫金牛科,酸藤子属。

【形态特征】攀缘灌木，多分枝，一年生枝，有疣，密布皮孔，无毛。叶柄长 5～10mm；叶片革质，矩圆状椭圆形，矩圆形或卵形，长 5～10cm，宽 2～4cm，先端渐尖或急尖，基部楔形，边缘有粗的单锯齿或重锯齿，或全缘，下面有稀少腺点，侧脉较多而密，上下面有明显的隆起网脉。总状花序腋生，长 1～3cm，有褐色微柔毛；花梗长 2～4mm；苞片钻状；花 5 基数；长 1～2mm；萼片卵形，有睫毛；花冠淡绿色或白色，裂片卵形或长椭圆形，顶端圆，有黑色腺点；雄蕊伸出或不伸出花冠裂片外，花药背面有黑腺点；子房梨形，花柱与花冠裂片等长或稍长，柱头细尖或略开张。果球形，直径约 5mm，蓝黑色，宿萼紧贴。花果期 8～10 月。

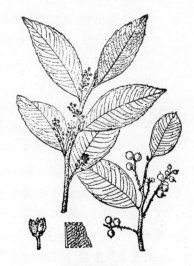

网脉酸藤子

【分布生境】产于缙云寺附近一带林间路边及林缘，海拔 780m 处，奉节、南川、铜梁、北碚等区县有分布。

【药用部分】茎、根、果实药用。

【采集期】茎、根全年可采，果秋季采。

【药性功能】甘、平、酸。清热解毒，滋阴补肾，补血，活血。

【主治病症】脱肛，月经不调，痛经，宫寒不孕，风湿，疮癣。

【用量用法】15～30g，水煎服。

455.杜茎山

【别名】山茄子、踏天桥、胡椒树。

【拉丁学名】*Maesa japonica* (Thunb.) Moritzi ex Zoll.

【分类地位】紫金牛科，杜茎山属。

【形态特征】常绿灌木，有时呈攀缘状，高 1～2m，少分枝。叶互生，叶片厚纸质，椭圆形，椭圆状披针形，倒卵形或矩圆状卵型，长 7～14cm，宽 2.5～6cm，顶端急尖至渐尖，基部宽楔形，边缘近基部全缘，上半部有疏锐锯齿，有时近全缘；叶柄长约 1cm。总状花序腋生，长 1～3cm，有时花序基部有 1～2 分枝，形成圆锥花序；花白色，长 3～5mm；花萼 5 裂，裂片卵形，顶端钝圆；花冠筒状钟形，黄白色，裂片 5；雄蕊 5，着生于花冠中部略上，花药背部有腺点；子房半下位，花柱圆柱形，浆果球形，有腺条纹，长 5～6mm，白色，宿存萼片包果至中部。花期 3～4 月，果期 6～12 月。

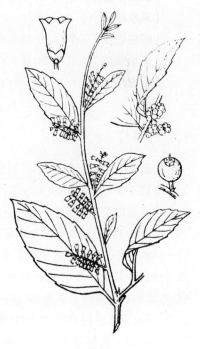

杜茎山

【分布生境】产于缙云山，海拔 300～800m 林下或林间路边。巫溪、奉节、万州、丰都、南川、江津、北碚、巴南等区县有分布。

【药用部分】根、茎、叶药用。

【采集期】春、秋采集。

【药性功能】苦、寒。祛风利尿，止血，消肿，清热，解毒。

【主治病症】①根：感冒，头痛，腰痛，水肿，腹水，跌打损伤。②茎叶：外伤出血，疔疮肿毒。

【用量用法】①根：9～15g，水煎服。②茎叶：鲜品适量捣敷患处或煎水洗。

【附方】①治感冒：全草 15～30g 水煎服。

②治跌打损伤：鲜草适量，捣烂敷患处。

③治痈疮溃烂：鲜全草适量，水煎洗患处。

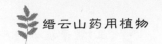

（①～③方出自《浙江药用植物志》）

④治水肿：杜茎山根 30g，泡桐根 24g，通草 9g，水煎，取液加豆腐一块同煮服。

（出自《湖南药物志》）

456.缙云紫金牛

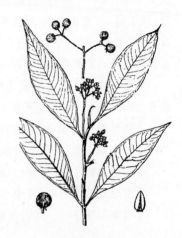

缙云紫金牛

【别名】矮地茶。

【拉丁学名】*Ardisia jinyunensis* Z. Y. Zhu

【分类地位】紫金牛科，紫金牛属。

【形态特征】小灌木，高 30～90cm，多分枝，小枝嫩时被锈色鳞片和微柔毛。单叶对生或互生，叶片纸质，椭圆形或椭圆状倒披针形，长 5～12cm，宽 2～4cm，先端长渐尖，基部狭楔形，全缘或波状疏小齿，背面具细小鳞片，侧脉细而多，与主脉近于垂直，并在近边缘处联结成边脉；叶柄长约 1cm。伞形花序，伞房花序或两种成复合花序，长 2～4cm，被锈色细鳞片；花梗长 5～9mm，花长约 3mm；花萼裂片三角卵形，长约 1mm，花冠白色或淡红色，裂片卵形，均具黄色腺点；雄蕊长与花冠裂片相等，花药卵形；雌蕊稍长于花冠裂片，子房卵形，胚珠 5 粒，排成 1 轮，果球形，直径 4～5mm，暗红色，具纵肋。花期 6～7月，果熟期次年 3～4 月。

【分布生境】产于北温泉后山林下及泡沫沟河边慈竹林下，海拔 300～500m，重庆缙云山特有种。

【药用部分】根入药。

【采集期】全年可采。

【药性功能】辛、平。止咳化痰，祛风解毒，活血止痛。

【主治病症】支气管炎，肺炎，肺结核，痢疾，急性肾炎，尿路感染，跌打损伤，风湿筋骨酸痛，皮肤瘙痒。

【用量用法】15～30g，煎汤内服。外用适量煎水洗患处。

457.月月红

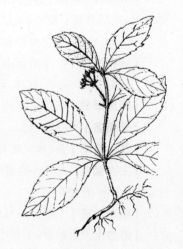

月月红

【别名】江南紫金牛、毛青杠。

【拉丁学名】*Ardisia faberi* Hemsl.

【分类地位】紫金牛科，紫金牛属。

【形态特征】半灌木，匍匐茎蔓延地面，节处着地生根；直立茎高 15～40cm，密被锈色卷曲分节柔毛。叶对生或轮生，叶片膜质或纸质，卵状椭圆形或披针状椭圆形，长 5～10cm，宽 2.5～4cm，先端渐尖，基部楔形至宽楔形，边缘具疏浅锯齿及腺点，仅脉上有毛，侧脉 4～14 对，不联结成边脉；叶柄长约 7mm。花序近伞形，生于叶腋或钻状苞片间，总梗长 1.5～2.5cm；花长 5～6mm；萼片狭披针形，长 4～5mm，密被分节长柔毛；花冠白色至粉红色，裂片广卵形，急尖或渐尖，有少数红色腺点；雄蕊约为花冠长度 2/3，花药卵形，有细尖，背面有红色腺点；雌蕊与花冠裂片近等长。果球形，直径约 6mm，红色，无腺点，花期 5～6 月，果熟期 11 月。

【分布生境】产于缙云寺附近竹林下或马尾松与阔叶林中，海拔800m，彭水、石柱、万州、秀山、南川、北碚有分布。

【药用部分】全草入药。

【采集期】秋季采收。

【药性功能】辛、平。清热利湿,活血止血。

【主治病症】产后心悸,劳咳,血崩,风湿麻木,疮疡。

【用量用法】15～30g,水煎服。

458.紫金牛

【别名】矮茶风、地青冈、矮地茶、矮脚樟、平地木、千年矮。

【拉丁学名】*Ardisia japonica*（Hornst.）Bl.

【分类地位】紫金牛科,紫金牛属。

【形态特征】常绿小灌木,高 10～30cm;根状茎暗红色,长而横走,匍匐蔓生,节上生根;直立茎紫褐色,不分枝,有细条纹,具短腺毛,嫩叶毛密而明显。叶互生,对生或轮生,通常 3～4 叶集生在枝梢;叶片坚纸质,椭圆形,长 3～7cm,宽 1.5～3cm,先端急尖,基部楔形,边缘有细尖锯齿,两面具腺点,侧脉 5～8 对,网脉两面明显;叶柄长约 5mm。花序近伞形,顶生或腋生,有微柔毛,花长 3～5mm;花梗长 7～10mm;花萼 5 裂,卵形,红色,有缘毛;花瓣粉红色或白色,宽卵形,长 4～5mm;雄蕊 5,着生于花冠喉部,花丝短;子房上位。核果球形,熟时红色,有宿存花萼和花柱。花期 5～6 月,果熟期 12 月。

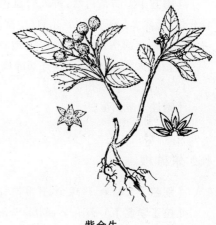

紫金牛

【分布生境】产于大河沟,沟边,海拔 800m。巫溪、奉节、城口、秀山、彭水、石柱、万州、南川、北碚等区县,海拔 500～1200m 处有分布。

【药用部分】全草入药。

【采集期】7～8 月采收。

【药性功能】平、辛。化痰止咳,祛风解毒,活血止痛,利尿。

【主治病症】肺结核,慢性支气管炎,黄疸型肝炎,肾炎水肿,痛经,脱肛,咯血,吐血,跌打损伤,小儿肺炎,痢疾,尿路感染,风湿筋骨痛,外用治瘙痒,漆疮.

【用量用法】15～30g,水煎服。外用适量,煎水洗患处。

【附方】①治肾炎水肿,尿血尿少:紫金牛、车前草、葎草、鬼针草各 9g,水煎服。

②治睾丸肿胀:平地木、栀子根各 15g,黄药子、苦楝子各 9g,水煎去渣,加鸭蛋(去壳)2 个同煮,食蛋喝汤。

(①②方出自《安徽中草药》)

459.九管血

【别名】短八爪金龙、血党、矮茎朱砂根、开喉箭、矮茎紫金牛。

【拉丁学名】*Ardisia brevicaulis* Diels

【分类地位】紫金牛科,紫金牛属。

【形态特征】常绿小灌木,高 12～20cm,根状茎匍匐,根肉质,淡紫棕色。茎直立,不分枝,或上部分生花枝。叶互生,叶片坚纸质,狭卵形或卵状披针形,或长椭圆形,长 7～10cm,宽 2.5～4.8cm,先端急尖或渐尖,基部宽楔形或近圆形,边全缘或有浅波状齿,两面有腺点,背面具褐色微柔毛。伞形花序顶生,有微柔毛;花长 4～5mm;花萼裂片卵形或披针形,长 2～3mm;花冠粉红色,裂片卵形,有黑腺点;花药披针形,背面有黑腺点;雌蕊与花冠裂片等长。果球形,直径约 6mm,鲜红色,具腺点,宿存萼片与果梗紫红色。花期 7～10 月,果期 10～12 月。

【分布生境】产于朝日峰、狮子峰附近林下阴湿处,海拔800～850m。石柱、武隆、南川、北碚、巴南等区县,海拔 550～1200m 有分布。

【药用部分】根、全株药用。

【采集期】6～7 月采收。

【药性功能】微甘、苦、涩、寒。清热解毒,祛风止痛,活血消肿,散瘀,利咽。

【主治病症】咽喉肿痛,痈疮肿毒,风湿关节痛,风火牙痛,腰痛,跌打损伤,无名肿毒,蛇咬伤。

【用量用法】15～25g,水煎服或泡酒服。

【附方】①防治白喉:鲜九管血根 60g,加水 1000mL,小火煎 2 h,去渣,分 8 份,每隔 2 h 服 1 份。(出自《中草药土方土法》)

②治跌打损伤:九管血根 60g,泡酒服。

③治风火牙痛:九管血少许切碎放于牙痛处,让口涎流出,随时更换。

(②③方出自《贵州草药》)

【附注】孕妇慎服。

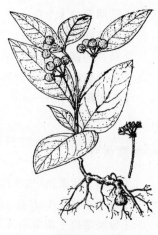

九管血

460.朱砂根

【别名】大凉伞、珍珠伞、开喉箭、凉伞遮珍珠、高八爪金龙。

【拉丁学名】*Ardisia crenata* Sims

【分类地位】紫金牛科,紫金牛属。

【形态特征】常绿灌木,高 30～150cm;根肥壮,肉质,多分枝,外皮微红色,断面有血色点。茎直立,无毛。叶互生;叶柄长约1cm;叶片坚纸质,狭椭圆形,椭圆状披针形或倒卵状椭圆形,长7～15cm,宽 2～4cm,先端渐尖,基部楔形,边缘有波状圆齿,齿间有黑色腺点,两面均无毛,有腺点,侧脉10～20 多对。伞形花序或聚伞花序顶生,长 2～4cm;花长6mm,萼片卵形或矩圆形,钝,长1.5mm,或更短,有黑腺点;花冠裂片披针状卵形,淡红色或白色,有黑腺点;雄蕊短于花冠,花药披针形,背面有黑腺点;子房上位,1 室。核果球形,直径 3～7mm,熟时红色,花萼与花柱宿存。花期 5～7 月,果期 10～11 月。

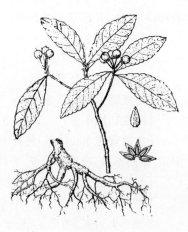

朱砂根

【分布生境】产于缙云寺附近林中阴湿处,海拔 800m 左右,奉节、酉阳、城口、黔江、丰都、南川、北碚海拔 600～1200m 处有分布。

【药用部分】根药用。

【采集期】9～11 月挖根。

【药性功能】辛、苦、平。止咳化痰,祛瘀解毒,利尿,止痛,消肿,祛风行血。

【主治病症】上呼吸道感染,咽喉肿痛,扁桃体炎,白喉,支气管炎,淋巴结炎,肺结核,黄疸型肝炎,肾炎水肿,痛经,脱肛,乳腺炎,睾丸炎,痢疾,跌打损伤。外用治骨折,毒蛇咬伤,外伤肿痛。

【用量用法】9～15g,水煎服。外用鲜根或叶捣烂敷患处。

【附方】治睾丸炎:朱砂根 30～60g,荔枝核 14 枚,酒水煎服。(出自《福建药物志》)

【附注】同属植物大罗伞(高八爪金龙)(*Ardisia hanceana* Mez.),功用与本种同,其不同点在于,大罗伞花较大,长 6～7mm,花萼裂片卵形,叶片通常较狭长,叶缘腺点突出于齿尖。

461.百两金

【**别名**】八爪龙、山豆根、铁雨伞、野猴枣、八爪金龙、开喉箭、高八爪。

【**拉丁学名**】*Ardisia crispa*（Thunb.）A. DC.（*A. henryi* Hermsl.）

【**分类地位**】紫金牛科，紫金牛属。

【**形态特征**】常绿小灌木，高 60～100cm；根木质，细长柱状，有分枝，淡紫棕色，断面淡红色，有褐色小点。茎少分枝，外皮灰褐色。叶互生；叶片膜质，椭圆状披针形或矩圆状披针形，长 7～15cm，宽 1.5～4cm，先端长渐尖，基部楔形，边缘全缘或微波状，具明显的边缘腺点，侧脉 7～9 对；叶柄长 5～8mm。花序近伞形，生于枝顶端，长 1～3cm；花长 5mm；花萼 5 裂，裂片卵状披针形；花冠钟状，5 深裂，裂片卵形至卵状披针形，白色或淡红色；雄蕊 5，着生于花冠基部，花丝短，花药箭形；子房上位，花柱细长，柱头小。核果球形，径 5～7mm，熟时深红色，有赤褐色斑点，花萼及花柱宿存。花期 5～6 月，果期 10～12 月。

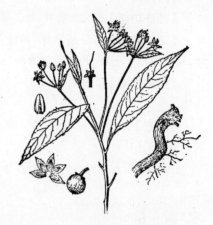

百两金

【**分布生境**】产于范家沟、杉木园及缙云寺附近，生于阔叶林下与灌丛下阴湿处，海拔 700～800m。城口、秀山、彭水、石柱、武隆、南川、江津、北碚、巴南等区县有分布，海拔 300～1200m。

【**药用部分**】根、叶入药。

【**采集期**】夏、秋采集。

【**药性功能**】苦、涩、凉。清热利咽，散瘀消肿，祛痰利湿，活血解毒。

【**主治病症**】咽喉肿痛，腮腺炎，白喉，鼻炎，风湿骨痛，跌打损伤，无名肿毒，疔疮，蛇咬伤，小便淋痛，湿热黄疸。

【**用量用法**】15～25g，水煎服。外用鲜品捣敷患处。

【**附方**】①治急性扁桃体炎：八爪金龙根、射干各 12g，水煎服。

②治风火喉痛：八爪金龙根 6g，水煎服或频频含咽。

（①②方出自《全国中草药汇编》）

③治肾炎水肿：鲜百两金根 30g，童子鸡 1 只（去头、足、翅、内脏）水炖，食鸡服汤。（出自江西《草药手册》）

④治睾丸肿大坠痛：百两金根 30～60g，荔枝核 14 枚，酒水煎服。（出自《福建中草药》）

462.铁仔

【**别名**】小爆格蚤、牙痛草、碎米棵、碎米柴、大红袍。

【**拉丁学名**】*Myrsine africana* L.

【**分类地位**】紫金牛科，铁仔属。

【**形态特征**】常绿小灌木，高 0.5～1m；主根粗壮，木质，表面红棕色，断面黄白色或淡棕色。树皮灰棕色，小枝圆柱形，幼嫩时有柔毛。叶互生，具短柄；叶片革质或坚纸质，椭圆状倒卵形，椭圆形，倒卵形或近圆形，长 1～2.5cm，宽 0.7～1cm，先端渐尖，急尖或圆钝具短尖刺，基部楔形，边缘在中部以上生刺状锯齿，背面有腺点。花单性，雌雄异株，数朵簇生于叶腋；花梗长 0.5～1.5mm；花萼 4 裂，裂片小；花冠红紫色，4 深裂，直径 2～3mm，裂片三角卵形，外面有暗紫色长点状腺体；雄蕊 4，花丝短，花药长大，超出花冠；子房长卵形或圆锥形，1 室，柱头 4 裂。浆果紫黑色，球形，直径约 5mm，内有淡棕色球形种子 1 粒。花期 2～3 月，果期 8～11 月。

【分布生境】产于北温泉后山、泡沫沟半山、狮子峰山脊林缘或路边及灌丛中、向阳处,海拔 250～900m,涪陵、石柱、南川、江津、北碚等区县有分布。

【药用部分】根、叶或全株入药。

【采集期】7～9 月采收。

【药性功能】苦、涩、微甘、凉。清热利湿,收敛止血,祛风止痛,活血。

【主治病症】①根或全株:肠炎,痢疾,血崩,便血,肺结核,咯血,牙痛,风湿痹痛。②叶:外用治烧烫伤。

【用量用法】①根或全株:25～50g,水煎服。②叶:外用适量,煎水洗伤处。

【附方】①牙痛:鲜铁仔 30～60g,水煎 1 小时,去渣内服。(出自《全国中草药汇编》)

②治痢疾:大红袍、仙鹤草根各 30g,水煎服。(出自《贵州民间药物》)

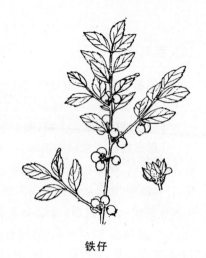

铁仔

463.密花树

【别名】鹅骨梢。

【拉丁学名】*Rapanea neriifolia* (Sieb. et Zucc.) Mez.

【分类地位】紫金牛科,密花树属。

【形态特征】灌木或小乔木,高 2～12m。小枝带黑色,有瘤状皮孔。单叶互生,叶片革质,矩圆状披针形或倒披针形,长5～14cm,宽1.5～3cm,顶端钝尖,基部渐狭下延成楔形,全缘,两面均无毛,下面中脉隆起,侧脉不明显,边缘有腺点;叶柄长约1cm。花 3～10 朵成伞形,簇生于叶腋具鳞片的极短枝上;花梗长 3～7mm,花 5 基数,长约3mm;萼片卵形,有黑腺点;花冠裂片淡绿色,有时为紫红色,开展或反折,椭圆形;雄蕊在雌花中退化,在雄花中着生于花冠中部,花丝极短,花药卵形,顶端有乳头状突起;雌蕊的花柱很短,柱头舌状扁平,比花冠略长。果近球形,灰绿色,直径 4～6mm,有纵腺条纹。花期4～5 月,果期 10～12 月。

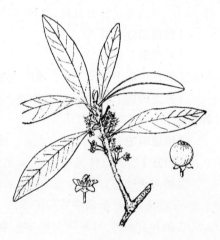

密花树

【分布生境】产于青龙寨顶、针阔叶混交林中,海拔 900m。彭水、南川、北碚等区县,海拔 550～2200m 有分布。

【药用部分】叶、根皮药用。

【采集期】全年可采。

【药性功能】淡、寒。清热解毒,凉血,祛湿。

【主治病症】乳腺炎初起,膀胱结石。外用治湿疹,疮疖。

【用量用法】根皮 30～60g,水煎服。外用鲜叶适量捣烂敷或煎水洗患处。

—————— 报春花科（Primulaceae）——————

464.点地梅

【别名】喉咙草、白花珍珠草、天星草、佛顶珠。

【拉丁学名】*Androsace umbellate*（Lour.）Merr.

【分类地位】报春花科,点地梅属。

【形态特征】一年生或二年生草本,高 4～17cm,全株被白色细柔毛。叶通常 10～30 片,基生,圆形至心状圆形,直径5～15mm,先端圆形,基部心形,边缘有三角状裂齿;叶柄长1～2cm。花葶直立,通常数条由基部抽出,高 5～12cm,被白色柔毛;伞形花序有花 4～15 朵;苞片卵形至披针形,长 4～7mm;花梗长 2～3.5cm;花萼杯状,密被柔毛,5 深裂,裂片卵形;花冠白色,漏斗状,直径 4～6mm,5 裂,裂片约与花冠筒等长;雄蕊着生于花冠筒中部,花丝短;子房球形,花柱短,杯珠多数。蒴果近球形,直径约 4mm,顶端 5 瓣裂,裂瓣膜质,白色,花萼宿存。种子棕褐色。花期 2～4 月,果期 5～6 月。

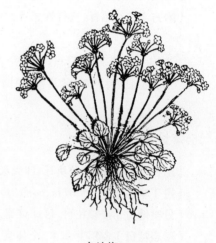

点地梅

【分布生境】产于澄江河边,生于河滩草丛中,重庆各区县均有分布。

【药用部分】全草药用。

【采集期】春季开花时采集。

【药性功能】辛、苦、寒。清热解毒,消肿止痛。

【主治病症】扁桃体炎,咽喉炎,口腔炎,急性结膜炎,眼赤,牙痛,疔疮肿毒,烧烫伤,小儿肺炎,百日咳,偏头痛,跌打损伤。

【用量用法】9～15g,水煎服。

【附方】①治急性扁桃体炎:点地梅 9g,水煎服。（出自《全国中草药汇编》）
②治牙痛:点地梅 15g,水醋煎,含嗽。（出自《青岛中草药手册》）

465.细梗香草

【别名】香排草、排草香、香草、排草、满山香、合血香。

【拉丁学名】*Lysimachia capillipes* Hemsl.

【分类地位】报春花科,珍珠菜属。

【形态特征】一年生草本,高 30～60cm,有芳香气,全株光滑无毛。茎通常 2 至多条簇生,直立,微木质,有四棱及狭翅。单叶互生;叶片纸质,卵形至卵状披针形,长 1.5～3.5cm,宽 0.9～2cm,先端渐尖,基部楔形,宽楔形至圆形,边缘全缘或微波状,上面深绿色,有光泽,下面淡绿色。侧脉 4～5 对;叶柄长1～5mm。花单生叶腋;花梗细弱,长 1.5～3.5cm;花萼 5 深裂,裂片披针形,长 3～5mm;花冠黄色辐状,5 深裂,裂片矩圆形,长

7～10mm;雄蕊约与花冠等长,花丝极短,花药大,顶孔开裂;子房球形,花柱与雄蕊等长。蒴果球形,直径约 3mm,花萼和花柱宿存,5 开裂。花期 4～6 月,果期7～10 月。

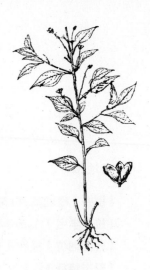

【分布生境】产于松林坡竹林内。重庆各区县海拔 2000m 以下有分布。

【药用部分】全草入药。

【采集期】夏秋采收。

【药性功能】甘、平。祛风、止咳、调经、活血、益气补虚、行气止痛。

【主治病症】感冒咳嗽,气管炎,哮喘,月经不调,神经衰弱,风湿痹痛。

【用量用法】15～25g,水煎服。

【附方】①治感冒、流行性感冒:全草 30g,水煎分 2 次服。(出自《全国中草药汇编》)

②治妇女闭经、小儿疳积,细梗香草全草 9～12g。水煎服。

③治骨疽:细梗香草、铁马鞭,同捣烂敷患处。(②③方出自《湖南药物志》)

细梗香草

466.落地梅

【别名】重楼排草、四块瓦、四大天王、四大块瓦、四儿风、四叶黄、红四块瓦。

【拉丁学名】_Lysimachia paridiformis_ Franch.

【分类地位】报春花科,珍珠菜属。

【形态特征】多年生草本,全体无毛。茎直立,不分枝,近基部红色,上部绿色或带红色,节间较长,节处膨大,有退化的鳞片状小叶,高15～45cm;根状茎粗短,或块状,多须根,淡黄色,叶 4～6 片(通常 4 片)在茎顶端轮生,叶片倒卵形至椭圆形,长 5～17cm,宽3～10cm,先端渐尖,基部楔形,两面均散生黑色腺条;无叶柄或近乎无柄。花多数,集生于茎顶端成伞形花序;苞片条状钻形,长 6～7mm;花萼深 5 裂几达基部,裂片披针形;花冠黄色,深 5 裂,裂片椭圆形,比萼片长;雄蕊 5,花丝基部合生成筒,花药椭圆形;子房上位,无毛。蒴果球形,淡黄褐色,直径 3～4mm,5 瓣裂。花期 5～6 月,果期 7～8 月。

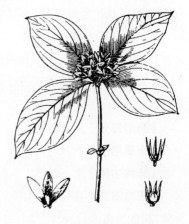

落地梅

【分布生境】产于杉木园、青龙寨、复兴寺、石华寺、沙帽石等地林下湿润处。重庆各区县,海拔 600～1400m 有分布。

【药用部分】全草药用。

【采集期】6～7 月采收。

【药性功能】辛、苦、温。祛风除湿,活血消肿,祛痰止咳,散瘀。

【主治病症】风寒咳嗽,风湿麻木疼痛,月经不调,肺结核,肠胃炎,产后腹痛。外用治跌打损伤,毒蛇咬伤,疮肿疔疮。

【用量用法】15～30g,水煎服。外用适量捣烂敷患处或煎水洗。

【附方】治跌打损伤:红四块瓦 12g,白酒 500mL,浸泡 1 天,每日早晚各服 5～10mL。(出自《湖北中草药志》)

467.管茎过路黄

【别名】头顶一朵花。

【拉丁学名】*Lysimachia fistulosa* Hand.-Mazz.

【分类地位】报春花科，珍珠菜属。

【形态特征】茎直立或膝曲直立，高25～35cm，具四钝棱，分枝或不分枝，节间长10～13cm，干后中空，具紫色腺点和多细胞柔毛。叶对生，茎端叶聚集成轮生状，叶片长圆卵形或卵状披针形，长4～8cm，宽1.5～3cm，先端锐尖，基部楔形，下延至叶柄基部，上面深绿色，疏被小刚毛或无毛，下面淡绿色，被柔毛，近边缘具突起的腺点，侧脉每边3～5条；茎端叶仅具极短的柄，下部叶具较长的柄，长7～25mm，两侧具窄翅。花在茎枝端密集着生，成头状花序，花梗长2～8mm，被灰色柔毛；花萼长9～15mm，外面被多细胞柔毛，分裂近达基部，裂片披针形，先端渐尖成钻状；花冠黄色，长10～13mm，筒部长3～4mm，裂片倒卵状长圆形，先端圆钝或具小尖，花丝基部连合成高4～5mm的筒；花柱长达8mm，子房球形，被柔毛。蒴果球形，被柔毛，花萼和花柱宿存。花期5～7月，果期7～10月。

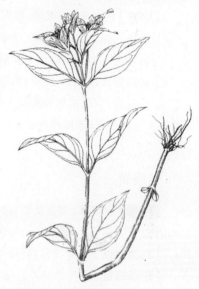

管茎过路黄

【分布生境】产于王家坪，生于荒草地，海拔200m。城口、奉节、南川有分布。

【药用部分】全草药用。

【采集期】秋季采集。

【药性功能】微苦、凉。清热消肿，解毒。

【主治病症】主治蛇咬伤。

【用量用法】鲜草适量捣烂敷伤口处周围。

468.临时救

【别名】聚花过路黄、风寒草、红头绳、过路黄、小过路黄、爬地黄、胡氏脿草。

【拉丁学名】*Lysimachia congestiflora* Hemsl.

【分类地位】报春花科，珍珠菜属。

【形态特征】多年生草本。茎下部匍匐，节部生出不定根，上部斜升，长15～25cm，初被黄褐色多细胞卷曲毛，后脱落。叶对生，叶片卵形、阔卵形或近圆形，长0.7～4.5cm，宽0.6～3cm，先端急尖，基部近圆形或截形，有时沿中脉和侧脉紫红色，两面疏生短柔毛，边缘有暗红色或变黑色的腺点；叶柄长3～15mm，紫红色或淡绿色，被柔毛。花通常2～4朵集生于茎端；苞片近圆形；花萼5深裂，裂片狭披针形，长约6mm；花冠黄色，喉部紫色，裂片顶端有紫色小腺点；雄蕊5，花丝下部合生成筒，花药长圆形；子房上位，卵形，被长白柔毛，1室。蒴果球形，上半部被毛，花萼宿存，种子多数。花期5～6月，果期7～10月。

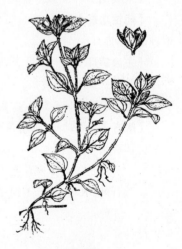

临时救

【分布生境】产于王家坪，生荒地边。重庆各区县均有分布，海拔200～2100m地带有分布。

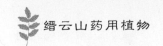

【药用部分】全草入药。

【采集期】夏、秋采集。

【药性功能】微辛、苦、温。祛风散寒,止咳化痰,消积解毒,排石,利湿。

【主治病症】风寒头痛,咽喉肿痛,咳嗽多痰,小儿疳积,腹泻,黄疸,胆道结石,尿路结石,毒蛇咬伤。

【用量用法】9~15g,水煎服或泡酒服。

【附方】①治腹痛、咳嗽、腹泻:单用小过路黄泡酒服。(出自《四川中药志》1960版)

②治小儿惊风、咽喉肿痛、咳嗽多痰:聚花过路黄全草9~30g,水煎服。(出自《浙江药用植物志》)。

③治月经不调、痛经:风寒草同鸡肉煲服。(出自《广西民族药简编》)

④治痈肿溃疡:胡氏排草、钩藤煎水洗。

⑤治骨疽:胡氏排草和淘米水捣汁服,并加铁马鞭捣烂外敷。

(④⑤方出自《湖南药物志》)

469.过路黄

【别名】金钱草、大金钱草、路边黄、遍地黄、一串钱。

【拉丁学名】*Lysimachia christinae* Hance

【分类地位】报春花科,珍珠菜属。

【形态特征】多年生草本。茎柔弱,匍匐延伸,长20~60cm,淡绿带紫红色,有短柔毛或近无毛,基部节上常生有不定根。叶对生,叶片膜质,心形或宽卵形,长2~5cm,宽1~4.5cm;先端急尖或钝,基部心形或近圆形,全缘,两面均有黑色腺条;叶柄长1~4cm。花单生于叶腋,花萼5,披针形,长约3mm,绿色;花冠5裂,黄色基部相连,裂片椭圆形,肉质,长约1cm;雄蕊5,与花瓣对生,花丝基连成筒状,上部分离;子房上位,卵球形,花柱1,圆柱状,柱头圆形。蒴果球形,有黑色腺点,直径约2.5mm,瓣裂。花期5~6月,果期7~8月。

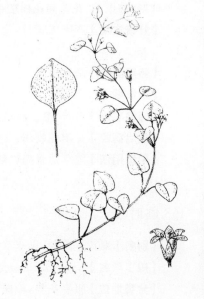

过路黄

【分布生境】产于王家坪、缙云寺附近等地。重庆各区县,海拔250~1200m有分布。

【药用部分】全草药用。

【采集期】4~5月采收。

【药性功能】微苦、凉。归肝、胆、膀胱、肾经。清热解毒,利尿通淋,消肿散瘀,排石。

【主治病症】黄疸型肝炎,胆结石,胆囊炎,泌尿系统结石,水肿,跌打损伤,毒蛇咬伤,毒蕈及药物中毒。外用治化脓性炎症,烧烫伤。

【用量用法】15~60g,水煎服(鲜品4~5两);外用,鲜品适量捣烂敷或取汁涂。

【附方】①胆结石:过路黄60~120g,水煎服。每日一剂,连服2~3个月。

②胆囊炎:过路黄45g,虎杖根15g,水煎服。如有疼痛加郁金15g。

(①②方出自《全国中草药汇编》)

③治石淋:大金钱草、车前草各9~15g,煎水服。(出自《贵州草药》)

470.泽珍珠菜

【别名】星宿菜、泽星宿菜、单条草、节节黄。

【拉丁学名】*Lysimachia candida* Lindl.

【分类地位】报春花科，珍珠菜属。

【形态特征】一年生或二年生草本，全株无毛。茎直立，单生或数条簇生。高 15～30cm。叶互生，叶片膜质；基生叶匙形或倒披针形，花期存在或早凋，茎生叶狭披针形或线形，两面具黑色或暗紫色腺点，总状花序顶生，初时宽圆锥状，后渐伸长至 5～10cm；花萼长 3～4mm，5 裂几至基部，裂片窄披针形，外面有明显的中脉和黑色的腺点；花冠白色，长 6～8mm，裂片椭圆状倒卵形，约与花冠等长；雄蕊 5 枚，分离，着生于花冠裂片基部；子房球形，无毛，花柱纤细。蒴果圆球形，直径约 3mm，淡红色，熟时顶端5 瓣开裂，种子多数，红棕色。花期 3～6 月，果期 4～7 月。

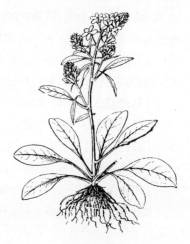

泽珍珠菜

【分布生境】产于王家坪，生于荒草丛中。重庆各区县低海拔地带有分布。

【药用部分】全草入药。

【采集期】4～6 月采收。

【药性功能】苦、凉。有毒。清热解毒，消肿散结，活血止痛，除湿。

【主治病症】咽喉肿痛，痈肿疮毒，乳痛，毒蛇咬伤，跌打损伤，骨折，风湿痹痛，脚气水肿，稻田皮炎，无名肿痛。

【用量用法】15～30g，水煎服。外用鲜品适量捣烂敷患处，或煎水洗。

【附方】①治无名肿痛、痈疮疖肿：鲜泽珍珠菜全草适量，捣烂或用干全草研粉，加酒糟，炒热，外敷。

②治稻田皮炎：鲜泽珍珠菜水煎加醋外洗。

③治跌打骨折：复位后用鲜泽珍珠菜全草 150～200g，捣烂外敷。

（①～③方出自《全国中草药汇编》）

④治咽喉肿痛：泽珍珠菜 15g，喉咙草 30g，煎服或煎水频频漱咽。

⑤治乳腺炎：鲜泽珍珠菜、鲜蒲公英各 30g，加白酒 15mL，炒至酒干。水煎服。渣趁热敷患处。

⑥治痔疮肿痛：泽珍珠菜煎水熏洗。

（④～⑥方出自《安徽中草药》）

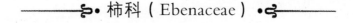

柿科（Ebenaceae）

471.乌柿

【别名】黑塔子、金弹子、野油柿子、丁香柿子。

【拉丁学名】*Diospyros cathayensis* Steward

【分类地位】柿科，柿属。

【形态特征】常绿或半常绿小乔木,通常高 2～4(10)m,多分枝,枝条纤细,深褐色至黑褐色,散生圆形小皮孔。叶互生,叶片披针形,长椭圆形,倒披针形或近菱状卵形,长 4～9cm,宽 2～3.5cm,两面光滑无毛,上部渐狭,顶端圆钝,基部楔形;叶柄长 2～5mm。花单性,雌雄异株,雄花通常 3 朵组成伞形花序,花萼 4 深裂,裂片三角形;花冠壶状;雄蕊16 枚;雌花单生,白色,芳香,子房球形,柱头 6 裂,浆果球形,熟时黄色。种子褐色,侧偏,花期 4～5 月,果期 8～10 月。

【分布生境】缙云寺、北温泉有栽培或野生。石柱、秀山、南川、綦江、北碚等区县海拔 210～1700m 处有分布。

【药用部分】根、叶入药。

【采集期】9～11 月采根,7～10 月采叶。

【药性功能】苦、涩、凉。无毒。清热除湿,行气,凉血,润肺。

【主治病症】痔疮,肠风下血,风火牙痛,肺热咳嗽。叶外用治疮疖,烧烫伤。

【用量用法】5～30g,水煎服。叶:干叶打粉调敷或鲜叶捣敷患处。

【附方】治内外痔疮:乌柿根、牛奶子根,炖猪大肠服。(出自《四川中药志》1960 年版)

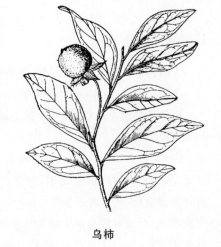

乌柿

472.柿

【别名】柿子、朱果。

【拉丁学名】*Diospyros kaki* L. f.

【分类地位】柿科,柿属。

【形态特征】落叶乔木,高达 15m。树皮暗灰色,鳞片状开裂。叶互生;叶片椭圆状卵形或倒卵形,长 6～18cm,宽 3～9cm,先端短尖,基部宽楔或近圆形,全缘,上面深绿色,背面淡绿色,有褐色柔毛;叶柄长 1～1.5cm,有灰褐色柔毛。花单性或杂性,雌雄异株或同株;雄花成短聚伞花序;雌花单生叶腋;花萼 4 深裂,果熟时增大;花冠白色,4 裂,有毛;雄蕊在雄花中 16 枚,在两性花中 8～16 枚,在雌花中仅有 8 枚退化雄蕊;子房上位,8 室。浆果卵圆形或扁球形,直径 3.5～8cm,橙黄色或鲜黄色,花萼宿存。花期 5～6 月,果期 7～10 月。

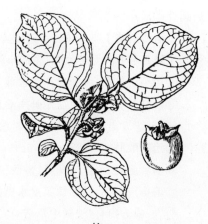

柿

【分布生境】缙云山梨子湾有栽培。重庆各地广泛栽培。

【药用部分】果、柿蒂、柿霜(柿饼的白霜)、根、叶入药。

【采集期】根全年可采,果秋冬采,柿霜从柿饼上采,叶霜降后收集。

【药性功能】①果:甘、寒。润肺生津,降压止血,清热解毒。②柿蒂:平、苦。降气止呃。③柿霜:甘、凉。生津利咽,润肺止咳,止血。④根:苦、涩、凉。清热,凉血,止血,解毒。⑤叶:苦、酸、涩、凉。无毒。止咳定喘,生津,止血,降压。

【主治病症】①果:肺燥咳嗽,咽喉干痛,胃肠出血,高血压病,吐血,热渴口疮。②柿蒂:呃逆,噫气,夜尿症,反胃。③柿霜:口疮,咽喉痛,咽干咳嗽,肺热燥咳,吐血,咯血,消渴。④根:吐血,痔疮出血,血痢,血崩。⑤叶:高血压病,咳喘,肺气胀,各种内出血。

【用量用法】①果:1～2 个,生食或煮汤。②柿蒂:5～10g,水煎服。③柿霜:5～10g,水煎服。④根:10～15g,水煎服。⑤叶:研粉每次服 5g。

473.罗浮柿

【别名】山柿、山埤柿、野柿花。

【拉丁学名】*Diospyros morrisiana* Hance

【分类地位】柿科，柿属。

【形态特征】落叶乔木或灌木，树皮灰黑色，微纵裂，片状剥落，幼枝被短柔毛，后脱落，无毛。叶互生，叶片薄革质，长椭圆形或卵状披针形，长 5～10cm，宽 2.5～4cm，先端渐尖或急尖，基部楔形或宽楔形，叶缘微背卷，上面深绿色，有光泽，下面绿色，沿中脉被短柔毛；叶柄长约 1cm。花白色；雄花 2～3 朵聚生于叶腋，花萼钟状，有绒毛，4 裂，裂片三角形；花冠近壶形，长约 7mm，上部 4 裂，裂片卵形，反曲；雄蕊 16～20，着生于花冠底部，花药有毛。雌花单生于叶腋；花萼浅杯状，4 裂，裂片三角形，花冠近壶形，上部 4 裂，裂片卵形退化雄蕊 6 枚；子房球形，花柱 4，基部至中部合生；花梗长约 2mm。果球形，直径约 1.8cm，黄色有光泽，4 室，每室具种子 1 粒，花期 6～7 月，果期 10～11 月。

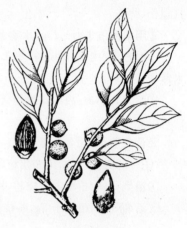

罗浮柿

【分布生境】产于缙云寺周围，海拔 800m 左右林缘、林中或沟谷灌丛中。万州、南川、北碚等区县海拔 650～800m 有分布。

【药用部分】果、叶、茎皮药用。

【采集期】果 10～11 月采，叶秋天采，茎皮全年可采。

【药性功能】苦、涩、凉。解毒消炎，收敛。

【主治病症】食物中毒，腹泻，赤白痢疾，外用治烧烫伤。

【用量用法】9～15g，水煎服。外用适量，研粉撒敷患处。

❧• 山矾科（Symplocaceae）•❧

474.白檀

【别名】野荞面根、地胡椒、乌子树、砒霜子、虾蟆涎、白花茶。

【拉丁学名】*Symplocos paniculata* (Thunb.) Miq.

【分类地位】山矾科，山矾属。

【形态特征】落叶灌木或小乔木，高 1～3(5)m。嫩枝有灰白色柔毛，老枝无毛。单叶互生，叶片纸质，卵状椭圆形或椭圆形或倒卵形，长 3～9cm，宽 2～4cm，先端急尖或渐尖，基部楔形，边缘有尖锐细锯齿，中脉在上面下凹；叶柄长 3～5mm，被柔毛。圆锥花序生新枝顶端或叶腋，长 5～8cm，有柔毛；花白色，芳香；花萼 5 裂，裂片有睫毛；花冠 5 深裂，几达基部；雄蕊 40～60 枚，花丝基部合生成 5 体；子房 2 室，无毛。核果成熟时蓝黑色，卵形，偏斜，长 5～8mm，萼宿存。花期 5～6 月，果期 7～9 月。

【分布生境】缙云寺有栽培。城口、巫山、巫溪、奉节、石柱、酉阳、黔江、南川、江津、沙坪坝、北碚等区县，海拔 300～2700m 处有分布。

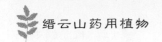

【药用部分】全株(根、叶、花及种子)入药。

【采集期】9~12月挖根,4~6月采叶,5~7月采花或种子。

【药性功能】苦、涩、微寒。消炎软坚,清热解毒,调气散结,祛风止痒,止痛止血。

【主治病症】乳腺炎、淋巴腺炎、肠痈、疮疖、疝气、荨麻疹、跌打损伤、烧伤。

【用量用法】15~25g,水煎服。外用煎水洗或研末敷。

【附方】①治跌打损伤:根15g,水煎,黄酒冲服;或加虎杖30g水煎服。

②治外伤出血:根内皮晒干研细粉,菜油调敷;或鲜叶捣烂外敷伤口。

③治乳腺炎、无名肿毒(未溃)、刀伤发炎:鲜叶适量,捣烂外敷。(①~③方出自《浙江药用植物志》)

④治烧伤:白檀嫩尖叶捣粉,用芝麻油调匀外敷。(出自《西双版纳傣药志》)

⑤治疝气:白檀种子3g,荔枝核5个。水煎服。(出自《玉溪中草药》)

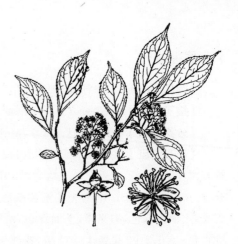

白檀

475.四川山矾

【别名】黄夹柴、灰灰树。

【拉丁学名】*Symplocos setchuanensis* Brand

【分类地位】山矾科,山矾属。

【形态特征】常绿小乔木。嫩枝黄绿色,有棱。无毛。叶互生,叶片薄草质,长圆形、椭圆形或倒卵状长椭圆形,长5~11cm,宽2~4cm,先端渐尖或长渐尖,基部楔形,边缘具疏锯齿,中脉在两面隆起。穗状花序呈团伞状,具花5~6朵,生于叶腋;花萼5深裂,裂片长圆形,外面有细柔毛;花冠淡黄色,5深裂;雄蕊30~40枚,花丝长短不一,伸出花冠外,基部联合成5体;子房3室,有毛,花柱较雄蕊短。核果卵圆形或长圆形,长5~7mm,先端有直立的宿萼裂片,核骨质,分开成3核。花期4~5月,果期6~9月。

【分布生境】产于绍隆寺、斩龙垭等处马尾松林下和阔叶林中(海拔400~800m处),城口、南川、綦江、万盛、江津、北碚,海拔600~2300m有分布。

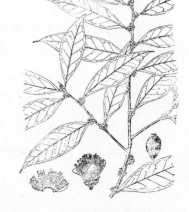

四川山矾

【药用部分】根、茎及叶入药。

【采集期】7~9月采收。

【药性功能】行水,定喘。

【主治病症】水湿,胀满,咳嗽,喘逆。

【用量用法】9~15g,水煎服。

【附方】治咳嗽、喘逆:叶500g,水煎2次,过滤浓缩至1000mL,每天服2次,每次25mL。10天为1疗程,连服3疗程。(出自《浙江药用植物志》)

476.黄牛奶树

【别名】泡花子、苦山矾、花香木、散风木。

【拉丁学名】*Symplocos laurina* (Retz.) Wall.

【分类地位】山矾科,山矾属。

【形态特征】常绿乔木。树皮灰黑色,芽、幼枝、花序轴、苞片均被灰褐色短柔毛。单叶互生;叶片革质,卵形或狭椭圆形,长5～11cm,宽2～5cm,顶端急尖或渐尖,基部楔形或宽楔形,边缘有稀疏的钝锯齿,中脉在上面凹下。穗状花序长3～6cm,基部常有分枝;苞片和小苞片边缘有腺点;花萼长约2mm,裂片半圆形,无毛;花冠长约4mm,白色,5深裂,裂片长约3mm;雄蕊30枚,花丝基部合生成不显著小五体雄蕊;子房顶端无毛。核果球形,稍扁,直径4～6mm,顶端缢缩,宿存萼片直立。花期8～9月,果期9～10月。

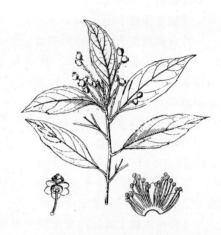

黄牛奶树

【分布生境】产于缙云山常绿阔叶林中,常见。奉节、丰都、北碚等区县,海拔600～800m处有分布。

【药用部分】树皮入药。

【采集期】全年可采。

【药性功能】苦、涩、凉。散寒清热。

【主治病症】伤风头痛,热邪口燥,感冒身热。

【用量用法】15～30g,水煎服。

477.光叶山矾

【别名】披针叶山矾、剑叶山矾、甜茶、刀灰树、滑叶常山。

【拉丁学名】*Symplocos lancifolia* Sieb. et Zucc.

【分类地位】山矾科,山矾属。

【形态特征】小乔木或灌木。芽、嫩枝、嫩叶下面、花序均被黄褐色柔毛;小枝细长,黑色。叶互生;叶片薄草质,卵形至宽披针形,长3～8cm,宽1.5～3cm,先端尾状渐尖,基部楔形或近圆形,边缘具稀疏的浅钝锯齿,中脉在上面平坦。穗状花序腋生,长1～4cm,基部不分枝;花萼长1.6～1.8mm,5裂,裂片宽卵形;花冠淡黄色,5深裂几达基部;雄蕊25～35枚,花丝稍长于花冠,基部连生成不明显的五体雄蕊;子房顶端无毛。核果球形,直径约4mm,花萼宿存,萼片直立。花期3～4月,果期7～8月。

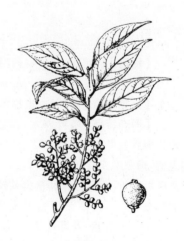

光叶山矾

【分布生境】产于接官亭、缙云寺等地,常见于林下及灌丛中。奉节、黔江、石柱、南川、北碚、江津、万盛等地,海拔600～1500m有分布。

【药用部分】全株入药。

【采集期】全年可采。

【药性功能】甘、平。和肝健脾,止血生肌。

【主治病症】外伤出血,吐血,咯血,疳积,眼结膜炎。

【用量用法】30～60g,水煎服。外用适量,鲜品捣烂敷或干品研末敷患处。

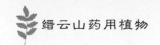

478.老鼠矢

【别名】小药木。

【拉丁学名】*Symplocos stellaris* Brand

【分类地位】山矾科,山矾属。

【形态特征】常绿乔木。芽,嫩枝,嫩叶柄与叶背中脉,苞片和小苞片均有红褐色柔毛;小枝髓心中空。单叶互生;叶片厚革质,披针形、椭圆形或狭矩圆状椭圆形,长 6～20cm,宽 2～5cm,先端急尖或短渐尖,基部楔形或圆形,全缘,叶面深绿色,叶背灰白色,中脉及侧脉在叶面凹下,团伞花序,从二年生枝的花芽生出;苞片和小苞片的边缘均密生红褐色长睫毛;花无梗;萼5 裂,具长毛;花冠褐色,长 7～8mm,5 深裂几达基部,裂片先端有睫毛;雄蕊18～25 枚,花丝基部合生成三体雄蕊,子房无毛,核果椭圆形,长约 1cm,宿存萼片直立,核具 6～8 条纵棱。

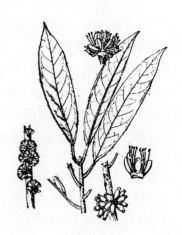

老鼠矢

【分布生境】缙云山常绿阔叶林中及林缘偶见。奉节、石柱、梁平、垫江、丰都、南川、江津、万盛、綦江、北碚,海拔 600～1500m 的林中有分布。

【药用部分】根、叶入药。

【采集期】全年可采。

【药性功能】清热解毒。

【主治病症】火眼,疮癣。

【用量用法】30～60g,水煎服。外用鲜根、叶适量捣敷。

❧• 木犀科（Oleaceae）•❧

479.梣

【别名】白蜡树、鸡糠树、青榔木、白荆树、秦皮。

【拉丁学名】*Fraxinus chinensis* Roxb.

【分类地位】木犀科(也称木樨科),白蜡树属。

【形态特征】落叶乔木,高达 15m,树干浅灰色,有花纹,小枝无毛。奇数羽状复叶对生;叶长 13～20cm;小叶 5～9 枚,以 7 枚为多,无柄或有短柄,椭圆形或椭圆状卵形,长 3～10cm,宽 1～4cm,顶端渐尖或钝,基部宽楔形或近圆形,边缘具锯齿或钝锯齿,上面无毛,下面沿脉有短柔毛;叶柄基部膨大。圆锥花序侧生或顶生于当年生枝上,无毛,大而疏松,长8～15cm;花白色;花萼钟状,不规则分裂;无花冠;雄蕊 2 枚,花约椭圆形,与花丝等长;子房 2 室,柱头 2 裂,果实为翅果,披针形,长 3～4.5cm,宽4～6mm,下部扁,顶端钝或微凹。花期 4～5 月,果期 9～10 月。

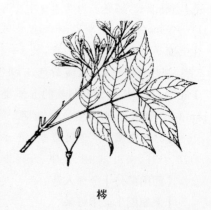

梣

【分布生境】五指山疗养院内有栽培。巫溪、奉节、石柱、酉阳、万州、南川、北碚,海拔250～2200m处有分布或栽培。

【药用部分】树皮入药。

【采集期】全年可采收。

【药性功能】辛、苦、微寒。清热燥湿,清肝明目,止痢。

【主治病症】肠炎,痢疾,白带,慢性气管炎,急性结膜炎,肝炎,气喘咳嗽,目赤肿痛。外用治牛皮癣。

【用量用法】6～9g,水煎服。外用 30～60g,煎水洗患处。

480.连翘

【别名】连壳、黄花条、黄链条花、黄奇丹、青翘、落翘、黄寿丹。

【拉丁学名】*Forsythia suspensa* (Thunb.) Vahl

【分类地位】木犀科,连翘属。

【形态特征】落叶灌木,高 2～3m。小枝土黄色、灰褐色或浅棕色,略具四棱,节间中空,节部具实心髓。叶互生,卵形、宽卵形或椭圆状卵形,长3～10cm,宽2～5cm,无毛或稀有柔毛,先端锐尖,基部楔形或圆形,边缘有不整齐粗锯齿,通常为单叶,部分叶片有三裂或成三出复叶。花先叶开放,通常单生或2～6朵簇生于叶痕上部,两性;花萼4深裂,裂片长椭圆形,与花冠筒等长,宿存;花冠金黄色,长约2.5cm,4裂,裂片长椭圆形,花冠筒内有橘黄色条纹;雄蕊2枚,着生于花冠基部,与花冠筒近等长;花柱细,柱头2裂。蒴果卵圆形,稍扁,长 1.5～2cm,表面散生瘤点。种子多数,有翅。花期3～4月,果期7～9月。

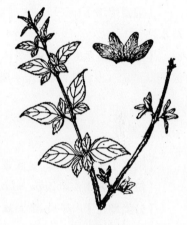

连翘

【分布生境】北温泉、青龙寨等地有栽培。城口、巫溪、万州、云阳、南川,海拔 1000～1900m 处有分布。要求阳光充足,土壤肥沃,排水良好。

【药用部分】果实入药。

【采集期】9月采收。

【药性功能】苦、微寒。清热解毒,散结排脓,消痈,消肿。

【主治病症】风热感冒,瘰疬,丹毒,咽喉肿痛,肾炎,斑疹,肾结核,痈疖肿毒。

【用量用法】6～15g,水煎服。

【附方】①痈疖肿毒:连翘20g,金银花、野菊花、蒲公英、地丁各 15g,水煎服。

②咽喉肿痛:连翘、黄芩、麦冬各20g,生地黄 40g,玄参15g。水煎2次,分2～3次服。

(①②方出自《全国中草药汇编》)

③治乳腺炎:连翘、蒲公英30g,王不留行9g,野菊花15g,水煎服。(出自《青岛中草药手册》)

【附注】脾胃虚弱者慎服。

481.北青香藤

【别名】破骨风、川滇茉莉、破藤风、北清香藤。

【拉丁学名】*Jasminum lanceolarium* Roxb.

【分类地位】木犀科,茉莉属。

【形态特征】攀缘灌木,通常高1～3m,有时可达 10～15m,小枝圆柱形,节处略扁,无毛或有短柔毛。三出复叶对生;叶柄长1～4.5cm,具沟,沟内常被微柔毛;小叶片革质或近革质,叶形变化较大,披针形、椭圆形、卵圆形或近圆形,长 3.5～16cm,宽 1～9cm,先端钝尖、渐尖或尾尖,基部宽楔形至圆形,上面绿色,光亮,下面淡绿色,并有褐色小斑点。叶脉不明显。复聚伞花序,顶生或腋生;花萼裂片小,浅齿状;花冠白色,筒长约2cm,

裂片一般 4 枚,矩圆形或卵状矩圆形,长 0.7～1cm;雄蕊 2 枚,花丝极短;子房上位,2 室,花柱柱状,柱头 2 裂。浆果球形或球状椭圆形,果梗粗壮,熟时黑色,干后橘黄色。花期 4～10 月,果期 6 月至翌年 3 月。

【分布生境】产于缙云寺至杉木园之间林中。城口、巫溪、奉节、石柱、万州、武隆、南川、北碚,海拔 600～1600m 处有分布。

【药用部分】茎入药。

【采集期】秋季采集。

【药性功能】辛、苦、温。无毒。祛风除湿,凉血解毒,活血散瘀。

【主治病症】风湿痹痛,跌打损伤,疮毒,痈疽,风寒头痛,外伤出血。

【用量用法】10～15g,水煎服或泡酒服。外用鲜品适量捣烂敷患处或煎水洗。

【附方】治风寒头痛:破骨风鲜藤 30g,白芷 9g,川芎 15g,防风 4.5g。水煎,饭后服。(出自江西《草药手册》)

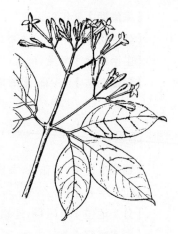

北青香藤

482.迎春花

【别名】云南黄素馨、金腰带。

【拉丁学名】*Jasminum nudiflorum* Lindl.

【分类地位】木犀科,茉莉属。

【形态特征】半常绿灌木,高 0.4～5m。小枝四棱形,无毛,绿色。叶对生,三出复叶,叶轴具狭翅,小叶片卵形、长卵形或狭椭圆形,顶生小叶片长 1～3cm,宽 0.3～1.1cm。花单生于去年生小枝的叶腋,稀生于小枝顶端;花萼绿色,裂片 5～6 枚;花冠黄色,径 2～2.5cm,裂片 6～10 片,长椭圆形,花冠管长 1～1.5cm。花期4～5 月。

【分布生境】缙云寺有栽培,重庆各区县有栽培。

【药用部分】花、叶、根药用。

【采集期】3～4 月采花,7～10 月采叶,9～10 月采根。

【药性功能】①花:微辛、苦、平。清热解毒,活血消肿。②叶:苦、寒。消热,利湿,解毒。③根:苦、平。清热息风,活血调经。

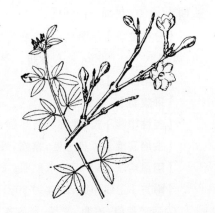

迎春花

【主治病症】①花:主治发热头痛,咽喉肿痛,小便热痛,恶疮肿毒,跌打损伤。②叶:主治感冒发热,小便淋痛,外阴瘙痒,恶疮肿毒,跌打损伤,刀伤出血。③根:主治肺热咳嗽,小儿惊风,月经不调。

【用量用法】①花:10～15g,煎汤内服。外用,捣烂敷或调麻油搽。②叶:10～20g,煎汤内服。外用煎水洗或捣烂敷患处。③根:15～30g,煎汤内服。外用研末撒或调敷。

【附方】①治风热感冒:迎春花茎叶、水荆芥、车前草各 10g,水煎服。

②治痈疮肿毒:迎春花花或叶 30g,水煎服,或用嫩尖和叶捣烂敷患处。

(①②方出自《四川中药志》1979 年版)

③治小儿惊风:迎春花根 6g,香油数滴为引,水煎服。(出自《云南中草药》)

483.茉莉花

【别名】茉莉、木梨花、白末利。

【拉丁学名】*Jasminum sambac*（L.）Ait.

【分类地位】木犀科，茉莉属。

【形态特征】常绿或落叶灌木，通常高60～70cm，有时高可达3m。幼枝有短柔毛。单叶互生；叶柄长约4mm，密生黄色细毛；叶片椭圆或宽卵形，长3～8cm，宽2.5～4.5cm，先端钝尖或近圆形，基部近圆形，全缘，下面叶脉凸出，脉腋簇生黄色毛。聚伞花序顶生或侧生，花白色，直径约2.5cm；花梗长0.5～1cm，有柔毛；花萼裂片8～9片，线形，长5～7mm；花冠裂片顶端钝，约与花冠筒等长；雄蕊2枚；子房上位，2室，浆果黑色。花期5～9月，果期7～10月。

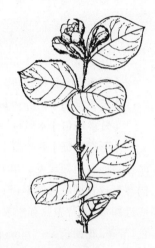
茉莉花

【分布生境】北温泉、缙云寺园庭有栽培，各地有栽培。

【药用部分】根、叶及花入药。

【采集期】9～12月采根，7～10月采叶，6～7月采花。

【药性功能】①花：甘、辛、凉。归脾、胃、肝经。清热解表，理气开郁，辟秽和中，利湿。②叶：辛、微苦、温。解表，消肿，解毒。③根：辛、苦、凉。有毒。麻醉止痛，镇痛。

【主治病症】①花：外感发热，泻痢腹痛，胸腔闷痛，头昏，头痛，目赤肿痛。②叶：外感发热，泄泻痢疾，脚气，毒虫螫伤。③根：失眠，跌打损伤，龋齿疼痛，头痛。

【用量用法】①花：5～10g，水煎服或开水泡服。外用适量，煎水洗。②叶：6～10g，水煎服。外用煎水洗，或烂敷患处。③根：5～10g，水煎服或1～1.5g研末，温开水送服。外用适量捣烂敷患处。

【附方】①感冒发烧，腹胀腹泻：茉莉花、青茶各5g，土草果10g，水煎服。（出自《全国中草药汇编》）

②治龋齿：茉莉根研末，熟鸡蛋黄，调匀，塞入龋齿。

③治失眠：茉莉根0.9～1.5g，磨水服。

（②③方出自《湖南药物志》）

484.木犀

【别名】桂花、银桂、九里香、岩桂。

【拉丁学名】*Osmanthus fragrans*（Thunb.）Lour.

【分类地位】木犀科，木犀属。

【形态特征】：常绿灌木或小乔木，高2～8m。树皮灰褐色。小枝黄褐色，无毛。叶对生；叶片革质，椭圆形或椭圆状披针形，长4～12cm，宽2～4cm，顶端急尖或渐尖，基部楔形，全缘或上半部有细锯齿，侧脉6～10对；叶柄长0.5～1.5cm。花簇生叶腋；花梗细，长4～8mm，基部苞片长3～4mm；花萼长约1mm，裂片4片；花冠橙黄色或黄白色，长3～4.5mm，4裂。核果椭圆形，长1～1.5cm，熟时紫黑色。花期9～11月，翌年5～6月成熟。

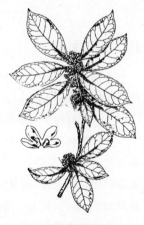
木犀

【分布生境】杉木园及各寺庙有栽培，重庆各地有栽培。

【药用部分】花、果及根入药。

【采集期】9～10月采花，4～5月采果，8～10月采根。

【药性功能】花：辛、温。化痰止咳。果：甘、辛、温。暖胃，平肝，散寒。根：甘、微涩、平。祛风湿，散寒。

【主治病症】花:牙痛,咳喘痰多,经闭腹痛。果:虚寒胃痛。根:风湿筋骨痛,腰痛,肾虚牙痛。

【用量用法】花:3～9g,果:5～10g,根:15～30g,水煎服。

【附方】①治口臭:桂花 6g,蒸馏水 500mL,浸泡 1 昼夜,漱口用。(出自《青岛中草药手册》)

②治肝胃气痛:桂花籽、陈皮各 6g,香附、乌药各 9g,煎服。(出自《安徽中草药》)

485.小蜡

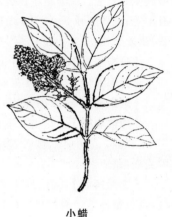

小蜡

【别名】小蜡树、毛叶丁香、水冬青、鱼蜡树、水白蜡、水黄杨、青皮树。

【拉丁学名】*Ligustrum sinense* Lour.

【分类地位】木犀科,女贞属。

【形态特征】落叶灌木或小乔木,高 2～7m。枝条开展,小枝圆柱形,幼时密被淡黄色短柔毛。单叶互生;叶柄长 2～6mm,被短柔毛;叶片薄革质,椭圆形或长圆状椭圆形,长 3～7cm,宽 1～3cm,先端钝或锐尖,基部宽楔形或近圆形,叶背中脉有短柔毛。圆锥花序长 4～10cm,花轴有短柔毛;花白色,芳香,花梗长 1～3mm;花萼钟形,4 齿裂,有毛;花冠漏斗状,裂片 4,花冠筒短于裂片;雄蕊 2 枚,花药伸出花冠外;子房 2 室,每室有胚珠 2 枚。核果近球形,直径约 4mm。花期 5～7 月,果期 8～9 月。

【分布生境】产于缙云寺前公路旁及马中咀针阔叶林中。城口、奉节、黔江、梁平、忠县、南川等地有分布,海拔 300～2600m。

【药用部分】叶、嫩枝及树皮药用。

【采集期】7～9 月采树皮及枝叶。

【药性功能】苦、凉。清热利湿,解毒消肿,去腐生肌,抑菌杀菌。

【主治病症】感冒发热,黄疸型肝炎,痢疾,肺热咳嗽,咽喉肿痛,口舌生疮。外用治跌打损伤,创伤感染,烧烫伤,疮疡肿毒。

【用量用法】15～30g,水煎服。外用适量,鲜叶捣烂敷患处,或熬膏涂敷。

【附方】①治痢疾、肝炎:小蜡树鲜叶 30～60g(干叶 9～15g)水煎服,每日 1～2 次。(出自《全国中草药汇编》)

②治烫伤:小蜡树叶适量,用凉开水洗净捣烂,加少量凉开水,纱布包裹挤压取汁。用棉球蘸汁搽患处,每日 3～4 次。(出自《四川中医》1986 年 4 月)

486.小叶女贞

【别名】小白蜡树、水白蜡、小白蜡条、崂山茶。

【拉丁学名】*Ligustrum quihoui* Carr.

【分类地位】木犀科,女贞属。

【形态特征】落叶灌木,高 2～3m,小枝淡褐色,密生细柔毛。单叶互生,具短柄;叶片薄革质,椭圆形或倒卵状长圆形,长 1.5～3cm,宽 0.8～1.5cm,先端圆钝或略凹,基部楔形,全缘。圆锥花序长 7～12cm,有细柔毛;花白色;芳香,无梗;花萼钟状,4 齿裂;花冠长 4～5mm,花冠筒与裂片近等长;雄蕊 2,花药略伸出冠外。核果宽椭圆形,黑色,长 8～9mm。花期 5～7 月,果期 8～11 月。

【分布生境】北温泉有栽培,重庆各地有栽培,作绿篱用。

【药用部分】根皮、叶及果药用。

【采集期】夏、秋采叶,冬季采果,根皮全年可采收。

【药性功能】苦、凉。清热解毒,祛暑消肿。

【主治病症】伤暑发热,小儿口腔炎,牙痛,咽喉肿痛,烧烫伤,黄水疮。

【用量用法】15～30g,水煎服。外用适量,研粉香油调敷或鲜品捣汁涂患处。

【附方】①治小儿口腔炎:小白蜡条叶9～18g,煎服,同时用鲜品取汁搽患处。

②治黄水疮:小白蜡条叶研末敷患处。

（①②方出自《云南中草药》）

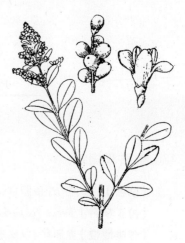

小叶女贞

487.女贞

【别名】大叶女贞、女贞子、爆格蚤、冬青、白蜡树。

【拉丁学名】*Ligustrum lucidum* Ait.

【分类地位】木犀科,女贞属。

【形态特征】常绿灌木或乔木,高2～10m。树干直立,树皮灰褐色,枝条无毛,有明显皮孔。单叶对生;叶柄长1～3cm;叶片革质,卵形、宽卵形、椭圆形或卵状披针形,长6～12cm,宽4～6cm,先端急尖或渐尖,基部楔形或近圆形,无毛。圆锥花序顶生,长10～20cm;花白色,芳香,密集,几无梗;花萼钟状,4齿裂,无毛;花冠筒与花萼近等长,花冠裂片4,开放后反折;雄蕊2,花药长圆形;子房上位,花柱细长,柱头2浅裂;核果长圆形,紫蓝色,长约1cm。花期5～7月,果期7月至翌年5月。

【分布生境】产于缙云寺右侧阔叶林下及林区各处。城口、巫溪、奉节、石柱、酉阳、涪陵、武隆、南川、江津、万盛、合川、北碚等地,海拔200～2900m处有分布。

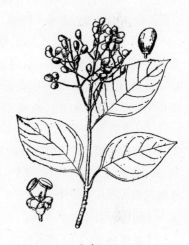

女贞

【药用部分】果实、叶及树皮入药。

【采集期】果12月果熟时采收,叶7～9月采收,5～7月采树皮。

【药性功能】果:苦、平;无毒;滋补肝肾,清虚热,明目。叶、树皮:苦、凉;明目解毒,消肿止咳。

【主治病症】果:治肝肾阴虚,头昏目眩,耳鸣,头发早白,腰膝酸软,老年习惯性便秘。叶、树皮:治咳嗽,支气管炎,牙龈肿痛。

【用量用法】果实:9～15g,水煎服。叶、树皮:30～60g,水煎服。

【附方】①治口腔炎:女贞子9g,金银花12g,煎服。（出自《安徽中草药》）

②治口疮、牙龈肿痛:冬青叶15g,玄参、麦冬各9g,水煎服。（出自《万县中草药》）

③治烫伤:女贞树皮晒干研末,茶油调敷伤处。（出自《浙江药用植物志》）

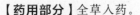 龙胆科（Gentianaceae）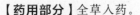

488.峨眉双蝴蝶

【别名】蔓龙胆、青鱼胆草、鱼胆草、红寒药、蛇爬柱、抽筋草。

【拉丁学名】*Tripterospermum cordatum*（Marq.）H. Smith

【分类地位】龙胆科，双蝴蝶属。

【形态特征】多年生缠绕草本。具根茎，根细、黄褐色。茎具棱或条纹，少分枝，长约 2m。叶对生，叶柄长 1～4.5cm；叶片卵状披针形至卵形，长 3～6cm，宽 1.5～4cm，先端渐尖，基部心形，边缘具细齿，叶脉 3 或 5 条。花单生或成对着生于叶腋，有时 2～6 朵呈聚伞花序；花梗短，苞片 2 片，披针形，长 1cm，宽 0.3cm，绿色；花萼钟状，具 5 条龙骨状突起，萼管顶端 5 裂，裂片条形，长 1cm；花冠漏斗状，紫色，长 3～5cm，上端裂片 5，呈三角形；雄蕊 5 枚，着生于花冠筒下部；子房具长柄，基部有花盘，花柱细长，柱头 2 裂，反卷。蒴果矩圆形，紫红色；种子盘状，具翅。花期 8～9 月，果期 10～12 月。

【分布生境】产于缙云寺附近，海拔 780m 的常绿阔叶林中，巫溪、奉节、秀山、云阳、南川、合川、北碚，海拔 700～2100m 山坡或山下谷、林下、林缘或灌木丛中有分布。

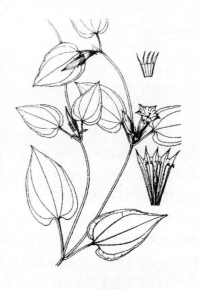

峨眉双蝴蝶

【药用部分】全草入药。

【采集期】9～10 月采收。

【药性功能】苦、凉。清肝肺火，利湿，健脾止咳，疏风，杀虫。

【主治病症】风热咳嗽，急惊风，肝热目赤，口苦，黄疸，蛔虫，风湿。

【用量用法】15～30g，水煎服，或泡酒服，或煮粥食。外用煎水洗。

【附方】①治风热咳嗽：鲜青鱼胆草 30～60g，炖猪肉吃。

②治风湿：青鱼胆草根 150g，泡酒服，也可用藤煎水熏洗。

③治糟虫（蛔虫）：青鱼胆草 150g，玉竹 5g，大米 1 把，煮成稀饭，分 2 次吃完。

（①～③方出自《贵州民间药物》）

489.鳞叶龙胆

【别名】小龙胆、石龙胆、蓝花地丁、紫花地丁、鬼点灯、龙胆地丁。

【拉丁学名】*Gentiana squarrosa* Ledeb.

【分类地位】龙胆科，龙胆属。

【形态特征】一年生草本，高 3～8cm。茎细弱，紫红色或黄绿色，具棱，多分枝，全株被腺毛。基生叶呈莲座状，丛生，披针形；茎生叶对生，无柄，叶片卵圆形至卵形，长约 10mm，宽 5mm，略向外侧反卷，有粗糙骨质边缘，先端尖，带短尖头，全缘，两面均被白色细柔毛。花单生枝端；花萼钟状，5 裂，裂片卵圆形，反卷，顶端有芒刺,背面有棱,宿存;花冠钟状,淡蓝色或白色,5裂,裂片间有褶,全缘或 2 裂,比花冠裂片短;雄蕊 5,着生于花冠筒中部,内藏;子房上位,花柱短,柱头 2 裂,外反;蒴果倒卵形,具长梗,常伸出宿存花萼外面;种子多数褐色,椭圆形,花期 3～7 月,果期 8～10 月。

【分布生境】产于马家坨向阳山坡干燥处。南川、荣昌,海拔300～1800m 处有分布。

【药用部分】全草药用。

【采集期】6～7 月采集开花的全草。

【药性功能】辛、苦、寒。清热利湿,解毒消痈。

【主治病症】咽喉肿痛,阑尾炎,白带,血尿,疔疮疖肿,瘰疬,无名肿毒,蛇咬伤。

【用量用法】10～15g,水煎服。外用适量鲜品捣烂敷患处。

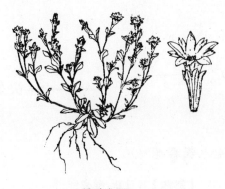

鳞叶龙胆

490.川东獐牙菜

【别名】鱼胆草、水黄连、水灵芝、青鱼胆草。

【拉丁学名】*Swertia davidii* Franch.

【分类地位】龙胆科,獐牙菜属。

【形态特征】一年生或多年生草本。根黄色或黄褐色,细瘦,味极苦;茎直立,高 10～35cm,纤细,多分枝,具 4 条不明显的纵棱,有时下部带紫色,叶对生,基生叶及下部叶具短柄,上部叶近于无柄;叶片披针形,长 1.5～4cm,宽2～7mm,先端急尖或渐尖,基部渐狭成短柄或微扩大抱茎,全缘。单花腋生或多花顶生呈聚伞花序,蓝紫色,花梗长 1～3cm;花萼深 4 裂,裂片披针形,长6mm;花冠 4 深裂,裂片长卵形,顶端尖,近基部具 2 枚矩圆形腺窝;雄蕊 4 枚,较花冠略短,花丝线形;子房上位,狭椭圆形,花柱短,柱头 2 裂。蒴果圆锥形,长 7mm;种子多数,细小,扁平。花期 9～11 月。

【分布生境】产于北温泉河边,较少见。巫溪、云阳、重庆主城区,海拔500～1200m 处有分布。

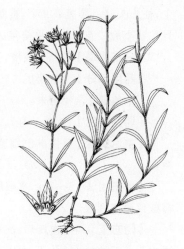

川东獐牙菜

【药用部分】全草入药。

【采集期】夏秋季采收。

【药性功能】苦、凉。清肺热,解毒,利湿,杀虫。

【主治病症】肺热咳嗽,湿热黄疸,喉头红肿,恶疮疥癣,带状疱疹,菌痢。

【用量用法】3～10g,水煎服。外用鲜品捣烂敷患处。

【附方】①治肺炎:水黄连 10g,栀子 12g,黄芩 9g,水煎服。

②治带状疱疹:水黄连适量,捣烂,搽患处。

（①②方出自《湖北中草药志》）

夹竹桃科（Apocynaceae）

491.长春花

【别名】日日新,雁来红。

【拉丁学名】*Catharanthus roseus*（L.）G. Don

【分类地位】夹竹桃科,长春花属。

【形态特征】常绿亚灌木或多年生草本,高达80cm。茎直立,近方形,不分枝或上部少分枝,幼枝红褐色,节处略膨大。叶对生,叶片倒卵状长圆形,长3~5cm,宽1.5~2.5cm,被短柔毛。花单生或2~3朵呈聚伞花序顶生或腋生,花5数;花萼5深裂;花冠紫红色,粉红色或白色,高脚碟状。管部圆筒状,长2~2.5cm,内面被柔毛,喉部紧缩,被刚毛,花冠裂片宽倒卵形,平展;雄蕊生于花冠管近顶端,花药不伸出花冠喉部;心皮2,子房离生,花柱合生,柱头头状。蓇葖果2个,直立,平行或略叉开,外果皮厚纸质。种子黑色,具粒状小瘤。花果期几乎全年。

【分布生境】各处有栽培。

【药用部分】全草药用。

【采集期】全年可采。

【药性功能】苦、凉。有毒。解毒抗癌,清热平肝,降血压。

【主治病症】急性淋巴细胞性白血病,多种癌肿,高血压病,痈肿疮毒,烫伤。

【用量用法】5~10g,水煎服,或将提取物制成注射剂,静脉注射。外用捣敷或研末调敷。

【附方】①治高血压病:长春花、夏枯草、沙参各15g,水煎服。（出自《全国中草药汇编》）

②治急性淋巴细胞性白血病:长春花15g,水煎服。（出自《抗癌本草》）

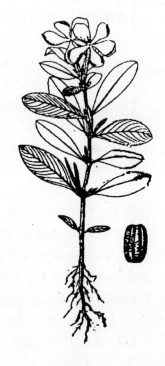

长春花

492.黄花夹竹桃

【别名】酒杯花、相等子、柳木子、吊钟花、铁石榴。

【拉丁学名】*Thevetia peruviana*（Pers.）K. Schum.

【分类地位】夹竹桃科,黄花夹竹桃属。

【形态特征】常绿小乔木,高2~6m。树皮棕褐色,皮孔明显,全体无毛,有乳汁。叶互生,近于无柄;叶片革质,线形或线状披针形,长6~12cm,宽3~7mm,两端渐窄,边缘全缘。聚伞花序或单花,顶生或腋生;花大,鲜黄色;萼片5,绿色,三角形;花冠漏斗状,5裂,裂片右旋,黄色;雄蕊5,着生于花冠管喉部,花丝被长柔毛;子房无毛,柱头盘状,顶端2裂,核果扁三角球形,内果皮木质,绿色,干后变黑色。果子2~4颗,长圆形,淡灰色。花期5~10月,果期8月至翌年春天。

【分布生境】北温泉有栽培，（原产美洲热带和非洲），南川、北碚有栽培。

【药用部分】叶及种子入药。

【采集期】果成熟时采集种子，叶全年可采。

【药性功能】辛、苦、温。有大毒。强心，利尿，消肿。

【主治病症】各种心脏病引起的心力衰竭，阵发性室上性心动过速，阵发性心房纤颤。

【用量用法】用黄花夹竹桃提取的黄夹苷，制成片剂口服，或制成注射液注射。口服饱和量为 1.5～2mg。

【附方】治蛇头疔：（黄花夹竹桃）鲜叶捣烂和蜜调匀包患处，日换2～3 次。（出自《福建中草药》）

【附注】本品生药不可内服，误食可以致死。

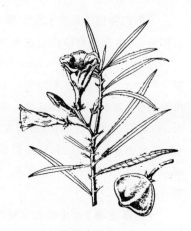

黄花夹竹桃

493.夹竹桃

【别名】红花夹竹桃、柳叶桃、枸那夷、枸那、状元竹。

【拉丁学名】*Nerium indicum* Mill（*N. oleander* L.）

【分类地位】夹竹桃科，夹竹桃属。

【形态特征】常绿直立灌木，高 2～5m。枝条灰绿色，具棱，韧皮纤维发达。叶 3～4 片轮生，枝条下部叶为对生；叶柄扁平，长5～8mm；叶片窄披针形或倒披针形，长 8～15cm，宽 2～3cm，先端渐尖，基部楔形，全缘，上面深绿色，下面淡黄绿色，中肋于下面突起，叶腋具刺状腺体数枚。聚伞花序顶生；花萼 5 深裂，红色，内面基部具腺体；花冠红色或白色，裂片 5，单瓣或重瓣，基部联合成管状，花冠裂片基部有长圆形而顶端裂的副花冠；雄蕊 5，花丝短，被白色长毛，花药箭形，药端有丝状附属体；子房顶部被柔毛，心皮 2，柱头近球形。蓇葖 2 个，平行或并连，长圆形，长 10～23cm；种子长圆形，褐色，种皮被锈色短柔毛，先端具黄褐色绢质种毛。花期全年都有，以夏秋季最多；果期为冬、春两季。

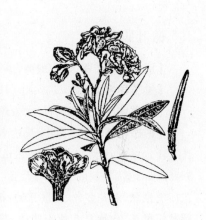

夹竹桃

【分布生境】各地有栽培。原产地中海沿岸。

【药用部分】叶及枝皮药用。

【采集期】全年可采。

【药性功能】辛、苦、涩、温。有大毒。强心利尿，祛痰杀虫，定喘，镇痛，祛瘀。

【主治病症】心力衰竭，癫痫，喘咳，跌打肿痛，血瘀闭经。外用治甲沟炎。

【用量用法】0.3～0.9g，水煎服。或鲜叶 3～4 片，水煎分 3 次服；外用适量，鲜品捣烂敷患处。

【附注】本品有毒，应严格控制剂量。

494.杜仲藤

【别名】土杜仲、藤杜仲、红杜仲、白皮胶藤、牛腿子藤。

【拉丁学名】*Urceola micrantha*（Wall. ex G. Don）D. J. Middl.

【分类地位】夹竹桃科，水壶藤属。

【形态特征】常绿木质大藤本,具乳汁,折断时有白色胶丝。藤茎暗红褐色,老藤表面有棕色或白色斑点,小枝被锈色短柔毛,有不明显的皮孔。叶对生:叶柄长1～1.5cm,有微柔毛;叶片卵形或长圆形,长5～8cm,宽2～4cm,先端渐尖,基部楔形至圆形,边缘全缘。聚伞花序圆锥状,顶生及腋生;花小,淡红色,花萼5深裂,花冠近钟形,裂片在蕾中内褶,长约2mm,管部与裂片近等长,雄蕊5枚,生于花冠筒基部,花药箭头状,花丝短;子房被柔毛,花柱短,柱头圆锥状,蓇葖果基部膨大,向顶端渐狭呈长喙状,种子长约2cm,顶端有白色种毛,长可达4cm。花期5月,果期8～12月。

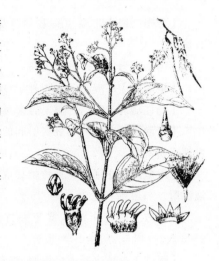

杜仲藤

【分布生境】产于北温泉附近,海拔300～400m。

【药用部分】老茎及根入药。

【采集期】全年可采。

【药性功能】微辛、苦、平。有小毒。祛风活络,强筋壮骨。

【主治病症】风湿痹痛,腰膝酸软,跌打损伤,腰肌劳损,外伤出血。

【用量用法】6～9g,水煎服或泡酒服。外用适量,叶及茎皮研粉撒敷,治外伤出血。

【附注】本品有毒,内服不能过量。

495.酸叶胶藤

【别名】石酸藤、红背酸藤、黑风藤、酸藤木。

【拉丁学名】*Urceola rosea* (Hook. et Arn.) D. J. Mild. (*Ecdysanthera rosea* Hook. et Arn.)

【分类地位】夹竹桃科,水壶藤属。

【形态特征】木质藤本,长达10m,枝细,上部绿色,下部褐色,全株具乳汁。单叶对生;叶柄长1～2cm,叶片纸质,卵状长圆形或椭圆形,长3～5.5cm,宽1～3cm,两面均无毛,上面深绿色,背面被白粉。顶生聚伞花序圆锥状,着花多数,疏散开展;花小,粉红色,5基数;花萼5深裂,外面被短柔毛,内面具5枚小腺体;花冠近坛形,长3～4mm,裂片较管部短,雄蕊着生于花冠管基部,顶端略伸出花冠喉部;花盘环状;子房由2枚离生心皮组成,被短柔毛。蓇葖果2个,叉开成一直线,外果皮有斑点;种子圆形,长约1cm,顶端具长约3cm的绢质种毛。花期5～10月,果期7～12月。

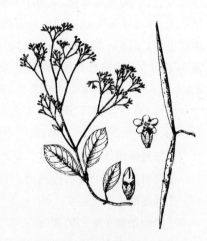

酸叶胶藤

【分布生境】产于泡沫沟等地灌丛中。北碚海拔250～600m有分布。

【药用部分】全草入药。

【采集期】7～10月割取全株。

【药性功能】酸、微涩、凉。清热解毒,利尿消肿,活血止痛。

【主治病症】咽喉肿痛,慢性肾炎,肠炎,口腔炎,食滞腹胀,风湿骨痛,跌打瘀肿。

【用量用法】15～30g,水煎服。外用适量,煎水洗或捣烂敷。

【附注】孕妇忌用。

496.络石

【别名】络石藤、爬墙虎、石龙藤、感冒藤。

【拉丁学名】*Trachelospermum jasminoides* (Lindl.) Lem.

【分类地位】夹竹桃科，络石属。

【形态特征】常绿攀缘木质藤本，长达 10m，具乳汁，茎圆柱形，赤褐色，散生点状皮孔，有气根。叶对生；叶片椭圆形或宽倒卵形，长 3～6.5cm，宽 1.5～4cm，先端短渐尖或钝，基部楔形，全缘。聚伞花序顶生或腋生；花白色，芳香；花萼 5 深裂，裂片条状披针形，长约 5mm，花后外卷，内面基部有 10 枚鳞片状腺体；花冠呈高脚碟状，冠管细，上端 5 裂，裂片右旋；雄蕊 5 枚，花药箭头形，不伸出花冠管喉部。蓇葖果双生，无毛，线状披针形，长达 15cm；种子多数，褐色，顶端有长约 2cm 的白色绢毛。花期 5～7 月，果期 9～10 月。

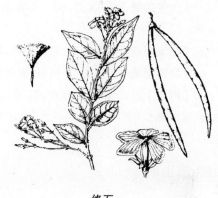

络石

【分布生境】产于泡沫沟竹林边，攀缘树上或岩石上。巫山、万州、南川、北碚，海拔 200～1300m 有分布。

【药用部分】带叶茎藤药用。

【采集期】秋末冬初采割全草。

【药性功能】辛、苦、平。祛风通络，活血止痛，凉血消肿。

【主治病症】风湿痹痛，腰腿酸痛，筋脉拘挛，咽喉肿痛，疔疮肿毒，外伤出血，咳嗽气喘，跌打损伤。

【用量用法】6～15g，水煎服。外用适量，鲜品捣烂敷患处或干品研粉敷。

【附方】①治关节炎：络石藤、五加根皮各 30g，牛膝根 15g，水煎服，白酒引。（出自《江西草药》）

②治腹泻：络石藤 60g，红枣 10 个，水煎服。（出自《青岛中草药手册》）

③治跌打损伤、关节酸痛：络石藤 30g，水煎，黄酒送服。（出自《全国中草药汇编》）

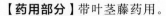

萝藦科（Asclepiadaceae）

497.青蛇藤

【别名】鸡骨头、黑骨头、乌骚风、乌骨鸡、美叶杠柳。

【拉丁学名】*Periploca calophylla* (Wight) Falc.

【分类地位】萝藦科，杠柳属。

【形态特征】藤状灌木，高 1～3m，全株无毛，具乳汁。老枝黑褐色密生灰白色皮孔，小枝灰色，纤细柔韧。叶对生；叶柄短，长 1～2mm；叶片近革质，椭圆状披针形，长 3.5～6cm，宽 0.7～1.5cm，先端尾状渐尖，基部楔形，上面深绿色，下面淡绿色，主脉明显，侧脉在近叶缘处连成一条与叶缘平行的边脉，全缘，聚伞花序腋生或顶生，长 1～2cm，着花达 10 朵；具 2 枚对生苞片；花萼 5 裂，内面基部有 5 枚腺体；花冠深紫色，辐状，直径约 8mm，花冠裂片长圆形，内面被白色柔毛；副花冠环状，着生于花冠基部，5～10 裂，其中 5 裂伸长呈丝状；雄蕊着生于花冠基部，花丝离生，花药背部被长柔毛；子房由 2 个离生心皮组成，花柱短，柱头锥状，顶端 2 裂。蓇葖果双生,长达 12cm。种子长圆形,暗褐色,顶端有 1 丛白色丝状毛。花期 4～5 月,果期 8～9 月。

【分布生境】产于泡沫沟山谷树林中。城口、巫山、巫溪、奉节、南川、江津、北碚,海拔 580～2200m 处有分布。

【药用部分】茎入药。

【采集期】9～10 月采收。

【药性功能】辛、微苦、温。小毒。祛风散寒,活血散瘀,除湿,止痛。

【主治病症】风寒湿痹,肢体麻木,腰痛,跌打损伤,月经不调。

【用量用法】9～12g,水煎服,或泡酒服。

【附方】治风湿手脚麻木:乌骚风 9g,红活麻 15g,胭脂花根 30g,炖肉服。(出自《四川中药志》1982 年版)

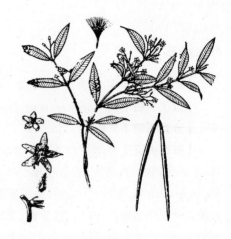

青蛇藤

498.隔山消

【别名】隔山撬、牛皮消、白何首乌、过山飘。

【拉丁学名】*Cynanchum wilfordii* (Maxim.) Hemsl.

【分类地位】萝藦科,鹅绒藤属。

【形态特征】多年生草质藤本,长 1～3m,全株折断有乳汁。根粗壮,肉质,并形成纺锤形和圆柱形的块根,灰褐色;茎细长,淡绿色,被单列毛;叶对生,叶片薄纸质,卵圆形,长 5～7cm,宽 4～6cm,先端短渐尖,基部耳垂状心形,两面微被柔毛,全缘。近伞房状聚伞花序腋生,半球形,着花 15～20 朵;花序梗长约 10cm,被单列毛;花萼 5 裂,内面有 5 枚小腺体;花冠淡黄色,辐状 5 裂,裂片卵状长圆形,内面有长柔毛;副花冠裂片近四方形,比合蕊柱短;花药顶端有一膜体,花粉块每室 1 个。蓇葖果狭长披针形,长 12cm,直径 1cm。种子卵形,多数,顶端有长约 2cm 的白色绢质毛。花期 5～9 月,果期 7～10 月。

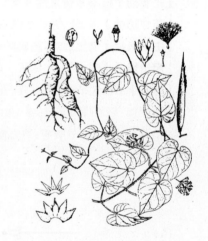

隔山消

【分布生境】产于北温泉水文站岩边灌丛中或路旁。城口、巫溪、巫山、奉节、云阳、南川、黔江、北碚,海拔 20～1500m 处有分布。

【药用部分】根入药。

【采集期】秋季采收。

【药性功能】甘、微苦、平。归肝、肾、脾经。补益肝肾,强筋壮骨,健胃。

【主治病症】神经衰弱,阳痿,遗精,腰腿酸痛,食欲不振,泄泻,产后乳少,鱼口疮毒,须发早白。

【用量用法】9～15g,水煎服。

【附方】治脾胃虚弱、产后乳汁稀少:隔山撬 15g,土党参 15g,当归 15g,无花果 15g,生花生 60g,猪蹄 1 只,炖服。(出自《四川中药志》1982 年版)

499.刺瓜

【别名】小刺瓜、野苦瓜、乳蚕、乳汁藤。

【拉丁学名】*Cynanchum corymbosum* Wight

【分类地位】萝藦科，鹅绒藤属。

【形态特征】多年生草质藤本，嫩茎被两列毛。块根粗壮。叶对生，薄纸质，卵形或卵状矩圆形，长 6.5～20cm，宽 3.5～10cm，先端短尖，基部心形，上面深绿色，下面苍白色，除脉上被毛外，无毛，侧脉每边 5 条。伞房状或总状聚伞花序，通常腋外生，有花约 20 朵；花萼被柔毛，5 深裂；花冠绿白色，近辐状；副花冠大型，杯状或高钟状，顶端具 10 个齿，5 个圆形齿与 5 个锐尖齿互生；花粉块每室 1 个，下垂。蓇葖果大，纺锤状，长 9～12cm，中部直径 2～3cm，顶端渐尖，中部膨胀，外果皮具弯刺；种子卵形，顶端具绢质长 3cm 的白色种毛。花期 5～10 月，果期 8 月至翌年 3 月。

【分布生境】产于北温泉公园门前左侧岩边灌丛中，涪陵、南川，北碚，海拔 100～2100m 处有分布。

【药用部分】全草药用。

【采集期】全年可采。

【药性功能】甘、淡、辛。益气，催乳，解毒。

【主治病症】神经衰弱，慢性肾炎，慢性胃炎，乳汁不足，睾丸炎，血尿，肺结核，肝炎，闭经。

【用量用法】15～30g，水煎服。

刺瓜

500.马利筋

【别名】莲生桂子花、芳草花、草木棉、马口药、七姊妹、状元红。

【拉丁学名】*Asclepias curassavica* L.

【分类地位】萝藦科，马利筋属。

【形态特征】多年生草本，全株光滑无毛，具乳汁。茎直立，单一或稍分枝，高 40～100cm。单叶对生；叶片披针形或椭圆状披针形，长6～13cm，宽 1～3cm，先端渐尖，基部楔形，侧脉每边8条；叶柄长1～1.5cm，聚伞花序顶生或腋生，有花 10～20 朵；花萼 5 裂，裂片披针形，内面基部有 5 枚腺体；花冠轮状，5 深裂，裂片矩圆形，紫红色，反折，副花冠黄色；雄蕊 5 个，着生于花冠基部，花丝连合成管状包围花柱；子房上位，具 2 枚离生心皮，包藏于雄蕊管内，花柱 2，联合成一盘状柱头。蓇葖果披针形，长6～8cm；种子卵圆形，顶端具白色绢质毛。花期几乎全年，果期 8～12 月。

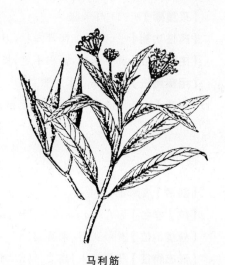

马利筋

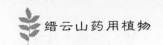

【分布生境】缙云寺花园及北温泉公园内有栽培,原产北美洲西印度群岛。重庆各地有栽培。

【药用部分】全草入药。

【采集期】全年可采。

【药性功能】苦、寒。有毒。消炎止痛,清热解毒,止血,消肿。

【主治病症】肺热咳嗽,咽喉肿痛,乳腺炎,月经不调,崩漏带下,创伤出血,骨折,湿疹,顽癣。

【用量用法】10～15g,水煎服。外用适量,鲜品捣烂敷患处。

【附方】①治乳腺炎、疮疖:鲜马利筋叶及花,捣烂敷患处,同时用全草6～9g,水煎服。

②治湿疹及顽癣:用马利筋折断后流出的乳汁搽患处。

(①②方出自《全国中草药汇编》)

501.华萝藦

【别名】奶浆藤、奶浆草、倒插花。

【拉丁学名】*Metaplexis hemsleyana* Oliv.

【分类地位】萝藦科,萝藦属。

【形态特征】多年生草质藤本,长达5m,全株具乳汁,枝条具单列短柔毛。单叶对生,叶片膜质,卵状心形,长5～11cm,宽2.5～10cm,先端急尖,基部心形,上面深绿色,下面浅绿色或粉绿色,两面均无毛,全缘。叶柄长4.5～5cm,顶端有丛生小腺体。总状聚伞花序腋生,具花6～16朵;总花梗长4～6cm,花梗长约1cm;花蕾宽卵形,顶端钝或圆;花萼5裂,裂片卵状披针形,花冠白色,芳香,近辐状,两面均无毛;副花冠环状,5深裂,裂片兜状;花药近方形,顶端具圆形薄片,花粉块每室1个,下垂;心皮离生,柱头长尖,先端2裂。蓇葖果叉生,表面粗糙;种子长圆形,边缘膜质,顶端具白色绢质种毛,毛长达3cm。花期7～9月,果期9～12月。

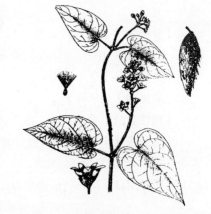

华萝藦

【分布生境】产于缙云寺山沟谷林边或灌丛中。城口、巫山、巫溪、奉节、万县、黔江、南川、万盛、北碚,海拔250～1300m处有分布。

【药用部分】全草药用。

【采集期】8～11月采收。

【药性功能】平、微苦。补肾强壮,温肾益精。

【主治病症】肾亏遗精,肾阳不足,畏寒肢冷,腰膝酸软,阳痿,乳汁不足,宫冷不孕。

【用量用法】15～30g,水煎服。

【附方】治产后缺乳:奶浆藤30g(鲜品加倍),与猪蹄炖服,去药渣,汤肉同服。(出自《湖北中草药志》)

502.夜来香

【别名】夜来花、夜兰香。

【拉丁学名】*Telosma cordata* (Burm. f.) Merr.

【分类地位】萝藦科,夜来香属。

【形态特征】藤状灌木,高2～3m,小枝柔弱,有微柔毛,具乳汁。叶对生;叶柄长1.5～5cm,先端丛生3～5个小腺体;叶片薄纸质,椭圆形至矩圆状卵形,长4～9.5cm,宽3～8cm,先端短渐尖,基部深心形,全缘,边缘和脉上有毛。伞状聚伞花序腋生,着花多达30朵;芳香,尤以夜间更盛;花萼裂片5,卵状三角形,内面基部有 5 个小腺体；花冠黄绿色，高脚碟状，冠筒圆筒形，喉部有长柔毛，裂片 5，长圆形，具缘毛；副花冠 5 裂，膜质，着生于合蕊冠上，花粉块每室 1 个，椭圆形，直立。蓇葖果披针形，长 7.5cm，外果皮厚，无毛；种子宽卵形，长约 8mm，顶端绢质种毛。花期 5～9 月，极少结果。

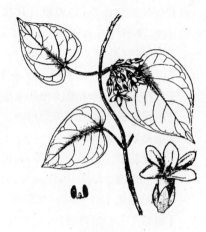

　　【分布生境】原产我国华南地区，重庆各地有引种栽培。

　　【药用部分】叶、花、果入药。

　　【采集期】叶全年可采，花、果分别于花期、果期采。

　　【药性功能】甘、淡、辛。清肝明目，去翳，拔毒生肌。

　　【主治病症】目赤肿痛，角膜炎，麻疹引起的结膜炎，翳膜遮睛，痈疮溃烂。

　　【用量用法】3～6g，水煎服。外用鲜叶开水烫后贴患处。

　　【附方】治脚臁外伤糜烂：用鲜叶捶猪肥肉敷患处。（出自《全国中草药汇编》）

夜来香

503.蓝叶藤

　　【别名】肖牛耳菜、羊角豆、肖牛耳藤。

　　【拉丁学名】*Marsdenia tinetoria* R. Brown

　　【分类地位】萝藦科，牛奶菜属。

　　【形态特征】攀缘灌木，高 2～5m。茎密生柔毛，具乳汁。单叶对生，叶柄长 1～1.5cm；叶片矩圆形或卵状矩圆形，长 5～12cm，宽 2～5cm，顶端渐尖，基部近心形，鲜时或干后呈蓝色。聚伞圆锥花序近腋生；长 2～5cm；花黄白色，干后呈蓝黑色；花萼 5 深裂，内面基部有 5 个小腺体；花冠筒状钟形，5 裂，喉部内面有刷毛；副花冠由 5 枚矩圆形裂片组成；花粉块每室 1 个，狭矩圆形，直立。蓇葖果圆筒状刺刀形，长达 10cm，直径约 1cm，被茸毛；种子长 1cm，顶端有黄绢质种毛。

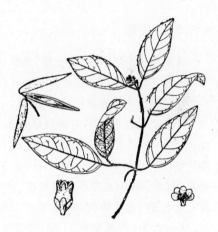

　　【分布生境】产于北温泉附近林下，常见。

　　【药用部分】果药用。

　　【采集期】秋季采收。

　　【药性功能】平、微温。行气止痛。

　　【主治病症】主治心胃气痛。

　　【用量用法】9～15g，水煎服。

蓝叶藤

504.醉魂藤

　　【别名】野豇豆、老鸦花、羊角扭。

　　【拉丁学名】*Heterostemma alatum* Wight

　　【分类地位】萝藦科，醉魂藤属。

　　【形态特征】纤细木质藤本，长达 4m，具乳汁。茎具纵棱，具两列毛，攀缘生长。叶对生，纸质；叶柄长 2～5cm，先端具丛生小腺体；叶片宽卵形或矩圆状卵形，长 5～10cm，宽 2.5～7.5cm，先端渐尖，基部近圆形，幼时被毛，老渐脱落，基脉二出，全缘。伞形状聚伞花序腋生，有花 10～15 朵；花萼 5 深裂，花冠黄色，辐状。裂片

5,未开放时彼此连合,开后镊合状排列;副花冠5裂,星芒状,从合蕊柱伸出,平展于花冠上,呈长舌形;花粉块近方形,直立。蓇葖果双生,条状披针形,长10～15cm。种子宽卵形,深褐色,顶端有白色绢质毛。花期4～9月,果期6月至翌年3月。

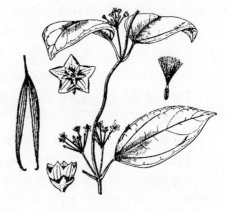

醉魂藤

【分布生境】产于缙云山林中阴湿处。

【药用部分】根及全株药用。

【采集期】秋季采收。

【药性功能】平、辛。除湿,解毒。

【主治病症】疟疾,风湿脚气,胎毒,疮疹。

【用量用法】根3～6g,水煎服。外用水煎洗或油煎涂患处。

【附方】①治胎毒:野豇豆根及花椒少许,用菜油煎后搽患处。
②治风湿脚气:野豇豆根1条,煎水服,或用全草煎水洗。
(①②方出自《贵州民间药物》)

茜草科(Rubiaceae)

505.毛鸡矢藤

【别名】毛鸡屎藤、臭皮藤、臭藤、哑巴藤、打屁藤。

【拉丁学名】*Paederia scandens* (Lour.) Merr. var. *tomentosa* (Bl.) Hand.-Mazz.

【分类地位】茜草科,鸡矢藤属。

【形态特征】多年生缠绕草质藤本,长3～5m,基部常木质化,多分枝,全株被灰色柔毛,揉碎后具恶臭。叶对生,叶柄长2～5cm;叶片卵形,卵状长圆形至披针形,长5～7cm,宽3～4.5cm,先端渐尖,基部心形,两面被毛,全缘。聚伞花序排成圆锥状,顶生或腋生;花白紫色或白色,无梗,小苞片披针形;花萼钟状,5裂,裂片三角形;花冠筒状,长约1cm,外面灰白色,具细茸毛,内面紫色,5裂;雄蕊5,着生于花冠管内;子房2室,每室1胚珠,花柱2,丝状,基部愈合。核果球形,熟时黄色,径4～5mm,内含2核;核半球形,浅黑色。花期6～8月,果期9～11月。

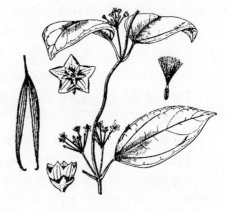

毛鸡矢藤

【分布生境】产于北温泉、绍隆寺至杉木园等地。奉节、酉阳、黔江、丰都、万州、南川、北碚,海拔200～2000m处有分布。

【药用部分】根或全草药用。

【采集期】夏采全草,秋冬挖根。

【药性功能】甘、微苦、微酸、平。祛风利湿,消食化积,清热解毒,行气活血。

【主治病症】偏正头风,黄疸型肝炎,肠炎,痢疾,食积饱胀,风湿筋骨痛,跌打损伤,支气管炎,农药中毒。外用治皮炎湿疹,疮疡肿毒。

【用量用法】10～15g,水煎服。外用适量,捣烂敷患处,或煎水洗。

506.四叶葎

【别名】四叶七、小锯锯藤、红蛇儿、四叶草、四棱香草、风车草。

【拉丁学名】*Galium bungei* Steud.

【分类地位】茜草科，拉拉藤属。

【形态特征】多年生草本，高 20～40cm。根橙红色，细，须根状。茎细弱，近直立，四棱形，淡绿色，无毛，有细倒刺。叶四片轮生，无柄，卵状长椭圆形，长 0.8～2cm，宽 2～6mm，叶背主脉及边缘有刺毛，全缘。聚伞花序顶生和腋生，花小，黄绿色，有短梗；花萼 4 裂，萼筒与子房壁合生；花冠极短，4 裂；雄蕊 4 枚；子房下位。果小，扁球形，有鳞片状短毛。花果期 4～7 月。

【分布生境】产于马家坨河边。重庆各区县海拔 200～2000m 处有分布。

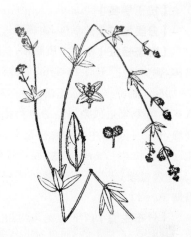

四叶葎

【药用部分】全草入药。

【采集期】7 月开花时采收。

【药性功能】甘、苦、平。清热解毒，利尿消肿，止血，消食。

【主治病症】尿路感染，小儿疳积，痢疾，白带，咳血，痈肿疔毒，跌打损伤。

【用量用法】25～50g，水煎服。外用适量，鲜品捣敷患处。

【附方】①治痢疾：四叶葎 15～30g。水煎服，红糖为引每日 1 剂。（出自《江西草药》）

②治跌打损伤：四叶葎根 30g，水煎，水酒兑服每日 1 剂。（出自《江西草药》）

507.纤花耳草

【别名】虾子草、鸡口舌、石枫药。

【拉丁学名】*Hedyotis tenelliflora* Blume

【分类地位】茜草科，耳草属。

【形态特征】一年生或多年生草本，高 15～40cm。茎纤弱，披散，多分枝，基部圆柱形，上部四棱形，无毛。根浅黄色。叶对生，无柄；叶片薄革质，条形或条状披针形，长 2～4cm，宽 1.5～2.5mm，干后黑褐色，仅具中脉；托叶顶端分裂成数条刚毛状刺。花 4 数，无梗，2～3 朵簇生于叶腋，有小苞片；萼筒倒卵形，长约 1mm，裂片条状披针形，长约 1.8mm；花冠白色，漏斗状，长约3.5mm，裂片矩圆形，长约 1.5mm；雄蕊着生于花冠筒喉部。蒴果卵形，长约 2.5mm，宿存萼片直立；种子小，有棱。花期 7～9 月，果期 10～11 月。

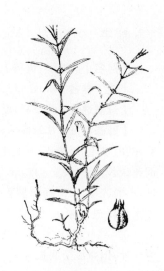

纤花耳草

【分布生境】产于景家坪，生于耕地边。巫山、奉节、南川、北碚有分布。

【药用部分】全草入药。

【采集期】8～12 月采收。

【药性功能】辛、苦、凉。清热解毒，消肿止痛，活血。

【主治病症】肝热咳嗽，慢性肝炎，阑尾炎，痢疾，风火牙痛，小儿疝气，跌打损伤，蛇咬伤，癌症。

【用量用法】15～30g，水煎服。外用鲜品适量捣烂敷患处。

【附方】①治慢性肝炎：纤花耳草 9～15g，水煎冲白糖服。（出自《福建药物志》）

②治肺热咳嗽：纤花耳草全草 30g，贝母 9g，水煎服。（出自《浙江药用植物志》）

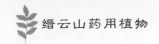

508.钩藤

【别名】双钩藤、吊风根、金钩草、倒挂刺。

【拉丁学名】*Uncaria rhynchophylla*（Miq.）Jacks.

【分类地位】茜草科,钩藤属。

【形态特征】常绿木质藤本,长可达 10m。枝条四棱形,褐色,光滑,叶腋有钩状体,钩尖向下,长 1.2～2cm。叶对生,叶柄长 1cm;叶片椭圆形或卵状披针形,长 6～10cm,宽 3～6.5cm,先端渐尖,基部楔形或近圆形,全缘,叶干后变红褐色。头状花序单个腋生或为顶生的总状花序式排列的头状花序,直径 2～2.5cm;总花梗纤细,长 2～5cm,中部有数枚苞片,花 5 基数;花萼长约 2mm,裂片长不及 1mm;花冠管状长 6～7mm,黄色,裂片近圆形,外被粉末状柔毛;雄蕊着生于花冠管上端,花丝极短;子房下位。蒴果倒圆锥形,长 7～10mm,被疏柔毛。花期 7～8 月,果期 10～11 月。

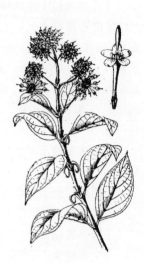

钩藤

【分布生境】产于乌龙沟沟边荒坡。奉节、彭水、万州、忠县、涪陵、江津、南川、北碚,海拔 350～1280m 处有分布。

【药用部分】带钩的茎枝及根入药。

【采集期】8～9 月采收。

【药性功能】①茎钩:甘、苦、微寒。清热,平肝,熄风,止痉。②根:甘、苦、平。祛风湿,通络。

【主治病症】①茎钩:小儿高热,惊厥,抽搐,小儿夜啼,风热头痛,头晕目眩,高血压病,神经性头痛。②根:风湿关节痛,跌打损伤。

【用量用法】①茎钩:6～15g,水煎服。②根:15～30g,水煎服。

【附方】①治高血压病:钩藤 12g,桑叶、菊花、夏枯草各 9g,水煎服。（出自《全国中草药汇编》）

②治小儿夜啼:钩藤 6g,蝉蜕 7 个,灯芯 1 札,水煎服。（出自《安徽中草药》）

③治面神经麻痹:钩藤 60g,鲜何首乌 125g,水煎服。（出自《浙江药用植物志》）

509.栀子

【别名】黄栀子、黄枝子、红枝子、黄果树、支子。

【拉丁学名】*Gardenia jasminoides* Ellis

【分类地位】茜草科,栀子属。

【形态特征】常绿灌木,高 0.5～2m。茎多分枝,小枝绿色,粗壮,幼时被毛,后脱落,近无毛。叶对生或三叶轮生;叶片椭圆形或倒卵状长圆形,长 5～15cm,宽 2～7cm,先端渐尖,稍钝头,基部楔形,上面光亮,仅下面脉腋簇生短毛;叶柄短;托叶膜质,鞘状。花单生枝顶或叶腋大型,径约 5cm,白色,芳香;花萼圆筒形,裂片 5～7 片,线状披针形;花冠高脚碟状,长 3～4cm,裂片 5～7 片,多为 6 片,倒卵形至倒披针形;雄蕊着生于花冠喉部,与花冠裂片同数,花丝极短,花药线形;雌蕊 1,子房下位,1 室,柱头棒状,伸出花冠管外。果长椭圆形,长 2～4cm,有棱 5～9 条,熟时橙黄色。种子多数,嵌于肉质侧膜胎座上。花期 5～7 月,果期 9～11 月。

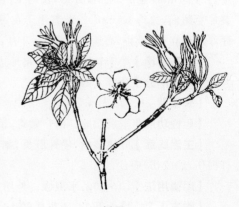

栀子

【分布生境】常生于各地松林下,石华寺一带有栽培。奉节、黔江、石柱、武隆、万州、丰都、南川、江津、北碚,海拔 500～1000m 处有分布。

【药用部分】果实、根、叶、花入药。

【采集期】10 月采果,6～7 月采花,叶 5～8 月采,根全年可采。

【药性功能】①果:苦、寒。泻火,除烦,清热利湿,凉血解毒。②根:甘、苦、寒。清热利湿,凉血止血。③叶:苦、涩、寒。活血消肿,清热解毒。④花:苦、寒。清肺止咳,凉血止血。

【主治病症】①果:治热病心烦,肝火目赤,湿热黄疸,头痛,淋证,吐血,衄血,尿血,血痢,口舌生疮,疮疡肿毒,扭伤肿痛。②根:黄疸,痢疾,感冒高烧,吐血,衄血,淋证,水肿,乳痈,风火牙痛,疮痈肿毒,跌打损伤。③叶:主治跌打损伤,疔毒,痔疮,下疳。④花:主治肺热咳嗽,鼻衄。

【用量用法】①果:5～10g,水煎服,或入丸、散。外用研末调敷。②根:15～30g,水煎服。外用,捣敷。③叶:3～9g,水煎服。外用捣敷或煎水洗。④花:6～10g,水煎服。

510.六月雪

【别名】满天星、白马骨、天星木、鸡骨柴。

【拉丁学名】*Serissa japonica*（Thunb.）Thunb.

【分类地位】茜草科,六月雪属。

【形态特征】常绿小灌木,高 0.3～1m。多分枝,小枝灰白色或青灰色,嫩时有柔毛。叶对生,近无柄;托叶刚毛状,宿存;叶片卵形或卵状椭圆形,长 1～2cm,宽 0.3～0.7cm,先端急尖,基部渐狭成柄,侧脉 5～6 对。花通常单生,有时数朵簇生,萼筒倒圆锥形,4～6 裂,裂片三角形;花冠漏斗状,淡红白色,长 1～1.3cm;雄蕊内藏;子房 2 室,每室胚珠 1 粒,柱头 2 裂,核果近球形,双核。花果期 5～8 月。

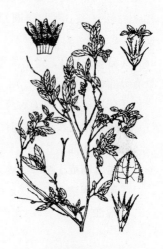

六月雪

【分布生境】北温泉、缙云寺等地普遍栽培,作盆景,重庆各区县有栽培或野生。

【药用部分】全草入药。

【采集期】全年可采。

【药性功能】淡、微辛、凉。疏风解表,清热利湿,舒筋活络,健脾止泻。

【主治病症】感冒头痛,咳嗽,咽喉肿痛,牙痛,急性扁桃体炎,目赤,湿热黄疸,肠炎,痢疾,急慢性肝炎,小儿疳积,高血压头痛,风湿关节炎,白带,咳血,尿血,痈疽肿毒,跌打损伤,偏头痛;(茎烧灰点眼治目翳。)

【用量用法】10～15g,鲜品 30～60g,水煎服。

【附注】同属白马骨[*Serissa serissoides*（DC.）Druce]与本种不同在于分枝较少,叶狭卵形,长 2.5～5cm,宽 1～2cm,侧脉 6～8 对;托叶针刺状。花常数朵簇生,萼片针刺状,花冠白色,长约 5mm。花果期 8～10 月。其药性功能与本种相同,可以通用。产于大湾、缙云寺附近毛竹林下。

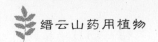

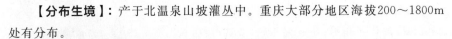

511.金灯藤

【别名】大莵丝子、无根藤、日本莵丝子。

【拉丁学名】*Cuscuta japonica* Choisy.

【分类地位】旋花科,莵丝子属。

【形态特征】一年生寄生草质藤本,茎较粗壮,直径1～2mm,黄绿色,常有紫红色瘤状斑点,多分枝,无叶。寄生于木本植物或多年生草本植物上,随处生出寄生根伸入寄主体内。叶退化成鳞片状,花序穗状,基部多分枝;苞片及小苞片鳞片状,卵圆形,顶端尖;花萼碗状,长约2mm,5裂,裂片卵圆形,常有紫红色瘤状突起;花冠钟状,绿白色,长3～5mm,顶端5浅裂,裂片卵状三角形;雄蕊5,花药卵圆形,花丝极短或无;鳞片5,长圆形,边缘流苏状;子房球形,2室,花柱1,柱头2裂;蒴果卵圆形,近基部周裂;种子1～2粒,褐色,光滑。花果期8～10月。

【分布生境】产于北温泉山坡灌丛中。重庆大部分地区海拔200～1800m处有分布。

【药用部分】种子入药。

【采集期】秋季果熟时采收。

【药性功能】甘、辛、平。归肝,肾,脾经。补养肝肾,益精,明目,固胎止泄。

【主治病症】腰膝酸痛,阳痿,遗精,尿频,头晕目眩,视力减退,胎动不安。

【用量用法】10～25g,水煎服。

【附注】阴虚火旺,阳强不痿,大便结燥者禁服。

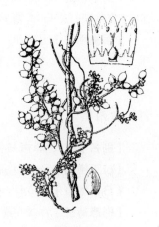

金灯藤

512.马蹄金

【别名】黄胆草、小金钱草、螺丕草、荷包草、九连环。

【拉丁学名】*Dichondra micrantha* Urb.(*D. repens* auct. non Forst)

【分类地位】旋花科,马蹄金属。

【形态特征】多年生草本。茎纤细,匍匐地面,多分枝,节着地可生出不定根。单叶互生;叶柄长2～5cm,被疏柔毛;叶片圆形或肾形,直径0.6～2.5cm,先端圆形,有时微凹,基部深心形,全缘,上面绿色光滑,下面浅绿色。花单生叶腋,黄色;花梗长3～10mm,有毛;萼片5,倒卵形,长约2mm;花冠钟状,5深裂,裂片矩圆状披针形;雄蕊5,着生于二裂片间弯缺处,花丝短;子房2室,胚珠2,花柱2,柱头头状。蒴果近球形,径约2mm,膜质;种子2粒。花果期5～7月。

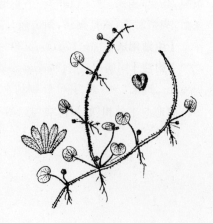

马蹄金

【分布生境】产于幺店子，海拔500m的山坡草地、路旁或耕地沟边。重庆各区县广布，生于海拔300～2000m处。

【药用部分】全草入药。

【采集期】全年可采。

【药性功能】辛、苦、凉。清热利湿，解毒消肿，散瘀。

【主治病症】肝炎，胆囊炎，痢疾，肾炎水肿，泌尿系统感染，泌尿系统结石，扁桃体炎，跌打损伤，毒蛇咬伤。

【用量用法】6～15g，水煎服。外用鲜草适量捣烂敷患处。

【附方】①治急性无黄疸型传染性肝炎：马蹄金、天胡荽鲜全草各30g，猪瘦肉120g，加水炖服，吃肉喝汤。②治急性黄疸型传染性肝炎：马蹄金、鸡骨草各30g，山栀子、车前草各15g，水煎服。

（①②方出自《全国中草药汇编》）

513.甘薯

【别名】红苕、番薯、地瓜。

【拉丁学名】*Ipomoea batata*（L.）Lam.

【分类地位】旋花科，番薯属。

【形态特征】一年生或多年生草质藤本，全株具乳汁。茎平卧，多分枝，节着地易生不定根，绿色或带紫色，具稀疏柔毛。单叶互生；叶柄稍长于叶片；叶片宽心形或心状卵形，长4～13cm，宽3～12cm，全缘或分裂，裂片深浅因不同品种而异，顶端渐尖，基部截形至心形。花红紫色或白色，呈腋生聚伞花序，有时单生，总花梗长；花萼5深裂，裂片不等长，长8～10mm，卵圆形，有小锐尖；花冠钟状漏斗形，长3～5cm，顶端5浅裂；雄蕊5，不等长，花丝基部膨大，被毛；子房2室，花柱长，柱头头状，2裂。蒴果；种子4，卵圆形无毛。花期9～12月。

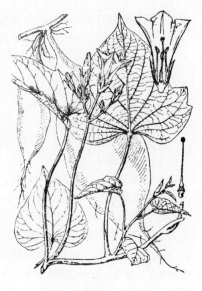

甘薯

【分布生境】各地有栽培。原产热带美洲中部，

【药用部分】根、藤入药。

【采集期】9～11月采挖。

【药性功能】甘、微凉。补中，生津，止血，排脓，宽肠，通便。

【主治病症】①根：主治脾虚水肿，便泄，疮疡肿毒，大便结燥，胃及十二指肠溃疡出血。②藤：治崩漏。

【用量用法】①根：适量生食或煮食。②藤：治崩漏。（见附方③）

【附方】①治胃、十二指肠溃疡出血：干根研粉，每日服三次，第一次服120g，以后每次服60g，温开水调匀服。

②治无名肿毒：鲜根适量，捣烂包敷患处。

③治崩漏：鲜藤60g，烧炭存性，冲甜酒服。

（①～③方出自《全国中草药汇编》）

【附注】湿阻中焦，气滞食积者慎服。

514.蕹菜

【别名】空心菜、藤藤菜。

【拉丁学名】*Ipomoea aquatica* Forsk.

【分类地位】旋花科、番薯属。

【形态特征】一年生草本。茎圆筒形,节间中空,节上生不定根,蔓生性,匍匐地上或浮水上。叶互生,具长柄;叶片椭圆状卵形或长三角形,长 6～15cm,宽 1.5～8cm,先端短尖或钝,基部心形或戟形,全缘或波状。聚伞花序腋生,花序梗长 1.5～9cm,有花 1～5 朵;苞片 2;萼片 5,卵圆形,长 5～8mm,顶端钝;花冠漏斗状,白色或淡紫色,长约 5cm,顶端 5 浅裂;雄蕊 5;子房 2 室,柱头头状,有 2 裂片。蒴果卵球形,长约 1cm;种子卵圆形,2～4 粒,有细毛;花期 7～9 月。

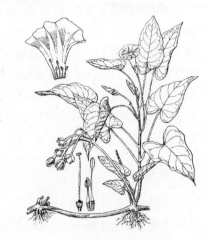

蕹菜

【分布生境】各地有栽培。

【药用部分】全草入药。

【采集期】夏、秋季采收。

【药性功能】甘、淡、凉。清热解毒,利尿,止血,凉血。

【主治病症】食物中毒,小便不利,血尿,鼻衄,咳血。外用治疮痈肿毒。

【用量用法】60～120g,水煎服。食物中毒可用鲜品 500～1000g 绞汁服。外用适量鲜品捣烂敷患处。

【附方】①治鼻血不止:蕹菜数根和糖捣烂,冲入沸水服。(出自《岭南采药录》)

②治皮肤湿痒:鲜蕹菜,水煎数沸,候微温洗患部,日洗 1 次。(出自《闽南民间草药》)

515.牵牛花

【别名】牵牛、喇叭花、二丑、黑丑、白丑。

【拉丁学名】*Ipomoea nil*(L.)Roth［*Pharbitis nil*(L.)Choisy］

【分类地位】旋花科、番薯属。

【形态特征】一年生草质藤本,长达 2m 以上。茎左旋缠绕,多分枝,被短毛。叶互生;叶柄长 5～7cm,有毛;叶片卵状心形,通常 3 裂,偶 5 裂,长 8～15cm,宽 6～14cm,先端急尖,基部心形,两面均有微毛。单花或 2～3 朵,着生于花序梗顶,总花梗稍短于叶柄;苞片 2 枚,细长;萼片 5,狭披针表,长 2～2.5cm,顶端尾尖,外面有毛;花冠漏斗状,白色,蓝紫色或紫红色;雄蕊 5,不等长,内藏,花丝基部被柔毛;子房 3 室,柱头头状。蒴果球形,花萼宿存,三瓣开明;种子卵状三棱形,黑褐色或米黄色,被褐色短绒毛。花期 6～9 月,果期 8～10 月。

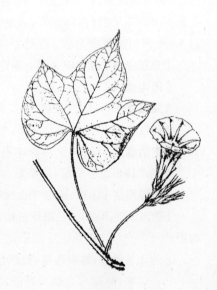

牵牛花

【分布生境】原产于南美洲,缙云山常见栽培。重庆各地有栽培。

【药用部分】种子药用。

【采集期】秋季果熟时采收。

【药性功能】苦、寒。有毒。下泻,利尿,消肿,杀虫。

【主治病症】肾炎水肿,肝硬化腹水,便秘,虫积腹痛,腰痛,阴囊肿胀,痈疽肿毒。

【用量用法】5～10g,水煎服,或入丸、散剂,用量减半。

【附注】孕妇忌服。本品不宜与巴豆同用。

516.打碗花

【别名】面根藤、兔耳草、小旋花。

【拉丁学名】*Calystegia hederacea* Wall.

【分类地位】旋花科，打碗花属。

【形态特征】多年生草本，长 10～50cm，长者可达 2m。根状茎圆柱形，白色。茎缠绕或匍匐，有棱角，通常由基部起分枝，全株光滑无毛。单叶互生；叶柄长 1～5cm；基部叶长圆形，长 2～5cm，宽1～2.5cm，先端圆钝，基部戟形，上部叶片 3 裂，中裂片长圆形或长圆状披针形。花单生于叶腋，两性；花梗具棱角，长 2.5～5.5cm，苞片 2，大型，包于花萼外，绿色宿存；花萼5 裂，萼片长圆形；花冠漏斗状，粉红色，长 2～4cm；雄蕊 5，内藏，花丝基部膨大，有细鳞毛；子房 2 室，柱头 2 裂。蒴果卵圆形，光滑。种子黑褐色，表面有小疣点。花期5～8月，果期 8～10月。

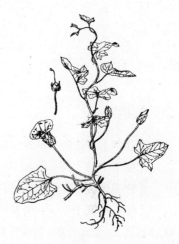

打碗花

【分布生境】产于路旁及草丛中。重庆各区县均有分布。

【药用部分】根状茎及花入药。

【采集期】6～10月采收。

【药性功能】甘、微苦、平。①根状茎：健脾，利尿，调经，止带。②花：止痛。

【主治病症】①根状茎：脾虚，消化不良，月经不调，白带，乳汁不下。②花：风火牙痛，龋齿疼痛。

【附方】①治牙痛：打碗花（鲜花）1g，白胡椒 0.3g，将鲜打碗花捣烂，白胡椒研成细粉，两药混匀，塞入龋牙蛀孔，风火牙痛放在痛牙处。上下牙咬紧，几分钟后吐出漱口，1 次不愈，可再使用 1 次。（出自《全国中草药汇编》）

②治肾虚耳聋：鲜面根藤根，响铃草各120g，炖猪耳朵服。（出自《重庆草药》）

517.鼓子花

【别名】篱天剑、打碗花、面根藤、篱打碗花。

【拉丁学名】*Calystegia silvatica* (Kitaib.) Griseb. subsp *orientalis* Brum.

【分类地位】旋花科，打碗花属。

【形态特征】多年生草本，全株无毛。根略粗壮，直下生长。茎有棱，多分枝，缠绕或匍匐，叶互生；叶柄长 3～6cm；叶片长三角状卵形，长 4～10cm，宽 3～7cm，先端渐尖或急尖，基部箭形或戟形，两侧具浅裂片或全缘。花单生于叶腋；花梗长 6～8cm，具棱；苞片2 片，宽卵形，长 2～2.5cm；萼片 5，卵状披针形，先端尖；花冠漏斗状，淡红色或白色，长 4～6cm，5 浅裂；雄蕊5，花丝基部有细鳞毛；子房 2 室，胚珠多数，柱头 2 裂。蒴果球形，光滑。种子卵圆状三棱形，黑褐色。花期 5～7 月，果期 7～8 月。

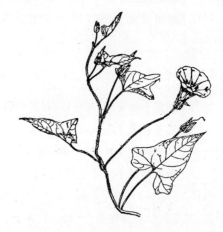

鼓子花

【分布生境】产于缙云寺及王家湾附近田边、路边及荒地上。重庆各区县广泛分布。

【药用部分】根入药。

【采集期】秋季采收。

【药性功能】甘、平。清热利湿,理气健脾,养颜,涩精。

【主治病症】肺热咯血,淋证尿血,疖肿,急性结膜炎,咽喉炎,白带,疝气,遗精,遗尿。

【用量用法】15～30g,水煎服。外用适量,鲜全草捣烂敷患处。

紫草科（Boraginaceae）

518.琉璃草

【别名】贴骨散、猪尾巴、粘娘娘、狗粪花、蓝布裙。

【拉丁学名】*Cynoglossum furcatum* Wall. [*C. Zeylanicum*（vahl）Thunb.]

【分类地位】紫草科,琉璃草属。

【形态特征】一年生或多年生草本,高 40～60cm。主根粗壮,黑褐色。茎直立,上部分枝,全株具黄褐色糙伏毛。基生叶及茎下部叶具柄;叶片长圆形或长圆状披针形,长 12～20cm,宽3～5cm,先端钝,基部渐狭,茎上部叶渐小,无柄,长圆状披针形。蝎尾状聚伞花序顶生或腋生,花偏生于花序轴的一侧;花萼钟状,5 深裂,密生短毛;花冠淡蓝色,檐部直径 3～5mm,5 裂,裂片卵形,喉部有 5 个梯形附属物;雄蕊 5,内藏;子房 4 裂,花柱与花萼近等长,柱头头状。小坚果 4,卵形,长 2～2.5mm,密生锚状钩刺。花期5～6 月,果期 7～8 月。

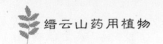

琉璃草

【分布生境】产于北温泉附近公路边等地。城口、巫溪、巫山、奉节、万县、南川、北碚,海拔 200～300m 处有分布。

【药用部分】根及全草入药。

【采集期】夏季采收全草。

【药性功能】甘、苦、凉。清热解毒,散瘀止血,止咳,利湿。

【主治病症】肝炎,痢疾,尿痛,白带,肺结核咳嗽。外用治外伤出血,骨折,脱白。

【用量用法】15～50g,水煎服。外用适量,鲜根捣烂敷或干品研末撒敷患处。

519.聚合草

【别名】肥羊草、友谊草、新疆倒提壶、药用倒提壶。

【拉丁学名】*Symphytum officinale* L.

【分类地位】紫草科,聚合草属。

【形态特征】多年生草本,高 60～90cm。茎直立,有棱,上部有分枝,被疏柔毛。基生叶丛生,有叶柄,叶柄长 2～6cm,上部叶无柄,互生;叶片长椭圆状披针形,长 10～15cm,宽 2～3.5cm,深绿色,主脉明显,先端渐尖,基部楔形或宽楔形,上面具长柔毛,下面密生短柔毛。顶生或腋生蝎尾状聚伞花序;总花梗长 2～6cm,被毛,无苞片;花萼 5 深裂,裂片披针形,长 3～5mm,被毛;花冠钟状,紫红色,长 1.5cm,5 浅裂,喉部有梯形附属物;雄蕊 5,着生于花冠筒上部,花丝扁平;子房上位,心皮 2,合生,花柱 1,柱头头状。小坚果卵形,扁平,边缘密生锚状刺。花期 4～6 月,果期 6～9 月。

  【分布生境】缙云山幺店子附近耕地有栽培。原产新疆北部。

  【药用部分】根入药。

  【采集期】7～10 月采收。

  【药性功能】甘、平。清热利尿,补虚止血。

  【主治病症】肺痨吐血,鼻出血,肌炎,痢疾,疟疾,尿路感染,疝气,阴虚咳嗽,白带,外伤出血。

  【用量用法】15～30g,水煎服。外用根皮捣敷或研粉撒敷。

  【附方】①治肌炎、痢疾、疟疾、尿路感染、疝气:药用倒提壶 15～30g,水煎服。

  ②治阴虚、白带:药用倒提壶 30～60g,炖肉吃。

  ③治外伤出血:(药用倒提壶)鲜根皮捣烂外敷或研末敷患处。

  (①～③方出自《新疆中草药》)

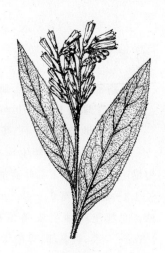

聚合草

520.附地菜

  【别名】地胡椒、伏地菜。

  【拉丁学名】*Trigonotis peduncularis* (Trev.) Benth. ex Baker et Moore

  【分类地位】紫草科,附地菜属。

  【形态特征】一年生草本,高 5～35cm。从基部分出数枝,枝细弱,略呈淡紫色,直立或斜升,被平伏细毛。单叶互生;基生叶具长柄,长 5～7cm;叶片椭圆状卵形,椭圆形或匙形,长 1～2.5cm,宽5～15mm,先端圆钝或急尖,基部狭窄,两面均被糙伏毛;茎下部叶具短柄,上部叶无柄。蝎尾形总状花序顶生,长 5～20cm,有短糙伏毛;花梗细,长3～6mm;花长约 2mm;花萼 5 深裂,裂片长卵形,先端尖;花冠管状,淡蓝色,直径 1.5～2mm,喉部黄色,有 5 个附属物,上部 5 裂,裂片卵圆形;雄蕊 5,着生于花冠管上部,不伸出花冠外;子房上位,4 深裂。小坚果4 个,四面体形,长约 0.8mm,有光泽,具细毛。花期 4～5 月,果期6～7 月。

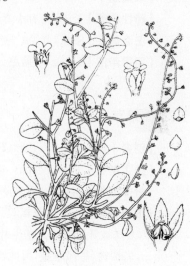

  【分布生境】产于缙云山林下、田边、荒地及杂草丛中。城口、巫溪、巫山、奉节、开县、万州、南川、万盛、北碚均有分布。

  【药用部分】全草入药。

  【采集期】夏秋采全草。

附地菜

  【药性功能】辛、苦、凉。祛风,镇痛,解毒,消肿,消食积,健胃。

  【主治病症】胃痛,吐酸,食积,感冒,遗尿,热毒痈肿,吐血,跌打损伤,手脚麻木,胸肋骨痛。

  【用量用法】15～30g,水煎服,或研粉服。外用适量捣烂敷患处。

  【附方】①治手脚麻木:地胡椒 60g,泡酒服。

  ②治胸肋骨痛:地胡椒 30g,水煎服。

  (①②方出自《贵州草药》)

521.柔弱斑种草

【别名】细茎斑种草、细叠子草、雀灵草。

【拉丁学名】*Bothriospermum tenellum*（Hornem）Fisch. et Mey.

【分类地位】紫草科，斑种草属。

【形态特征】一年生草本。茎高 10～30cm，直立或斜升，多分枝，被贴伏短糙毛。叶互生，下部叶有柄，叶柄长 1～3cm；叶片狭椭圆形或长圆状椭圆形，长 1.2～4.8cm，宽 0.5～1.5cm，疏生紧贴的短糙毛。上部叶向上逐渐变小，无叶柄。总状花序顶生或腋生，长 5～12cm，苞片椭圆形或狭卵形；花萼长约 1.5mm，5 裂，近基部，有糙伏毛；花冠淡蓝色，或白色，直径约 2mm，喉部有 5 个附属物；雄蕊 5 枚，不伸出花冠外；子房 4 裂，花柱藏于花冠内。小坚果 4 个，肾形，长约 1.2mm，密生小疣状突起，内面有纵椭圆状凹陷。花期 4～5 月，果期 6～7 月。

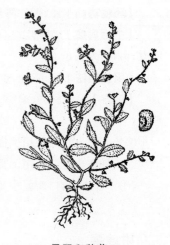

柔弱斑种草

【分布生境】产于缙云山脚荒坡、路旁或田边。奉节、万盛、南川、綦江、璧山、北碚，海拔 300～2000m 处有分布。

【药用部分】全草药用。

【采集期】5～7 月采收。

【药性功能】苦、凉。有小毒。止咳。

【主治病症】咯血，吐血。

【用量用法】3～9g，水煎服。

522.盾果草

【别名】森氏盾果草、盾形草、野生地、猫条干。

【拉丁学名】*Thyrocarpus sampsonii* Hance

【分类地位】紫草科，盾果草属。

【形态特征】一年生草本，高 15～50cm。茎常从基部分枝成多条，直立或斜升，全株被开展糙毛。基生叶丛生，莲座状，具柄，匙形，长 3.5～19cm，宽 1～5cm，先端钝，基部渐狭，两面均被细糙毛；茎中、上部叶向上渐变小，无柄，窄矩形或倒披针形。花单生于叶腋或着生腋外成蝎尾状总状花序，长 7～20cm；苞片狭卵形至披针形；花萼长 1.5～2.5mm，5 深裂，裂片狭椭圆形，背部和边缘有硬毛；花冠淡蓝色或白色，檐部直径 3～6mm，裂片 5，长 1～2.5mm，筒较裂片稍长，喉部有 5 个附属物；雄蕊 5，内藏，花丝极短，着生于花冠筒中部；子房小，花柱短，柱头 2 浅裂；小坚果 4，卵圆形，长约 2mm。花期 4～5 月，果期 6～8 月。

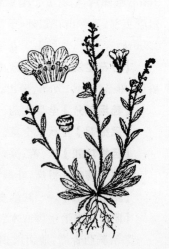

盾果草

【分布生境】产于纸厂湾及澄江镇运河一带路旁草地。城口、巫溪、巫山、武隆、南川、万盛、奉节、綦江、巴南、北碚有分布。

【药用部分】全草入药。

【采集期】4～6 月采收。

【药性功能】苦、凉。清热解毒，消肿。

【主治病症】痈肿,疔疮,菌痢,肠炎,咽喉疼痛。

【用量用法】鲜全草50～100g,或干品15～25g,水煎服。外用,鲜品适量捣烂敷患处。

【附方】①治菌痢、肠炎:盾果草15g,每日2次,煎服。

②治疗疮疖肿:鲜盾果草30g,水煎服。每日1剂,药渣外敷患处,或用鲜全草捣烂外敷患部。

(①②方出自《全国中草药汇编》)

③治咽喉痛、口渴:(盾果草)鲜全草捣烂取汁,每次服2匙,每日数次。或干品9g煎水服。(出自《湖南药物志》)

马鞭草科（Verbenaceae）

523.马鞭草

【别名】马鞭梢、铁马鞭、疟马鞭,顺捋草、狗牙草、龙芽草。

【拉丁学名】*Verbena officinalis* L.

【分类地位】马鞭草科,马鞭草属。

【形态特征】多年生草本,高30～80cm。茎四棱形,多分枝,节及棱上有刚毛。叶对生;基生叶有柄,茎生叶无柄;叶片卵圆形、倒卵形或长圆状披针形,长2～8cm,宽1～5cm,基生叶边缘常有粗锯齿或缺刻,茎生叶边缘多为3深裂,裂片边缘有整齐小锯齿,两面均被硬毛。穗状花序顶生或生于茎上部叶腋,长可达30cm;花初时甚密,后花轴逐渐伸长,各花距离4～8mm;每朵花有1苞片,苞片外面有粗毛;花萼筒状,顶端5齿;花冠淡紫色或淡蓝色,花冠管先端5裂;雄蕊4,着生于花冠管内中部,花丝短,内藏;雌蕊1,子房长方形,4室,每室1胚珠,蒴果苞于宿萼内,成熟后4瓣裂。花期6～8月,果期7～10月。

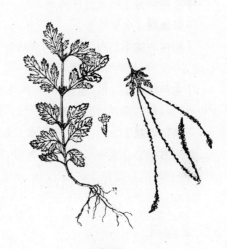

马鞭草

【分布生境】产于大湾路边、荒地草丛中。城口、巫溪、巫山、奉节、云阳、万州、石柱、忠县、黔江、彭水、酉阳、秀山、武隆、涪陵、丰都、南川、北碚等地海拔1300m以下有分布。

【药用部分】全草入药。

【采集期】夏秋采收。

【药性功能】辛、苦、微寒。清热解毒,利尿消肿,活血通经,散瘀,截疟,杀虫。

【主治病症】感冒发热,咽喉肿痛,牙龈肿痛,湿热黄疸,肾炎水肿,肝硬化腹水,尿路感染,阴囊肿痛,月经不调,血瘀,经闭,疟疾,血吸虫,丝虫病。外用治跌打损伤,疔疮肿毒。

【用量用法】15～30g,水煎服(鲜品30～60g);外用鲜品适量捣烂敷患处。

【附方】①治牙周炎、牙髓炎、牙槽脓肿:马鞭草30g,水煎服,每日1剂。

②治感冒发热:马鞭草9～15g,水煎服;每日3次。

(①②方出自《全国中草药汇编》)

【附注】孕妇慎服。

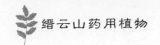

524.马缨丹

【别名】五色梅、红彩花、头晕花、如意花、臭冷风、龙船花。

【拉丁学名】*Lantana camara* L.

【分类地位】马鞭草科,马缨丹属。

【形态特征】直立半藤状灌木,高 1~2m。全株有强烈臭气。茎枝均为四方形,有下弯钩状皮刺及短糙毛。叶对生;叶柄长 1~2cm;叶片卵形或长圆状卵形,长 3~9cm,宽 1.5~5cm,先端渐尖或急尖,基部宽楔形,截形至心形,稍偏斜,边缘有钝锯齿,上面粗糙,被短刺毛,背面具小刚毛。头状花序腋生,花序梗长 4~10cm;苞片披针形,有短柔毛;花萼管状,顶端有短齿;花冠高脚碟状,顶端 4~5 裂,有黄色、橙黄色、粉红色、红色、白色等颜色;雄蕊 4,着生于花冠管内中部,花丝极短,内藏;子房上位,花柱粗壮,柱头偏于一侧。果实圆球形,成熟时紫黑色,直径约4mm。花果期5~11 月。

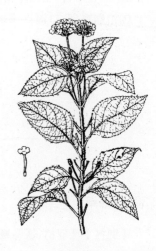

马缨丹

【分布生境】产于美洲热带。北温泉有栽培,重庆各地也有栽培。

【药用部分】根及全株入药。

【采集期】全年可采。

【药性功能】①根:淡、凉。清热解毒,散结止痛;②枝、叶:苦、凉。具臭气,有小毒。祛风止痒,解毒消肿。

【主治病症】①根:感冒高热,久热不退,颈淋巴结核,风湿骨痛,胃痛,跌打损伤。②枝、叶:外用治湿疹,皮炎,皮肤瘙痒,阴痒,疖肿,跌打损伤。

【用量用法】①根:30~60g,水煎服。②枝、叶:外用适量,煎水洗或捣烂敷患处。

【附方】①治感冒高热:五色梅根、算盘子根、岗梅根各 30g,水煎服。(出自《全国中草药汇编》)

②治湿疹:马缨丹干花研末 3g,开水送服;外用鲜茎叶煎汤浴洗。(出自《福建中草药》)

525.金腺莸

【别名】六月寒、路边梢。

【拉丁学名】*Caryopteris aureoglandulosa* (Van.) C. Y. Wu.

【分类地位】马鞭草科,莸属。

【形态特征】小灌木,高 30~100cm。茎直立,上部多分枝,枝四方形,密被灰白色卷曲柔毛。叶对生;叶柄长 1~5mm;叶片卵形至长卵形,长 1.5~3cm,宽1~1.5cm,顶端急尖,基部宽楔形至圆形,两面密被短伏柔毛,后脱落,近无毛,背面被金黄色腺点,边缘上部有 2~3 对不规则粗齿。聚伞花序腋生,通常有花 3~5 朵,少数在茎下部,叶腋为 1 朵;苞片及小苞片线形;花冠白色带淡红色,长约 1.2cm,花冠管长约 8mm,5 裂,裂片全缘,2 唇形;雄蕊 4 枚,伸出花冠约 1cm;花柱与雄蕊近等长,子房顶端密生白毛。蒴果淡黄色,藏于宿萼内,干后裂为 4 个小坚果。花果期 4 月。

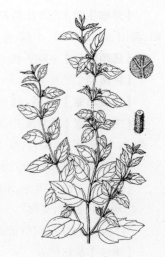

金腺莸

【分布生境】产于北温泉、桃花溪和乳花洞附近的石灰岩上,海拔约200m。巫溪、北碚有分布。

【药用部分】全草药用。

【采集期】夏季盛花期采收。

【药性功能】辛、温。发表散寒,宣肺止咳,活血调经。

【主治病症】感冒咳嗽,慢性支气管炎,百日咳,痛经,产后腹痛。外用治刀伤,烧烫伤,毒蛇咬伤。

【用量用法】6～12g,水煎服。外用适量,研粉,油调敷,或鲜叶捣烂敷患处。

526.红紫珠

【别名】红叶紫珠、小红米果。

【拉丁学名】*Callicarpa rubella* Lindl.

【分类地位】马鞭草科,紫珠属。

【形态特征】灌木,高1～3m。小枝被黄褐色星状毛及多细胞腺毛。叶对生,近无柄或有约3mm长的短柄;叶片倒卵形或倒卵状长椭圆形,长8～20cm,宽3～9cm,先端尾尖或渐尖,基部心形或近耳形,两面都有毛,下面有黄色腺点,边缘具细锯齿或不整齐粗齿。聚伞花序腋生,4～6次分歧,总花梗长2～3cm;花萼杯状,有毛和腺点;花冠粉红色至淡紫色或白色,长约3mm,外面有细毛和黄色腺点;雄蕊4枚,长为花冠2倍;子房上位,有毛。果实紫红色,径约2mm。花期6～7月,果期8～11月。

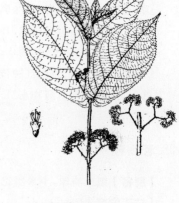

红紫珠

【分布生境】产于转龙寺竹林下,青云寨下面林缘和缙云寺至狮子峰路边林缘,海拔500～800m。

【药用部分】叶、嫩枝及根药用。

【采集期】春夏秋均可采收。

【药性功能】微苦、凉。凉血止血,散瘀消炎,解毒消肿。

【主治病症】衄血,咯血,胃肠出血,子宫出血,痔血,肺炎,支气管炎,上呼吸道感染,外伤出血,烧伤。

【用量用法】15～30g,水煎服。外用,捣敷或研粉撒患处。

【附方】治吐血、衄血、咯血、痔血:红紫珠叶30g,侧柏叶60g。水煎服。(出自《湖南药物志》)

527.紫珠

【别名】菊盘花、米筛子、珍珠柳、鱼子、里鳝子、珠子树、爆竹树、珍珠枫。

【拉丁学名】*Callicarpa bodinieri* Lévl.

【分类地位】马鞭草科,紫珠属。

【形态特征】灌木,高1～2m;小枝被星状毛。叶对生;叶柄长0.5～1cm,被星状毛;叶片椭圆形至卵状椭圆形,长7～18cm,宽4～7cm,顶端长渐尖,基部楔形,上面略有细毛,下面有黄褐色或灰褐色星状毛,两面均有红色腺点,边缘有细锯齿。聚伞花序腋生,直径3～4.5cm,4～7次分歧,总花梗长约1cm;花梗长约1mm;花萼4裂,长约1mm,外被星状毛和红色腺点;花冠紫红色,长约3mm,先端4裂,被星状毛和暗红色腺点;雄蕊4枚,长约6mm,药室纵裂;子房上位,2室,有毛。果实球形,熟时紫红色,直径约2mm。花期6～7月,果期8～11月。

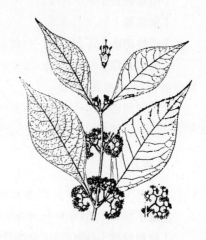

紫珠

【分布生境】产于缙云寺附近林边,海拔750m左右。城口、巫溪、奉节、黔江、万州、南川、北碚有分布,海拔220～1400m。

【药用部分】根及茎、叶药用。

【采集期】6～10月采收。切片晒干。

【药性功能】微辛、苦、平。散瘀止血,祛风除湿,解毒消肿,活血通经。

【主治病症】月经不调,崩漏带下,产后瘀血腹痛,吐血,咯血,衄血,尿血,外感风寒,风湿疼痛,跌打瘀肿,外伤出血,烫伤,丹毒。

【用量用法】10～15g,水煎服或浸酒服;外用捣敷或研末撒或调敷。

【附方】①治尿血:珍珠枫、石韦各30g,水煎服。

②治鼻衄、咯血、咳血:珍珠枫30g,水煎服。

(①②方出自《四川中药志》1982年版)

③治胃出血:珍珠枫、仙鹤草、藕节各15g,水煎服。

④治跌伤筋骨痛、肌肉红肿:珍珠枫全草捣烂,酒调,揉敷患处。

(③④方出自《湖南药物志》)

528.老鸦糊

【别名】细米油珠,小米团花。

【拉丁学名】*Callicarpa giraldii* Hesse ex Rehd.

【分类地位】马鞭草科,紫珠属。

【形态特征】灌木,高约2m。小枝有毛。叶椭圆形至卵状椭圆形,长5～17cm,宽2.5～10cm,顶端渐尖,基部楔形,上面略有细毛,下面有稀疏的星状毛和黄色腺点;叶柄长0.5～1cm;聚伞花序5～7次分歧,总花梗长约1cm;花萼齿钝三角形;花冠紫红色。果实紫红色,光滑。花期5～6月,果期7～11月。

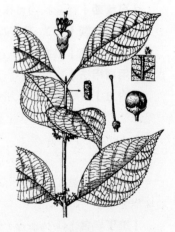

老鸦糊

【分布生境】产于缙云寺附近林缘,海拔750m。城口、巫溪、巫山、奉节、黔江、万州、云阳、南川、北碚有分布。

【药用部分】全草入药。

【采集期】7～8月采收。

【药性功能】苦、涩、凉。收敛止血,清热解毒。

【主治病症】衄血,便血,尿血,牙龈出血,皮肤紫癜,呕血,咯血,崩漏,外伤出血,毒蛇咬伤,烧伤。

【用量用法】10～15g,水煎服(鲜品30～60g)。外用鲜品捣烂敷患处。

529.臭黄荆

【别名】斑鸠站、斑鹊子、短柄腐婢。

【拉丁学名】*Premna ligustroides* Hemsl.

【分类地位】马鞭草科,豆腐柴属。

【形态特征】落叶灌木,高1～3m,多分枝,幼枝有短柔毛。根黄色,鲜时有闷臭气。单叶互生;有短柄或近于无柄;叶片卵状披针形至披针形,长1.5～8cm,宽1～3cm,全缘或中部有3～5个钝齿,先端急尖至尾状尖,基部楔形,两面疏生短柔毛,背面有紫红色腺点。聚伞圆锥花序顶生,花序轴有柔毛;花萼杯状,长约2mm,5浅裂,略呈唇形,有柔毛和黄色腺点;花冠黄色,长3～5mm,先端4裂,呈2唇形,上唇1片较宽,先端平截或微凹,下唇3裂片;雄蕊4枚,2长,2短;子房无毛,有黄色腺点。核果倒卵形,长2.5～5mm。花果期5～7月。

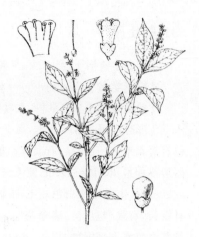

臭黄荆

【分布生境】产于马安岭下山坡林缘,海拔850m左右。奉节、涪陵、长寿、南川、北碚,海拔300～1100m处有分布。

【药用部分】根、叶、种子药用。

【采集期】8～9月采收。

【药性功能】苦、凉。无毒。根:清热利湿,解毒。叶:解毒消肿。种子:消头面风。

【主治病症】①根:痢疾,疟疾,风热头痛,肾炎水肿,痔疮,脱肛。②叶:外用治疮疡肿毒。③种子:治头痛。

【用量用法】①根:30～60g,水煎服。②叶:外用适量,鲜品捣烂敷患处。③种子:10～15g,水煎服。外用水煎洗。

【附方】治风疹:臭黄荆子适量,煎水洗。(出自《万县中草药》)

530.狐臭柴

【别名】长柄臭黄荆、神仙豆腐柴、斑鸠占。

【拉丁学名】*Premna puberula* Pamp.

【分类地位】马鞭草科,豆腐柴属。

【形态特征】直立或攀缘灌木,高约2m,小枝近直角伸展,幼嫩时有短柔毛,后脱落,老枝无毛。单叶对生;叶柄长1～4cm;叶片矩圆形,卵状椭圆形或宽卵形,长2.5～11cm,宽2～7cm,先端急尖或尾状渐尖,基部楔形或近圆形,两面近无毛或疏生短柔毛,边缘全缘或少数上部有数个锯齿。聚伞圆锥花序生于枝条顶端,长4～14cm,宽2～9cm;花萼绿色,长1.5～2mm,先端5浅裂,裂齿三角形,外面有柔毛和褐色腺点;花冠淡黄色,有紫色和褐色条纹,长5～7mm,4裂成二唇形,上唇圆形,顶端微缺,下唇3裂;雄蕊4,2长2短;子房球形,顶端有黄色腺点,花柱丝状,柱头2裂。核果球形,紫黑色。花果期5～8月。

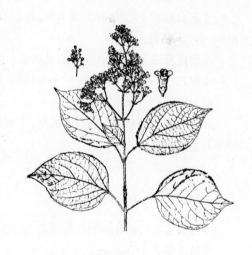

狐臭柴

【分布生境】产于北温泉后山松林中,王家坪针阔叶混交林,接官亭山谷林中和杉木园林缘,海拔300～850m。奉节、彭水、南川、北碚有分布。

【药用部分】根、叶入药。

【采集期】夏季采叶,秋季采根。

【药性功能】微甘、辛、平。清湿热,调经解毒。

【主治病症】根:治月经不调,风湿关节炎,水肿,阳痿。叶:治毒疮。

【用量用法】根:60g,水煎服。叶:适量捣烂敷患处。

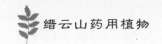

531.臭牡丹

【别名】矮桐子、臭八宝、臭芙蓉、大红袍、臭草、臭树。

【拉丁学名】*Clerodendrum bungei* Steud.（*C. foetidum* Bunge）

【分类地位】马鞭草科,大青属。

【形态特征】落叶灌木,高 1～1.5m。根肉质,断面黄白色。嫩枝有短柔毛,皮孔明显,有臭气。单叶对生;叶柄长 5～18cm;叶片宽卵形或卵形,长 10～20cm,宽 5～15cm,先端骤尖或渐尖,基部心形或近截形,上面贴生白色短毛,下面仅脉上有短毛,并疏生腺点,边缘有锯齿,有强烈臭气。聚伞花序紧密,顶生,花有臭气,苞片早落;花萼紫红色或下部绿色,长 2～6mm,萼齿三角形,长 1～3mm;花冠淡红色、红色或紫红色,花冠管细长,长 2～2.5cm,径约 1mm,顶端 5 裂,裂片倒卵形,长 5～8mm;雄蕊 4 枚,与花柱均伸出花冠管外;子房 4 室。核果近球形,直径 0.8～1.2cm,熟时蓝黑色。花果期6～11月。

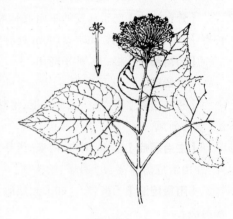

臭牡丹

【分布生境】产于缙云寺、杉木园等处林缘路边、沟谷、屋旁湿润处,海拔 200～800m。城口、奉节、武隆、南川、万盛、沙坪坝、北碚,海拔 200～2600m 处有分布。

【药用部分】根、叶或全草入药。

【采集期】夏季采叶,秋季采根。

【药性功能】辛、苦、平。祛风除湿,解毒散瘀,消肿止痛,降血压。

【主治病症】①根:风湿关节痛,跌打损伤,高血压病,头晕头痛,肺脓肿。②叶:外用痈疖疮疡,痔疮发炎,湿疹,丹毒,乳痈。

【用量用法】①根:15～30g,水煎服。②叶:适量煎水洗或捣烂敷患处。

【附方】①治湿疹:臭牡丹(全草)晒干研粉,夹单层纱布内,用温开水浸湿后敷,并经常用温开水湿透纱布,保持湿润,每日换 1 次。

②治高血压:臭牡丹 12g,夏枯草、荠菜各 15g,防己 9g,水泛为丸,每日 3 次,每服 6g。(①②方出自《全国中草药汇编》)

532.海州常山

【别名】臭梧桐、山梧桐、后庭花、臭桐。

【拉丁学名】*Clerodendrum trichotomum* Thunb.

【分类地位】马鞭草科,大青属。

【形态特征】落叶灌木或乔木,通常高 1.5～4m,有时高可达 10m。茎及老枝灰白色,有棕褐色皮孔,幼枝具四棱,被褐色短柔毛,髓部白色,有淡黄色薄片横隔。叶对生;叶柄长 2～8cm,有黄褐色柔毛;叶片宽卵形、卵形、三角状卵形或卵状椭圆形,长 5～16cm,宽 3～13cm,先端渐尖,基部截形、宽楔形或心形,边缘全缘或有波状齿,两面疏生短柔毛或近无毛。伞房状聚伞花序顶生或腋生,有臭气,排列疏散。花萼紫红色,5 裂几达基部;花冠白色或带粉红色,花冠管细,长 2～2.5cm,顶端 5 裂,裂片长椭圆形;雄蕊与花柱均伸出花冠外;花柱较雄蕊略短,雄蕊 4 枚,2 长 2 短;子房上位,花柱细长,柱头 2 裂。核果近球形,直径6～8mm,包藏于增大的宿萼内,成熟时果皮蓝紫色。花果期 7～11 月。

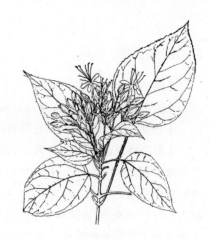

【分布生境】产于狮子峰水池附近林边,海拔 800m。城口、巫溪、巫山、奉节、万州、武隆、南川、万盛、北碚,海拔650～2500m处有分布。

【药用部分】根、茎、叶入药。

【采集期】春秋采根及茎,开花前采叶。

【药性功能】微甘、苦、平。祛风除湿,止痛,平肝,降压。

【主治病症】①根或叶:治风湿性关节炎,高血压病,痢疾,疟疾。②叶:外用治手癣,水田皮炎,湿疹,痔疮。

【用量用法】①根、叶:9～30g,水煎服。②叶:外用适量,煎水洗患处。

【附方】①治高血压病:臭梧桐叶 9g(鲜叶 30g),水煎服,连服1个月。(出自《全国中草药汇编》)

海州常山

533.黄荆

【别名】黄荆条、黄荆子、布荆、五指风。

【拉丁学名】*Vitex negundo* L.

【分类地位】马鞭草科,牡荆属。

【形态特征】落叶灌木或小乔木,高 2～5m。树皮灰褐色,小枝四棱形,密生灰白色绒毛。掌状复叶对生;叶柄长 1～5.5cm;小叶5 片,少数 3 片,小叶片长圆状披针形至披针形,顶端渐尖,基部楔形,边缘全缘或有少数粗锯齿,下面密生灰白色细绒毛。聚伞花序排列成圆锥花序式,顶生,花序梗及花梗密生灰白色绒毛;花萼钟状,顶端5 齿,外面被灰白色绒毛;花冠淡紫色,顶端 5 裂,二唇形,外面有绒毛;雄蕊伸出花冠外,4 枚,2 长 2 短;子房 4 室,花柱丝状,柱头 2 裂。核果近球形,径约 2mm,熟时果黑色。花期5～7 月,果期7～11 月。

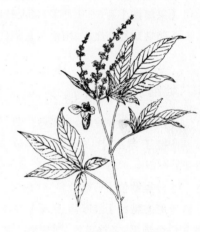

【分布生境】产于大岩洞针、阔叶林中及马家院荒草坪上,海拔300～500m。城口、巫溪、巫山、奉节、万州、云阳、南川、铜梁、北碚,海拔 250～2100m 处有分布。

黄荆

【药用部分】根、茎、叶及果实药用。

【采集期】根叶四季可采,以夏、秋为佳;8～9 月采果。

【药性功能】①根、茎:微辛、苦、平。清热止咳,化痰截疟,祛风解表,理气止痛。②叶:辛、苦、凉。解表散热,化湿和中,杀虫止痒,截疟。③果实:辛、苦、温。止咳平喘,理气止痛,祛痰,消食。

【主治病症】①根、茎:治支气管炎,疟疾,肝炎,感冒,胃痛,风湿痹痛。②叶:治感冒,肠炎,痢疾,疟疾,泌尿系统感染;外用治湿疹,皮炎,脚癣,疥癣,蛇虫咬伤。③果实:治咳嗽,哮喘,胃痛,消化不良,肠炎,痢疾,疝气,便秘,感冒发热,风湿痹痛。

【用量用法】①根、茎:15～30g,水煎服。②叶:15～30g,水煎服。外用适量煎水洗。③果实:5～10g,水煎服或入丸、散。

534.灰毛牡荆

【别名】灰白黄荆。

【拉丁学名】*Vitex cannescens* Kurz

【分类地位】马鞭草科,牡荆属。

【形态特征】落叶乔木,高5～20m。小枝四棱形,密被灰黄色细柔毛。掌状复叶对生,小叶3～5片,小叶柄长0.5～2cm;小叶片卵形,椭圆形或椭圆状披针形,长6～18cm,宽2.5～9cm,顶端急尖或渐尖,基部楔形至圆形,侧生小叶依次变小,主脉两侧常不对称,边缘全缘,表面被短糙疣毛,背面密生灰黄色柔毛和黄色腺点。圆锥花序顶生,花序梗、花序轴、花梗及花萼外面均被灰黄色柔毛;花萼先端有5个小齿;花冠白黄色,外被密柔毛及腺点;雄蕊4枚,花丝基部被长柔毛;子房上位,4室,花柱丝状,柱头2裂;核果近球形,熟时紫黑色有光泽,直径约6mm,花萼宿存。花果期5～8月。

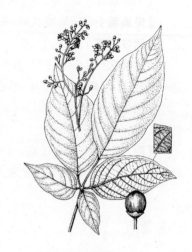

灰毛牡荆

【分布生境】产于狮子坝及沟边松、竹林中,海拔500m。南川、大足、合川有分布。

【药用部分】果、根及枝叶药用。

【采集期】果8～9月采,根及枝叶全年可采。

【药性功能】性能、用法与黄荆同。

535.牡荆

【别名】楚(《诗经》)、荆(《广雅》)。

【拉丁学名】*Vitex negundo var. cannabifolia* (Sieb. et Zucc.) Hand.-Mazz.

【分类地位】马鞭草科,牡荆属。

【形态特征】落叶灌木或小乔木,高1～5m。小枝四棱形,绿色,密被灰白色绒毛,老枝褐色,圆柱形。掌状复叶,对生,小叶5,稀3,中间1枚最大,两侧依次渐小;小叶片椭圆状卵形至披针形,先端渐尖,基部楔形,边缘被粗锯齿或全缘,上面绿色,背面淡绿色或灰白色,有毛或无毛。圆锥花序顶生,长10～20cm;花萼钟状,先端5齿裂;花冠淡紫色,先端5裂,2唇形。果实球形,熟时黑色。花期6～7月,果期7～11月。

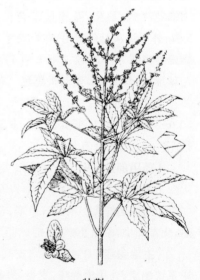

牡荆

【分布生境】产于北温泉后山林边及绍隆寺侧林缘,海拔250～500m,城口、巫山、奉节、酉阳、万州、南川、大足、北碚,海拔150～2000m有分布。

【药用部分】根、茎、叶及果实药用。

【采集期】果实9～10月采,茎、叶7～10月采,根10～11月采。

【药性功能】①果:辛、苦、温。化湿祛痰,止咳平喘,理气止痛。②叶:辛、苦、平。祛风除湿,祛痰平喘,解毒。③茎:辛、微苦、平。祛风解表,解毒止痛。④根:辛、微苦、温。祛风解表,除湿止痛。

【主治病症】①果:咳嗽,气喘,胃痛,泄泻,痢疾,疝气痛,脚气肿胀,白带,白浊。②叶:伤风感冒,咳嗽哮喘,胃痛,暑湿泻痢,脚气肿胀,风疹瘙痒,脚癣,乳痈肿痛,蛇虫咬伤。③茎:感冒,喉痹,牙痛,脚气,疮肿,烧伤。④根：感冒头痛,牙痛,疟疾,风湿痹痛。

【用量用法】①果：6～9g,煎汤服,或研末服,或浸酒服。②叶：9～15g,煎汤服,鲜叶可用 30～60g;外用捣敷或煎水洗。③茎：10～15g,煎汤服;外用煎水洗或含漱。④根：10～15g,煎汤服。

唇形科（Labiatae）

536.微毛血见愁

【别名】山藿香、方枝苦草、假紫苏、贼子草。

【拉丁学名】*Teucrium viscidum* Bl. var. *nepetoides* (Lévl.) C. Y. Wu et S. Chow

【分类地位】唇形科,香科属。

【形态特征】多年生草本,高 30～70cm。茎四棱形,基部具匍匐茎,伏地生根,上部直立,有分枝,嫩枝被短柔毛,中夹腺毛。单叶对生;叶柄长约为叶片的 1/4;叶片卵状椭圆形,长 3～10cm,宽1.5～4.5cm,先端急尖至短渐尖,基部圆形、宽楔形至楔形,下延,边缘有粗锯齿,两面被稀疏细柔毛或近无毛。假穗状花序顶生或腋生;花萼钟状,长约 4mm,被灰白色柔毛,萼齿 5;花冠白色、淡红色或淡紫色,长 8～10mm,冠筒长 4～5mm,上部单唇,唇片 5 裂,;雄蕊4 枚;花柱前端 2 裂;小坚果扁球形,光滑,长约 1.3mm,黄棕色。花果期8～10 月。

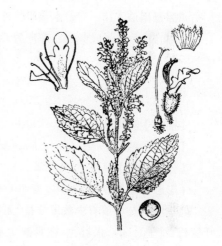

微毛血见愁

【分布生境】产于黄堰沟,生于竹林中。城口、巫溪、南川、北碚,海拔 700～2200m 处有分布。

【药用部分】全草入药用。

【采集期】夏季采收。

【药性功能】苦,微辛,凉。凉血止血,散瘀消肿。

【主治病症】咳血,吐血,便血,痛经,产后瘀血腹痛,跌打损伤,瘀血肿痛,外伤出血,痈肿疔疮,毒蛇咬伤,风湿关节炎。

【用量用法】15～30g(鲜品加倍),水煎服。外用适量,鲜品捣烂敷患处或煎水洗。

【附方】①治睾丸肿痛：山藿香叶焙干研末,每次 3～6g,热酒冲服。(出自《福建中草药》)

②治女阴瘙痒：山藿香、千里光各 30g,水煎服,另取山藿香适量,和盐捣烂,绞汁涂患处。(出自《福建药物志》)

537.紫背金盘

【别名】破血丹、石灰菜、散瘀草、退血草、地龙胆。

【拉丁学名】*Ajuga nipponensis* Makino

【分类地位】唇形科,筋骨草属。

【形态特征】一年生或多年生草本。茎四棱形,被白色柔毛,高 10～20cm,通常从基部分枝,成数茎丛生,直立或平卧,基部常带紫色。叶对生;叶柄长1～1.5cm,被疏柔毛;叶片纸质,宽椭圆形或卵状椭圆形,长2～4.5cm,宽1.5～2.5cm,先端钝,基部楔形,边缘有整齐波状齿,两面被疏毛,茎下部叶背面常带紫色。轮伞状花序,下部者相距较远,向上渐密,集成顶生假穗状花序;花萼钟状;花冠淡蓝色或蓝紫色,稀白色;雄蕊4枚,二强,伸出;子房浅4裂,花柱细长,先端2浅裂;小坚果卵圆状三棱形。花期4～6月,果期5～7月。

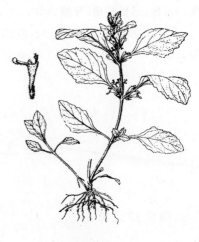

紫背金盘

【分布生境】产于纸厂湾及缙云寺附近,生于耕地边湿润处。

【药用部分】全草入药用。

【采集期】春夏采收。

【药性功能】苦、寒。清热解毒,凉血散瘀,消炎消肿。

【主治病症】肺热咳血,吐血,痔疮出血,支气管炎,扁桃体炎,乳腺炎,外伤出血,烧烫伤,疮疖肿毒,跌打损伤。

【用量用法】15～30g,水煎服。外用,鲜品适量,捣烂敷患处。

【附方】治肺炎、咽喉炎、痈疮肿毒:破血丹30g,鱼腥草30g,水煎服。(出自《四川中药志》1982年版)

538.柳叶红茎黄芩

【别名】柳叶滇黄芩。

【拉丁学名】*Scutellaria yunnanensis* Lévl. var. *salifolia* Snnex D. H. Hu.

【分类地位】唇形科,黄芩属。

【形态特征】多年生草本,高20～50cm。根状茎密生纤维状须根,匍匐地表;茎直立,不分枝或有少数短分枝,无毛或略被短柔毛,呈水红色。单叶对生;叶柄长0.7～1.2cm,水红色,被具腺柔毛;叶片长圆形或披针形,长5～9cm,宽1～1.6cm,先端渐尖或钝,基部楔形,全缘或具2～4个疏浅锯齿,叶背带红色。花对生,排列成顶生或腋生的长9～15cm的总状花序;总梗长2.5～3.5cm;花梗长2～2.5mm,花梗与花序轴密被细柔毛和具腺柔毛;花萼紫红色,外被柔毛,盾片开展,半圆形;花冠檐部紫红色,筒部色淡或白色,外被微柔毛,二唇形;雄蕊4枚,二强;花盘肥厚,前方呈指状伸长且超过子房;子房有柄,光滑无毛,花柱细长。小坚果成熟时暗褐色。花期4月,果期5～6月。

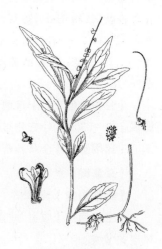

柳叶红茎黄芩

【分布生境】产于板子沟、泡沫沟等处,生于河沟边或沟边林中,江津、合川、北碚,海拔460～1600m处有分布。

【药用部分】全草入药。

【采集期】4～6月采收。

【药性功能】苦、寒。清热解毒,平肝解郁。

【主治病症】治肝脾肿大,高热不退,痢疾,咳喘。

【用量用法】10～15g,水煎服。

539.韩信草

【别名】挖耳草、大力草、印度黄芩、向天盏、疔疮草、偏向花。

【拉丁学名】*Scutellaria indica* L.

【分类地位】唇形科，黄芩属。

【形态特征】多年生草本，高 10～40cm，全株被白色短毛。茎基部伏地，上部直立，四棱形，通常带暗紫色，基部常有分枝。单叶对生；叶柄长 0.4～2.8cm，密被柔毛；叶片卵圆形或卵状椭圆形，长1.5～2.6cm，宽1.2～2.3cm，先端钝或圆，基部圆形，浅心形至心形，边缘有圆钝锯齿，两面被微柔毛或糙伏毛。花对生，在茎或分枝顶端排成偏向一侧的总状花序，长 4～8cm，最下一对苞片叶状，其余均细小；花萼二唇形，长约2.5mm，上唇紫红色，背面的盾状附属体高约1.5mm，果时核增大；花冠二唇形，蓝紫色，长 1.4～18cm，筒前方基部膝曲，使花冠近直立；雄蕊 4，二强，不伸出；花盘肥厚，前方隆起；子房柄短，子房光滑无毛，4 裂，花柱细长。小坚果 4 个，卵形，暗褐色，具瘤，腹面近基部具一果脐，花萼宿存。花果期 4～6 月。

【分布生境】产于韩家院子、板子沟等地，生于沟边林中或路边草丛中。巫溪、巫山、奉节、南川、北碚，海拔 1500m 以下有分布。

【药用部分】全草入药。

【采集期】全年可采。

【药性功能】辛、微苦、平。清热解毒，活血止血，祛风，散瘀，止痛。

【主治病症】咳血，吐血，肺脓肿，痈肿疔毒，牙痛，喉痹，筋骨疼痛，跌打损伤，皮肤瘙痒，毒蛇咬伤，外伤出血。

【用量用法】15～30g，水煎服。外用适量，鲜品捣烂敷患处。

【附方】①治瘰疬：韩信草全草连根 15g，加水煮汁，以药汁同鸡蛋 2 个煮服。（出自江西《草药手册》）

②治急慢性尿路感染：韩信草、海金沙各31g，水煎服，每日 1 剂，分 2 次服。（出自《福建药物志》）

③治白浊、白带：韩信草、千金草各 30g，水煎或加猪小肠同煎服。（出自《福建中草药》）

④治全身筋骨痛：韩信草120g，红枣 2 个，猪瘦肉 200g，水炖，服汤食肉。（出自《江西草药》）

【附注】孕妇慎服。

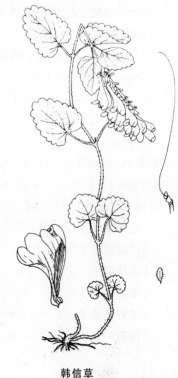

韩信草

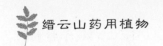

540.四裂花黄芩

【别名】硬毛黄芩、四香花、土薄荷。

【拉丁学名】*Scutellaria quadrilobulata* Sun ex C. H. Hu

【分类地位】唇形科,黄芩属。

【形态特征】多年生草本。茎直立,高 30～60cm,被白色微柔毛及疏柔毛。单叶对生;具叶柄,茎中部者长达 2cm,被毛;叶片卵形,茎中部者最大,长约 4cm,宽达 2.6cm,先端钝或急尖,基部平截或圆形而稍下延,边缘每边各有 5～8 个疏圆齿,两面无毛或散生具节的疏柔毛。花单生于叶腋,在茎及分枝的上部逐渐过渡成疏松或密的长总状花序,长达 10cm,甚至以上;下部苞片与茎叶同形,向上渐小而全缘;花萼长约 2.2mm,盾片高约 1.5mm,果时增大,呈紫色;花冠黄色,有紫色条纹,长约 2cm,花冠筒基部前方呈囊状膝曲,下唇中裂片梯形,蝶式 4 小裂;雄蕊 4,前对较长,具半育药,后对较短,具全药;花盘前方隆起;子房 4 裂。花期 6～8 月。

【分布生境】产于桂花湾及火烧地附近,生于路边林下及草丛中。

【药用部分】全草药用。

【采集期】全年可采。

【药性功能】苦、寒。清肝发表。

【主治病症】肝火头痛,湿热黄疸。

【用量用法】3～9g,水煎服。

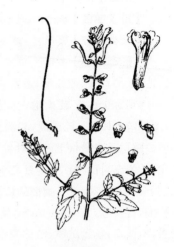

四裂花黄芩

541.岩藿香

【别名】方茎犁头草、犁头草。

【拉丁学名】*Scutellaria franchetiana* Lévl.

【分类地位】唇形科,黄芩属。

【形态特征】多年生草本。根状茎横走,密生须根,节上生匍匐枝。茎锐四棱形,直立或斜升向上,高 30～70cm,被上曲微柔毛。单叶对生;茎叶具短柄;叶片卵形至卵状披针形,长 1.5～4.5cm,宽 1～2.5cm,先端渐尖或钝,基部楔形至心形,边缘每侧具 3～4 个大牙齿,两面略被柔毛。总状花序生于茎中部以上叶腋内,长 1～9cm,向茎端渐变短;苞片叶状,细小,小苞片条形;花萼长约 2.5mm,盾片高约 1.5mm,果时均增大;花冠紫色,长达 2.5cm,两唇形,花冠筒基部前方膝曲,微囊状增大,下唇中裂片三角状卵圆形;雄蕊 4 枚,前对较长,后对较短,内藏,花盘前方稍隆起;子房 4 裂,花柱细长,微裂。小坚果卵球形,黑色,花期 6～7 月。

【分布生境】产于望岩石附近,生路边草丛中。城口、奉节、开县、秀山、南川、綦江、北碚,海拔 700～1500m 处有分布。

【药用部分】全草入药。

【采集期】6～7 月采收。

【药性功能】辛、苦、凉。清热凉血,化瘀,消肿,止咳,活血解毒,祛暑。

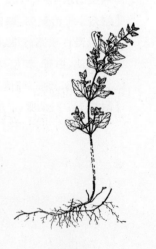

岩藿香

【主治病症】风热咳嗽,跌打红肿,感冒暑湿,痱子,蜂蜇伤。

【用量用法】3～15g,水煎服。外用捣烂敷或煎水洗。

【附方】①治风湿咳嗽:岩藿香、鱼腥草各 25g,水煎服。

②治跌打红肿:岩藿香鲜品捣烂,包敷患处,并用 50g 加酒服。

(①②方出自《全国中草药汇编》)

542.夏至草

【别名】小益母草、白花夏枯草、灯笼棵。

【拉丁学名】*Lagopsis supine*（Steph. ex Willd.）Ikonn.-Gal.

【分类地位】唇形科,夏至草属。

【形态特征】多年生草本,高 15～60cm。茎常从基部分枝,直立或斜升,密被微柔毛。主根圆锥状。叶对生;叶柄长1～3cm,茎基部叶柄较长,上部叶柄较短;叶片轮廓近圆形,直径 1.5～2cm,掌状 3 深裂,裂片再 2 深裂或有钝齿,两面均密生细毛,下面叶脉凸起,沿脉上有长柔毛。轮伞花序腋生,花轮有花 6～10 朵,无梗或具短梗;苞片刺状,弯曲;花萼钟状,长约 4mm,外面密被微柔毛;花冠白色,稀粉红色,钟状,长约 7mm,外面有短柔毛,冠筒内面无毛环,冠檐 2 唇形,上唇全缘。下唇 3 裂,中裂宽椭圆形;雄蕊 4,二强,着生于花冠筒中部,内藏。小坚果长卵形,褐色,有鳞秕,长约 1.5mm。花期 3～4 月,果期 5～6 月。

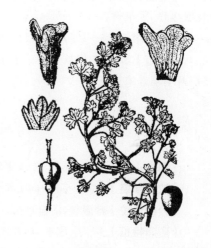

夏至草

【分布生境】产于北温泉附近,生于路边林下。巫溪、巫山、南川、北碚等地有分布。

【药用部分】全草药用。

【采集期】3～6 月采收。

【药性功能】平、微苦、辛。有小毒,清热利湿,养血活血,调经。

【主治病症】贫血性头晕,半身不遂,月经失调,跌打损伤,小便不利,水肿,冻疮,牙痛,皮肤瘙痒,产后瘀滞腹痛。

【用量用法】15～20g,水煎服,或熬成膏剂服。

【附方】治水肿、小便不利:夏至草 30g,马鞭草 30g,水煎浓汁服。(出自《四川中药志》1982 年版)

【附注】孕妇慎服。内障不可用。

543.藿香

【别名】土藿香、野藿香、排香草、青茎薄荷、绿薄荷。

【拉丁学名】*Agastache rugosa*（Fisch. et Mey.）O. Kuntze

【分类地位】唇形科,藿香属。

【形态特征】多年生草本,高 30～150cm,有香气。茎直立,四棱形,上部被极短的细毛,下部无毛,上部有能育的分枝。单叶对生;叶柄长 1～4cm;叶片心状卵形至矩圆状披针形,长 4.5～11cm,宽 3～6.5cm,向上渐小,先端长渐尖、渐尖或急尖,基部圆形或略带心形,边缘具粗齿,上面近无毛,下面被微柔毛及点状腺体。轮伞状花序,生于主茎或侧枝顶端,多花密集形成圆筒形的穗状花序;苞片披针状条形;花萼筒状倒锥形,长约 6mm,先端 5 齿裂,具微柔毛和腺点;花冠唇形,紫色,淡紫红色或白色,上唇弯,顶端略凹,下唇 3 裂,中裂最大,顶端微凹,边缘波状;雄蕊 4,二强,伸出花冠外;花盘厚环状;子房 4 深裂,花柱着生于子房底部中央,伸出花外,柱头 2 裂。小坚果黄褐色,倒卵状三棱形,顶端有短毛。花期 6～9 月,果期 9～11 月。

【分布生境】产于代家院附近,生于房屋院坝边。黔江、万州、南川、北碚,各地栽培。

【药用部分】全草入药。

【采集期】6～7 月花序抽出时采收。

【药性功能】辛、微温。解暑化湿,行气和胃,止痛,止血,止痒。

【主治病症】中暑发热,头痛胸闷,食欲不振,恶心,呕吐,泄泻,湿疹,皮肤瘙痒,手足癣。

【用量用法】6～10g,水煎服。外用适量,煎水洗或研末搽。

【附方】治湿疹、皮肤瘙痒:用(藿香)茎、叶适量,水煎外洗。(出自《广西本草选编》)

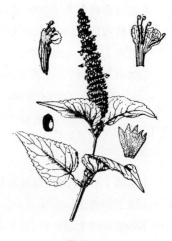

藿香

544.活血丹

【别名】连钱草、金钱草、金钱薄荷、肺风草、透骨消。

【拉丁学名】*Glechoma longituba*(Nakai)Kupr.

【分类地位】唇形科,活血丹属。

【形态特征】多年生草本,具着地生根的匍匐茎。地上茎直立或斜升,四棱形,高 10～20cm,幼嫩部分被疏长柔毛。单叶对生;茎下部叶较小,心形或肾形,上部叶较大,心形,长 1.8～2.6cm,先端钝,基部心形,边缘具圆齿,上面被粗疏伏毛,下面常带紫色,被疏柔毛;叶柄长为叶片 1～2 倍,被长柔毛,轮伞花序腋生,每轮有花 2～6 朵。苞片钻形,顶端有芒;花萼筒状,长 0.9～1.1cm,5 齿裂,齿端芒状;花冠淡蓝色至紫色,二唇形,长 1.2～2cm,冠管基部细,向喉部增广,上唇短,倒心形,顶端有深凹,下唇有 3 裂片,侧裂椭圆形,中裂最大,倒心形;雄蕊 4 枚,内藏;子房 4 裂,花柱略伸出,柱头 2 裂;花盘环状,前方呈指状膨大。小坚果矩圆状卵形,深褐色。花期 4～5 月,果期 5～6 月。

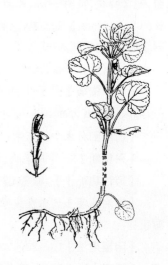

活血丹

【分布生境】:产于杉木园附近,生于路边林下或耕地边。城口、巫溪、巫山、奉节、万州、武隆、南川、巴南、北碚,海拔 100～2000m 处有分布。

【药用部分】全草药用。

【采集期】全年可采。

【药性功能】苦、辛、凉。清热解毒,利尿排石,散瘀消肿。

【主治病症】黄疸型肝炎,腮腺炎,胆囊炎,胆石症,疳积,淋证,尿路感染,尿路结石,胃、十二指肠溃疡,感冒,咳嗽,风湿关节痛,月经不调,跌打损伤,骨折,疮疡肿毒。

【用量用法】15～30g,水煎服或浸酒服。外用适量鲜品捣烂敷患处。

【附方】①治急性肾炎:连钱草、地念、海金沙藤、马兰各 30g,每日 1 剂 2 次煎服。

②治肾及膀胱结石:鲜连钱草 30g,水煎服。连服 1～2 个月,逐日增量,增至 180g 为止。

(①②方出自《全国中草药汇编》)

③治胆囊炎、胆石症:金钱草、蒲公英各 30g,香附子 15g,煎服,每日 1 剂。(出自《浙江药用植物志》)

【附注】阴疽、血虚及孕妇慎服。

545.夏枯草

【别名】欧夏枯草、棒槌草、大头草、夏枯头、九重楼。

【拉丁学名】*Prunella vulgaris* L.

【分类地位】唇形科,夏枯草属。

【形态特征】多年生草本,高15～30cm;根状茎匍匐地上,节上生须状不定根;茎四棱形,自基部多分枝,直立或斜升,通常带紫红色,被稀疏糙毛或近无毛。叶对生,叶片卵形或卵状椭圆形,长1.5～5cm,宽0.5～2cm,先端钝或尖,基部楔形,宽楔形至圆形,边缘具波状齿或全缘,两面均有毛,下面有腺点;基部叶有柄,长1～3.2cm,向上叶柄渐变短,上部叶近无柄。轮伞花序密集排列成顶生长2～4cm的假穗状花序;苞片心形,具骤尖头,每苞片内有花3朵;花萼钟状,长约1cm,二唇形,绿色;花冠二唇形,紫色或白色,长约13mm,上唇帽状,2裂,下唇3裂,中裂片宽大,边缘具流苏状小裂片;雄蕊4,二强;子房4裂,花柱丝状,柱头2裂。小坚果长椭圆形,褐色,长约1.5mm。花期4～6月,果期7～10月。

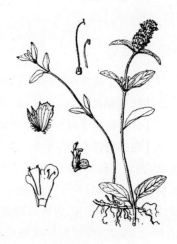

夏枯草

【分布生境】产于复兴寺、朱家垭口等处,生于荒坡草丛中及路边林缘。重庆各区县均有分布。

【药用部分】全草药用。

【采集期】5～6月当花序变棕褐色时采收。

【药性功能】辛、苦、寒。清肝明目,清热散结,解毒。

【主治病症】高血压病,肝热头痛,头晕,目赤肿痛,淋巴结炎,淋巴结核,肺结核,甲状腺肿,耳鸣,腮腺炎,乳腺炎,痈疖肿毒。

【用量用法】10～15g,水煎服。

546.疏毛白绒草

【别名】白绒草。

【拉丁学名】*Leucas mollissima* Wall. var. *chinensis* Benth.

【分类地位】唇形科,绣球防风属。

【形态特征】多年生草本,高约50cm。茎直立,多分枝,四棱形,有疏柔毛;叶对生,具短柄;叶片卵圆形,长1.5～4cm,宽1～2.3cm,先端渐尖,基部宽楔形至心形,边缘具圆齿状锯齿,纸质,两面均被短绒毛。轮伞花序腋生,多花密集呈球状;苞片被长柔毛;花萼管状,长约6mm,管口平截,10齿裂,齿极小;花冠白色,淡黄色或粉红色,长约1.3mm,冠檐二唇形,上唇盔状,下唇开张,比上唇略长,三浅裂,中裂最大;雄蕊二对,后对较短,花丝丝状,花药卵圆形,内藏;子房无毛。小坚果细小,卵状三棱形,黑褐色藏于宿萼内。花期5～10月,果期6～11月。

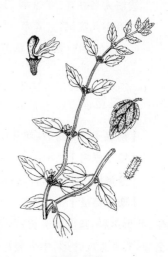

疏毛白绒草

【分布生境】产于北温泉附近,生于山坡草丛中。巫溪、开县、万州、忠县、云阳、江津、巴南、北碚,海拔2700m以下有分布。

【药用部分】全草入药。

【采集期】夏季枝叶茂盛采收。

【药性功能】微辛、苦、平。清肺止咳,祛寒发表,解毒明目。

【主治病症】肺热咳嗽,感冒发热,支气管炎,百日咳,乳腺炎。

【用量用法】15～30g,煎汤服。外用适量,捣烂敷患处。

547.宝盖草

【别名】接骨草、佛座草、蜡烛扦草、莲台夏枯草。

【拉丁学名】*Lamium amplexicaule* L.

【分类地位】唇形科,野芝麻属。

【形态特征】一年生草本,高 10～30cm。茎细弱,基部多分枝,呈丛生状,直立或斜升,四棱形,常带紫色,有疏毛。叶对生,下部叶具短柄,向上柄渐短至无柄;叶片肾形或近圆形,长 1～2cm,宽 0.7～1.2cm,先端圆钝,基部心形或圆形,边缘有圆齿或浅裂,两面均被疏生细伏毛。轮伞花序 6～10 朵花;苞片披针状钻形,具缘毛;花萼筒状钟形,外面密被长柔毛,萼齿 5,近等大;花冠粉红色或紫红色,长约 1.7cm,冠筒细长,内无毛环,上唇直立,下唇 3 裂,中裂片倒心形,顶端深凹,基部收缩;雄蕊 4 枚,前对较长;花柱丝状;花盘环状,具圆齿。小坚果倒卵状三棱形,表面有白色疣状突起。花期 3～5 月,果期 7～8 月。

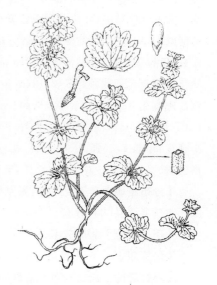

宝盖草

【分布生境】产于石堰沟,生于耕地旁草坪。城口、南川、万州、北碚,海拔 600～2000m 处有分布。

【药用部分】全草药用。

【采集期】6～8 月采收。

【药性功能】辛、苦、微温。清热利湿,活血祛风,解毒消肿,通络止痛。

【主治病症】骨折,跌打损伤,四肢麻木,半身不遂,面瘫,黄疸,高血压,淋巴结核,黄水疮,小儿肝热。

【用量用法】9～15g,水煎服或入丸、散。外用适量鲜品捣烂敷或研粉撒。

【附方】①治黄疸型肝炎:宝盖草 9g,夏枯草 9g,木贼 9g,龙胆草 9g,水煎服。(出自《湖南药物志》)

②治无名肿毒:宝盖草 15g,水煎服,每日 3 次,药渣敷患处。

③治小儿腹泻:宝盖草 9～15g,水煎服。

(②③方出自《西宁中草药》)

548.益母草

【别名】益母蒿、红花艾、茺蔚、野油麻。

【拉丁学名】*Leonurus japonicus* Houtt. (*L. heterophyllus* Sweet.)

【分类地位】唇形科,益母草属。

【形态特征】一年或二年生草本,高 30～120cm。茎直立,四棱形,被倒向糙伏毛,在节及棱上尤密。叶对生,叶形多种;基生叶有长柄,叶片卵圆形,直径 4～8cm,边缘有 5～9 浅裂,每裂片有 2～3 钝齿;中部茎生叶子全裂,裂片近披针形,中央裂片常再 3 裂,侧片 1～2 裂;最上部叶片不分裂,条形两面被柔毛。轮伞花序腋生,具花 8～15 朵,轮廓近球形,直径 2～2.5cm,下有刺状小苞片;花萼筒状钟形,长 6～8mm,5 脉,5 齿,前 2 齿靠合;花冠粉红至淡紫红色,长 10～12mm,花冠筒内有毛环,檐部二唇形,上唇直伸,内凹,下唇 3 裂,中裂片倒心形;雄蕊二对,前对较长,花丝扁平,有鳞状毛,花药卵圆形;子房4裂,花柱丝状,柱头2裂。小坚果长圆状三棱形,长2.5mm,淡褐色。花期6～9月,果期9～10月。

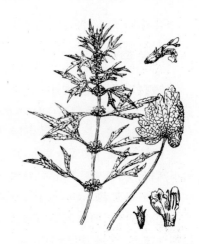

【分布生境】产于绍隆寺附近,生于荒地边。重庆各地均有分布。

【药用部分】全草药用。

【采集期】夏、秋开花时割取地上全草。

【药性功能】辛、苦、微寒。归肝、肾、心包经。活血调经,利尿消肿,祛瘀生新,清热解毒。

【主治病症】月经不调,胎漏难产,胞衣不下,闭经,产后瘀血腹痛,肾炎浮肿,小便不利,尿血,泻血,疮疡肿毒。

【用量用法】15～30g,水煎服。外用适量,煎水洗。

【附方】①治月经不调、痛经、产后及刮宫后复旧不全:鲜益母草120g,鸡血藤60g,水煎加红糖服,每日1剂。

②急性肾炎浮肿:鲜益母草180～240g(干品90～120g均用全草),加水700mL,文火煎至300mL,分2次服,每日1剂。

（①②方出自《全国中草药汇编》）

③治痛经:益母草30g,香附9g,水煎,冲酒服。（出自《福建药物志》）

益母草

549.小叶假糙苏

【别名】十二槐花、壶瓶花、荏子香、金槐。

【拉丁学名】*Paraphlomis javanica*（Bl.）Prain var. *coronata*（Vaniot）C. Y. Wu et H. W. Li

【分类地位】唇形科,假糙苏属。

【形态特征】多年生草本,高约50cm。茎直立,钝四棱形,具槽,被侧向平伏毛,常曲折,向基部无叶,上部具叶,叶椭圆状卵形或长圆状卵形,一般长3～9cm(有时达15cm),宽1.5～6cm,肉质,边缘疏生锯齿或有小尖突的圆齿,齿常不明显或极浅。轮伞花序多花,轮廓为圆球形,连花冠径约3cm;花萼花时明显管状,果时膨大,革质;花冠通常黄或淡黄色,有时为白色,长约1.7cm,冠檐二唇;雄蕊4,前对较长,均上升到唇片之下,或略超齿;花柱丝状,略高于雄蕊,子房紫黑色,无毛。小坚果倒卵球状三棱形,黑色。花期6～8月,果期8～12月。

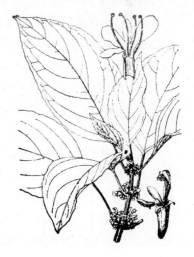

【分布生境】产于缙云寺附近,生于阔叶林中。巴县、北碚,海拔400～900m处有分布。

【药用部分】全草药用。

【采集期】7～8月采收。

【药性功能】甘、平。滋阴润燥,止咳,调经。

【主治病症】虚痨咳嗽,月经不调。

【用量用法】15g,水煎服。

小叶假糙苏

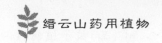

550.针筒菜

【别名】野油麻、地参。

【拉丁学名】*Stachys oblongifolia* Benth.

【分类地位】唇形科，水苏属。

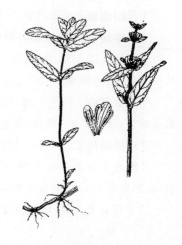

针筒菜

【形态特征】多年生草本，高0.5～1m。根状茎横走，节上生出须根状的不定根。茎直立或斜升，四棱形，不分枝或少分枝，在棱及节上有长柔毛。叶对生；叶柄长约2mm，或近于无柄，密被长柔毛；叶片长圆状披针形，长2.5～10cm，宽0.7～2.5cm，先端近急尖，基部浅心形，边缘有圆牙状锯齿，两面均有细毛。轮伞花序通常6花，下部远离，上部者密集排列成长5～8cm的假穗状花序，小苞片线状刺形，长约1mm；花萼钟状，连齿长7mm，外被具腺绒毛；花冠粉红色或粉红紫色，长约1.3cm，上唇直立，下唇3裂，中裂片肾形；雄蕊4，花药卵圆形，2室，室极叉开；花柱丝状，稍超出雄蕊，子房黑褐色，无毛。小坚果卵球状，径约1mm，褐色，光滑。花期6～8月，果期7～10月。

【分布生境】产于澄江路边，生于沟边草丛中。奉节、巴南、北碚，海拔250～1280m处有分布。

【药用部分】全草药用。

【采集期】夏、秋季采收。

【药性功能】辛、微甘、温。祛风解毒，补气，止血。

【主治病症】病后体弱，气虚乏力，久痢不止，外伤出血。

【用量用法】15～30g，水煎服。外用捣烂敷患处。

【附方】①治病后虚弱：野油麻根30g，炖肉吃。

②治外伤出血：野油麻适量，捣烂敷患处。

（①②方出自《贵州草药》）

551.荔枝草

【别名】癞子草、癞疙宝草、雪见草、水羊耳、隔冬青、野猪菜。

【拉丁学名】*Salvia plebeia* R. Br.

【分类地位】唇形科，鼠尾草属。

【形态特征】一年生或二年生草本，高15～90cm。茎四棱形，多分枝，直立或斜升，被下向的疏柔毛。基生叶丛生，呈莲座状，茎生叶对生；叶柄长0.4～1.5cm，密被短柔毛；叶片椭圆状卵形或披针形，长2～6cm，宽0.8～2.5cm，先端钝或急尖，基部楔形，边缘具圆钝或尖锐锯齿，上面有皱折，被柔毛，下面密被柔毛及金黄色小腺点。轮伞花序顶生或腋生，每轮有花2～6朵，密集成假总状或圆锥花序；苞片小，披针形；花萼钟状，长2.7mm，二唇形，上唇顶端有3个短尖头，下唇2齿；花冠淡红色至蓝紫色或白色，长4.5mm，筒内有毛环，下唇中裂片宽倒心形；能育雄蕊2，着生于下唇基部，略伸出花冠外；花柱与花冠等长，先端不相等2裂；花盘前方隆起。小坚果倒卵圆形，径0.4mm，褐色，光滑。花期4～5月，果期6～7月。

【分布生境】产于分析厂附近，生于路边草坪上。巫山、万州、长寿、南川、大足、巴南、北碚，海拔500～2000m处有分布。

【药用部分】全草入药。

【采集期】6～7 月割取地上部分。

【药性功能】辛、苦、凉。清热解毒，利尿消肿，凉血止血，活血散瘀。

【主治病症】扁桃体炎，支气管炎，口腔炎，乳腺炎，胃肠炎，肾炎，小儿高烧，腹水肿胀，肺结核咯血，崩漏，尿血，便血，痔疮出血，蛇虫咬伤。

【用量用法】15～30g，水煎服。外用鲜草适量，煎水洗或捣烂敷患处。

【附方】①治耳心痛、耳心灌脓：癫子草捣汁滴耳。（出自《重庆医药》）

②治咳血、吐血、尿血：鲜荔枝草 15～30g，猪瘦肉 60g，炖汤服。（出自江西《中草药学》）

③治血小板减少性紫癜：荔枝草 15～30g，水煎服。（出自《全国中草药汇编》）

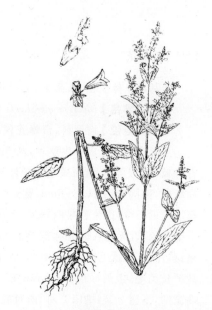

荔枝草

552.贵州鼠尾草

【别名】血盆草、叶下红、红肺筋、破锣子、反背红。

【拉丁学名】*Salvia cavaleriei* Lévl.

【分类地位】唇形科，鼠尾草属。

【形态特征】一年生草本，高 12～32cm。茎细弱，四棱形，基部有分枝或不分枝，下部无毛，上部有微柔毛。通常为青紫色。叶形状多样，下部叶为奇数羽状复叶，顶生小叶长卵形或披针形，长 2.5～7.5cm，宽 1～3.2cm，先端钝或圆钝，基部楔形或宽楔形，边缘有疏钝锯齿，上面绿色，有微柔毛或无毛，下面紫色，侧生小叶 1～3 对，较小，茎上部的为单叶或裂为三裂片；叶柄长 1～7cm，下部的较长，向上渐短。轮伞花序，每轮有花 2～6 朵，疏离，排列成顶生圆锥花序；苞片披针形，紫色；花萼筒状，长 4.5mm，外无毛，上唇三角形，下唇具 2 齿；花冠蓝色或浅紫色，长 3mm，下唇中裂片倒心形；能育雄蕊 2 枚，伸出花冠上唇之外；退化雄蕊短小；花柱伸出花冠，先端不等 2 裂。小坚果长椭圆形，长约 0.8mm，黑色。花期 7～9 月。

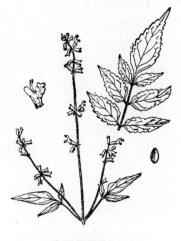

贵州鼠尾草

【分布生境】产于马家沱附近等地，生于沟边草坪上。奉节、南川、北碚，海拔 500～1300m 处有分布。

【药用部分】全草药用。

【采集期】夏、秋采集开花全草。

【药性功能】微苦、凉。凉血解毒，散瘀止血，清热利湿。

【主治病症】肺结核咯血，吐血，鼻血，崩漏，湿热泻痢，外伤出血，跌打损伤，疮疖肿毒。

【用量用法】15～30g，水煎服。外用研末撒伤口处或调水敷患处。

【附注】本种的变种血盆草（*Salvia cavaleriei* Levl. var. *simpliei folia* Stih）与原种不同在于，叶全部基出，或稀在茎下部着生，通常为单叶，仅有时 1 或 2 全裂，叶片倒卵形至长倒卵形，叶柄常较叶片长，叶片下面为乌红色，花为紫色或紫红色。其药性功能与原种同。产于马家沱，生于河边草丛中，万州、忠县、南川、北碚，海拔 700～2000m 处有分布。

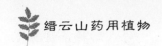

553.蜜蜂花

【别名】鼻血花、红活美、土荆芥、小叶薄荷、滇荆芥、鼻血草。

【拉丁学名】*Melissa axillaris* (Benth) Bakh. f.

【分类地位】唇形科,蜜蜂花属。

【形态特征】多年生草本,高60～100cm,具横走的根状茎。茎四棱形,有分枝,略带紫色,被短柔毛。单叶对生;叶柄长0.2～2.5cm,密被短柔毛;叶片纸质,卵圆形,长1.2～6cm,宽0.9～3cm,先端急尖或短渐尖,基部圆形,宽楔形或近心形,边缘有圆钝锯齿,上面疏被短柔毛,下面靠中脉两侧带紫色或全部紫色,近无毛或仅沿脉被短柔毛。轮伞状花序腋生,有花少数或多数,疏离;苞片小,具缘毛;花梗长约2mm,被短柔毛;花萼钟形,长6～8mm,外面被具节长柔毛,上唇3齿,下2齿;花冠白色或微红色,长约1cm,上唇直立,顶端微凹,下唇3裂;雄蕊2对,前对较长,内藏;子房4裂,花柱比雄蕊略长,柱头2裂。小坚果卵圆形,腹面具棱。花期6～11月,果期7～11月。

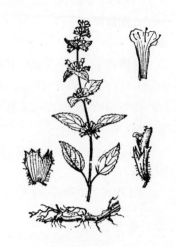

蜜蜂花

【分布生境】产于杉木园附近,生于路旁草丛中。城口、酉阳、奉节、黔江、南川、合川、北碚,海拔600～1640m处有分布。

【药用部分】全草药用。

【采集期】夏秋采收。

【药性功能】平、苦、涩。清热解毒,凉血止血。

【主治病症】风湿麻木,吐血,鼻出血,大麻风,皮肤瘙痒,疮疹,崩漏,带下,蛇虫咬伤,口臭。

【用量用法】50～100g,水煎服。外用鲜品适量捣烂敷或煎水洗患处,或捣烂塞鼻。

【附方】①治鼻衄、吐血:鼻血草15g,刺黄柏15g,白茅根15g,土茯苓15g,水煎服,或鲜鼻血草捣绒塞鼻。

②治皮肤疮疹:鼻血草1把,煎水洗患处。

③治蛇咬伤:鼻血草、马牙半枝莲、半边莲各等分,捣烂敷患处。

(①～③方出自《四川中药志》1982年版)

554.细风轮菜

【别名】瘦风轮、塔花、剪刀草、玉如意、山薄荷、野薄荷、节节花、野仙人草、光风轮。

【拉丁学名】*Clinopodium gracile* (Benth.) Matsum.

【分类地位】唇形科,风轮菜属。

【形态特征】一年生草本,高10～30cm。茎纤细,四棱形,基部匍匐,上部直立或斜升,被倒向短柔毛。单叶对生;叶柄长0.3～1.8cm,密被短柔毛;叶片卵形或菱状卵形,长1～3.4cm,宽0.8～2.4cm,先端钝或锐尖,基部圆形或楔形,边缘具疏牙齿或圆齿状锯齿,上面近无毛,下面脉上疏被短毛。轮伞花序腋生或于茎顶排列成总状;苞片很小,成针状;花萼筒状二唇形,长约3mm,13脉,脉上被短粗毛,5齿裂,上唇3裂齿短,三角形,果时向上反折,下唇2裂齿略长,顶端钻状平伸,齿缘被睫毛,宿存;花冠白色或紫红色,二形,上唇圆形,顶端微凹,下唇3裂;雄蕊2对,前对能育,后对不育,较小;子房4裂,无毛,花柱2浅裂。小坚果卵球形,褐色。花期6～8月,果期8～10月。

【分布生境】产于灯草坪等地,生路边林下。巫山、奉节、开县、梁平、万州、忠县、南川、巴南、北碚,海拔250～2500m处有分布。

【药用部分】全草药用。

【采集期】6～8月采集全草。

【药性功能】辛、苦、凉。清热解毒,消肿止痛,祛风,活血。

【主治病症】感冒发热,呕吐,痢疾,咽喉肿痛,白喉,肠炎,乳腺炎,痈肿丹毒,荨麻疹,毒虫咬伤,跌打肿痛,外伤出血。

【用量用法】15～30g,鲜品30～60g,水煎服,外用捣敷或煎水洗。

【附方】①治感冒头痛:光风轮30g,煎服,或光风轮9g,淡豆豉12g,薄荷6g(后下),葱白3根,煎服。(出自《安徽中草药》)

②治痢疾、肠炎:剪刀草30g,叶下珠(大戟科)爵床各15g,水煎服。或者剪刀草36g,龙牙草6g,水煎服。(出自《浙南本草新编》)

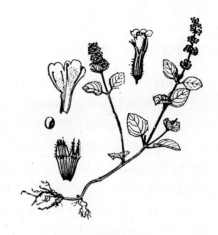

细风轮菜

555.薄荷

【别名】蕃荷菜、菝荷、薄苛、蓑荷、仁丹草、见肿消、水益母、接骨草、鱼香草、香薷草。

【拉丁学名】*Mentha haplocalyx* Briq.

【分类地位】唇形科,薄荷属。

【形态特征】多年生草本,高达80cm,揉烂有浓烈香气。根状茎细长,白色或白绿色。地上茎四棱形,下部匍匐,节上生根,上部直立,多分枝,被倒向柔毛。叶对生;叶柄长4～14mm,被微柔毛;叶片长圆形或长圆状披针形,长3～7cm,宽1～2.5cm,先端锐尖,基部楔形至近圆形,边缘具尖锯齿,两面均有疏短毛和腺点,沿叶脉毛较密。轮伞花序腋生,轮廓近球形,花时直径约18mm,具梗或无梗,梗长可达3mm;花萼管状钟形,外被柔毛及腺点,5齿裂,裂片锐尖;花冠二唇形,淡红色、青紫色或白色,外面具微柔毛,内面喉部以上具微柔毛。上唇2浅裂,下3裂;雄蕊4枚,近等长,均伸出花冠外,花丝丝状,花药卵圆形;子房4裂,花柱略超出雄蕊。小坚果长圆形,长约1mm,褐色,藏于宿萼内。花期7～9月,果期10月。

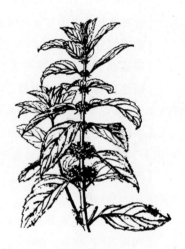

薄荷

【分布生境】产于景家坪,生于草丛中。城口、巫溪、万州、南川、北碚,海拔500～2800m处有分布。

【药用部分】全草入药。

【采集期】7～10月采收。

【药性功能】辛、凉。疏风,散热,辟秽,解毒,清利头目。

【主治病症】外感风热,头痛,目赤,咽喉肿痛,食滞气胀,口疮,牙痛,疮疥,皮肤瘙痒。

【用量用法】3～9g,水煎服,或冲开水服。外用煎水洗或挤汁涂。

【附方】治感冒、头痛、鼻塞:薄荷、菊花、蔓荆子各15g,荆芥10g,金银花20g。水煎服。(出自《全国中草药汇编》)

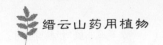

556.紫苏

【别名】赤苏、红苏、红紫苏、皱紫苏、白紫苏、荏叶、白苏。

【拉丁学名】*Perilla frutesens* (L.) Britt.

【分类地位】唇形科,紫苏属。

【形态特征】一年生草本,高 0.3～2m。茎直立,粗壮,四棱形,绿色或紫色,密被长柔毛。单叶对生;叶柄长 3～5cm,密被长柔毛;叶片宽卵形或圆形,长 9～13cm,宽 4.5～10cm,先端短渐尖或突尖,基部圆形或宽楔形,上面被疏柔毛,下面脉上被贴生柔毛,两面通常绿色,有时背面带紫色,有腺点,叶缘有粗锯齿。轮伞花序,每轮有花 2 朵,组成长 1.5～15cm,密被长柔毛、偏向一侧的顶生及腋生的总状花序;苞片宽卵形或近圆形,外被红褐色腺点;花萼钟形,长约 3mm,萼檐二唇形,上唇宽大,3 齿,下唇 2 齿,齿披针形;花冠白色至紫红色,长 3～4mm,冠檐近二唇形,上唇微缺,下唇 3 裂;雄蕊 4,不伸出;花柱先端 2 浅裂;花盘前方指状膨大。小坚果近球形,灰褐色,直径 1.5mm,具网纹。花期 8～11 月,果期 8～12 月。

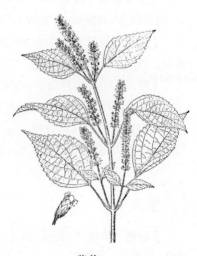

紫苏

【分布生境】产于灯草坪附近,生于山坡草丛中。重庆各地栽培或野生。

【药用部分】带叶嫩枝、叶、主茎、果实药用。

【采集期】9～12 月果实成熟时采收。

【药性功能】①带叶嫩枝:辛、温。散寒解表,理气宽中。②叶:辛、温。发表散寒。③梗(主茎):辛、温。理气宽胸,解郁安胎。④果实(紫苏子):辛、温。降气定喘,化痰止咳,利膈宽肠。

【主治病症】①带叶嫩枝:风寒感冒,头痛,咳嗽,胸腹胀满。②叶:风寒感冒,鼻塞头痛,咳嗽,鱼蟹中毒。③梗:胸闷不舒,气滞腹胀,妊娠呕吐,胎动不安。④果实:咳嗽痰多,气喘,胸闷呃逆。

【用量用法】①带叶嫩枝:5～15g,开水冲泡服。②叶:5～15g,水煎服。③主茎:9～15g,水煎服。④果实:5～15g,水煎服。

【附注】①野生紫苏[*Perilla frutescens* (L.) Britt. var. *purpurascens* (Hayata) H. W. Ll];

②四回苏[*Perilla frutescens* (L.) Britt. var. *crispa* (Thunb.) H. W. Ll],产于缙云寺附近,生于路边。上面二变种用途与紫苏同。

557.小鱼仙草

【别名】土荆芥、假鱼香、痱子草、月味草、姜芥、四方草、热痱草。

【拉丁学名】*Mosla dianthera* (Buch.-ham.) Maxim.

【分类地位】唇形科,石荠苧属。

【形态特征】一年生草本,高 20～100cm,揉烂有香气。茎直立,四棱形,多分枝,近无毛,仅节上有短毛。单叶对生;叶柄长 3～18mm;叶片卵状披针形或菱状披针形,长 1.2～3.5cm,宽 0.5～1.8cm,先端渐尖或急尖,基部楔形,边缘有疏锯齿,两面无毛或近无毛,下面具凹陷腺点。轮伞花序,每轮具花 2 朵,对生,在主茎或侧枝上组成假总状花序,长 3～15cm;苞片针状或条状披针形;花萼钟状,长约 2mm,外面脉上被短硬毛,二唇形,上唇 3 裂,裂片卵形,中裂最大,下唇 2 齿,披针形,果时萼增大;花冠淡紫色,长 4～5mm,二唇形,上唇微缺,下唇 3 裂;雄蕊 4,后对能育,前对退化成棒状;子房 4 裂,花柱基生,柱头 2 浅裂。小坚果灰褐色,近球形,具疏网纹。花期 5～8 月,果期 7～11 月。

【分布生境】产于绍隆寺附近,生于路边草丛中。城口、巫溪、奉节、彭水、南川、合川、巴南,海拔400～1300m处有分布。

【药用部分】全草入药。

【采集期】夏秋采收。

【药性功能】辛、苦、微温。祛风解表,利湿止痒,止咳,止血,解毒。

【主治病症】感冒头痛,咳嗽,中暑,胃寒痛,过敏性皮炎,皮肤瘙痒,扁桃体炎,痢疾,外伤出血,痱子。

【用量用法】9～15g,水煎服。外用适量,煎水洗患处,或鲜品捣烂敷患处。

【附方】①预防感冒:全草9g,煎水代茶。

②治中暑、胃寒痛:全草6～9g,水煎服。

（①②方出自《浙江药用植物志》）

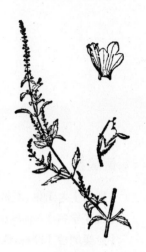

小鱼仙草

558.石荠苎

【别名】痱子草、热痱草、沙虫药、蜻蜓花、鬼香油。

【拉丁学名】*Mosla scabra*（Thunb.）C. Y. Wu et H. W. Li;

【分类地位】唇形科,石荠苎属。

【形态特征】一年生草本,高20～60cm。茎直立,四棱形,多分枝,密被下曲短柔毛。单叶对生;叶柄长3～20mm,被短柔毛;叶片卵形或卵状披针形,长1.5～3.5cm,宽0.9～1.7cm,先端急尖或钝,基部楔形至宽楔形,边缘有尖锯齿,上面被灰色微柔毛,下面灰白色,密被凹陷腺点,近无毛或具稀疏短柔毛。轮伞花序,每轮具花2朵,在主茎及侧枝上组成顶生的假总状花序,长2.5～15cm;苞片卵状披针形至卵形,先端渐尖,背面和边缘均有长柔毛;花萼钟形,外面被疏柔毛,二唇形,上唇3齿,卵状披针形,下唇2齿线形;花冠淡红色或红色,长4.5mm,二唇形,上唇先端微缺,下唇3裂,顶端有圆齿;雄蕊4,后对能育,前对不育;子房4裂,花柱基生,柱头2裂。小坚果黄褐色,球形具深雕纹。花期5～10月,果期9～11月。

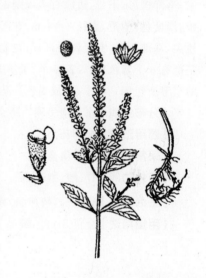

石荠苎

【分布生境】产于范家沟等地,生于路旁耕地边。城口、巫溪、忠县、南川、万州、巴南、北碚,海拔600～1900m处有分布。

【药用部分】全草入药。

【采集期】夏秋采挖。

【药性功能】辛、苦、凉。清暑解毒,祛风利湿,行气理血,止痒,止血。

【主治病症】中暑,感冒头痛,慢性气管炎,咽喉肿痛,急性肠炎,痢疾,肾炎水肿,痱子,脚癣,外伤出血,无名肿毒,跌打损伤,虫蛇咬伤。

【用量用法】5～15g,水煎服。外用鲜品适量捣烂或煎水洗患处。

【附方】①治中暑:全草15g,水煎服。

②治外伤出血:鲜全草适量,捣烂或干草研粉外敷伤口。

③治痱子:鲜全草1000g,煎汤外洗。

④治无名肿毒:鲜全草适量捣烂外敷。

⑤治蜈蚣咬伤:鲜全草适量,擦患处,或烧存性,研粉,加麻油调敷患处。

（①～⑤方出自《浙江药用植物志》）

⑥治软组织挫伤:石荠苎适量,洗净与红糖共捣烂,取汁内服,药渣敷患处。（出自《全国中草药汇编》）

⑦治感冒:石荠苎全草9～15g,白菊花9～15g,酌冲开水炖服。（引自《中药大辞典》）

————⋙• 茄科（Solanaceae）•⋘————

559.假酸浆

【别名】大千生、冰粉、水晶凉粉、田珠、蓝花天仙子、灯笼草。

【拉丁学名】*Nicandra physaloides* (L.) Gaertn.

【分类地位】茄科，假酸浆属。

【形态特征】一年生草本，高 50～150cm。茎粗壮，直立，圆柱形，具 4～5 条棱沟，通常绿色，有时带紫色，上部叉状分枝。单叶互生；叶柄长 1.5～3cm；叶片卵形或椭圆形，长 4～12cm，宽 2～8cm，先端急尖或短渐尖，基部楔形，下延，边缘有不规则锯齿或浅裂，两面均有疏毛。花单生叶腋，淡紫色，俯垂，直径 3～4cm；花萼 5 深裂，果时灯笼状膨大，裂片顶端锐尖，基部心形，有尖锐的耳片；花冠宽钟状，5 浅裂，径 2～4cm，花筒内面基部有 5 个紫色斑；雄蕊 5 个；子房 3～5 室，浆果球形，径约 2cm，为膨大的宿萼所包围。种子小，淡褐色。花果期夏秋季。

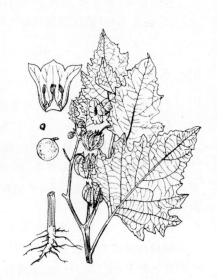

假酸浆

【分布生境】原产南美洲。缙云山有栽培或逸为野生。

【药用部分】全草药用。

【采集期】秋季采集全草。

【药性功能】甘、酸、微苦、平。有小毒，镇静，祛痰利尿，清热解毒。

【主治病症】狂犬病，精神病，癫痫，风湿关节炎，鼻渊，感冒，泌尿系统感染，疮疖。

【用量用法】全草 3～9g，鲜品 15～30g；果实 3～5g。水煎服。

560.苦蘵

【别名】灯笼草、天泡子、鬼灯笼。

【拉丁学名】*Physalis angulata* L.

【分类地位】茄科，酸浆属。

【形态特征】一年生草本，高 30～60cm。茎通常横卧而斜上，多分枝，枝细弱铺散，嫩枝具紫红色条棱，节稍膨大，有细软毛或近光滑。单叶互生；叶柄长 1～4cm；叶片卵形或卵状心形，长 3～6cm，宽 2～4cm，先端急尖或渐尖，基部楔形，宽楔形至平截，边缘全缘或有不等大的牙齿，叶背及叶缘有疏毛。单花腋生；花萼 5 深裂，裂片披针形，有缘毛，花冠淡黄色，喉部带有紫色斑纹，有缘毛；雄蕊 5 枚，内藏，花丝上部带紫色，花药蓝紫色，纵裂；子房卵球形，花柱长约 5mm，柱头头状。果萼卵球形，纸质，淡绿色，直径 1.5～2.5cm；浆果直径约 1.2cm，被膨大的宿萼所包围。种子多数，白色，圆盘状。花果期 6～10 月。

【分布生境】产于斩龙垭口，海拔 500m 的林中或宅旁。城口、南川、北碚，海拔 450～1800m 处有分布。

【药用部分】果、根或全草入药。

【采集期】夏秋采收。

【药性功能】苦、酸、寒。清热解毒，消肿利尿。

【主治病症】感冒,肺热咳嗽,咽喉肿痛,牙龈肿痛,湿热黄疸,痢疾,水肿,热淋,腮腺炎,气管炎,睾丸炎,肺脓肿,痢疾,小便不利。外用治脓疱疮。

【用量用法】25～50g,水煎服。外用适量鲜品捣烂敷患处。

【附方】①治急性咽喉炎:苦藏50g,地锦草258g,共捣烂冲蜜服。

②治细菌性痢疾:苦藏(全草)50g,水煎服。

③治睾丸炎:苦藏100g,黄皮根50g,水煎服,每日1次,连服2日。

(①～③方出自《全国中草药汇编》)

④治百日咳:苦藏15g,水煎,加适量白糖调服。(出自《江西民间草药验方》)

【附注】孕妇忌服。

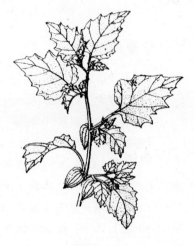

苦藏

561.枸杞

【别名】枸杞菜、狗地菜、狗地芽、地骨。

【拉丁学名】*Lycium chinense* Mill.

【分类地位】茄科,枸杞属。

【形态特征】落叶或半常绿灌木,高1～2m,全株无毛。主根强壮而长,有支根,外皮黄褐色,粗糙。茎多分枝,枝条细长,外皮灰色,基部常具枝刺,先端通常弯曲下垂,枝条着地处容易生出不定根。叶互生或有时簇生,有短柄;叶片卵状披针形至菱状卵形,长2～6cm,宽0.6～2.5cm,先端尖或钝,基部楔形,全缘。花单生或2～6朵簇生于叶腋;花梗与花近等长;花萼钟状,3～5裂,裂片卵状三角形,顶端具1簇纤毛;花冠漏斗状,长约1cm,先端5裂,裂片长卵形,与筒部近等长,紫色,基部有深紫色放射线条;雄蕊5,花丝基部密生白色柔毛;雌蕊1枚,子房长卵形,下部有5裂的花盘。浆果卵形或长椭圆状卵形,长约1.5cm,熟时红色,种子肾形,扁平,黄色。花期6～7月,果期7～10月。

【分布生境】产于斩龙垭及北温泉附近江边。城口、巫溪、巫山、奉节、开县、梁平、长寿、万州、云阳、丰都、忠县、涪陵、武隆、南川、江津、万盛、璧山、綦江、永川、大足、荣昌、铜梁、合川及重庆主城区各区县,海拔150～1000m处有分布。

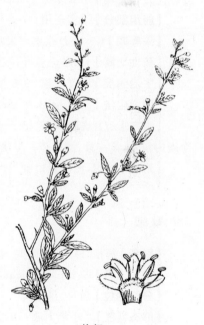

枸杞

【药用部分】果及根皮药用。

【采集期】晚秋、早春挖根,7～10月采果。

【药性功能】①果:甘、平。滋补肝肾,益精明目。②根皮(地骨皮):甘、寒。清热退烧,凉血,降血压。

【主治病症】①果:肾虚精血不足,腰脊酸痛,性神经衰弱,头目晕眩,视力减退。②根皮:肺结核低热,肺热咳嗽,糖尿病,高血压病。

【用量用法】①果:10～20g,水煎服或泡开水当茶服。②根皮:10～20g,水煎服。

【附方】①治肾虚腰痛:枸杞子、金狗脊各12g,水煎服。

②治目干涩、视力减退、夜盲:枸杞子6～15g,分2次嚼服。

③治体弱腰痛:枸杞子30g,蜂蜜30g,水煎服。

(①～③方出自《浙江药用植物志》)

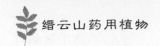

562.宁夏枸杞

【别名】中宁枸杞、西枸杞。

【拉丁学名】*Lycium barbarum* L.

【分类地位】茄科,枸杞属。

【形态特征】灌木或大灌木,高 1～3m,栽培者茎粗可达 10～20cm;分枝细密,小枝弓曲,有纵棱纹,灰白色或灰黄色,无毛,微有光泽。有不生叶的短枝刺与生叶和花的长枝刺。叶互生或簇生;有短叶柄;叶片披针形或长椭圆披针形,长 2～3cm,宽 4～6cm,先端短渐尖或急尖,基部楔形,叶脉不明显。花在长枝上1～2 朵生于叶腋,在短枝上 2～6 朵与叶簇生;花梗长 1～2cm,向顶端渐增粗,花萼钟状,长 4～5mm,裂片顶端2～3 齿裂;花冠漏斗状,先端 5 裂,粉红色或淡紫红色,有暗紫色脉纹;雄蕊 5,花丝基部密生绒毛;花柱稍伸出花冠外,浆果卵圆形、椭圆形或宽卵形,长 0.8～2cm,直径 5～10mm,红色或橘红色,果皮肉质。种子多数,肾形,扁平,棕黄色。花期 5～10 月,果期 6～11 月。

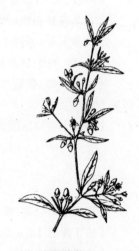

宁夏枸杞

【分布生境】缙云寺广泛栽培,南川、北碚有栽培。

【药用部分】果实药用。

【采集期】6～10 月果熟时采收。

【药性功能】甘、平。养肝,滋肾,润肺。

【主治病症】肝肾亏损,头晕目眩,目视不清,腰膝酸软,阳痿遗精,虚劳咳嗽,口渴。

【用量用法】5～15g,水煎服;或入丸、散、膏、酒剂。

【附方】治肾虚腰痛:枸杞子、地骨皮各 500g,川卑解(山药)、川杜仲各 300g,俱晒燥,微炒,以好酒三斗,净罐内浸之,煮一日,滤出渣。早晚随量饮之。(出自《千金方》)

【附注】脾虚,便溏者慎服

563.辣椒

【别名】海椒、辣子、红辣椒、番椒、大椒、辣茄。

【拉丁学名】*Capsicum annuum* L.

【分类地位】茄科,辣椒属。

【形态特征】:小灌木或一年生栽培作物,高 40～100cm。单叶互生,叶柄长 4～7cm;叶片卵状披针形,长 5～9.5cm,宽 1.5～2cm,先端短渐尖或急尖,基部狭楔形,全缘。花单生,俯垂;花萼杯状,5 齿;花冠白色,裂片卵形;雄蕊 5 枚,直立,花药灰紫色;子房上位,2～3 室。浆果指状或灯笼状,成熟时红色,橙色或紫红色,有辛辣味;种子多数,扁肾形,长 3～5mm,淡黄色。花果期夏秋季。

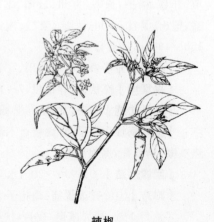

辣椒

【分布生境】原产南美洲,各地有栽培。

【药用部分】果实、根及茎、枝、叶入药。

【采集期】夏秋采果,秋天采根,茎、枝叶夏秋可采。

【药性功能】①果:辛、热。温中散寒,健胃消食。

②根:甘、辛、热。散寒除湿,活血消肿。

③茎、枝:辛、热。无毒,散寒除湿,活血消肿。

④叶:苦、热。舒筋活络,杀虫止痒。

【主治病症】①果:胃寒疼痛,胃肠胀气,消化不良,呕吐;外用治风湿痛,冻疮,腰肌痛。

②根:治手足无力,肾囊肿胀;外用治冻疮。

③茎、枝:风湿冷痛,外用治冻疮。

④叶:外用治顽癣,鼠疣,疥疮,冻疮,斑秃,足跟深部脓肿。

【用量用法】①果:5~15g,煎汤服;外用,煎水洗,或捣烂敷。

②根:9~15g,煎汤服。外用煎水洗或热敷。

③茎、枝:外用煎水洗。

④叶:外用鲜品捣烂敷患处。

【附方】①治冻疮:剥辣茄皮,贴上即愈。(出自《纲目拾遗》蔡云白方)

②预防冻疮:风雪寒冷中行军或长途旅行可用20%辣椒软膏擦于冻疮好发部区,如耳轮、手背、足跟等处,如冻疮初起尚未溃烂,用辣椒适量,煎水洗;或辣椒放在麻油中煎或辣油涂患处。(引自《全国中草药汇编》)

【附注】阴虚及火旺及诸出血者禁服。

564.龙葵

【别名】野海椒、野辣虎。

【拉丁学名】*Solanum nigrum* L.

【分类地位】茄科,茄属。

【形态特征】一年生草本,高 20~100cm。茎直立,多分枝,基部有时木质化,有不显著的纵棱,沿棱被细毛。单叶互生;叶柄长1~2cm;叶片卵形或近棱形,长 4~10cm,宽 3~6cm,先端渐尖或短尖,基部楔形至宽楔形,下延至叶柄,全缘或有波状粗齿,无毛或两面均被稀疏柔毛。蝎尾状花序腋外生,由 3~10 花组成,总花梗长1~2.5cm,花梗长约 5mm;花萼小,浅杯状;花冠白色,辐状,裂片卵状三角形,长约 3mm;雄蕊 5 枚,花丝短,花药黄色,顶孔向内;子房卵形,花柱中部以下被白色绒毛。浆果球形,直径 5~6mm,紫黑色;种子多数,近卵形,扁。花期 5~10月,果期 10~11 月。

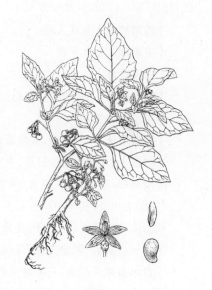

龙葵

【分布生境】产于缙云寺附近路旁。城口、巫溪、巫山、奉节、开县、酉阳、黔江、石柱、万州、云阳、丰都、涪陵、长寿、武隆、南川、江津、北碚,海拔 200~3000m 处有分布。

【药用部分】全草入药。

【采集期】夏秋采收。

【药性功能】苦、寒。有小毒。清热解毒,活血消肿,平喘止痒。

【主治病症】感冒发热,牙痛,慢性支气管炎,痢疾,泌尿系统感染,乳腺炎,急性盆腔炎,白带,癌症。外用治痈疖疔疮,天疱疮,蛇咬伤,皮疹瘙痒。

【用量用法】15~50g,水煎服。外用适量鲜品捣烂敷患处。

【附方】①治癌症胸腹水:鲜龙葵 500g(或干品 200g)水煎服,每日 1 剂。

②治急性乳腺炎:龙葵 100g,水煎分 2 次服,每日 1 剂。一般在 3~7 天内症状消失。

(①②方出自《全国中草药汇编》)

③治皮疹瘙痒:鲜全草 60g,水煎服。(出自《浙江药用植物志》)

565.白英

【别名】排风藤、白毛藤、白草、毛秀才。

【拉丁学名】*Solanum lyratum* Thunb.

【分类地位】茄科,茄属。

【形态特征】多年生蔓性草本,长达5m。茎基部木质化,灰褐色至灰黄色,有纵棱线和圆形皮孔,上部草质,嫩枝密生多节的长柔毛。单叶互生;叶柄长1～3.5cm,被长柔毛;叶片卵状心形、长卵形或琴形,长2.5～8cm,宽2～4.5cm,先端渐尖,基部心形,两面均被长柔毛,全缘。聚伞花序顶生或腋外生,花梗顶端稍膨大,基部具关节;花萼杯状,萼齿5;花冠蓝紫色或白色,直径1cm,5深裂,裂片椭圆状披针形;雄蕊5,着生于花冠筒喉部,花丝短,花药长圆形,顶孔向内;子房卵形,花柱细长。浆果球形,熟时红色,花萼宿存。花期7～9月,果期10～11月。

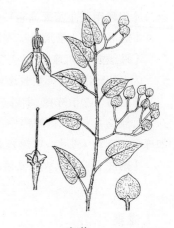

白英

【分布生境】产于缙云山海拔250～780m的疏林或荒坡灌丛中。城口、巫山、巫溪、奉节、酉阳、万州、武隆、南川、江津、綦江、万盛、合川、重庆主城区,海拔200～2200m处有分布。

【药用部分】全草入药。

【采集期】夏秋采收。

【药性功能】甘、苦、寒。有小毒。清热解毒,利尿消肿,抗癌,祛风湿。

【主治病症】感冒发热,黄疸型肝炎,胆囊炎,胆石病,癌症,子宫糜烂,白带,肾炎水肿,阴道炎,风湿关节炎。外用治疮疖肿毒。

【用量用法】15～30g,水煎服。外用鲜全草捣烂敷患处。

【附方】①治声带癌:白英、龙葵各30g,蛇莓、石见穿、野荞麦根各15g,麦冬、石韦各12g,水煎2次服。

②治肺癌:白英、狗牙半支(垂盆草)各30g,水煎服,每日一剂。

(①②方出自《全国中草药汇编》)

③治流行性感冒:白毛藤、筋骨草各30g,水煎服。。

④治湿热黄疸、阴道炎、子宫颈糜烂:全草60～120g,水煎服。

⑤治风湿性关节炎:白毛藤或根、白茅根各30g,瘦猪肉适量,同煮,以酒为引,服汤食肉。

(③～⑤方出自《浙江药用植物志》)

⑥治胆囊炎:白英60g,栀子24g,金钱草30g,水煎服。(出自《福建药物志》)

⑦治皮肤瘙痒症:白英、苦楝树叶各适量,水煎汤洗患处。(出自《青岛中草药手册》)

566.刺茄子

【别名】牛茄子、刺金瓜、丁茄、颠茄、野颠茄。

【拉丁学名】*Solanum surattense* Burm. f.

【分类地位】茄科,茄属。

【形态特征】多年生草本至亚灌木,高30～100cm。茎直立,茎及小枝被具节刺毛及淡黄色细直刺。叶互生;叶柄长2～5cm,有刺毛及直刺;叶片阔卵形,长5～14cm,宽5～12cm,边缘有5～7浅裂或深裂,裂片三角形或卵形,两面具毛,脉上有直刺。聚伞花序腋外生,长不超过20cm,花1～4朵;花萼杯状,外被纤毛及小直刺,5裂,裂片卵形;花冠白色,冠筒包于萼内,冠檐5裂,裂片披针形,长约1.1cm,宽4mm,端尖;雄蕊5,花丝短,花药黄色;子房棒状,无毛。浆果扁球形,直径约3.5cm,熟时橙红色,果梗长1.5~3cm,具刺,种子多数。花期6~8月,果期9~11月。

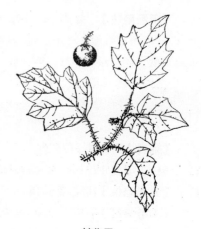

刺茄子

【分布生境】产于杉木园附近针阔叶林中,栽培逸为野生。南川、北碚及部分区县有栽培。海拔250~1180m处有分布。

【药用部分】果及全草入药。

【采集期】夏秋季采全草。

【药性功能】辛、苦、微温。有毒。活血散瘀,镇痛麻醉,平喘止痛。

【主治病症】咳嗽,哮喘,胃痛,风湿腰腿痛,瘰疬,寒性脓肿,痈肿疮毒,跌打损伤。

【用量用法】3~6g,煎汤服。外用,捣敷或煎水洗。

【附方】①治小儿疳积:鲜颠茄1~2个,切开,加猪肝蒸熟,去颠茄取猪肝吃。

②治跌打肿痛、痈疮肿痛:鲜颠茄捣敷,或用颠茄茎叶晒干煅存性为末,调茶油敷患处。

（①②方出自《广东中草药》）

【附注】本品有毒,用量不宜过大。

567.茄

【别名】茄子、落苏、矮瓜、吊菜子。

【拉丁学名】*Solanum melongena* L.

【分类地位】茄科,茄属。

【形态特征】一年生草本至亚灌木,高60~100cm。茎直立,上部多分枝,嫩枝深紫色,被星状绒毛。叶互生;叶柄长2~5cm,被绒毛;叶片卵形至长圆状卵形,长8~20cm,宽5~10cm,先端钝尖,基部偏斜,边缘浅波状或深波状圆裂,两面均被星状绒毛,上面毛较疏,下面绒毛较密。能育花单生,花梗长1~1.8cm,密被绒毛,花后常下垂,不育花蝎尾状;花萼钟状,5裂,裂片披针形,外被星状绒毛及小皮刺;花冠辐状,淡紫色,直径2.5~3cm,花冠筒长约2mm,冠檐长约2.1cm,5裂,裂片三角形;雄蕊5,着生于冠筒喉部,花丝短,花药较长;子房球状,顶端密被星状毛,花柱纤细,中部以下被毛,柱头2浅裂。果大,紫色或白色。花果期5~9月。

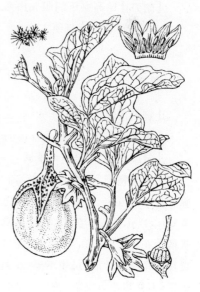

茄

【分布生境】各地有栽培。

【药用部分】果实、叶、花、根、蒂药用。

【采集期】果实,8~9月采收;叶,6~7月采收;茄花,6~9月采收;茄根,9~10月采收;茄蒂,6~9月采收。

【药性功能】①果实:甘、凉。清热,活血,消肿。②茄叶:甘、辛、平。散瘀,活血,止血。③茄花:甘、平。止血,止痛。④茄根:甘、辛、微苦。祛风利湿,止血散瘀。⑤茄蒂:甘、凉。凉血,解毒。

【主治病症】①果实:肠风下血,跌打损伤,热毒疮痈,乳痈,皮肤溃疡。②茄叶:血淋,血痢,肠风下血,痈肿,冻伤。③茄花:主治金疮,牙痛。④茄根:便血,痔血,久痢,风湿痹痛,脚气,妇女阴痒,皮肤瘙痒,冻疮。⑤茄蒂:肠风下血,痈肿,对口疮,牙痛。

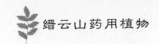

【用量用法】①果实:15～30g,煎汤服,或入丸、散,外用适量,焙干研末调涂,或鲜品捣敷,切片擦。②茄叶:6～9g,研末吞服。外用适量,煎水浸洗,捣敷或烧存性调敷。③茄花:2～3g,烘干研末吞服。外用适量,研末涂捣敷。④茄根:9～18g,煎汤服。外用煎水洗。⑤茄蒂:6～9g,煎汤服。外用适量,研末掺或生擦。

568.番茄

【别名】西红柿、洋柿子。

【拉丁学名】*Lycopersicon esculentum* Mill.

【分类地位】茄科,番茄属。

【形态特征】一年生草本,高0.6～2m。全株密被黏质腺毛。茎直立或半卧,触地生根。叶互生,叶片羽状全裂或呈复叶状,裂片大小不等,卵形或长圆形,先端渐尖,基部偏斜,边缘有不规则锯齿。聚伞状花序具花3～7朵,腋外生;花萼5～7裂,裂片披针形,宿存;花冠黄色,辐状5～7裂;雄蕊5～7枚,花药贴合成一圆锥状,纵裂;子房2至多室,柱头头状;浆果球形、扁球形或长椭球形,红色、粉红色或黄色,肉质多汁,表面光滑。种子多数,近肾形,扁平,有绒毛,污黄色。花果期夏、秋季。

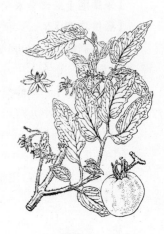

番茄

【分布生境】原产南美洲。缙云山农耕地多有栽培,重庆各区县均有栽培。

【药用部分】果实入药。

【采集期】夏秋采收。

【药性功能】甘、微酸、平。清热解毒,凉血平肝,益胃生津。

【主治病症】热病烦渴,胃热口渴,阴虚血热,牙龈出血,高血压病。

【附方】治高血压病眼底出血:鲜西红柿每日早晨空腹时生食1～2个。15日为1疗程。

(出自《食物中药与便方》)

569.烟草

【别名】烟叶、烟。

【拉丁学名】*Nicotiana tabacum* L.

【分类地位】茄科,烟草属。

【形态特征】一年生草本,高0.7～1.5m。茎直立,粗壮,基部常木质化,有腺毛。单叶互生;叶片大,矩圆状披针形,披针形,矩圆形或卵形,长10～45cm,宽3～20cm,先端渐尖或急尖,基部渐狭至茎成耳状而抱茎;叶柄不明显或成翅状柄。花序圆锥状顶生,多花;花梗长5～20mm;花萼筒状,长20～25mm,5裂,裂片三角状披针形,长短不等;花冠漏斗形,淡红色,长3.5～5cm;雄蕊5枚,1枚较短,不伸出花冠喉部,花丝基部有毛;子房卵状,柱头稍膨大,蒴果卵状或矩圆状,花萼宿存。种子近圆形,径约0.5mm,褐色。花果期夏秋季。

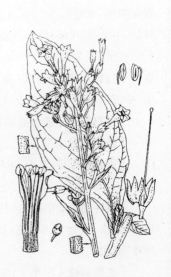

烟草

【分布生境】原产南美洲。缙云山有栽培,重庆各地有栽培。

【药用部分】全草入药。

【采集期】秋季采收。

【药性功能】辛、温。有毒。消肿解毒,行气止痛,燥湿杀虫。

【主治病症】食滞饱胀,气结疼痛,疔疮肿毒,头癣,白癣,毒蛇咬伤。

【用量用法】鲜叶9～15g,煎汤服。外用,煎水洗或捣敷或用烟油擦涂患处。

【附方】①治头癣、白癣、秃疮:烟叶或全草煎水涂拭患处。一日2～3次;或取烟筒中的烟油涂患部,一日1次。

②治项疽、背痛:烟丝(焙燥研细末)5g,樟脑2.5g,以蜂蜜调如糊状,贴于患处。

（①②方出自《全国中草药汇编》）

③治毒蛇咬伤:先避风挤去恶血,用生烟叶捣烂敷之,无鲜叶用干者研末敷,即烟油,涸灰皆可。（出自《中药大辞典》）

【附注】阴虚吐血、肺燥劳瘵之人勿用。

570.曼陀罗

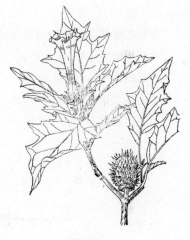

曼陀罗

【别名】洋金花、羊惊花、风茄花。

【拉丁学名】*Datura stramonium* L.（D. metel. L.）

【分类地位】茄科,曼陀罗属。

【形态特征】一年生草本,高0.5～15m,有臭气,全株近无毛,或幼嫩时部分有短柔毛。茎粗壮,圆柱形,直立,淡绿色或带紫色,下部木质化。单叶互生,叶柄长2～6cm;叶片宽卵形,长8～24cm,宽5～17cm,先端渐尖,基部不对称楔形,边缘有不规则波状浅裂,裂片顶急尖,有时有波状锯齿。花单生于枝叉间或叶腋,直立,有短梗;花萼筒状,具5条棱,顶端5浅裂,裂片三角形;花冠漏斗状,长6～16cm,直径5～6cm,下部带绿色,上部白色或淡紫色,檐部5浅裂,裂片具短尖头;雄蕊5枚,内藏,贴生,花丝长3cm,花药长4mm;子房卵形,密被刺毛或无毛,花柱丝状,长约6cm。蒴果直立,卵形,长3～5cm,宽2.5～4.5cm,表面有坚硬针刺或无刺,成熟后淡黄色,4瓣裂;种子多数,卵圆形,稍扁,黑色。花期6～10月,果期7～11月。

【分布生境】缙云寺花园及北温泉有栽培。巫山、黔江、南川、北碚等地有栽培或逸为野生。

【药用部分】花、叶、种子入药。

【采集期】6～11月采收。

【药性功能】辛、苦、温。有大毒。麻醉,镇痛,平喘,止咳,解痉。

【主治病症】支气管哮喘,咳嗽,精神病,胃痛,牙痛,风湿痛,手术麻醉,惊风,损伤疼痛。

【用量用法】0.3～0.5g,煎汤服,或入丸、散及酊剂。外用,煎水洗或鲜叶捣敷。

【附方】①治哮喘:曼陀罗花0.4g,甘草3g,远志4g,研细粉和匀,分成10份,每次1～3份,睡前或发作前顿服,每次不超过3份。

②治慢性气管炎:曼陀罗花0.1g,金银花、甘草各0.5g,炼蜜为丸,每次1丸,吞服,每天2次,连吃10天。

③治胃肠及胆道绞痛:叶晒干研粉,每次服1g,开水冲服。

④治疖肿、毒蛇咬伤:鲜叶适量,捣烂敷患处。

（①～④方出自《浙江药用植物志》）

【附注】本品有毒,用量不宜过大。外感痰热咳嗽,青光眼,高血压,心脏病。孕妇禁服。

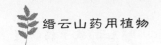

571.木曼陀罗

【别名】木本曼陀罗。

【拉丁学名】*Datura arborea* L.

【分类地位】茄科,曼陀罗属。

【形态特征】小乔木,高可达2m以上,茎粗壮,上部分枝,全株有毛。叶互生;叶柄长1～3cm;叶片卵状披针形,矩圆形或卵形,先端渐尖或急尖,基部不对称楔形或宽楔形,长6～26cm,宽3～14cm,全缘,微波状或有不规则缺刻状齿,两面有微柔毛。花单生,俯垂;花梗长3～5cm;花萼筒状,中部稍膨大,常自中部以上侧裂偏向一方似佛焰苞状,顶端具4～5齿裂;花冠长漏斗状,白色,脉纹绿色,冠筒中部以上较细,向上逐渐扩大成喇叭状,长15～23cm,檐部直径8～16cm;雄蕊5～7枚,贴生,内藏,花药长达3cm;子房卵形,花柱长达13cm,伸出花冠筒外,浆果状蒴果,表面光滑,宽卵形,长达8cm。花期6～11月。

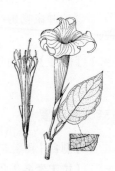

木曼陀罗

【分布生境】原产于美洲热带。北温泉有栽培。

【药用部分】叶、花入药。

【采集期】6～11月采收。

【药性功能】与曼陀罗同。

【主治病症】与曼陀罗同。

醉鱼草科（Buddlejaceae）

572.驳骨丹

【别名】七里香、白埔姜、水杨柳、白鱼尾、白背叶、白背枫、狭叶醉鱼草。

【拉丁学名】*Buddleja asiatica* Lour.

【分类地位】醉鱼草科,醉鱼草属。

【形态特征】常绿灌木或小乔木,高2～6m;小枝圆柱形,嫩时被白色或浅黄色绒毛。单叶对生;叶柄长2～6mm;叶片卵状披针形,或披针形,长5～12cm,宽1.2～4cm,先端渐尖,基部楔形,全缘或有细锯齿,上面绿色,无毛,下面有白色或浅黄色绒毛。总状花序或圆锥花序顶生或腋生,长5～20cm;花萼4深裂,长2～4mm;花冠白色,花冠筒长2～4mm,冠檐4裂,雄蕊4,着生于花冠筒中部;子房2室,柱头2裂。蒴果椭圆形,花萼宿存。种子小,多数。花期1～10月,果期3～12月。

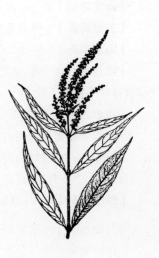

驳骨丹

【分布生境】北温泉及缙云山附近有栽培。巫溪、开县、武隆、北碚,海拔200～2300m处有分布。

【药用部分】全株药用。

【采集期】根、茎全年可采,叶8～9月采。

【药性功能】辛、苦、温。有小毒。祛风利湿,行气活血。

【主治病症】产后头风痛,胃寒疼痛,风湿关节痛,跌打损伤,骨折,腹胀,痢疾。外用治皮肤湿痒,阴囊湿疹,无名肿毒。

【用量用法】15～30g,煎汤服。外用适量煎水洗。

【附方】①治风湿性心脏病:驳骨丹根 60g,炖水鸭服。

②治阿米巴痢疾:驳骨丹 30g,麦芽、山楂各 9g,水煎服。

（①②方出自《福建药物志》）

③治跌打肿痛、骨折:白背枫根 20～25g,水酒各半煎服。并用鲜叶捣烂外敷。（出自《全国中草药汇编》）

573.大醉鱼草

【别名】大叶醉鱼草、酒药花、酒曲花、大蒙花、紫花醉鱼草。

【拉丁学名】*Buddleja davidii* Franch.

【分类地位】醉鱼草科,醉鱼草属。

【形态特征】灌木,高 3～5m。枝长而开张,幼枝具 4 棱,密被白色星状绵毛,小枝常下垂。单叶对生;叶柄短;叶片卵状披针形或披针形,长 3.5～10cm,宽 0.5～2.5cm,先端渐尖,基部楔形,边缘疏生细锯齿,上面暗绿色,光滑,下面密生星状绒毛。由多数小聚伞花序集成穗状的圆锥形花枝;花芳香,淡紫色;花萼 4 裂,密生星状绒毛;花冠筒细而直,长 0.7～1cm,外面疏生星状绒毛及鳞毛,喉部橙黄色;雄蕊 4,着生于花冠筒中部;子房无毛。蒴果线状长圆形,长 6～9mm,无毛或略有鳞毛;种子多数,长椭圆形,两端有长尖翅。花期 5～8 月,果期6～10 月。

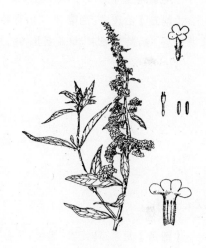

大醉鱼草

【分布生境】产于杉木园针阔叶林中及三花石河边草丛中。城口、巫山、巫溪、开县,万州、奉节、石柱、酉阳、秀山、黔江、南川,海拔200～2800m 处有分布

【药用部分】根皮及枝叶入药。

【采集期】7～10 月采枝叶,春秋季挖根。

【药性功能】辛、微苦、温。有毒。祛风散寒,活血止痛,解毒杀虫,止痒。

【主治病症】风寒咳嗽,风湿关节疼痛,跌打损伤,痈肿疮疖,妇女阴痒,麻风,脚癣。

【用量用法】9～15g,煎汤或泡酒服。外用适量,煎水洗或捣敷。

【附方】治妇女阴痒:酒药花 15～30g,棉花籽 9g,捣烂,制成栓形,用布包好塞阴道内。（出自《贵州民间药物》）

574.密蒙花

【别名】米汤花、羊耳朵、蒙花、黄花醉鱼草。

【拉丁学名】*Buddleja officinalis* Maxim.

【分类地位】醉鱼草科,醉鱼草属。

【形态特征】落叶灌木,高 1～3m;小枝稍披散,微具四棱,密被白色星状毛及茸毛。单叶对生,具短柄;叶片矩圆状披针形,长 5～12cm,宽 1～4.5cm,先端渐尖,基部楔形,全缘或有不明显的疏生小锯齿,上面被细星状毛,下面密被灰白色至黄色星状茸毛。聚伞圆锥花序顶生,长5～10cm,密被灰白色柔毛;花萼4裂,外面被毛;花冠浅紫色至白色,花冠筒长1～1.2cm,筒内面黄色,芳香;雄蕊4,着生于花冠筒中部;子房上位,顶端被毛。柱头膨大,长卵形。蒴果长卵形,长2～6mm,2瓣裂,种子多数,细小,两端具翅。花期2～3月,果期5～8月。

【分布生境】产于北温泉林下。奉节、万州、忠县、南川、江津、北碚,海拔250～2000m处有分布。

【药用部分】花蕾、根、叶入药。

【采集期】2～3月采花蕾及叶,根全年可采。

【药性功能】甘、微寒。润肝明目,祛风清热,退翳,凉血。

【主治病症】目赤肿痛,羞明怕日,多泪多眵,翳障遮目,眼目昏暗,视物不清。

【用量用法】6～15g,煎汤服,或入丸、散。

【附方】治夜盲:密蒙花15g,青葙子15g,草决明12g,各为细末,放猪肝内煮熟后焙干,加车前子、乌贼骨、夜明砂各9g,共为细末,早晚各服9g,开水送服,连服3剂。(出自《甘肃中医验方集锦》)

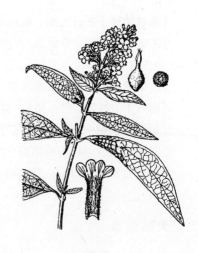

密蒙花

玄参科（Scrophulariaceae）

575.玄参

【别名】元参、乌元参、黑参、重台、正马、鹿肠、鬼藏。

【拉丁学名】*Scrophularia ningpoensis* Hemsl.

【分类地位】玄参科,玄参属。

【形态特征】多年生草本,高60～120cm。根数条,纺锤状或胡萝卜状,长达15cm,下部常分叉,外皮灰褐色,干时内部黑色。茎直立,四棱形,常带暗紫色,有腺状柔毛或无毛。单叶对生,茎顶部叶偶有互生的;叶柄长约1.5cm;叶片卵形或卵状椭圆形,长7～20cm,宽4.5～12cm,先端渐尖,基部圆形、截形或宽楔形,边缘具细密锯齿,无毛或下面脉上有毛。聚伞花序集成顶生圆锥花序,大而疏散,花序和花梗有腺毛;花萼钟状,5裂,外被腺毛;花冠暗紫色,长约8mm,5裂,二唇形;雄蕊4,二强,另有1枚退化雄蕊呈鳞片状,贴生花冠管上;雌蕊1枚,子房上位,花柱细长。蒴果卵圆形,长6～8mm,花萼宿存。花期7～8月,果期8～9月。

【分布生境】缙云山有栽培。城口、巫山、万州、南川、北碚有栽培。

【药用部分】根药用。

【采集期】10～11月间挖根。

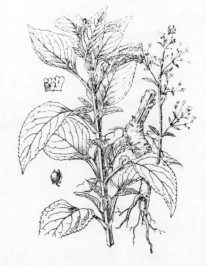

玄参

【药性功能】苦、咸、微寒。凉血,滋阴,降火,解毒,生津。

【主治病症】热病烦渴,咽喉肿痛,牙龈炎,扁桃体炎,淋巴结炎,肠燥便秘,目赤,瘰疬。

【用量用法】10～20g,煎汤服。

【附方】①治咽喉肿痛：玄参 30g，水煎服，或开水冲泡代茶饮。（出自《浙江药用植物志》）

②治热病伤津、口干便秘：玄参、麦冬、生地黄各 25g，水煎服。（出自《全国中草药汇编》）

【附注】不宜与藜芦同用。

576.旱田草

【别名】调经草、定经草、锯镰草。

【拉丁学名】*Lindernia ruellioides* (Colsm.) Pennell

【分类地位】玄参科，母草属。

【形态特征】一年生草本，高 10～15cm。茎直立，四方形，近无毛，基部有长达 30cm 的匍匐茎，节间长，节上生根，并长出新植株。叶对生；叶柄长 3～20mm，基部多少抱茎；叶片矩圆形，长 2～4cm，宽 0.5～1.5cm，先端圆钝或急尖，基部渐窄成柄，边缘密生整齐而急尖的细锯齿。总状花序顶生，有花 2～10 朵；花萼 5 深裂，绿色，裂片披针形；花冠紫红色，花冠管圆柱形，长 10～14mm，上部二唇形，上唇 2 裂，下唇 3 裂；雄蕊 4 枚，前方 2 枚不育，后方 2 枚能育；子房上位，柱头 2 片裂。蒴果圆柱形，长 1.5～2cm。种子椭圆形，褐色，花期 6～8 月，果期 7～10 月。

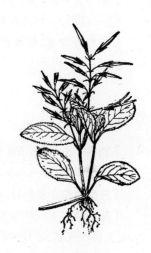

旱田草

【分布生境】产于缙云寺附近，生于草丛中及林下湿处。重庆北碚有分布。

【药用部分】全草入药。

【采集期】夏秋季采收。

【药性功能】甘、淡、平。理气活血，解毒消肿，行气止痛。

【主治病症】闭经，痛经，乳腺炎，颈淋巴结结核，遗精，白浊，扁桃体炎。外用治跌打损伤，痈肿疼痛，蛇咬伤，狂犬咬伤。

【用量用法】15～30g，煎汤服，或炖服。外用捣烂敷患处。

【附方】①治跌打肿痛：鲜旱田草 60～90g，酒炖服。（出自《福建中草药》）

②治心绞痛：旱田草 30～50g 和母鸡炖服。（出自《福建药物志》）

577.母草

【别名】四方草、四方拳草、气痛草、蝴蝶翼。

【拉丁学名】*Lindernia crustacea* (L.) F. Muell.

【分类地位】玄参科，母草属。

【形态特征】一年生草本，高 8～20cm。茎基部匍匐，有分枝，着地节处生出不定根，倾斜向上，上部直立，直立部分呈四方形，无毛或有疏毛。叶对生，具短柄；叶片宽卵形或三角卵形，长 1～2cm，宽 0.5～1cm，先端钝或急尖，基部楔形，或近圆形，边缘有疏浅锯齿。花单生叶腋或于茎顶排成总状花序；花梗细，长 1～2.5cm；花萼绿色或浅紫色，膜质，长 4～5mm，先端 5 浅裂；花冠长约 8mm，紫色，略呈二唇形；雄蕊 4 枚，全部发育；子房上位，2 室，花柱 1，柱头 2 片裂，蒴果长椭圆形，或卵形，包于宿存花萼内。花期 6～7 月，果期 8～10 月。

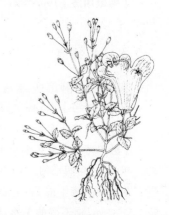

母草

【分布生境】产于缙云山下水田及低湿处，江津、北碚有分布。

【药用部分】全草药用。

【采集期】全年可采。

【药性功能】微苦、淡、凉。清热解毒,健脾止泻,利尿消肿,活血止痛。

【主治病症】细菌性痢疾,肠炎,消化不良,肝炎,肾炎水肿,白带,乳腺炎,风热感冒,月经不调,腮腺炎,跌打损伤,毒蛇咬伤,劳伤咳嗽。

【用量用法】全草30～60g,煎汤服。外用鲜全草适量,捣烂敷患处。

【附方】①治细菌性痢疾,肠炎:全草30～60g,水煎服。

②治乳腺炎、腮腺炎、疖肿:鲜全草30～60g,捣烂取汁内服,渣敷患处。

③治毒蛇咬伤:鲜全草60～120g,捣烂取汁内服,渣敷伤口周围。

(①～③方出自《浙江药用植物志》)

④治慢性肾炎:母草60g,鲜马齿苋1500g,酒1000g,浸3日后启用,每服15mL,日服3次。(出自江西《草药手册》)

578.圆叶母草

【别名】小地扭、飞疔药、元叶母草。

【拉丁学名】*Lindernia nummularifolia*（D. Don）Wettst.

【分类地位】玄参科,母草属。

【形态特征】一年生草本,高5～15cm。茎直立,四方形,多分枝。叶对生,几无柄或无柄;叶片圆形或卵圆形,长5～20mm,宽4～15mm,先端圆钝,基部宽楔形或近心形,边缘有浅圆锯齿,齿端有小突尖,侧脉2～3对,近基部发出。伞形花序顶生或腋生;花无梗或有长达2cm的梗;花萼5裂;花冠紫色,少有蓝色或白色,长约7mm。蒴果长椭圆形,种子棕褐色。花期7～9月,果期8～11月。

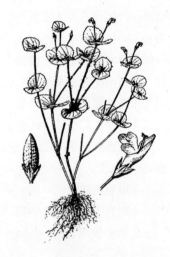

圆叶母草

【分布生境】产于八角井附近,生于路旁草地。巫山、云阳、万州、南川、北碚有分布,海拔1800m以下。

【药用部分】全草入药。

【采集期】7～10月采收。

【药性功能】苦、平。凉血解毒,散瘀消肿。

【主治病症】咳血,疔疮肿毒,跌打损伤,蛇咬伤。

【用量用法】10～15g,煎汤服或泡酒服。外用鲜品捣敷。

579.光叶蝴蝶草

【别名】水韩信草、水远志、蓝花草、老蛇药、光叶翼萼。

【拉丁学名】*Torenia glabra* Osbeck

【分类地位】玄参科,蝴蝶草属。

【形态特征】多年生草本,茎基部匍匐,节上生根,上部披散,柔弱,四棱形,全株近无毛或被短硬毛,多分枝。叶对生,叶柄长约1cm;叶片卵状三角形至卵形,长1.5～3cm,先端急尖,基部圆形或平截,边缘有圆钝锯齿。花单朵假腋生或2～4朵在枝顶集成伞形花序;苞片丝状;花梗比叶长;花萼筒状,花期长1～1.5cm,果期长1.5～2cm,具不等的5翅,翅宽1mm;花冠紫色或蓝色,长约2cm,筒状,先端二唇形,上唇2裂,下唇3裂;雄蕊4枚,前面2雄蕊的花丝近基部,有盲肠状附属物。蒴果内藏于宿萼中。种子黄色,花期5～8月。

【分布生境】产于八角井附近。巫溪、云阳、石柱、酉阳、秀山、开县、重庆主城区,海拔 200～1800m 处有分布。

【药用部分】全草药用。

【采集期】夏秋季采收。

【药性功能】微苦、凉。清热解毒,除湿化瘀,活血。

【主治病症】黄疸,赤淋,风热咳嗽,腹泻,跌打损伤,蛇咬伤,疗疮肿毒。

【用量用法】15～30g,煎汤服。

【附方】①治黄疸:水韩信草 60g,栀子 12g,水煎服。

②治疗疮、蛇咬伤:水韩信草适量捣烂敷患处。

（①②方出自《四川中药志》1982 年版）

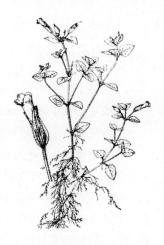

光叶蝴蝶草

580.紫萼蝴蝶草

【别名】香椒草、马铃草。

【拉丁学名】*Torenia violacea*（Azaola）Pennell

【分类地位】玄参科,蝴蝶草属。

【形态特征】一年生草本,高 10～40cm,无毛或具疏柔毛。茎基部呈匍匐状,多分枝,上部斜升开展,四棱形。单叶对生,叶柄长 5～10mm;叶片卵圆形或三角状卵形,长 2～4cm,宽 1.5～2.5cm,先端短尖,基部圆形或心形,边缘有圆钝锯齿。花 3～5 朵成顶生的短总状花序;花梗长 1～2.5cm,具 4 棱,有柔毛;花萼长椭圆状圆筒形,长约 2cm,先端略呈二唇形,花冠紫色,或白色,二唇形,上唇 2 裂,下唇 3 裂;雄蕊 2 对,上方 1 对短而直立,下方 1 对着生于花冠喉部,较长,其茎部各具 1 棒状附属体;雌蕊 1 枚,花柱线形,柱头平展 2 裂。蒴果光滑,狭椭圆形,包于宿萼内,种子多数。花期 7～8 月,果期 8～9 月。

【分布生境】产于范家沟沟边荒地草丛中,巫溪、巫山、万州、南川、江津、北碚,海拔 200～2000m 处有分布。

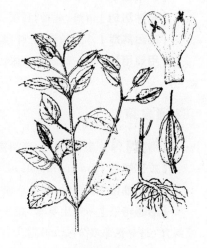

紫萼蝴蝶草

【药用部分】全草药用。

【采集期】秋季采全草。

【药性功能】微苦、凉。无毒。

【主治病症】治中暑呕吐。

【用量用法】15～30g,水煎服。

【附方】治中暑呕吐:全草 24g,鱼腥草根、豆腐柴、六月雪、醉鱼草各 15g,老姜 5 片,水煎服。（出自《浙江药用植物志》）

581.尼泊尔沟酸浆

【别名】水芹辣子。

【拉丁学名】*Minulus tenellus* Bunge var. *nepalensis*（Benth.）Tsoong

【分类地位】玄参科，沟酸浆属。

【形态特征】多年生草本，高可达40cm。茎近直立，多分枝，四方形，角处有窄翅，无毛。叶对生，有短柄；叶片卵形、卵状三角形至卵状矩圆形，长1～3cm，宽0.4～1.5cm，先端急尖，基部近圆形，边缘具疏锯齿，花单生叶腋，花梗长达3cm；花萼圆筒形，长约1cm，果期肿胀成囊状，增大近1倍，萼口平截，具5刺状齿；花冠较花萼长1.5倍，黄色，喉部有红色斑点；雄蕊内藏。蒴果椭圆形。种子卵圆形。

【分布生境】产于缙云寺附近，生于沟边草丛中。巫溪、酉阳、开县、北碚有分布。

【药用部分】全草药用。

【采集期】全年可采。

【药性功能】清热，解毒，利湿。

【主治病症】外感风热，上呼吸道感染，扁桃体炎。

【用量用法】15～20g，水煎服。

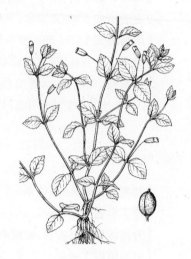

尼泊尔沟酸浆

582.通泉草

【别名】绿兰花、脓泡药、猪胡椒。

【拉丁学名】*Mazus japonicus*（Thunb.）O. Kuntze.

【分类地位】玄参科，通泉草属。

【形态特征】一年生草本，高5～30cm，全株疏生短软毛或近无毛。茎直立或斜升，通常基部多分枝。叶对生；叶片倒卵形至匙形，长2～6cm，宽8～15mm，边缘具不规则粗钝锯齿，先端钝圆，基部楔形，渐下延成有翼的叶柄。总状花序顶生，花稀疏；花萼钟状；花冠紫色或蓝色，二唇形，上唇短而直立，顶端2裂，下唇大而开展，顶端3裂，筒部短；雄蕊4，二强，着生于花冠筒部；子房上位，无毛，花柱细长，柱头2裂。蒴果球形，光滑无毛，稍露出宿存萼筒外，种子斜卵形或肾形，淡黄色。花期3～8月，果期7～10月。

【分布生境】产于韩家院子，常生于低山农耕地旁。重庆各区县均有分布。

【药用部分】全草入药。

【采集期】5～10月采收。

【药性功能】微甘、苦、凉。清热解毒，利尿消肿，健胃消积。

【主治病症】脓疱疮，水肿，肾炎，消化不良，偏头痛，疔疮，烧烫伤。

【用量用法】15～25g，煎汤服。外用，鲜品捣敷。

【附方】①治消化不良、疳积：通泉草、葎草各15g，水煎服。（出自《安徽中草药》）
②治心源性水肿：鲜通泉草适量，和陈萝卜籽捣烂，加皮硝拌匀，包敷肚脐上。（出自《浙江药用植物志》）

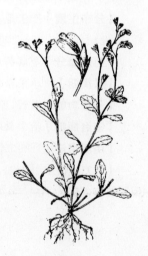

通泉草

583.毛地黄

【别名】洋地黄、地钟花。

【拉丁学名】*Digitalis purpurea* L.

【分类地位】玄参科,毛地黄属。

【形态特征】多年生草本,高约1m,全株被灰白色柔毛及腺毛。茎直立,单生或数条丛生。基生叶呈莲座状;叶柄长2~8cm,具狭翅;叶片卵形或长椭圆形,长5~15cm,宽4~6cm,先端尖或钝,基部楔狭,边缘有圆钝锯齿,叶背网脉十分明显;茎下部叶柄较长,向上叶柄渐短至无柄。总状花序顶生,长30~60cm。花下垂;花梗长约5mm;苞片披针形;花萼5深裂,裂片卵形,不等大,覆瓦状排列;花冠钟状,长5~8cm,裂片唇形,下唇较上唇略长,先端半圆形而向外反卷,上唇紫红色,下面内部为白色,散生多数深紫红色斑点;雄蕊4,二强,不外露,花丝基部与花冠筒合生;子房2室,柱头2裂。蒴果圆卵形,室间开裂。种子小,多数。花期5~6月,果期6~7月。

【分布生境】原产于欧洲西部,缙云山有栽培。各地有栽培。

【药用部分】叶药用。

【采集期】叶肥厚粗糙,停止生长时采收。

【药性功能】苦、温。强心,利尿。

【主治病症】心力衰竭,心脏性水肿。

【用量用法】每次0.1~0.2g,粉剂内服。极量0.4g。或制成片剂及注射剂用。

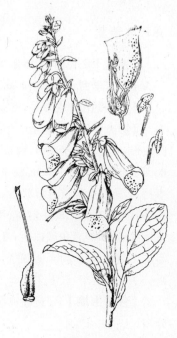

毛地黄

584.宽叶腹水草

【别名】钓鱼竿、见毒消。

【拉丁学名】*Veronicastrum latifolium*（Hemsl.）Yamazaki

【分类地位】玄参科,腹水草属。

【形态特征】多年生草本,长可达3m。茎细长,弓曲,着地生根,或匍匐蔓延,下部圆柱形,仅上部有时有窄棱,被黄色倒生短卷曲毛,少无毛。叶互生,具短柄;叶片近圆形或卵形,长3~7cm,宽2~5cm,先端短渐尖,基部圆形,平截或宽楔形,通常两面疏被短柔毛,边缘具三角形锯齿。穗状花序腋生,长1.5~4.5cm;药萼5深裂,裂片钻形;花冠筒状,长5mm,淡紫色或白色,先端4裂,裂片正三角形,喉部有一圈毛;雄蕊2枚,伸出冠外。蒴果卵状,长2~3mm。种子多数,细小。花期7~10月。

【分布生境】产于北温泉附近,灯草坪,海拔200~800m处,巫山、奉节、南川、北碚有分布。

【药用部分】全草入药。

【采集期】6~8月采收。

【药性功能】微苦、凉。清热解毒,利水消肿,散瘀止痛。

【主治病症】肺热咳嗽,肝炎,水肿,痢疾,目赤。外用治跌打损伤,毒蛇咬伤,烧烫伤。

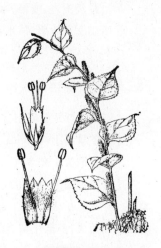

宽叶腹水草

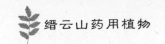

【用量用法】15～25g,煎汤服。外用鲜品适量捣烂敷。

【附注】①同属细穗腹水草[*V. stenostuchyum*（Hemsl.）Yamazaki.]形态与宽叶腹水草相似,唯叶片长卵形至披针形,长7～20cm,宽1～7cm,上面仅主脉上有短毛。花序长2～8cm。其药性功能与宽叶腹水草相同。

②孕妇忌服。

585.水苦荬

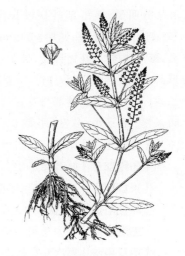

水苦荬

【别名】接骨仙桃、活血丹、夺命丹、水仙桃草、水莴苣、芒种草、虫虫草。

【拉丁学名】*Veronica undullata* Wall.

【分类地位】玄参科,婆婆纳属。

【形态特征】一年至二年生草本,高20～50cm,具斜走的根状茎。茎圆柱形,直立或基部倾斜,肉质,中空,无毛。叶对生;无柄;叶片披针形或长椭圆状披针形,长2～8cm,宽0.5～2cm,先端渐尖或钝,基部圆形或微心形,半抱茎,边缘全缘或具波状齿,两面均无毛。总状花序腋生,长5～15cm,花梗平展与花序轴几成直角;花萼4裂,裂片卵状披针形,长约2mm,顶端钝;花冠浅蓝色,淡紫色或白色,略长于花萼;雄蕊2,生于花冠筒上;子房上位,心皮2,花柱短。蒴果近圆形,径2.5～3mm,有腺毛。种子多数。花期4～5月,果期5～7月。

【分布生境】产于财神洞及澄江河边草丛中,重庆市各区县多有分布。

【药用部分】全草药用。

【采集期】夏季果实中虫瘿里的虫未逸出时采收。

【药性功能】苦、凉。清热解毒,消肿止痛,活血止血。

【主治病症】咽喉肿痛,咯血,风湿痹痛,月经不调,产后感冒,血淋,跌打损伤。外用治疖肿,无名肿毒,骨折。

【用量用法】10～30g,煎汤服。外用鲜品捣敷。

【附方】①治咽喉肿痛:鲜水苦荬50g,水煎服。

②治月经不调、痛经:水苦荬25g,益母草20g,当归15g,水煎服。（①②方出自《全国中草药汇编》）

③治妇女产后感冒:水苦荬煎水,加红糖服。（出自《南京民间药草》）

586.阿拉伯婆婆纳

【别名】灯笼婆婆纳、灯笼草、波斯婆婆纳、肾子草。

【拉丁学名】*Veronica persica* Poir.

【分类地位】玄参科,婆婆纳属。

【形态特征】一年生或多年生草本,高10～50cm。茎自基部分枝,铺散或丛生,匍匐或斜上,被多细胞开展柔毛。叶在茎基部对生,上部为互生;叶柄短或无柄;叶片卵圆形或卵状长圆形,长0.6～2cm,宽0.5～1.5cm,先端钝圆或急尖,基部平截、浅心形或圆形,边缘具粗钝锯齿,两面有疏生柔毛。总状花序顶生,苞片叶状,互生,花单生苞腋;花梗长1.5～2.5cm;花萼4裂,裂片狭卵形,长6～8mm;花冠淡蓝色,具深蓝色条纹,筒部极短,先端4深裂,裂片近圆形;雄蕊2,着生于花冠筒部,开花外露;子房上位,心皮2,柱头头状。蒴果近肾形,稍扁,宽6～7mm,花柱宿存。种子舟形,或长圆形,腹面凹入,背面具纵皱纹。花期3～4月,果期4～5月。

【分布生境】产于纸厂湾、缙云寺地边路旁。重庆城区等地有分布。

【药用部分】全草药用。

【采集期】6~7月采收。

【药性功能】辛、苦、咸、平。清热解毒，补肾，祛风，除湿，截疟。

【主治病症】肾虚腰痛，风湿疼痛，小儿阴囊肿大，疟疾，疥疮。

【用量用法】15~30g,煎汤服。外用煎水洗。

【附方】①治肾虚腰痛：灯笼草30g,炖肉吃。

②治小儿阴囊肿大：灯笼草90g,煎水熏洗。

（①②方出自《贵州民间药物》）

③治疥疮：全草适量，煎水洗患处。

④治疟疾：阿拉伯婆婆纳全草30g,臭常山3g,水煎服。

（③④方出自《浙江药用植物志》）

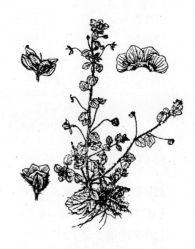

阿拉伯婆婆纳

587.婆婆纳

【别名】卵子草、双铜锤、双肾草、狗卵草。

【拉丁学名】*Veronica didyma* Tenore

【分类地位】玄参科，婆婆纳属。

【形态特征】一年生或二年生草本，高5~20cm。茎自基部分枝，下部匍匐蔓延，上部斜升，被短柔毛。叶在茎下部者对生，茎上部叶互生，有短柄；叶片心形至卵形，长5~10mm,宽6~7mm,先端钝，基部圆形至平截，边缘有圆钝锯齿，两面疏生白色柔毛。总状花序顶生；苞片叶状，互生，花单生苞腋；花梗与苞片等长或略短；花萼4深裂，裂片卵形，被柔毛，果期长达5mm；花冠深红紫色，辐状，直径4~5mm,筒部极短；雄蕊2；子房上位，2室，扁倒心形。蒴果近肾形，略扁，密被柔毛，宽4~5mm,先端内凹，凹口呈直角，中央有终沟，宿存花柱与凹口齐或略超过。种子舟状深凹，背面具波状纵皱纹。花期3~4月，果期4~5月。

【分布生境】产于韩家院子，生于地边杂草丛中。万州、南川、主城各区有分布。

【药用部分】全草入药。

【采集期】3~4月采收。

【药性功能】微甘、淡、凉。无毒。清热利湿，凉血止血，理气止痛，补肾强腰，解毒消肿。

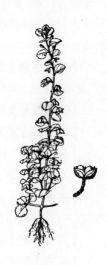

婆婆纳

【主治病症】肾虚腰痛，疝气，睾丸炎，白带，疮疖痈肿，吐血。

【用量用法】15~30g,鲜品60~90g,水煎服；外用鲜品捣敷。

【附方】①治疝痛：婆婆纳25g,野鸦椿子15g,水煎服。（出自《全国中草药汇编》）

②治睾丸肿痛：婆婆纳30g,小茴香6g,橘核12g,荔枝核15g,水煎服。（出自《安徽中草药》）

③治治吐血：鲜婆婆纳60g,水煎服，或捣烂绞汁，加红糖适量，开水冲服。（出自《福建药物志》）

【附注】同属植物直立婆婆纳(*V. arvensis* L.)与本种区别在于花冠蓝色略带紫，花梗极短，种子扁平而光滑，其功能与本种同，产于北温泉面厂附近，生公路边草丛中。

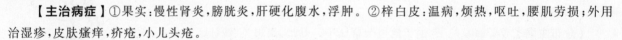

✤ **紫葳科（Bignoniaceae）** ✤

588.梓树

【别名】臭梧桐、黄金树、豇豆树、水桐、青桐。

【拉丁学名】*Catalpa ovata* G. Don.

【分类地位】紫葳科，梓属。

【形态特征】落叶乔木，高6～10m，树冠开张。树皮灰褐色，纵裂；嫩枝常带紫色，无毛或具疏长柔毛。叶对生，叶柄长4～18cm；叶片宽卵形或近圆形，长6～25cm，宽5～22cm，先端突尖或长渐尖，基部心形至近圆形，边缘全缘或有波状齿，少数上缘有3～5浅裂，上面有灰白色柔毛，下面疏生柔毛。顶生圆锥花序，花序轴及花梗被疏毛或无毛；花萼2唇开裂，绿色或紫色；花冠钟形，长约2cm，淡黄色，内有黄色条纹及紫色斑点；发育雄蕊2枚，退化雄蕊3枚，内藏；子房上位，2室，棒状，柱头2裂。蒴果线形，长20～30cm，径5～9mm，深褐色下垂，幼时疏生白色毛。种子长椭圆形，长8～10mm，两端具长毛。花期4～6月，果期8～11月。

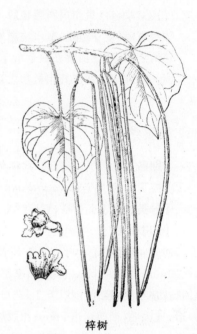

梓树

【分布生境】北温泉江边有栽培，城口、万州、南川、涪陵、万盛、綦江、北碚，海拔250～2000m处有分布。

【药用部分】果实、树白皮、根白皮入药。

【采集期】果实7～8月采，5～7月采皮。

【药性功能】①果实：甘、平。有毒。利尿，消肿。②梓白皮：苦、寒。清热解毒，利湿，杀虫，止吐，活血。

【主治病症】①果实：慢性肾炎，膀胱炎，肝硬化腹水，浮肿。②梓白皮：温病，烦热，呕吐，腰肌劳损；外用治湿疹，皮肤瘙痒，疥疮，小儿头疮。

【用量用法】①果实：9～15g，水煎服。②梓白皮：9～15g，水煎服。外用适量，煎水洗或捣烂敷患处。

【附方】①腰肌劳损：根（盐水炒）9g，水煎冲黄酒服。

②耳鸣：根白皮30g，核桃6枚（捣碎），水煎服。

③慢性肾炎、浮肿、蛋白尿：果实15g，水煎服。

（①～③方出自《浙江药用植物志》）

<h2>爵床科（Acanthaceae）</h2>

589.水蓑衣

【别名】窜心蛇、鱼骨草、九节花、大青草。

【拉丁学名】*Hygrophila salicifolia*（Vahl）Nees.

【分类地位】爵床科，水蓑衣属。

【形态特征】一年生至二年生草本，高 30～80cm。根状茎圆柱形，节处丛生须状根；茎略呈方柱形，暗棕色，光滑或嫩枝被短柔毛。叶对生；叶柄极短或近于无柄；叶片披针形或长圆状披针形，长 3～14cm，宽 8～20mm，先端渐尖，基部楔形，边缘全缘或微波状，两面近于无毛，有针状钟乳体贴生。花 2～6 朵簇生于叶腋；苞片卵形或椭圆形，长 4～6mm，小苞片披针形或条形，长 3～4mm；花萼 5 裂，裂片三角状披针形，被短糙毛；花冠淡红紫色，长约 1cm，二唇形；雄蕊 4 枚，二强；子房上位，无毛，花柱长，伸出花冠，柱头钩曲。蒴果条形，长约 1cm，花萼宿存；种子 16～24 粒，淡褐色，扁圆形，细小。花果期 9～10 月。

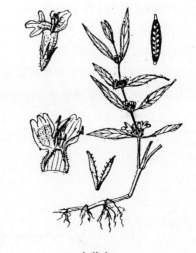

水蓑衣

【分布生境】产于景家坪、北温泉的路边或干水池中。奉节、北碚有分布。

【药用部分】全草药用。

【采集期】7～9 月采收。

【药性功能】微甘、微苦、凉。清热解毒，活血消肿，化瘀止痛。

【主治病症】咽喉炎，乳腺炎，百日咳，丹毒，黄疸，吐血，衄血。外用治骨折，跌打损伤，毒蛇咬伤。

【用量用法】25～30g，水煎服或泡酒服。

【附方】①治外伤吐血：水蓑衣鲜叶 60g，捣烂绞汁，冲黄酒服。（出自《浙江药用植物志》）

590.爵床

【别名】疳积草、小青草。

【拉丁学名】*Rostellularia procumbens*（L.）Nees.

【分类地位】爵床科，爵床属。

【形态特征】一年生草本，高 10～50cm。茎柔弱，基部呈匍匐状，节上生根，多分枝，四方形，具纵棱，被灰色白色细柔毛。单叶对生；叶柄长 5～10mm；叶片卵形，长椭圆形或宽披针形，长 2～6cm，宽 1～2cm，先端渐尖或急尖，基部楔形，全缘，两面均有短柔毛。穗状花序顶生或生于上部叶腋，圆柱状，长 1～4cm，花密集；苞片、小苞片与萼裂片同形；花萼 4 深裂，裂片条状披针形或条形，边缘白色，薄膜状，外面密被粗硬毛；花冠二唇形，较萼片略长，粉红色或淡蓝紫色，长约 7mm；雄蕊 2 枚，微露出花冠，花药 2 室，不等高，较低 1 室有尾状附属物；子房卵形，2 室，被毛，花柱丝状。蒴果条形，长约 5mm，上部具 4 粒种子，下部实心柄状，种子表面有瘤状皱纹。花果期 7～10 月。

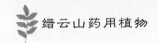
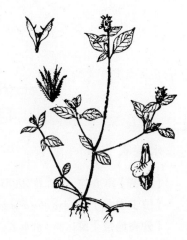

【分布生境】产于缙云寺公路边、荒草坡及耕地边。重庆各区县海拔 1500m 以下有分布。

【药用部分】全草药用。

【采集期】8～9 月盛花期采收。

【药性功能】微苦、寒。清热解毒,利尿消肿,活血止痛。

【主治病症】感冒,咽喉痛,咳嗽,疟疾,疳积,痢疾,肠炎,肾炎水肿,黄疸,乳糜尿,筋骨疼痛,湿疹,跌打损伤,疔疮痈肿。

【用量用法】10～15g,(鲜品 30～60g)水煎服。外用鲜品适量捣敷。

【附方】①治流行性感冒:爵床、白英、一枝黄花各 50g,水煎服。

②治乳糜尿:爵床 100～150g,地锦草、蟛蜞菊各 100g,车前草75g,狗肝菜 50g,水煎服。3 个月为 1 个疗程,或于尿转正常后改隔日 1 剂,维持 3 个月以巩固疗效。

(①②方出自《全国中草药汇编》)

③治疳积:爵床鲜全草 30～45g,水煎服。

④治疗疮痈肿:爵床鲜全草 60～120g,水煎服或捣烂敷患处。

(③④方出自《浙江药用植物志》)

爵床

·❧· 胡麻科（Pedaliaceae）·❧·

591.芝麻

【别名】胡麻、黑芝麻、脂麻。

【拉丁学名】*Sesamum indicum* DC.

【分类地位】胡麻科,胡麻属。

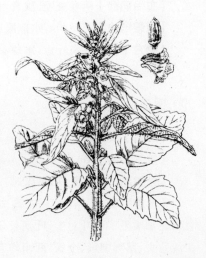

【形态特征】一年生草本,高 80～150cm,茎直立,四棱形,不分枝,有短柔毛。叶对生,或上部叶互生;叶柄长 1.5～5cm,下部叶柄较长,向上渐短,通常上部叶披针形或狭椭圆形,全缘,中部叶卵形,有锯齿,下部叶常具 3 裂,长 5～15cm,宽 1～8cm,两面无毛或稍有柔毛。花单生或 2～3 朵生于叶腋;近无梗;花萼 5 裂,裂片披针形,长约 5mm,外被短柔毛;花冠筒状,长 1.5～2.5cm,白色具紫色或黄色彩晕,稍呈二唇形,上唇 2 裂,较短,下唇 3 裂;雄蕊 2 对;子房卵形,有毛,花柱细长,柱头分裂成叉状。蒴果四棱状长椭圆形,长约 2.5cm,顶端稍尖,有短柔毛;种子多数,黑色,白色或淡黄色。花期 6～7 月,果期 8～10 月。

【分布生境】原产于亚洲西部,缙云山及重庆各区县有栽培。

【药用部分】黑色种子入药。

【采集期】8～9 月果实黄熟时采收。

【药性功能】甘、平。补血,润肠,通乳,滋补肝肾。

芝麻

【主治病症】肝肾不足，头晕目眩，贫血，便秘，乳汁缺乏，烧烫伤，皮肤干燥，须发早白。

【用量用法】5～15g，水煎服，研粉单服或入丸散剂服。

【附方】①治病后大便燥结：芝麻洗净炒熟或加核桃肉研粉，加蜂蜜或白糖，每服2汤匙，每天1～2次。（出自《浙江药用植物志》）

②治妇人乳少：脂麻炒研，入盐少许食之。（出自《中药大辞典》）

【附注】便溏者慎用

————⊱• 苦苣苔科（Gesneriaceae）•⊰————

592.石吊兰

【别名】吊石苣苔、石豇豆、接骨生。

【拉丁学名】*Lysionotus pauciflorus* Maxim.

【分类地位】苦苣苔科，吊石苣苔属。

【形态特征】常绿小灌木，茎灰褐色，有皱纹，常匍匐攀附于岩石上，长5～30cm，少分枝，幼枝常被短毛。叶对生或3～5片轮生，革质，倒卵状椭圆形或倒披针形，长1.5～6cm，宽6～15mm，先端钝，基部楔形，中部以上疏生粗锯齿，下部全缘或微波状；叶柄短或近于无柄。花单朵或2～4朵成聚伞花序，顶生或腋生；苞片小，披针形；花萼5深裂，裂片三角状条形，近无毛；花冠白色或淡红色，常带紫色，筒状，长3～4cm，先端二唇形，上唇2裂，下唇3裂；能育雄蕊2枚，花药贴连；子房上位，长条形，无毛。蒴果长条形，长7～11cm；种子小，具长珠柄，顶端有1条长毛。花期6～8月，果期8～11月。

【分布生境】产于缙云寺沟谷石岩上或树干上。城口、开县、巫溪、巫山、奉节、酉阳、彭水、石柱、万州、武隆、南川、北碚，海拔300～2000m有分布。

【药用部分】全株入药。

【采集期】8～9月采收。

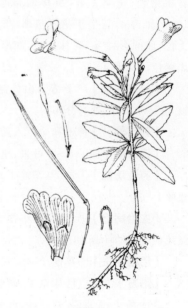

石吊兰

【药性功能】苦、涩、凉。清热解毒，祛风利湿，活血调经，化痰止咳。

【主治病症】风湿痹痛，咳喘痰多，月经不调，白带，痢疾，瘰疬，钩端螺旋体病。

【用量用法】15～30g，水煎服或制成糖浆剂或片剂服。外用全草捣敷。

【附方】①治风寒感冒：石吊兰15g，前胡6g，生姜5片，煎服。（出自《安徽中草药》）

②治钩端螺旋体病：石吊兰60g，金钱草15g，水煎服。（出自《全国中草药汇编》）

③治跌打损伤：石吊兰15g，水煎，兑酒服；外用捣敷患处。（出自《湖南药物志》）

————————⚬• 车前科（Plantaginaceae）•⚬———————

593.车前

【别名】牛舌草、蛤蟆草。

【拉丁学名】*Plantago asiatica* L.

【分类地位】车前科，车前属。

【形态特征】多年生草本，高10～30cm。根状茎粗短，有密集丛生的白色须根。叶基生，直立或开张；叶柄片近等长，上面有槽，基部扩展成鞘状；叶片卵形或宽卵形，长5～10cm，宽2.5～7cm，先端尖或钝，基部渐狭下延至叶柄，边缘近全缘，波状或有疏钝齿至弯缺，两面无毛或具短柔毛。花葶数枚自叶腋生出，长10～25cm，上端5～10cm，生绿白色花，形成穗状花序；苞片宽三角形，有龙骨状突起；花萼4裂，裂片倒卵形，有绿色龙骨突起；花冠裂片披针形，长约1mm；雄蕊4，着生于花冠基部，与花冠裂片互生，花药长圆形；雌蕊1枚，子房上位，卵圆形，2室，花柱1枚，线形，有毛。蒴果卵形，长约4mm；种子5～8粒，黑褐色。花期4～9月，果期6～11月。

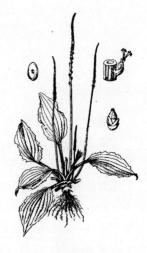

车前

【分布生境】产于缙云山公路边、杂草丛中或耕地附近。重庆各区县，海拔150～3200m处有分布。

【药用部分】种子和全草入药。

【采集期】种子6～7月采，全草秋季采。

【药性功能】①种子（车前子）：甘、寒。清热利尿，明目，化痰。②全草（车前草）：利尿，止血，祛痰，明目，止咳。

【主治病症】①车前子：小便不利，淋漓涩痛，湿热泄泻，目赤肿痛。②车前草：湿热黄疸，水肿，小便不利，湿热泄泻，痢疾，尿血。

【用量用法】①车前子：4.5～15g，布包，水煎服。②车前草：15～30g，水煎服。

【附方】①治急性尿道炎，膀胱炎：车前子15g，水煎服。

②治肠炎：车前草9～15g，水煎服。

③治青光眼：车前子30g，水煎服，每服5剂，停药1天，连服半月至1月。

（①～③方出自《浙江药用植物志》）

╼• 忍冬科（Caprifoliaceae）•╾

594.接骨草

【别名】陆英、臭草、八里麻、八棱麻、七叶金、蒴藋、走马风。

【拉丁学名】*Sambucus chinensis* Lindl.

【分类地位】忍冬科,接骨木属。

【形态特征】多年生草本,高1～3m。根状茎横走,黄白色,圆柱形,节处膨大,生出须根。茎直立,具纵棱,幼枝被柔毛,老枝无毛。单数羽状复叶,对生,具小叶5～9片,小叶无柄或具短柄,小叶片披针形,长5～15cm,宽2～6cm,先端渐尖,基部不对称的楔形或近圆形,边缘具锯齿。复伞房状花序顶生,直径12～25cm;除两性花外,散生有由不孕花变成的杯状肉质、黄色腺体;花萼杯状,长约1.5mm,萼齿三角形;花冠白色,辐状,5裂;雄蕊5枚;子房3室,柱头3裂。浆果状核果球形,鲜红色,径2～3mm;核2～3粒。花果期6～10月。

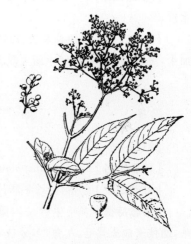

接骨草

【分布生境】产于何绍良湾、缙云寺附近等处林边。重庆各区县海拔250～2800m处有分布。

【药用部分】根、茎及叶入药。

【采集期】7～10月采收。

【药性功能】甘、淡、微苦、平。①根:散瘀消肿,祛风活络。②茎、叶:利尿消肿,活血止痛。

【主治病症】①根:跌打损伤,扭伤肿痛,骨折疼痛,风湿关节痛。②茎、叶:肾炎水肿,腰膝酸痛;外用治跌打损伤。

【用量用法】根、茎均为50～100g,水煎服。外用捣敷患处。

【附方】①治慢性气管炎:鲜茎、叶120g,水煎服。

②治肾炎水肿:全草30～60g,水煎服。

（①②方出自《浙江药用植物志》）

③治跌打损伤:根100g(鲜品加倍),水煎服。另取鲜叶适量捣烂敷患处。（出自《全国中草药汇编》）

595.接骨木

【别名】接骨风、马尿骚、公道老、扦扦活。

【拉丁学名】*Sambucus williamsii* Hance

【分类地位】忍冬科,接骨木属。

【形态特征】落叶灌木至小乔木,高4～6m。树皮淡灰褐色,老枝有皮孔,髓淡黄褐色。单数羽状复叶,对生,具小叶3～11片(通常5～7片);小叶片椭圆形至矩圆状披针形,长5～12cm,顶端尖至渐尖,基部不对称楔形,边缘有锯齿,揉破后有臭味。圆锥花序顶生,长达7cm,花小,白色;萼筒杯状,花冠辐状,5裂,长约2mm;雄蕊5枚,花药黄色;雌蕊1枚,子房下位,3室,柱头3裂。浆果状核果球形,直径3～5mm,紫黑色,核2～3粒。花期3～4月,果期5～7月。

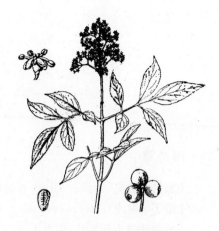

接骨木

【分布生境】产于贺龙房子等处,栽培。城口、巫溪、巫山、奉节、万州、酉阳、云阳、南川、江津、北碚等区县,海拔 200～2800m 处有分布。

【药用部分】全株药用。

【采集期】5～7 月采收。

【药性功能】甘、苦、平。祛风活络,散瘀消肿,活血,止血,除湿,止痛,接骨续筋。

【主治病症】骨折,风湿性关节炎,痛风,大骨节病,急慢性肾炎,跌打损伤。外用治创伤出血。

【用量用法】15～30g,水煎服,或入丸、散。外用适量,捣敷或煎水洗。

【附方】治风湿性关节炎、痛风:鲜接骨木 120g,鲜豆腐 120g,酌加水,黄酒炖服。(出自《中药大辞典》)

596.忍冬

【别名】金银花。

【拉丁学名】*Lonicera japonica* Thunb.

【分类地位】忍冬科,忍冬属。

【形态特征】多年生缠绕木质藤本,高可达 9m。茎皮棕褐色,条状剥落,幼枝密被短柔毛,左缠,多分枝。叶对生;叶柄长 4～10mm,密被短柔毛;叶片卵状椭圆形,宽卵形或卵状披针形,长 3～8cm,宽 2～4.5cm,先端短渐尖至钝,基部圆形至近心形,边缘全缘,幼时两面均有柔毛,后上面无毛。花成对生于叶腋,初开时白色,后变黄色;苞片叶状,长 0.7～2cm,密被柔毛;小苞片卵形,花萼 5 裂,外面和边缘密被柔毛;花冠筒细,长 3～4cm,外边有柔毛和疏腺毛,稍呈二唇形,上唇 4 裂,下唇不裂;雄蕊 5,着生于筒口附近,伸出冠外,花柱伸出,与雄蕊近等长。浆果近球形,长 6～7mm,蓝黑色;种子卵形,长约 3mm。花期 5～6 月,果期 10～11 月。

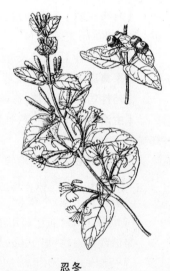

忍冬

【分布生境】产于缙云山各处山坡、林缘灌丛中。重庆各区县海拔 200～1900m 处有分布。

【药用部分】花蕾药用。

【采集期】3～4 月采花蕾。

【药性功能】甘、寒。清热解毒。

【主治病症】外感风热,上呼吸道感染,流行性感冒,扁桃体炎,急性乳腺炎,结膜炎,肺炎,细菌性痢疾,阑尾炎,丹毒,痈疖疔疮,子宫颈糜烂,外伤感染,钩端螺旋体病。

【用量用法】15～20g,水煎服。

【附方】①治热毒疔痈、疮疖肿痛:金银花、紫花地丁、野菊花、蒲公英、天葵子各 6～9g,水煎服。
②预防流行性脑脊髓膜炎、流行性小儿哮喘性肺炎:金银花、野菊花、蒲公英、板蓝根各 9g,水煎服。
(①②方出自《浙江药用植物志》)
③治外伤感染性骨髓炎:金银花 50g,地丁、野菊花根各 25g,黄芩 15g,丹皮 10g,水煎服。(出自《全国中草药汇编》)

【附注】同属植物：①红腺忍冬(*Lonicera hypoglauca* Miq.)，主要特征为花长 4～5cm，花冠管细长，叶背密生白色毡毛。产于朝阳峰沟内。②细毡毛忍冬：别名，吊子银花，拉学名(*Lonicera similis* Hemsl.)，其主要特征为叶窄卵形或卵状披针形，叶背密生灰白色毡毛，花常成少数的总状花序，分枝细长，顶端有成对的无梗花。产于北温泉林中。其功能与金银花相同。

597.球核荚蒾

【别名】六股筋、鱼子串、仙人茶。

【拉丁学名】*Viburnum propinquum* Hemsl.

【分类地位】忍冬科，荚蒾属。

【形态特征】常绿灌木，高达 2m，全株无毛。幼枝紫红色，具凸起的皮孔。叶对生；叶片革质卵形，椭圆形至椭圆状披针形，长 4～12cm，宽 2～5cm，先端急尖至渐尖，基部宽楔形，歪斜，边缘具疏离浅齿，边缘近基部每侧常有 1～2 枚腺体，离基三出脉。花序复伞形状，直径 4～7cm，第一级辐射枝通常 7 条，花着生于第三级辐射枝上；花甚小；萼筒长约 0.7mm，萼檐具 5 微齿；花冠绿白色，辐状，长约 2.5mm；雄蕊 5，稍长于花冠，核果近球形，长约 5mm，蓝黑色，有光泽。花期 4～5 月，果期 7～9 月。

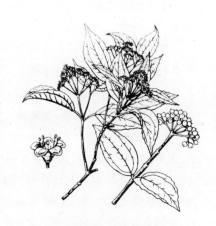

球核荚蒾

【分布生境】产于缙云寺至杉木园林下，海拔 700～900m。城口、巫溪、巫山、奉节、酉阳、秀山、黔江、彭水、石柱、梁平、万州、丰都、武隆、南川、万盛、綦江、江津、渝北、北碚，海拔 500～2300 处有分布。

【药用部分】叶、根入药。

【采集期】叶春夏采，根全年可采。

【药性功能】苦、涩、温。消肿止痛，止血，接骨续筋。

【主治病症】骨折，跌打损伤，外伤出血。

【用量用法】外用适量，研粉撒或调敷，或鲜品捣敷。

598.茶荚蒾

【别名】饭汤子。

【拉丁学名】*Viburnum setigerum* Hance

【分类地位】忍冬科，荚蒾属。

【形态特征】落叶灌木，高达 1～3m。小枝初淡黄色，后变灰褐色，无毛。冬芽外由 2 对红色鳞片包被，长达 6mm。叶对生；叶片纸质，卵状椭圆形至卵状披针形，长 5～16cm，宽 2.5～5cm，先端渐尖至尾状渐尖，基部楔形至近圆形，边缘具疏锯齿，叶背近基部两侧有少数腺体，侧脉 6～8 对，伸达齿端。花序复伞形状，直径 3～5cm，第一级辐射枝常为 5 条；苞片早落；花萼紫色，萼筒长约 1.5mm，萼檐 5 微齿；花冠白色，长约 2.5mm，辐状，5 深裂；雄蕊 5，与花冠近等长；子房下位，花柱短，柱头 3 裂。核果卵圆形，长 8～10mm，红色；核扁形。花期 4～5 月，果期 9～10 月。

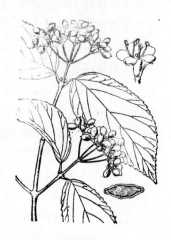

茶荚蒾

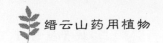

【分布生境】产于大茶沟、缙云寺、杉木园等地林下。城口、巫山、奉节、酉阳、秀山、黔江、彭水、石柱、忠县、丰都、涪陵、武隆、南川、永川、铜梁、渝北、北碚,海拔600～2100m处有分布。

【药用部分】果实、根药用。

【采集期】果实9～10月采,根全年可采。

【药性功能】①果实:甘、温。健脾。②根:微苦、平。破血通经、止血。

【主治病症】①果实:治消化不良、病后食欲不振。②根:治跌打损伤、风湿关节炎。

【用量用法】①果实:10～25g,水煎服。②根:15～25g,水煎服或泡酒服。

【附方】治消化不良,病后食欲不振:茶荚蒾果实、山楂根、仙鹤草、六月雪各15g,水煎服。(出自《浙江药用植物志》)

599.宜昌荚蒾

【别名】糯米柴、糯米条荚蒾。

【拉丁学名】*Viburnum erosum* Thunb.[*V. ichangensis*(Hemsl)Rehd.]

【分类地位】忍冬科,荚蒾属。

【形态特征】落叶灌木,高达1.5～3m。幼枝密被茸毛。老枝灰褐色,无毛;冬芽小,有毛,具2对外鳞片。叶对生;叶柄长约5mm,有毛;托叶钻形;叶片卵形至卵状披针形,长3～10cm,宽2～5cm,先端渐尖,基部圆形,宽楔形或微心形,边缘具细尖锯齿,上面疏生星状毛,背面密生簇毛,近基部叶缘有少数腺体。复伞形状花序顶生,径2.5～5cm,总花梗长1～3cm,被毛;萼筒长约1.5mm,5齿裂,外面被星状毛;花冠辐状,长约3mm,白色;雄蕊5,着生于花冠筒上,与花冠近等长或略短;子房下位,密被绒毛。核果卵形,长7～9mm,先端略尖,红色,被毛。花期3～4月,果期5～9月。

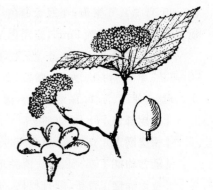

宜昌荚蒾

【分布生境】产于缙云寺及杉木园等地林下。城口、巫溪、巫山、奉节、酉阳、黔江、石柱、丰都、涪陵、武隆、南川、江津、北碚,海拔600～2100m处有分布。

【药用部分】根、叶药用。

【采集期】叶夏、秋采,根全年可采。

【药性功能】涩、平。清热,祛风,除湿,止痒。

【主治病症】口腔炎,风湿痹痛,湿疹。

【用量用法】6～15g,水煎服。外用捣敷或捣汁涂。

【附方】①治口腔炎:鲜叶适量,加淘米水捣烂取汁,漱口,每天3～4次,另以金银花、茵陈各等量,焙干研粉,吹入口腔,一日3～4次。

②治风湿痹痛:根6g,豨莶草15g,木防己24g,水煎服。

③治脚丫湿痒:鲜叶捣汁,搽患处。

(①～③方出自《全国中草药汇编》)

败酱科（Valerianaceae）

600.白花败酱

【别名】苦叶菜、苦菜、胭脂麻、攀倒甑、败酱、败酱草。

【拉丁学名】*Patrinia villosa*（Thunb.）Juss.

【分类地位】败酱科，败酱属。

【形态特征】多年生草本，高 50～100cm，具细长的根状茎。茎直立，被倒生白色粗毛，上部有分枝。基生叶丛生，叶片宽卵形或近圆形，边缘有粗齿，叶柄比叶片略长；茎生叶对生；叶柄长 1～3cm，上部叶柄渐短；叶片卵形，菱状卵形或窄椭圆形，长 4～11cm，宽 2～5cm，先端渐尖至长渐尖，基部楔形下延，1～2 对羽状分裂，上部叶不分裂，边缘有粗齿，两面疏生长毛。伞房状圆锥聚伞花序；花白色，直径 5～6mm；花萼小，花冠短，5 裂；雄蕊 4，伸出，子房下位，花柱较雄蕊稍短。瘦果倒卵形，基部贴生在增大的圆翅状膜质苞片上；苞片近圆形，径约 5mm，网脉明显。花期8～9 月，果期 10～11 月。

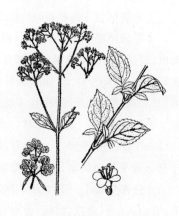

白花败酱

【分布生境】产于缙云寺、杉木园、代家院及北温泉等地。城口、巫溪、巫山、奉节、万州、开县、秀山、南川、江津、长寿、北碚，海拔 400～2000m 处有分布。

【药用部分】全草药用。

【采集期】7～9 月采全草。

【药性功能】辛、苦、微寒。清热利湿，解毒排脓，活血去瘀。

【主治病症】阑尾炎，肺脓肿，肝炎，肠炎，痢疾，产后瘀血腹痛，眼结膜炎，赤白带下，痈肿疔疮。

【用量用法】15～30g，水煎服。外用鲜草适量捣敷患处。

【附方】①治阑尾脓肿：败酱草、金银花、蒲公英、紫花地丁、马齿苋各 15g，水煎服。

②治无名肿毒：败酱鲜全草 30～60g，酒水各半煎服，渣捣烂敷患处。

③治婴儿湿疹：败酱鲜全草适量，煎水洗或湿敷患处。

（①～③方出自《浙江药用植物志》）

④治赤白痢疾：鲜败酱草 60g，冰糖 15g，开水炖服。（出自《闽东本草》）

———— ❧• 桔梗科（Campanulaceae）•❧ ————

601.桔梗

【别名】铃铛花、包袱花、道拉基。

【拉丁学名】*Platycodon grandiflorus* (Jacq.) A. DC.

【分类地位】桔梗科，桔梗属。

【形态特征】多年生草本，高 30～120cm，全株无毛，具白色乳汁。根圆锥形，肉质，长达 20cm，皮黄褐色。茎直立，通常不分枝。叶三叶轮生、对生或互生，无柄或具极短柄；叶片卵形，卵状椭圆形至披针形，长 2～7cm，宽 0.5～3.5cm，先端急尖，基部楔形至圆形，边缘具不整齐锐锯齿，上面绿色，下面被白粉。花 1 朵至数朵生茎或枝顶端；花萼钟状，裂片 5，宿存，花冠蓝紫色，长 1.5～4cm，直径 4～5cm，宽钟状，裂片 5，三角形；雄蕊 5，花丝短；子房 5 室，花柱较长，柱头 5 裂，反卷。蒴果倒卵圆形，顶部 5 瓣裂。花期 7～10 月，果期 8～11 月。

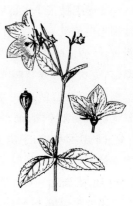

桔梗

【分布生境】产于缙云寺附近，生于林缘或路边草地上，也有栽培。城口、奉节、秀山、彭水、垫江、涪陵、南川、武隆、江津、永川、铜梁、大足、荣昌、合川、北碚，海拔 800～1800m 处有分布。

【药用部分】根药用。

【采集期】秋季地上部分枯萎后挖根。

【药性功能】辛、苦、平。宣肺、散寒、祛痰、排脓、消肿。

【主治病症】外感咳嗽，咽喉肿痛，支气管炎，肺脓肿，胸膜炎，痢疾腹痛。

【用量用法】5～15g，水煎服，或入丸、散。

【附方】①治咽喉肿痛：桔梗 10g，薄荷、牛蒡子各 15g，生甘草 10g，水煎服。（出自《全国中草药汇编》）②治扁桃体炎：桔梗、玄参、山豆根、麦冬各 9g，水煎服。（出自《浙江药用植物志》）

【附注】阴虚久咳及咳血者禁服；胃溃疡者慎服。

602.蓝花参

【别名】罐罐草、细叶沙参、拐棍参。

【拉丁学名】*Wahlenbergia marginata* (Thunb.) A. DC.

【分类地位】桔梗科，蓝花参属。

【形态特征】多年生草本，高 10～40cm，全株含白色乳汁。主根肉质，白色，长约 10cm，径约 4mm。茎自基部分枝，丛生状，直立或匍伏，下部被疏毛，上部光滑无毛。叶互生，在茎下部常密集，近似丛生；无柄或具短柄；叶片倒披针形或条状披针形，长 1～3cm，宽 2～4mm，先端短尖，基部渐狭，边缘微波状，疏生钝齿。花 1 至数朵生茎或分枝顶端，花梗细长直伸，有时长可达 15cm；花萼无毛，裂片 5，狭三角形；花冠蓝色，漏斗状钟形，长 5～8mm，无毛，5 深裂；雄蕊 5，花丝下部扩大；子房下位，3 室，花柱上部粗大，柱头 3 裂。蒴果倒圆锥形，长 5～8mm，顶部 3 瓣开裂。花果期 2～5 月。

【分布生境】产于牯牛石附近,生于路边土坎上。城口、巫山、奉节、丰都、西阳、秀山、彭水、石柱、垫江、涪陵、长寿、南川、江津、永川、大足、荣昌、铜梁、巴南、渝北,北碚,海拔250～2700m处有分布。

【药用部分】根药用。

【采集期】7～9月采收。

【药性功能】甘、微苦、平。益气补虚,养阴清肺,祛痰止咳,截疟。

【主治病症】病后体虚,咳血,自汗,盗汗,小儿疳积,肺热咳嗽,高血压,白带,疟疾。

【用量用法】15～30g(鲜品30～60g),水煎服。

【附方】①治间日疟:蓝花参全草30～45g,水煎,日服2次,于疟疾发作前2～4小时各服1次。(出自《全国中草药汇编》)

②治自汗、盗汗、白带:鲜蓝花参根60～120g,水煎服。(出自《浙江药用植物志》)

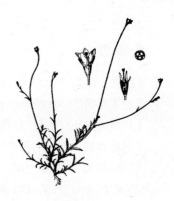

蓝花参

603.湖北沙参

【别名】土沙参。

【拉丁学名】*Adenophora longipedicellata* Hong

【分类地位】桔梗科,沙参属。

【形态特征】多年生草本,高可达1m以上。茎直立,无毛,有白色乳汁,不分枝或具长达70cm的细长分枝。根圆锥形,有时具分叉。基生叶卵状心形;茎生叶卵状椭圆形至披针形,长7～12cm,宽2～5cm,先端渐尖,基部楔形至宽楔形,边缘具锯齿,两面均无毛或有时仅在背面脉上疏生刚毛;下部茎生叶具短柄。疏散的大型圆锥花序顶生,无毛或有短毛;花梗长1.5～3cm;花萼筒部圆球状,裂片钻状披针形,均光滑无毛;花冠钟状,白色,紫色或淡蓝色,长19～21mm,裂片三角形;雄蕊5枚,花丝基部膨大,花盘环状,无毛;花柱几与花冠等长或伸出。蒴果近球形,由基部3瓣裂。种子椭圆形。花期8～10月。

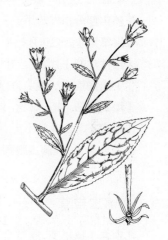

湖北沙参

【分布生境】产于西瓜地附近,生于路边草地及耕地边,城口、巫溪、巫山、奉节、云阳、万州、石柱、南川、江津、北碚,海拔2000m以下有分布。

【药用部分】根药用。

【采集期】全年可采。

【药性功能】甘、凉。清热养阴,润肺止咳。

【主治病症】气管炎,百日咳,肺热咳嗽,咯痰黄稠。

【用量用法】6～12g,水煎服。

【附注】不宜与藜芦同用。

604.金钱豹

【别名】土党参、土人参、奶参、土羊乳。

【拉丁学名】*Campanumoea javanica* Bl. subsp. *japonica*（Makino）Hong

【分类地位】桔梗科,金钱豹属。

【形态特征】多年生草质缠绕藤本,长达2m,有乳汁。根圆柱形或下部有分歧,肉质,外皮黄白色,内部白色,鲜时光滑,干后有明显纵纹。茎细长,浅绿色,光滑无毛,多分枝,有特殊臭气。叶对生,叶柄细长;叶片膜质,心形或卵圆状心形,长3~11cm,宽2~9cm,先端钝尖,基部心形,边缘有波状齿,上面绿色,背面淡绿色,两面均无毛,或有时下面有疏长毛。花两性,单生叶腋;花梗长1~1.5cm,下垂;花萼5裂,裂片卵状披针形;花冠钟状,白色或黄绿色,长1~1.3cm,顶端5裂,裂片反卷,内呈紫色;雄蕊5;子房上位,4~5室,花柱4~5裂。浆果近球形,径约1cm,黑紫色或红紫色。种子多数,小,圆球形,黄褐色,表面有网纹。花期8~9月,果期9~10月。

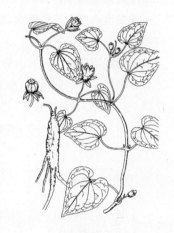

金钱豹

【分布生境】产于缙云寺公路旁和破空塔前,生于林缘和草丛中。城口、奉节、酉阳、秀山、彭水、垫江、梁平、丰都、涪陵、南川、武隆、江津、永川、大足、荣昌、巴南、江北、北碚,海拔500~1600m处有分布。

【药用部分】根药用。

【采集期】9~10月挖根。

【药性功能】甘、平。补中益气,润肺生津,健脾,下乳,止咳。

【主治病症】气虚乏力,脾虚腹泻,肺虚咳嗽,小儿疳积,乳汁稀少,心悸,多汗,遗尿,白带。

【用量用法】15~25g,水煎服。

【附方】①治乳汁不下:鲜根30g,猪肉适量,加黄酒同炖,食肉服汤。（出自《浙江药用植物志》）

②治气虚乏力、脾虚泄泻:土党参15~30g,山药、大枣各9~15g,水煎服。（出自《全国中草药汇编》）

605.铜锤玉带草

【别名】地钮子、地浮萍、地茄子。

【拉丁学名】*Pratia nummularia*（Lam）A. Br. et Ascher.

【分类地位】桔梗科,铜锤玉带属。

【形态特征】多年生匍匐草本,长30~55cm或更长,有白色乳汁。茎平卧,略呈方形,节处生根,被开展柔毛。叶互生,圆形至心状卵圆形,长1.5~2cm,宽1.5~2.1cm,先端钝,基部心形,边缘有粗锯齿,两面疏生短柔毛;叶柄长2~7mm,具开展短柔毛。花单生叶腋或与叶对生,花梗长0.7~3cm;花萼筒坛状,长3~4mm,裂片5,条状披针形,边缘疏生小齿;花冠紫色,近二唇形,长4~7mm,无毛,上唇裂片2,下唇裂片3;雄蕊5,花药围绕花柱合生,有短毛;子房下位,2室,胚珠多数,柱头2裂。浆果椭圆球形,熟时紫红色,长1~1.3cm;种子细小,多数。花期5~7月,果期7~10月。

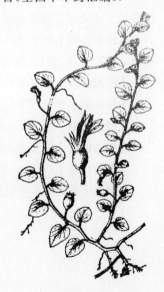

铜锤玉带草

【分布生境】产于缙云寺至杉木园一带,生于路旁土坎上或湿润的草坪上。奉节、酉阳、秀山、彭水、石柱、垫江、涪陵、武隆、江津、永川、荣昌、大足、合川、铜梁、渝北、北碚等地有分布。

【药用部分】全草入药。

【采集期】7～9月采收。

【药性功能】辛、苦、涩、平。祛风利湿,活血散瘀,滋肾固涩。

【主治病症】风湿疼痛,月经不调,肾炎,疳积,子宫下垂,遗精,跌打损伤,外伤出血。

【用量用法】9～15g,水煎服。外用适量鲜品捣敷患处。

【附方】①治遗精、白带:铜锤玉带草果实、金樱子、白果根、紫茉莉根各9g,水煎服。(出自《浙江药用植物志》)

②治膀胱疝气:地茄子30g,川楝子、小茴香各12g,水煎服。(出自《四川中药志》1979年版)

【附注】孕妇忌服。

菊科（Compositae）

606.毒根斑鸠菊

【别名】发痧藤、过山龙、藤牛七。

【拉丁学名】*Vernonia cumingiana* Benth.

【分类地位】菊科,斑鸠菊属。

【形态特征】攀缘藤本,长达10～12m。根粗壮。枝圆柱形,密被黄褐色柔毛,茎基部木质化,具纵细沟纹。单叶互生,叶柄长5～10mm,有密绒毛;叶片卵状长圆形,长圆状椭圆形或披针形,长7～21cm,宽3～8cm,上面无毛或沿叶脉有短毛,下面被锈色短柔毛,两面均有树脂状腺。头状花序顶生或腋生,径8～10mm,具小花18～21朵,常在上部叶腋和枝端排列成圆锥状花序。总苞片5层,绿色,覆瓦状排列,卵状三角形至条状披针形,密被黄褐色绒毛;花全部两性,管状花紫色,顶端5裂,瘦果圆柱形,长4～5mm,有纵肋10条,冠毛红色或红褐色。花期10月至翌年4月。

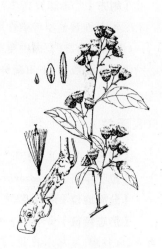

毒根斑鸠菊

【分布生境】产于纸厂湾及北温泉石山一带,生于山坡灌丛及疏林中,海拔200～300m。

【药用部分】藤茎及根入药。

【采集期】全年可采收。

【药性功能】苦、凉。有小毒。祛风解表,舒筋活络,截疟。

【主治病症】感冒,肺燥咳嗽,疟疾,喉痛,风湿关节痛,腰腿酸痛,跌打损伤。外用治结膜炎。

【用量用法】9～15g,水煎服。外用适量鲜品捣敷或煎水洗。

【附方】防治疟疾:鲜毒根斑鸠菊60g,鲜黄皮叶、鲜土牛膝各45g,水煎服,每日1剂,连服3～4日。(出自《全国中草药汇编》)

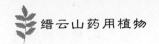

607.下田菊

【别名】风气菊、白龙须、水胡椒、乳痈药。

【拉丁学名】*Adenostemma lavania*（L.）O. Kuntze

【分类地位】菊科，下田菊属。

【形态特征】多年生草本，高 30～100cm。茎直立，基部稍平卧，着地生根，上部叉状分枝，具白色短柔毛，中部以下光滑无毛。叶对生；叶柄有狭翼，茎中部叶较大，长卵形或卵圆形，长 4～20cm，宽2～6cm，边缘有粗锯齿。头状花序，半球形，径 5～8mm，在枝顶排成伞房状，总苞片狭椭圆形，近膜质；筒状花冠白色，下部被贴质毛，上有 5 齿，被柔毛。瘦果倒披针形，长约 4mm，冠毛 4 条，棒状。花果期 8～10 月。

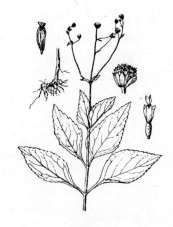

下田菊

【分布生境】产于缙云寺、乌龙沟等地，生林下、林缘、水边、路旁。石柱、武隆、南川、长寿、北碚，海拔 200～2000m 处有分布。

【药用部分】全草入药。

【采集期】6～8 月采收。

【药性功能】辛、微苦、寒。清热利湿，解毒消肿。

【主治病症】感冒发热，急性黄疸型肝炎，支气管炎，扁桃体炎，肺热咳嗽，无名肿毒，毒蛇咬伤。

【附方】①治感冒高热：下田菊 9～15g，水煎服。

②治急性黄疸型传染性肝炎：下田菊 30～60g(鲜品 90～120g)，水煎服。

（①②方出自《全国中草药汇编》）

③治蕲蛇咬伤：下田菊鲜全草适量，捣烂外敷，另取鲜根 30～90g，取汁内服。（出自《浙江药用植物志》）

608.泽兰

【别名】白头婆、山佩兰、消食花、大发散。

【拉丁学名】*Eupatorium japonicum* Thunb.

【分类地位】菊科，泽兰属。

【形态特征】多年生草本，高 1～2m。根状茎短，丛生细根，根多弯曲。茎直立，圆柱形，基部木质化，表面具纵沟并散生紫色斑点，嫩枝茎密被细柔毛。单叶对生；叶柄长约 1cm；叶片卵状披针形或长圆形，长4～14cm，宽 2～6cm，先端渐尖，基部楔形，边缘有不整齐锯齿，两面均疏生细毛，下面毛较密并有腺点。头状花序多数，在茎或分枝顶端排成伞房状；总苞钟状，总苞片 3 层，干膜质；每个头状花序含 5～6 个两性筒状花；花冠白色或淡紫色；雄蕊 5，花药合生；子房下位，柱头 2 裂。瘦果椭圆形，熟时黑色，有毛和腺点。冠毛白色。花果期 7～10 月。

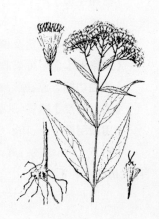

泽兰

【分布生境】产于缙云寺、范家沟等地，生于山坡草地上。城口、巫溪、巫山、奉节、万州、酉阳、秀山、黔江、南川、万盛、北碚，海拔 400～1800m 处有分布。

【药用部分】全草药用。

【采集期】7～9 月采收。

【药性功能】辛、苦、平。清热解暑,理气止痛,活血解毒。

【主治病症】夏季伤暑,胸闷腹胀,扁桃体炎,胃肠炎,咽喉炎,咳嗽,月经不调,跌打损伤。

【用量用法】9～15g,水煎服。

609.藿香蓟

【别名】胜红蓟、咸虾花、白花香草、脓泡草、白花草。

【拉丁学名】*Ageratum conyzoides* L.

【分类地位】菊科,胜红蓟属。

【形态特征】一年生草本,高 30～90cm。茎直立,稍带紫色,有分枝,被白色多节长柔毛,幼嫩时毛较密。单叶对生;叶柄长 7～26mm;叶片卵形或菱状卵形,长 4～13cm,宽 2.5～6.5cm,先端钝,基部微心形,边缘具圆钝锯齿,两面均有稀疏白色长柔毛。头状花序多数,在茎或分枝顶端组成伞房状;总苞钟状;苞片 2～3 裂,披针形,先端渐尖,背部具细毛;花全部管状;花冠淡紫色和蓝色;聚药,雄 5;雌蕊位于中央,花柱伸出花冠外。瘦果黑褐色,被短毛;冠毛膜片状,5 片,分离或连合成短冠状,基部结合成环。花果期 5～10 月。

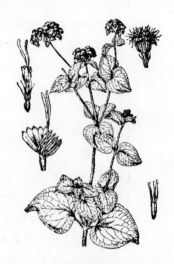

藿香蓟

【分布生境】王家坪附近有栽培。原产中南美洲,涪陵、南川、北碚有栽培。

【药用部分】全草或叶及嫩茎入药。

【采集期】6～10 月采收。

【药性功能】辛、微苦、凉。祛风清热,止痛止血,排石,解毒,消肿。

【主治病症】感冒发热,扁桃体炎,咽喉炎,急性胃肠炎,胃痛,腹痛,崩漏,肾结石,膀胱结石,湿疹,鹅口疮,痈疮肿毒,中耳炎,跌打损伤,外伤出血。

【用量用法】15～30g,(鲜品加倍)煎汤服。或鲜品捣汁服。外用适量鲜品捣敷。

【附方】①治感冒发热:胜红蓟鲜叶和嫩茎 60g,水煎服。

②治外伤出血:胜红蓟鲜全草适量捣烂外敷。

③治湿疹、烫伤:胜红蓟鲜全草适量,煎水洗。

（①～③方出自《浙江药用植物志》）

④治胃溃疡、急慢性腹痛:胜红蓟煅存性,研末装瓶备用,每服 2.5g,嚼服,在半小时内喝水,镇痛作用良好。(出自《全国中草药汇编》)

610.一枝黄花

【别名】金柴胡、破布叶。

【拉丁学名】*Solidago decurrens* Lour.

【分类地位】菊科,一枝黄花属。

【形态特征】多年生草本,高 20～100cm。具粗短的根状茎,根多条,细而弯曲,浅棕色。茎直立,基部常木质化,光滑,单一,略带暗红色,上部有时分枝。单叶互生,叶片椭圆形,卵形或宽披针形,长 4～10cm,宽 1～3cm,先端尖或钝,边缘具锐锯齿,基部楔形而下延成叶柄;下部叶柄较长,向上渐短至无柄。头状花序黄色,直径 6～8mm,单 1 或 2～6 聚生于腋生的短花序梗上,再排成总状或有叶的圆锥状花序;总苞片宽钟形,苞片通常 3 层;边缘舌状花 8 朵,雌性;中间为管状花,两性。瘦果圆筒形,光滑或先端略具疏软毛;冠毛白色。花期 9～10 月,果期 10～11 月。

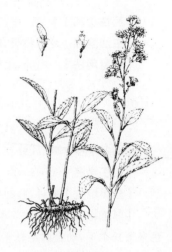

【分布生境】产于景家坪、绍隆寺、王家湾等地,生于山坡、草地和林缘。万州、石柱、黔江、武隆、南川、璧山、北碚等区县,海拔200～2250m处有分布。

【药用部分】根、全草药用。

【采集期】6～9月采收。

【药性功能】辛、苦、平。有小毒。发表散寒,疏风清热,解毒,消肿,止血。

【主治病症】风热感冒,咽喉肿痛,肺热咳嗽,黄疸,热淋,痈肿疮疖,毒蛇咬伤,跌打损伤,支气管炎,急慢性肾炎,小儿疳积,百日咳。

【用量用法】9～15g(鲜品20～30g),水煎服。外用适量捣敷或煎浓汁搽。

【附方】①治上呼吸道感染、肺炎:一枝黄花9g,一点红6g,水煎服。

②治扁桃体炎:一枝黄花、白毛鹿茸草各30g,水煎服。

(①②方出自《全国中草药汇编》)

③治百日咳:一枝黄花全草30g,水煎服。(出自《浙江药用植物志》)

【附注】孕妇忌服。

一枝黄花

611.鱼眼草

【别名】蚯疽草、白头菜、夜明草、泥鳅草、肉桂草。

【拉丁学名】*Dichrocephala auriculata* (Thunb.) Druce

【分类地位】菊科,鱼眼草属。

【形态特征】一年生草本,高15～50cm。茎直立或铺散,无毛或被短毛,有分枝,具纵条棱。叶互生,叶柄有基部下延的窄翅;叶片卵形、椭圆形或披针形,长2～7cm,宽1.5～4cm,琴状羽裂,顶生裂片大,侧生裂片小,1～2对,边缘有不明显的粗齿,两面疏生白色节状短毛。头状花序近球形,径2～4mm,多数在茎、枝端排成伞房花序;周围为雌花,具黄色条形花冠,长约0.5mm,顶端2～3齿裂,结实;中部为两性花,雄蕊4～5,子房下位,花柱分枝扁平,也结实。瘦果扁平,无冠毛。花果期3～7月。

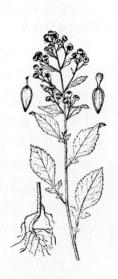

【分布生境】产于缙云山低海拔山坡田间,路旁及林缘。万州、开县、忠县、武隆、南川、万盛、渝北、合川、北碚,海拔150～2000m处有分布。

【药用部分】全草入药。

【采集期】7～10月采收。

【药性功能】辛、苦、平。清热解毒,活血调经,祛风,散寒,消肿,明目。

【主治病症】中暑腹痛,咽喉肿痛,急性肾炎,淋巴管炎,阴囊湿疹,肝炎,肺炎,感冒高烧。外用治疗毒疮疡,扭伤肿痛。

【用量用法】9～15g,水煎服。外用鲜全草适量捣敷。

【附方】①治扭伤肿痛:全草研细粉,每次6g,黄酒送服,外用鲜全草适量,捣烂敷患处。

②治毒蛇咬伤:鲜全草适量,捣烂敷患处。

③治疗疮:鲜叶加米饭,食盐同捣烂,外敷患处,每天换2～3次。

(①～③方出自《浙江药用植物志》)

鱼眼草

612.小鱼眼草

【别名】三仙菜、星宿草、地胡椒。

【拉丁学名】*Dichrocephala benthamii* C. B. Clarke.

【分类地位】菊科，鱼眼草属。

【形态特征】一年生草本，高 10～25cm。茎直立或披散，略带紫色，密被白色柔毛，自基部或上部分枝。叶互生；叶片倒卵形或匙形；下部叶通常羽状深裂，顶生裂片大，侧裂 2～3 对；上部叶分裂或不分裂，边缘有粗齿，基部扩大呈耳状抱茎，两面有白色绒毛。头状花序半球形，在茎和分枝顶端排成伞房花序或圆锥花序状；雌花白色，极细，线形，先端 2～3 细齿；两性花绿黄色，近壶形，先端有 4 齿。瘦果扁平，边缘较厚，无冠毛。花果期 3～8 月。

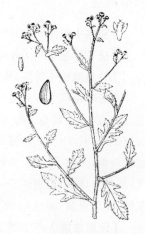

小鱼眼草

【分布生境】产于北温泉、杉木园等地，生于山坡、草地、河边、溪旁及农田、路边荒地。南川、合川、北碚，海拔 3200m 以下有分布。

【药用部分】全草药用。

【采集期】6～7 月采收。

【药性功能】苦、寒。清热解毒，祛风明目。

【主治病症】肺炎，肝炎，消化不良，小儿感冒高烧，痢疾，疟疾，夜盲症，牙痛，外用治疮疡，蛇咬伤，皮炎，湿疹，子宫脱垂，脱肛。

【用量用法】6～12g，水煎服。外用适量，捣烂敷患处或煎水洗。

【附方】①治子宫脱垂、脱肛：小鱼眼草捣烂加淘米水、猪油，用芭蕉叶包裹后，置于炭火上烘熏。十分钟后，待药稍冷再包敷于患处。

②治痢疾：鲜小鱼眼草根 15～30g，水煎服。

（①②方出自《全国中草药汇编》）

③治小儿感冒高热：小鱼眼草 15g，水煎服。（出自《中药大辞典》）

613.秋分草

【别名】大鱼鳅串、调羹菜。

【拉丁学名】*Rhynchospermum verticillatum* Reinw.

【分类地位】菊科，秋分草属。

【形态特征】多年生草本，高 25～100cm。茎单生或簇生，有棱，密被短柔毛。基生叶有长柄，茎生叶互生，叶柄向上渐短；下部叶倒披针形、长椭圆状披针形或长椭圆形，长 4～10cm，宽 2.5～4cm，边缘自中部以上有波状锯齿，上部叶渐小，全缘或有尖齿，全部叶两面均被短伏毛。头状花序较小，单生或3～5排列成总状，顶生或腋生；花序梗密被锈色短毛；总苞宽钟状，总苞片2～3层；外围花雌性，舌状，白色，内部花多数两性，筒状。瘦果扁；雌花瘦果有喙，两性花瘦果无喙；冠毛纤细易脱落。花果期 8～10 月。

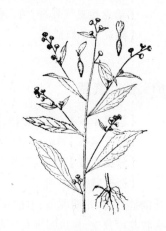

秋分草

【分布生境】产于缙云寺至杉木园一带，生于林下林缘、沟边、路旁等阴湿环境中。武隆、南川、万盛、北碚，海拔 400～2500m 处有分布。

【药用部分】全草入药。

【采集期】秋季采收。

【药性功能】淡、平。清热除湿。

【主治病症】急慢性肝炎,肝硬化,崩漏,白带。

【用量用法】15～30g,水煎服。

614.马兰

【别名】泥鳅串、田边菊、紫菊、鸡儿肠、鱼鳅串。

【拉丁学名】*Kalimeris indica* (L.) Sch.-Bip.

【分类地位】菊科,马兰属。

【形态特征】多年生草本,高 30～80cm。地下有细长、白色、有节的根状茎。茎直立,上部有分枝并被短毛。单叶互生,近无柄;叶片倒披针形或倒卵状矩圆形,长 3～10cm,宽 0.8～5cm,顶端钝或尖,基部渐狭,边缘有疏粗齿或羽状浅裂,上部、全缘。头状花序直径约 2.5cm,单生于枝端,并排列成疏伞房状;总苞半球形,总苞片 2～3 层;花序托圆锥形。舌状花一层,浅紫色;管状花多数;瘦果极扁,褐色,上部被腺及短柔毛;冠毛易脱落。花果期 5～10 月。

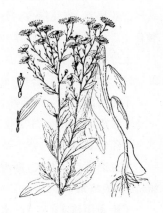

马兰

【分布生境】产于缙云寺各地,生于山坡、荒地、沟边、路旁及田野。巫溪、巫山、奉节、万州、开县、云阳、忠县、丰都、涪陵、石柱、武隆、南川、万盛、綦江、江津、合川、北碚,海拔 120～1900m 处有分布。

【药用部分】全草入药。

【采集期】7～10 月采收。

【药性功能】辛、微苦、凉。清热解毒,凉血止血,利尿,散瘀,消积,除寒湿。

【主治病症】感冒发热,中耳炎,肝炎,支气管炎,腮腺炎,咽喉肿痛,吐血,衄血,崩漏,月经不调。外用治疮疖肿毒,乳腺炎,外伤出血。

【用量用法】15～30g,水煎服。外用鲜全草适量捣烂敷患处。

【附方】①治流行性腮腺炎:马兰根 60g(鲜品 90g),水煎分 3 次服,每日 1 剂。

②外伤出血:鲜马兰根适量,捣烂敷局部。

③治胃、十二指肠溃疡:马兰干全草 30g,加水 300mL,煎至 100mL,日服 1 次。20 天为一疗程。

(①～③方出自《全国中草药汇编》)

④治急性支气管炎:马兰根 60～120g,豆腐 1～2 块,放盐煮食。(出自《浙江药用植物志》)

【附注】孕妇慎服

615.钻叶紫菀

【别名】瑞连草、土柴胡、九龙箭。

【拉丁学名】*Aster subulatus* Michx.

【分类地位】菊科,紫菀属。

【形态特征】一年生草本,高 20～200cm。茎基部略带红色,光滑无毛,上部多分枝。叶互生,无柄;基部叶倒披针形,花期凋落;中部叶线状披针形,长 6～10cm,宽 4～10mm,先端尖或钝,全缘;上部叶渐狭,线形。头状花序顶生,排成圆锥花序状,直径约 1cm;总苞钟状;总苞片 2～3 层;舌状花细狭,小,淡红色;管状花多数,短于冠毛。瘦果具棱,略有毛。花期 8～10 月。

【分布生境】原产北美洲。重庆有逸为野生的。产于纸厂湾一带低海拔地区,生于山坡路旁沟边草丛中。

【药用部分】全草药用。

【采集期】8～10月采收。

【药性功能】苦、酸、凉。无毒,清热解毒。

【主治病症】湿疹,肿毒。

【用量用法】20～30g,水煎服。外用捣烂敷患处。

【附方】①治湿疹:钻叶紫菀全草30g,水煎服。

②治肿毒:钻叶紫菀全草,捣烂敷患处。

（①②方出自《湖南药物志》）

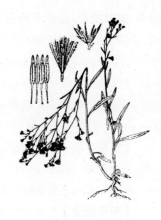

钻叶紫菀

616.琴叶紫菀

【别名】岗边菊、大风草。

【拉丁学名】*Aster panduratus* Neex ex Walper

【分类地位】菊科,紫菀属。

【形态特征】多年生草本,高50～100cm。茎直立,全株具白色粗长毛及腺体,上部多分枝。基生叶花期凋落;茎中部叶矩圆状匙形或倒卵状披针形,长4～10cm,宽1.5～2.5cm,先端急尖或钝,有尖头,基部扩大成心形或有圆耳,半抱茎,全缘或具波状钝齿;上部叶渐小,卵状椭圆形,全缘,先端钝,基部呈圆耳状,半抱茎;全部叶质较厚,两面均有长贴毛和密短毛及腺,下面沿脉及边缘有长毛。头状花序直径1.5～2.5cm,在枝端单生或排成疏伞房花序状;总苞半球形,长5mm,宽6～8mm,总苞片3层,外层革质,有密短毛及腺,内层边缘膜质,无毛;舌状花1层,约30朵,淡紫色;筒状花有短毛,裂片5。瘦果卵状长圆形,长约3mm;冠毛白色或稍红色。花期8～11月。

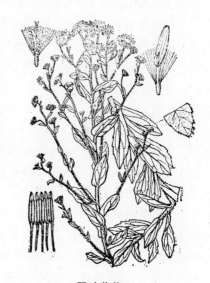

琴叶紫菀

【分布生境】产于北温泉、强盗湾等地,生于山坡灌丛及路旁沟边。巫山、黔江、南川、合川、北碚等区县,海拔250～1500m处有分布。

【药用部分】全草入药。

【采集期】全年可采。

【药性功能】辛、苦、温。温中散寒,止咳止痛。

【主治病症】肺寒喘咳,慢性胃痛。

【用量用法】15～30g,水煎服。

617.三脉紫菀

【别名】山白菊、野白菊、田边菊、红管药、三褶脉紫菀、毛柴胡。

【拉丁学名】*Aster ageratoides* Turcz

【分类地位】菊科,紫菀属。

【形态特征】多年生草本,高40～100cm。茎直立,有棱及沟,被短毛,基部有时带红色,有上升或开展的分枝。下部叶宽卵形,急狭成长柄,在花期枯落;中部叶椭圆形或矩圆状披针形,长5～15cm,宽2～4cm,先端渐尖,基部楔形,边缘有疏锯齿;上部叶向上渐小,边缘有浅齿或全缘;全部叶均纸质,上面有短糙毛,下面有短柔毛,具腺点,有离基三出脉,侧脉 3～4 对。头状花序,直径 1.5～2cm,排列成伞房状或圆锥伞房状;总苞半球形或近钟形,总苞片 2 或 3 层,外层最短,内层条形,均钝头,边缘膜质,有纤毛;周边舌状花为紫色或白色,长 5～6mm,中部管状花黄色,瘦果扁,具棱,被微毛。冠毛浅红棕色或污白色,长 4～5mm。花期 9～12 月。

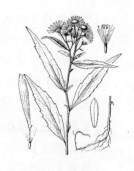

三脉紫菀

【分布生境】产于北温泉、斩龙垭、绍隆寺、缙云寺、景家坪等地,生于林下、林缘及沟谷湿润处。奉节、开县、万州、酉阳、石柱、黔江、武隆、南川、涪陵,丰都、忠县、万盛、綦江、江津、巴南、璧山、北碚,海拔 250～2000m 处有分布。

【药用部分】全草及根入药。

【采集期】7～10 月采收。

【药性功能】辛、苦、凉。清热解毒,化痰止咳,凉血止血,利尿。

【主治病症】感冒发热,上呼吸道感染,支气管炎,扁桃体炎,腮腺炎,乳腺炎,肝炎,肠炎,痢疾,泌尿系统感染。外用治痈疖肿毒,外伤出血。

【用量用法】15～30g,水煎服。外用鲜全草适量捣烂敷患处。

【附方】①治支气管炎、扁桃体炎:山白菊 30g,水煎服。(出自《浙江民间常用草药》)

②治百日咳:三脉菀全草、忍冬藤 15g,球子草 4.5g,水煎,分 2 次服。

③治乳腺炎:三脉菀根 30g,水煎服。

(②③方出自《浙江药用植物志》)

618.一年蓬

【别名】治疟草、女菀、野蒿、牙肿消、千层塔。

【拉丁学名】*Erigeron annuus* (L.) Pers.

【分类地位】菊科,飞蓬属。

【形态特征】一年生或二年生草本,高 20～100cm,全株被平展粗毛。茎直立,上部分枝,基生叶丛生,有长柄;叶片卵形或倒卵状披针形,长 4～15cm,宽 1.5～3cm,先端尖或钝,基部狭窄下延,边缘有不规则粗齿;茎生叶披针形或条状披针形,叶柄向上渐短至无柄。头状花序排列成伞房状或圆锥状,总苞片 3 层,边缘膜质,外层中肋有节状毛。外围两层舌状花为雌花,白色或天蓝色;中部两性管状,黄色;瘦果披针形,压扁,冠毛异形,在雌花有一层极短,连成环状的膜质小冠,在两性花有一层极短的鳞片状和 10～15 条糙毛。花期5～9 月。

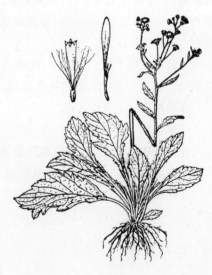

一年蓬

【分布生境】产于澄江大沱口、北温泉等地,生于路边及河边。原产美洲。巫溪、万州、酉阳、黔江、南川、北碚,海拔 100～2000m 处有分布。

【药用部分】全草药用。

【采集期】5～8 月采收。

【药性功能】微苦、凉。清热解毒,止血,健脾、消食、截疟。

【主治病症】胃肠炎,淋巴结炎,牙龈炎,消化不良,血尿,疟疾,毒蛇咬伤。

【用量用法】30～60g,水煎服。外用鲜全草适量,捣烂敷患处。

【附方】①治淋巴结炎：一年蓬基生叶 90～120g，加黄酒 30～60mL，水煎服。

②治胃肠炎：一年蓬全草、鱼腥草、龙芽草各 60g，水煎，冲蜂蜜服，早晚各 1 次。

③血尿：一年蓬全草或根 30g，加蜂蜜和水适量，蒸服，连服 3 次。

（①～③方出自《浙江药用植物志》）

④治牙龈炎：鲜一年蓬捣烂绞汁涂患处。每日 2～3 次。（出自《安徽中草药》）

619.白酒草

【别名】山地菊、酒药草、刀口药。

【拉丁学名】*Conyza japonica*（Thunb.）Less.

【分类地位】菊科，白酒草属。

【形态特征】一年生或二年生草本，高 15～50cm。茎直立，少分枝或不分枝，全株被长柔毛或粗毛。单叶互生；下部叶椭圆形或长圆形，边缘有疏齿；中部叶和上部叶卵状披针形或披针形，基部半抱茎，边缘有疏齿，全部叶两面被白色长柔毛；基生叶具短柄。头状花序数个密集成伞房状，稀单生，总苞钟状，总苞片 2～3 层，边缘膜质，缘花 2 至多层，舌片成丝状，带紫色，雌性，内部两性花管状，黄色。瘦果小，长圆形，黄色，扁，有 2～5 棱，冠毛污白色稍红色。花果期 3～9 月。

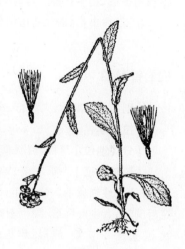

白酒草

【分布生境】产于何绍良湾、杉木园、接官亭等地，生于山坡草地，林缘、路旁、沟谷及田边。南川、北碚，海拔 650～1200m 处有分布。

【药用部分】根药用。

【采集期】7～10 月采收。

【药性功能】消炎止痛，祛风化痰。

【主治病症】肋膜炎，肺炎，喉头炎，小儿惊风。

【用量用法】9～15g，水煎服。

【附方】①治肋膜炎：白酒草根 15g，杏叶防风 12g，水煎服。

②治小儿肺炎：白酒草须根 1.5～3g，竹叶 5 片，红糖 1.5g，水煎，香油 5 滴为引。

③治小儿惊风：白酒草 9g，生姜 3g，靛蓝 0.3g，水煎服。

（①～③方出自《曲靖专区中草药手册》）

620.小白酒草

【别名】加拿大蓬、小蓬草、小飞蓬。

【拉丁学名】*Conyza Canadensis*（L.）Cronq

【分类地位】菊科，白酒草属。

【形态特征】一年生草本，具锥形直根。茎圆柱状，直立，高 30～150cm，被疏长硬毛，上部多分枝。叶互生，基部叶花期常枯萎，下部叶倒披针形，长 6～12cm，宽 1～2cm，边缘有锐齿或全缘；中上部叶较小，线状披针形或线形，全缘或有齿。头状花序具短梗，径约 4mm，多数排列成圆锥状或伞房状；总苞片 2～3 层，条状披针形，长短不等，近无毛；花序外围雌花小，舌片白色，中部两性花管状，黄色，5 齿裂，雄蕊 5，柱头 2 裂。瘦果微被毛；冠毛一层，污白色。花果期 5～12 月。

【分布生境】产于缙云山各地。重庆各区县，海拔 200～2000m 广布。

【药用部分】全草药用。

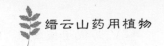
【采集期】5～7月采收。

【药性功能】辛、微苦、凉。清热利湿,散瘀消肿。

【主治病症】痢疾,肠炎,肝炎,胆囊炎,中耳炎。外用治牛皮癣,跌打损伤,疮疖肿毒,风湿痹痛,外伤出血,眼结膜炎。

【用量用法】15～30g,煎汤内服。外用鲜品捣敷或煎水洗患处。

【附方】①治细菌性痢疾、肠炎:全草30g,水煎2次,合并煎液,分3次服。

②治牛皮癣:鲜叶适量,揉烂擦患处,每天1～2次。对脓疱型、厚痂型宜先煎水洗,待好转后或痂皮软化剥去后才用鲜叶擦,如见血露点,仍可继续擦。牛皮癣消失后,仍坚持擦一段时间,以巩固疗效。

（①②方出自《浙江药用植物志》）

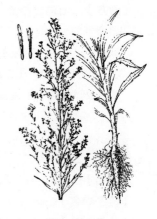

小白酒草

621.香丝草

【别名】野塘蒿、火草苗、小山艾。

【拉丁学名】*Conyza banariensis*（L.）Cronq

【分类地位】菊科,白酒草属。

【形态特征】一年生或二年生草本,高20～70cm。根纺锤形。茎直立,上部分枝,被开展性细软毛。叶互生;基部叶披针形,边缘具不规则的齿裂或羽裂,有柄,花后凋落;茎生叶线形,向上渐窄,全缘,无柄。头状花序在枝端排列成总状或圆锥状,总苞片2～3层,线形;雌花多层,花冠舌片不明显,白色;两性花管状,淡黄色。瘦果长圆形,扁平,有毛;冠毛1～2层,淡红褐色。花期5～10月。

【分布生境】产于缙云山各地,生于荒坡、田边、路旁。南川、丰都、北碚,海拔200～2500m处有分布。

【药用部分】全草药用。

【采集期】7～10月采收。

【药性功能】苦、凉。清热去湿,行气止痛。

【主治病症】感冒,风湿性关节炎,遗精,白带,疮疡脓肿。

【用量用法】9～15g,水煎服。外用适量,捣烂敷患处。

香丝草

622.东风草

【别名】大头艾纳香、华艾纳香、白花九里明、毛千里光。

【拉丁学名】*Blumea megacephala*（Randeria）Chang et Tseng.

【分类地位】菊科,艾纳香属。

【形态特征】攀缘灌木状草质藤本,高1～3m。基部通常木质化,小枝蔓延,有疏或密的黄褐色短柔毛,幼枝及花序毛更密。单叶互生;叶片卵形,卵状长圆形或长圆形,长7～10cm,宽2.5～4cm,先端短尖,基部圆形,边缘有具小尖的硬齿,上面粗糙,无毛,下面有疏短毛或无毛;叶柄短,长可达6mm,密生短毛。头状花序大,直径14～20mm,梗长达2cm,密生短毛,通常1～7个在小枝顶端排成总状或近伞房状,再排成大型具叶的圆锥状花序;总苞半球形,总苞片5～6层,被毛和腺;花序托平,被白色密长柔毛;花黄色,雌花多数,丝状,有微毛;两性花花冠管状,被白色多细胞节毛,檐部5齿裂。瘦果圆柱形,有10条棱;冠毛白色。花果期12月至次年4月。

【分布生境】产于北温泉后山,生于林缘或灌丛中及山坡向阳处。重庆东部及南部有分布。

【药用部分】全草药用。

【采集期】7～10月采收。

【药性功能】微苦、淡、微温。祛风除湿,活血调经。

【主治病症】风湿骨痛,跌打肿痛,产后血崩,月经不调。外用治疮疖。

【用量用法】15～30g,水煎服。外用鲜草捣烂敷患处。

【附方】治风疹:毛千里光、夜交藤各9g,十大功劳叶12g,水煎服。（出自《万县中草药》）

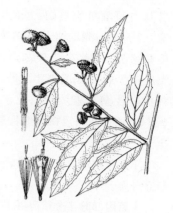

东风草

623.馥芳艾纳香

【别名】大毛香、香艾、山风、香艾纳。

【拉丁学名】*Blumea aromatica* DC.

【分类地位】菊科,艾纳香属。

【形态特征】直立草本,高0.5～3m。茎基部木质化,有分枝,具粗沟纹,密生黄褐色腺毛和长节毛。单叶互生;叶片倒卵形或椭圆状倒披针形,长8～25cm,宽3～6cm,基部渐狭成宽叶柄,边缘有不规则粗锯齿,上面有长伏毛,下面密生黄褐色腺毛和长节毛。头状花序多数,排成顶生或腋生的大圆锥状,直径10～15mm,梗长15mm,密生腺毛和长节毛;总苞半球形;总苞片5～6层,矩圆状披针形,长1～10mm,密生腺毛或短柔毛;花序托平,蜂窝状;花黄色,雌花2～3齿裂,两性花花冠裂片三角形。瘦果圆柱形,有12条棱,被柔毛;冠毛棕红色至淡褐色。花期10月至次年3月。

【分布生境】产于绍隆寺至杉木园一带,生于林缘荒地及山坡路旁。酉阳、黔江、石柱、彭水、武隆、涪陵、南川、万盛、綦江、江津、渝北、合川、北碚有分布。

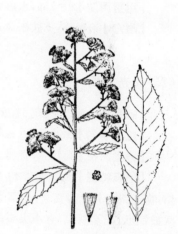

馥芳艾纳香

【药用部分】全草药用。

【采集期】8～10月采收。

【药性功能】辛、微苦、温。祛风消肿,活血止痒。

【主治病症】风湿性关节痛,皮肤瘙痒,外伤出血。

【用量用法】9～15g,水煎服或泡酒服。

【附方】①治风湿性关节痛:香艾纳9～15g,浸酒或水煎冲酒服。

②治湿疹、皮肤瘙痒:鲜全草煎水洗,或用鲜叶捣烂涂敷。

③治外伤出血:叶研粉撒布伤处。

（①～③方出自《全国中草药汇编》）

624.柔毛艾纳香

【别名】红头小仙、紫背倒提壶、紫色花。

【拉丁学名】*Blumea mollis* (D. Don) Merr.

【分类地位】菊科,艾纳香属。

【形态特征】草本。高15～60cm,有直根及纤维状叉开的侧根。茎直立,具沟纹,被白色柔毛及腺毛。单叶互生;下部叶有短柄,上部叶无柄;叶片倒卵形或卵状矩圆形,长 2～10cm,宽 0.5～3cm,先端钝或尖,基部变狭成短柄,边缘有不规则锯齿,两面密生长柔毛和腺毛。头状花序多数,3～5 密集成聚伞状,生于枝顶或叶腋,再排列成大型圆锥状花序状;总苞半球形,总苞片 4～5 层,条形,密生长柔毛及腺毛;花序托稍扁平,蜂窝状,无毛;花紫红色或其下部为淡白色;雌花多数,花冠檐部 3 齿裂;两性花花冠檐部 5 齿裂。瘦果圆柱形,被柔毛;冠毛白色。花期几乎全年。

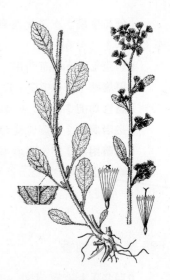

柔毛艾纳香

【分布生境】产于马鞍岭一带,生于空旷草地或田间路旁。重庆东南及北碚有分布。

【药用部分】全草药用。

【采集期】7～10 月采收。

【药性功能】微苦、平。消炎,解热。

【主治病症】肺炎,咳喘,胸膜炎,乳腺炎,口腔炎,湿疹,皮肤瘙痒。

【用量用法】9～15g,水煎服。治口腔炎:鲜叶数张,搓烂冲开水含服。

【附方】治湿疹、皮肤瘙痒:柔毛艾纳香煎水熏洗或鲜品捣汁涂(出自《湖南药物志》)

625.珠光香青

【别名】山秋、大火草、毛女儿草、牛舌草、大叶白头翁。

【拉丁学名】*Anaphalis margaritacea* (L.) Benth. et Hook. f.

【分类地位】菊科,香青属。

【形态特征】多年生草本,高 30～60cm,全体密被白色绵毛。根状茎木质,横走或斜升。茎直立,基部半木质。单叶互生;无柄;叶片狭披针形至线状披针形,先端渐尖,有小尖头,基部渐狭,半抱茎,上面被蛛丝状绵毛,下面被灰白色至红褐色蛛丝状厚绵毛,全缘;下部叶花期枯萎;中部叶长 4～6cm,宽 5～8mm;上部叶渐小。头状花序多数,排成复伞房状;总苞宽钟状或半球状,直径 8～13mm,总苞片多层,基部淡褐色,上部白色,被毛。雌株头状花序外围有多层雌花,中部有 3～20 朵雄花;雄株头状花序外围有少数雌花,其余为雄花。瘦果长圆形,有腺点。花果期 8～11 月。

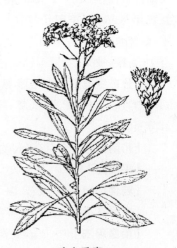

珠光香青

【分布生境】产于石华寺、杉木园及范家沟等地,生于山坡、路旁及林下。巫溪、奉节、万州、云阳、忠县、丰都、酉阳、黔江、石柱、武隆、南川、万盛、綦江、江津、璧山、合川、北碚,海拔 300～2000m 处有分布。

【药用部分】带根的全草入药。

【采集期】6～7 月花苞初放时连根挖。

【药性功能】甘、微苦、平。清热解毒,祛风通络,驱虫,燥湿。

【主治病症】感冒、牙痛、痢疾、风湿关节痛、蛔虫病。外用治乳痈,瘰疬,刀伤,跌打损伤。

【用量用法】10～30g,煎汤服。外用捣敷或研末调敷。

626.细叶鼠麴草

【**别名**】白背鼠麴草、天青地白、火草、清明草。

【**拉丁学名**】*Gnaphalium japonicum* Thunb.

【**分类地位**】菊科,鼠麴草属。

【**形态特征**】多年生草本,高10~28cm,茎纤细,多数丛生,密生白色绵毛。基部叶莲座状,花期不凋萎,条形或条状倒披针形,长2.5~10cm,宽4~7mm,先端具小尖头,基部楔狭,全缘,上面绿色,被疏绵毛,下面密被白色绒毛;茎生叶互生,向上渐小,条形,头状花序多数,集生于茎顶端,总苞钟状;总苞片3~4层,红褐色;外围雌花丝状,中央两性花花冠筒状,上部粉红色,5齿裂,花全部结实。瘦果矩圆形,冠毛白色。花期3~7月。

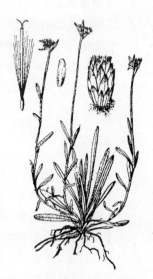

细叶鼠麴草

【**分布生境**】产于望月亭、杉木园等地,生于山坡、草地或荒地路旁。万州、黔江、石柱、南川、武隆、北碚等区县有分布,海拔400~1200m。

【**药用部分**】全草入药。

【**采集期**】5~6月开花后采收。

【**药性功能**】甘、淡、微寒。清热解毒,利尿通淋,明目,消肿。

【**主治病症**】感冒,口腔炎,乳腺炎,肾盂肾炎,尿路感染,结膜炎,角膜白斑,疮疖肿毒,毒蛇咬伤。

【**用量用法**】15~30g,煎汤服。外用鲜品适量捣烂敷患处。

【**附方**】①治角膜白斑:全草3g,加水100mL,浸泡后,隔水蒸沸30分钟,过滤后滴眼,新患眼每小时2次,每次3滴,陈旧患眼每小时4次,每次3滴。

②治乳腺炎:鲜全草适量,加酒酿捣烂外敷。

（①②方出自《浙江药用植物志》）

③治风热咳嗽:天青地白草30g,青蒿15g,薄荷9g,水煎服。（出自《四川中药志》1982年版）

627.鼠麴草

【**别名**】鼠曲草、清明草、佛耳草。

【**拉丁学名**】*Gnaphalium affine* D.Don

【**分类地位**】菊科,鼠麴草属。

【**形态特征**】一年生或二年生草本,高10~40cm,全株密被白色绵毛。茎直立,常自基部分枝,呈丛生状。基部叶条状匙形,花后凋落;上部叶互生,叶片倒披针形或条状匙形,长2~6cm,宽3~10mm,先端圆钝具尖头,基部楔狭,无柄,全缘,两面均被白色绵毛。头状花序复数,密集于茎顶排列成伞房状,总苞球状钟形,总苞片多层,干膜质,金黄色。花全部结实,外围雌花花冠窄细如线,顶端3~4裂,中央为两性花花冠筒状,长约2mm,顶端5裂。瘦果椭圆形,长约0.5mm,具乳头状毛;冠毛1层,黄白色。花期3~6月,果期8~9月。

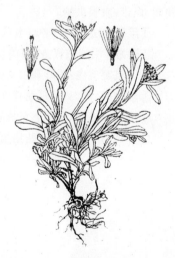

鼠麴草

【**分布生境**】广布缙云山各地,生于耕地、田边、荒坡、路旁,重庆各区县均常见,海拔200~2800m。

【**药用部分**】全草入药。

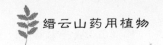

【采集期】春夏季采收。

【药性功能】甘、平。宣肺祛痰,止咳平喘,降血压。

【主治病症】感冒咳嗽,支气管炎,哮喘,高血压,蚕豆病,风湿关节痛。外用治跌打损伤,毒蛇咬伤。

【用量用法】15～30g,水煎服。外用适量,鲜品捣敷。

【附方】①治感冒咳嗽:鼠麹草30g,青蒿15g,薄荷9g,水煎服。

②治哮喘咳嗽:鼠麹草、薤菜各30g,水煎服。

③预防肝炎:鲜鼠麹草30g,水煎加红糖15g,于每年春初服。

(①～③方出自《全国中草药汇编》)

628.羊耳菊

【别名】小毛香、小茅梨、毛柴胡、毛舌头、白牛胆、白面风。

【拉丁学名】*Inula cappa*(Buch.-Ham)DC.

【分类地位】菊科,旋覆花属。

【形态特征】半常绿亚灌木,高100～200cm。根状茎粗壮,木质,黄褐色或乌黑色,有香气。茎直立,圆柱形,被绵毛,少分枝,有纵细沟纹。单叶互生,有短柄或无柄;叶片长圆形或长圆状披针形,长4～16cm,宽1.2～4cm,先端钝或急尖,基部楔形,边缘有小锯齿,上面密被疣状毛,下面被厚绢状茸毛。头状花序多数,密集生于茎及枝端,排列成聚伞圆锥状,总苞片5层,被白色或带褐色茸毛;小花黄色,长4～5.5mm;外围花舌片短小或无舌片;中央花管状。瘦果被白色长绢毛;冠毛白色。花期6～10月,果期8～12月。

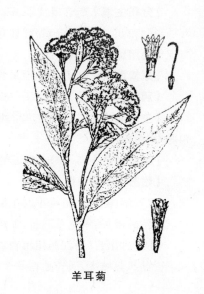

羊耳菊

【分布生境】产于绍隆寺至杉木园的荒坡、林缘及灌丛中。万州、秀山、南川、江津、北碚有分布。

【药用部分】根及全草入药。

【采集期】全年可采。

【药性功能】辛、微凉。散寒解表,行气止痛,解毒消肿,活血、祛风。

【主治病症】风寒感冒,咳嗽,神经性头痛,风湿痹痛,肾炎水肿,乳腺炎,肠炎,月经不调,湿疹疮疖,跌打肿痛,白带,血吸虫病。

【用量用法】15～30g,水煎服。外用适量煎水洗或捣敷患处。

【附方】①治感冒头痛:羊耳菊、一枝黄花各15g,金银花9g,水煎服。

②治风湿痹痛:羊耳菊根30g,黑豆60g,酒、水各半煎服。

③治痞积、肾炎:羊耳菊根9～15g,水煎服。

④治乳腺炎:鲜全草适量捣烂敷患处。

(①～④方出自《浙江药用植物志》)

629.天名精

【别名】鹤虱草、野烟、癫蟥草。

【拉丁学名】*Carpesium abrotanoides* L.

【分类地位】菊科,天名精属。

【形态特征】多年生草本,高30～100cm,全株有臭气。茎直立,幼时被细柔毛,后渐脱落,上部多分枝,呈二歧状。叶互生,基部叶呈莲座状,宽椭圆形,花时枯萎;中下部叶有短柄,叶片宽椭圆形至长椭圆形,长8～15cm,宽4～8cm,先端尖或钝,基部下延成狭翅状,边缘有不规则锯齿或全缘,上面有贴生短毛,下面有短柔毛和腺点,上部叶向上渐小,矩圆形,无叶柄。头状花序多数,生于茎端或沿茎、枝生于叶腋,近无梗,直径6～8mm;花黄色;总苞钟状,总苞片3层,外层膜质;花全部为管状花。边缘为雌性花,内层为两性花,雄蕊5,聚药;子房下位,柱头2裂,伸出冠外。瘦果圆柱形,长3～4mm,具纵沟纹,顶端成短喙状,无冠毛。花期6～10月,果期10～11月。

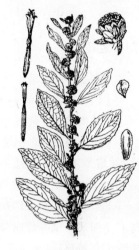

天名精

【分布生境】产于中坝至斩龙垭的路旁荒地。云阳、万州、石柱、南川、开县、梁平、忠县、丰都、长寿、垫江、酉阳、黔江、武隆、涪陵、万盛、綦江、江津、渝北、巴南、北碚有分布,生于海拔2000m以下地区。

【药用部分】果实入药(全草也可入药)。

【采集期】7～8月采收。

【药性功能】①果实:辛、平、苦。有小毒。消炎杀虫。②全草:清热利湿,祛痰解毒。

【主治病症】①果实:蛔虫病,蛲虫病,绦虫病,虫积腹痛。②全草:黄疸型肝炎,痰喘,神经性皮炎,无名肿毒,毒蛇咬伤。

【用量用法】①果实:6～9g,水煎服。②全草:9～30g,外用鲜草适量捣烂敷患处。

【附方】治蛔虫病、蛲虫病:天名精、使君子、槟榔各9g,水煎服。

630.烟管头草

【别名】野烟、挖耳草、烟袋草、杓儿菜、云香草。

【拉丁学名】*Carpesium cernuum* L.

【分类地位】菊科,天名精属。

【形态特征】多年生草本。茎直立,高40～100cm,上部分枝,被白色长柔毛。叶互生,基生叶花期枯萎;茎下部叶匙状矩圆形,长9～20cm,宽4～6cm,先端渐尖,基部楔形并收缩成具翅的叶柄,边缘有不规则锯齿,两面有白色长柔毛和腺点;中部叶向上渐小,叶片矩圆形或矩圆状披针形,叶柄短。头状花序在茎和枝顶端单生,直径1.5～1.8cm,下垂,苞片多数,大小不等;总苞杯状,长7～8mm,总苞片4层,外层卵状矩圆形,有长柔毛,中内层膜质,无毛;花黄色,全为管状。瘦果条形,长约5mm,有纵条纹。花果期7～10月。

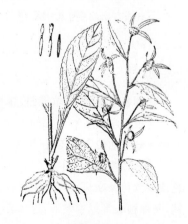

烟管头草

【分布生境】产于缙云寺、杉木园等,生于林下、林缘、荒坡、草地及路旁。奉节、云阳、开县、万州、忠县、垫江、丰都、黔江、酉阳、秀山、石柱、武隆、涪陵、南川、万盛、綦江、江津、璧山、合川、北碚,海拔150～1800m处有分布。

【药用部分】全草药用。

【采集期】秋季初开花时采收。

【药性功能】辛、苦、寒。清热解毒,消肿止痛。

【主治病症】感冒发热,咽喉肿痛,腮腺炎,牙痛,尿路感染,淋巴结核,疮疡疖肿,乳腺炎,蛇咬伤。

【用量用法】10～15g,水煎服(鲜品加倍)。外用鲜品捣烂敷患处。

631.金挖耳

【别名】倒盖菊。

【拉丁学名】*Carpesium divaricatum* Sieb. et Zucc.

【分类地位】菊科,天名精属。

【形态特征】多年生草本,高 25～100cm,茎直立,较细弱,中部有分枝,被短柔毛。单叶互生;茎下部叶卵形或卵状长圆形,长 7～12cm,宽 3～5cm,先端渐尖,基部圆形,截形,或微心形,边缘有不规则锯齿,叶柄长 2～2.5cm,无翅;茎上部叶渐小,卵状长圆形或长圆状披针形,基部楔形,边缘有不明显的细锯齿或全缘,全部叶两面有贴生的短毛和腺点。头状花序单生于茎枝顶端,直径 6～10mm,常向下弯垂,基部有 3～5 枚长圆状披针形,被毛和腺的苞片;总苞卵球形;总苞片 4 层,外层宽卵形,先端急尖;中、内层长圆形或条状长圆形;花黄色,外围的雌花圆柱形,中央的两性花筒状。瘦果长条形,先端有短喙和腺点。花果期 7～10 月。

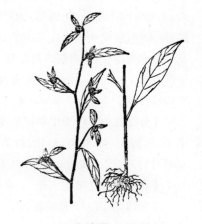

金挖耳

【分布生境】产于缙云寺至杉木园一带,生于疏林下、林缘、山坡、草地及路旁向阳处。酉阳、黔江、武隆、南川、北碚有分布,海拔 300～1900m。

【药用部分】全草入药。

【采集期】8～10 月开花期采收。

【药性功能】辛、苦、寒。有小毒。清热解毒,消肿止痛。

【主治病症】感冒发热,咽喉肿痛,牙痛,急性肠炎,痢疾,尿路感染,淋巴结核。外用治疮疖肿毒,乳腺炎,腮腺炎,带状疱疹,毒蛇咬伤。

【用量用法】10～15g,水煎服。外用适量,鲜品捣烂敷患处。

【附方】①治腮腺炎:金挖耳叶 15g,大葱头 4 个,混酒糟捣烂,炒、热外敷。

②治疥疮:金挖耳煎水洗患处。

(①②方出自《河北中草药》)

632.苍耳

【别名】苍刺头、羊带归、卷耳。

【拉丁学名】*Xanthium sibiricum* Patrin ex Widder

【分类地位】菊科,苍耳属。

【形态特征】一年生草本,高 30～90cm。茎直立,有分枝或不分枝,基部圆柱形,被灰白色短毛。常有棕色或淡紫色条状斑纹。叶互生;叶柄长 3～11cm;叶片三角状卵形或心形,长 4～9cm,宽 5～10cm,先端尖或钝,基部稍心形或宽楔形,边缘有不规则齿,或不明显 3 浅裂,两面被贴生糙伏毛。头状花序近于无柄,单性,雌雄同株,雄头状花序球形,密生柔毛;雌头状花序,内层总苞片结成囊状,宽卵形或椭圆形,表面有钩状刺。果实成熟后,囊状苞片变坚硬,有钩刺,顶端有 2 喙。瘦果 2,倒卵形。花果期 7～10 月。

【分布生境】产于金刚碑等地,生于山坡、路旁及河边草丛中。重庆各区县均有分布。

【药用部分】苍耳子(带总苞的果实)及全草入药。

【采集期】5~7月割全草,9~10月采收带总苞的果实。

【药性功能】①苍耳子:甘、苦、辛、温。有小毒。散风寒,通鼻窍,祛风湿,止痒。②全草:苦、辛、微寒。有小毒。祛风散热,除湿解毒。

【主治病症】①苍耳子:风寒头痛,风湿痹痛,鼻窦炎,风疹,湿疹,疥癣。②全草:子宫出血,深部脓肿,麻风,皮肤湿疹,肠炎,痢疾,风湿性关节炎。

【用量用法】苍耳子3~10g;苍耳草15~30g。水煎服。

【附方】①治风湿痹痛:苍耳草18~30g,水煎服;或苍耳子、苍术、牛膝各9g,水煎服。

②治功能性子宫出血:苍耳草30g,水煎服。

(①②方出自《浙江药用植物志》)

③治淋巴结核、无名肿毒:苍耳全棵适量,切碎用水煮,去渣,将水再熬,直至熬成黑膏,将膏涂布上,贴患处。(出自《河南中草药手册》)

【附注】苍耳有毒,内服不能过量,气虚血亏者慎服。

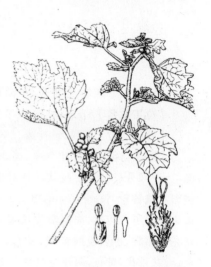

苍耳

633.百日菊

【别名】百日草、鱼尾菊、对叶菊。

【拉丁学名】*Zinnia elegans* Jacq.

【分类地位】菊科,百日菊属。

【形态特征】一年生草本,高20~100cm。茎直立,具细纵沟,上部分枝,被糙毛或长硬毛。叶对生;无柄;叶片宽卵形或椭圆状披针形,长4~10cm,宽2~5cm,先端渐尖或短尖,基部稍心形,抱茎,全缘,两面被糙毛,基出3脉。头状花序顶生,直径5~8cm,总苞宽钟状,总苞片多层;舌状花倒披针形,深红色,玫瑰色,紫色,黄色或白色;管状花黄色或橘红色。雌花瘦果倒卵圆形,被密毛;管状花瘦果倒卵状楔形,极扁,近无毛。花期6~10月,果期7~11月。

【分布生境】原产于墨西哥,北温泉、缙云寺有栽培。重庆各区县有栽培。

【药用部分】全草入药。

【采集期】4~7月采收。

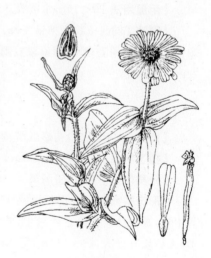

百日菊

【药性功能】辛、苦、凉。清热利尿,解毒。

【主治病症】痢疾,淋证,乳头痛,疔肿。

【用量用法】15~30g,煎汤服。外用鲜品捣烂敷患处。

【附方】①治痢疾、淋证:鲜全草30g,猪肉60g,加水炖,食肉服汤。

②治乳头痛:鲜全草适量,捣烂敷患处。

(①②方出自《浙江药用植物志》)

634.豨莶

【别名】肥猪苗、肥猪菜、粘糊菜、感冒草。

【拉丁学名】*Siegesbeckia orientalis* L.

【分类地位】菊科，豨莶属。

【形态特征】一年生草本，高30~100cm。茎直立，粗壮，密被短柔毛和腺毛，上部分枝常呈二歧状。叶对生；基部叶花期枯萎；中部叶三角状卵形或卵状披针形，长4~10cm，宽1.8~6.5cm，两面被毛，下面有腺点，边缘有不规则小浅齿或粗齿，先端渐尖或短尖，基部宽楔形，下延成具翅的叶柄。头状花序多数，排列成圆锥状；总苞阔钟状，总苞片2层，叶质，背面有具柄腺毛；雌花舌状，黄色，两性花筒状。瘦果倒卵形，长3~3.5mm，无冠毛。花期4~9月，果期6~11月。

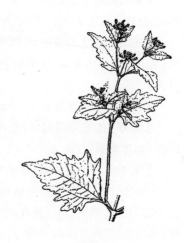

豨莶

【分布生境】产于杨家店、何绍良湾等地，生于山坡、路旁及耕地边。巫溪、云阳、开县、万州、梁平、忠县、垫江、丰都、长寿、酉阳、黔江、石柱、武隆、涪陵、南川、万盛、綦江、江津、合川、北碚、巴南、渝北、璧山、永川、大足、铜梁等区县，海拔150~2000m处有分布。

【药用部分】全草入药。

【采集期】夏季花期采收。

【药性功能】辛、苦、寒。有小毒。祛风湿，通经络，强筋骨，降血压。

【主治病症】风湿关节炎，腰膝无力，高血压，失眠，肝炎，疟疾。外用治疮疖肿毒。

【用量用法】9~15g，水煎服。外用鲜品捣敷。

【附注】同属植物毛梗豨莶（*S. glabrescens* Makino）与豨莶的主要区别为：茎上部分枝不呈二歧状，被稀疏而平伏的短柔毛；叶边缘有较规则的尖齿，头状花序有细长的梗；其产地及用途与豨莶同。

635.鳢肠

【别名】旱莲草、白花蟛蜞草、墨旱莲。

【拉丁学名】*Eclipta prostrata* L.

【分类地位】菊科，鳢肠属。

【形态特征】一年生草本，高15~60cm。茎直立或下部平卧，节着土易生根，被白色糙伏毛。叶对生；叶片披针形、椭圆状披针形或条状披针形，无柄或有短柄，长3~9cm，宽0.5~2.5cm，全缘或有细齿，两面被糙伏毛。头状花序常有细长花序梗，总苞片2层，绿色，长椭圆形，外面被糙伏毛；舌状花白色，舌片小，顶端2裂或全缘，雌性；中央两性花筒状，有裂片4。瘦果褐色，有明显的瘤状突起，无冠毛。花果期5~10月。

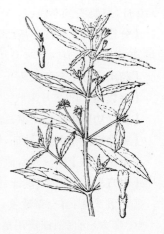

鳢肠

【分布生境】产于三花石至杉木园田边，路旁及耕地边。重庆各区县均有分布。

【药用部分】全草药用。

【采集期】夏秋采割全草。

【药性功能】甘、酸、寒。清热解毒，凉血止血，滋补肝肾。

【主治病症】肠炎,痢疾,慢性肝炎,肾虚耳鸣,神经衰弱,吐血,尿血,衄血,血崩。外用治脚癣,湿疹疮疡,创伤出血。

【用量用法】15～30g,水煎服。外用鲜品适量,捣敷患处。

【附方】①治衄血、咯血:旱莲草 30g,荷叶 15g,干侧柏叶 9g,水煎服。

②治水田皮炎:旱莲草适量,捣烂外搽手脚,搽至皮肤稍发黑色,稍干后即可下水劳动。每天上工前、后各搽一次,即可预防。已发病者 2～3 天可治愈。

（①②方出自《全国中草药汇编》）

636.向日葵

【别名】葵花、向阳花、转日莲。

【拉丁学名】*Helianthus annuus* L.

【分类地位】菊科,向日葵属。

【形态特征】一年生草本,高 1～3m。茎直立,较粗壮,不分枝,被糙毛,中心髓部发达。叶互生;具长柄;叶片宽卵形或心状卵形,长 10～30cm,宽 8～25cm,先端短尖或渐尖,基部楔形或心形,边缘有粗锯齿,两面被糙毛。头状花序单生于茎顶,圆盘状,直径可达 35cm;总苞片卵圆形或卵状披针形,先端尾状渐尖,被刚毛;雌花舌状,金黄色,不结实;两性花筒状。花冠棕紫色,聚药雄蕊 5;雌蕊 1,子房下位,花柱细长,柱头 2 裂。瘦果倒卵形或椭圆形,灰色或黑色。花期 7～9 月。

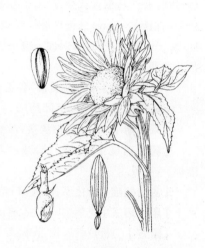

向日葵

【分布生境】原产北美洲。各地有栽培。

【药用部分】葵花盘、根、茎髓、叶、葵花籽入药。

【采集期】9～11 月采收花盘和果实;5～9 月采叶;7～10 月采根;8～10 月采收茎髓。

【药性功能】淡、平。①葵花盘:养肝补肾,降压,止痛。②根、茎髓:清热利尿,止咳平喘。③叶:清热解毒,截疟。④葵花籽:滋阴,止痢,透疹。

【主治病症】①葵花盘:高血压,头痛目眩,肾虚耳鸣,牙痛,胃痛,痛经。②根、茎髓:小便涩痛,尿路结石,乳糜尿,咳嗽痰喘,乳肿,白带。③叶:疟疾,外用治烫火伤。④葵花籽:食欲不振,虚弱头风,血痢,麻疹不透。

【用量用法】①葵花盘:30～90g。②根、茎髓:15～30g。③叶:30g。④葵花籽:15～30g,水煎服。

【附方】①治小儿麻疹不透:种子 1 小酒杯,捣碎,开水冲服。

②治尿道炎、尿路结石:茎心 15g,江南星蕨 9g,水煎服。

（①②方出自《浙江药用植物志》）

③治乳糜尿:向日葵茎髓 2 尺,水芹菜根 60g,水煎服,每日 1 次,连服数日。（出自《全国中草药汇编》）

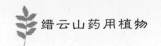

637.菊芋

【别名】洋姜、黄葵花。

【拉丁学名】*Helianthns tuberosus* L.

【分类地位】菊科,向日葵属。

【形态特征】多年生草本,高 1.5～3m,具块状地下茎。茎直立,上部
分枝,具糙毛。基部叶对生,上部叶互生;具叶柄,叶柄上端有狭翅;叶片长
卵形至卵状椭圆形,长 10～15cm,宽 3～9cm,先端急尖或渐尖,基部宽楔
形,边缘有波状锯齿或全缘,上面粗糙,下面有柔毛。头状花序数个,生于
枝端,直径 5～9cm;总苞片披针形或条状披针形;舌状花淡黄色,无性,长
1.5～2cm;管状花黄色,两性。瘦果楔形,有毛,上端常有 2～4 个具毛的扁
芒。花期 8～10 月。

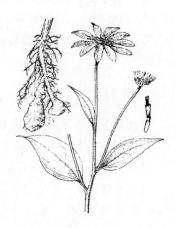

【分布生境】原产北美洲,各地有栽培。

【药用部分】块茎、茎叶药用。

【采集期】9～10 月挖块茎;7～10 月采茎叶。

【药性功能】甘、平。清热凉血,活血消肿,健脾消积,滋阴润燥,
接骨。

菊芋

【主治病症】消化不良,肾虚,精亏,热痛,肠热泻血,跌打损伤,骨折。

【用量用法】块茎 10～15g,煎汤服或块茎 1 只,嚼服。外用鲜茎、叶适量捣烂敷患处。

【附方】①治热病唇焦舌绛、肠热泻下:鲜块茎 1 只,生嚼服下。

②治跌打损伤:鲜茎、叶适量,捣烂敷伤处。

(①②方出自《浙江药用植物志》)

638.大丽花

【别名】苕菊、苕花、大理菊、天竺牡丹、大理花。

【拉丁学名】*Dahlia pinnata* Cav.

【分类地位】菊科,大丽花属。

【形态特征】多年生草本,高 50～150cm。地下具棒状块根。茎直立,多
分枝,光滑无毛。叶对生;叶柄基部扩展几近相连,小叶柄稍有窄翼;叶片一至
三回羽状分裂,或上部叶有时不裂,裂片卵形或长圆状卵形,边缘有圆钝锯齿,
上面绿色,下面灰绿色,两面均光滑无毛。头状花序较大,直径 6～12cm,生枝
端,有长梗,梗端常稍弯曲下垂,总苞片 2 层;舌状花 1 层至多层,白色、黄色、
红色或紫色,中性或雌性;管状花黄色,两性,发育。瘦果,长椭圆形或倒卵
形,先端圆。花期 7～11 月。

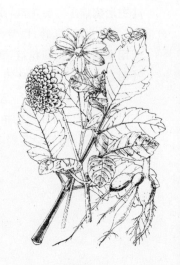

【分布生境】原产墨西哥。北温泉、缙云寺等地有栽培。重庆各地区有
栽培。

【药用部分】块根入药。

【采集期】8～9 月挖根。

大丽花

【药性功能】甘、微苦、温。清热解毒,散瘀止痛。祛风益气,健脾消积。

【主治病症】治头风,脾虚食滞,腮腺炎,龋牙疼痛,无名肿毒,跌打损伤。

【用量用法】6～12g,水煎服;外用鲜品适量捣烂敷患处。

639.狼杷草

【别名】豆渣菜、狼把草、乌杷。

【拉丁学名】*Bidens tripartita* L.

【分类地位】菊科,鬼针草属。

【形态特征】一年生草本,高 20～150cm,通常全体无毛。茎基部匍匐,节上生根,上部直立,稍呈四棱形,常带暗紫色。根粗壮,土黄色。叶对生,通常三至五回羽状深裂,边缘有锯齿。头状花序顶生及腋生,有较长的花序梗;总苞盘状,外层总苞片叶状,内层总苞片膜质;花黄色,全为管状的两性花。瘦果扁平,顶端截形,褐色,两侧边缘各有一列倒生钩刺,顶端冠毛刺状,2 条,上有倒刺。花果期 8～10 月。

【分布生境】产于石华寺、范家沟、景家坪等地,生于路边荒野及耕地边。云阳、开县、万州、忠县、梁平、丰都、酉阳、黔江、石柱、武隆、南川、渝北、北碚,海拔 300～1500m 处有分布。

【药用部分】全草药用。

【采集期】8～9 月采收。

【药性功能】甘、微苦、平。清热解毒,养阴敛汗,利湿,通经。

【主治病症】感冒,肺热咳嗽,扁桃体炎,咽喉炎,肠炎,痢疾,肝炎,泌尿系统感染,肺结核,盗汗,月经不调,闭经,小儿疳积。外用治疖肿,湿疹,皮癣,毒蛇咬伤。

【用量用法】15～30g,水煎服。外用鲜草适量,捣烂或绞汁敷患处。

【附方】①治感冒、急性气管炎、百日咳:狼把草 15g,水煎服。风寒感冒加姜、葱。(出自《湖南药物志》)
②治体虚乏力、盗汗:狼把草 30g,仙鹤草 15g,麦门冬、五味子各 6g。煎服。(出自《安徽中草药》)

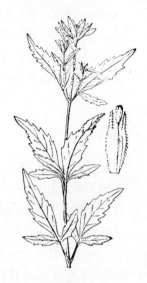

狼杷草

640.鬼针草

【别名】黄花雾、盲肠草、三叶鬼针草、细毛鬼针草。

【拉丁学名】*Bidens pilosa* L.

【分类地位】菊科,鬼针草属。

【形态特征】一年生草本,高 30～100cm。茎钝四棱形,无毛或上部被疏柔毛。茎下部叶较小,3 裂或不裂,通常在花期枯萎;中部叶对生,通常为三出羽状复叶,裂片卵形或卵状长圆形,边缘有锯齿,无毛或疏柔毛;上部叶对生或互生,3 裂或不裂。头状花序直径约 8mm;总苞基部被细软毛,总苞片 2～3 层,外层匙形,先端增宽,无毛;舌状花白色或无舌状花;筒状花黄色,裂片 5,瘦果条形,具四棱,黑色,顶端有刺状冠毛 3～4 条,其上有倒刺毛。花果期 4～12 月。

【分布生境】产于大沱口、孔家店、北温泉等地。生于路边,荒地及耕地边。云阳、开县、忠县、丰都、酉阳、黔江、石柱、武隆、南川、万盛、北碚、璧山,海拔 150～1800m 处有分布。

【药用部分】全草入药。

【采集期】7～10 月采收。

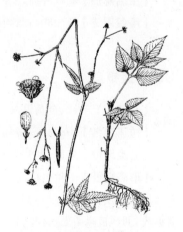

鬼针草

【药性功能】苦、平。清热解毒，消肿散瘀，祛风除湿，凉血活血，健脾。

【主治病症】急性阑尾炎，上呼吸道感染，咽喉肿痛，胃肠炎，风湿性关节炎。外用治疮疖，毒蛇咬伤，跌打肿痛。

【用量用法】10～30g，水煎服。外用鲜草适量，捣烂敷患处。

【附方】①治阑尾炎：鬼针草鲜全草、白花蛇舌草各60g，一点红30g，水煎服。

②治咽喉肿痛：鬼针草鲜全草30g，水煎，频频咽服。

③治毒蛇咬伤：鲜全草适量捣烂敷，另取鲜全草30g，水煎服。

（①～③方出自《浙江药用植物志》）

④治胃痛、胃溃疡：细毛鬼针草熬膏，每服6g，生姜水冲服。（出自《陕西中草药》）

641.婆婆针

【别名】鬼钗草、鬼黄花、鬼针草、鬼骨草、刺针草。

【拉丁学名】*Bidens bipinnata* L.

【分类地位】菊科，鬼针草属。

【形态特征】一年生草本，高50～100cm。茎中部叶和下部叶对生；柄长2～6cm，叶片长5～14cm，二回羽状深裂，小裂片三角状或菱状披针形，先端尖或渐尖，边缘具不规则锯齿，两面略有短毛；上部叶互生，羽状分裂。头状花序有长梗；总苞杯状，基部有毛；总苞片条形或椭圆形，顶端尖或钝，被毛；舌状花黄色，通常1～3朵，不育；筒状花裂片5，发育，黄色。瘦果条形，略扁，有3～4条棱；顶端芒刺3～4条，有倒刺毛。花期8～9月，果期9～11月。

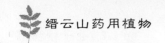

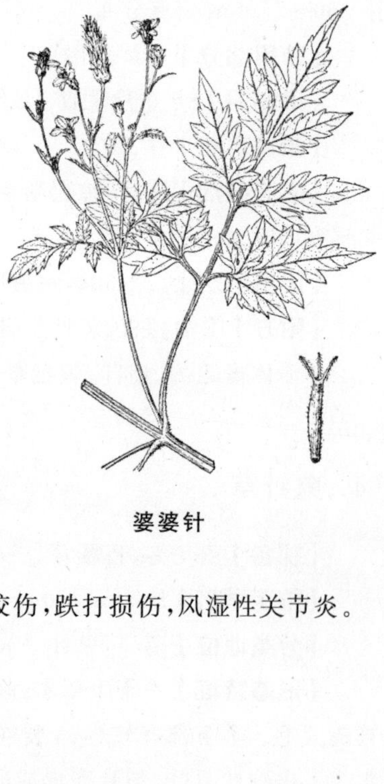
婆婆针

【分布生境】产于北温泉及中坝等地，生于路边荒野及田间，重庆各区县，海拔1500m以下有分布。

【药用部分】全草入药。

【采集期】8～9月盛花期采收。

【药性功能】苦、微寒。清热解毒，祛风活血。

【主治病症】咽喉肿痛，泄泻，痢疾，黄疸，肠炎，阑尾炎，疔疮肿毒，蛇虫咬伤，跌打损伤，风湿性关节炎。

【用量用法】15～30g，煎汤内服(鲜品加倍)。外用鲜品捣敷或煎水洗。

642.金盏银盘

【别名】千条针、金盘银盏、铁筅帚。

【拉丁学名】*Bidens biternata* (Lour.) Merr. Et Sherff

【分类地位】菊科，鬼针草属。

【形态特征】一年生草本，高30～90cm。茎略具四棱，无毛或有稀疏柔毛。叶对生，上部叶有时互生，一至二回羽状复叶，顶小叶卵形至卵状披针形，长2～7cm，宽1～2.5cm，先端渐尖或急尖，基部楔形，边缘有较规则锯齿，两面被疏柔毛；有叶柄。头状花序，直径5～8mm，具长梗，总苞基部有毛；总苞片2层，外层条形，革质，内层椭圆形；舌状花通常3～5朵，舌片白色或淡黄色，不育；筒状花黄色，发育。瘦果条形，黑色，顶端3～4条芒刺状冠毛，具倒刺毛。花果期7～10月。

【分布生境】产于斩龙垭、大沱口等地，生于路边及房屋前后荒地。云阳、万州、黔江、酉阳、石柱、涪陵、南川、北碚，海拔 300～1500m 处有分布。

【药用部分】全草药用。

【采集期】5～8 月采收。

【药性功能】甘、微苦、凉。清热解毒，凉血。

【主治病症】感冒暑热，黄疸，泻痢，吐血，血崩，跌打损伤，痈肿，鹤膝风，疥疮，内外科炎症。

【用量用法】10～30g，水煎服，或浸酒饮。外用捣敷或煎水洗。

【附方】①治黄疸：铁筅帚干者一两，白酒煎服，四、五剂即愈。
②治跌打损伤：铁筅帚三两，酒煎服。（①②方出自《中药大辞典》）

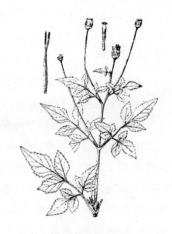

金盏银盘

643.牛膝菊

【别名】辣子草、珍珠草、铜锤草、向阳花。

【拉丁学名】*Galinsoga parviflora* Cav.

【分类地位】菊科，牛膝菊属。

【形态特征】一年生草本，高 10～50cm。茎直立，纤细，有分枝，被毛和少量腺毛，花期毛脱落。叶对生；叶柄长 3～15cm；叶片卵形至披针形，长 3～6cm，宽 1～3cm，先端渐尖，基部圆形至宽楔形，边缘有浅圆齿或全缘，叶脉基部 3 出，两面粗涩，稍被毛。头状花序小，直径 3～4mm，有细长的梗；总苞半球形；苞片 2 层，宽卵形，绿色，膜质；舌状花 4～5 朵，雌性，舌片白色；管状花两性，黄色，顶端 5 齿裂，花托突起，有披针形托片。瘦果有棱，黑色，顶端具睫毛状鳞片。花果期 7～10 月。

【分布生境】产于缙云寺、何绍良湾、杉木园等地，生于路旁荒野及耕地边。开县、万州、酉阳、南川、万盛、北碚、合川、巴南、南岸，海拔 500～1800m 处有分布。原产南美洲。

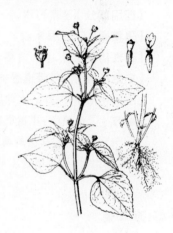

牛膝菊

【药用部分】全草药用。

【采集期】6～7 月采收。

【药性功能】淡、平。止血，消炎，清肝明目。

【主治病症】扁桃体炎，咽喉炎，急性黄疸型肝炎，外用治创伤出血。

【用量用法】30～60g，水煎服。外用干粉外敷。

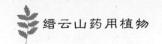

644.孔雀草

【别名】小万寿菊、红黄草。

【拉丁学名】*Tagetes patula* L.

【分类地位】菊科,万寿菊属。

【形态特征】一年生草本,高 30～80cm。茎直立,常自基部分枝,分枝稍开展,无毛。叶通常对生,少有互生;羽状分裂,长 2～9cm,宽 1.5～3cm,裂片线状披针形,边缘有锯齿,齿端有软芒,齿的基部有 1 腺体。头状花序单生,直径 3～4cm;花序梗上端稍稍粗;总苞长 1.5cm,宽 0.7cm,长椭圆形,有腺点;舌状花金黄色或橙色,有红色斑;舌片近圆形,先端微凹,雌性;管状花花冠黄色,两性,先端 5 裂,或转化为舌状而成重瓣型。瘦果条形,被疏柔毛,冠毛有 2～3 个呈短鳞片状,有 1～2 个呈长芒状。花果期 6～9 月。

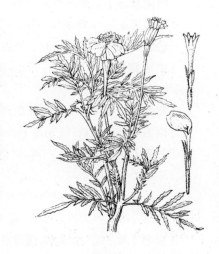

孔雀草

【分布生境】缙云寺有栽培。重庆各区县常有栽培。原产墨西哥。

【药用部分】全草药用。

【采集期】7～9 月采收。

【药性功能】苦、平。清热利湿,止咳,止痛。

【主治病症】上呼吸道感染,痢疾,咳嗽,百日咳,牙痛,风火眼痛。外用治腮腺炎、乳腺炎。

【用量用法】9～15g,水煎服,或研粉分数次用开水送服。外用适量,加重楼、银花共研末,陈醋调敷患处。

【附方】①治热咳:孔雀草花,熬水,兑入蜜糖和米汤泡沫服。

②治头昏晕:孔雀草花蒸鸡蛋吃,或蒸猪、牛、羊脑花吃。

(①②方出自《彝医植物志》)

645.万寿菊

【别名】臭菊花、臭芙蓉、金盏菊、蜂窝菊。

【拉丁学名】*Tagetes erecta* L.

【分类地位】菊科,万寿菊属。

【形态特征】一年生草本,高 50～100cm。茎直立,粗壮,有分枝。叶对生;叶片羽状深裂,长 5～10cm,宽 4～8cm,裂片椭圆形或披针形,边缘有尖齿,齿端有时具芒,沿叶缘及叶背散生腺点。头状花序单生,直径 5～6cm,花序梗上端棍棒状膨大;总苞长 1.8～2cm,宽 1～1.5cm,杯状;舌状花黄色或橙黄色,舌片倒卵形,基部有长爪,雌性;管状花两性,聚药雄蕊 5,着生于花冠管上,子房下位。瘦果线形,冠毛有 1～2 条长芒和 2～3 片短而钝的鳞片。花果期 6～9 月。

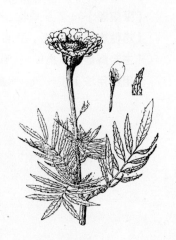

万寿菊

【分布生境】缙云寺有栽培,各地有栽培。原产墨西哥。

【药用部分】花及全草药用。

【采集期】秋冬季采花及全草。

【药性功能】①花:苦、凉。清热解毒,化痰止咳。②全草:甘、寒。清热解毒。

【主治病症】①花:上呼吸道感染,百日咳,气管炎,眼结膜炎,咽炎,口腔炎,牙痛;外用治腮腺炎,乳腺炎,痈疮肿毒。②全草:痈疮肿毒,无名肿毒。

【用量用法】①花:3～9g,水煎服。外用,煎水洗,研粉捣敷或鲜品捣敷。

②全草:5～9g,水煎服。外用鲜品捣敷或煎水洗。

646.蓍

【别名】蜈蚣蒿、蜈蚣草、一支蒿、飞天蜈蚣、千叶蓍、洋蓍草。

【拉丁学名】*Achillea millefolium* L.

【分类地位】菊科,蓍属。

【形态特征】多年生草本,高30～100cm。根状茎匍匐。茎直立,有细条纹,被白色长柔毛,中部以上叶腋常生短的不育枝,上部叶腋生出发育的花枝。叶互生,无柄;下部叶花期凋落,中部叶条状披针形,长6～10cm,宽7～15mm,羽状中深裂,基部裂片抱茎,裂片条形或条状披针形,有不等大的锯齿或浅裂,齿端及浅裂顶端有骨质小尖。头状花序多数,密集成复伞房状;总苞3层,边缘膜质;舌状花5朵,舌片近圆形,白色,粉红色或淡紫色。瘦果宽卵圆形,深绿色,无冠毛。花果期7～9月。

【分布生境】中间院子有栽培。南川、巴南、北碚等地园庭有栽培。新疆、内蒙、东北至欧洲有分布。

【药用部分】全草药用。

【采集期】7～10月采收。

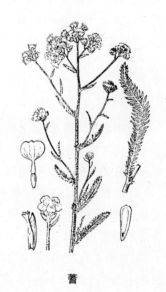

蓍

【药性功能】辛、苦、平。有小毒。解毒消肿,止血,止痛。

【主治病症】风湿痹痛,跌打损伤,血瘀痛经,痈肿疮毒,痔疮出血。

【用量用法】6～10g,水煎服或浸酒饮。外用煎水洗或捣敷。

【附方】①治跌打损伤、疔疮肿毒:千叶蓍15g,土当归9g,水煎服。并取千叶蓍适量煎水熏洗患部。

②治风湿疼痛:千叶蓍、骆驼蓬等分煎水熏患处。

③治痔疮出血、痛经、外伤出血:千叶蓍9g,紫参6g,水煎服。

（①～③方出自《中药大辞典》）

647.菊花

【别名】菊、甘菊花、白菊花、药菊、杭菊。

【拉丁学名】*Dendranthema grandiflorum* Kitam. [*D.morifolium* Tzvel.]

【分类地位】菊科,菊属。

【形态特征】多年生草本,高60～150cm。茎直立,多分枝,基部木质,被丁字柔毛。叶互生;有短柄;叶片卵形至披针形,长5～10cm,先端急尖,基部宽楔形至心形,边缘羽状浅裂至半裂,裂片有粗锯齿,下面被白色毛。头状花序,大小不一,直径2.5～20cm,单个或数个集生茎枝顶端;总苞片多层,外层苞片条形,被柔毛;舌状花白色、黄色、淡红、紫色等;管状花黄色,瘦果常不发育。花期9～11月。

【分布生境】北温泉、缙云山各地有栽培,重庆各区县均有栽培。

【药用部分】花序药用。

【采集期】秋季采收。

【药性功能】甘、苦、凉。清热解毒,平肝明目,疏散风热。

【主治病症】外感风热,发热头痛,目赤肿痛,咽喉肿痛,耳鸣,头眩,疔疮肿毒,肝阳上亢,高血压病。

【用量用法】10～15g,水煎服。

【附方】①治感冒风热头痛:菊花、桑叶各 12g,连翘、薄荷各 6g,水煎服。

②治高血压病、动脉硬化症:菊花、银花各 24～30g,头晕明显者加桑叶 12g;动脉硬化、血脂高者加山楂 12～24g。上药为 1 日量,可根据病情酌情增减。服 2 周后可将菊花、银花各减至 12g。上药混匀,分 4 次一日服下,每次用沸开水冲泡 10～15 分钟后当茶饮。每分药冲泡 2 次。

（①②方出自《全国中草药汇编》）

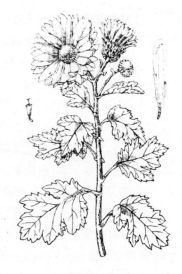

菊花

648.野菊

【别名】山菊花、野菊花、黄菊花、千层菊

【拉丁学名】*Dendranthema indicum* (L.)Des Moul.

【分类地位】菊科,菊属。

【形态特征】多年生草本,高 50～100cm。根茎粗壮,有分枝;茎基部匍匐斜展,上部直立,多分枝,有条棱,幼时被柔毛。叶互生;具短柄;叶片卵形或矩圆状卵形,长 2～6cm,宽 1～3cm,羽状浅裂或深裂,顶端裂片较大,侧裂常 2 对,边缘具尖锐锯齿,两面均有细柔毛,茎上部叶渐变小。头状花序直径 1.5～2.5cm,多数在枝顶排成疏散的伞房圆锥状或不规则的伞房状;总苞片 4～5 层,边缘膜质;舌状花黄色,雌性;管状花两性。瘦果长约 1.5mm,具 5 条纵肋,无冠毛。花期9～11 月。

【分布生境】产于缙云山各地,生山坡草丛、林缘、灌丛、路边及耕地边。重庆各区县,海拔 150～2100m 处有分布。

【药用部分】全草入药用。

【采集期】月全年可采收。

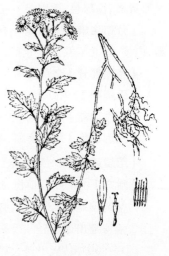

野菊

【药性功能】微辛、苦、凉。清热解毒,平肝,降血压。

【主治病症】风热感冒,流行性脑脊髓膜炎,高血压病,肝炎,痢疾,痈疖疔疮,丹毒,湿疹,皮炎,风火眼赤,毒蛇咬伤,乳腺炎,肺结核。

【用量用法】花 9～15g,全草 15～30g,水煎服。外用捣敷或煎水洗。

【附方】①治疔疮:野菊花和黄糖捣烂贴患处。如生于发际,加梅片、生地龙同敷。(出自《岭南草药志》)

②治急性乳腺炎:野菊花 15g,蒲公英 30g,煎服;另用鲜野花捣烂敷患处,干则更换。(出自《安徽中草药》)

③治感冒:野菊花、金银花、紫花地丁各 9～15g,水煎服。

④治高血压病:野菊花 9～15g,水煎代茶饮。(③④方出自《浙江药用植物志》)

【附注】脾胃虚寒者慎服。

649.石胡荽

【别名】鹅不食草、地胡椒、球子草。

【拉丁学名】*Centipedaminima*（L.）A. Br. et Aschers.

【分类地位】菊科，石胡荽属。

【形态特征】一年生匍匐状草本，高 5～20cm，有辛辣味。茎铺散，多分枝，着地后节上易生根，无毛或略有细柔毛。叶互生，无柄，叶片倒披针形或卵状倒披针形，长 7～18mm，宽 3～5mm，先端钝，基部楔形，边缘有疏齿。头状花序扁球形，小，直径约 3mm；单生于叶腋；总苞半球形，总苞片 2 层，边缘膜质；花杂性，淡黄色或黄绿色，全部筒状。瘦果椭圆形，长约 1mm，具 4 棱，边缘有长毛，无冠毛。花果期4～10 月。

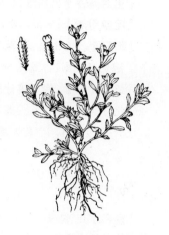

石胡荽

【分布生境】产于北温泉、黛湖、接官亭等地，生于路边、荒野及耕地边、阴湿处。重庆各区县，海拔 200～1200m 处有分布。

【药用部分】全草药用。

【采集期】9～11 月采收。

【药性功能】辛、温。通窍散寒，祛风利湿，散瘀消肿。

【主治病症】伤风感冒，急、慢性鼻炎，慢性支气管炎，百日咳，疟疾，风湿痹痛，蛔虫性肠梗阻，跌打损伤，毒蛇咬伤。

【用量用法】3～10g，水煎服。外用鲜全草适量，捣烂塞鼻或敷患处。

【附方】①治感冒：石胡荽鲜全草 3～9g，煎汁滴鼻。

②治小儿不完全性蛔虫性肠梗阻：石胡荽鲜全草 30g，雄黄 12g，研细粉，水泛为丸，每次 0.3～0.5g，早晚各服 1 次。

（①②方出自《浙江药用植物志》）

③治支气管哮喘：石胡荽、瓜蒌、莱菔子各 9g，煎服。（出自《安徽中草药》）

④治疟疾：鹅不食草 6g，水煎去渣加醪糟，发作前 1～2 小时服。（出自《四川中药志》1979 年版）

650.黄花蒿

【别名】苦蒿、青蒿、臭蒿、细叶蒿、香蒿。

【拉丁学名】*Artemisia annua* L.

【分类地位】菊科，蒿属。

【形态特征】一年生草本，高 40～150cm，具刺激性臭味。茎直立，具纵棱，多分枝，无毛。基生叶平铺地面，开花时凋谢；茎生叶互生，通常三回羽状深裂，裂片短细，宽 0.5～1mm，顶端尖，上面深绿色，下面淡绿色，老时变黄褐色，两面均具细小粉末状腺点或细毛，叶轴两侧具狭翅；茎上部叶向上逐渐细小呈条形，常一次羽状细裂。头状花序极多数，球形，淡黄色，直径约 1.5mm，有短梗，常排列成带叶的圆锥状花丛；总苞半球形，总苞片 2～3 层，无毛，外层狭小，绿色，边缘狭膜质，内层长椭圆形，边缘宽膜质，全部花结实。瘦果椭圆形，无毛，花果期 8～10 月。

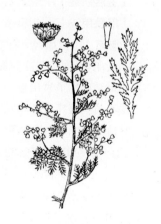

黄花蒿

【分布生境】产于缙云山各地，生于山坡、荒地、路旁及耕地边。重庆各区县均有分布。

【药用部分】全草药用。

【采集期】花蕾期采收。

【药性功能】微辛、苦、寒。清热凉血，解暑，利湿，截疟，退虚热。

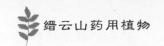

【主治病症】风热感冒,中暑腹痛,疟疾,肺结核潮热,黄疸,湿疹,无名肿毒。

【用量用法】6～15g,水煎服。

【附方】①治中暑:用青蒿嫩叶捣烂,手捻成丸,黄豆大。新汲水吞服数丸,立愈。

②治暑毒热痢:青蒿叶 30g,甘草 3g,水煎服。

③治鼻中衄血:青蒿捣汁服之,并塞鼻中。

④治牙齿肿痛:青蒿一握,煎水漱之。

(①～④方出自《中药大辞典》)

651.艾蒿

【别名】艾、陈艾。

【拉丁学名】*Artemisia argyi* Lévl. et Vant.

【分类地位】菊科,蒿属。

【形态特征】多年生草本,高 50～120cm,被白色绵毛,中部以上或仅上部有开展及斜升的花序枝。叶互生,下部叶在花期枯萎,中部叶长6～9cm,宽4～8cm,基部急狭,或渐狭成柄或稍长的柄,或稍扩大而成托叶状;叶片羽状深裂或浅裂,侧裂片约 2 对,常楔形,中裂片又常三裂,裂片边缘有齿,上面被蛛丝状毛,有白色密或疏腺点,下面被白色或灰色密茸毛;上部叶渐小,三裂或全缘,无梗。头状花序多数,排列成复总状,长 3mm,直径 2～3mm,花后下倾;总苞卵形;总苞片 4～5 层,边缘膜质,背面被绵毛,花带红色,多数,外层雌性,内层两性。瘦果椭圆形,常几达 1mm,无毛。花果期 8～11 月。

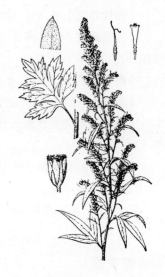

艾蒿

【分布生境】产于缙云山各地,生于路边荒地、山坡草丛、耕地边及林缘。重庆各区县均有分布。

【药用部分】叶药用。

【采集期】6～9 月花期采收。

【药性功能】辛、苦、温。散寒除湿,温经止血,祛痰止咳,安胎,止痛。

【主治病症】月经过多,痛经,月经不调,心腹冷痛,胎动不安。外用治湿疹,皮肤瘙痒。

【用量用法】3～10g,水煎服。外用适量,水煎熏洗。

【附方】①治痛经、闭经:艾叶 6g,香附、丹参各 9g,水煎服。

②治胎动不安:艾叶 60g,紫苏 9g,水煎服。

③治功能性子宫出血:艾叶炒炭研粉,每服 6g,米汤调服,每天 2 次。

④治关节痹痛或外伤:艾叶浸泡酒中 5～6 天后,擦洗患处。

⑤治荨麻疹、湿疹、疥癣:艾叶适量,煎水熏洗患处。

(①～⑤方出自《浙江药用植物志》)

652.魁蒿

【别名】黄花艾、五月艾。

【拉丁学名】*Artemisia princeps* Pamp.

【分类地位】菊科，蒿属。

【形态特征】多年生草本，高 50～150cm。茎直立，被蛛丝状毛，中部以上多分枝。叶互生；下部叶在花期枯萎；中部叶长 6～10cm，宽 4～8cm，羽状深裂，侧裂片常 2 对，裂片矩圆形，顶端急尖，边缘有疏齿或无齿，上面绿色，无毛，下面被灰白色密茸毛；上部叶小，有 3 裂片或不裂，基部常有抱茎的假托叶。头状花序极多数，常下倾，在茎及枝端密集成复总状，有披针形或条形的苞叶；总苞卵形，长 2.5～3.5mm，宽 2～2.5mm，被蛛丝状薄毛；总苞片 3～4 层，矩圆形，外层背面绿色，边缘膜质，内层边缘宽膜质；花黄色，内层两性，外层雌性。瘦果长约 1mm，光滑无毛。花果期 8～10 月。

【分布生境】产于缙云山各地，生于山坡草地、田间、路旁、林缘及灌丛中。重庆各区县均有分布。

【药用部分】全草入药用。

【采集期】全年可采收。

【药性功能】与艾蒿同等使用。

【主治病症】与艾蒿同等使用。

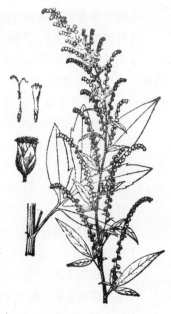

魁蒿

653.猪毛蒿

【别名】滨蒿、北茵陈、土茵陈。

【拉丁学名】*Atremisia scoparia* Waldst. et Kit.

【分类地位】菊科，蒿属。

【形态特征】一年生至多年生草本，高 40～90cm，植株有浓烈香气。纺锤形或圆锥形，多垂直。茎直立，常单一，基部木质化，表面紫色或黄绿色，有纵条纹，上部有多数开展或斜升的分枝，有时具叶较大而密集的不育枝。基部叶密集，二至三回羽状全裂；中部叶长圆形或长卵形，一至三回羽状全裂，小裂片细，狭线形，细线形或毛发状。头状花序极多数，有梗或无，直径 1～1.5mm，在分枝上排成复总状或复穗状花序，并在茎上组成大型开展的圆锥花序，总苞近球形；总苞片 2～3 层，卵形，边缘宽膜质，背面绿色；外层雌花 5～7 朵，能育，内部两性花 4～10 朵，子房退化，不育。瘦果倒卵形或长圆形，褐色。花期 7～9 月，果期 8～10 月。

【分布生境】产于缙云寺、洛阳桥一带，生于沟边、桥旁阴湿处。林缘及疏林下。

【药用部分】地上茎药用。

【采集期】3～4 月份采收嫩梢。

【药性功能】苦、辛、微寒。清热利湿，利胆退黄。

【主治病症】黄疸型肝炎，胆囊炎，湿疮，瘙痒。

【用量用法】10～15g，水煎服。或入丸、散。外用适量，煎水洗。

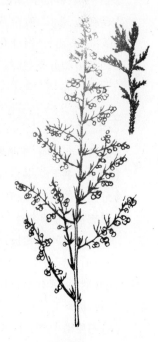

猪毛蒿

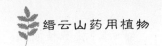

654.牡蒿

【别名】齐头蒿、野塘蒿、土柴胡、蔚(《诗经》)。

【拉丁学名】*Artemisia japonica* Thunb.

【分类地位】菊科,蒿属。

【形态特征】多年生草本,高50～140cm。根状茎粗壮;茎直立,常丛生,微被蛛丝状毛或近无毛,下部木质化,上部多分枝,稍具纵棱。叶匙形,上面无毛,背面疏生柔毛,不裂或3裂,顶端钝平,篦齿状;无叶柄;基生叶无托叶,茎生叶有1～2个假托叶;花序下的叶线形或线状披针形。头状花序卵圆形,径约1.5mm,具短梗,集成顶生圆锥状花丛;总苞片3～4层,无毛,外层总苞片较小;花全部管状,花白色,外围雌花8～11朵,可结实,中央两性花5～6朵,不结实。瘦果椭圆形,无冠毛。花果期8～11月。

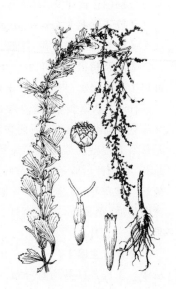

牡蒿

【分布生境】产于马中咀等地,生于路旁、耕地边。

【药用部分】全草药用。

【采集期】7～9月采收。

【药性功能】苦、微甘、凉。清热解毒,凉血止血,退虚热。

【主治病症】暑热感冒,扁桃体炎,中暑,疟疾,肺结核潮热,高血压病,便血,衄血,子宫出血,黄疸型肝炎。外用治创伤出血,疔疖肿毒。

【用量用法】9～15g,水煎服。外用鲜全草适量,捣烂敷或煎水洗患处。

【附方】①治扁桃体炎:鲜全草30～60g,切碎,水煎服。

②治肺结核潮热、低热不退:牡蒿、枸杞根各15g,水煎服。

③治疟疾:鲜全草30g,水煎服。

④治疥疮、湿疹:鲜全草适量,煎水洗患处。

(①～④方出自《浙江药用植物志》)

⑤治黄疸型肝炎:牡蒿25～30g,煎水服。(出自《彝药志》)

655.千里光

【别名】九里明、千里明、黄花草。

【拉丁学名】*Senecio scandens* Buch.-Ham. ex D. Don

【分类地位】菊科,千里光属。

【形态特征】多年生草本,长2～5m。茎曲折稍呈"之"字形,攀缘上升,上部多分枝,初被毛,后脱落。叶互生,有短柄;叶片卵状披针形至长三角形,长3～9cm,宽1.5～5cm,先端渐尖,基部戟形至截形,边缘有不规则齿,或有时下部有1～2对裂片,稀近全缘,两面被毛或上面无毛。头状花序多数,排成疏松开展的伞房状花序;总苞杯状,基部有小苞片数枚;舌状花黄色,8～12朵,长约10mm,顶端3齿裂;筒状花多数。瘦果圆筒形,长约3mm,被短毛;冠毛白色,长约7mm。花果期8月至翌年4月。

【分布生境】产于杉木园、缙云寺、狮子峰、北温泉等地,生于路边荒野、林缘及疏林地向阳处。重庆大部区县有分布。

【药用部分】全草药用。

【采集期】9～10月采割全草。

【药性功能】辛、苦、凉。清热解毒,凉血消肿,清肝明目。

【主治病症】上呼吸道感染,扁桃体炎,咽喉炎,肺炎,眼结膜炎,痢疾,肠炎,阑尾炎,急性淋巴管炎,丹毒,疖肿,湿疹,过敏性皮炎,痔疮,黄疸型肝炎,胆囊炎,急性尿路感染。毒蛇咬伤。

【用量用法】15～30g,水煎服,鲜品加倍。外用鲜全草适量,捣烂敷或煎水洗。

【附方】①各种炎症性疾病:千里光 15～30g,水煎服。

②皮肤瘙痒症、过敏性皮炎:千里光 15～30g,水煎服。

(①②方出自《浙江药用植物志》)

③治毒蛇咬伤:千里光鲜全草 60g,雄黄 3g,共捣烂敷患处,另取鲜全草适量,水煎洗伤口处;鲜根 60g,水煎代茶饮。(出自《常用中草药选编》)

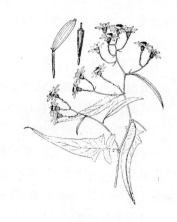

千里光

656.野茼蒿

【别名】满天飞、假茼蒿、冬风菜、革命草。

【拉丁学名】*Crassocephalum crepidioides* (Benth.) S. Moore (*Gynura crepidioides* Benth.)

【分类地位】菊科,野茼蒿属。

【形态特征】一年生草本,高 20～120cm。茎直立,光滑无毛,有浅纵沟纹。单叶互生;叶柄长 2～2.5cm;叶片膜质,长圆状椭圆形,先端渐尖,基部楔形,边缘有不规则锯齿或重锯齿,或基部羽状分裂,两面无毛或近无毛。头状花序少数,直径约 2cm,在茎端排成伞房状或窄圆锥状;总苞钟状,有数枚不等长的的线形小苞片;总苞片1层,线状披针形,等长,具膜边缘,顶端有簇状毛;花全为管状,两性,花冠红褐色或橙红色或粉红色;花柱分枝,顶端尖,被乳头状毛。瘦果窄圆柱形,赤红色;冠毛白色,易脱落,花期 7～12 月。

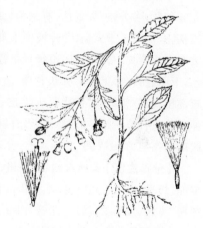

野茼蒿

【分布生境】产于铁门坎、缙云寺、杉木园等地,生于田边路旁、林缘湿润处。嫩茎可作野菜。重庆各区县有分布。

【药用部分】全草入药。

【采集期】6～7月采收。

【药性功能】微辛、微苦、平。清热解毒,健脾消肿,调和脾胃。

【主治病症】消化不良,脾虚浮肿,腹泻,痢疾,口腔炎,乳腺炎,坏血病,腮腺炎,痈疽疔毒。

【用量用法】30～60g,煎汤内服,或绞汁饮。外用捣敷。

657.白子菜

【别名】白背三七、白东枫、鸡菜、疔拔。

【拉丁学名】*Gynura divaricata* (L.) DC.

【分类地位】菊科,菊三七属。

【形态特征】多年生草本,高 30～60cm,稍肉质。根状茎较坚实,具多数细长须根。茎直立或基部多少斜升,不分枝或上部花序分枝,无毛或被短柔毛;单叶互生;叶片卵形至椭圆状披针形,长 5～12cm,宽 2.5～4.5cm,基部有时有 2 耳,边缘有粗锯齿,两面均绿色,被柔毛,茎上部叶缘有时作不规则羽状裂。头状花序通常 3～5 个在茎端或枝端排成疏散的伞房状圆锥花丛;总苞钟状,苞片 1 层,边缘干膜质;小花橙黄色,全为管状花,有香气,略伸出总苞。瘦果圆柱形,褐色,被短毛,冠毛白色。花果期 4～8 月。

【分布生境】黄家坡有栽培。万州、梁平、北碚有栽培。

【药用部分】全草药用。

【采集期】全年可采。

【药性功能】甘、淡、寒。清热解毒,凉血止血,舒筋接骨。

【主治病症】支气管肺炎,小儿高热,百日咳,目赤肿痛,风湿关节痛,崩漏。外用治跌打损伤,骨折,外伤出血,乳腺炎,疮疡疖肿,烧烫伤。

【用量用法】9～15g,水煎或泡酒服。外用适量,鲜草捣烂敷。

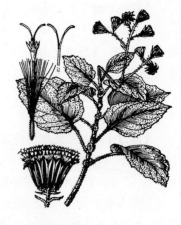

白子菜

658.红风菜

【别名】血皮菜、两色三七草、观音苋、木耳菜、紫背天葵、紫背菜。

【拉丁学名】*Gynura bicolor*（Roxb. ex Willd.）DC.

【分类地位】菊科,菊三七属。

【形态特征】多年生草本,高 50～100cm,全株带肉质,无毛。茎直立或披散,多分枝,带紫色,有细棱,基部稍木质。单叶互生,茎下部叶具短柄,上部叶近于无柄;叶片椭圆形或卵形,长 6～10cm,宽 1.6～3cm,先端渐尖或急尖,基部下延,边缘有粗锯齿,有时下部有 1 对浅裂片,上面绿色,下面红紫色,无毛。头状花序,直径1.5～2cm,在茎、枝顶端作伞房状疏散排列;总苞筒状,苞片草质,2 层;全为两性管状花,花冠橙黄色,明显伸出总苞。瘦果圆柱形,淡褐色,有纵线条,被微毛,冠毛白色,绢毛状,易脱落。花期 10～12 月。

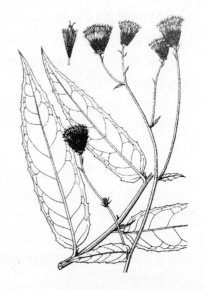

红风菜

【分布生境】各地有栽培,万州、忠县、黔江、彭水、石柱、武隆、涪陵、丰都、长寿、南川、綦江、江津、璧山、大足、永川、铜梁、合川、巴南、江北、沙坪坝、渝北、九龙坡、南岸、北碚有栽培。

【药用部分】全草或茎叶入药。

【采集期】全年可采。

【药性功能】甘、辛、凉。凉血止血,解毒消肿。

【主治病症】咳血,血崩,外伤出血,痛经,疮疡肿毒,跌打损伤,溃疡久不收敛,支气管炎,盆腔炎,阿米巴痢疾。

【用量用法】10～30g(鲜品 30～90g)煎汤内服。外用鲜品捣敷或干品研粉敷。

【附方】①治咳血、支气管炎、中暑:鲜紫背菜 2～4 两,水煎服。

②治阿米巴痢疾:鲜紫背菜 2～4 两,酸笋或酸笋水适量煎服。

③治痛经:鲜紫背菜 2～4 两,加酒炒制,水煎,饭前服。

④治疔疮痈肿:鲜紫背菜适量,加少许食盐或白糖同捣烂敷患处。

⑤治甲沟炎:鲜紫背菜适量,捣烂加白酒少许,外敷患处。

⑥治创伤出血:鲜紫背菜全草,捣烂外敷。

(①～⑥方出自《全国中草药汇编》)

659.菊三七

【别名】菊叶三七、土三七、紫背三七、血当归、破血丹。

【拉丁学名】*Gynura japonica*（Thunb.）Juel［*G. gegetum* Merr.］

【分类地位】菊科，菊三七属。

【形态特征】多年生草本，高50～100cm，根肉质肥大，土褐色，具疣状突起及须根，断面灰黄白色。茎直立，具纵棱，绿色略带紫色，上部分枝。基生叶簇生，匙形，边缘有锯齿或作羽状分裂，花时凋落；茎下部及中部叶互生，长椭圆形，长10～25cm，宽5～10cm，羽状分裂，裂片宽披针形至窄卵形，边缘浅裂或有疏齿，先端尖或渐尖，基部有2枚羽状裂的假托叶；茎上部叶渐小，羽状分裂，渐变成苞叶。头状花序多数在茎，枝顶端排成伞房状圆锥花序；总苞狭钟状或钟状；总苞片2层，外层丝状；花全为两性，筒状，橙黄色至红色，花冠明显伸出总苞。瘦果圆柱形，淡褐色，有条纹，被疏毛；冠毛丰富，白色。花果期8～10月。

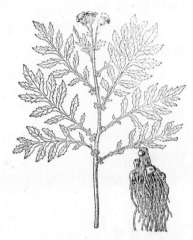

菊三七

【分布生境】白云寺、杉木园等地栽培。万州、忠县、丰都、南川、石柱、黔江、北碚等区县有栽培或野生。

【药用部分】根或全草入药。

【采集期】7～8月份，生长旺盛时采收。

【药性功能】甘、微苦、温。破血散瘀，解毒消肿，止血，止痛。

【主治病症】吐血、衄血，尿血，便血，功能性子宫出血，产后瘀血腹痛，大骨节病。外用治跌打损伤，痈疖疮疡，蛇咬伤，外伤出血。

【用量用法】根3～15g，全草或叶10～30g，水煎服。外用鲜品捣烂敷患处。

【附方】①治大骨节病：鲜菊叶三七6～12g，水煎服。每30日为一疗程，服一个疗程后，隔7日再服一个疗程。也可用10%酊剂，每服20～30mL，每日3次。

②治外伤出血：鲜菊叶三七晒干，研细粉，外敷伤口。

（①②方出自《全国中草药汇编》）

660.一点红

【别名】叶下红、红背叶、羊蹄草。

【拉丁学名】*Emilia sonchifolia*（L.）DC.

【分类地位】菊科，一点红属。

【形态特征】一年生草本，高10～40cm。茎直立，无毛或被疏毛，紫红色或绿色，有时有分枝，枝条柔弱，粉绿。叶互生；无柄；叶片稍肉质，生于茎下部的叶卵形，长5～10cm，宽4～5cm，琴状分裂，边缘具钝齿，茎上部叶小，通常全缘或有细齿，上面深绿色，下面紫红色，基部耳状，抱茎。头状花序顶生，直径1～1.3cm，具长梗，通常由2～5个头状花序排列成疏散的伞房花序，花枝常二歧分枝；花全为两性，筒状，总苞圆柱状，苞片1层；花紫红色。瘦果长约2.4mm，细圆柱形，具5棱；冠毛白色。花期6～9月，果期7～10月。

【分布生境】产于北温泉、何绍良湾、堆石头等地，生于山坡、路旁、耕地及竹林边。重庆各区县有分布，海拔250～2000m。

【药用部分】全草药用。

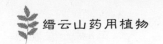

【采集期】7～11月采收。

【药性功能】苦、凉。清热解毒,散瘀消肿,凉血,利水。

【主治病症】上呼吸道感染,咽喉肿痛,淋巴结炎,中耳炎,肺炎,乳腺炎,菌痢,尿路感染,盆腔炎,睾丸炎,疖肿疮疡,皮肤湿疹,跌打扭伤,毒蛇咬伤。

【用量用法】15～30g,水煎服。外用鲜品适量捣烂敷患处。

【附方】①治慢性胃肠炎:鲜一点红60g,桂皮6g,水煎,每日1剂。(江西《草药手册》)

②治扁桃体炎、咽喉炎:一点红鲜全草30g,捣烂取汁含咽,另取鲜全草30g,水煎服。

③治淋巴结炎:一点红鲜全草、鲜蛇莓各适量,捣烂敷患处

④治中耳炎:一点红鲜全草洗净,捣烂取汁,滴耳,每天2～3次,每次2～3滴。

⑤治疮疖痈肿、外伤感染、毒蛇咬伤:鲜一点红全草60～120g水煎服,并用鲜全草捣烂外敷。

(②～⑤方出自《浙江药用植物志》)

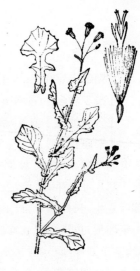

一点红

661.金盏菊

【别名】金盏花、水涨花、山金菊

【拉丁学名】*Calendula officinalis* L.

【分类地位】菊科,金盏花属。

【形态特征】二年生草本,高30～60cm,全株稍被柔毛及腺毛。茎直立,有纵棱,上部有分枝。叶互生,质稍厚,下部叶匙形,全缘,上部叶长椭圆形,至长椭圆状披针形,长5～9cm,宽1～2cm,全缘或具不明显的锯齿,无柄,基部稍抱茎。头状花序单生枝顶,直径3～5cm,花淡黄色至橙黄色,外围舌状花1～2层,雌性能结实;中央管状花两性,不结实。瘦果向内钩曲,两侧有狭翅,背部具不规则横折皱,无冠毛。花果期3～10月。

【分布生境】缙云寺有栽培,重庆各区县有栽培。原产南欧及西亚北部。

【药用部分】根、花入药。

【采集期】5～8月采收。

【药性功能】淡、平。①根:活血散瘀,行气止痛。②花:凉血,止血,祛风解痉,平肝清心。

【主治病症】①根:疝气,胃寒疼痛。②花:小儿惊风,失眠,心悸,神经衰弱,虚劳咳嗽,肠风便血。

【用量用法】①根:30～60g;②花:5～10朵,水煎服。

【附方】①治疝气:根30～60g,酒水煎服。

②治胃寒疼痛:鲜根30～60g,水煎或酒水煎服。

③治肠风便血:鲜花10朵,冰糖少许,水煎服。

(①～③方出自《浙江药用植物志》)

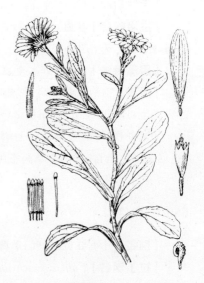

金盏菊

662.白术

【别名】山蓟、天蓟、山芥。

【拉丁学名】*Atractylodes macrocephala* Koidz.

【分类地位】菊科，苍术属。

【形态特征】多年生草本，高30～80cm。根状茎肥厚，块状，有不规则分歧，外皮灰黄色。茎直立，基部木质化，上部分枝。叶互生；茎下部叶有长柄，通常叶片有3深裂，少数为5深裂，顶端裂片最大，椭圆形至卵状披针形，边缘有刺状齿；茎上部叶柄渐短，叶片不分裂，椭圆形至卵状披针形，长4～10cm，宽1.5～4cm，先端渐尖，基部楔形，边缘有齿。头状花序单生于枝顶，长约2.5cm，宽约3.5cm，基部苞片叶状，长3～5cm，羽状裂片刺状；总苞片5～8层，膜质，覆瓦状排列，外层短，卵形，先端钝，最内层多裂；花多数，全为管状花，花冠紫红色，长约1.5cm；雄蕊5；花柱细长。瘦果密生柔毛；冠毛羽状，基部连合。花期8～10月，果期10～12月。

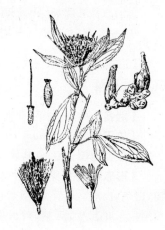

白术

【分布生境】缙云山有栽培。巫溪、巫山、万州、秀山、南川、北碚，野生或栽培，海拔1000～1800m。

【药用部分】根状茎药用。

【采集期】10月下旬至11月上旬地上部分枯萎后采收。

【药性功能】甘、苦、温。健脾益气，燥湿利水，止汗，安胎。

【主治病症】脾虚食少，消化不良，慢性腹泻，痰饮水肿，妊娠脚肿，胎动不安。

【用量用法】5～18g，水煎服。

【附方】①治胎动不安：白术、当归、黄芩、白芍各9g，水煎服。

②治白带：白术、淮山药各18g，黄柏6g，泽泻12g，水煎服。

（①②方出自《浙江药用植物志》）

663.牛蒡

【别名】恶实、大力子、鼠粘子。

【拉丁学名】*Arctium lappa* L.

【分类地位】菊科，牛蒡属。

【形态特征】二年生草本，高1～2m。主根肉质，圆锥形，长30～60cm。茎直立，粗壮，上部多分枝，带紫色，有微毛。基生叶丛生，茎生叶互生，有长柄，向上叶柄渐短；叶片心状卵形至宽卵形，长40～50cm，宽30～40cm，先端圆钝，基部心形，截形或近圆形，边缘波状，具细锯齿，上面绿色，无毛，下面密被白色绵毛。头状花序丛生或排成伞房状，直径3～4cm，有梗；总苞球形；总苞片披针形，长1～2cm，顶端钩状内弯；花全部筒状，淡紫色，顶端5齿裂。瘦果椭圆形或倒卵形，长约5mm，宽约3mm，灰黑色；冠毛刚毛状，淡黄色。花期6～8月，果期8～10月。

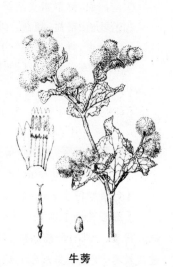

牛蒡

【分布生境】学堂堡等地有栽培。万州、开县、酉阳、黔江、南川、北碚等地有栽培或野生。海拔500～2000m处有分布。

【药用部分】果实和根入药。

【采集期】果实7～8月采；10月挖根。

【药性功能】①果实：辛、苦、寒。疏风散热，宣肺透疹，散结解毒。②根：苦、辛、寒。清热解毒，疏风利咽。

【主治病症】①果实(牛蒡子):风热感冒,头痛,咽喉肿痛,流行性腮腺炎,疹出不透,痈疖疮疡。②根:风热感冒,咳嗽,咽喉肿痛,疮疖肿毒,脚癣,湿疹。

【用量用法】①果实(牛蒡子):4.5~9g;②根:9~15g,水煎服。

【附方】①治咽喉肿痛:牛蒡子9g,板蓝根15g,桔梗6g,薄荷、甘草各3g,水煎服。

②治麻疹不透:牛蒡子、葛根各6g,蝉蜕、薄荷、土荆芥各3g,水煎服。

③治急性乳腺炎(早期未化脓):牛蒡子鲜叶30g(或干叶9g),水煎服或代茶饮。

(①~③方出自《浙江药用植物志》)

664.刺儿菜

【别名】小蓟、刺菜、曲曲菜、野红花、小恶鸡婆。

【拉丁学名】*Cirsium setosum* (Willd) MB.

【分类地位】菊科,蓟属。

【形态特征】多年生草本,高20~60cm。根状茎细长,先直伸后匍匐,白色,肉质。茎直立,微紫色,有纵槽,被白色蛛丝状柔毛,基部生长多数须根。叶互生,无柄,叶片长椭圆形或椭圆状披针形,长5~11cm,宽1~3cm,边缘有粗齿,齿端有刺,两面被疏或密的蛛丝状毛。头状花序单生茎顶,雌雄异株,雌花序较雄花序大;总苞多层,被白色蛛丝状毛,苞片顶端具刺;花序托平坦,有刺毛;花冠紫红色。瘦果椭圆形或长卵形,略扁平,冠毛羽毛状。花果期5~8月。

【分布生境】产于金刚碑等地,生于山坡、荒地、田间、路旁。重庆各区县,海拔170~2650m处有分布。

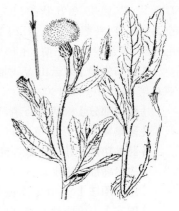

刺儿菜

【药用部分】带花的全草入药。

【采集期】5~6月花盛开时采割。

【药性功能】甘、微苦、凉。凉血,止血,行瘀,解毒消肿。

【主治病症】衄血,尿血,传染性肝炎,功能性子宫出血,外伤出血,肾炎,咳血,痈疽肿毒。

【用量用法】9~15g,水煎服或鲜全草捣烂取汁服。外用鲜全草适量捣烂敷患处。

【附方】①治功能性子宫出血:鲜小蓟根状茎60g,水煎服。(出自《全国中草药汇编》)

②治尿血:鲜草嫩头适量,炒熟当菜吃;或小蓟、白茅根、活血丹、萹蓄各15g,水煎服。

③治吐血、咯血、衄血:小蓟、生地、藕节各15g,水煎服。

④治肝炎、肾炎:小蓟30g,水煎服;或鲜全草捣烂取汁服。

(②~④方出自《浙江药用植物志》)

665.蓟

【别名】大蓟、大刺儿菜、大恶鸡婆、山萝卜、刺蓟。

【拉丁学名】*Cirsium japonicum* DC.

【分类地位】菊科,蓟属。

【形态特征】多年生草本,高30~100cm。根多数,簇生,肉质,圆锥形,粗可达7mm。茎直立,有纵条纹,被蛛丝状毛,上部有分枝。基生叶莲座状,具柄,开花时不凋落;叶片倒披针形或倒卵状披针形,长15~30cm,上面被疏长毛,背脉上具长毛。边缘羽状深裂,裂片边缘牙齿状,齿尖有不等长针刺;茎中部叶无柄,基部耳状抱茎;上部叶渐小。头状花序生茎、枝端,排成伞房状;总苞半球形,被蛛丝状毛;总苞片多层,线状披针形,外层较短小,顶端有刺,内层较长,无刺;花紫色或紫红色,花冠纤细。瘦果长椭圆形,长约3mm,稍扁;冠毛羽状,暗灰色。花果期5～8月。

【分布生境】产于风箱沟、杉木园等地,生于田边及路旁荒地。南川、黔江、北碚等区县有分布,海拔200～2100m。

【药用部分】全草及根入药。

【采集期】6～9月采割地上部分,9～10月挖根。

【药性功能】甘、微苦、凉。凉血止血,散瘀消肿。

【主治病症】咯血,吐血,衄血,尿血,崩漏,肝炎,肾炎,乳腺炎,跌打损伤。外用治外伤出血,痈疖肿毒。

【用量用法】15～30g,水煎服,或鲜全草捣烂绞汁服。外用鲜根适量捣烂敷患处。

【附方】①治上消化道出血:大蓟根15～30g,研细粉,白糖30g,香料适量拌匀,每服3g,吞服,每日3次。

②治肝炎、胆囊炎:大蓟根15～30g,红枣60g,水煎服。

③治乳腺炎、烫伤:鲜根适量,捣烂取汁,外敷患处

④治肾炎:大蓟根、白茅根、益母草各30g,水煎服。

(①～④方出自《浙江药用植物志》)

⑤治漆疮:大蓟鲜根一握,洗净,加桐油捣烂,用麻布包,炖热,绞汁,涂抹,每日3～4次。(出自《福建民间草药》)

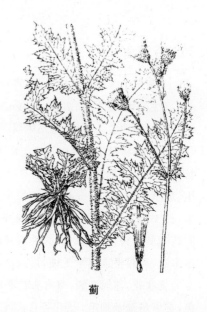

蓟

666.水飞蓟

【别名】奶蓟、老鼠筋、水飞雉。

【拉丁学名】*Silybum marianum* (L.) Gaertn.

【分类地位】菊科,水飞蓟属。

【形态特征】一、二年生草本,高30～100cm。茎直立,多分枝,有条棱。基生叶常呈莲座状,有叶柄;叶片长椭圆状披针形,长15～40cm,宽6～14cm,羽状浅裂或深裂,边缘有尖刺齿,上面亮绿色,有白色斑纹,背面疏生短柔毛;茎生叶渐变小,披针形,基部抱茎。头状花序生茎端,总苞近球形,总苞片顶端具长刺;花两性,全为管状花。花冠淡紫红色或白色。瘦果黑褐色,冠毛白色。花果期8～10月。

【分布生境】缙云寺有栽培。重庆有些公园有栽培。原产南欧及非洲北部。

【药用部分】瘦果入药。

【采集期】7～9月采收。

【药性功能】苦、凉。清热解毒,保肝,利胆,保脑,抗X射线。

【主治病症】对急、慢性肝炎,肝硬化,脂肪肝,中毒性肝损伤,胆石症,胆管炎及肝胆管周围炎症均有良好疗效。

【用量用法】6～15g,煎汤内服或制成冲剂、胶囊丸剂。

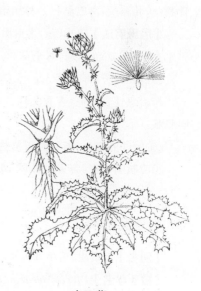

水飞蓟

667.杏香兔儿风

【别名】杏香兔耳风、一支香、兔耳风。

【拉丁学名】*Ainsliaea fragrans* Champ.

【分类地位】菊科,兔儿风属。

【形态特征】多年生草本,高 30～60cm。具匍匐状根状茎,较短,根状茎上着生多数细长须根;茎直立,紫红色,不分枝,被棕色长毛。叶基生,莲座状,通常 5～6 片;叶柄长 3～10cm,被棕色绒毛;叶片卵状长椭圆形,长 4～11cm,宽 2～5cm,先端圆钝,基部心形,边缘全缘或呈波状,有时疏生刺状齿,上面绿色,无毛或被疏毛,下面紫色,被长棕色毛。头状花序多数,有短梗或近于无梗,排成总状花序;总苞筒状,苞片多层;花白色,全为管状花,花冠 5 裂,略有杏仁香味。瘦果倒披针状长圆形,扁平,栗褐色,有纵条纹及细毛;冠毛羽毛状,棕黄色。花果期 9～10 月。

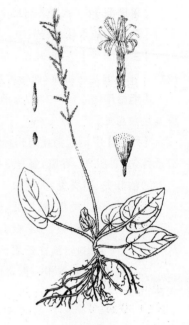

杏香兔儿风

【分布生境】产于黛湖、斩龙垭、接官亭等地,生于山坡、林下、沟边草丛阴湿处。南川、石柱、北碚等区县有分布,海拔30～850m。

【药用部分】全草入药。

【采集期】5～8 月采收。

【药性功能】甘、微苦、凉。清热利湿,凉血解毒,止咳清肺。

【主治病症】上呼吸道感染,肺脓肿,肺结核咯血,黄疸,小儿疳积,骨髓炎,乳腺炎,淋巴结核。外用治中耳炎,外伤出血,毒蛇咬伤。

【用量用法】10～15g,水煎服。外用适量,鲜全草捣烂敷患处。

【附方】①治肺痈:鲜全草 90～120g,水煎,冲白糖,早晚各服 1 次。忌食酸辣和酒。

②治乳腺炎:鲜全草 30g,水煎冲黄酒服,渣捣烂敷患处。

③治急性骨髓炎:杏香兔耳风 60g,朱砂根、雪见草各 30g,水煎服。慢性者加黄堇、筋骨草、蒲公英各30g,同煎服。

（①～③方出自《浙江药用植物志》）

④治咳嗽吐血:杏香兔耳风,煮猪肺食。(出自《湖南药物志》)

668.毛连菜

【别名】毛柴胡、毛牛耳大黄。

【拉丁学名】*Picris hieracioides* L. ssp. *japonica* Krylv.

【分类地位】菊科,毛连菜属。

【形态特征】多年生草本,高 30～120cm。茎直立,有纵沟纹,基部有时稍紫红色,上部伞房状或伞房圆锥状分枝,茎枝被黑或黑绿色钩状硬毛。基生叶花期枯萎;下部叶倒披针形或椭圆状倒披针形,长 12～20cm,宽 1～3cm。先端急尖、渐尖或钝,基部渐狭成有翼的柄,边缘有细尖齿、钝齿或波状齿,两面被分叉的钩状硬毛;中部叶披针形,无柄;上部叶渐小,线状披针形,两面均被分叉的钩状硬毛。头状花序多数,在枝顶排成伞房状;总苞圆柱状钟形,总苞片 3 层,黑绿色,被黑色硬毛;舌状小花,黄色。瘦果棕褐色,具棱;冠毛污白色。花果期 6～10 月。

【分布生境】产于杉木园一带,生于山坡、路旁、林缘。城口、南川、万盛、北碚等地,海拔650～2000m处有分布。

【药用部分】全草入药。

【采集期】夏季花开时采收。

【药性功能】苦、寒。泻火解毒,理肺止咳,化痰平喘,祛瘀止痛。

【主治病症】风热感冒,咳嗽痰多,胸肋满闷,高热不退,跌打损伤,无名肿毒。

【用量用法】15～30g,煎汤内服。外用鲜品适量捣烂敷患处。

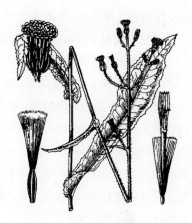

毛连菜

669.苣荬菜

【别名】牛舌头、苦菜、取麻菜。

【拉丁学名】*Sonchus arvensis* L.

【分类地位】菊科,苦苣菜属。

【形态特征】一年生草本,高30～100cm,全株具乳汁。茎直立,无毛或花枝密被腺毛。叶互生,下部叶叶柄具狭翅,叶片倒披针形或长圆状披针形,长8～26cm,宽2～4cm;中部叶无柄,基部圆耳状抱茎,边缘有不规则的波状齿或分裂;上部叶小,线形。头状花序排成伞房状;总苞钟状,密被腺毛;全部为舌状花,花冠黄色。瘦果侧扁,有棱,顶端有多层白色冠毛。花果期3～9月。

苣荬菜

【分布生境】产于水马门等低山处,生于山坡、路旁、田野及房舍前后荒地。开县、万州、武隆、南川、北碚等地,海拔200～2000m处有分布。

【药用部分】全草药用。

【采集期】夏季采收。

【药性功能】苦、寒。清热解毒,凉血利湿。

【主治病症】急性咽炎,急性细菌性痢疾,吐血,尿血,痔疮肿痛。

【用量用法】6～15g,水煎服。

670.苦苣菜

【别名】空筒菜、花古猫、苦马菜、滇苦菜、苦菜、

【拉丁学名】*Sonchus oleraceus* L.

【分类地位】菊科,苦苣菜属。

【形态特征】一年生或二年生草本,高30～100cm,有乳汁。根纺锤形,垂直生长;茎单一,直立,不分枝或上部有花序分枝,具纵棱,无毛或分枝被黑褐色腺毛;叶互生,无毛,长15～20cm,宽3～6cm,羽状深裂,或羽状半裂,边缘有不规则刺状齿;下部叶柄有翅,基部扩大呈耳状抱茎;中部叶无柄,基部为扩大的尖状抱茎。头状花序顶生,数枚排列成伞房状,总苞钟状,总苞片2～3层;花全部舌状,小,两性,黄色,结实。瘦果长椭圆状倒卵形,扁,成熟后红褐色;冠毛白色。花果期3～6月。

【分布生境】产于马鞍岭、纸厂湾等地,生于山坡、田野及路边荒地。城口、开县、云阳、万州、忠县、南川、万盛、北碚、璧山等地,海拔200～2000m处有分布。

【药用部分】全草药用。

【采集期】夏季开花前采收。

【药性功能】苦、寒。清热解毒,凉血止血。

【主治病症】肠炎,痢疾,急性黄疸型肝炎,阑尾炎,乳腺炎,口腔炎,咽炎,扁桃体炎,吐血,衄血,咯血,便血,崩漏。外用治痈疮肿毒,中耳炎。

【用量用法】15～30g,煎汤内服。外用适量,鲜品捣烂敷患处或捣汁滴耳。

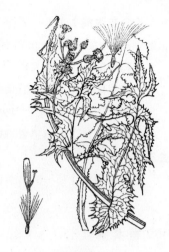

苦苣菜

671.黄鹌菜

【别名】黄瓜菜、黄花菜、野青菜

【拉丁学名】*Youngia japonica* (L.) DC.

【分类地位】菊科,黄鹌菜属。

【形态特征】一年生草本,高10～100cm,全株具乳汁。须根肥嫩,白色。茎直立,由基部抽出数枝,下部有稀疏柔毛,基生叶丛生,呈莲座状,倒披针形。琴状或羽状半裂,顶裂片较侧裂片稍大,侧裂片向下渐小,茎生叶互生,通常1～2片,稀3～5片,叶质薄,无毛或有稀疏细软毛。头状花序具10～20朵舌状小花,花序梗细,排列成聚伞状圆锥花丛;总苞长4～7mm,无毛。舌状花黄色,花冠顶端5齿。瘦果棕红色,长约2mm,稍扁,具纵棱,冠毛白色。花果期4～10月。

【分布生境】产于缙云山各地,生于山坡、路旁、林缘及耕地边。南川、北碚等地有分布。

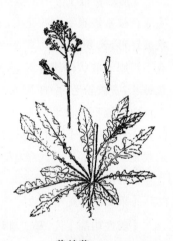

黄鹌菜

【药用部分】全草或根入药。

【采集期】5～6月采收全草,秋季采根。

【药性功能】甘、微苦、凉。清热解毒,利尿消肿,止痛。

【主治病症】咽炎,乳腺炎,牙痛,小便不利,肝硬化腹水,痢疾,急性肾炎,血尿,白带,淋浊,眼结膜炎,疮疖肿毒,蛇咬伤。

【用量用法】9～15g(鲜品30～60g),水煎服。外用鲜品适量捣敷。

【附方】①治咽喉炎:鲜黄鹌菜,洗净,捣汁,加醋适量,含漱(治疗期间忌食油腻食物)。

②治乳腺炎:鲜黄鹌菜30～60g,水煎,酌加酒服,渣捣烂加热敷患处。

(①②方出自福建晋江《中草药手册》)

③治急性肾炎:鲜黄鹌菜2～3株,烤干研末,加鸡蛋炒食。(出自《福建药物志》)

672.稻槎菜

【别名】小燕窝草、鹅里腌、回芹。

【拉丁学名】*Lapsana apogonoides* Maxim.

【分类地位】菊科,稻槎菜属。

【形态特征】一年生或二年生细弱草本,高 5～25cm。基生叶丛生,有柄;叶片长 4～18cm,宽 1～3cm,羽状分裂,顶生裂片较大,近卵圆形,顶端圆钝或短尖,两侧裂片 3～4 对,向基部渐小,椭圆形,两面无毛。头状花序小,排成稀疏的伞房状圆锥花序,有纤细的梗;总苞片 2 层,外层小,长约 1mm,内层总苞片 5～6 枚,椭圆状披针形,长约 4.5mm,全部苞片无毛;小花全部舌状,两性,结实,花冠黄色。瘦果椭圆状披针形,扁,长 3～4mm,上部收缩,顶端有细刺突或两侧各有 1 枚下垂的钩刺;无冠毛。花果期 3～6 月。

【分布生境】产于绍隆寺等地,生于田间及沟边草丛中。南川、长寿、北碚等地有分布。

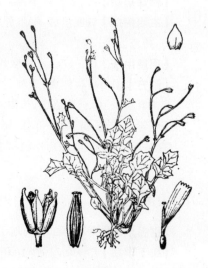

稻槎菜

【药用部分】全草药用。

【采集期】春、夏季采收。

【药性功能】苦、平。清热解毒,消痈,透疹。

【主治病症】喉炎,痢疾,乳痈,麻疹透发不畅。

【用量用法】15～30g,水煎服,或捣汁服。外用鲜品捣烂敷患处。

【附方】①治喉炎:全草 60g,捣烂绞汁冲蜂蜜服,每天 3～4 次。

②治痢疾:鲜全草捣烂,酌加米泔水,布包绞汁 1 杯,煮沸,冲蜂蜜服。

③治乳痈初起:全草 30g,鸭蛋 1 只,加水煮熟,食蛋服汁;另取鲜全草适量,加米饭捣烂外敷。

（①～③方出自《浙江药用植物志》）

④治小儿麻疹:全草 6～9g,水煎代茶,能促使早透,防止并发症。（出自《食物中药与便方》）

673.台湾莴苣

【别名】小山萝卜、苦丁、双股金钗、台湾翅果菊、丁萝卜。

【拉丁学名】*Pterocypsela formosana*（Maxim.）Shih［*Lactuca formosana* Maxim.］

【分类地位】菊科,翅果菊属。

【形态特征】一年生草本,高 50～120cm,全株有白色乳汁。主根数个,萝卜状。茎单生,直立,上部分枝,叶互生;通常无柄;叶片披针形或长圆状披针形,长 6～14cm,羽状分裂,先端裂片较大,两侧裂片略下倾,先端急尖或渐尖,基部呈耳状抱茎,裂片边缘有锯齿,上面绿色,下面浅绿色,主脉上具长毛。头状花序多数,在枝顶端排成伞房状,总苞果期卵球形,长 1.5cm,宽 8mm,总苞片 4～5 层,舌状小花约 21 朵,黄色。瘦果椭圆形,长 4mm,宽 2mm,扁平,棕黑色,边缘有宽翅,先端具喙;冠毛白色。花果期 4～11 月。

【分布生境】产于大沱口、北温泉、景家坪等地,生于山坡草地及路

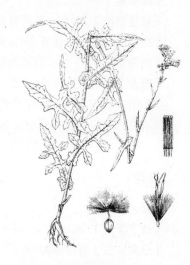

台湾莴苣

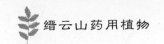

边荒地,开县、万州、酉阳、黔江、彭水、武隆、南川、涪陵、北碚,海拔140～2000m处有分布。

【药用部分】根或全草药用。

【采集期】5～6月采收。

【药性功能】苦、寒。有小毒。清热解毒,祛风活血。

【主治病症】口腔溃疡,咽喉肿痛,慢性阑尾炎,瘀血腹痛,扁桃体炎,白带。外用治乳腺炎,疮痈肿毒,毒蛇咬伤,痔疮。

【用量用法】15～30g,水煎服或泡酒服。外用捣敷或煎水洗。

【附方】①治扁桃体炎:未抽茎幼苗的主根9～15g,水煎服,每日3次。

②治乳腺炎:鲜全草适量,加甜酒糟少许,捣烂敷患处。

③治毒蛇咬伤:鲜根2～3株,捣烂取汁服,渣加鲜东风菜根适量,捣烂敷患处。

(①～③方出自《浙江药用植物志》)

674.山莴苣

【别名】翅果菊、苦菜、苦马地丁、鸭子食、土洋参。

【拉丁学名】*Pterocypsela indica*（L.）Shih［*Lactuca indica* L.］

【分类地位】菊科,翅果菊属。

【形态特征】一年生或二年生草本,高50～150cm。主根圆锥状,有分枝,密生须根。茎直立,上部分枝,光滑无毛。单叶互生,无柄;叶形多变,披针形,条状披针形至条形,长10～30cm,宽1.5～5cm,边缘全缘或具齿裂或不规则的齿状深裂,基部略抱茎,两面无毛或下面主脉有疏毛。头状花序多数,在茎、枝顶端排成圆锥状或总状花丛。每个头状花序有小花约25朵,全为舌状花,淡黄色;总苞下部膨大,先端尖,长12～15mm;苞片多层。瘦果黑色,扁平,边缘有翅,顶端有喙;冠毛白色。花果期4～10月。

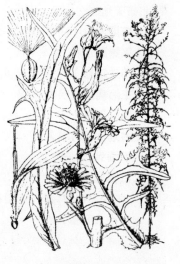

山莴苣

【分布生境】产于北温泉、金刚碑、澄江镇、白云寺等地,生于田间、荒地、山坡、林缘。重庆各区县广布。

【药用部分】全草或根入药。

【采集期】9～10月采收。

【药性功能】苦、寒。清热解毒,凉血散瘀。

【主治病症】扁桃体炎,阑尾炎,子宫颈炎,乳腺炎,产后瘀血腹痛,崩漏,痔疮下血,疮疖肿毒。

【用量用法】9～15g,煎汤内服。外用鲜品适量捣烂敷患处。

【附方】①治扁桃体炎:全草9g,水煎,分2次服。

②治乳痈、疮疖肿毒:鲜全草适量,捣烂敷患处。

(①②方出自《浙江药用植物志》)

675.莴苣

【别名】莴笋。

【拉丁学名】*Lactuca sativa* L.

【分类地位】菊科,莴苣属。

【形态特征】一年生或二年生草本,高25～100cm。茎直立,粗壮,肉质,无毛,上部圆锥花序状分枝。基生叶丛生;无柄;倒披针形、椭圆形或椭圆状倒披针形,长10～30cm,宽2.5～10cm,先端急尖或钝圆,基部心形或箭头状半抱茎,边缘浅波状,有细齿或全缘,上面深绿色,下面淡绿色,两面无毛;茎下部与基生叶同,向上渐小。总苞果期卵球形,总苞片5层。舌状花约15朵。瘦果倒披针形,扁平,浅褐色,每面有纵肋7～8条,喙细丝状,稍长于果身;冠毛2层。花果期2～9月。

【分布生境】各地广泛栽培。

【药用部分】茎、叶及种子入药。

【采集期】春季茎肥大时采收,多为鲜用。

【药性功能】①茎、叶:甘、微苦、寒。清热解毒,利尿,通乳。②种子(莴苣籽):苦、辛、微温。通乳,利尿,活血,祛瘀。

【主治病症】①茎、叶:小便不利,血尿,乳汁不通,痔疮,无名肿毒。②莴苣籽:乳汁不通,小便不利,跌打损伤,阴囊肿痛。

【用量用法】①茎、叶:30～60g,水煎服;外用捣烂敷患处。②莴苣籽:6～15g,水煎服;或研末,每服3g。外用研末涂擦或煎水熏洗。

【附方】①治乳汁不通:莴苣籽三十枚,研细,酒送服,或莴苣籽一合,生甘草一钱,糯米、粳米各半合。煮粥频食之。

②治阴囊肿:莴苣籽一合,捣末,水一盏,煎五沸,温服。

（①②方出自《中药大辞典》）

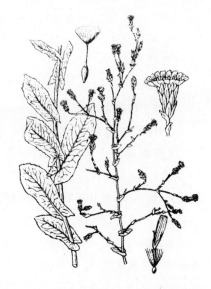

莴苣

676.多头苦荬

【别名】苦荬菜、山鸭舌草、黄花山鸭舌草。

【拉丁学名】*Ixeris polycephala* Cass.

【分类地位】菊科,苦荬菜属。

【形态特征】一年生草本,高10～80cm。茎直立,绿色或略带淡紫红色,具分枝,茎和枝均无毛。基生叶数枚,花期存在,叶片线形或线状披针形,长8～22cm,宽0.6～11cm,先端急尖或渐尖,基部楔狭,边缘全缘,稀下部具疏小尖齿,上面暗绿色,背面淡绿色,两面均无毛,近无柄;茎生叶椭圆状披针形或披针形,长6～14cm,宽0.8～1.4cm,无柄,先端渐尖,基部耳状,抱茎。头状花序密集成伞房状或近伞形状,具细梗;总苞长6～8mm;总苞片3层,外层总苞小,卵形,内层卵状披针形。小花10～20朵,全为舌状花,花冠黄色,很少白色。瘦果扁平,长椭圆形,褐色,长2.5mm,宽0.8mm;冠毛白色。花果期3～6月。

【分布生境】分布较广,生于田间路旁、山坡草地、河边草丛等处。南川、北碚等地,海拔250～2200m处有分布。

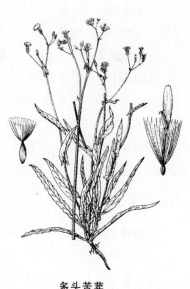

多头苦荬

【药用部分】全草药用。

【采集期】5～7月采收。

【药性功能】甘、苦、凉。清热解毒,利湿消痞,消炎退肿。

【主治病症】肺热喉痛,腹痛,痞块,阑尾炎。外用治疗疮肿毒,乳痈,目赤肿痛,皮肤风疹。

【用量用法】9～15g,煎汤内服。外用鲜品适量捣烂敷患处。

677.山苦荬

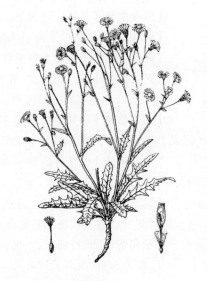

山苦荬

【别名】中华小苦荬、苦叶苗、活血草、苦丁草、光叶苦荬菜。

【拉丁学名】*Ixeridium chinense*（Thunb.）Tzvel.

【分类地位】菊科，小苦荬属。

【形态特征】多年生草本，高 5～47cm。根状茎短。茎单生或 2～5 簇生，直立或弧曲，基部粗 0.5～4mm，具分枝，茎和枝无毛；基生叶数枚，呈莲座状，叶片条状披针形，倒披针形或长椭圆形，长 7～15cm，宽 1～2cm，先端急尖或钝，基部渐狭，边缘全缘，具不规则疏齿，羽状浅裂至深裂，无毛；茎生叶 1～4 枚，较基生叶小，头状花序在茎枝顶端排成伞房状或伞房圆锥状；每花序含小花 21～25 朵，全为舌状花，总苞圆柱形，长 8～9mm，总苞片 3～4 层；舌状花黄色，干时带红色。瘦果褐色，长椭圆形，长约 5mm，有条棱，喙长约 2mm；冠毛白色。花果期 3～8 月。

【分布生境】产于马家沱、火烧房子、堆石头、景家坪、黄烟沟等地，生于山坡、路旁、田间、荒地、河边草丛中。江津、北碚有分布。

【药用部分】全草入药。

【采集期】3～4 月采收全草，6～7 月挖根。

【药性功能】甘、微苦、寒。清热利胆，排脓解毒，破瘀活血，凉血止血。

【主治病症】胆囊炎，肺热咳嗽，阑尾炎，肠炎，痢疾，吐血，衄血，血崩，肺脓肿，急性盆腔炎，咽喉肿痛，疮疖肿毒，阴囊湿疹，黄水疮。

【用量用法】10～15g，水煎服，或研末，每次 3g。外用适量，鲜品捣敷或干品研粉，香油调敷患处。

【附方】①治胆囊炎：全草 15g，水煎服。

②治血崩、白带：根 9g，猪膀胱 1 只，煮熟，食肉服汤。

（①②方出自《浙江药用植物志》）

③治痔疮：光叶苦荬菜切碎，煎水熏洗。（出自《内蒙古中草药》）

678.苦荬菜

【别名】兔仔草、苦丁菜、黄花菜、黄瓜菜、秋苦荬菜、盘儿草、野苦荬菜。

【拉丁学名】*Paraixeris denticulata*（Houtt）Nakai.

【分类地位】菊科，黄瓜菜属。

【形态特征】一年生或二年生草本，高 30～120cm。主根柱状，具多数侧根和纤维状细根。茎单一，直立。紫褐色，上部多分枝，茎和枝具纵棱，无毛。基生叶丛生，花期枯萎，卵形、长圆形或披针形；茎中部叶卵形、琴状卵形、椭圆形、长椭圆形或披针形，长 3～8cm，宽 1～3cm，先端急尖或钝，基部圆耳状抱茎，边缘有不规则疏齿，两面均无毛，茎上部叶向上渐小。头状花序多数，在茎枝顶端排成伞房状花序或伞房状圆锥花序，含 15 朵舌状小花；总苞圆柱状，总苞片 2 层，外面无毛。舌状花黄色。瘦果长椭圆形，扁，黑色或黑褐色，有 10～11 条纵肋，具喙；冠毛白色。花果期 4～10 月。

【分布生境】产于三花石、北温泉、金刚碑等地，生于路边荒野、田边及河边草地。城口、南川、北碚等区县，海拔 200～1200m 处有分布。

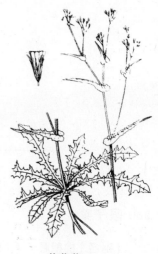

【药用部分】全草药用。

【采集期】3～5月采收。

【药性功能】苦、微酸、涩、凉。清热解毒,散瘀止痛,止血。

【主治病症】肺痈,乳痈,痢疾,子宫出血,白带过多,疔疮,疖肿,无名肿毒,阴道滴虫,毒蛇咬伤。

【用量用法】15～30g,水煎服。外用鲜全草适量,捣烂敷或煎水熏患处。

【附方】①治痢疾:全草30g,枫香树叶15g,水煎服。

②治血崩、带下:全草30g,红花6g,水煎服。

③治疗疮:鲜全草、万年青根、大蓟各适量,共捣烂敷患处。

④治阴道滴虫:鲜全草适量,煎水熏洗患部。

(①～④方出自《浙江药用植物志》)

苦荬菜

679.蒲公英

【别名】灯笼草、黄花地丁、婆婆丁、鹁鸪英、狗乳草、奶汁草、蒙古蒲公英。

【拉丁学名】*Taraxacum mongolicum* Hand.-Mazz.

【分类地位】菊科,蒲公英属。

【形态特征】多年生草本,高10～25cm,具乳汁,全体被白色疏软毛。根深长,圆柱状,上部径3～5mm,表面黄棕色。叶基生,呈莲座状,倒卵状披针形,倒披针形或长圆卵状披针形,长6～15cm,宽2～3.5cm,先端急尖或钝,基部渐窄,下延至叶柄成窄翅状,叶缘浅裂或不规则羽裂,每侧裂片3～5片,顶裂片较大,卵状三角形或三角状戟形,叶脉及叶柄通常带红紫色。花葶1至数枚,由叶丛抽出,密被白色蛛丝状毛;头状花序生花葶顶端,单一;总苞钟状,长1.2～1.8cm;总苞片2～3层,革质,基部绿色,上部带紫红色,顶有小角状突起;小花全为舌状花,两性,黄色。瘦果褐色,有纵棱,长4～5mm,冠毛白色。花果期3～5月。

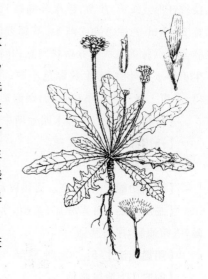

【分布生境】广布于缙云山各地,生于路旁、田野、山坡、草地。重庆各区县均有分布。

【药用部分】全草药用。

蒲公英

【采集期】4～5月刚开花时采收。

【药性功能】甘、微苦、寒。清热解毒,消肿散结。

【主治病症】感冒发热,咳嗽,咽喉肿痛,眼结膜炎,扁桃体炎,腮腺炎,乳腺炎,胃炎,肠炎,肝炎,胆囊炎,阑尾炎,泌尿系统感染,盆腔炎,骨髓炎,痈疮疔毒。

【用量用法】10～30g,(鲜品30～60g)水煎服。外用鲜品适量,洗净捣烂敷患处。

【附方】①治骨髓炎:蒲公英60g,全蝎1条,蜈蚣1条,研粗粉,白酒250mL,浸泡3～5日。分数次服用。(出自《青岛中草药手册》)

②治流行性腮腺炎:鲜蒲公英洗净捣烂敷患处。

③治急性乳腺炎(早期未化脓):鲜蒲公英60g,水煎服。每天1～2剂。另取鲜蒲公英适量捣烂敷患处。

(②③方出自《浙江药用植物志》)

B.单子叶纲

眼子菜科（Potamogetonaceae）

680.眼子菜

【别名】佛朗眼子菜、水案板。

【拉丁学名】*Potamogeton franchetii* A. Benn. et Baagoe.

【分类地位】眼子菜科,眼子菜属。

【形态特征】多年生水生草本,根状茎横走泥中,多分枝,白色,有时具休眠芽。茎细长,近直立,直径约1mm,节上轮生须根。叶二型;沉水叶狭披针形或线形,质薄;浮水叶椭圆状披针形或披针形,叶片长4～13cm,宽2～3cm,先端急尖或渐尖,基部近圆形,全缘,叶脉多条,平行纵列,小脉多与纵脉垂直成小方格状网脉;叶柄长6～11cm,托叶膜质。穗状花序生于浮水的叶腋,密生黄绿色小花;花被片4,雄蕊4,无花丝;雌蕊4,分离,子房1室。果为小核果,斜倒卵形,先端短喙下陷。花果期5～8月。

【分布生境】产于杉木园池塘中,重庆各区县都有分布。

【药用部分】全草入药。

【采集期】3～4月采收。

【药性功能】微苦、凉。清热解毒,利尿通淋,止咳祛痰。

【主治病症】目赤肿痛,黄疸,水肿,白带,淋证,痔疮出血,衄血,崩漏,疮疖痈肿,尿路感染。

【用量用法】15～30g,水煎服;外用鲜全草适量,捣烂敷患处。

【附方】①治尿路感染:全草15g,水煎服。

②治疮疖痈肿:鲜叶适量,捣烂敷患处。

【附注】同属中下列两种,与眼子菜有相同功用。

①小叶眼子菜(*P. cristatus* Regel et Maack),与本种不同之处在于,浮水叶较小,长在3cm以下,沉水叶细长,线形,产于杉木园一带水域。

②浮叶眼子菜(*P. natans* L.),与本种不同之处在于,浮水叶卵状长椭圆形至椭圆形,长5～10cm,宽2.5～5cm,产于中间院子附近。

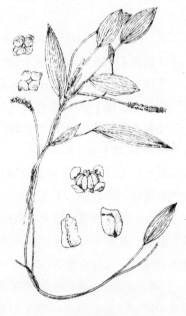

眼子菜

———⛧• 百合科（Liliaceae）•⛧———

681.野百合

【别名】白花百合、百合、山百合、药百合。

【拉丁学名】*Lilium brownii* F. E. Brown ex Miellez

【分类地位】百合科,百合属。

【形态特征】多年生草本,高 70～150cm。鳞茎近球形,直径 3～5cm,鳞片乳白色,见光后变红紫色,鳞片开展呈荷花状,其下生有多数须根。茎直立,圆柱形,不分枝,光滑无毛,常有紫色条纹。叶互生,披针形或狭披针形,长 5～15cm,宽 1.5～2.5cm,通常茎上部叶较下部叶小,先端渐尖,基部渐窄,全缘或微波状,平行脉 5～7 条,无柄或下部叶具短柄。花单生或数朵于茎顶排成总状;花被片 6 枚,中下部靠拢,先端上弯,呈喇叭状,乳白色或略带紫色,芳香;雄蕊 6,花丝细长;子房上位,花柱细长,柱头 3 裂。蒴果长圆形,具种子多数;种子扁,有三角形的翅。花期 5～8 月,果期 8～10 月。

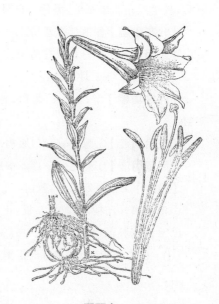

野百合

【分布生境】产于绍隆寺附近林缘或栽培。城口、巫溪、奉节、垫江、酉阳、石柱、涪陵、武隆、南川、万盛、铜梁、北碚,海拔 600～2150m 处有分布。

【药用部分】鳞茎药用。

【采集期】9～10 月茎枯萎后采收。

【药性功能】甘、平。润肺止咳,宁心安神。

【主治病症】肺结核咳血,神经衰弱,心烦不安,失眠多梦。外用治疗疮痈肿。

【用量用法】6～15g,水煎服,或煮粥服。外用鲜百合适量捣烂敷患处。

【附方】①治肺结核咳血:百合 60g,大枣 10 枚,水煎服,冰糖为引;或百合 30g 煮烂,加糖吃;如痰中带血,加白及 9g,水煎服。

②治神经衰弱、病后虚热:百合 15g,知母 6g,水煎服。

（①②方出自《浙江药用植物志》）

③治疮肿不穿:野百合同盐捣泥敷之良。（出自《中药大辞典》）

【附注】变种百合(*Lilium brownii* F. E. Brown ex Miellez. var. *colchesteri* Wils),与原种功能相同。

682.葱

【别名】大葱、葱白。

【拉丁学名】*Allium fistulosum* L.

【分类地位】百合科,葱属。

【形态特征】多年生草本,高 30～50cm,植株常簇生,具强烈辛辣味。地下茎极短,近半球形,高不足1cm。叶基生,叶鞘基部不形成膨大的球状鳞茎,而向上延形成圆柱状的假茎——葱白或青葱;叶片管状膨大而中空,长 30～50cm,绿色,顶端锐尖,外被白粉。花葶单一,长 40～50cm,粗壮中空,中部膨大;花多数,生于花葶顶端,成圆头状伞形花序;总苞膜质,白色;花被片 6,白色,成 2 轮;雄蕊 6,花丝细长,花药长圆形;子房三棱形,3 室,每室有数胚珠,花柱丝状,柱头小。蒴果三棱形,室背开裂,种子三角状半圆形,黑色。花期4～6月,果期7～8月。

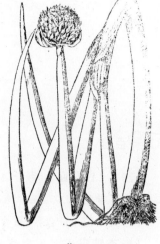

葱

【分布生境】各地都有栽培。

【药用部分】葱白及葱籽药用。

【采集期】7～9月采收。

【药性功能】辛、温。①葱白:解表散寒,消肿止痛。②葱籽:补肾明目。

【主治病症】①葱白:感冒,腹泻冷痛,蛔虫性肠梗阻,跌打损伤。②葱籽:肾虚目眩,遗精,白带。

【用量用法】①葱白:6～15g,水煎服;②葱籽:3～6g,研粉吞服。

【附方】①治风寒感冒:葱白30g,淡豆豉9g,水煎服;或葱白30g,生姜9g,酌加红糖,水煎服。

②治蛔虫性肠梗阻:葱白5根,花生油30g,将油煎沸,葱白捣碎,调匀内服。

③治痈疮肿毒:葱全草适量,捣烂,以醋拌之,炒热敷于患处。

(①～③方出自《全国中草药汇编》)

683.小根蒜

【别名】野蒜、薤白。

【拉丁学名】*Alliummacrostemon* Bunge

【分类地位】百合科,葱属。

【形态特征】多年生草本,高 30～60cm。鳞茎近球形,直径1～1.5cm,侧旁常生有 1～3 个小鳞茎。基生叶数片,半圆柱状线形,中空,长 20～40cm,宽 2～4mm,外部扁平,腹面内凹;茎生叶互生,窄条形,席卷状圆形或稍扁平,先端渐尖,基部鞘状抱茎,无毛,长宽与基生叶同。花茎单一,高 30～60cm;伞形花序顶生,多数小花集成伞形花序,杂有肉质珠芽;花被片粉红色,卵状长圆形,长4～5mm,脊紫红色;雄蕊6枚。花丝细,长于花被;雌蕊1,子房上位,3 室,花柱细长,伸出花被。蒴果倒卵形,先端凹入,果梗长1.5cm左右,花序有时全部或部分变成珠芽,珠芽外面被淡紫色鳞片。花期5～6月,果期8～9月。

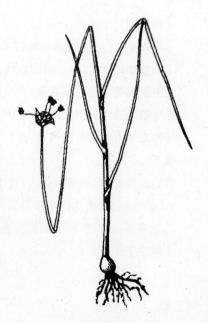

小根蒜

【分布生境】野生于山坡路旁、田野和荒地,重庆各区县有栽培或野生,分布于海拔 1600m 以下。

【药用部分】鳞茎药用。

【采集期】栽后第二年5～6月采收。

【药性功能】辛、苦、温。理气宽胸,温中通阳,散结。

【主治病症】胸胁痛,胸闷,心绞痛,慢性气管炎,慢性胃炎,痢疾,白带,疮疖痈肿。

【用量用法】5~10g,鲜品 30~60g,水煎服,或入丸散,也可煮粥食。外用捣烂敷或捣汁涂。

【附注】①阴虚及发热者禁服。

②同属植物薤头(*Allium chinense* G.Don),药性功能与薤白同,也作薤白入药。缙云山各地有栽培,作蔬菜,鳞茎被称为"薤头",常用作酱菜。

684.蒜

【别名】大蒜、蒜头。

【拉丁学名】*Allium sativum* L.

【分类地位】百合科,葱属。

【形态特征】多年生草本,高 50~70cm,具强烈的辛辣味。鳞茎球形至扁球形,由单个或数个至十多个肥厚的瓣状小鳞茎组成,外皮膜质多层,近银白色或淡紫色。叶数片基生,扁平,条状披针形,灰绿色,长可达 50cm,宽可达 2.5cm,顶端长渐尖,下部成长鞘。花葶长可达 60cm,直立,圆柱形,伞形花序顶生,有膜质长苞片 1~3 枚,花常为珠芽所代替,通常为不育性,具长梗;花被 6 片;雄蕊 6;子房上位,3 室。蒴果,种子黑色。花期 5~6 月。

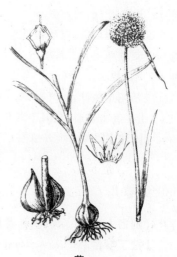

蒜

【分布生境】各地栽培。

【药用部分】鳞茎入药。

【采集期】蒜薹采收后,20~30 天采收蒜头。

【药性功能】辛、温。健胃,止痢,止咳,杀菌,驱虫。

【主治病症】流行性感冒,肺结核,痢疾,阑尾炎,阴道滴虫,蜂窝组织炎,鸡眼,肠炎,钩虫病,蛲虫病。

【用量用法】5~15g,生嚼服或水煎服。外用鲜大蒜适量,捣烂敷或捣汁涂。

【附方】①治肺结核:生大蒜 2~3 瓣,每天饭后嚼服,2 个月为 1 疗程。

②治鸡眼、瘊子、扁平疣:洗净患处,拭干,生大蒜去皮折断,用新断面的汁擦患处,每次 1 分钟,每日1~2 次。

（①②方出自《浙江药用植物志》）

③预防流行性感冒:生大蒜捣烂取汁,加 10 倍水,滴鼻。

④预防流行性脑脊髓膜炎:大蒜(去皮)5g,15 岁以下减半,每天一次,在进餐时间服,连续 3 天,或大蒜 15g,捣烂加水 40mL,泡后取液,加入 10%白糖,分 2 次服,连续 3 天。

（③④方出自《全国中草药汇编》）

685.韭菜

【别名】韭、扁菜。

【拉丁学名】*Allium tuberosum* Rott. ex Spreng.

【分类地位】百合科,葱属。

【形态特征】多年生草本,高 30~50cm,有特殊的强烈香味。根状茎横卧,上生多数须根;鳞茎圆柱状,生于根茎上,簇生。叶基生,线形,扁平,长 15~30cm,宽 3~5mm。花葶高 25~50cm;伞形花序顶生,有花 20~40 朵,苞片 1~2 片,花梗长 1~2cm;花被片 6 片,白色,窄卵形,长 4~6mm;雄蕊 6 枚,花丝比花被略短,中部以下扩大而连合,蒴果倒卵形,有 3 条棱,顶端内凹。花期 7~8 月,果期 8~9 月。

【分布生境】各地均有栽培。

【药用部分】种子和全草入药。

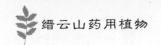

【采集期】全年都可采。

【药性功能】甘、辛、温。①全草:健胃;②种子:补肾助阳,固精。

【主治病症】①全草:肾虚阳痿,里寒腹痛,噎膈反胃,胸痹疼痛,气喘,衄血,尿血,痢疾。外用治跌打损伤,瘀血肿痛,外伤出血。②种子:治阳痿遗精,遗尿,尿频,白带过多。

【用量用法】①全草:适量作菜吃。外用捣烂敷患处或煎水洗。②种子:6~12g,水煎服。

【附方】①治肾虚遗精、腰膝无力:韭菜子、菟丝子、沙苑子、枸杞子各9g,补骨脂6g,水煎服。

②治噎膈反胃(包括食道癌、胃癌、咽下困难、食入却吐或胸脘隐痛等):韭菜洗净捣汁。每次以此汁一匙,和入牛奶半杯,煮沸后,乘温缓缓咽下,一日数次。

③治阴虚盗汗:韭菜根60g,水煎服。

(①~③方出自《全国中草药汇编》)

【附注】阴虚内热者慎服。

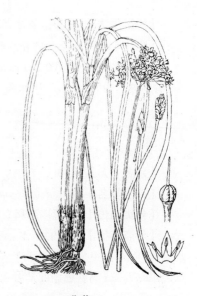

韭菜

686.绵枣儿

【别名】石枣儿、天蒜、地蒜、催生草。

【拉丁学名】*Scilla scilloides* (Lindl.) Druce.

【分类地位】百合科,绵枣儿属。

【形态特征】多年生草本。鳞茎卵形或近球形,高2~5cm,横径2~3cm,外皮黑褐色,下部有缩短的根状茎,根状茎底部生多数须根。基生叶2~5枚,叶片狭带状,长10~40cm,宽2~9mm,质地柔软。花葶长30~40cm,总状花序顶生,长2~7cm,具花多数;苞片线形,膜质;花被片6枚,淡紫红色,长圆形,长约4mm,开展,有深紫红色中脉1条;雄蕊6枚,花丝基部扁平扩大;子房上位,近球形。蒴果倒卵形,直立,长约5mm;种子黑色,狭长。花果期7~11月。

【分布生境】产于北温泉,生于山坡、河边草丛中。

【药用部分】鳞茎或全草药用。

【采集期】6~7月采收。

【药性功能】甘、苦、寒。有小毒。强心利尿,消肿止痛,活血,解毒。

【主治病症】跌打损伤,腰腿疼痛,筋骨痛,牙痛,心脏病引发的水肿。外用治痈疽,乳腺炎,毒蛇咬伤,无名肿毒。

【附方】①治跌打损伤、筋骨痛:全草3~6g,水煎服。

②治无名肿毒、乳腺炎:鲜茎适量。捣烂敷患处。

(①②方出自《浙江药用植物志》)

【附注】本品有毒,孕妇忌用。

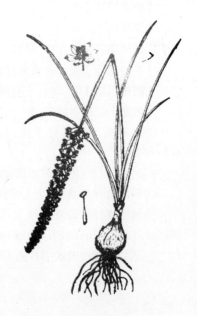

绵枣儿

687.文竹

【别名】小百部

【拉丁学名】*Asparagus setaceus*（Kunth）Jessop.

【分类地位】百合科,天门冬属。

【形态特征】多年生常绿攀缘草本,长可达 4m。根细长,稍肉质。茎圆柱形,光滑无毛,常木质化,枝条纤细而密生,水平排列;叶状枝通常 10~13 枚簇生,刚毛状,略具三棱,长 3~5mm,绿色;叶退化,呈鳞片状,主枝上的退化叶呈针刺状。花两性,白色,1 至数朵腋生,有短梗;花被片 6 枚,倒卵状披针形,长约 3mm;雄蕊 6,着生于花被基部;雌蕊 2,倒卵形,柱头 3 裂。浆果球形,直径 6~7mm,熟时紫色。种子 1~3 粒。花期 9~10 月,果期冬至翌年春季。

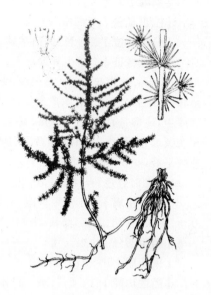

文竹

【分布生境】各地有栽培。

【药用部分】全株或根入药。

【采集期】全株四季可采,根秋季采挖。

【药性功能】甘、微苦、寒。滋阴润肺,止咳,利尿,通淋。

【主治病症】阴虚肺燥,咳嗽,咯血,小便淋沥,阿米巴痢疾。

【用量用法】6~30g,水煎服。

【附方】①治郁热咳血、吐血:文竹全草 15~24g,酌冲开水和冰糖炖服。（出自《福建民间草药》）

②治小便淋沥:全草 30g,水煎,分 2 次服。（出自《浙江药用植物志》）

688.短梗天门冬

【别名】一窝鸡、山百部、山扫帚、铁扫把。

【拉丁学名】*Asparagus lycopodineus* Wall. ex Baker

【分类地位】百合科,天门冬属。

【形态特征】多年生常绿草本。根肉质,呈纺锤状,多条簇生,外皮带褐色,肉白色。茎直立,平滑或略有条纹,分枝全部有翅,叶状枝通常每 3 枚成簇,扁平,镰刀状,有中脉。叶鳞片状,基部近无距。花 1~4 朵腋生,白色;花梗极短,长 1~1.5mm;雄花花丝下部贴生于花被片上;雌花较小,花被片长约 2mm。浆果直径 5~6mm,干后紫黑色,通常有 2 粒种子。花期 5~7 月,果期 6~8 月。

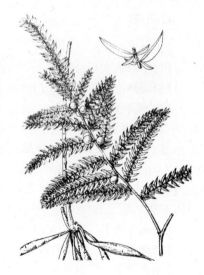

短梗天门冬

【分布生境】产于接官亭至杉木园外阔叶林中。城口、南川、合川、北碚,海拔 625~2600m 处有分布。

【药用部分】全草入药用。

【采集期】全年可采收。

【药性功能】甘、淡、平。止咳,化痰,平喘。

【主治病症】咳嗽痰多,气逆。

【用量用法】5~10g,水煎服。

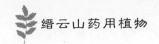

689.天门冬

【别名】天冬、门冬草。

【拉丁学名】*Asparagus cochinchinensis*（Lour.）Merr.

【分类地位】百合科，天门冬属。

【形态特征】多年生常绿草本。肉质块根丛生，纺锤状或长椭圆状，长4～10cm，外皮灰黄色。茎攀缘，多分枝，长达2m或更长。退化叶呈三角状，顶端长尖，基部有木质倒生刺，嫩枝上刺不明显。叶状枝1～3或更多簇生，线形，通常长1～3cm，宽1～2mm，扁平，略呈三棱形，镰刀状。花淡黄绿色，长约3mm，1至数朵，通常为2朵，与叶状枝同生一簇；雄花花被平展，花丝不贴生花被片上，雌花子房近球形。浆果球形，直径6～7mm，成熟时红色，有种子1粒，花期5～7月，果期8月。

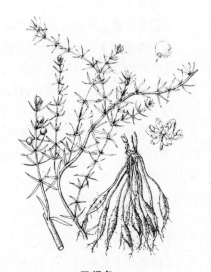

天门冬

【分布生境】产于何绍良湾、玉尖峰，生于竹林中，奉节、石柱、酉阳、万州、南川、江津、北碚，海拔1700m以下有分布。

【药用部分】块根药用。

【采集期】9～10月采挖。

【药性功能】甘、微苦、寒。润肺止咳，养阴生津，清热解毒。

【主治病症】肺结核，支气管炎，百日咳，白喉，热病口渴，糖尿病，大便结燥。外用治疮疡肿毒，毒蛇咬伤。

【用量用法】6～15g，水煎服，或熬膏或入丸、散。外用适量，鲜品捣烂敷患处。

【附方】①治肺结核咳嗽：天冬15g，生地黄、沙参各12g，水煎服。

②治百日咳：天冬、麦冬、百部、瓜蒌各6g，陈皮、贝母各3g，水煎服。

（①②方出自《全国中草药汇编》）

③治毒蛇咬伤：鲜天门冬、鲜八角莲各适量，捣烂敷患处；或鲜天门冬适量，捣烂加酒少许调敷。（出自《浙江药用植物志》）

690.石刁柏

【别名】芦笋。

【拉丁学名】*Asparagus officinalis* L.

【分类地位】百合科，天门冬属。

【形态特征】多年生草本，高达1m。根稍肉质，绳索状。茎上部在后期常俯垂，枝条长而软，棱不明显，无毛；叶状枝3～6枚成簇，长0.5～3cm，径约0.4mm，略扁，多少弧曲。叶鳞片状，基部近无刺。花黄绿色，单性异株，1～4朵腋生；花梗长0.5～1.2cm；雄花花被片6，花丝中部以下贴生于花被片上，花药圆形；雌花较小，子房有三棱，具6枚退化雄蕊。浆果球形，成熟时红色，具种子2～3粒。花期5月，果期7月。

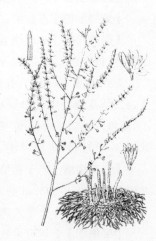

石刁柏

【分布生境】石华寺、北温泉有栽培。各地农家有栽培。

【药用部分】块根及嫩茎入药。

【采集期】4～5月采嫩茎，秋季采块根。

【药性功能】①块根：甘、苦、温。行气，止痛，活血，散瘀。②嫩茎：微甘、平。清热利湿。

【主治病症】①块根：治跌打损伤，风湿麻木，筋骨疼痛，劳伤吐血。②嫩茎：主治银屑病，肝炎。

【用量用法】①块根：15～30g，水煎服或泡酒服。②嫩茎：15～30g，水煎服。

691.芦荟

【别名】奴荟、讷荟、劳伟。

【拉丁学名】*Aloe vera* L. var. *chinensis*（Haw.）Berg.

【分类地位】百合科，芦荟属。

【形态特征】多年生常绿草本。茎粗短，肉质柔软。叶片粉绿色，有绿白色斑纹，簇生于短茎上，肉质肥厚多汁，狭披针形，长15～36cm，宽2～6cm，顶端长渐尖，基部宽，边缘有刺状小齿。花葶直立，单生或分枝，高60～90cm；总状花序；花疏散，下垂，黄色或有红斑点；花被管状，长约2.5cm，6裂，裂片先端稍外弯；雄蕊6枚，与花被近等长，花药丁字着生；子房上位，花柱细长，蒴果三角形，室背开裂。花期7～9月。

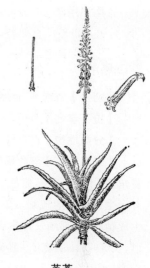

芦荟

【分布生境】北温泉有栽培，重庆各区县有栽培。原产南非。

【药用部分】全株入药。

【采集期】全年可采。

【药性功能】苦、涩、寒。清热，利湿，解毒，泻火通经，杀虫。

【主治病症】慢性肝炎，湿热白浊，白带，尿血，闭经，热结便秘，痔疮，指甲边沟炎，疥疮，烫伤，蜂螫伤。

【用量用法】1.5～6g，水煎服或研末入丸、散服。外用适量研末调敷患处。

【附方】①治慢性肝炎活动期、肝源性低热：芦荟1.5g，胡黄连1.5g，黄柏3g（共研细末），泛水为丸，每次服3g，每天2次。

②治淋浊：鲜叶15g，水煎服。

③治指甲边沟炎：鲜叶1片，于炭火上熨软后，取其黏液厚涂患处。

④治疔疮疖肿、烫伤、蜂螫伤：鲜叶适量，捣烂敷或捣烂绞汁涂患处。

（①～④方出自《浙江药用植物志》）

⑤治痞积、虫积：芦荟、砂仁、胡黄连、大黄、六曲、槟榔、山楂、麦芽各2两，炒山楂、炙甘草各5钱，使君子仁3两。共研细粉，水泛为丸，每服5分。每日2次。（出自《全国中草药汇编》）

692.马甲菝葜

【别名】白茯苓。

【拉丁学名】*Smilax lanceifolia* Roxb.

【分类地位】百合科，菝葜属。

【形态特征】常绿攀缘灌木。根状茎横生土中，具多数须根。枝条具细条纹，无刺或罕具疏刺。叶通常纸质，卵状矩圆形，狭椭圆形至披针形，长6～17cm，宽2～8cm，先端渐尖或急尖，基部圆形或宽楔形，叶柄长1～2.5cm，一般有卷须，脱落点位于叶柄近中部。伞形花序单生于叶腋；总花梗通常短于叶柄，在着生点的上方有1枚鳞片；花黄绿色；雄花花被片长4～5mm，雄蕊与花被片近等长或稍长。浆果球形。花期7～8月。

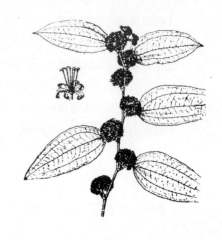

马甲菝葜

【分布生境】产于乌龙沟、杉木园、高观音、海螺垭等地，生于竹林或阔叶林下灌丛中。奉节、万州、涪陵、南川、江津、永川、合川、北碚，海拔500～2000m处有分布。

【药用部分】根状茎药用。

【采集期】秋冬采收。

【药性功能】甘、淡、平。清热解毒,消肿止痛。

【主治病症】皮肤瘙痒,梅毒,小便不利。

【用量用法】15～60g,水煎服。

693.菝葜

【别名】金刚刺、金刚藤、铁菱角。

【拉丁学名】*Smilax china* L.

【分类地位】百合科,菝葜属。

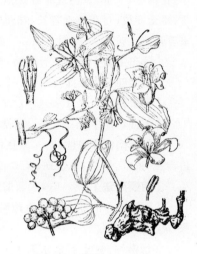

菝葜

【形态特征】落叶攀缘灌木。地下根茎横走,膨大部分呈不规则的菱角状,木质,坚硬,棕色,味涩,粗2～3cm。茎高1～3m,质硬,带红色,有倒生或平出的疏刺。单叶互生;叶柄长5～20mm,托叶下部与叶柄连生成鞘状,上部细长弯曲成卷须;叶片革质有光泽,卵圆形、近圆形或椭圆形,长3～12cm,宽2～10cm,先端短渐尖或急尖,基部圆形、宽楔形或近心形,边缘全缘,两面均无毛,基出脉3～5条。伞形花序腋生,雌雄异株,总花梗长1～1.5cm,花梗长3～7mm;苞片卵状披针形;花被片6枚,绿黄色;雄花直径约6mm,雄蕊6枚,花丝短;雌花较雄花小,直径约3mm,雄蕊退化成丝状,子房上位,长卵形,3室,柱头3。浆果球形,径6～10mm,熟时粉红色。花期4～6月,果期7～10月。

【分布生境】产于纸厂湾,生于马尾松林下。城口、奉节、石柱、黔江、垫江、万州、忠县、涪陵、南川、璧山、铜梁、大足、荣昌、合川、渝北、北碚,海拔3180m以下有分布。

【药用部分】根状茎及叶药用。

【采集期】8～9月采收。

【药性功能】甘、平、酸、涩。祛风利湿,解毒消肿,强筋骨。

【主治病症】①根状茎:风湿关节痛,跌打损伤,胃肠炎,痢疾,消化不育,糖尿病,乳糜尿,白带,癌症;②叶:外用治痈疖疔疮,烫伤。

【用量用法】①根状茎:30～60g,水煎服或浸酒或入丸、散服。②叶:适量研末调油外敷。

【附方】①治胃肠炎:菝葜根状茎60～120g,水煎服。

②治乳糜尿:菝葜根状茎,楤木根各30g,水煎服,每日1剂。

(①②方出自《全国中草药汇编》)

③治黄疸型肝炎:菝葜根状茎、金樱子根各60g,半边莲15g,水煎服。(出自《浙江药用植物志》)

【附注】内服忌与茶、醋同服。

694.土茯苓

【**别名**】光叶菝葜、光菝葜。

【**拉丁学名**】*Smilax glabra* Roxb.

【**分类地位**】百合科，菝葜属。

【**形态特征**】多年生攀缘灌木，长1～4m。根状茎横生于土中，细长，生多数须根，每间隔一段，生一块状结节，长5～15cm，粗2～5cm，深入土中可达1m多，质坚实，皮褐色，肉黄白色，密布淡红色小点，呈粉质。茎细长，无刺。单叶互生；叶柄长5～15mm；托叶下部与叶柄连生成鞘状，上部分离成卷须；叶片革质，披针形或椭圆状披针形，长4～13cm，宽1～4cm，先端渐尖，基部圆形或宽楔形，全缘，上面绿色，下面有白粉，主脉3条基出。伞形花序腋生；花单性，雌雄异株；总花梗极短，长1～3mm；花梗纤细，长1.2～1.7cm；花小，白色，径约4mm；花被片6枚，排成2轮，离生；雄花具雄蕊6枚，花丝较花药短，无雌蕊；雌花具退化雄蕊3～6枚，子房上位，3室，柱头3裂。浆果球形，蓝褐色，具粉霜，径6～8mm。种子1～3粒。花期5～8月，果期9～11月。

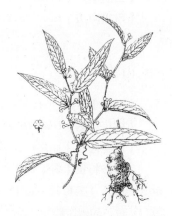

土茯苓

【**分布生境**】产于韩家院子竹林缘灌丛中，城口、巫溪、奉节、酉阳、石柱、万州、忠县、南川、江津、綦江、万盛、合川、荣昌、巴南、北碚，海拔1900m以下有分布。

【**药用部分**】根茎药用。

【**采集期**】8～10月采挖。

【**药性功能**】甘、淡、平。清热解毒，利湿通络，强健筋骨。

【**主治病症**】风湿痹痛，皮肤瘙痒，梅毒，下疳，无名肿毒，咽喉肿痛，汞中毒。

【**用量用法**】15～60g，水煎服。

【**附方**】①治咽喉肿痛、颈淋巴结结核、疮疖、皮炎、风湿关节痛：土茯苓60～120g，或加金银花9～15g，水煎服。

②治风湿骨痛、疮疡肿毒：土茯苓500g，去皮猪肉炖烂，分数次连渣服。

（①②方出自《浙江药用植物志》）

【**附注**】肝肾阴虚者慎服，忌犯铁器，服时忌茶。

695.华肖菝葜

【**别名**】白土菝葜、山猪粪。

【**拉丁学名**】*Heterosmilax chinensis* Wang

【**分类地位**】百合科，肖菝葜属。

【**形态特征**】攀缘灌木。有时具长硬毛；小枝有棱。叶纸质，矩圆形至披针形，长3.5～16cm，宽1～6cm，顶端渐尖，基部近圆形至宽楔形，边缘常具微波状；叶柄长0.5～2.5cm，在下部1/3处有卷须及狭鞘。伞形花序腋生或生于褐色苞片内；总花梗扁，有沟，长0.5～2cm，花序托球形，直径2mm，果期达3mm；雄花花筒矩圆形，长5～6mm，顶端有3枚长而尖的齿；雄蕊3枚，花丝下部合生；雌花花被筒卵形，长2.5～3mm，顶端3齿明显；有退化雄蕊3枚。浆果近球形，熟时红色，直径4～5mm，内含1粒种子；种子卵圆形。

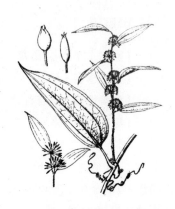

华肖菝葜

【**分布生境**】产于板子沟，生于沟边竹林中。

【药用部分】根药用。

【采集期】春秋二季采挖,切片,晒干。

【药性功能】微苦、甘、淡、平。清热解毒,利湿。

【主治病症】风湿关节痛,痈疖肿毒,湿疹,皮炎。

【用量用法】15～30g,煎汤内服。

696.山菅

【别名】山菅兰、石兰花、山猫儿、山交剪。

【拉丁学名】*Dianella ensifolia*（L.）DC.

【分类地位】百合科,山菅属。

【形态特征】多年生草本,高1～2m。根状茎横走,结节状,黄白色,粗5～8mm。茎粗壮,近圆柱形,挺直,坚韧。叶2裂状排列;条状披针形,长30～60cm,宽1～2.5cm,基部收狭成鞘状,套迭抱茎,先端长渐尖,边缘和沿叶背中脉有细锐齿。顶生圆锥花序,长10～40cm,分枝疏散;花常多朵生于侧枝上端;花梗长0.7～2cm,常弯曲,有关节;苞片很小;花被片6,离生,条状披针形,长6～7mm,绿白色,淡黄色至青紫色;雄蕊6枚,花药条形,顶孔开裂;子房3室,近圆形,花柱线形,柱头3浅裂。浆果卵圆形,蓝紫色,径6mm,光滑;种子5～6粒,黑色。花期6～8月,果期7～9月。

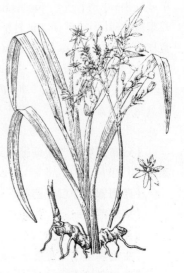

山菅

【分布生境】产于石华寺林下、山坡或草丛中。石柱、南川、重庆主城区有分布。

【药用部分】全草入药用。

【采集期】全年可采收。

【药性功能】甘、辛、凉。有大毒。拔毒消肿。

【主治病症】痈疮脓肿,癣,淋巴结核,淋巴结炎。

【用量用法】干根粉适量,醋调敷患处。

【附注】本品有大毒,严禁内服。人误食其果可引起呃逆,甚至呼吸困难而致死。

697.华重楼

【别名】灯台七、重楼、蚤休、七叶一枝花。

【拉丁学名】*Paris polyphylla* Smith var. *chinensis*（Franch.）Hara

【分类地位】百合科,重楼属。

【形态特征】多年生草本,高30～150cm,全株无毛。根状茎棕褐色,横走而肥厚,粗可达3cm,表面粗糙具节,节上生纤维状须根。茎单一,直立,圆柱形,粗0.8～1.5cm,基部常带紫红色,叶5～11片,通常7片,轮生于茎顶;叶柄长1～3cm;叶片倒卵状披针形或长椭圆状披针形,长5～20cm,宽2～5cm,顶端急尖或渐尖,基部楔形,边缘全缘。花单生茎顶,花梗长5～20cm;花被片2轮,每轮4～7片;外轮叶状宽披针形,具3脉,绿色;内轮条形,黄绿色,通常比外轮短;雄蕊与花被片同数,花丝钻形,花药条形;子房上位,倒圆锥形,具棱,3室,胚珠多数,花柱粗短,紫色。蒴果暗紫色,室背开裂。种子多数。花期4～8月,果期7～10月。

【分布生境】产于乌龙沟、石华寺等竹林下,城口、巫溪、奉节、石柱、万州、忠县、武隆、南川、北碚,海拔

600～2000m 处有分布。

【药用部分】根茎入药。

【采集期】9～10 月采收。

【药性功能】苦、寒。有小毒。清热解毒,消肿散结,止痛止血。

【主治病症】扁桃体炎,腮腺炎,乳腺炎,小儿肺炎、阑尾炎、流行性乙型脑炎,支气管炎,疮疡肿毒,蛇虫咬伤。

【用量用法】6～9g,水煎服或研末,每次服 1～3g。外用适量,研粉或酒、醋磨汁敷患处。

【附方】①治流行性乙型脑炎:七叶一枝花根状茎 15g,用冷开水磨汁为一日量,分 3～4 次服,3 日为一疗程。

②治疖肿:鲜七叶一枝花根状茎、鱼腥草各 30g,捣烂外敷患处,每日 1 次。

（①②方出自《全国中草药汇编》）

③治小儿肺炎:七叶一枝花根状茎 3g,单叶铁线莲、三叶青各 9g,水煎服。

④治支气管炎:七叶一枝花根状茎 6g,地龙 9g,盐肤木 15g,水煎服。

⑤治白喉、急性喉炎、扁桃体炎:七叶一枝花根状茎 9g,水煎服;另取根状茎研粉调醋涂喉,每日 3 次。

（③～⑤方出自《浙江药用植物志》）

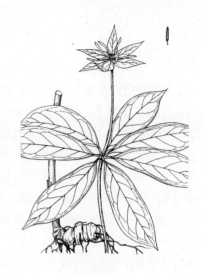

华重楼

698.大叶滇黄精

【别名】老虎姜、节节高。

【拉丁学名】*Polyganatum kingianum* var. *grandifolium* D. M. Liu et W. Z. Zeng.

【分类地位】百合科,黄精属。

【形态特征】多年生草本,高 1～3m,顶部拳卷状。根状茎横走,肥厚,肉质,近圆柱形或连珠状,结节成不规则菱状,直径 1～3cm,叶 3～10 枚轮生,条形,条状披针形,长 15～25cm,宽 1.5～4.5cm,顶端拳卷。聚伞花序腋生,具花 1～6 朵,通常为 2～4 朵,俯垂,总花梗长 1～2cm,花梗长 0.5～1.5cm,苞片微小,常位于花梗基部;花被浅黄色或白绿色,合生成管状,钟形,全长 13～25mm,裂片 6 片;雄蕊 6 枚,花丝着生于花被筒中部;子房长 4～6mm,花柱长 8～14mm。浆果直径 1～1.5cm,熟时红色。夏季开花。

【分布生境】韩家院子、林边屋侧有栽培。巫山、秀山、南川、北碚有栽培。

【药用部分】根茎药用。

【采集期】9～10 月采收。

【药性功能】甘、平。补脾润肺,益气生津。

【主治病症】肺结核,糖尿病,高血压。

【用量用法】9～15g,水煎服。

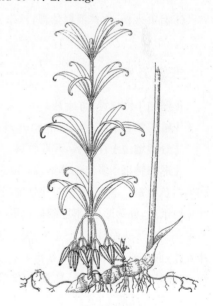

大叶滇黄精

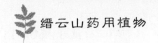

699.万寿竹

【别名】竹叶参、竹叶七、山竹花、竹林消。

【拉丁学名】*Disporum cantoniensis*（Lour.）Merr.

【分类地位】百合科,万寿竹属。

【形态特征】多年生草本。根状茎横走,质硬,结节状。茎直立,高
50～150cm,上部有较多的叉状分枝。叶互生;叶柄短;叶片披针形至椭圆状
披针形,长5～12cm,宽1～5cm,先端渐尖,基部近圆形,有平行弧形脉
3～7条。伞形花序有花3～10朵,着生在短枝顶端,总花梗与叶柄贴生;花
白色或淡紫色,花被片6片,倒披针形,顶端尖,基部有长2～3mm的距,雄蕊
和雌蕊内藏,不伸出花被外。浆果球状,黑色;种子2～3粒,暗棕色。花期
夏季。

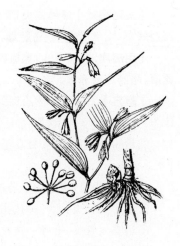

万寿竹

【分布生境】产于干河沟竹林下。

【药用部分】根及根茎入药。

【采集期】全年可采。

【药性功能】辛、微苦、凉。祛风湿,舒筋活血,祛痰止咳,清热解毒。

【主治病症】风湿麻痹,腰腿疼痛,跌打损伤,骨折,虚劳,骨蒸潮热,肺痨咳血,肺热咳嗽,烫火伤。

【用量用法】9～15g,水煎服,或研粉或浸酒服。外用捣敷或熬膏涂。

【附方】①治手足麻痹:山竹花根60g,鸡蛋1个,水炖服汤食蛋。

②治腰痛:山竹花根适量,研末,每次6g,水酒冲服,早晚各1次。

（①②方出自《江西草药》）

③治烫火伤:竹林消根熬膏,外涂患处。（出自《四川中药志》1982年版）

700.长蕊万寿竹

【别名】竹林霄、竹凌霄。

【拉丁学名】*Disporum bodinieri*（Lévl. et Vant.）Wang et Tang.

【分类地位】百合科,万寿竹属。

【形态特征】多年生草本,高30～100cm。地下根状茎粗短,呈结节状,
簇生白色须根。茎直立,上部具分枝,下部数具褐色叶鞘。单叶互生,有短柄;
叶片厚纸质,椭圆形,卵形至阔披针形,先端锐尖或长渐尖,基部近圆形,弧形
脉多条。伞形花序具花2～6朵,生于茎和分枝顶端;花梗长1.5～2.5cm;花被
片6片,白色或黄绿色,基部有长1～2mm的短距;雄蕊6枚,略高于花被,花
药大;花柱细长,高于雄蕊,柱头2～3裂。浆果球形,黑色,直径5～10mm,种
子3～6粒。花期3～6月,果期6～11月。

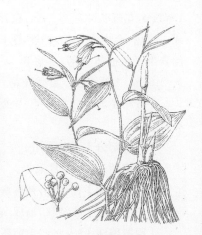

长蕊万寿竹

【分布生境】产于青龙寨林中。巫溪、巫山、奉节、忠县、梁平、垫江、石
柱、丰都、涪陵、南川、北碚,海拔500～2200m处有分布。

【药用部分】根药用。

【采集期】全年可采。

【药性功能】甘、淡、平。清肺化痰,健脾消食,舒筋活血,止咳。

【主治病症】肺热咳嗽,肺痨咯血,食积胀满,风湿痹痛,骨折,烧烫伤。

【用量用法】9～15g,煎汤内服。外用捣敷,熬膏涂或研粉调敷。

【附方】①烧烫伤:竹凌霄根熬膏外搽患处。(出自《全国中草药汇编》)

701.麦冬

【别名】麦门冬、沿阶草。

【拉丁学名】*Ophiopogon japonicus*（L.f.）Ker.-Gawl.

【分类地位】百合科,沿阶草属。

【形态特征】多年生常绿草本。根状茎短而肥厚,地下走茎细长,节上具膜质鞘。须根顶端或中部常膨大成纺锤形的肉质块根,有时1条根上可接连几处膨大成连珠状。块根长0.5～1.5cm,或更长,粗3～10mm,淡褐黄色。叶丛生,狭条形,长15～40cm,宽1～4mm,深绿色,光滑无毛,顶端钝或渐尖,基部边缘成膜质鞘状,粗糙,叶脉平行。花葶长7～15cm,总状花序顶生,长2～5.6cm;花淡紫色或白色,长4～5mm,通常1～3朵成簇;花梗长3～4mm;花被片6,披针形,长约5mm;雄蕊6,花药三角状披针形;子房3室。浆果球形,早期绿色,成熟后暗蓝色。花期5～6月,果期11月。

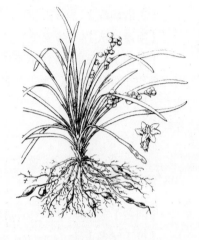

麦冬

【分布生境】产于黄家坡竹林中,城口、巫溪、奉节、秀山、万州、涪陵、南川、万盛、綦江、铜梁、北碚有分布。

【药用部分】块茎入药。

【采集期】全年可采。

【药性功能】甘、微苦、凉。润肺止咳,清心除烦,滋阴生津。

【主治病症】肺燥干咳,吐血,咯血,心烦,口渴,咽干,便秘。

【用量用法】6～15g,煎汤内服。

【附方】①治小便闭淋:鲜沿阶草90g(干品30g),水煎成半杯,饭前服,日2～3次。(出自《福建民间草药》)

②治中耳炎:鲜麦门冬捣烂取汁,滴耳。(出自《广西本草选编》)

③治咳嗽、咽痛、音哑:麦冬、天冬各1斤,蜂蜜半斤,熬膏,每服9～15g,温开水送服。(出自《全国中草药汇编》)

702.阔叶山麦冬

【别名】土麦冬。

【拉丁学名】*Liriope platyphylla* Wang et Tang.

【分类地位】百合科,山麦冬属。

【形态特征】多年生草本,具细长而多分枝须根,有时局部膨大成小肉质块根,长可达3.5cm。根茎短,木质。叶密集丛生,革质,长25～65cm,宽1～3.5cm,纵脉9～11条,有明显的横脉。花葶通常高出于叶,高45～100m,着花部长12～40cm,成顶生总状花序,花多数,常3～8朵生于苞片内;花梗长4～5mm,关节位于中部或近中上部;花被片紫色或紫红色,长1.5～2mm;花丝长约1.5mm,花药与花丝等长或稍长;子房球形,柱头3齿裂。种子球形,径6～7mm,初期绿色,熟时紫黑色。花期7～8月,果期9～11月。

【分布生境】产于缙云山海拔500m左右的山谷、林下较潮湿处。万州、北碚,海拔500～800m处有分布。

【药用部分】肉质块根药用。

【采集期】清明前后采挖。

【药性功能】与麦冬相近,但质量较差。

【主治病症】(参考麦冬)

【用量用法】(参考麦冬)

【附注】本属中,禾叶小麦冬[*Liriopegraminifolia*(L.)Baker.]与本种不同之处在于根状茎稍长,地下具走茎,叶长20～50cm,宽2～3mm。花白色或淡紫色。产于北温泉附近,生于林下草丛中。其药性功能与用法也与阔叶山麦冬相同。

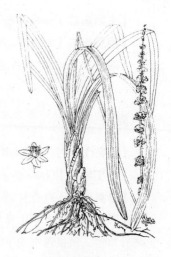

阔叶山麦冬

703.紫萼

【别名】紫玉簪、紫鹤、山玉簪。

【拉丁学名】*Hosta ventricosa*(Salisb.)Stearn

【分类地位】百合科,玉簪属。

【形态特征】多年生草本。根状茎粗短,周围密生粗长的须根,叶丛生,从根状茎顶端抽出;叶片卵形或宽卵形,长8～20cm,宽5～14cm,基部楔形至心形,先端急尖或尾尖,边缘全缘;叶柄长10～42cm,两边具翅。花葶从叶丛中抽出,长达70cm,下部叶状苞片窄卵形;总状花序有花10多朵,每花下有一卵状披针形苞片,花长4～5cm,紫色或淡紫色,花被管下部狭,上部扩展成钟状,先端6裂,裂片短于管部;雄蕊6,伸出花冠外,先端弯曲;子房短柱状,花柱长于子房3～4倍。蒴果筒状,两端尖,长约3.5cm,花果期6～8月。

【分布生境】缙云寺栽培。城口、巫溪、奉节、石柱、南川,海拔50～2400m处有分布,主城区以及一些区县有栽培。

【药用部分】全草药用。

【采集期】8～9月采收。

【药性功能】甘、微苦、平。有毒。清热凉血,理气止痛,拔毒解毒。

【主治病症】吐血,崩漏,湿热带下,咽喉肿痛,胃气痛,乳腺炎,疮疖,颈淋巴结核,蛇咬伤,刀伤出血,无名肿毒。

【用量用法】9～15g,煎汤内服;外用全草适量捣烂敷患处。

【附注】忌食生冷食物。

紫萼

704.萱草

【别名】谖草、鹿葱、鹿剑、芦葱。

【拉丁学名】*Hemerocallis fulva* (L.) L.

【分类地位】百合科，萱草属。

【形态特征】多年生草本。根状茎粗短，地下有纺锤状肉质块根。叶基生，条状披针形，长 30～60cm，宽 1～2.5cm，背面被白粉。花茎高60～100cm，聚伞状圆锥花序顶生，有花 6～12 朵，花梗长约 1cm；花橘黄色，无香味，长 7～12cm；花被基部漏斗状，长达 2.5cm，长被 6 片，开展，向外反卷，外轮三片，宽 1～2cm，内轮 3 片宽达 2.5cm，边缘波状，雄蕊 6，花丝着生于花被喉部；子房上位，花柱细长，花期 6～8 月。

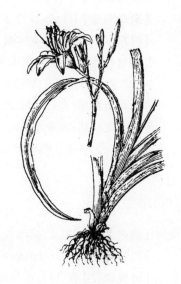

萱草

【分布生境】产于绍隆寺附近，生于林下阴湿处。巫山、开县、奉节、万州、石柱、彭水、涪陵、武隆、南川，海拔 1000m 左右有分布。

【药用部分】根药用。

【采集期】夏秋采挖。

【药性功能】甘、凉。清热利尿，凉血止血，解毒消肿。

【主治病症】咯血，扁桃体炎，腮腺炎，痢疾，肾炎，遗精，白带，膀胱炎，黄疸，便血，尿血，乳汁缺乏，乳腺炎。

【用量用法】9～15g，水煎服。外用适量捣烂敷患处。

【附方】①治流行性扁桃体炎：萱草 60g，冰糖适量炖服。（出自《全国中草药汇编》）
②治大便后血：萱草根和生姜，油炒，酒冲服。（出自《中药大辞典》）

【附注】同属植物黄花菜（金针菜）（*Hemerocallis citrine* Baroni)为缙云山及重庆其他区县农家栽培的食用蔬菜。其根与萱草根功能相同，也供药用。

705.粉条儿菜

【别名】肺筋草、小肺筋草、蛆儿草、金线吊白米。

【拉丁学名】*Aletris spicata* (Thunb.) Franch.

【分类地位】百合科，粉条儿菜属。

【形态特征】多年生草本。根状茎短。须根多数，细长，其上生有多数小块根，色白似蛆，又像"白米"，长 3～6mm，粗 0.5～1.7mm。基生叶丛生，窄条形，长 10～30cm，宽 3～4mm，先端渐尖，浅绿色。花葶从叶丛中抽出，高 40～65cm，有棱，密生柔毛，中下部数枚苞片叶状；总状花序生于花葶上端，长 6～30cm，花疏生，苞片 2 片，窄条形，位于花梗基部；花被黄绿色，上端粉红色，长 6～7mm，短筒状，上端 6 裂，裂片条状披针形，长 3～3.5mm；雄蕊 6 枚，着生于花被片基部，花丝短；子房下半部与花被筒合生，3 室。蒴果倒卵状椭圆形，有棱角，密生柔毛。花期4～5 月，果期6～7 月。

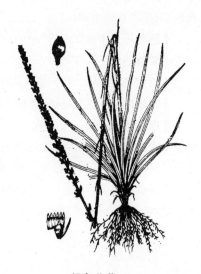

粉条儿菜

【分布生境】产于杉木园林缘草丛中。万州、丰都、石柱、长寿、南川、江津、北碚，海拔 350～2500m 处有分布。

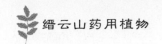

【药用部分】根及全草入药。

【采集期】5～7月采收。

【药性功能】甘、苦、平。润肺止咳,化痰平喘,活血,驱虫。

【主治病症】支气管炎,百日咳,腮腺炎,肺痈,乳痈,小儿疳积,风湿痹痛,跌打损伤。

【用量用法】15～30g,鲜品60～120g,水煎服。外用捣烂敷患处。

【附方】①治支气管炎哮喘:粉条儿菜、枇杷叶各30g,水煎服,早晚各1剂。

②治流行性腮腺炎:粉条儿菜鲜根15～30g,水煎分2次服。小儿用根汁煮鸡蛋,只吃鸡蛋即可。

(①②方出自《全国中草药汇编》)

③治风湿痹痛、跌打损伤:粉条儿菜根15～30g,水煎服,或米汤炖服。

④治毒蛇咬伤:粉条儿菜根60g,水煎服,渣外敷伤处。

(③④方出自《浙江药用植物志》)

706.吊兰

【别名】钓兰、挂兰、倒吊兰。

【拉丁学名】*Chlorophytum comosum* (Thunb.) Baker.

【分类地位】百合科,吊兰属。

【形态特征】多年生常绿草本。根茎短而肥厚,横生或斜生。具根多数,黄白色,肉质肥厚,圆柱状棱形。基生叶多数丛生,线形,长15～30cm,宽0.7～1.5cm,顶端长尖,绿色或有黄色条纹,常从叶腋中抽出匍匐枝,顶端或上部长出叶簇和气根,触地另成新植株。花葶连花序长30～60cm,常变成匍匐茎状;花2至数朵簇生,疏散成总状排列,花序单一或分枝;花被片6片,白色,顶端绿色,长约1cm,开展;雄蕊6枚;子房球形,花柱细长。蒴果近三角形。花期5月,果期8月。

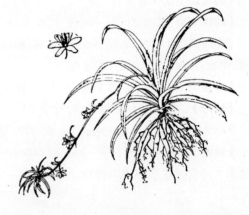

吊兰

【分布生境】缙云寺、北温泉有栽培。重庆各区县,常有栽培,原产非洲南部。

【药用部分】全草入药。

【采集期】全年可采。

【药性功能】甘、微苦、平。润肺养阴,化痰止咳,消肿解毒,接骨。

【主治病症】小儿高热,肺热咳嗽,吐血,跌打损伤,痈疖疔疮,痔疮肿痛,骨折。

【用量用法】6～15g,鲜品15～30g,煎汤内服。外用捣烂敷或煎水洗。

【附方】①治咳嗽:鲜吊兰15～30g,枇杷叶9～15g,水煎服。(出自《福建药物志》)

②治疔疮肿毒:鲜挂兰叶一握,调冬蜜捣烂外敷。

③治痔疮肿痛:鲜挂兰全草一握,酌加水煎熏洗。

(②③方出自《福建民间草药》)

707.丛生蜘蛛抱蛋

【别名】地蜈蚣、竹根七。

【拉丁学名】*Aspidistra caespitosa* Pei

【分类地位】百合科,蜘蛛抱蛋属。

【形态特征】多年生常绿草本。根状茎圆柱状,直径约6mm,具节和鳞片,叶常3枚簇生;叶片暗绿色,带形,长可达80cm,宽1～2.5cm,顶端渐尖,基部渐狭成不明显的柄,边缘无锯齿。总花梗长2～11cm,平卧或膝曲状弯曲,苞片4～5片;花被坛状,长20～22mm,上部6裂,不向外弯;雄蕊6枚,生于花被筒基部;柱头盾状膨大,直径10～12mm,边缘波状3浅裂。浆果卵形,直径约6mm,紫色。

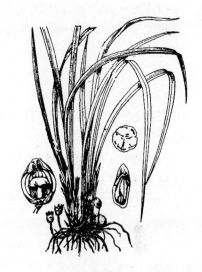

丛生蜘蛛抱蛋

【分布生境】产于乌龙沟,生于林下。云阳、江津、渝北、巴南、北碚,海拔500～1600m处有分布。

【药用部分】带须根的根状茎药用。

【采集期】全年均可采。

【药性功能】辛、微苦、平。化瘀止痛,清肺止咳,利尿通淋。

【主治病症】跌打损伤,风湿筋骨痛,腰痛,肺虚咳嗽,小便不利。闭经腹痛。

【用量用法】15～30g,煎汤内服。外用鲜根或叶适量捣烂敷患处。

【附注】同属植物缙云山有粽粑叶(*Aspidistra zongbayi* Lang et Z.Y.Zhu),其根状茎也供药用,产于泡沫沟、竹林沟边。

708.万年青

【别名】千年润、斩蛇剑、冬不凋草、九节连。

【拉丁学名】*Rohdea japonica* (Thunb.) Roth

【分类地位】百合科,万年青属。

【形态特征】多年生常绿草本。根状茎短粗,径达2cm,表面棕黄色,节上密生须根。叶基生;叶片厚革质,宽披针形、倒披针形或宽带状,长10～40cm,宽2.5～5.5cm,顶端急尖或渐尖,基部渐窄呈叶柄状,上面深绿色,下面淡绿色,边缘波状,直出平行脉多条,背面中脉凸出。花葶自叶丛中抽出,长5～10cm;肉穗状花序呈长椭圆形,长2～3.5cm;花密生,无梗,淡黄色,半球形,直径约0.5cm,花被6裂;雄蕊6,花药卵形;雌蕊1,子房上位,3室,花柱短,柱头3裂,裂片向外反卷。浆果球形,径1～1.5cm,肉质,熟时橘红色,通常含种子1粒。花期5～7月,果期8～10月。

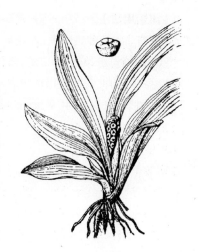

万年青

【分布生境】缙云寺花园有栽培。巫山、开县、万州、南川,海拔750～1700m处有分布。

【药用部分】根状茎或全草入药。

【采集期】秋季挖根;全草四季均可采。

【药性功能】微辛、苦、微甘。有小毒。清热解毒,强心利尿。

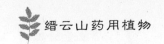
【主治病症】白喉,扁桃体炎,腮腺炎,乳腺炎,心力衰竭,细菌性痢疾,跌打损伤,毒蛇咬伤,烧烫伤,痈疖肿毒。

【用量用法】3～9g,鲜品 30g,煎汤内服,或浸酒服。外用捣烂敷或煎水洗。

【附方】①治心力衰竭:万年青 3g,水煎服,每日 2～3 次,或鲜根状茎 4.5～9g,水煎服。不可久服。

②治毒蛇咬伤:万年青鲜根状茎 15～30g,捣汁服;另用鲜根状茎、天南星块茎各适量,捣烂外敷。

【附注】孕妇禁服。常人也不能服用过量,慎防中毒。

709.吉祥草

【别名】解晕草,小叶万年青,玉带草,观音草,小青胆,地蜈蚣。

【拉丁学名】*Reineckea carnea* (Andrews) Kunth

【分类地位】百合科,吉祥草属。

【形态特征】多年生常绿草本。茎粗 2～3mm,蔓延于地面,逐年向前延长,并长出新植株。叶簇生,每簇 3～8 片,线状披针形或披针形,长 10～40cm,宽 0.5～3.5cm。花茎紫红色,连花序高 5～12cm;穗状花序长 3～8cm;苞片卵状三角形,长约 5mm;花淡紫色,花被管长约 4mm,裂片长圆形,长约 4mm,反卷;雄蕊 6,直立;子房瓶状,3 室,花柱丝状,柱头 3 裂。浆果球形,红色。花果期 7～11 月。

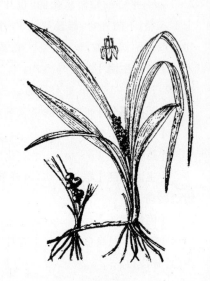

【分布生境】产于北温泉乳花洞,生于阴湿处,缙云寺有栽培。城口、巫溪、酉阳、石柱、武隆、南川、江津、万盛、綦江、北碚,海拔 3200m 以下有分布。

【药用部分】全草入药。

【采集期】全年均可采。

吉祥草

【药性功能】甘、凉。清肺止咳,强筋补肾,祛风,接骨,明目。

【主治病症】肺热咳嗽,咯血,慢性支气管炎,哮喘,风湿关节炎,腰痛,遗精,阳痿,慢性肾盂肾炎,跌打损伤,骨折。

【用量用法】干品 6～12g 或鲜品 30～60g,煎汤内服。外用适量捣烂敷。

【附方】①治肺热咳嗽:吉祥草全草 15g,麦冬、芦根、桑叶各适量,水煎服。

②治跌打损伤:鲜全草适量,捣烂包敷伤处。

(①②方出自《浙江药用植物志》)

③治目翳、疳积:吉祥草根 9g,猪肝 90g,同煎汤服。(出自《贵阳民间药草》)

龙舌兰科（Agavaceae）

710.朱蕉

【别名】铁树、朱竹、红叶。

【拉丁学名】*Cordyline fruticosa* (L.) A. Chevol

【分类地位】龙舌兰科，朱蕉属。

【形态特征】小灌木，高 1～3m。茎不分枝或少分枝，节间短，中、下部叶落后有明显的叶痕。叶聚生于茎顶，绿色或带紫红色；叶柄长10～15cm，腹面宽槽状，基部扩大抱茎；叶片披针状椭圆形至长圆形，长20～50cm，宽 5～10cm，先端渐尖，基部渐狭，下延，中脉明显，侧脉羽状平行。圆锥花序生上部叶腋，多分枝；花淡红色至青紫色，稀为淡黄色；花被条形，长 1～1.3cm，中下部互相靠合成花被管；雄蕊比花被片略短，下半部合生并贴生在花被管上；子房椭圆形，花柱略伸出花被裂片之外。浆果圆球形，熟时紫色。花期 7～9 月。

【分布生境】北温泉有栽培。重庆有栽培。

【药用部分】花、叶和根入药。

【采集期】全年可采。

【药性功能】甘、淡、平。凉血止血，散瘀止痛。

【主治病症】咯血，吐血，衄血，尿血，便血，崩漏，痔疮出血，痢疾，胃痛，跌打损伤。

【用量用法】根、叶 30～60g；花 9～15g，水煎服。

【附注】孕妇忌服。

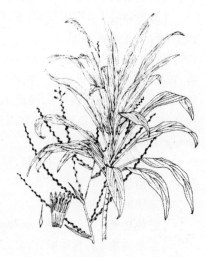

朱蕉

711.虎尾兰

【别名】老虎尾、弓弦麻。

【拉丁学名】*Sansevieria trifasciata* Prain

【分类地位】龙舌兰科，虎尾兰属。

【形态特征】多年生草本，具粗壮匍匐的根状茎，无地上茎。叶 2～6 片，基生，直挺，硬厚肉质，条状披针形或狭长披针形，长 30～80cm，宽 2.5～5cm，先端短尖，基部渐狭成有槽的叶柄，两面均具白色和深绿色相间的横带状斑纹。边缘绿色，全缘。总状花序生花葶上，高 30～80cm；花 3～8 朵成束，1～3 束成簇，在花序轴上疏离散生；花梗长 6～8mm，近中部具节；花被片 6，白色至淡绿色，长10～12mm，中下部合生成筒，筒长 6～8mm。浆果球形，直径约 3mm，有种子1～3 枚。花期 11～12 月。

【分布生境】温室盆栽，不耐寒冷，未见开花结果。原产非洲西部。

【药用部分】叶药用。

【采集期】全年可采。

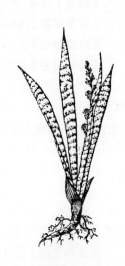

虎尾兰

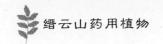

【药性功能】酸、凉。清热解毒,去腐生肌。

【主治病症】感冒咳嗽,支气管炎,跌打损伤,痈疖肿毒,毒蛇咬伤。

【用量用法】15～30g,煎汤服。外用适量,捣烂敷患处。

712.金边龙舌兰

【别名】金边兰、金边菠萝麻、金边莲、黄边龙舌兰。

【拉丁学名】*Agave americana* var. *variegata* Nichols

【分类地位】龙舌兰科,龙舌兰属。

【形态特征】多年生草本,茎短,不分枝,稍木质。叶旋叠丛生,肉质,肥厚,长椭圆形,大小不等,小者长18～26cm,宽5～7cm,大者长可达1m以上,宽可达20cm左右,绿色,边缘有黄白色镶边及锯齿,顶端有紫褐色角质利刺。花葶粗壮,高达5m,圆锥花序生于花葶顶端;花黄绿色;花被片6;雄蕊6,花药丁字着生;子房3室,花柱线形,柱头3裂。蒴果矩圆形,室间开裂;种子多数,扁平,黑色。十余年始抽花葶开花,花期夏季。

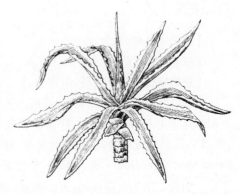

金边龙舌兰

【分布生境】各地常有栽培,原产美洲。

【药用部分】叶药用。

【采集期】全年均可采。

【药性功能】苦、辛、凉。润肺止咳,清热解毒,平喘,透疹,去瘀生肌。

【主治病症】肺热咳嗽,咯血,阴虚咳喘,麻疹不透,痈肿疮毒,火烫伤。

【用量用法】10～15g,鲜品30～60g,水煎服。外用鲜品捣敷。

【附方】①治肺热咳嗽吐血:金边莲15g,白及15g,水煎服。或鲜金边莲120g,炖肉服。(出自《四川中药志》1982年版)

②治多发性脓肿、痈疽、疔:黄边龙舌兰鲜叶15～30g,捣烂绞汁服。渣敷患处。(出自《福建药物志》)

713.龙舌兰

【别名】剑麻、剑兰。

【拉丁学名】*Agave Americana* L.

【分类地位】龙舌兰科,龙舌兰属。

【形态特征】多年生常绿草本。茎粗短,叶多片呈莲座状着生茎上,叶片肥厚,匙状倒披针形,灰绿色,具白粉,叶的长宽视植物年龄及土质肥瘦而异,长100～180cm,宽15～20cm,先端渐尖,顶部具褐色硬尖刺,刺长1.5～2.5cm,叶缘有波状锯齿,齿端向下弯钩。花葶粗壮直立,高5m左右,上端为狭长多分枝的圆锥花序;花长约10cm,径约6cm;花被6裂,基部合生,肉质,淡黄白色;雄蕊6,着生于花被喉部,花丝细长,伸出花被外,花药丁字着生;子房下位,圆柱形,3室,花柱锥状。蒴果长圆形,长约5cm,宽约3cm。顶端开裂,种子多数。花期7～8月,果期9～10月。通常须生长10多年后才开始开花结果。

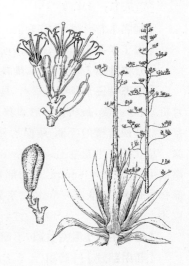

龙舌兰

【分布生境】原产南美洲,重庆各地有栽培。

【药用部分】叶药用。

【采集期】全年可采。

【药性功能】辛、苦、温。有毒。解毒,拔脓,杀虫,止血。

【主治病症】痈疽疮疡,疥癣,盆骨炎,子宫出血。

【用量用法】10～15g,煎汤内服;外用适量捣烂敷患处。

【附方】①治久年溃疡:鲜龙舌兰嫩叶45g,冬蜜30g,捣烂敷患处。(出自福州台江《民间实用草药》)

②治足底脓肿:鲜叶适量加雄黄少许,捣烂敷患处。(出自《浙江药用植物志》)

►• 石蒜科（Amaryllidaceae）•◄

714.石蒜

【别名】老鸦蒜、乌蒜。

【拉丁学名】*Lycoris radiata* (L' Hérit.) Herb.

【分类地位】石蒜科,石蒜属。

【形态特征】多年生草本。鳞茎近球形或宽椭圆形,直径1.4～4cm,外皮紫褐色,内为白色,下面密生须根。叶基生,于冬季抽出,至次年夏季枯死;叶片狭带形,长14～30cm,宽0.5～1cm,先端钝,上面深绿色,下面粉绿色,全缘,肉质,柔软;夏秋季花葶抽出,高30～60cm,总苞片2枚,披针形,长约3.5cm,宽0.5cm;伞形花序有花4～7朵;花两性,鲜红色或具白色边缘,无香气;花被片6,狭披针形,长约3cm,宽约5mm,边缘皱缩,并向外卷曲,花被管极短,长约6mm;雄蕊6,着生于花被管喉部,花丝细长,远伸出花被外;子房下位,3室,花柱细,与雄蕊等长或更长。蒴果常不成熟。花期8～9月,果期10月。

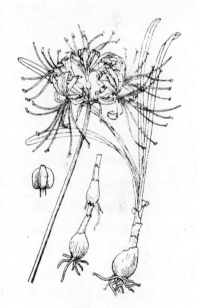

石蒜

【分布生境】产于海螺垭口附近荒坡及毛竹林中。城口、巫溪、巫山、云阳、石柱、南川、江津、北碚等地有分布。

【药用部分】鳞茎药用。

【采集期】9～10月采挖。

【药性功能】甘、辛、温。有毒。解毒消肿,催吐,杀虫。

【主治病症】疔疮肿毒,肾炎水肿,骨髓炎,扁桃体炎,腮腺炎,风湿关节痛,蛇咬伤。

【用量用法】1.5～3g,煎汤内服。外用捣烂敷,或绞汁涂,或煎水熏洗。

【附方】①治骨髓炎:石蒜鲜鳞茎适量,加甜酒捣烂敷患处。

②治肾炎水肿:石蒜鲜鳞茎3只,蓖麻子(去壳)10全粒,捣糊敷脚底涌泉穴,每日1次。

③治疔疮肿毒:石蒜鲜鳞茎1只和白糖同捣烂敷患处。

(①～③方出自《浙江药用植物志》)

④治风湿性关节炎:石蒜、生姜、葱各适量,共捣烂敷患处。(出自《全国中草药汇编》)

⑤治食物中毒、痰涎壅塞:鲜石蒜1.5～3g,煎服催吐。(出自《上海常用中草药》)

⑥治腹中痞块:老鸦蒜15g,切片,蒸瘦肉60g,吃肉不吃蒜。(出自《贵州草药》)

【附注】①小孩忌用;②破皮后不能敷。

<hr>

仙茅科（Hypoxidaceae）

715.小金梅草

【别名】山韭菜、野鸡草、小仙茅。

【拉丁学名】*Hypoxis aurea* Lour.

【分类地位】仙茅科,小金梅草属。

【形态特征】多年生草本。根状茎近球形或长圆,肉质,内面白色,外面有黑褐色的老叶柄纤维残存,下生须根。叶基生,叶片狭线状披针形,长7～30cm,宽2～6mm,被疏毛,中脉明显,先端长尖,基部膜质。花茎纤细,高3～10cm,顶端生1～2朵花,花梗长3～5mm;苞片2枚,刚毛状;花被片6片,黄色,宿存,有褐色疏长毛;雄蕊6枚,着生于花被片基部,花丝短;子房下位,3室,花柱短,柱头3裂,直立。蒴果长椭圆形,长6～10mm,熟时3瓣开裂。种子多数,近球形,黑色。花期4～5月,果期7～8月。

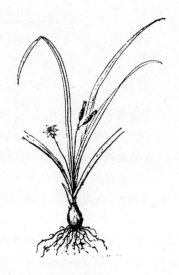

小金梅草

【分布生境】产于复兴寺、青龙寨,生于毛竹林及马尾松林下。石柱、南川、北碚等地有分布,海拔600～1500m。

【药用部分】全草入药。

【采集期】7～10月采收。

【药性功能】甘、微辛、温。温肾壮阳,补气。

【主治病症】肾虚腰痛,疝气痛,阳痿,失眠。

【用量用法】9～15g,煎汤内服。

【附方】①治肾虚腰痛、阳痿:小金梅草15g,淫羊藿、枸杞各30g,骨碎补9g,陈皮6g,泡酒服。

②治失眠:小金梅草、芡实各15g,金樱子9g,水煎服。

(①②方出自《全国中草药汇编》)

③治疝气:野鸡草9g,小茴香3g,水煎服。(出自《贵州民间药物》)

716.仙茅

【别名】山棕榈、山棕、地棕、独脚丝茅。

【拉丁学名】*Curculigo orchioides* Gaertn.

【分类地位】仙茅科,仙茅属。

【形态特征】多年生草本。根状茎圆柱状,粗壮,肉质,直生入地,长可达10cm或更长,外皮棕褐色,肉白色,粗约1cm。叶基生。叶片条状披针形至披针形,长10～45cm,宽0.5～2.5cm,先端长渐尖,基部下延成柄,柄部扩大成鞘,两面疏生柔毛,平行脉明显,花葶短,隐藏于叶鞘内,其花3～5朵;苞片膜质,披针形,绿色,被长柔毛;花杂性,上部为雄花,下部为两生花,花径约1cm;花被黄色,有疏长柔毛,筒部线形,顶端延长成喙状,喙长约2.5cm,裂片6,披针形,长8～12mm;雄蕊6枚,着生于花被裂片基部,花药条形;子房下位,3室,花柱细长,柱头分裂。浆果长圆形,长约1.2cm;种子黑色有光泽。花期5～6月,果期7～8月。

【分布生境】产于滚柴坡、路边荒坡上。石柱、南川、綦江、北碚等地有分布，海拔 600～1500m。

【药用部分】根状茎药用。

【采集期】10 月后至春季萌发前采挖。

【药性功能】甘、辛、温。有小毒。补肾壮阳，散寒除湿。

【主治病症】肾虚，阳痿，遗精，遗尿，慢性肾炎，腰膝酸痛，风湿关节炎，胃腹冷痛，更年期高血压，跌打损伤，下肢拘挛。

【用量用法】3～10g，煎汤内服；或入丸、散；或浸酒。外用捣烂敷患处。

【附方】①治阳痿：仙茅 6g，淫羊藿 15g，枸杞子、菟丝子各 9g，水煎服。（出自《全国中草药汇编》）

②治妇女更年期综合征：仙茅、淫羊藿、巴戟天、知母、黄柏各适量，水煎服。（出自《浙江药用植物志》）

③治老年遗尿：仙茅 30g 泡酒服。（出自《贵州草药》）

【附注】阴虚火旺者禁服。

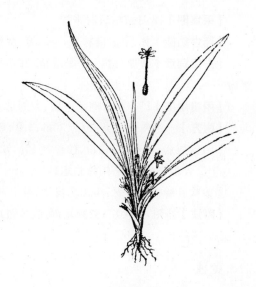

仙茅

薯蓣科（Dioscoreaceae）

717.山药

【别名】薯蓣、怀山药、淮山药、白山药、山芋。

【拉丁学名】*Dioscorea opposita* Thunb.

【分类地位】薯蓣科，薯蓣属。

【形态特征】多年生草质藤本。根状茎短；茎细长，缠绕，右旋，通常带紫红色，有纵沟棱，光滑无毛，叶腋内常有小球形的珠芽，表面灰色。根直生，肉质肥厚，呈圆柱状棍棒形，长可达 1m，直径 2～7cm，外皮灰褐色，生多数须根，质脆，断面白色带黏性。叶互生或对生，少数三叶轮生；叶片变异较大，卵状三角形至宽卵状戟形，长 3～9cm，宽 2～7cm，先端渐尖，基部深心形、宽心形或戟形，边缘常 3 浅裂或深裂，中裂片卵状椭圆形至披针形，侧裂片耳状，圆形，近方形至长圆形。雌雄异株，穗状花序；雄花序长 2～8cm，近直立，2～8 个着生于叶腋，花序轴常呈"之"形曲折，苞片和花被片有紫色斑点，雄蕊 6 枚；雌花序 1～3 个着生于叶腋，雌花子房下位，3 室。蒴果三棱状扁圆形或三棱状圆形，外面有白粉；种子着生于每室中轴中部，四周有膜质翅。花期 6～9 月，果期 7～11 月。

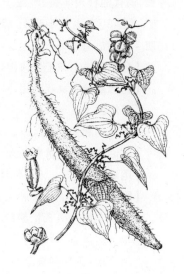

山药

【分布生境】产于灯草坪、夕照峰垭口山坡，生于山谷林中。城口、巫溪、巫山、奉节、云阳、万州、忠县、石柱、酉阳、武隆、涪陵、南川、綦江、江津、主城区，海拔 250～1100m 处有分布。

【药用部分】块根入药。

【采集期】12 月苗枯黄时采挖。

【药性功能】甘、平。健脾胃,益肺肾,涩精止泻。

【主治病症】脾虚行泻,肾虚遗精,肺虚咳喘,慢性肾炎,慢性肠炎,糖尿病,白带,遗尿。外用治痈肿,瘰疬。

【用量用法】15～30g,煎汤内服,大剂量 60～250g;或入丸、散。外用捣敷。

【附方】①治慢性肾炎:山药 30g,白术、黄芪、党参、泽泻各 15g,车前子 12g,水煎服。

②治糖尿病:山药、天花粉、沙参各 15g,知母、五味子各 9g,水煎服。

(①②方出自《浙江药用植物志》)

③治吹乳肿痛不可忍:生山药捣烂,敷上即消,消即去之,迟则肉腐。(出自《古今医鉴》)

【附注】补阴,宜生用;健脾止泻,宜炒黄用。

718.黄独

【别名】黄药子、铁称陀、金线吊虾蟆。

【拉丁学名】*Dioscorea bulbifera* L.

【分类地位】薯蓣科,薯蓣属。

【形态特征】多年生缠绕草质藤本。地下块茎单生,卵圆形或梨形,直径 4～10cm,外皮棕黑色,表面密生须根。茎左旋,长可达 5～6m,淡绿色略带紫红色,无毛,叶腋常生珠芽;珠芽近球形,直径可达 2cm,外皮暗褐色,单叶互生,叶柄较叶片略短;叶片宽卵圆形,长 7～22cm,宽 7～18cm,先端急尖至尾状渐尖,基部宽心形,全缘,叶脉 7～9 条,基出,细脉网状。花单性,雌雄异株,花序穗状,常数个簇生于叶腋,下垂;花小,黄绿色,每花具 2 枚卵形小苞片,花被 6 裂;雄花具雄蕊 6 枝,着生于花被基部,花丝与花药近等长,退化的柱头 3 裂;雌花子房上位,3 室,每室有胚珠 12,柱头 3 裂,再各 2 裂,退化雄蕊 6。蒴果矩圆形,具 3 翅,种子一面有翅。花期 7～9 月,果期 8～11 月。

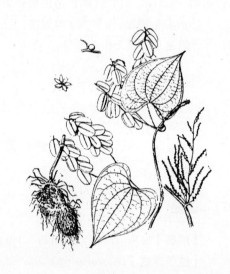

黄独

【分布生境】产于泡沫沟,海拔 900m 以下的山谷阴处。石柱、南川、重庆主城区有分布。

【药用部分】块茎药用。

【采集期】冬季采挖。

【药性功能】辛、苦、凉。有小毒。解毒消肿,化痰散结,凉血止血。

【主治病症】甲状腺肿大,咳嗽气喘,咳血,吐血,百日咳,咽喉肿痛,淋巴结核,癌肿。外用治疮疖肿毒。

【用量用法】9～15g,水煎或浸酒服。

【附方】①治甲状腺肿大:黄药子 200g,以酒 1000mL,浸泡 1 周后,去渣备用。每日 100mL,分 3～4 次服。(出自《全国中草药汇编》)

②治无名肿毒:鲜黄药子 30g,水煎服,同时用鲜黄药子或珠芽捣烂敷患处。(出自《浙江药用植物志》)

③治瘰疬:黄独鲜块茎 60～90g,鸭蛋 1 枚,水煎,调酒服。(出自《福建中草药》)

④治睾丸炎:黄独根 9～15g,猪瘦肉 120g,水炖,服汤吃肉,每日 1 剂。(出自《江西草药》)

【附注】内服剂量不宜过大。

719.薯莨

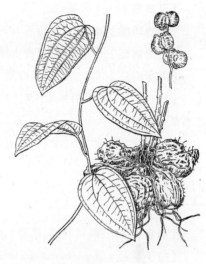

薯莨

【别名】山猪薯、朱砂莲、红孩儿。

【拉丁学名】*Dioscorea cirrhosa* Lour.

【分类地位】薯蓣科，薯蓣属。

【形态特征】多年生草质藤本。块茎粗壮，形状不规则，有疣状突起，生多数须根，外皮棕褐色，内面血红色，断面有网状花纹。茎右旋缠绕，基部粗 5～8mm，近基部有短钝刺，绿色，光滑无毛。叶革质，基部叶互生，宽心形，长 20cm，宽 16cm，上部的叶对生，卵形至长圆状披针形，长 12～20cm，宽 6～7cm，两面均无毛，叶背有白粉，边缘全缘。花单性，雌雄异株；花小，黄绿色；小苞片卵形；花被 6 裂；雄花序复穗状，雄花有 6 枚雄蕊，着生于花被基部，无退化雌蕊；雌花序穗状，雌花子房下位，3 室，每室胚珠 2 枚，柱头3裂。果近三棱状扁圆形，长 1.8～3.5cm，宽 2.5～5.5cm；种子着生于每室中轴中部，四周有膜质。花期 4～6 月，果期 7～12 月。

【分布生境】产于板子沟、绍隆寺、缙云寺附近山坡、路旁、河谷边杂木林中。巫溪、开县、万州、丰都、南川、合川、主城区等，海拔 300～1500m 处有分布。

【药用部分】块茎入药。

【采集期】5～8 月采挖。

【药性功能】微酸、涩、凉。活血，止血，收敛，治痢。

【主治病症】咳血，衄血，尿血，便血，崩漏，产后出血，痢疾，腹泻。外用治烧伤。

【用量用法】3～9g，煎汤内服。外用研末敷。

⊶• 雨久花科（Pontederiaceae）•⊷

720.凤眼莲

【别名】水葫芦。

【拉丁学名】*Eichhornia crassipes*（Mart.）Solms

【分类地位】雨久花科，凤眼莲属。

【形态特征】多年生浮水或泥沼生常绿草本，高 30～50cm。根状茎极短，下生密集的须根。叶丛生其上。叶柄长短不一，中下部有膨大的气囊，基部有鞘状苞片；叶片卵形或近圆形，大小差异极大。叶腋有时长出匍匐枝，枝顶出芽生根，而另成新株。花茎单生，高 13～30cm，中上部有鞘状苞片；穗状花序有花 6～12 朵；花被6 裂，长约 5cm，紫蓝色，外面近基部有腺毛，近轴的 1 片特大，中部蓝圈中心有一黄点；雄蕊 6 枚，3 长 3 短，长的伸出花外，短的包于花内；子房上位，卵形，花柱上部有腺毛。蒴果卵形。花期夏、秋季。

【分布生境】缙云寺各处水塘、水坑中常见。重庆各区县低海拔水沟及水塘中常见,原产美洲。

【药用部分】全草入药。

【采集期】4～5月采收。

【药性功能】淡、凉。清热解毒,利尿消肿,疏散风热。

【主治病症】中暑烦渴,肾炎水肿,小便不利,尿路结石,湿疮疔肿。

【用量用法】15～30g,煎汤内服。外用捣烂敷患处。

【附方】①治疮疖红肿:水葫芦鲜全草加食盐少许,捣烂敷患处。(出自《广西本草选编》)

②治肝硬化腹水:水葫芦60g,虫笋30g,水煎服。(出自《万县中草药》)

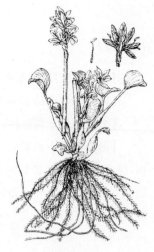

凤眼莲

721.鸭舌草

【别名】水玉簪、猪耳菜、肥菜、合菜、小花鸭舌草。

【拉丁学名】*Monochoria vaginalis* (Burm. f.) Presl ex Kunth

【分类地位】雨久花科,雨久花属。

【形态特征】多年生水生草本。地下茎短或稍长,直立或斜生。叶丛生;叶柄中下部鞘状,中部常膨大,长可达20cm;叶片纸质,有光泽,形状大小变异较大,心形、卵形至披针形,长3～8.5cm,先端渐尖或急尖,基部圆形或成心形,全缘,无毛。总状花序由叶鞘膨大部分抽出,有花3～12朵;花梗长3～8mm;花长10～15mm,开时直径约17mm,裂片6片,披针形或卵形,蓝色带紫色;雄蕊6枚,花药黄色,其中1枚特大而异形,呈蓝色;子房3室,每室有胚珠多数。蒴果长卵形,长约12mm,花萼宿存,果顶常有宿存花柱,种子多数。花果期8～9月。

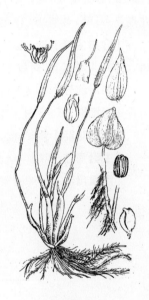

鸭舌草

【分布生境】产于中坝、牌坊等地水田中。重庆各区县广布。

【药用部分】全草入药。

【采集期】全年可采。

【药性功能】甘、凉。无毒。清热凉血,利尿解毒。

【主治病症】感冒高热,肺热咳嗽,肠炎,痢疾,咽喉肿痛,牙龈脓肿,咳血,吐血,尿血,崩漏,毒蛇咬伤。

【用量用法】15～30g(鲜品30～60g),煎汤内服或捣烂绞汁服。外用捣敷。

【附方】①治吐血:鸭舌草30～60g,炖猪瘦肉服。

②治疗疮:鸭舌草加桐油捣烂敷患处。

(①②方出自江西《草药手册》)

③治急性胃肠炎:鲜鸭舌草、旱莲草各30g,共捣汁,加白糖适量,内服。(出自《湖北中草药志》)

鸢尾科（Iridaceae）

722.射干

【别名】绞剪草、乌扇、扁竹。

【拉丁学名】*Belamcanda chinensis*（L.）DC.

【分类地位】鸢尾科,射干属。

【形态特征】多年生草本。根状茎粗壮,鲜黄色,呈不规则结节状,生有多数须根。茎直立,高 0.5～1.5m,下部叶枯萎脱落后呈竹节状而实心。叶互生,常聚集于茎基部,相向成二列,互相嵌叠而抱茎;叶片剑形,扁平,革质,长 20～60cm,宽 2～4cm,先端渐尖,有平行脉多条,全缘。二歧状伞房花序顶生,每分枝顶端聚生数花;花橙红色,直径 4～5cm,表面有深红色斑点,外轮花被裂片倒卵形或长椭圆形,内轮花被短而狭;雄蕊3,贴生于花被基部,花丝红色;子房下位,3 室,花柱 1,柱头 3 裂,蒴果倒卵形或长椭圆形,长约 3cm。花期 6～8 月,果期 7～9 月。

【分布生境】石河堰附近有栽培,城口、巫溪、巫山、奉节、石柱、秀山、酉阳、涪陵、南川、重庆主城区、荣昌等地广有栽培。

【药用部分】根状茎药用。

【采集期】春秋季采挖。

【药性功能】苦、寒。有小毒。清热解毒,化痰止咳,活血祛瘀。

【主治病症】咽喉肿痛,扁桃体炎,腮腺炎,乳腺炎,支气管炎,疮疡肿毒,水田皮炎,关节炎,跌打损伤。

【用量用法】6～9g,煎汤内服。外用鲜品适量,捣烂敷或煎水洗患处。

【附方】①治咽喉肿痛:射干 9g,水煎服。(出自《全国中草药汇编》)

②治哮喘:射干 9g,葛花、土茯苓各 6g,水煎服,每日 2 剂。(出自《浙江药用植物志》)

③治腮腺炎:射干鲜根 10～15g,水煎,饭后服,日服 2 次。(出自《福建民间草药》)

④治关节炎、跌打损伤:射干 90g,入白酒 500g,浸泡 1 星期。每次服 15g,每日 2 次。(出自《安徽中草药》)

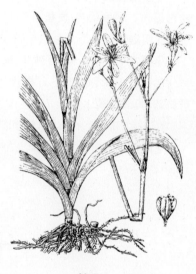

射干

723.蝴蝶花

【别名】蓝花铰剪、扁竹根、铁扁担、豆豉叶根。

【拉丁学名】*Iris Japonica* Thunb.

【分类地位】鸢尾科,鸢尾属。

【形态特征】多年生常绿草本。有较粗的直立茎和纤细横走的根状茎。叶剑形,长 25～40cm,宽 12～20mm,鲜绿色,有光泽,先端渐尖,全缘。花茎高 40～60cm,总状花序顶生;苞片叶状,向上渐小;花淡紫色或淡蓝色,直径 5～6cm,花被管长 1～1.5cm,外轮花被宽倒卵形,顶端微凹,边缘细齿裂,基部淡黄色,内面有鸡冠状突起,内轮花被裂片长倒卵形,顶端 2 裂,边缘稍齿裂;雄蕊 3,花丝淡蓝色,花药白色;子房纺锤形,花柱 3,

柱头 2 裂。蒴果椭圆状柱形,长2.5～3cm。种子黑褐色。花期 3～4 月,果期5～6 月。

【分布生境】产于北温泉至杉木园各处林下,城口、奉节、开县、云阳、忠县,石柱、南川、江津、铜梁、合川、重庆主城区,海拔600～2100m处广布。

【药用部分】全草和根状茎入药。

【采集期】夏秋季采挖。

【药性功能】苦、寒。有小毒。①全草:清热解毒,消肿止痛;②根状茎:泻下通便。

【主治病症】①全草:肝炎,肝肿大,肝区痛,胃痛,食积胀满,咽喉肿痛,跌打损伤。②根状茎:便秘。

【用量用法】①全草:6～15g,煎汤内服。②根状茎:3～6g,煎汤内服。

【附方】①治肝炎、肝肿痛、喉痛:全草 15～30g,水煎服。

②治肾炎水肿、便秘:鲜根状茎 15g,水煎服;或鲜根状茎 12～30g,捣烂敷脐部,每天换药 1 次。

（①②方出自《浙江药用植物志》）

【附注】脾虚便溏者忌服。

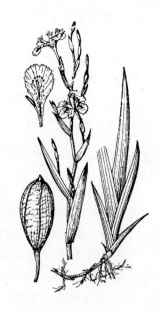

蝴蝶花

灯芯草科（Juncaceae）

724.灯芯草

【别名】水灯芯、龙须草、灯草、水葱。

【拉丁学名】*Juncus effusus* L.

【分类地位】灯芯草科,灯芯草属。

【形态特征】多年生草本,高 40～100cm。根状茎横走,粗壮,密生须根,黑褐色。茎直立,丛生,圆条形,粗 1.5～4mm,有纵沟,淡绿色,内部充满白色髓,光滑无毛。叶鞘红褐色或淡黄色,长者可达 15cm;叶片退化呈刺状。花序假侧生,花多数,聚伞状;总苞与茎同形,似茎的延长;花被 6 片,披针形,边缘膜质,排成 2 轮;雄蕊 3 枚,稀 6 枚,比花被短;雌蕊 1 枚,子房上位,3 室,花柱很短,柱头 3 裂;蒴果长圆形,淡黄褐色。花期 4～5 月,果期7～8 月。

【分布生境】产于缙云寺、范家沟等地湿处。巫山、忠县、丰都、石柱、武隆、南川、合川、北碚等区县,海拔 800～3000m 处有分布。

【药用部分】茎髓及全草入药用。

【采集期】秋初割全草,并取茎髓。

【药性功能】甘、淡、凉。清热降火,利尿通淋。

【主治病症】湿热黄疸,小便不利,心烦不寐,高热烦渴,赤眼,肾炎,小儿夜啼,口舌生疮。

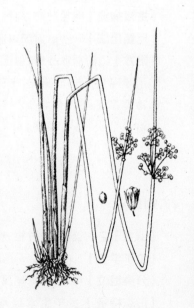

灯芯草

【用量用法】全草 3～9g；茎髓：1～3g，煎汤内服。

【附方】①治心烦口渴、失眠：灯芯草 3g，竹叶、麦冬各 9g，夜交藤 10g，水煎服。（出自《全国中草药汇编》）

②治热淋：鲜灯芯草、凤尾草、车前草各 30g，淘米水煎服。（出自《河南中草药手册》）

③治小儿夜啼：用灯芯草烧灰涂乳上与吃。（出自《中药大辞典》）

【附注】下焦虚寒，小便失禁者禁服。

725.野灯芯草

【别名】石龙刍、龙须、龙须草、水灯芯。

【拉丁学名】*Juncus setchuensis* Buch.

【分类地位】灯芯草科，灯芯草属。

【形态特征】多年生草本，高 30～50cm。根状茎横走。节粗短，外被黑褐色鳞片，须根粗硬。茎直立，丛生，圆条形，细弱，有纵条纹，淡绿色，粗 0.8～1.4mm，内部充满白色髓。无正常叶，仅于茎基部有数枚紫褐色或淡褐色叶鞘，鞘边缘不合生；叶片退化成刺状。聚伞花序有花 7～40 朵，于茎顶成假侧生状，总苞似茎的延长，形状与茎同；花被片 6，卵状披针形，排成 2 轮；雄蕊 3；子房上位，花柱短，柱头 3。蒴果近球形，成熟时棕褐色。种子小，多数，淡褐色，有光泽。花期 4～6 月，果期 7～9 月。

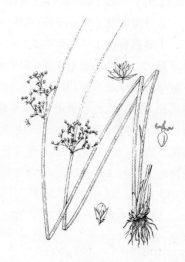

野灯芯草

【分布生境】产于接官亭、狮子峰至杉木园一带潮湿处。巫溪、巫山、奉节、云阳、万州、武隆、南川、北碚，海拔 800～2400m 处有分布。

【药用部分】全草药用。

【采集期】7～10 月采收。

【药性功能】甘、淡、凉。利水通淋，凉血解毒，清热安神。

【主治病症】尿路感染，肾炎水肿，糖尿病，失眠，心热烦躁，口舌生疮，目赤肿痛，衄血，尿血。

【用量用法】9～15g，煎汤内服。

【附方】①治尿路感染、肾炎水肿：野灯芯草、车前草各 30g，土茯苓 9g，水煎服。（出自《浙江民间草药》）

②治胃热牙痛：水灯芯 60g，地骨皮 30g，水煎代茶饮。（出自《四川中药志》1982 年版）

③治糖尿病：(灯芯草)全草 60g，鹿茸草 30g，水煎服。

④治乳糜尿：(灯芯草)全草 30～60g，水煎服。

⑤治失眠：(灯芯草)鲜全草 60g，夜交藤 30g，丹参 15g，水煎服。

（③～⑤方出自《浙江药用植物志》）

·• 鸭跖草科（Commelinaceae）•·

726.鸭跖草

【别名】竹叶菜、鸡舌草、竹节菜、蓝花草。

【拉丁学名】*Commelina communis* L.

【分类地位】鸭跖草科，鸭跖草属。

【形态特征】一年生草本，高 15～50cm。茎多分枝，下部匍匐，节上生须根，上部直立，有短柔毛，节稍膨大，节间有纵细棱。单叶互生，叶片披针形或卵状披针形，长 2.5～8.5cm，宽 1～2cm，先端渐尖，基部下延成膜质鞘，抱茎，有白色缘毛，边缘全缘。聚伞花序具花数朵，生于佛焰花苞内；萼片 3 片，膜质，长约 3mm，内面 2 片常靠近；花瓣深蓝色，长约 5mm，具爪；雄蕊 6 枚，3 枚发育，3 枚退化；子房卵形，淡绿色，柱头头状。蒴果椭圆形，长 5～7mm，2 室，每室有种子 2 粒；种子长 2～3mm，具皱纹和窝点。花期 8～10 月，果期 10 月。

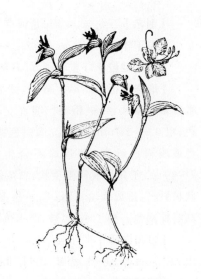

鸭跖草

【分布生境】产于绍隆寺、缙云寺一带，生于林边湿处。城口、巫山、巫溪、奉节、石柱、南川、江津、永川、重庆主城区，海拔 250～2200m 处有分布。

【药用部分】全草药用。

【采集期】6～7 月开花期采收全草。

【药性功能】甘、淡、微寒。有微毒。清热解毒，凉血利尿。

【主治病症】风热感冒，热病口渴，咽喉肿痛，肺炎，扁桃体炎，腮腺炎，肠炎，尿路感染，痢疾，水肿，咯血，吐血，疔疮疖肿。

【用量用法】30～60g，水煎服或鲜全草 60～125g，捣汁服。

【附方】①治上呼吸道感染：鸭跖草、蒲公英、桑叶各 30g，水煎服。

②治急性咽炎、腺窝性扁桃体炎：鲜鸭跖草 30g，水煎服。

③治四肢浮肿：鸭跖草 15g，赤小豆 60g，水煎，每日分 3 次服。

（①～③方出自《全国中草药汇编》）

④治腮腺炎：(鸭跖草)全草 24g，金银花 9g，水煎服。（出自《浙江药用植物志》）

727.饭包草

【别名】马耳草、竹叶菜、千日菜、火柴头。

【拉丁学名】*Commelina bengalensis* L.

【分类地位】鸭跖草科，鸭跖草属。

【形态特征】多年生草本。茎基部匍匐，节上生须根，上部直立，多少被毛。单叶互生；叶片椭圆卵形或卵形，长 3～6.5cm，宽 1.5～3.5cm，先端急尖，基部渐狭而成宽柄状，全缘，边缘有睫毛，两面被短柔毛或疏长毛；

叶鞘近膜质和叶柄均被短柔毛或疏长毛。佛焰苞片漏斗状而略扁，被疏毛，与上部叶对生或1～3个聚生。聚伞花序，具花数朵，几不伸出苞片，花梗短，萼片膜质，披针形，长约2mm，无毛；花瓣3，蓝色，长4～5mm，具长爪；雄蕊6枚，3枚发育，花丝丝状；子房长圆形，具棱，花柱线形，蒴果椭圆形，膜质，长4～5mm。种子5颗，肾形，黑褐色，表面有窝孔及皱纹。花期6～7月，果期11～12月。

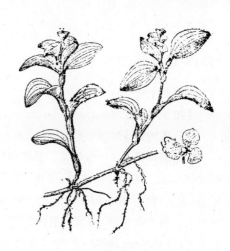

饭包草

【分布生境】产于杨家店、纸厂湾一带，生阴湿处。石柱、北碚有分布，生于海拔2300m以下。

【药用部分】全草入药。

【采集期】6～9月采收。

【药性功能】甘、寒。清热解毒，利水消肿。

【主治病症】小便短赤涩痛，咽喉肿痛，赤痢，痔疮，疔疮痈肿，蛇虫咬伤。

【用量用法】15～30g(鲜品30～60g)，煎汤内服。外用鲜品捣敷或煎水洗。

728.吊竹梅

【别名】紫背鸭跖草、白带草、红竹壳菜。

【拉丁学名】*Zebrina pendula* Schnizl

【分类地位】鸭跖草科，吊竹梅属。

【形态特征】多年生草本。长24～100cm，稍肉质，多分枝，匍匐，节处生根，短时直立或斜生，后披散下垂，光滑或有疏毛，具淡紫色斑纹。叶互生；叶片卵状椭圆形，长4～5cm，宽1.8～2cm，先端渐尖，基部鞘状抱茎，有长柔毛，表面绿色，稀紫色，杂有白色条纹，背面紫色；无叶柄；叶鞘被长柔毛。花聚生于1对不等大的顶生叶状苞片内；萼管白色，长约6mm，上部3裂，裂片三角形；花冠管白色，长约1.2cm，裂片3，近圆形，玫瑰色；发育雄蕊6枚，着生于花冠管喉部，花丝被紫蓝色多细胞毛；子房长卵状三棱形，花柱丝状，柱头3裂，果为蒴果。花期6～8月。

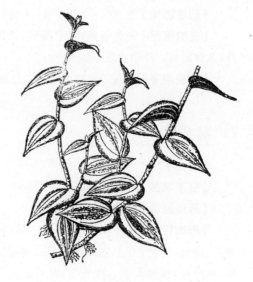

吊竹梅

【分布生境】产于缙云寺、北温泉。原产墨西哥。重庆各地有栽培。

【药用部分】全草药用。

【采集期】全年可采。

【药性功能】甘、淡、凉。清热解毒，凉血，利尿。

【主治病症】目赤肿痛，肾炎水肿，尿路感染，慢性痢疾，淋证，带下，咳血，呕血，毒蛇咬伤。

【用量用法】15～30g；鲜品60～90g，煎汤内服。外用鲜草适量捣烂敷患处。

【附方】①治泌尿系统感染：鲜吊竹梅12g，十大功劳根15g，水煎服。（出自《福建药物志》）

②治乳腺炎：鲜（吊竹梅）全草适量，加生盐捣烂外敷。（出自《广西草本选编》）

③治蛇咬伤：鲜（吊竹梅）全草30～60g，捣烂绞汁冲酒内服，渣敷患处。（出自《泉州本草》）

④治慢性痢疾：鲜吊竹梅全草60～90g，白米30g，同炒至半成炭为度，水煎服。（出自《福建中草药》）

【附注】孕妇禁服。

729.牛轭草

【别名】竹叶草、水竹叶。

【拉丁学名】*Murdannia lorifomis*（Hassk.）Rolla Rao et Kammathy

【分类地位】鸭跖草科,水竹叶属。

【形态特征】多年生草本。根须状,纤细。茎直立,多分枝,无毛或被柔毛。基生叶莲座状,线形,长7～20cm,宽3～5mm,先端短尖,无毛,或有时背面被柔毛;茎生叶较小,长2.5～5.5cm;叶鞘被疏毛。聚伞花序顶生;苞片近圆形,长约4mm,早落;萼片3片,长卵形,长约4mm,膜质;花瓣3,蓝色,倒卵形,长约3.5mm;发育雄蕊2枚,不发育雄蕊3枚,花丝被毛;子房长圆形,3室,长约1mm,无毛,花柱长3mm。蒴果卵形,有3条棱,长3～4mm,先端锐尖;种子有辐射状条纹,花期4月。

【分布生境】产于缙云寺、北温泉,生于河边石缝中。重庆北碚等地,海拔1000m以下有分布。

【药用部分】全草入药。

【采集期】7～9月采收,鲜用或晒干。

【药性功能】淡、凉。清肺止咳,凉血止血。

【主治病症】肺热咳嗽,气虚喘咳,肾虚耳鸣,扁桃体炎,咽喉炎,急性肠炎。外用治疮疖红肿。

【用量用法】15～30g,煎汤内服。外用鲜草适量捣烂敷患处。

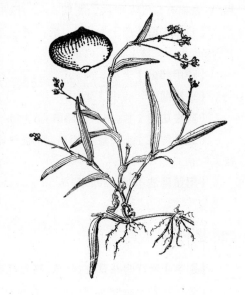

牛轭草

730.杜若

【别名】竹叶莲、地藕。

【拉丁学名】*Pollia japonica* Thunb.

【分类地位】鸭跖草科,杜若属。

【形态特征】多年生草本,高30～100cm,有香气。根状茎细长,横长,白色,节上生须根。茎较粗壮,直立或斜升,节明显,不分枝,被短柔毛。叶互生,叶片长椭圆形,长20～30cm,宽3～7cm,先端长渐尖,基部渐狭成鞘,抱茎,顶生圆锥花序由轮生聚伞花序组成,轮间较疏离;花序长5～15cm;苞片狭卵形,膜质,顶端钝;萼片3,圆形,肥厚;花瓣3,倒卵形,白色;雄蕊6,花丝无毛;子房3室,花柱1枚。果球形,浆果状,蓝黑色,直径5～7mm,不开裂,每室有种子数粒。花期6～7月,果期8～10月。

【分布生境】产于缙云寺后,生于林缘阴湿处。石柱、彭水、北碚有分布,生于海拔1200m以下山野溪边、沟谷林缘阴湿处。

【药用部分】全草和根茎入药。

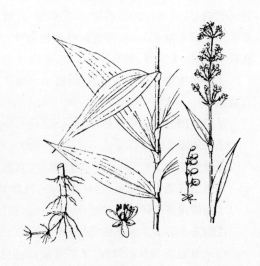

杜若

【采集期】夏秋采收。

【药性功能】辛、微温。温中止痛，舒筋活络，疏风消肿。

【主治病症】腰疼痛，胃滞不舒，胸胁气痛，毒蛇咬伤。

【用量用法】鲜叶30～60g；花20～30朵，煎汤内服。

【附方】治肺热咳嗽、咳血：鲜叶30～60g或花20～30朵，煎汤内服。

谷精草科（Eriocaulaceae）

731.谷精草

【别名】耳朵刷子、挖耳朵草。

【拉丁学名】*Eriocaulon buergerianum* Koern.

【分类地位】谷精草科，谷精草属。

【形态特征】多年生草本。茎极短，下生稠密细软的须根；叶丛生于茎上方，近膜质，条状披针形，长6～20cm，中部宽3～4mm，向上渐窄，先端稍钝，向下渐宽，基部宽可达8mm，有纵脉10余条，与横脉构成透明小方格。花葶多数，长短不一，长达30cm，基部有长叶鞘，头状花序顶生，直径4～6mm，总苞片宽倒卵形，或近圆形，长2～2.5mm，麦杆黄色；花单性，具短梗，雌雄生于同一花序上；雄花花被2轮，外轮花被合生成1枚倒卵形苞片状，顶端3微裂，裂片钝，有短毛，内轮花被合生1倒圆锥筒，顶端3浅裂，裂片稍尖；雄蕊6枚，药黑色，排裂成2轮，内轮花丝较长；雌花外轮花被合生成1椭圆形苞片状，顶端3裂，两侧边缘内褶，内轮3枚分离，不等大，顶端有1枚黑色腺体，并有短毛；子房上位，3室，花柱单一，柱头3裂，蒴果长约1mm；种子长椭圆形，有毛茸。花期7～11月。

【分布生境】产于缙云寺硬砂底水田中。石柱、北碚，海拔650m左右有分布。

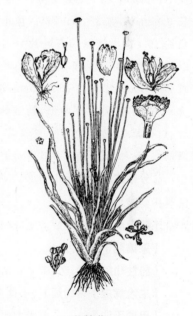

谷精草

【药用部分】全草药用。

【采集期】秋季开花结实时采收。

【药性功能】甘、辛、平。疏风散热，明目退翳。

【主治病症】眼结膜炎，角膜云翳，夜盲病，牙痛，风疹瘙痒，小儿疳积。

【用量用法】9～12g，煎汤内服或入丸、散。外用煎汤洗。

【附方】①治夜盲症：谷精草30g，羊肝1个，加水炖熟，食肝喝汤。（出自《全国中草药汇编》）

②治目中翳膜：谷精草、防风等份。为末、米（汤）饮服之。（出自《中药大辞典》）

【附注】血虚目疾慎服，忌用铁器煎药。

禾本科（Gramineae）

732.慈竹

【别名】甜竹、子母竹、义竹、丛竹、绵竹。

【拉丁学名】*Sinocalamus affinis*（Rendle）McClure.

【分类地位】禾本科，慈竹属。

【形态特征】乔木，高 5～12m，粗 4～8cm，节间长15～30cm，上部有白色小刺毛，全竿共 30 节左右。箨鞘革质，背部密生棕色刺毛，鞘口宽广而下凹，略呈"山"字形，无箨耳；箨舌流苏状，长 10～15mm；箨叶披针形，长 6～20cm，宽 3～5cm，具白色小刺毛。节上约为 20 个分枝，与主秆夹角约 40°，每小枝顶端有叶片4～10片。叶片窄披针形，长 6～29cm，宽 2～6cm，背面有毛，横脉不明显；叶柄长 2～3mm；花枝束生，常弯曲下垂，长 20～60cm，节间长 16～5.5cm；小穗以 2～4 个生于花枝节上，棕紫色，含4～5 朵花；外稃宽卵形，具多脉，边缘生纤毛，内稃脊上有纤毛；鳞被3～4；雄蕊 6；花柱具微毛，柱头 2～4 裂，羽毛状。果实纺锤形，黄棕色。笋期 6～8 月，或可持续到次年 3 月。

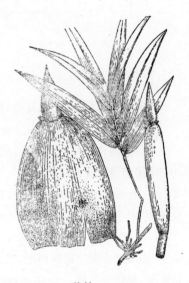

慈竹

【分布生境】缙云山分布广，在海螺垭下至农耕地为纯林。重庆各区县广泛栽培。

【药用部分】未开放的嫩叶（竹叶心）药用。

【采集期】全年可采。

【药性功能】甘、苦、微寒。清心利尿，除烦止渴。

【主治病症】热病烦渴，小便短赤，口舌生疮。

【用量用法】6～9g，煎汤内服，或泡水代茶饮。

733.狗牙根

【别名】铁线草、绊根草。

【拉丁学名】*Cynodon dactylon*（L.）Pers.

【分类地位】禾本科，狗牙根属。

【形态特征】多年生草本，高 10～30cm。根状茎细长横走。秆匍匐地面，长达 1m，着花枝直立。单叶互生，叶鞘有脊，无毛或疏生柔毛；叶舌极短，具小纤毛；叶片狭条形，内卷，长 1～6cm，宽 1～3mm。穗状花序长 1.5～5cm，3～6 穗呈指状生于茎顶，穗轴近三棱形，略粗糙，每小穗含 1 花，无柄，双行覆瓦状排列于穗轴的一侧；颖灰绿色或带紫色，中脉 1 条突起成脊，两侧膜质外稃具 3 脉，上有毛，内稃具 2 脉；雄蕊 3；子房上位，花柱3，羽状。花果期 5～10 月。

【分布生境】产于缙云山各地路旁、林缘、荒地、草地。

【药用部分】全草及根状茎入药。

【采集期】夏秋采收。

【药性功能】甘、平。清热利尿,祛瘀活络,凉血止血,解毒,舒筋。

【主治病症】水肿,风湿痹痛,跌打损伤,衄血,咯血,便血。外用治外伤出血,下肢溃疡。

【用量用法】30～60g,煎汤内服,或浸酒服,外用适量,鲜嫩叶捣烂敷患处。

【附方】①治水肿:鲜全草250g,水煎,去渣,加猪肉炖熟,食肉服汤。

②治下肢溃疡:狗牙根、鲜嫩尖、鲜白茅嫩尖各适量捣烂敷患处。

（①②方出自《浙江药用植物志》）

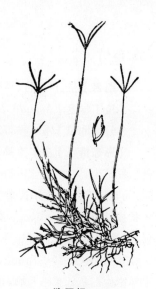

狗牙根

734.牛筋草

【别名】千金草、千人拔、千斤拔、路边草、蟋蟀草。

【拉丁学名】*Eleusine indica* (L.) Gaertn.

【分类地位】禾本科,蟋蟀草属。

【形态特征】一年生丛生草本,高 15～80cm。须根细而密。秆直立或膝曲,质地坚韧。叶鞘压扁,有脊,疏生白色疣状柔毛,鞘口边缘膜质,长约1mm;叶片平展,条形,长 10～20cm,宽 2～5mm,上面具疣状柔毛。穗状花序纤细,淡绿色,长3～10cm,宽 3～5mm,2～5 花序呈指状排列于茎顶,每小穗含花 3～6 朵,长 3～6mm,宽 2～3mm;颖具脊;内稃短于外稃。种子卵形,黑褐色,有花纹,为透明膜质的果皮包裹。花果期7～10 月。

【分布生境】缙云山农耕地、草坡、路旁常有生长。重庆各区县均有分布。

【药用部分】全草药用。

【采集期】8～9 月采挖。

【药性功能】甘、淡、凉。清热解毒,祛风利湿,散瘀止血。

【主治病症】防治流行性乙型脑炎,风湿性关节炎,黄疸型肝炎,肠炎,痢疾,尿道炎,睾丸炎。外用治跌打损伤,外伤出血,狗咬伤。

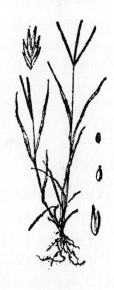

牛筋草

【用量用法】30～60g,煎汤内服。外用鲜品适量捣烂敷患处。

【附方】①预防流行性乙型脑炎:全草 60～120g,水煎服,连服 3～5 天。

②治流行性乙型脑炎:全草 60g,生石膏 30g,绵毛鹿茸草 30g,水煎服(适用于高热抽筋);或全草 30g,绵毛鹿茸草 15g,石菖蒲 6g,蝉衣 6g,水煎服。

（①②方出自《浙江药用植物志》）

③治淋浊:牛筋草、金丝草、狗尾草各 15g,水煎服。

④治睾丸炎:鲜牛筋草根、茎120g,荔枝核 10 个,水煎服。

（③④方出自《福建药物志》）

735.芦竹

【别名】荻、芦荻竹、芦竹根。

【拉丁学名】*Arundo donax* L.

【分类地位】禾本科,芦竹属。

【形态特征】多年生高大草本。地下茎短缩,粗壮,干后呈黄棕色。秆丛生,直立,高 2～6m,直径 1～3cm,上部分枝。叶鞘长于节间,无毛或近鞘口处具长柔毛,紧抱茎;叶舌膜质,长约 1.5mm;叶片线状披针形,长 25～60cm,宽 2～5cm,先端渐尖,基部近叶鞘处篾黄色,软骨质,微波状。圆锥花序长 20～60cm,顶生,紫色,密集;小穗含 2～4 朵小花,长 10～12mm;两颖近等长,披针形,长 8～10mm;外稃下部密生白色长柔毛,顶端由主脉延长成芒,长 1～2mm;内稃长为外稃之半。花果期 10～12 月。

【分布生境】产于范家沟、北温泉,海拔 300～500m,多在房侧栽培。重庆各区县多有栽培。

【药用部分】根茎药用。

【采集期】5～7 月采收。

【药性功能】甘、苦、寒。清热泻火,生津止渴,利尿,除烦。

【主治病症】热病烦渴,风火牙痛,小便不利,虚劳骨蒸,尿路感染。

【用量用法】15～30g,煎汤内服。外用鲜品适量捣烂敷患处。

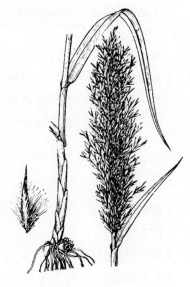

芦竹

736.淡竹叶

【别名】竹叶麦冬、碎骨子、山鸡米、金鸡米。

【拉丁学名】*Lophatherum gracile* Brongn.

【分类地位】禾本科,淡竹叶属。

【形态特征】多年生草本,高 30～100cm。根状茎粗短,坚硬,木质化。须根稀疏,部分须根中部或上端常膨大成肉质纺锤状块根。秆纤细,多少木质化。叶互生;叶鞘大多长于节间,松弛;具叶柄;无叶舌;叶片广披针形,长 5～20cm,宽 1.5～3cm,先端渐尖,基部圆形或宽楔形,边缘全缘,平行脉多条,具横脉,呈小方格状。圆锥花序,长 10～35cm,分枝斜升和开展,小穗披针形,长 7～12mm,宽 1.5～2.5mm,具短柄;颖顶端钝,通常有 5 条脉,边缘较薄;第一外稃长 6～7mm,宽 3mm,不育外稃顶端具 1～2mm 的短芒。花果期 7～12 月。

【分布生境】产于缙云山常绿阔叶林和马尾松林下。重庆各区县均有分布。

【药用部分】地上部分供药用,称淡竹叶。

【采集期】6～7 月割取。

【药性功能】甘、淡、寒。清热,利尿。

【主治病症】热病心烦口渴,咽喉炎,口腔炎,牙龈肿痛,尿少色黄,湿热黄疸。

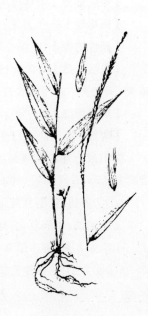

淡竹叶

【用量用法】9～15g,水煎服。

【附方】①治发热、心烦、口渴:淡竹叶9～15g,水煎服。(出自《全国中草药汇编》)

②治热病烦渴、口舌生疮:淡竹叶、茅根、金银花各15g,水煎服。

③治尿路感染:淡竹叶15g,海金沙全草、凤尾草各30g,水煎服。

(②③方出自《浙江药用植物志》)

737.画眉草

【别名】蚊子草、星星草。

【拉丁学名】*Eragrostis pilosa* (L.) Beauv.

【分类地位】禾本科,画眉草属。

【形态特征】一年生草本,高20～60cm。秆丛生,直立或斜升,基部节常膝曲。叶鞘无毛,疏弛,具脊,鞘口具少数长柔毛;叶舌极短,上具一圈短纤毛,长约0.5mm;叶片狭条形,长6～20cm,宽2～3mm,扁平或内卷,上面粗糙,下面光滑无毛。圆锥花序长15～25cm,较开展,分枝腋间具长柔毛;小穗含3～14花,矩圆形,两侧压扁,长2～4mm,宽约1mm,暗绿色或带紫色,第一颖常无脉,钝或尖,第二颖具1条脉;外稃的侧脉不明显;内稃作弓形弯曲,迟落或宿存。花果期6～10月。

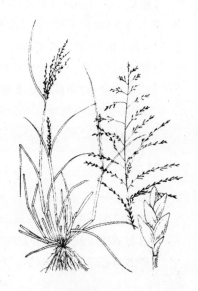

画眉草

【分布生境】产于白纸厂、北温泉、缙云寺附近路旁、田边。重庆各区县海拔200～1900m处有分布。

【药用部分】全草及花序药用。

【采集期】6～7月采收。

【药性功能】①全草:甘、淡、凉。疏风,清热,利尿。

②花序:淡、平。解毒,止痒。

【主治病症】①全草:膀胱结石,肾结石,肾盂炎,膀胱炎,结膜炎。

②花序:黄水疮,脓疱疮。

【用量用法】①全草:9～15g,水煎服。②花序:外用适量,炒存性调香油擦患处。

【附方】治尿路感染、肾盂肾炎:全草9～15g,水煎服。(出自《浙江药用植物志》)

738.丝茅

【别名】白茅、茅草、白茅根。

【拉丁学名】*Imperata koenigii* (Retz.) Beauv.

【分类地位】禾本科,白茅属。

【形态特征】多年生直立草本。根状茎匍匐,横走,白色,长而较密集,节部生有鳞片及少数须根,先端尖锐,味甜。秆直立,丛生,高20～100cm,直径达4mm,具2～3节,节上有柔毛。叶鞘无毛,老时基部常呈纤维状;叶舌厚质,长约1mm;叶片条形或条状披针形,长5～50cm,宽2～10mm,两面无毛,边缘粗糙。柱形圆锥花序,长5～20cm,宽1.5～3cm;小穗披针形,长3～4mm,基部有丝状长柔毛;小穗柄长短不一,顶端稍膨大;颖与稃均透明膜质;雄蕊2枚,花药黄色;柱头2裂,羽毛状,深紫色或棕褐色。花果期4～11月。

【分布生境】缙云山各地常见,分布于路旁、耕地、荒地中,重庆各区县均有分布,海拔 200～2000m。

【药用部分】根茎药用。

【采集期】春秋季采挖。

【药性功能】甘、寒。清热利尿,凉血止血。

【主治病症】热病烦渴,泌尿系统感染,肾炎,各种出血,肺热咳嗽,水肿,黄疸。

【用量用法】15～30g,水煎服。

【附方】①治热病出血:白茅根、小蓟、藕节各 30g,水煎服。

②治肾炎:鲜白茅根 120g,水煎服。

(①②方出自《浙江药用植物志》)

③治麻疹口渴:白茅根 30g,水煎服。

④治鼻出血:白茅根 30g,水煎,冷后服,亦可加藕节 15g 同煎服。

(③④方出自《全国中草药汇编》)

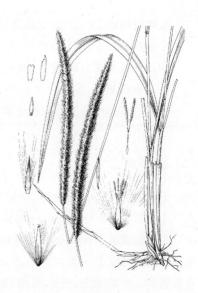

丝茅

739.甘蔗

【别名】干蔗、竿蔗、竹蔗。

【拉丁学名】*Saccharum sinensis* Roxb.

【分类地位】禾本科,甘蔗属。

【形态特征】多年生草本。秆高 2～4m,粗 2～5cm,被白粉,多汁,味甜,花序以下具白色丝状毛。叶鞘无毛,长于节间;叶舌膜质截平,长约 2mm;叶片条形,扁平,长 0.5～2m,宽 2～6cm,两面无毛,中脉白色,粗壮,叶缘极粗糙。顶生圆锥花序,大型,主轴无丝状长柔毛;无柄小穗披针形,基盘具长于小穗 2～3 倍的丝状柔毛;两颖背部均无丝状柔毛;第一颖背部浅褐色,厚纸质,上部膜质;第二颖纸质,浅褐色;第一外稃透明膜质,第二外稃退化,仅存微小的内稃;雄蕊 3 枚;柱头 2 个,黑紫色或褐色;有柄小穗与无柄小穗相似。花果期 8～9 月。

【分布生境】缙云山农户有少量栽培。

【药用部分】茎秆药用。

【采集期】秋冬季采收。

【药性功能】甘、寒。清热,生津,下气,润燥,和中,止渴,解毒。

【主治病症】热病津伤,心烦口渴,反胃呕吐,肺燥咳嗽,大便结燥。

【用量用法】30～90g,水煎服或榨汁饮。

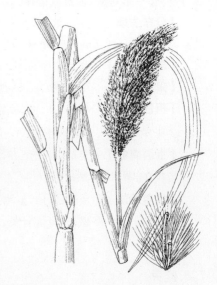

甘蔗

740.高粱

【别名】蜀黍。

【拉丁学名】*Sorghum vulgare* Pers. [*S. bicolor* (L.) Moench]

【分类地位】禾本科,高粱属。

【形态特征】一年生栽培作物。秆直立,不分枝,高度和粗细随栽培条件和品种而异,通常高1～3m。叶鞘松弛;叶舌厚膜质;叶片狭长披针形,长达50cm,宽约4cm。圆锥花序分枝近轮生,再分出小枝,穗轴分节处不易断落;无柄小穗阔椭圆形或倒卵形;第一颖革质具7～9条脉,上部有横脉;第二颖具5条脉;第一朵小花空虚,只存外稃;第二朵小花两性;外稃倒卵形,先端2裂,具纤毛,芒从2裂间伸出;内稃窄小;雄蕊3枚;花柱2裂,柱头羽毛状,褐色;有柄小穗披针形,含花1朵,雄性或中性,颖纸质。果倒卵形,成熟露出颖外。花果期7～9月。

【分布生境】缙云山农耕地有栽培。重庆各区县有栽培。

【药用部分】种子药用。

【采集期】秋季采收。

【药性功能】甘、涩、温。健脾止泻,化痰安神,温中调胃。

【主治病症】脾虚泄泻,消化不良,痰湿咳嗽,失眠多梦。

【用量用法】30～60g,煎汤内服。

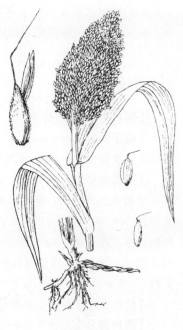

高粱

741.薏苡

【别名】苡米、沟子米、川谷、五谷子。

【拉丁学名】*Coix lacryma-jobi* L.

【分类地位】禾本科,薏苡属。

【形态特征】一年生或多年生草本。秆直立,高0.8～1.5m,基部节上长出粗壮的支持根,斜向插入土中。叶鞘光滑;叶舌质硬;叶片条状披针形或披针形,长20～40cm,宽1.5～3cm,边缘粗糙,两面被白色柔毛。总状花序顶生或腋生,小穗单生,雌雄小穗生于同一花序上;雄小穗含2朵小花,2～3个生于轴的各节上,其中一个无柄,其余有柄,从骨质念珠状的总苞内伸出,其颖为草质,外稃和内稃均为膜质;雌小穗常2～3个生于穗轴的基部,被包在骨质念珠状的总苞内,其中只1个发育,其余均退化;结实的雌小穗第一颖下部膜质,上部厚纸质;第二颖舟形,被包于第一颖中,第二外稃短于第一外稃;雄蕊3,退化;雌蕊具长花柱。颖果扁球形,长宽约5mm,腹面,具纵沟;种皮褐红色,胚乳白色,富含淀粉。花果期7～10月。

【分布生境】常生河边或溪涧边或阴湿处。各地有栽培。

【药用部分】种仁药用。

【采集期】秋季采收。

【药性功能】甘、淡、微寒。健脾利湿,清热排脓,舒筋除痹。

【主治病症】泄泻,湿痹,筋脉拘挛,屈伸不利,水肿,脚气,肺痿,肺痈,肠痈,淋浊,带下,胃癌,子宫颈癌。

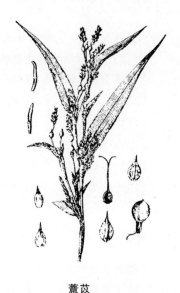

薏苡

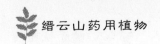
【用量用法】9～30g,煎汤内服。

【附方】①治水肿:薏苡仁、赤小豆、冬瓜皮各 30g,黄芪、茯苓皮各 15g。水煎服。(出自《全国中草药汇编》)

②治肺痈:(薏苡)米仁、芦根各 30g,桃仁、冬瓜仁各 9g,桔梗 6g,水煎服。

③治肠痈:(薏苡)米仁、冬瓜仁、桃仁各 9g,丹皮 6g,水煎服。

(②③方出自《浙江药用植物志》)

742.玉米

【别名】包谷、玉蜀黍

【拉丁学名】*Zea mays* L.

【分类地位】禾本科,玉米属。

【形态特征】一年生高大草本,高 1～4m。秆直立粗壮,不分枝,基部各节具气生支持根。叶鞘无毛,具横脉;叶片条状披针形,长可达 1m,宽可达 8cm,两面无毛,中脉粗壮。雌雄同株异序;雄圆锥状花序顶生;雌性肉穗状花序腋生,为多数鞘状苞片所包。雌花小穗孪生,成 8～18 行排列于粗壮的穗轴上,雌蕊具长丝状的花柱,长约30cm,粗约 0.5mm,鲜时黄绿色、淡绿色至红褐色,干后黄白色或浅棕色,颖果扁球形。

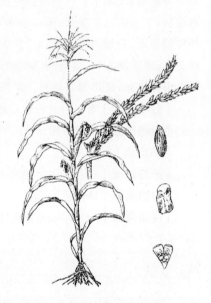

玉米

【分布生境】缙云山农家有栽培。重庆各区县均有栽培。

【药用部分】花柱及柱头(玉米须)药用。

【采集期】玉米成熟时收集。

【药性功能】甘、平。利尿消肿,平肝利胆,开胃。

【主治病症】胆结石,胆囊炎,高血压,糖尿病,肝炎,肾炎,小便不利,食欲不振。

【用量用法】15～60g,水煎服。

【附方】①治胆结石:玉米须、芦根各 30g,茵陈 15g,水煎服,每日 1 剂。

②治肾炎水肿:玉米须 60g,车前草 30g,水煎服。

(①②方出自《浙江药用植物志》)

③治高血压:玉米须、夏枯草各 30g,水煎服。(出自《全国中草药汇编》)

❦• 棕榈科（Palmae）•❧

743.蒲葵

【别名】扇叶葵、葵扇叶。

【拉丁学名】*Livistona chinensis* (Jacp.)R. Br. ex Mart.

【分类地位】棕榈科,蒲葵属。

【形态特征】多年生常绿乔木,高达 20m。秆单一,有密接环纹。叶丛生干顶,下方常残存死亡的叶鞘;叶片阔肾状扇形,直径1m 以上,掌状深裂至中部,裂片宽约 2cm,先端 2 裂,分裂部分下垂;叶柄长达 2m,基部两旁有刺。佛焰花序圆锥状,佛焰苞棕色,管状,坚硬;花长约 2mm,黄绿色;萼片 3 片;花冠 3 深裂;雄蕊 6 枚,花丝合生成环;雌蕊具 3 个心皮,近于分离,子房 3 室。核果椭圆形,熟时黑褐色,长 2～2.5cm;种子椭圆形,长 1.5cm。花期 4 月。

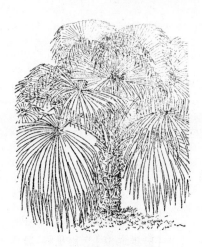

蒲葵

【分布生境】北温泉有栽培。重庆各地有栽培。

【药用部分】种子及根入药。

【采集期】春季采收种子;根全年可采。

【药性功能】①种子:甘、苦、涩、平。有小毒。活血化瘀,软坚散结。

②根:甘、苦、涩、凉。止痛,平喘。

【主治病症】①种子:慢性肝炎,白血病,食道癌,鼻咽癌,胃癌,乳腺癌等。

②根:各种疼痛,哮喘。

【用量用法】①种子:15～30g,煎汤内服。②根:6～9g,煎汤内服或制成片制或注射剂使用。

【附方】治各种癌症:蒲葵子(干品)30g,水煎 1～2 h 服。或与瘦猪肉炖服。(出自广州《常用中草药手册》)

744.棕榈

【别名】棕树、棕衣树

【拉丁学名】*Trachylocarpus fortunei*（Hook. f.）H. Wendl.

【分类地位】棕榈科,棕榈属。

【形态特征】多年生常绿乔木,高达 15m。茎直立,圆柱形,不分枝,有环状纹,上部常被残存的叶柄和褐色纤维鞘所包围。叶簇生于茎顶端,向外展开;叶片扇形或圆形,直径 45～100cm,有皱折而掌状深裂狭长的裂片,各裂片具中脉,顶端 2 裂,上面深绿色,有光泽,下面绿色而被白粉;叶柄坚硬,绿色,长 40～90cm,基部无刺,有由棕色纤维组成的鞘。佛焰花序圆锥状,较短,多分枝;佛焰苞多数,革质,被锈色绒毛。花雌雄异株;萼片及花瓣均卵形,黄白色,雄花具雄蕊 6 枚,花丝短;雌花子房 3 室,密被白色柔毛,柱头 3 裂,浆果球形或肾形,径约 1cm,灰蓝色,成熟后成黑色。花期 4～5 月,果期 10 月。

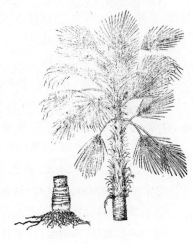

棕榈

【分布生境】缙云山各地有栽培。重庆各区县常见栽培,分布于海拔 2000m 以下地区。

【药用部分】叶柄及陈久的叶柄或鞘片的纤维药用。

【采集期】9～10 月采叶柄及鞘片。

【药性功能】苦、涩、平。收敛止血,降压。

【主治病症】吐血,衄血,便血,尿血,血崩,外伤出血,子宫脱垂,肠炎,高血压,功能性子宫出血。

【用量用法】10～15g,煎汤内服。外用煎水洗。

【附方】①治功能性子宫出血:棕榈炭、血余炭各 6g,荷叶 30g,水煎服。(出自《全国中草药汇编》)

②高血压:鲜棕榈皮 18g,鲜向日葵花盘 60g,水煎服,每日 1 剂。(出自《江西草药》)

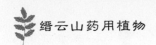

———∾·天南星科（Araceae）•∾———

745.菖蒲

【别名】水菖蒲、白菖蒲。

【拉丁学名】*Acorus calamus* L.

【分类地位】天南星科,菖蒲属。

【形态特征】多年生常绿水生草本。根状茎横走,肉质,粗5～10mm,具特殊香气。叶剑状线形,长90～150cm,宽1～3cm,草绿色,有光泽,中肋在两面均明显,平行脉3～5对。花序梗三棱形,长15～45cm,总苞片与叶同形,长30～40cm;肉穗状花序近直立,圆柱形,长4～8cm,径0.6～1.2cm。花黄绿色,花被片6片,先端平截,内弯;雄蕊6枚,花丝扁平;子房圆柱形,3室,花柱短。浆果长圆形,红色。花期2～9月。

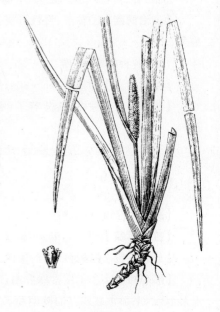

菖蒲

【分布生境】常栽培于水塘边。万州、梁平、忠县、丰都、南川、万盛、綦江、江津、大足、铜梁、主城区各区县有栽培。

【药用部分】根状茎药用。

【采集期】四季可采挖。

【药性功能】辛、苦、温。开窍化痰,辟秽杀虫。

【主治病症】痰涎壅盛,神志不清,慢性气管炎,痢疾,肠炎,腹胀腹痛,食欲不振,风寒湿痹,中风,癫痫,惊悸健忘,耳鸣耳聋。外用治疥疮。

【用量用法】3～6g,煎汤内服或入丸散。外用煎水洗或研末调敷。

【附方】①治痰阻心窍、神志不清:菖蒲、远志、天竺黄各9g,水煎服。(出自《宁夏中草药手册》)

②治中风、痰涎壅盛:菖蒲、韭菜、生萝卜共捣烂取汁,加白矾少许水调灌入。(出自《内蒙古中草药》)

③治暴聋:鲜白菖蒲9～15g,路路通12g,煎水,服时冲白糖适量。(出自《安徽中草药》)

④治风疹瘙痒、阴部湿疹:水菖蒲适量,煎汤熏洗。(出自《山西中草药》)

⑤治水肿:鲜菖蒲根茎6～9g,黄豆60g。水煮服。(出自江西《草药手册》)

⑥治乳痈:菖蒲适量和葱白少许共捣烂敷患处。(出自景德镇《草药手册》)

⑦治过敏性皮炎:白菖蒲粉,醋调外搽。(出自《安徽中草药》)

⑧治疥:水菖蒲根,研末,调菜油,搽患处。(出自《草木便方今释》)

746.石菖蒲

【别名】山菖蒲、香菖蒲、药菖蒲、昌本、菖蒲、昌阳。

【拉丁学名】*Acorus tatarinowii* Schott.

【分类地位】天南星科,菖蒲属。

【形态特征】多年生草本,高 20～50cm,全株无毛,具香气。根状茎肥厚,横生,具较密的节,节上着生须根。分枝多而密。叶两列状密集互生,长形,长 20～50cm,宽 7～15mm,顶端渐尖,基部抱茎,中脉不明显。花序梗长 4～15cm,三棱形;叶状总苞长 13～25cm;肉穗状花序圆柱形,长 2.5～8.5cm,粗 0.5～1cm,上部渐尖;花白色。果成熟时黄绿色或黄白色。花果期 2～6 月。

【分布生境】产于狮子峰下、水边。彭水、石柱、忠县、万州、南川、江津、合川、主城区各区县,海拔 2000m 以下有分布。

【药用部分】根状茎药用。

【采集期】冬末春初采挖。

【药性功能】辛、温。祛风开窍,逐痰开胃,宁心益志,去湿,解毒。

【主治病症】痰湿蒙窍,神志不清,健忘,多梦,癫痫,耳聋,耳鸣,胸腹胀闷,噤口痢。外用治痈疖。

【用量用法】3～9g,鲜品 9～15g,煎汤内服。外用煎水洗。

【附方】①治痰湿内阻、神识昏乱:石菖蒲、制半夏、茯苓各 9g,远志、陈皮各 4.5g,水煎服。

②治胸腹胀闷:石菖蒲 6g,香附 12g,青木香 6g,水煎服。

③治神经性耳聋:石菖蒲 15g,水煎服;或石菖蒲 60g,加鸡蛋 5 个同煮,食蛋服汤,1 天服完。

（①～③方出自《浙江药用植物志》）

④治痰迷心窍:石菖蒲、生姜。共捣汁灌下。(出自《梅氏验方新编》)

⑤治卒死尸厥:捣干菖蒲,到一枣核大,着其舌下。(出自《肘后方》)

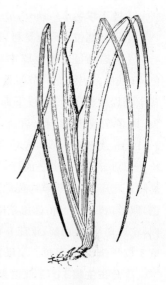

石菖蒲

747.钱蒲

【别名】金钱蒲。

【拉丁学名】*Acorusgramineus* Soland

【分类地位】天南星科,菖蒲属。

【形态特征】多年生草本。芳香,植株较矮小,密集丛生。叶线形,长 5～20cm,宽不足 6mm。花序梗长在 10cm 以内;叶状总苞长 3～14cm,宽 1～2mm;肉穗状花序圆柱状,长 3～10cm,黄绿色。果黄绿色。

【分布生境】栽培。

【药用部分】全株药用。

【采集期】冬末春初采挖。

【药性功能】与石菖蒲同。

【主治病症】与石菖蒲同。

【用量用法】与石菖蒲同,但一般供鲜用。

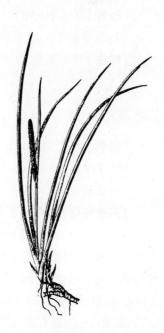

钱蒲

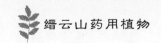

748.石柑子

【别名】石气柑、岩香、石葫芦、石蒲藤。

【拉丁学名】*Pothos chinensis*（Raf.）Merr.

【分类地位】天南星科,石柑属。

【形态特征】附生藤本,长可达 6m。茎半木质,近圆柱形,淡褐色,有纵棱,粗约 2cm,节间长 1～4cm,节上常生长 1～3cm 的气根,附着于石岩或树干上,分枝下部常有 1 枚鳞叶,鳞叶线形,长 4～8cm,锐尖,具多条平行纵脉。叶互生;叶片卵状椭圆形至披针长圆形,长6～10cm,宽 1.5～5cm,先端渐尖,基部钝圆,无毛,网脉两面凸起;叶柄长 1～6cm,具绿色扁平的翅,与叶片连接处有关节,形似柑橘类的单身复叶。花序腋生,基部具苞片 4～5 枚;花序梗长 0.8～1.9cm;佛焰苞绿色,卵形,长 6～8mm;肉穗花序球形,径 6～8mm,具长约5mm 的梗;花两性,花被 6 片,短而阔;雄蕊 6 枚,与花被近等长,花药2室;子房 3 室,每室 1 枚胚珠,花柱极短。浆果长圆形,红色。花果期 3～9 月。

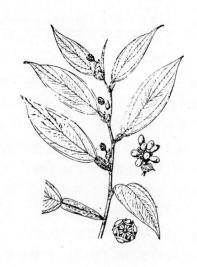

石柑子

【分布生境】产于北温泉后山及乌龙沟林下岩石上。石柱、南川、江津、合川、重庆主城区各县,海拔250～2000m处有分布。

【药用部分】全草入药。

【采集期】6～8 月采收。

【药性功能】辛、苦、微温。有小毒。祛风除湿,活血散瘀,消积止咳,理气止痛。

【主治病症】风湿性关节炎,跌打损伤,小儿疳积,晚期血吸虫病,肝脾肿大,咳嗽,疝气,脚气,骨折,中耳炎,鼻窦炎。

【用量用法】15～30g,泡酒服或水煎服。外用鲜品捣烂敷患处或取汁滴患处。

【附方】①治小儿疳积:石柑子全株 3～6g,蒸猪肝食,或水煎代茶饮。(出自《广西本草选编》)

②治晚期血吸虫病、肝脾肿大:石柑子 30g,水煎服,每日 1 剂。10 剂为一疗程。(出自《全国中草药汇编》)

【附注】孕妇忌服,虚寒者忌用。

749.魔芋

【别名】蒟蒻、花杆南星、麻芋子

【拉丁学名】*Amorphophallus rivieri* Durieu

【分类地位】天南星科,魔芋属。

【形态特征】多年生草本,高 30～100cm。块茎扁球形,直径达 25cm,暗红褐色,肉质。先花后叶。大形叶片,基部具 2～3 片膜质鳞叶;叶 3 裂,每裂片又二歧分裂,分裂片羽状深裂;叶柄粗壮,直立,长可达 1m 以上,光滑,绿色,具紫色及白色斑块。花序先于叶自块茎抽出,花序梗长 50～70cm,粗1.5～2cm,与叶柄同色;佛焰苞漏斗形,长 20～30cm,基部席卷,外面绿色有紫褐色斑点,上部开展,边缘波状;肉穗状花序比佛焰苞长1 倍左右,附属器圆柱形,顶端尖,长 20～25cm,中空,深紫色,无毛;花单性,雌雄花序段近等长,紧接;雄花生上方,雄蕊 1～6 枚,花药孔裂;雌花柱头 3 裂,花柱与子房近等长,子房 2 室,浆果近球形,熟时黄绿色。花期4～5 月,果期 8～9 月。

【分布生境】缙云山有少量栽培。重庆各区县,海拔 1500m 以下有栽培。

【药用部分】块茎入药。

【采集期】夏秋采挖。

【药性功能】辛、寒。有毒。化痰散积,行瘀消肿,解毒止痛。

【主治病症】肿瘤,颈淋巴结结核,痈疖肿毒,丹毒,烧烫伤,毒蛇咬伤。

【用量用法】9～15g,煎汤内服(须煎3小时后才能服用)。外用适量捣烂敷患处。

【附方】①治腹中痞块:魔芋球茎60g,放入猪肚子炖吃。(出自《贵州草药》)

②治颈淋巴结核:(魔芋)块茎15～30g,加水煎2小时以上,取汁服。

③治毒蛇咬伤:(魔芋)鲜块茎加食盐少许捣烂敷伤处;或块茎加浓茶磨汁,用鸡毛蘸敷肿胀处。

(②③方出自《浙江药用植物志》)

④治丹毒:(魔芋)适量,捣烂,拌入嫩豆腐外敷。(出自《中药大辞典》)

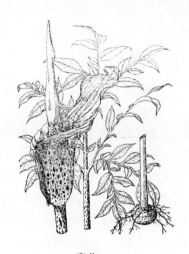

魔芋

750.芋

【别名】芋头、水芋、芋艿、土芝。

【拉丁学名】*Colocasia esculenta* (L.) Schott

【分类地位】天南星科,芋属。

【形态特征】多年生湿生草本。块茎卵形至长椭圆形,肉质,常附生多数大小不等的小块茎,外有褐色纤毛。叶基生,4～5枚簇生;叶柄近直立,绿色或淡紫色,长30～90cm,肉质,肥厚,基部呈鞘状茎茎;叶片宽大,卵状盾形,长30～50cm,顶端短尖或短渐尖,基部2裂,耳形,全缘而带波状。花序梗单生,与叶柄同色,比叶柄稍短;佛焰苞长20cm左右,管部绿色,上部舟状披针形,黄色;肉穗花序长约10cm,圆柱形,附属盖长约1cm,白色,花序雌雄花之间有一段不孕花,长约3cm,雄花在上,黄色;雌花在下,绿色。花期8月。

【分布生境】缙云山普遍栽培,重庆各区县广泛栽培。

【药用部分】块茎、叶及叶柄和花药用。

【采集期】9～11月采挖。

【药性功能】①块茎:辛、平。有小毒。宽肠胃,破宿血,去死肌,调中补虚,行气消胀,壮筋骨,益气力,祛暑热,止痛消炎。②叶、叶柄:辛、平。除烦止泻。③花:麻、平。有毒。理气止痛,散瘀止血。

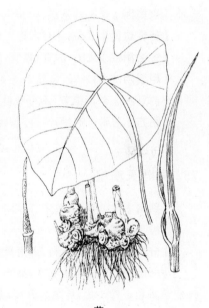

芋

【主治病症】①块茎:脾胃虚弱,纳少乏力,消渴,瘰疬,腹中痞块,肿毒,赘疣,鸡眼,疥癣。②叶、叶柄:胎动不安,痈肿毒痛,荨麻疹,过敏性紫癜,黄水疮,虫蛇咬伤,蜂蜇。③花:子宫脱垂,小儿脱肛。

【用量用法】①块茎:60～120g,煎汤内服;外用捣敷。②叶、叶柄:15～30g,水煎内服;外用,捣敷。③花:15～30g,煎汤内服;外用捣敷。

【附方】①治风湿痹痛:生(芋)块茎1个,胡椒适量,捣烂外敷。(出自《浙江药用植物志》)

②治吐血:芋头花15～30g,炖腊肉或猪肉服。

③治子宫脱垂、小儿脱肛、痔疮脱出:鲜芋头花3～6朵,炖陈腊肉服。(②③方出自江西《草药手册》)

751.海芋

【别名】天荷、羞天草、天芋、虎芋、野芋头。

【拉丁学名】*Alocasia macrorrhiza* (L.) Schott

【分类地位】天南星科,海芋属。

【形态特征】多年生常绿草本,高可达 3m。茎直立,强壮,粗 10～30cm,肉质,外皮茶褐色。叶聚生茎顶,具长柄,长达 1m 以上,草绿色;叶片盾状着生,箭状卵形,长 50～90cm,宽与长相近,全缘,侧脉 9～12 对。花序 2～4 枚,丛生,长 12～60cm;佛焰苞长 10～30cm,管部绿色,长 3～5cm,上部舟形,乳白色,略透明;肉穗花序短于佛焰苞,有香气;雌花位于花序下部,长 2～2.5cm,白色,不育花居中,长 2.5～3.5cm,绿白色;雄花位于上部,长 3～8cm,淡黄色,附属器长 3～5cm,淡绿色至炎黄色,浆果红色。种子 1～2 颗。花期 6～7 月。

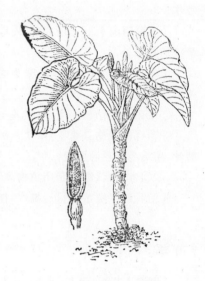

海芋

【分布生境】北温泉乳花洞有栽培。万州、涪陵、主城区等地有栽培。

【药用部分】根茎或茎药用。

【采集期】全年可采。

【药性功能】辛、寒。有大毒。清热解毒,行气止痛,散结消肿。

【主治病症】流感,感冒,腹痛,肺结核,风湿骨痛,疔疮,痈疽肿毒,瘰疬,附骨疽,斑秃,疥癣,虫蛇咬伤。

【用量用法】3～9g,鲜品 15～30g,煎汤内服。需切片与大米同炒至米焦后加水煮至米烂,去渣用,或久煎 2 小时后用。外用捣敷(不可敷健康皮肤),或焙贴,或煨热擦。

【附方】治附骨疽:海芋、芭蕉树根(各适量)捣烂敷患处。(出自《湖南药物志》)

752.异叶天南星

【别名】蛇包谷、山苞米、南星、天南星。

【拉丁学名】*Arisaema heterophyllum* Bl.

【分类地位】天南星科,天南星属。

【形态特征】多年生草本,高 60～80cm。块茎扁球形,直径 2～4cm,外皮黄褐色。叶 1 片,鸟足状分裂,裂片 13～23 片,长圆形、倒披针形至披针形,长 4～12cm,宽 1.5～5cm,全缘,先端渐尖,中央 1 裂片最小,长约为相邻裂片之半;叶柄长可达 50cm。花序略长于叶柄,佛焰苞绿色,有条纹,管部圆柱形,长约 5cm,上部卵状披针形,上半部内屈成盔状,先端骤尖;肉穗状花序两性或花单生;雄花序于基部 3～5cm 处生雄花;两性花序下方雌花部分长 1～3cm,上方长约 2cm 处疏生雄花,有时不育;附属器长 10～20cm,基部粗 5～10mm,向上渐细呈尾状,伸出于佛焰苞外较长;雌蕊球形,花柱明显,胚珠 3～4 粒基生;雄花具柄,药 2～4 室,顶孔横裂。浆果红色,圆柱形,种子 1 粒。花期 4～5 月,果期 8～9 月。

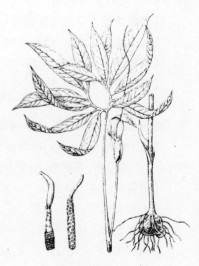

异叶天南星

【分布生境】产于五指峰下林边。石柱、奉节、璧山、合川、北碚有分布。

【药用部分】块茎药用。

【采集期】秋季茎枝黄后挖。

【药性功能】辛、苦、温。有毒,祛风止痉,化痰散结。

【主治病症】面神经麻痹,半身不遂,小儿惊风,破伤风,癫痫。外用治疗疮肿毒,毒蛇咬伤。

【用量用法】制南星3～9g,煎汤内服(天南星有毒,必须炮制),除去或降低毒性后才能煎汤内服。鲜天南星不能直接内服,炮制天南星可从药店购买)或入丸散。外用生天南星醋磨或研粉醋调敷患处。

753.犁头尖

【别名】三角蛇、土半夏、犁头七、小野芋。

【拉丁学名】*Typhonium divaricatum*（L.）Decne

【分类地位】天南星科,犁头尖属。

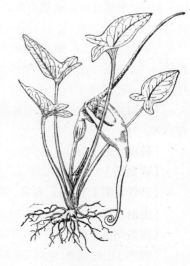

犁头尖

【形态特征】多年生草本,高10～20cm。块茎近球形或椭圆形,形似芋艿而细小,直径1～2cm,外皮暗褐色,肉白色,粉质。叶基生,叶片心状箭形或心状戟形,长5～10cm;叶柄长6～20cm,基部成鞘,套褶。花序单一,腋生,花序梗长3～11cm,佛焰苞长9～15cm,盛花时展开,先端细长而下垂,扭卷,深紫色;肉穗花序无柄;雌花序圆锥形,长1.5～3mm,粗3～4mm;中性花序长1.7～4cm;雄花序长4～9mm,粗约4mm,橙黄色,附属器长10～13cm,鼠尾状,具强烈臭气;雌花子房卵形,黄色,柱头盘状红色;雄花雄蕊2枚;中性花线形,两头黄色,腰部红色。浆果卵圆形,长约6mm;种子球形。花期5～7月。

【分布生境】产于北温泉、乳花洞、石刻园石隙中及农耕地中。石柱、南川、北碚,海拔1500m以下有分布。

【药用部分】块茎入药。

【采集期】夏季采挖。

【药性功能】辛、苦、温。有毒。清热消肿,散瘀止血。

【主治病症】毒蛇咬伤,血管瘤,淋巴结核,跌打损伤。

【用量用法】本品有毒,一般只外用。外用块茎适量,磨汁或捣烂敷患处。

【附方】①治毒蛇咬伤:犁头尖块茎3～9g,捣烂,敷伤口周围。

②治痈疖肿毒:犁头尖块茎适量研末,加少许雄黄,研末,加醋研成糊状外敷。

③治血管瘤:鲜犁头尖块茎,用米酒或烧酒磨汁,外涂,每天3～4次。

④治淋巴结结核:犁头尖鲜全草适量,配醋、糯米饭各少许共捣烂敷患处。每日换2次。

(①～④方出自《全国中草药汇编》)

754.半夏

【别名】三叶半夏、三叶老、麻玉果、麻芋果。

【拉丁学名】*Pinellia ternata*（Thunb.）Breit.

【分类地位】天南星科，半夏属。

【形态特征】多年生草本，高 10～30cm。块茎球形或扁球形，径 1～2cm，下部生多数须根。叶从块茎顶端生出，幼时为单叶，叶片心形，2～3 年后，老株的叶为 3 小叶复叶，小叶片椭圆形至披针形，中间 1 片较两侧的大，长 3～10cm，宽 2～4cm，先端锐尖，基部楔形，全缘，无毛；叶柄长 10～20cm，下部及叶片基部内侧各生 1 白色卵形珠芽。花序梗长于叶柄；佛焰苞绿色或绿白色，长 5～7cm；肉穗状花序无梗，雌花部分长 1～2cm，一边与佛焰苞合生；中部不育部分长约 3mm；雄花位于花序上方；附属器长约10cm，细长，肉绿色变为紫绿色。浆果卵圆形，顶端有明显宿存花柱。花期 4～5 月。

【分布生境】产于缙云山各处石缝、田间或疏林下，重庆大部分区县有分布。

【药用部分】全草入药用。

【采集期】9 月下旬采收。

【药性功能】辛、温。有毒。燥湿化痰，除逆止呕，消痞散结。

【主治病症】咳嗽痰多，呕吐反胃，胸脘痞满，瘰疬痰核，痈疽疔肿。

【用量用法】半夏 3～9g，煎汤内服或入丸散。外用生品研末水调敷或酒醋调敷。

【附方】①治咳嗽、呕吐：清半夏、陈皮、茯苓各 9g，甘草 3g，水煎服。

②治神经性呕吐：半夏、茯苓、生姜各 9g；反酸烧心，加黄连 3g，吴茱萸 0.3g；舌红苔少，加麦冬、枇杷叶各 9g，水煎服。

（①②方出自《全国中草药汇编》）

③治妊娠呕吐不止：干姜、人参各一两，半夏二两，上三味，末之，以生姜汁糊为丸，如梧子大，饮服十丸，日三服。（出自《金匮要略》干姜、人参、半夏丸）

【附注】半夏有毒，内服一般须经炮制。鲜品不能内服。

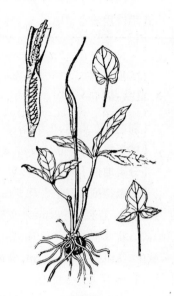

半夏

莎草科（Cyperaceae）

755.香附子

【别名】莎草、莎随、侯莎、香附。

【拉丁学名】*Cyperus rotundus* L.

【分类地位】莎草科，莎草属。

【形态特征】多年生草本，高 10～60cm。根状茎细长横走，其末端有灰黑色椭圆形、有香气的块茎。茎直立，上部三棱形，基部膨大成块茎。叶丛生于茎基部；叶鞘闭合包茎；叶片窄条形，长 15～50cm，宽 2～6mm，具平行脉，全缘。总苞片叶状，2～3 片，长于花序；花序复穗状，3～6 个在茎顶排成伞状；每花序具 3～10 个小穗，小穗线形,长 1～2.5cm,红褐色,鳞片长圆状窄卵形,长 2～3mm,脉 5～7 条,两侧红褐色;雄蕊 3 枚;柱头 3 裂,呈丝状。坚果三棱形,长约1mm,灰褐色。花果期 5～11 月。

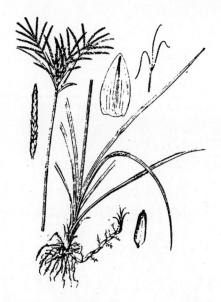

【分布生境】缙云山各地普遍生长。重庆各区县,海拔 150～1800m处有分布。

【药用部分】块茎药用。

【采集期】春、秋两季挖块茎。

【药性功能】辛、微苦、微甘、平。理气解郁,调经止痛。

【主治病症】胸腹胀痛,月经不调,痛经,皮肤瘙痒,水肿。

【用量用法】9～15g,煎汤内服。

【附方】①治痛经、月经不调:香附、益母草各 12g,丹参 15g,白芍 9g,水煎服。(出自《全国中草药汇编》)

②治胸腹胀痛:香附、乌药各 9g,水煎服。(出自《浙江药用植物志》)

③治皮肤瘙痒、遍体生风:取(莎草)苗一握。煎汤浴之,立效。(出自《履巉岩本草》)

④治水肿、小便短少:鲜莎草捣烂,贴涌泉、关元穴。(出自《泉州本草》)

香附子

756.荸荠

【别名】马蹄、乌芋、芍荠、通天草。

【拉丁学名】*Eleocharis dulcis* (Burm. f.) Trin. ex Hensch.

【分类地位】莎草科,荸荠属。

【形态特征】多年生沼生草本,高 20～80cm。根状茎细长,顶端膨大成扁圆形的球茎。茎丛生,直立,中空具横隔,灰绿色,光滑无毛。叶退化,只在茎基部有 2～3 个斜口叶鞘;鞘近膜质,绿黄色或紫褐色,长 3～20cm。穗状花序单一,顶生,直立,圆柱形,长3～4cm,径 5～6mm;鳞片及花多数,螺旋排列,鳞片长圆形或卵状长圆形,淡绿色,先端钝,有 1 条突起的中脉;花被 7 枚,刚毛状,上具倒生钩毛;雄蕊2,花丝细长,花药长椭圆形;子房上位,柱头 2 或 3 裂,深褐色。小坚果呈双凸镜形,长约 2.5mm。花期5～10月。

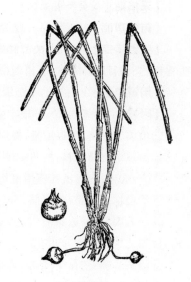

【分布生境】缙云山偶见栽培于水田中。重庆各地有栽培。

【药用部分】球茎及地上部分入药。

【采集期】秋末割取地上部分及挖取地下球茎。

【药性功能】①球茎:甘、微寒。清热止渴,利湿化痰,降血压。②地上全草:苦、平。清热利尿。

【主治病症】①球茎:热病烦渴,肺热咳嗽,口腔炎,高血压病,麻疹,痔疮出血,黄疸,目赤。②地上全草:小便短涩淋痛,呃逆。

荸荠

【用量用法】①球茎:30～60g,煎汤内服。②地上全草:9～15g,煎汤内服。

【附方】①治小便短涩淋痛:通天草(地上全草)30g,木通 6g,水煎服。

②治高血压病、漫性淋巴结炎、肺热咳嗽:荸荠 180g,海蜇皮 60g,水煎服。

(①②方出自《浙江药用植物志》)

芭蕉科（Musaceae）

757.芭蕉

【别名】芽蕉、板蕉、芭蕉头。

【拉丁学名】*Musa basjoo* Sieb. et Zucc.

【分类地位】芭蕉科,芭蕉属

【形态特征】多年生大型草本,高可达 4m。根状茎肥大,密生较粗的须根。叶鞘宽厚壮实,层层重叠裹包构成圆柱状的假茎,径粗约 20cm;叶片长圆形,长 2～3m,宽 50～60cm,深绿色,中脉粗壮,侧脉细弱平行;叶柄长达 30cm,粗壮。花序顶生,下弯,苞片红棕色或紫红色,雄花生花序前端,雌花生基部。浆果三棱状长圆形,长 5～7cm,肉质;种子多数,黑色。通常夏秋季开花,果期次年 5～6 月。

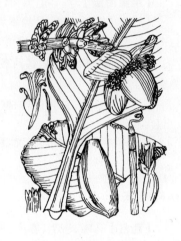

芭蕉

【分布生境】缙云山低海拔处常有栽培。各地少量栽培。

【药用部分】根入药。

【采集期】根全年可采。

【药性功能】甘、淡、凉。清热解毒,利尿消肿,止渴,凉血。

【主治病症】糖尿病,关节肿痛,颈淋巴结结核,慢性肾脏炎,乳糜尿,头昏痛,头昏目眩,哮喘。外用治中耳炎,创伤出血。

【用量用法】30～60g,水煎服。外用鲜根适量,捣烂敷患处。

【附方】①治糖尿病:鲜根 60g,捣烂取汁,和晚蚕沙粉 30g,蜂蜜少许冲服。

②治关节肿痛:鲜根适量,捣烂敷患处。

③治颈淋巴结结核:根 60g,水煎服。

(①～③方出自《浙江药用植物志》)

④治慢性肾脏炎:芭蕉根 15g(鲜根 30g),煎服;或与接骨木花 10g 同煎。(出自《江苏中药》1964(9),36)

⑤治乳糜尿:鲜芭蕉根 200g,瘦猪肉 200g,水炖,服汤,分早晚 2 次服,每隔 3 日服 1 剂,总疗程 4～6 剂。(出自《湖北中医杂志》1989(5),16)

⑥治头昏痛:芭蕉头 250g,猪脑花 1 付,炖服。(出自《四川中药志》1982 年版)

⑦治头昏目眩、哮喘:芭蕉根 30g,杜仲 15g。煨水服。(出自《贵州草药》)

【附注】阴虚脾弱无实热者忌服。

758.香蕉

【别名】弓蕉、甘蕉、蕉子、香牙蕉。

【拉丁学名】*Musa nana* Lour.

【分类地位】芭蕉科，芭蕉属。

【形态特征】多年生大型草本，外形与芭蕉相似，植株较芭蕉矮小；叶鞘被白色蜡粉；叶片淡绿色，背面被白粉，长1.5～2.2m，宽60～70cm，先端钝圆，基部近圆形。穗状花序下垂；花序轴密被褐色绒毛，苞片外面暗紫色，雄花苞片不脱落，每苞片内有花2列；花乳白色或略带浅紫色；花被6片，3萼片与花瓣联合成斜管状，长4～5cm，第三片花瓣分离，卵形，成唇瓣，长约为萼筒的一半；雄蕊6，1个不育；子房下位，长柱形，具3棱。果序下垂；果肉质，长圆形，长10～20cm，稍弯曲，有3钝棱，熟时黄色；无种子。全年开花结果。

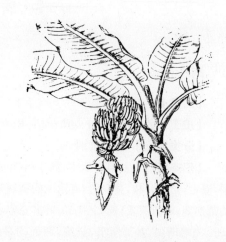

香蕉

【分布生境】绍隆寺等地有栽培。江津、北碚有栽培。

【药用部分】果实及全草入药。

【采集期】全草全年可采，果实成熟时即可采收。

【药性功能】①果实：甘、寒。清热解毒，润肺，滑肠。

②全草：甘、涩、寒。清热解毒，利尿消肿，安胎。

【主治病症】①果实：热病烦渴，肺燥咳嗽，便秘，痔疮。

②全草：流行性乙型脑炎，白带，胎动不安。香蕉皮、果柄治高血压。

【用量用法】①果实：1～4枚生食或炖服。②全草、香蕉皮、果柄：30～120g，水煎服。

【附方】①治咳嗽日久：香蕉1～2只，冰糖炖服。每日1～2次，连服数日。（出自《食物中药与便方》）

②治痔疮及便后血：香蕉2个，不去皮，炖熟，连皮食之。（出自《岭南采药录》）

③治高血压病、血管硬化、大便秘结、手指麻木：每日食香蕉3～5只。（出自《现代实用中药》）

④治扁桃体炎、痢疾：未成熟香蕉果，切片加冰糖适量，水炖服。（出自《福建药物志》）

⑤治高血压：香蕉或果柄1～2两，煎汤服。又香蕉花，水煎服，能防治脑溢血及中风。

⑥治痔疮出血、大便结燥：每日早晨空腹吃香蕉1～2个。

⑦治痈肿、疖肿：鲜香蕉根茎或叶捣烂绞汁，涂敷患部。

（⑤～⑦出自《全国中草药汇编》）

姜科（Zingiberaceae）

759.姜

【别名】生姜。

【拉丁学名】*Zingiber officinale* Rosc.

【分类地位】姜科，姜属。

【形态特征】多年生草本，高 40～100cm。根状茎肉质，肥厚，扁平，横走，指状分枝，黄白色，有浓厚的辛辣气味。叶 2 裂互生；无柄，有长鞘抱茎；叶舌膜质，长 2～4cm；叶片条状披针形，长 15～30cm，宽约 2cm，先端渐尖，基部渐窄，全缘，两面均平滑无毛。花葶从根状茎中抽出，直立，高 15～25cm，被覆瓦状疏离的鳞片；穗状花序卵形至椭圆形，稠密，长约 5cm；苞片卵形，淡绿色，下面边缘黄色，覆瓦状排列，长约 2.5cm，顶端具硬尖；花萼管长约 1cm，先端有 3 短尖齿；花冠黄绿色，裂片 3，披针形，唇瓣的中间裂片长圆状倒卵形，有紫色条纹和淡黄色斑点，两侧裂片卵形，黄绿色，具紫色边缘；雄蕊 1，暗紫色，药隔附属体长约 7mm；子房无毛，3 室，花柱 1，柱头近球形。蒴果 3 瓣裂，种子黑色。花期 7～8 月。

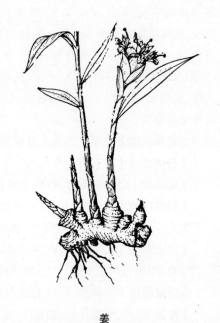

姜

【分布生境】各地广泛栽培。

【药用部分】根状茎药用。

【采集期】夏、秋季采挖。

【药性功能】辛、温。发汗，散寒，温中止呕，化痰止咳，解毒。

【主治病症】风寒感冒，胃寒呕吐。

【用量用法】3～10g，煎汤内服。

【附方】①治风寒感冒：生姜 9g，水煎加红糖适量，趁热服，或加紫苏叶 6g，葱白 2 根，水煎服。（出自《全国中草药汇编》）

②治老人大小便不通：生姜四两，盐一捻，豉三十粒，葱一茎和根叶洗用，上四味，捣烂，安脐中，良久便通。（出自《简易普济良方》匀气散）

③治胃寒呕吐：生姜或干姜 3～9g，制半夏 9g，水煎服。

④治面目水肿：姜衣、橘皮各 3～6g，桑白皮、茯苓皮、大腹皮各 9g，水煎服。

（③④方方出自《浙江药用植物志》）

760.艳山姜

【别名】土砂仁、玉桃、草扣、草豆蔻。

【拉丁学名】*Alpinia zerumbet*（Pers.）Brutt. et Smith

【分类地位】姜科，山姜属。

【形态特征】多年生常绿草本,高 1.5～3m,具根状茎。叶互生,叶片披针形,长 30～60cm,宽5～12cm,先端渐尖而有一旋卷的小尖头,基部渐狭,两面无毛,边缘具短柔毛。圆锥花序呈总状花序式,下弯,长达 30cm,花序轴紫红色,被绒毛,每节具花 1～3 朵,有极短的分枝;小苞片椭圆形,白色,先端粉红色,包住花蕾;花萼近钟形,长约 2cm,白色,顶端粉红色,3 裂,一侧开裂;花冠管略短于花萼,裂片长约 1cm,乳白色,顶端粉红色;退化雄蕊钻状;唇瓣宽卵形,长 4～6cm,先端边缘波状,黄色而有紫色纹彩;发育雄蕊长约 2.5cm;子房被金黄色粗毛。蒴果球形,径约 2cm,具15～20条纵棱,顶端有宿存花萼,果熟时红色,室背开裂;种子多棱形。花期 4～6 月,果期 7～10 月。

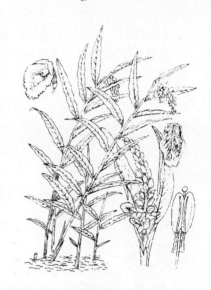

艳山姜

【分布生境】缙云山有少量栽培,南川、合川、北碚有栽培。

【药用部分】全草入药用。

【采集期】全年可采收。

【药性功能】辛、温。健胃止呕,温中止痛。

【主治病症】呕吐噫气,心腹冷痛,痰饮积滞,消化不良,久痢,咳喘,截疟。

【用量用法】种子或根茎 3～9g,煎汤内服;种子研末,每次 1.5g。

【附方】①治胃痛:艳山姜、五灵脂各 6g,共研末。每次 3g,温开水送服。
②治疽:艳山姜根茎 60g,生姜二片,江南香 0.3g,共捣烂敷患处。
（①②方出自《福建药物志》）

761.山姜

【别名】箭秆风、九姜连。

【拉丁学名】*Alpinia japonica* (Thunb.) Miq.

【分类地位】姜科,山姜属。

【形态特征】多年生常绿草本,高 30～100cm。根状茎分枝,有节,节上有鳞片状叶,嫩部呈红色。茎直立、丛生。叶 2 列互生,通常 2～5 片;叶片长椭圆形或披针形长椭圆形,长 20～40cm,宽4～8cm,叶背被短绒毛。总状花序顶生,长 15～30cm,花序轴密生绒毛;总苞片长条形,长 7～10cm,小苞片极小,长 1～1.2cm,顶端3齿裂;花冠管长约 1cm,被疏柔毛,花冠裂片长约 1cm;侧生退化雄蕊线形,长约 5mm;唇瓣卵形,宽约 6mm,白色具红脉纹,先端 2 浅裂或不裂;发育雄蕊长 1.2～1.4cm;子房被绒毛。果球形或椭圆形,熟时橙红色,先端具宿存萼筒;种子多角形,有樟脑味。花期5～6 月,果期 7～12 月。

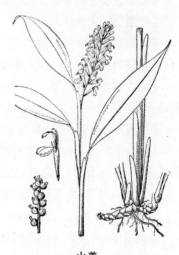

山姜

【分布生境】产于北温泉附近至缙云寺间各处林缘及林下。万州、石柱、南川、重庆主城区各区县有分布。

【药用部分】根茎入药。

【采集期】秋季采挖。

【药性功能】辛、温。祛风除湿,理气止痛,通络活血,温中止呕。

【主治病症】消化不良,胃气痛,呕吐噫气,风湿痹痛,咳喘,牙痛,月经不调,跌打损伤。

【用量用法】根茎 3～9g,全草 15～30g,煎汤内服或浸酒服。外用捣敷或捣烂调酒搽。

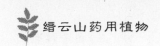

【附方】①治胃痛:山姜根、乌药各 3～6g,研末,温开水送服。(出自《全国中草药汇编》)

②治风湿筋骨痛:山姜根 500g,花椒子 30g,五加皮 150g,煎水洗。(出自《湖南药物志》)

③治跌打损伤:山姜根 15g,大血藤根 30g,茜草根 15g,牛膝根 9g,泽兰 9g,白酒 500g,浸 3～7 日,每服 15～30g。(出自《江西草药》)

美人蕉科(Cannaceae)

762.美人蕉

【别名】小芭蕉、凤尾花、破血红。

【拉丁学名】*Canna indica* L.

【分类地位】美人蕉科,美人蕉属。

【形态特征】多年生草本,高 1～1.5m。全株无毛,略被蜡质白粉。根状茎块状。叶互生;叶片卵状长圆形,长 10～40cm,全缘;叶柄鞘状。总状花序顶生,苞片卵形,绿色;萼片 3,披针形或卵状椭圆形,长 1cm,绿色或紫红色,被白粉;花冠裂片披针形,或椭圆状披针形,长约 3.5cm,绿色或红色;外轮退化雄蕊 2～3 枚,倒披针形,长约 4cm,发育雄蕊刀形,长约 3.9cm,花药长约 8mm;子房球形,花柱扁平,长约 4.3cm,柱头紫色。蒴果绿色,长卵形,有软刺。花果期 3～12 月。

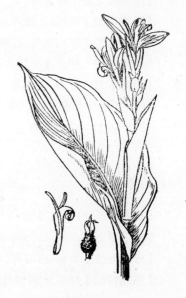

美人蕉

【分布生境】缙云山及北温泉栽培。各地栽培。原产印度。

【药用部分】全草入药用。

【采集期】全年可采收。

【药性功能】甘、淡、凉。清热利湿,安神降压,止血调经。

【主治病症】黄疸型肝炎,神经官能症,月经不调,跌打损伤,疮疡肿毒,高血压病。

【用量用法】6～15g,鲜品 30～120g,煎汤内服。外用捣烂敷患处。

【附方】①治急性黄疸型肝炎:美人蕉 90g,陆英根、铁马鞭各 30g,水煎分 3 次服,服药期间忌鱼、虾、辛辣、荤菜、荤油等食物。(出自《全国中草药汇编》)

②治湿热白带:美人蕉 15g,炒贯众 9g,煎服。(出自《安徽中草药》)

③治遗精、红崩白带、神经病:美人蕉 30～60g,炖鸡及糯米服。

④治遗尿:美人蕉 30g,炖猪膀胱服。(③④方出自《云南中草药》)

⑤治疮疖初起、红肿疼痛:小芭蕉根适量,配醪糟或乙醇,捣烂,外敷患处。(出自《四川中药志》1960 年版)

兰科（Orchidaceae）

763.脉羊耳兰

【别名】见血青、岩芋、见血清、羊耳蒜、立地好。

【拉丁学名】*Liparis nervosa*（Thunb.）Lindl.

【分类地位】兰科，羊耳蒜属。

【形态特征】多年生草本。根状茎短，须根多数；假鳞茎肉质，丛生，圆柱形，高 2.5～7cm。叶 2～5 片，卵形或椭圆形，长 5～12cm，宽 2.5～5cm，先端渐尖，基部成鞘状抱茎，全缘，脉3～7条。花茎高可达 20cm，具棱；总状花序顶生，具花 5～15 朵，疏生；萼片淡紫色，侧萼片狭长圆形；唇瓣绿紫色，卵形或倒卵形，先端钝或凹入，基部有 2 个小瘤体。蒴果倒卵状圆柱形。花期5～8 月。

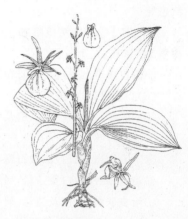

脉羊耳兰

【分布生境】产于桂花湾溪边或林下阴处。酉阳、万州、南川、北碚，海拔 700～2100m 处有分布。

【药用部分】全草入药。

【采集期】四季可采，一般鲜用。

【药性功能】苦、涩、凉。清热解毒，理气止痛，凉血止血。

【主治病症】肺热咯血，胃肠出血，外伤出血，疮疖肿毒，跌打损伤，小儿惊风，毒蛇咬伤。

【用量用法】15～30g，煎汤内服。外用鲜品适量捣烂敷患处。

【附方】①治肺痛咯血：（见血清）鲜全草 30g，水煎服。

②小儿惊风：（见血清）鲜全草 21～24g，水煎服。

（①②方出自《浙江药用植物志》）

③治胃热吐血：见血清 30g，水煎，送服白及末 6g。

④治疮疖肿毒：见血清捣烂外敷，或研末醋调敷。

（③④方出自《四川中药志》1982 年版）

764.白及

【别名】白鸡儿、白给、白根、白根、白芨。

【拉丁学名】*Bletilla striata*（Thunb.）Reichb.f.

【分类地位】兰科，白及属。

【形态特征】多年生草本，高 30～60cm，块茎肉质，扁球形或不规则菱形，常数个相连，上有环纹，径 1.5～3cm，黄白色，生有多数须根。叶 3～6 片，叶片披针形或宽披针形，长 8～40cm，宽 1.5～5cm，先端渐尖，基部下延成鞘状抱茎。总状花序顶生，具花数朵，淡紫色或淡红色；萼片与花瓣近等长，长约3cm；唇瓣3裂，中裂片边缘有波状齿，中央凹入；雄蕊与雌蕊结合成蕊柱，蕊柱两侧有狭翅，顶端着生一雄蕊，花粉块4 对，扁而长；子房下位，圆柱状。蒴果纺锤状，具 6 纵肋，长约3.5cm，粗约 1cm。花期 4～6 月，果期 7～9 月。

【分布生境】产于缙云山低海拔处荒坡、疏林下。城口、奉节、云阳、石柱、忠县、丰都、涪陵、酉阳、黔江、万州、武隆、南川、綦江、江津、合川、北碚、巴南等区县有分布。

【药用部分】根茎药用。

【采集期】立秋至秋分挖取根茎,洗净,煮熟,晒干。

【药性功能】甘、苦、凉。化瘀止血,补肺抗痨,消肿生肌。

【主治病症】肺痨,胃出血,衄血,便血,外伤出血,疮疡肿毒,皮肤皲裂,烫灼伤。

【用量用法】6~15g,水煎或研粉冲服;外用适量,研粉撒敷或水调涂患处。

【附方】①治肺结核咯血:白及、川贝母、百合各等量,共研细粉,每次服3g,每日2~3次。

②治胃肠道出血:白及,研粉,每服6g,每日3次。

(①②方出自《全国中草药汇编》)

③治矽肺、咳嗽少痰:鲜白及60g,桔梗9~15g,水煎,冲白糖,早晚各服1次。

④治百日咳:白及15g,水煎,冲蜂蜜30g,分3次服。

⑤治刀伤出血:白及、煅石膏各等量,研粉外敷。

⑥治疮疡肿毒:白及适量,研细粉,外敷患处。

⑦治皮肤皲裂:白及适量,研细调水,外涂患处。

(③~⑦方出自《浙江药用植物志》)

⑧治产后伤胯、小便淋数不止:白及、凤凰衣、桑螵蛸等份,入猪胯内,煮烂食之。(出自《梅氏验方新编》)

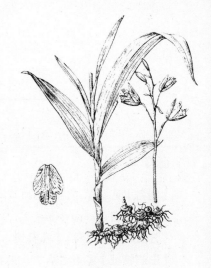

白及

765.小舌唇兰

【别名】肾子草、走肾草、猪獠参、鸭肾参、土洋参、普陀参。

【拉丁学名】*Platanthera minor* (Miq.) Rchb. f.

【分类地位】兰科,舌唇兰属。

【形态特征】多年生草本,高20~60cm。块根指状,肉质,粗壮。茎直立,稍粗,具细棱。叶柄成筒状抱茎;叶互生,下部正常发育叶1~3片;叶片卵形至长圆形,长6~15cm,宽1~6cm,先端急尖;上部叶渐变窄小,先端渐尖,基部抱茎。总状花序顶生,花多数,疏生,淡绿色,苞片卵状披针形;中萼片直立,圆形或卵形,3条脉;花瓣直立,斜卵形;唇瓣舌状,下垂,表面有乳头状凸起,距狭长如线,稍长于子房,子房圆筒形,扭曲,长1~1.5cm。花期5~6月。

【分布生境】产于双河口,生于山坡林下草丛中。城口、石柱、武隆、秀山、黔江、南川、北碚有分布,海拔500~1500m。

【药用部分】全草入药用。

【采集期】全年可采收。

【药性功能】甘、平。养阴润肺,益气生津。

【主治病症】肾虚腰痛,咳痰带血,咽喉肿痛,病后体弱,遗精头昏,神经衰弱。外用治毒蛇咬伤。

【用量用法】9~15g,水煎内服。外用鲜品捣烂敷患处。

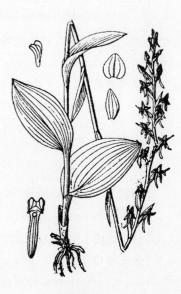

小舌唇兰

766.绶草

【别名】盘龙参、龙抱柱、盘龙草。

【拉丁学名】*Spiranthes sinensis*（Pers.）Ames

【分类地位】兰科、绶草属。

【形态特征】多年生草本，高 10～50cm。茎直立，基部簇生几条，肉质，白色，纺锤形，粗根。叶近基生，2～4 片，条状倒卵形或条形，长 10～20cm，宽 4～10mm。花序顶生，长 10～20cm，花小，密生，在茎一侧排列成螺旋状扭转的穗状花序，花序轴被白毛；苞片卵状长圆形至卵状披针形；花淡红色、紫红色或白色，径 4～8mm；萼片披针形，长 3～5mm，外被茸毛；花瓣直立，较萼片稍短，唇瓣白色，倒卵形，较萼片略长，边缘具细牙齿；蕊柱短，横切面圆形，下部楔形，斜生于子房顶端，前面有 1 卵形的柱头，后面有 1 直立的花药；花粉块粉粒质；子房椭圆形，无柄，绿色，有毛。蒴果椭圆形，长 6～7mm，有细毛。花期 5～7 月。

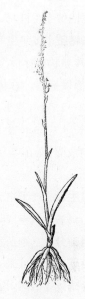

绶草

【分布生境】产于三花石河边及马中咀以下荒地。重庆各区县有分布。

【药用部分】根及全草入药。

【采集期】根秋季采挖。全草春夏采集，洗净晒干或鲜用。

【药性功能】微甘、苦、平。清热解毒，滋阴润肺，凉血，止咳。

【主治病症】扁桃体炎，咽喉炎，肺结核咳嗽，病后体虚，神经衰弱，糖尿病，无名肿毒，带状疱疹，毒蛇咬伤。

【用量用法】9～15g 或鲜全草 15～30g，煎汤内服。外用鲜品捣烂敷患处。

【附方】①治肺结核咯血：盘龙参、猪瘦肉各 1 两，炖服。

②治毒蛇咬伤：盘龙参鲜根 1～3 株，水煎服。另用茎叶捣烂，外敷伤口（伤口先经必要处理）周围。

（①②方出自《全国中草药汇编》）

③治产后体虚：盘龙参二两，煮鸡吃。（出自《滇南本草》）

④治糖尿病：绶草根 30～60g，银杏 15g，猪胰 1 条，水煎服。（出自《福建药物志》）

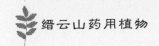

767.金兰

【别名】桠雀兰、头蕊兰。

【拉丁学名】*Cephalanthera falcata*（Thunb. ex A. Murray）Bl.

【分类地位】兰科，头蕊兰属。

【形态特征】多年生草本，高30～60cm。茎细瘦，直立，光滑无毛。叶互生，叶片卵状披针形至椭圆形，长8～15cm，宽1.5～5cm，顶端急尖至渐尖，基部微抱茎。总状花序有花5～10朵；花黄色；两侧萼片菱状椭圆形，长1.2～1.7cm，钝头，基部狭，中萼片较狭，背面突起；花瓣略短于萼片；唇瓣长8～9mm，上部近圆形，不裂或3裂，有5～7条纵褶，后半部基部内陷成囊，露在萼片外，侧裂片三角形，略抱蕊柱。花期4月，果期10月。

【分布生境】产于缙云寺附近林下、接官亭下松林中。黔江、南川、江津、北碚，海拔800～1750m处有分布。

【药用部分】全草药用。

【采集期】全年可采，鲜用。

【药性功能】清热，泻水，利尿，止痛。

【主治病症】喉痛，牙痛，高热口干，小便不通。

【用量用法】鲜全草30g，水煎服。

【附方】①治高热口干、小便不通：鲜全草30g，忍冬藤、醉鱼草根、甘草各9～15g，水煎服。

②治喉痛：鲜全草30g，水煎加白糖服。

（①②方出自《浙江药用植物志》）

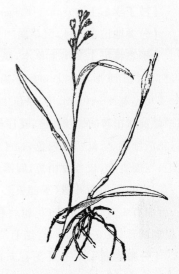

金兰